全国中医药专业技术资格考试大纲与细则

中药专业

(中级)

国家中医药管理局专业技术资格考试专家委员会　编写

中国中医药出版社
·北　京·

图书在版编目（CIP）数据

全国中医药专业技术资格考试大纲与细则.中药专业：中级/国家中医药管理局专业技术资格考试专家委员会编写.—北京：中国中医药出版社，2018.11
ISBN 978-7-5132-5229-4

Ⅰ.①全… Ⅱ.①国… Ⅲ.①中国医药学-资格考试-自学参考资料 ②中药学-资格考试-自学参考资料 Ⅳ.①R2

中国版本图书馆 CIP 数据核字（2018）第 226874 号

中国中医药出版社出版

北京市朝阳区北三环东路 28 号易亨大厦 16 层
邮政编码　100013
传真　010-64405750
三河市同力彩印有限公司印刷
各地新华书店经销

开本 787×1092　1/16　印张 71　字数 1725 千字
2018 年 11 月第 1 版　2018 年 11 月第 1 次印刷
书号　ISBN 978-7-5132-5229-4

定价　249.00 元
网址　www.cptcm.com

社 长 热 线　010-64405720
购 书 热 线　010-89535836
维 权 打 假　010-64405753

微信服务号　zgzyycbs
微商城网址　https://kdt.im/LIdUGr
官方微博　http://e.weibo.com/cptcm
天猫旗舰店网址　https://zgzyycbs.tmall.com

如有印装质量问题请与本社出版部联系（010-64405510）
版权专有　侵权必究

全国中医药专业技术资格考试大纲与细则

《中药专业》（中级）

编写委员会名单

专业主编

丁安伟（南京中医药大学）

阎玉凝（北京中医药大学）

专业主审

李连达（中国中医科学院）

学科主编（以姓氏笔画为序）

王玉蓉	王自勤	匡海学	刘 盼	刘春香
刘新社	孙建宁	李 飞	李 杨	李 冀
李兴广	吴启南	张学顺	郭霞珍	

学科编委（以姓氏笔画为序）

王均宁	王淑敏	田 侃	龙 军	冯年平
刘 斌	刘训红	许惠琴	孙秀梅	杨响光
来平凡	狄留庆	陈玉婷	宋捷民	范 颖
金传山	郑虎占	陆兔林	袁 颖	袁宝权
贾永艳	黄达芳	谢 辉	樊巧玲	

编写说明

为进一步贯彻国家人力资源和社会保障部、卫生部及国家中医药管理局关于全国卫生专业中（初）级技术资格考试的有关精神，进一步体现中医药中（初）级专业技术资格考试的目标要求，国家中医药管理局人事教育司委托国家中医药管理局中医师资格认证中心，于2011年组织有关专家，对2006年版临床中医学、中西医结合医学、中药学、中医护理学中（初）级专业技术资格考试大纲以及2007年版全科医学（中医类）专业技术资格考试大纲进行了修订，形成了2011年版《全国中医药中（初）级专业技术资格考试大纲》（以下简称新大纲）。

新大纲体现了国家中医药管理局培养优秀临床人才"读经典，做临床"的思想导向；突出了中医、中西医结合、中药、中医护理四类临床专业中（初）级技术人员基础知识的临床综合运用能力及实践能力的测试；合理调整了考试科目设置，合理增加了与各专业相关学科的内容。

新大纲在中医、中西医结合临床专业层面与本科层次，以及中药3个级别、中医护理2个级别层次在考试科目设置及内容上均体现了差别。

新大纲注重了考试专业作为一个整体的表现形式。将20个专业考试大纲以"基础知识"、"相关专业知识"、"专业知识"、"专业实践能力"四个考试科目进行学科排序，并在具体内容上进行了4个方面的标识。

为了配合新大纲的实施，国家中医药管理局中医师资格认证中心组织全国中医药专业技术资格考试专家委员会，依据新大纲编写了与之相配套的《2011年版临床中医药专业技术资格中（初）级考试大纲细则》（以下简称大纲细则）。

本书是新大纲的具体细化。其内容涵盖临床中医、中西医结合、中药、中医护理四类20个专业（中级、初级师、初级士三个层次）、50个考试学科。《大纲细则》以20个专业分类，分别装订成书。

本书既是全国中医药专业技术资格考试命审题专家命题用书，也是临床中医、中西医结合、中药、中医护理专业即将晋升为中（初）级专业技术资格的考生临床实践、复习备考的权威性参考书。

借此机会，感谢王永炎院士、张伯礼院士、李连达院士、石学敏院士以及其他十几位专业主审，对《大纲细则》书稿严格把关，提出精辟意见，对保证书稿质量发挥了重要作用。20个专业主编、55个学科主编及其编委在本次《大纲细则》编写中起到了主体作用，在此一并致谢！

由于时间仓促，2011年版《全国中医药专业技术资格考试大纲与细则》中不当之处在所难免，敬请有识之士不吝斧正，以便我们适时修订完善。

国家中医药管理局中医师资格认证中心

目 录

大 纲

第一部分　基础知识 …………………………………………… 3
　　中药学 …………………………………………………… 3
　　中药化学 ………………………………………………… 11
　　方剂学 …………………………………………………… 15

第二部分　相关专业知识 ……………………………………… 23
　　中医学基础 ……………………………………………… 23
　　中药药理学 ……………………………………………… 29
　　药事管理 ………………………………………………… 33

第三部分　专业知识 …………………………………………… 37
　　中药炮制学 ……………………………………………… 37
　　中药鉴定学 ……………………………………………… 41

第四部分　专业实践能力 ……………………………………… 45
　　中药药剂学 ……………………………………………… 45
　　中药调剂学 ……………………………………………… 51

大纲细则

中药学 …………………………………………………………… 59
　　第一单元　药性理论 …………………………………… 61
　　第二单元　中药的配伍与用药禁忌 …………………… 66
　　第三单元　中药的剂量与用法 ………………………… 69
　　第四单元　解表药 ……………………………………… 72
　　第五单元　清热药 ……………………………………… 80

第六单元	泻下药	97
第七单元	祛风湿药	102
第八单元	化湿药	110
第九单元	利水渗湿药	113
第十单元	温里药	119
第十一单元	理气药	123
第十二单元	消食药	127
第十三单元	驱虫药	129
第十四单元	止血药	131
第十五单元	活血化瘀药	137
第十六单元	化痰止咳平喘药	145
第十七单元	安神药	155
第十八单元	平肝息风药	158
第十九单元	开窍药	164
第二十单元	补虚药	166
第二十一单元	收涩药	180
第二十二单元	涌吐药	186
第二十三单元	攻毒杀虫止痒药	188
第二十四单元	拔毒化腐生肌药	190

中药化学 … 193

第一单元	中药化学成分的一般研究方法	195
第二单元	糖和苷类化合物	200
第三单元	醌类化合物	206
第四单元	苯丙素类	212
第五单元	黄酮类化合物	217
第六单元	萜类和挥发油	228
第七单元	三萜类化合物	234
第八单元	甾体类化合物	241
第九单元	生物碱	250
第十单元	鞣质	262
第十一单元	其他成分	266

方剂学 … 271

第一单元	概述	273
第二单元	解表剂	275
第三单元	泻下剂	279

第四单元	和解剂	283
第五单元	清热剂	287
第六单元	祛暑剂	295
第七单元	温里剂	297
第八单元	补益剂	301
第九单元	固涩剂	308
第十单元	安神剂	311
第十一单元	开窍剂	313
第十二单元	理气剂	315
第十三单元	理血剂	318
第十四单元	治风剂	324
第十五单元	治燥剂	328
第十六单元	祛湿剂	331
第十七单元	祛痰剂	338
第十八单元	消食剂	342
第十九单元	驱虫剂	344

中医学基础 … 345

第一单元	中医学理论体系的基本特点	347
第二单元	阴阳学说	348
第三单元	五行学说	352
第四单元	藏象	356
第五单元	气血津液	373
第六单元	经络	378
第七单元	病因	381
第八单元	发病	390
第九单元	病机	392
第十单元	诊法	397
第十一单元	辨证	413
第十二单元	防治原则	424

中药药理学 … 429

第一单元	中药药理学的基本理论与基础知识	431
第二单元	解表药	439
第三单元	清热药	446
第四单元	泻下药	457
第五单元	祛风湿药	462

- 第六单元　芳香化湿药 ………………………………………………………… 469
- 第七单元　利水渗湿药 ………………………………………………………… 473
- 第八单元　温里药 ……………………………………………………………… 479
- 第九单元　理气药 ……………………………………………………………… 484
- 第十单元　消食药 ……………………………………………………………… 492
- 第十一单元　止血药 …………………………………………………………… 494
- 第十二单元　活血化瘀药 ……………………………………………………… 499
- 第十三单元　化痰、止咳、平喘药 …………………………………………… 509
- 第十四单元　安神药 …………………………………………………………… 513
- 第十五单元　平肝息风药 ……………………………………………………… 516
- 第十六单元　开窍药 …………………………………………………………… 520
- 第十七单元　补虚药 …………………………………………………………… 523
- 第十八单元　收涩药 …………………………………………………………… 538
- 第十九单元　驱虫药 …………………………………………………………… 542
- 第二十单元　中药新药（医院制剂）药效学和毒理学研究基本知识 ……… 543

药事管理 ………………………………………………………………………………… 549

- 第一单元　药事与药事管理 …………………………………………………… 551
- 第二单元　药品与药品标准、药师职责 ……………………………………… 555
- 第三单元　药事组织 …………………………………………………………… 563
- 第四单元　中药管理 …………………………………………………………… 570
- 第五单元　麻醉药品和精神药品管理条例 …………………………………… 577
- 第六单元　医疗用毒性药品管理办法 ………………………………………… 581
- 第七单元　国家基本药物管理 ………………………………………………… 583
- 第八单元　处方药与非处方药分类管理 ……………………………………… 586
- 第九单元　医疗机构药事管理 ………………………………………………… 588
- 第十单元　药品不良反应监测报告制度与药品召回制度 …………………… 598
- 第十一单元　药品注册管理办法 ……………………………………………… 603
- 第十二单元　药品经营质量管理规范 ………………………………………… 605
- 第十三单元　中医药条例 ……………………………………………………… 607
- 第十四单元　中药知识产权保护 ……………………………………………… 609
- 第十五单元　药品包装、标签和说明书的管理 ……………………………… 614
- 第十六单元　《药品管理法》 ………………………………………………… 617
- 第十七单元　医疗机构从业人员行为规范 …………………………………… 622

中药炮制学 ……………………………………………………………………………… 624

- 第一单元　炮制与临床疗效 …………………………………………………… 625

第二单元	中药炮制的目的及对药物的影响	627
第三单元	中药炮制的辅料	633
第四单元	炮制品的质量要求	636
第五单元	净选加工	638
第六单元	饮片切制	645
第七单元	炮制方法各论及其主要药物	651

中药鉴定学 … 743

第一单元	中药鉴定总论	745
第二单元	根及根茎类中药	757
第三单元	茎木类中药	793
第四单元	皮类中药	798
第五单元	叶类中药	806
第六单元	花类中药	811
第七单元	果实及种子类中药	817
第八单元	全草类中药	829
第九单元	藻、菌、地衣类中药	838
第十单元	树脂类中药	842
第十一单元	其他类中药	845
第十二单元	动物类中药	848
第十三单元	矿物类中药	861

中药药剂学 … 867

第一单元	绪论	869
第二单元	制药卫生	872
第三单元	粉碎、筛析与混合	879
第四单元	散剂	882
第五单元	浸提、分离、浓缩与干燥	886
第六单元	浸出药剂	895
第七单元	液体药剂	903
第八单元	注射剂（附：眼用溶液）	916
第九单元	外用膏剂	929
第十单元	栓剂	939
第十一单元	胶剂	942
第十二单元	胶囊剂	944
第十三单元	丸剂	947
第十四单元	颗粒剂	955

第十五单元　片剂 …………………………………………………………… 959
第十六单元　气雾剂 ………………………………………………………… 972
第十七单元　膜剂 …………………………………………………………… 975
第十八单元　药物制剂新技术 ……………………………………………… 977
第十九单元　中药制剂的稳定性 …………………………………………… 982
第二十单元　中药制剂的生物有效性评价 ………………………………… 985
第二十一单元　药物制剂的配伍变化 ……………………………………… 986

中药调剂学 ……………………………………………………………………… 989
第一单元　中药处方与处方应付 …………………………………………… 991
第二单元　中药配伍及用药禁忌 ………………………………………… 1019
第三单元　合理用药 ……………………………………………………… 1028
第四单元　特殊中药的调剂与管理 ……………………………………… 1039
第五单元　中药用量与计量 ……………………………………………… 1046
第六单元　中药调剂设施及工作制度 …………………………………… 1049
第七单元　饮片调剂操作规程 …………………………………………… 1053
第八单元　中成药调剂操作规程 ………………………………………… 1068
第九单元　中药煎服 ……………………………………………………… 1084
第十单元　医院药品采购与供应 ………………………………………… 1091
第十一单元　中药品质变异 ……………………………………………… 1098
第十二单元　中药养护技术 ……………………………………………… 1108
第十三单元　医院药检工作及药品质量管理 …………………………… 1120

大　纲

第一部分 基础知识

考试学科	单 元	细 目	要 点	考试科目
中药学	一、药性理论	（一）四气	1. 四气所表示药物的作用	1
			2. 四气对临床用药的指导意义	1
		（二）五味	五味所表示药物的作用	1
		（三）升降浮沉	1. 影响升降浮沉的因素	1
			2. 升浮与沉降的不同作用	1
			3. 升浮沉降对临床用药的指导意义	1
		（四）归经	1. 归经的理论基础和确定依据	1
			2. 归经理论对临床用药的指导意义	1
		（五）毒性	1. 正确对待中药的毒性	1
			2. 引起中药中毒的主要原因	1
			3. 掌握药物毒性对临床用药的指导意义	1
	二、中药的配伍与用药禁忌	（一）中药的配伍	1. 配伍的意义	1
			2. 配伍的内容	1
		（二）中药的用药禁忌	1. 配伍禁忌	1
			2. 妊娠用药禁忌	1
			3. 证候用药禁忌	1
			4. 服药时的饮食禁忌	1
	三、中药的剂量与用法	（一）剂量	确定剂量的因素	1
		（二）用法	1. 特殊煎法	1
			2. 服药法	1
	四、解表药	（一）概述	1. 解表药的性能特点	1
			2. 解表药的功效	1
			3. 解表药的适应范围	1
			4. 解表药的使用注意事项	1
			5. 各类解表药的性能特点	1

考试学科	单元	细目	要　　点	考试科目
中药学	四、解表药	（一）概述	6. 各类解表药的功效	1
			7. 各类解表药的适应范围	1
		（二）发散风寒药	麻黄、桂枝、紫苏、生姜、香薷、荆芥、防风、羌活、白芷、细辛、藁本、苍耳子、辛夷的性能、功效、应用、用法用量、使用注意及相似药物功用异同点	1
		（三）发散风热药	薄荷、牛蒡子、蝉蜕、桑叶、菊花、蔓荆子、柴胡、升麻、葛根、淡豆豉的性能、功效、应用、用法用量、使用注意及相似药物功用异同点	1
	五、清热药	（一）概述	1. 清热药的性能特点	1
			2. 清热药的功效	1
			3. 清热药的适应范围	1
			4. 清热药的使用注意事项	1
			5. 各类清热药的性能特点	1
			6. 各类清热药的功效	1
			7. 各类清热药的适应范围	1
		（二）清热泻火药	石膏、知母、芦根、天花粉、淡竹叶、栀子、夏枯草、决明子、谷精草的性能、功效、应用、用法用量、使用注意及相似药物功用异同点	1
		（三）清热燥湿药	黄芩、黄连、黄柏、龙胆草、秦皮、苦参、白鲜皮的性能、功效、应用、用法用量、使用注意及相似药物功用异同点	1
		（四）清热解毒药	金银花、连翘、穿心莲、大青叶、板蓝根、青黛、贯众、蒲公英、紫花地丁、野菊花、重楼、拳参、土茯苓、鱼腥草、金荞麦、大血藤、败酱草、射干、山豆根、马勃、白头翁、马齿苋、鸦胆子、半边莲、白花蛇舌草、山慈菇、熊胆、白蔹的性能、功效、应用、用法用量、使用注意及相似药物功用异同点	1
		（五）清热凉血药	生地黄、玄参、牡丹皮、赤芍、紫草、水牛角的性能、功效、应用、用法用量、使用注意及相似药物功用异同点	1
		（六）清虚热药	青蒿、地骨皮、白薇、银柴胡、胡黄连的性能、功效、应用、用法用量、使用注意及相似药物功用异同点	1
	六、泻下药	（一）概述	1. 泻下药的性能特点	1
			2. 泻下药的功效	1

考试学科	单元	细目	要点	考试科目
中药学	六、泻下药	（一）概述	3. 泻下药的适应范围	1
			4. 泻下药的使用注意事项	1
			5. 各类泻下药的性能特点	1
			6. 各类泻下药的功效	1
			7. 各类泻下药的适应范围	1
		（二）攻下药	大黄、芒硝、番泻叶、芦荟的性能、功效、应用、用法用量、使用注意及相似药物功用异同点	1
		（三）润下药	火麻仁、郁李仁、松子仁的性能、功效、应用、用法用量、使用注意及相似药物功用异同点	1
		（四）峻下逐水药	甘遂、京大戟、芫花、商陆、牵牛子、巴豆、千金子的性能、功效、应用、用法用量、使用注意及相似药物功用异同点	1
	七、祛风湿药	（一）概述	1. 祛风湿药的性能特点	1
			2. 祛风湿药的功效	1
			3. 祛风湿药的适应范围	1
			4. 祛风湿药的使用注意事项	1
			5. 各类祛风湿药的性能特点	1
			6. 各类祛风湿药的功效	1
			7. 各类祛风湿药的适应范围	1
		（二）祛风寒湿药	独活、威灵仙、川乌、蕲蛇、乌梢蛇、木瓜、蚕砂、伸筋草、寻骨风、松节、海风藤、路路通的性能、功效、应用、用法用量、使用注意及相似药物功用异同点	1
		（三）祛风湿热药	秦艽、防己、桑枝、豨莶草、臭梧桐、络石藤、雷公藤、丝瓜络的性能、功效、应用、用法用量、使用注意及相似药物功用异同点	1
		（四）祛风湿强筋骨药	五加皮、桑寄生、狗脊、千年健、鹿衔草的性能、功效、应用、用法用量、使用注意及相似药物功用异同点	1
	八、化湿药	（一）概述	1. 化湿药的性能特点	1
			2. 化湿药的功效	1
			3. 化湿药的适应范围	1
			4. 化湿药的使用注意事项	1

考试学科	单元	细目	要点	考试科目
中药学	八、化湿药	（二）具体药物	藿香、佩兰、苍术、厚朴、砂仁、白豆蔻、草豆蔻、草果的性能、功效、应用、用法用量、使用注意及相似药物功用异同点	1
	九、利水渗湿药	（一）概述	1. 利水渗湿药的性能特点	1
			2. 利水渗湿药的功效	1
			3. 利水渗湿药的适应范围	1
			4. 利水渗湿药的使用注意事项	1
			5. 各类利水渗湿药的性能特点	1
			6. 各类利水渗湿药的功效	1
			7. 各类利水渗湿药的适应范围	1
		（二）利水消肿药	茯苓、薏苡仁、猪苓、泽泻、冬瓜皮、玉米须、葫芦、香加皮的性能、功效、应用、用法用量、使用注意及相似药物功用异同点	1
		（三）利尿通淋药	车前子、滑石、木通、通草、瞿麦、萹蓄、地肤子、海金沙、石韦、冬葵子、灯心草、萆薢的性能、功效、应用、用法用量、使用注意及相似药物功用异同点	1
		（四）利湿退黄药	茵陈、金钱草、虎杖、垂盆草的性能、功效、应用、用法用量、使用注意及相似药物功用异同点	1
	十、温里药	（一）概述	1. 温里药的性能特点	1
			2. 温里药的功效	1
			3. 温里药的适应范围	1
			4. 温里药的使用注意事项	1
		（二）具体药物	附子、干姜、肉桂、吴茱萸、小茴香、丁香、高良姜、胡椒、花椒的性能、功效、应用、用法用量、使用注意及相似药物功用异同点	1
	十一、理气药	（一）概述	1. 理气药的性能特点	1
			2. 理气药的功效	1
			3. 理气药的适应范围	1
			4. 理气药的使用注意事项	1
		（二）具体药物	陈皮、青皮、枳实、木香、沉香、檀香、川楝子、乌药、荔枝核、香附、佛手、薤白、大腹皮、柿蒂的性能、功效、应用、用法用量、使用注意及相似药物功用异同点	1

考试学科	单元	细目	要点	考试科目
中药学	十二、消食药	（一）概述	1. 消食药的性能特点	1
			2. 消食药的功效	1
			3. 消食药的适应范围	1
			4. 消食药的使用注意事项	1
		（二）具体药物	山楂、神曲、麦芽、谷芽、稻芽、莱菔子、鸡内金的性能、功效、应用、用法用量、使用注意及相似药物功用异同点	1
	十三、驱虫药	（一）概述	1. 驱虫药的性能特点	1
			2. 驱虫药的功效	1
			3. 驱虫药的适应范围	1
			4. 驱虫药的使用注意事项	1
		（二）具体药物	使君子、苦楝皮、槟榔、南瓜子的性能、功效、应用、用法用量、使用注意及相似药物功用异同点	1
	十四、止血药	（一）概述	1. 止血药的性能特点	1
			2. 止血药的功效	1
			3. 止血药的适应范围	1
			4. 止血药的使用注意事项	1
			5. 各类止血药的性能特点	1
			6. 各类止血药的功效	1
			7. 各类止血药的适应范围	1
		（二）凉血止血药	小蓟、大蓟、地榆、槐花、侧柏叶、白茅根、苎麻根的性能、功效、应用、用法用量、使用注意及相似药物功用异同点	1
		（三）化瘀止血药	三七、茜草、蒲黄、花蕊石、降香的性能、功效、应用、用法用量、使用注意及相似药物功用异同点	1
		（四）收敛止血药	白及、仙鹤草、棕榈炭、血余炭、藕节的性能、功效、应用、用法用量、使用注意及相似药物功用异同点	1
		（五）温经止血药	艾叶、炮姜的性能、功效、应用、用法用量、使用注意及相似药物功用异同点	1
	十五、活血化瘀药	（一）概述	1. 活血化瘀药的性能特点	1

考试学科	单元	细目	要　　点	考试科目
中药学	十五、活血化瘀药	（一）概述	2. 活血化瘀药的功效	1
			3. 活血化瘀药的适应范围	1
			4. 活血化瘀药的使用注意事项	1
			5. 各类活血化瘀药的性能特点	1
			6. 各类活血化瘀药的功效	1
			7. 各类活血化瘀药的适应范围	1
		（二）活血止痛药	川芎、延胡索、郁金、姜黄、乳香、没药、五灵脂的性能、功效、应用、用法用量、使用注意及相似药物功用异同点	1
		（三）活血调经药	丹参、红花、桃仁、益母草、泽兰、牛膝、鸡血藤、王不留行、凌霄花的性能、功效、应用、用法用量、使用注意及相似药物功用异同点	1
		（四）活血疗伤药	土鳖虫、马钱子、自然铜、苏木、骨碎补、血竭、刘寄奴的性能、功效、应用、用法用量、使用注意及相似药物功用异同点	1
		（五）破血消癥药	莪术、三棱、水蛭、斑蝥、穿山甲的性能、功效、应用、用法用量、使用注意及相似药物功用异同点	1
	十六、化痰止咳平喘药	（一）概述	1. 化痰止咳平喘药的性能特点	1
			2. 化痰止咳平喘药的功效	1
			3. 化痰止咳平喘药的适应范围	1
			4. 化痰止咳平喘药的使用注意事项	1
			5. 各类化痰止咳平喘药的性能特点	1
			6. 各类化痰止咳平喘药的功效	1
			7. 各类化痰止咳平喘药的适应范围	1
		（二）温化寒痰药	半夏、天南星、白附子、白芥子、皂荚、旋覆花、白前的性能、功效、应用、用法用量、使用注意及相似药物功用异同点	1
		（三）清化热痰药	川贝母、浙贝母、瓜蒌、竹茹、竹沥、天竺黄、前胡、桔梗、胖大海、海藻、昆布、黄药子、海蛤壳、浮海石、瓦楞子、礞石的性能、功效、应用、用法用量、使用注意及相似药物功用异同点	1
		（四）止咳平喘药	苦杏仁、紫苏子、百部、紫菀、款冬花、枇杷叶、桑白皮、葶苈子、白果的性能、功效、应用、用法用量、使用注意及相似药物功用异同点	1

考试学科	单元	细目	要　点	考试科目
中药学	十七、安神药	（一）概述	1. 安神药的性能特点	1
			2. 安神药的功效	1
			3. 安神药的适应范围	1
			4. 安神药的使用注意事项	1
			5. 各类安神药的性能特点	1
			6. 各类安神药的功效	1
			7. 各类安神药的适应范围	1
		（二）重镇安神药	朱砂、磁石、龙骨、琥珀的性能、功效、应用、用法用量、使用注意及相似药物功用异同点	1
		（三）养心安神药	酸枣仁、柏子仁、首乌藤、合欢皮、远志的性能、功效、应用、用法用量、使用注意及相似药物功用异同点	1
	十八、平肝息风药	（一）概述	1. 平肝息风药的性能特点	1
			2. 平肝息风药的功效	1
			3. 平肝息风药的适应范围	1
			4. 平肝息风药的使用注意事项	1
			5. 各类平肝息风药的性能特点	1
			6. 各类平肝息风药的功效	1
			7. 各类平肝息风药的适应范围	1
		（二）平抑肝阳药	石决明、珍珠母、牡蛎、代赭石、刺蒺藜、罗布麻的性能、功效、应用、用法用量、使用注意及相似药物功用异同点	1
		（三）息风止痉药	羚羊角、牛黄、珍珠、钩藤、天麻、地龙、全蝎、蜈蚣、僵蚕的性能、功效、应用、用法用量、使用注意及相似药物功用异同点	1
	十九、开窍药	（一）概述	1. 开窍药的性能特点	1
			2. 开窍药的功效	1
			3. 开窍药的适应范围	1
			4. 开窍药的使用注意事项	1
		（二）具体药物	麝香、冰片、苏合香、石菖蒲的性能、功效、应用、用法用量、使用注意及相似药物功用异同点	1
	二十、补虚药	（一）概述	1. 补虚药的性能特点	1
			2. 补虚药的功效	1

考试学科	单元	细目	要　点	考试科目
中药学	二十、补虚药	（一）概述	3. 补虚药的适应范围	1
			4. 补虚药的使用注意事项	1
			5. 各类补虚药的性能特点	1
			6. 各类补虚药的功效	1
			7. 各类补虚药的适应范围	1
		（二）补气药	人参、西洋参、党参、太子参、黄芪、白术、山药、白扁豆、甘草、大枣、饴糖、蜂蜜的性能、功效、应用、用法用量、使用注意及相似药物功用异同点	1
		（三）补阳药	鹿茸、紫河车、淫羊藿、巴戟天、仙茅、杜仲、续断、肉苁蓉、锁阳、补骨脂、益智仁、菟丝子、沙苑子、蛤蚧、冬虫夏草的性能、功效、应用、用法用量、使用注意及相似药物功用异同点	1
		（四）补血药	当归、熟地黄、白芍、阿胶、何首乌、龙眼肉的性能、功效、应用、用法用量、使用注意及相似药物功用异同点	1
		（五）补阴药	北沙参、南沙参、百合、麦冬、天冬、石斛、玉竹、黄精、枸杞子、墨旱莲、女贞子、黑芝麻、龟甲、鳖甲的性能、功效、应用、用法用量、使用注意及相似药物功用异同点	1
	二十一、收涩药	（一）概述	1. 收涩药的性能特点	1
			2. 收涩药的功效	1
			3. 收涩药的适应范围	1
			4. 收涩药的使用注意事项	1
			5. 各类收涩药的性能特点	1
			6. 各类收涩药的功效	1
			7. 各类收涩药的适应范围	1
		（二）固表止汗药	麻黄根、浮小麦、糯稻根须的性能、功效、应用、用法用量、使用注意及相似药物功用异同点	1
		（三）敛肺涩肠药	五味子、乌梅、五倍子、罂粟壳、诃子、肉豆蔻、赤石脂的性能、功效、应用、用法用量、使用注意及相似药物功用异同点	1
		（四）固精缩尿止带药	山茱萸、覆盆子、桑螵蛸、金樱子、海螵蛸、莲子、芡实、椿皮的性能、功效、应用、用法用量、使用注意及相似药物功用异同点	1

考试学科	单元	细目	要点	考试科目
中药学	二十二、涌吐药	（一）概述	1. 涌吐药的功效	1
			2. 涌吐药的适应范围	1
			3. 涌吐药的使用注意事项	1
		（二）具体药物	常山、瓜蒂、胆矾的性能、功效、应用、用法用量、使用注意及相似药物功用异同点	1
	二十三、攻毒杀虫止痒药	（一）概述	1. 攻毒杀虫止痒药的性能特点	1
			2. 攻毒杀虫止痒药的功效	1
			3. 攻毒杀虫止痒药的适应范围	1
			4. 攻毒杀虫止痒药的使用注意事项	1
		（二）具体药物	雄黄、硫黄、白矾、蛇床子、蟾酥、大蒜的性能、功效、应用、用法用量、使用注意及相似药物功用异同点	1
	二十四、拔毒化腐生肌药	（一）概述	1. 拔毒化腐生肌药的性能特点	1
			2. 拔毒化腐生肌药的功效	1
			3. 拔毒化腐生肌药的适应范围	1
			4. 拔毒化腐生肌药的使用注意事项	1
		（二）具体药物	升药、轻粉、砒石、铅丹、炉甘石、硼砂的性能、功效、应用、用法用量、使用注意及相似药物功用异同点	1
中药化学	一、中药化学成分的一般研究方法	（一）中药有效成分的提取方法	1. 溶剂提取法	1
			2. 水蒸气蒸馏法	1
			3. 超临界流体萃取法	1
		（二）中药有效成分的分离方法	1. 溶剂法	1
			2. 沉淀法	1
			3. 结晶法	1
			4. 膜分离法	1
			5. 色谱法	1
			6. 其他方法	1
	二、糖和苷类化合物	（一）糖类化合物	1. 糖的结构与分类	1
			2. 糖的理化性质	1
		（二）苷类化合物	1. 苷的结构与分类	1
			2. 苷的理化性质	1

考试学科	单元	细目	要点	考试科目
中药化学	二、糖和苷类化合物	（三）糖和苷的提取	1. 糖的提取	1
			2. 苷的提取	1
			3. 苷元的提取	1
	三、醌类化合物	（一）结构与分类	1. 苯醌类	1
			2. 萘醌类	1
			3. 菲醌类	1
			4. 蒽醌类	1
		（二）理化性质	1. 物理性质	1
			2. 化学性质	1
		（三）提取分离	1. 蒽醌类化合物的提取方法	1
			2. 蒽醌类化合物的分离方法	1
		（四）实例	1. 大黄中的主要蒽醌类化合物及其理化性质	1
			2. 大黄中的主要蒽醌类化合物的提取分离方法	1
	四、苯丙素类	（一）香豆素类	1. 香豆素的结构与分类	1
			2. 香豆素的理化性质	1
			3. 香豆素的提取	1
			4. 实例：秦皮中的香豆素类成分	1
		（二）木脂素类	1. 木脂素的结构与分类	1
			2. 实例：五味子中的木脂素类成分	1
	五、黄酮类化合物	（一）结构与分类	1. 黄酮类化合物的基本骨架	1
			2. 黄酮类化合物的分类及其结构特征	1
			3. 黄酮类化合物重要成分举例	1
		（二）理化性质	1. 黄酮类化合物的性状	1
			2. 黄酮类化合物的旋光性	1
			3. 黄酮类化合物的溶解性	1
			4. 黄酮类化合物的酸碱性	1
			5. 黄酮类化合物的显色反应	1
		（三）提取分离	1. 黄酮类化合物的提取方法	1
			2. 黄酮类化合物的分离方法	1
		（四）实例	1. 槐米中的黄酮类成分	1
			2. 黄芩中的黄酮类成分	1

考试学科	单 元	细 目	要 点	考试科目
中药化学	五、黄酮类化合物	（四）实例	3. 葛根中的黄酮类成分	1
	六、萜类和挥发油	（一）萜类	1. 萜类的结构与分类	1
			2. 环烯醚萜类的结构特点	1
			3. 环烯醚萜类的主要性质	1
			4. 萜类重要成分举例	1
		（二）挥发油	1. 挥发油的组成	1
			2. 挥发油的理化性质	1
			3. 挥发油的提取方法	1
			4. 挥发油的分离方法	1
			5. 实例：薄荷挥发油	1
	七、三萜类化合物	（一）分类及结构特点	1. 四环三萜	1
			2. 五环三萜	1
		（二）理化性质	1. 性状	1
			2. 溶解性	1
			3. 发泡性	1
			4. 颜色反应	1
			5. 水解反应	1
			6. 溶血作用	1
		（三）提取与分离	1. 提取	1
			2. 分离	1
		（四）实例	1. 人参中的三萜类化合物	1
			2. 甘草中的三萜类化合物	1
			3. 柴胡中的三萜类化合物	1
	八、甾体类化合物	（一）概述	1. 甾体化合物的结构与分类	1
			2. 甾体化合物的颜色反应	1
		（二）强心苷	1. 强心苷的结构与分类	1
			2. 强心苷的物理性质	1
			3. 强心苷的水解反应	1
			4. 强心苷的颜色反应	1
			5. 强心苷的提取分离（强心苷提取分离注意事项）	1

考试学科	单元	细目	要 点	考试科目
中药化学	八、甾体类化合物	（二）强心苷	6. 蟾酥中的强心成分	1
			7. 毛花洋地黄中的强心苷成分	1
		（三）甾体皂苷	1. 甾体皂苷的结构与分类	1
			2. 甾体皂苷重要成分举例	1
			3. 甾体皂苷的理化性质	1
			4. 甾体皂苷的提取分离	1
		（四）胆汁酸	1. 胆汁酸类成分的结构特征	1
			2. 胆汁酸类成分的理化性质	1
			3. 胆汁酸的提取	1
			4. 中药牛黄、熊胆中的胆汁酸类成分	1
	九、生物碱	（一）概述	1. 生物碱的分布	1
			2. 生物碱的存在形式	1
		（二）结构与分类	1. 生物碱的结构与分类	1
			2. 主要类型生物碱成分举例	1
		（三）理化性质	1. 生物碱的性状	1
			2. 生物碱的旋光性	1
			3. 生物碱的溶解性	1
			4. 生物碱的碱性	1
			5. 生物碱的沉淀反应	1
			6. 生物碱的显色反应	1
		（四）提取与分离	1. 生物碱的提取	1
			2. 生物碱的分离	1
		（五）色谱检识	薄层色谱法	1
		（六）实例	1. 麻黄中的主要生物碱成分	1
			2. 黄连中的主要生物碱成分	1
			3. 洋金花中的主要生物碱成分	1
			4. 苦参中的主要生物碱成分	1
			5. 汉防己中的主要生物碱成分	1
			6. 乌头（附子）中的主要生物碱成分	1
			7. 马钱子中的主要生物碱成分	1
	十、鞣质	（一）鞣质的结构与分类	1. 鞣质的结构	1

考试学科	单元	细目	要点	考试科目
中药化学	十、鞣质	（一）鞣质的结构与分类	2. 鞣质的分类	1
		（二）鞣质的理化性质	1. 鞣质的物理性质	1
			2. 鞣质的化学性质	1
		（三）鞣质的提取与分离	1. 鞣质的提取	1
			2. 鞣质的分离	1
	十一、其他成分	（一）脂肪酸类化合物	1. 结构分类	1
			2. 理化性质	1
		（二）氨基酸、蛋白质和酶	1. 氨基酸的理化性质	1
			2. 蛋白质和酶的理化性质	1
方剂学	一、概述	（一）方剂与治法	1. 方剂与治法的关系	1
			2. 常用治法	1
		（二）方剂的组成与变化	1. 方剂配伍的目的	1
			2. 方剂的组方原则	1
			3. 方剂的变化形式	1
		（三）常用剂型	常用剂型的特点及临床意义	1
	二、解表剂	（一）概述	1. 解表剂的适用范围	1
			2. 解表剂的应用注意事项	1
		（二）辛温解表	1. 桂枝汤的组方原理、加减化裁及其与麻黄汤的鉴别应用	1
			2. 九味羌活汤的组方原理及加减化裁	1
			3. 小青龙汤的组方原理及加减化裁	1
		（三）辛凉解表	1. 银翘散的组方原理、加减化裁及其与桑菊饮的鉴别应用	1
			2. 麻黄杏仁甘草石膏汤的组方原理、加减化裁	1
			3. 柴葛解肌汤的组方原理	1
		（四）扶正解表	1. 败毒散的组方原理、加减化裁及其与参苏饮的鉴别应用	1
			2. 麻黄细辛附子汤的组方原理及加减化裁	1
	三、泻下剂	（一）概述	1. 泻下剂的适用范围	1

考试学科	单元	细目	要点	考试科目
方剂学	三、泻下剂	（一）概述	2. 泻下剂的应用注意事项	1
		（二）寒下	1. 大承气汤的组方原理及其与小承气汤、调胃承气汤的鉴别应用	1
			2. 大黄牡丹汤的组方原理	1
		（三）温下	温脾汤的组方原理及其与大黄附子汤的鉴别应用	1
		（四）润下	1. 麻子仁丸的组方原理	1
			2. 济川煎的组方原理及其与麻子仁丸的鉴别应用	1
		（五）逐水	十枣汤的组方原理及应用注意事项	1
		（六）攻补兼施	1. 黄龙汤的组方原理及加减化裁	1
			2. 增液承气汤的组方原理	1
	四、和解剂	（一）概述	1. 和解剂的适用范围	1
			2. 和解剂的应用注意事项	1
		（二）和解少阳	1. 小柴胡汤的组方原理及加减化裁	1
			2. 大柴胡汤的组方原理及其与小柴胡汤的鉴别应用	1
			3. 蒿芩清胆汤的组方原理	1
		（三）调和肝脾	1. 四逆散的组方原理及加减化裁	1
			2. 逍遥散的组方原理、加减化裁及其与四逆散的鉴别应用	1
			3. 痛泻要方的组方原理及其与逍遥散的鉴别应用	1
		（四）调和肠胃	半夏泻心汤的组方原理及加减化裁	1
	五、清热剂	（一）概述	1. 清热剂的适用范围	1
			2. 清热剂的应用注意事项	1
		（二）清气分热	1. 白虎汤的组方原理及加减化裁	1
			2. 竹叶石膏汤的组方原理及其与白虎汤的鉴别应用	1
		（三）清营凉血	1. 清营汤的组方原理	1
			2. 犀角地黄汤的组方原理及其与清营汤的鉴别应用	1
		（四）清热解毒	1. 黄连解毒汤的组方原理及加减化裁	1
			2. 凉膈散的组方原理	1

考试学科	单元	细目	要　　点	考试科目
方剂学	五、清热剂	（四）清热解毒	3. 普济消毒饮的组方原理及其与银翘散的鉴别应用	1
			4. 仙方活命饮的组方原理及其与五味消毒饮的鉴别应用	1
		（五）清脏腑热	1. 导赤散的组方原理	1
			2. 龙胆泻肝汤的组方原理	1
			3. 左金丸的组方原理及其与龙胆泻肝汤的鉴别应用	1
			4. 清胃散的组方原理及加减化裁	1
			5. 玉女煎的组方原理及其与清胃散的鉴别应用	1
			6. 泻白散的组方原理及其与麻黄杏仁甘草石膏汤的鉴别应用	1
			7. 苇茎汤的组方原理	1
			8. 葛根黄芩黄连汤的组方原理	1
			9. 芍药汤的组方原理及其与白头翁汤的鉴别应用	1
		（六）清虚热	1. 青蒿鳖甲汤的组方原理	1
			2. 当归六黄汤的组方原理	1
	六、祛暑剂	（一）概述	1. 祛暑剂的适用范围	1
			2. 祛暑剂的应用注意事项	1
		（二）祛暑解表	香薷散的组方原理及加减化裁	1
		（三）祛暑利湿	六一散的组方原理及加减化裁	1
		（四）清暑益气	清暑益气汤的组方原理及其与竹叶石膏汤的鉴别应用	1
	七、温里剂	（一）概述	1. 温里剂的适用范围	1
			2. 温里剂的应用注意事项	1
		（二）温中祛寒	1. 理中丸的组方原理及加减化裁	1
			2. 小建中汤的组方原理、加减化裁及其与理中丸的鉴别应用	1
			3. 吴茱萸汤的组方原理及其与理中丸、左金丸的鉴别应用	1
		（三）回阳救逆	四逆汤的组方原理、加减化裁及其与参附汤的鉴别应用	1

考试学科	单元	细目	要　　点	考试科目
方剂学	七、温里剂	（四）温经散寒	1. 当归四逆汤的组方原理及加减化裁	1
			2. 黄芪桂枝五物汤的组方原理及其与当归四逆汤的鉴别应用	1
			3. 阳和汤的组方原理及其与仙方活命饮的鉴别应用	1
	八、补益剂	（一）概述	1. 补益剂的适用范围及配伍规律	1
			2. 补益剂的应用注意事项	1
		（二）补气	1. 四君子汤的组方原理及加减化裁	1
			2. 参苓白术散的组方原理及其与四君子汤的鉴别应用	1
			3. 补中益气汤的组方原理	1
			4. 生脉散的组方原理及其与竹叶石膏汤的鉴别应用	1
			5. 玉屏风散的组方原理及其与桂枝汤的鉴别应用	1
			6. 完带汤的组方原理及其与参苓白术散的鉴别应用	1
		（三）补血	1. 四物汤的组方原理及加减化裁	1
			2. 当归补血汤的组方原理	1
			3. 归脾汤的组方原理及加减化裁	1
		（四）气血双补	1. 炙甘草汤的组方原理、加减化裁及其与生脉散的鉴别应用	1
			2. 八珍汤的组方原理及其与十全大补汤、人参养荣汤的鉴别应用	1
		（五）补阴	1. 六味地黄丸的组方原理及加减化裁	1
			2. 大补阴丸的组方原理、加减化裁及其与六味地黄丸的鉴别应用	1
			3. 一贯煎的组方原理及其与逍遥散的鉴别应用	1
		（六）补阳	肾气丸的组方原理及加减化裁	1
		（七）阴阳双补	1. 地黄饮子的组方原理	1
			2. 七宝美髯丹的组方原理	1
	九、固涩剂	（一）概述	1. 固涩剂的适用范围	1

考试学科	单元	细目	要点	考试科目
方剂学	九、固涩剂	（一）概述	2. 固涩剂的应用注意事项	1
		（二）固表止汗	牡蛎散的组方原理及其与玉屏风散的鉴别应用	1
		（三）涩肠固脱	1. 真人养脏汤的组方原理	1
			2. 四神丸的组方原理及其与理中丸的鉴别应用	1
		（四）涩精止遗	1. 金锁固精丸的组方原理	1
			2. 桑螵蛸散的组方原理	1
		（六）固崩止带	1. 固冲汤的组方原理	1
			2. 易黄汤的组方原理及其与完带汤的鉴别应用	1
	十、安神剂	（一）概述	1. 安神剂的适用范围	1
			2. 安神剂的应用注意事项	1
		（二）重镇安神	朱砂安神丸的组方原理	1
		（三）滋养安神	1. 酸枣仁汤的组方原理	1
			2. 天王补心丹的组方原理及其与柏子养心丸的鉴别应用	1
	十一、开窍剂	（一）概述	1. 开窍剂的适用范围	1
			2. 开窍剂的应用注意事项	1
		（二）凉开	1. 安宫牛黄丸的组方原理及其与牛黄清心丸的鉴别应用	1
			2. 至宝丹与安宫牛黄丸、紫雪的鉴别应用	1
		（三）温开	苏合香丸的组方原理	1
	十二、理气剂	（一）概述	1. 理气剂的适用范围	1
			2. 理气剂的应用注意事项	1
		（二）行气	1. 越鞠丸的组方原理及加减化裁	1
			2. 枳实薤白桂枝汤的组方原理及其与瓜蒌薤白白酒汤、瓜蒌薤白半夏汤的鉴别应用	1
			3. 半夏厚朴汤的组方原理	1
			4. 天台乌药散的组方原理	1
			5. 暖肝煎的组方原理	1
		（三）降气	1. 苏子降气汤的组方原理	1
			2. 定喘汤的组方原理	1
			3. 旋覆代赭汤的组方原理	1

考试学科	单 元	细 目	要 点	考试科目
方剂学	十二、理气剂	（三）降气	4. 橘皮竹茹汤的组方原理	1
	十三、理血剂	（一）概述	1. 理血剂的适用范围及配伍规律	1
			2. 理血剂的应用注意事项	1
		（二）活血祛瘀	1. 桃核承气汤的组方原理	1
			2. 血府逐瘀汤的组方原理及加减化裁	1
			3. 补阳还五汤的组方原理	1
			4. 复元活血汤的组方原理及其与血府逐瘀汤的鉴别应用	1
			5. 七厘散的组方原理	1
			6. 温经汤的组方原理	1
			7. 生化汤的组方原理及其与温经汤的鉴别应用	1
			8. 失笑散的组方原理及其与金铃子散的鉴别应用	1
			9. 桂枝茯苓丸的组方原理及其与鳖甲煎丸的鉴别应用	1
		（三）止血	1. 十灰散的组方原理	1
			2. 咳血方的组方原理	1
			3. 小蓟饮子的组方原理	1
			4. 槐花散的组方原理	1
			5. 黄土汤的组方原理及其与归脾汤的鉴别应用	1
	十四、治风剂	（一）概述	1. 治风剂的适用范围	1
			2. 治风剂的应用注意事项	1
		（二）疏散外风	1. 川芎茶调散的组方原理及其与九味羌活汤的鉴别应用	1
			2. 大秦艽汤的组方原理	1
			3. 牵正散的组方原理	1
			4. 小活络丹的组方原理	1
			5. 消风散的组方原理及其与防风通圣散的鉴别应用	1
		（三）平息内风	1. 羚角钩藤汤的组方原理	1
			2. 镇肝熄风汤的组方原理	1
			3. 天麻钩藤饮的组方原理及其与镇肝熄风汤的鉴别应用	1

考试学科	单 元	细 目	要 点	考试科目
方剂学	十四、治风剂	（三）平息内风	4. 大定风珠的组方原理	1
	十五、治燥剂	（一）概述	1. 治燥剂的适用范围	1
			2. 治燥剂的应用注意事项	1
		（二）轻宣外燥	1. 杏苏散的组方原理	1
			2. 桑杏汤的组方原理及其与桑菊饮的鉴别应用	1
			3. 清燥救肺汤的组方原理及其与桑杏汤的鉴别应用	1
		（三）滋阴润燥	1. 增液汤的组方原理及加减化裁	1
			2. 麦门冬汤的组方原理及其与炙甘草汤、清燥救肺汤的鉴别应用	1
			3. 百合固金汤的组方原理及其与咳血方的鉴别应用	1
			4. 养阴清肺汤的组方原理	1
	十六、祛湿剂	（一）概述	1. 祛湿剂的适用范围	1
			2. 祛湿剂的应用注意事项	1
		（二）燥湿和胃	1. 平胃散的组方原理及加减化裁	1
			2. 藿香正气散的组方原理及其与香薷散的鉴别应用	1
		（三）清热祛湿	1. 茵陈蒿汤的组方原理及加减化裁	1
			2. 八正散的组方原理及其与小蓟饮子的鉴别应用	1
			3. 三仁汤的组方原理	1
			4. 甘露消毒丹的组方原理及其与三仁汤的鉴别应用	1
			5. 连朴饮的组方原理	1
			6. 二妙散的组方原理及加减化裁	1
		（四）利水渗湿	1. 五苓散的组方原理、加减化裁及其与猪苓汤的鉴别应用	1
			2. 防己黄芪汤的组方原理及其与玉屏风散的鉴别应用	1
		（五）温化寒湿	1. 苓桂术甘汤的组方原理	1
			2. 真武汤的组方原理及加减化裁	1

考试学科	单元	细目	要　点	考试科目
方剂学	十六、祛湿剂	（五）温化寒湿	3. 实脾散的组方原理及其与真武汤的鉴别应用	1
			4. 萆薢分清饮的组方原理	1
		（六）祛风胜湿	1. 羌活胜湿汤的组方原理	1
			2. 独活寄生汤的组方原理及加减化裁	1
	十七、祛痰剂	（一）概述	1. 祛痰剂的适用范围及配伍规律	1
			2. 祛痰剂的应用注意事项	1
		（二）燥湿化痰	1. 二陈汤的组方原理及加减化裁	1
			2. 温胆汤的组方原理、加减化裁及其与蒿芩清胆汤的鉴别应用	1
		（三）清热化痰	1. 清气化痰丸的组方原理	1
			2. 小陷胸汤的组方原理及加减化裁	1
			3. 滚痰丸的组方原理	1
		（四）润燥化痰	贝母瓜蒌散的组方原理	1
		（五）温化寒痰	三子养亲汤的组方原理	1
		（六）治风化痰	1. 止嗽散的组方原理	1
			2. 半夏白术天麻汤的组方原理	1
	十八、消食剂	（一）概述	1. 消食剂的适用范围	1
			2. 消食剂的应用注意事项	1
		（二）消食化滞	1. 保和丸的组方原理	1
			2. 枳实导滞丸的组方原理	1
		（三）健脾消食	1. 健脾丸的组方原理及其与参苓白术散的鉴别应用	1
			2. 枳实消痞丸的组方原理	1
	十九、驱虫剂		乌梅丸的组方原理	1

注：
1. 组方原理指据证审机、立法遣药、合理配伍的逻辑联系。
2. 加减化裁主要是指《大纲细则》中涉及的常用加减、附方。
3. 鉴别应用指两首或两首以上方剂在主治、组成、配伍、功用等方面的对比分析。
4. 凡大纲中涉及的方剂，考生均应掌握其组成、用法、功用、主治。

第二部分　相关专业知识

考试学科	单元	细目	要点	考试科目
中医学基础	一、中医学理论体系的基本特点	（一）整体观念	整体观念的内容	2
		（二）辨证论治	1. 症、证、病	2
			2. 辨证论治	2
			3. 同病异治和异病同治	2
	二、阴阳学说	（一）阴阳学说的概念	阴阳及其特性	2
		（二）阴阳学说的基本内容	1. 阴阳的对立制约	2
			2. 阴阳的互根互用	2
			3. 阴阳的消长平衡	2
			4. 阴阳的相互转化	2
		（三）阴阳学说在中医学中的应用	1. 说明人体的组织结构	2
			2. 解释人体的生理活动	2
			3. 解释人体的病理变化	2
			4. 指导疾病的诊断	2
			5. 指导疾病的防治	2
	三、五行学说	（一）五行学说的概念	1. 五行特性	2
			2. 事物五行属性的归类	2
		（二）五行的生克关系	1. 五行相生与相克	2
			2. 五行相乘与相侮	2
			3. 五行母子相及	2
		（三）五行学说在中医学中的应用	1. 解释五脏系统疾病的传变规律	2
			2. 指导五脏系统疾病的治疗	2
	四、藏象	（一）藏象学说的概念和脏腑的特点	1. 五脏、六腑功能的共同特点	2
			2. 脏腑学说的主要特点	2
		（二）心	1. 心主血脉	2
			2. 心藏神	2

考试学科	单元	细目	要点	考试科目
中医学基础	四、藏象	(二) 心	3. 心在体合脉	2
			4. 心开窍于舌	2
			5. 心在液为汗	2
			6. 心在志为喜	2
			7. 心其华在面	2
		(三) 肺	1. 肺主气、司呼吸	2
			2. 肺主宣发肃降	2
			3. 肺主通调水道	2
			4. 肺朝百脉、主治节	2
			5. 肺在体合皮，其华在毛	2
			6. 肺开窍于鼻	2
			7. 肺在志为悲	2
			8. 肺在液为涕	2
		(四) 脾	1. 脾主运化	2
			2. 脾主升清	2
			3. 脾主统血	2
			4. 脾在体合肌肉、主四肢	2
			5. 脾开窍于口	2
			6. 脾在液为涎	2
			7. 脾在志为思	2
			8. 脾其华在唇	2
		(五) 肝	1. 肝主疏泄	2
			2. 肝主藏血	2
			3. 肝在体合筋，其华在爪	2
			4. 肝开窍于目	2
			5. 肝在志为怒	2
			6. 肝在液为泪	2
		(六) 肾	1. 肾藏精，主生长发育与生殖	2
			2. 肾主水	2
			3. 肾主纳气	2
			4. 肾在体合骨	2

考试学科	单元	细目	要点	考试科目
中医学基础	四、藏象	（六）肾	5. 肾开窍于耳及二阴	2
			6. 肾在液为唾	2
			7. 肾在志为恐	2
			8. 肾其华在发	2
		（七）胆	1. 胆贮存胆汁	2
			2. 胆排泄胆汁	2
			3. 胆主决断	2
		（八）胃	1. 胃主受纳、腐熟水谷	2
			2. 胃主通降	2
			3. 胃喜润恶燥	2
		（九）小肠	1. 小肠主受盛化物	2
			2. 小肠主泌别清浊	2
		（十）大肠	1. 大肠传化糟粕	2
			2. 大肠主津	2
		（十一）膀胱	1. 膀胱贮存尿液	2
			2. 膀胱排泄尿液	2
		（十二）三焦	1. 三焦的概念	2
			2. 三焦通行元气和水液	2
			3. 三焦部位的划分及功能特点	2
		（十三）女子胞	1. 女子胞的主要功能	2
			2. 女子胞与脏腑经脉的关系	2
		（十四）脏与脏之间的关系	1. 心与肺的生理病理联系	2
			2. 心与脾的生理病理联系	2
			3. 心与肝的生理病理联系	2
			4. 心与肾的生理病理联系	2
			5. 肺与脾的生理病理联系	2
			6. 肺与肝的生理病理联系	2
			7. 肺与肾的生理病理联系	2
			8. 肝与脾的生理病理联系	2
			9. 肝与肾的生理病理联系	2
			10. 脾与肾的生理病理联系	2

考试学科	单元	细目	要点	考试科目
中医学基础	四、藏象	（十五）脏与腑之间的关系	1. 心与小肠的生理病理联系	2
			2. 肺与大肠的生理病理联系	2
			3. 脾与胃的生理病理联系	2
			4. 肝与胆的生理病理联系	2
			5. 肾与膀胱的生理病理联系	2
		（十六）腑与腑之间的关系	1. 六腑生理功能的相互联系	2
			2. 六腑病理变化的相互影响	2
	五、气血津液	（一）气	1. 气生成	2
			2. 气的生理功能	2
			3. 气的运动	2
			4. 气的分类	2
		（二）血	1. 血的生成	2
			2. 血的生理功能	2
		（三）津液	1. 津液的代谢	2
			2. 津液的生理功能	2
		（四）气血津液之间的关系	1. 气与血的关系	2
			2. 气与津液的关系	2
			3. 血与津液的关系	2
	六、经络	（一）经络系统的组成	1. 十二经脉	2
			2. 奇经八脉	2
			3. 十五别络	2
		（二）十二经脉的循行分布规律	1. 走向和交接	2
			2. 表里相合	2
			3. 流注次序	2
			4. 体表分布	2
		（三）奇经八脉的循行分布	奇经八脉循行分布规律	2
		（四）经络的生理功能	1. 经络的基本功能	2
			2. 奇经八脉的功能	2
	七、病因	（一）六淫	1. 六淫及其致病的共同特点	2
			2. 风邪	2
			3. 寒邪	2

考试学科	单元	细目	要点	考试科目
中医学基础	七、病因	（一）六淫	4. 暑邪	2
			5. 湿邪	2
			6. 燥邪	2
			7. 火（热）邪	2
		（二）疫气	1. 疫气	2
			2. 疫气的致病特点	2
		（三）七情内伤	七情内伤的致病特点	2
		（四）饮食失宜	1. 饮食不节	2
			2. 饮食不洁	2
			3. 饮食偏嗜	2
		（五）劳逸过度	1. 过劳	2
			2. 过逸	2
		（六）痰饮	1. 痰饮	2
			2. 痰饮的形成因素	2
			3. 痰饮的致病特点	2
		（七）瘀血	1. 瘀血的形成因素	2
			2. 瘀血的致病特点	2
	八、发病	（一）发病基本原理	1. 正气不足是疾病发生的内在根据	2
			2. 邪气是疾病发生的重要条件	2
			3. 正邪斗争的胜负决定发病与否	2
		（二）发病形式	1. 感而即发	2
			2. 伏而后发	2
			3. 徐发	2
			4. 继发	2
			5. 复发	2
	九、病机	（一）邪正盛衰	1. 邪正盛衰与虚实变化	2
			2. 邪正盛衰与疾病转归	2
		（二）阴阳失调	1. 阴阳偏胜	2
			2. 阴阳偏衰	2
			3. 阴阳互损	2
			4. 阴阳格拒	2

考试学科	单元	细目	要点	考试科目
中医学基础	九、病机	（二）阴阳失调	5. 阴阳亡失	2
		（三）气血津液失常	1. 气的失常	2
			2. 血的失常	2
			3. 津液代谢失常	2
	十、诊法	（一）望诊	1. 望神	2
			2. 望色	2
			3. 望形体	2
			4. 望头项五官	2
			5. 望舌	2
			6. 望排出物	2
		（二）闻诊	1. 听声音	2
			2. 嗅气味	2
		（三）问诊	1. 问寒热	2
			2. 问汗	2
			3. 问疼痛	2
			4. 问饮食口味	2
			5. 问大小便	2
			6. 问睡眠	2
			7. 问耳目	2
		（四）切诊	1. 切脉部位	2
			2. 正常脉象	2
			3. 常见病脉	2
			4. 按肌肤	2
			5. 按手足	2
			6. 按脘腹	2
	十一、辨证	（一）八纲辨证	1. 表里辨证	2
			2. 寒热辨证	2
			3. 虚实辨证	2
			4. 阴阳辨证	2
		（二）脏腑辨证	1. 心病的辨证与鉴别要点	2
			2. 肺病的辨证与鉴别要点	2

考试学科	单元	细目	要点	考试科目
中医学基础	十一、辨证	（二）脏腑辨证	3. 脾病的辨证与鉴别要点	2
			4. 肝病的辨证与鉴别要点	2
			5. 肾病的辨证与鉴别要点	2
			6. 小肠病的辨证	2
			7. 大肠病的辨证	2
			8. 胃病的辨证	2
			9. 胆病的辨证	2
			10. 膀胱病的辨证	2
	十二、防治原则	（一）预防	1. 未病先防	2
			2. 既病防变	2
		（二）治则	1. 扶正祛邪	2
			2. 标本先后	2
			3. 调整阴阳	2
			4. 正治反治	2
			5. 因人、因时、因地制宜	2
中药药理学	一、中药药理学的基本理论与基础知识	（一）中药药性理论的现代研究	1. 中药四性（四气）的现代研究	2
			2. 中药五味的现代研究	2
			3. 中药归经的现代研究	2
			4. 对中药毒性的现代认识	2
		（二）影响中药药理作用的因素	1. 影响中药药理作用的药物因素	2
			2. 影响中药药理作用的机体因素	2
			3. 影响中药药理作用的环境因素	2
		（三）中药药理作用的特点	1. 中药作用的两重性	2
			2. 中药作用的差异性	2
			3. 中药作用的量效关系	2
			4. 中药作用的时效关系	2
			5. 中药作用的双向性	2
			6. 中药药理作用与中药功效的关系	2
	二、解表药	（一）基本知识	解表药的主要药理作用	2
		（二）常用药物：麻黄、柴胡、桂枝、葛根、细辛	1. 功效	2
			2. 主要有效成分	2

考试学科	单元	细目	要　　点	考试科目
中药药理学	二、解表药	（二）常用药物：麻黄、柴胡、桂枝、葛根、细辛	3. 药理作用	2
			4. 现代应用	2
			5. 不良反应	2
	三、清热药	（一）基本知识	清热药的主要药理作用	2
		（二）常用药物：黄芩、黄连、金银花、大青叶（板蓝根）、青蒿、栀子、鱼腥草、苦参、知母	1. 功效	2
			2. 主要有效成分	2
			3. 药理作用	2
			4. 现代应用	2
			5. 不良反应	2
	四、泻下药	（一）基本知识	1. 泻下药的分类	2
			2. 泻下药的主要药理作用	2
		（二）常用药物：大黄、芒硝、番泻叶、芫花	1. 功效	2
			2. 主要有效成分	2
			3. 药理作用	2
			4. 现代应用	2
			5. 不良反应	2
	五、祛风湿药	（一）基本知识	祛风湿药的主要药理作用	2
		（二）常用药物：秦艽、独活、五加皮、防己、雷公藤	1. 功效	2
			2. 主要有效成分	2
			3. 药理作用	2
			4. 现代应用	2
			5. 不良反应	2
	六、芳香化湿药	（一）基本知识	芳香化湿药的主要药理作用	2
		（二）常用药物：厚朴、广藿香、苍术	1. 功效	2
			2. 主要有效成分	2
			3. 药理作用	2
			4. 现代应用	2
			5. 不良反应	2
	七、利水渗湿药	（一）基本知识	1. 利水渗湿药的分类	2
			2. 利水渗湿药的主要药理作用	2

考试学科	单元	细目	要　　点	考试科目
中药药理学	七、利水渗湿药	（二）常用药物：茯苓、泽泻、茵陈、猪苓	1. 功效	2
			2. 主要有效成分	2
			3. 药理作用	2
			4. 现代应用	2
			5. 不良反应	2
	八、温里药	（一）基本知识	温里药的主要药理作用	2
		（二）常用药物：附子、肉桂、干姜	1. 功效	2
			2. 主要有效成分	2
			3. 药理作用	2
			4. 现代应用	2
			5. 不良反应	2
	九、理气药	（一）基本知识	理气药的主要药理作用	2
		（二）常用药物：青皮、陈皮、枳实、枳壳、香附、木香	1. 功效	2
			2. 主要有效成分	2
			3. 药理作用	2
			4. 现代应用	2
			5. 不良反应	2
	十、消食药	（一）基本知识	消食药的主要药理作用	2
		（二）常用药物：山楂、莱菔子	1. 功效	2
			2. 主要有效成分	2
			3. 药理作用	2
			4. 现代应用	2
			5. 不良反应	2
	十一、止血药	（一）基本知识	止血药的主要药理作用	2
		（二）常用药物：三七、白及、蒲黄	1. 功效	2
			2. 主要有效成分	2
			3. 药理作用	2
			4. 现代应用	2
			5. 不良反应	2
	十二、活血化瘀药	（一）基本知识	活血化瘀药的主要药理作用	2

考试学科	单元	细目	要　　点	考试科目
中药药理学	十二、活血化瘀药	（二）常用药物：丹参、川芎、益母草、延胡索、水蛭、桃仁、红花、莪术、银杏叶	1. 功效	2
			2. 主要有效成分	2
			3. 药理作用	2
			4. 现代应用	2
			5. 不良反应	2
	十三、化痰、止咳、平喘药	（一）基本知识	化痰、止咳、平喘药的主要药理作用	2
		（二）常用药物：桔梗、半夏、苦杏仁	1. 功效	2
			2. 主要有效成分	2
			3. 药理作用	2
			4. 现代应用	2
			5. 不良反应	2
	十四、安神药	（一）基本知识	安神药的主要药理作用	2
		（二）常用药物：酸枣仁、远志	1. 功效	2
			2. 主要有效成分	2
			3. 药理作用	2
			4. 现代应用	2
			5. 不良反应	2
	十五、平肝息风药	（一）基本知识	平肝息风药的主要药理作用	2
		（二）常用药物：天麻、钩藤、地龙	1. 功效	2
			2. 主要有效成分	2
			3. 药理作用	2
			4. 现代应用	2
			5. 不良反应	2
	十六、开窍药	（一）基本知识	开窍药的主要药理作用	2
		（二）常用药物：麝香、石菖蒲、冰片	1. 功效	2
			2. 主要有效成分	2
			3. 药理作用	2
			4. 现代应用	2
			5. 不良反应	2
	十七、补虚药	（一）基本知识	1. 补虚药的分类	2
			2. 补虚药的主要药理作用	2

考试学科	单　元	细　目	要　　点	考试科目
中药药理学	十七、补虚药	（二）常用药物：人参、黄芪、甘草、淫羊藿、当归、党参、熟地黄、何首乌、枸杞子、冬虫夏草	1. 功效	2
			2. 主要有效成分	2
			3. 药理作用	2
			4. 现代应用	2
			5. 不良反应	2
	十八、收涩药	（一）基本知识	收涩药的主要药理作用	2
		（二）常用药物：五味子、山茱萸	1. 功效	2
			2. 主要有效成分	2
			3. 药理作用	2
			4. 现代应用	2
			5. 不良反应	2
	十九、驱虫药	（一）基本知识	1. 驱虫药的驱虫作用环节	2
			2. 驱虫谱	2
	二十、中药新药（医院制剂）药效学和毒理学研究基本知识	（一）中药新药主要药效学研究基本知识	1. 受试药与实验动物的要求	2
			2. 实验设计的基本要求	2
			3. 实验结果的处理与资料整理	2
		（二）中药新药一般药理研究基本知识	1. 实验动物的选择	2
			2. 观察指标	2
		（三）中药新药毒理学研究基本知识	1. 毒理实验基本要求	2
			2. 毒性实验研究内容	2
药事管理	一、药事与药事管理	药事管理概况	药事管理的主要内容	2
	二、药品与药品标准、药师职责	（一）药品与药品标准	1. 药品的法律含义	2
			2. 药品的质量特性	2
			3. 药品的特殊性	2
			4. 药品标准	2
		（二）药师	1. 药师的职责	2
			2. 执业药师管理	2
	三、药事组织	（一）药事组织概况	1. 药事组织的分类	2
			2. 药事组织管理的必要性及特征	2

考试学科	单　元	细　目	要　　点	考试科目
药事管理	三、药事组织	（二）药事管理组织	1. 药事监督管理系统的组织机构	2
			2. 药品生产、经营行业管理组织	2
	四、中药管理	（一）中药的地位	中药的法律地位	2
		（二）中药管理的基本内容	1. 中药管理的特殊性	2
			2. 中药品种保护	2
			3. 野生药材资源保护管理	2
			4. 中药材生产质量管理规范（GAP）	2
			5. 中药材专业市场管理	2
	五、麻醉药品和精神药品管理条例	（一）总则	麻醉药品和精神药品分类与管制要求	2
		（二）种植、实验研究和生产	麻醉药品和精神药品的标签规定	2
		（三）使用	1. 科研、教学使用的审批	2
			2. 处方管理	2
			3. 医疗机构借用及配制的规定	2
		（四）储存	储存管理	2
		（五）运输	运输管理	2
	六、医疗用毒性药品管理办法	医疗用毒性药品的生产、经营、使用管理	1. 生产、加工、收购、经营、配方用药的规定	2
			2. 保管、领发、核对制度	2
			3. 医疗单位供应和调配规定	2
	七、国家基本药物管理	关于建立国家基本药物制度的实施意见的主要内容	1. 国家基本药物制度的发展	2
			2. 国家基本药物使用和销售的规定	2
	八、处方药与非处方药分类管理	（一）处方药与非处方药分类管理概述	药品分类管理制度	2
		（二）处方药与非处方药分类管理的内容	1. 处方药管理的内容	2
			2. 非处方药管理的内容	2
	九、医疗机构药事管理	（一）《医疗机构药事管理规定》	1. 《医疗机构药事管理规定》的主要特点	2
			2. 《医疗机构药事管理规定》的主要内容	2
			3. 临床药师管理	2
		（二）医疗机构中药饮片管理办法	医疗机构中药饮片管理办法的主要内容	2
		（三）医疗机构配制制剂的管理	1. 医疗机构配制制剂的许可证管理制度	2
			2. 医疗机构配制制剂的品种限制性规定	2

考试学科	单元	细目	要点	考试科目
药事管理	九、医疗机构药事管理	(三) 医疗机构配制制剂的管理	3. 医疗机构配制制剂的品种审批及批准文号管理	2
			4. 医疗机构配制制剂的法定条件	2
		(四)《处方管理办法》	《处方管理办法》的主要内容	2
	十、药品不良反应监测报告制度与药品召回制度	(一) 药品不良反应报告制度概述	1. 药品不良反应的含义与类别	2
			2. 药品不良反应报告制度的发展	2
		(二) 药品不良反应报告制度	药品不良反应报告制度的主要内容	2
		(三) 药品召回制度	药品使用单位在药品召回中的义务	2
	十一、药品注册管理办法	主要内容	1. 药品注册程序	2
			2. 药品批准文号的格式	2
	十二、药品经营质量管理规范	(一) 药品批发的质量管理	1. 仓库设施、设备要求	2
			2. 药品质量验收的要求	2
			3. 药品储存的要求	2
		(二) 药品零售的质量管理	1. 营业场所和仓库设备的要求	2
			2. 药品购进和验收	2
	十三、中医药条例	(一) 中医医疗机构与从业人员	1. 中医医疗机构的管理与要求	2
			2. 中医从业人员的要求	2
		(二) 中医药发展的保障措施	1. 政府、单位、组织和个人的作用	2
			2. 加强中医药资源管理	2
			3. 与中医药有关的评审或者鉴定活动的法定要求	2
	十四、中药知识产权保护	(一) 知识产权保护概述	知识产权保护的概要内容	2
		(二) 中药知识产权保护	中药知识产权保护的形式和内容	2
		(三) 与贸易有关的知识产权协议(TRIPS)	1. TRIPS重申的保护知识产权的基本原则	2
			2. TRIPS新提出的保护知识产权的基本原则	2
	十五、药品包装、标签和说明书的管理	(一) 药品名称管理	药品的通用名称与商品名称	2
		(二) 药品包装管理	药品包装管理的主要内容	2
		(三) 药品标签和说明书管理	药品标签和说明书管理的主要内容	2
	十六、《药品管理法》	(一) 药品经营企业管理	1. 药品经营企业开办条件	2
			2. 药品经营活动的管理	2

考试学科	单元	细目	要点	考试科目
药事管理	十六、《药品管理法》	（二）医疗机构的药剂管理	1. 医疗机构配备药学技术人员的规定	2
			2. 医疗机构药品采购、保存及调配处方的管理	2
		（三）药品管理	1. 特殊管理的药品	2
			2. 进出口药品的管理	2
			3. 假药与劣药管理	2
		（四）药品价格和广告的管理	1. 药品价格管理	2
			2. 药品广告管理	2
		（五）法律责任	医疗机构相关违法行为的法律责任	2
	十七、医疗机构从业人员行为规范	（一）医疗机构从业人员行为规范总则	总则	2
		（二）医疗机构从业人员基本行为规范	基本行为规范	2
		（三）药学技术人员行为规范	具体行为规范	2

第三部分 专业知识

考试学科	单元	细目	要点	考试科目
中药炮制学	一、炮制与临床疗效	（一）炮制与临床疗效	1. 净制与临床疗效的关系	3
			2. 切制与临床疗效的关系	3
			3. 加热炮制与临床疗效的关系	3
			4. 加辅料炮制与临床疗效的关系	3
		（二）炮制对药性的影响	1. 炮制对药物四气五味的影响	3
			2. 炮制对药物升降浮沉的影响	3
			3. 炮制对药物毒性的影响	3
			4. 炮制对药物归经的影响	3
		（三）炮制与方剂疗效的关系	1. 提高疗效	3
			2. 消减不良反应	3
			3. 扩大应用范围	3
			4. 适应剂型要求	3
	二、中药炮制的目的及对药物的影响	（一）中药炮制的目的	结合具体药物认识炮制的目的	3
		（二）炮制对药物化学成分的影响	1. 对含生物碱类药物的影响	3
			2. 对含苷类药物的影响	3
			3. 对含挥发油类药物的影响	3
			4. 对含无机化合物类药物的影响	3
			5. 对含其他成分类药物的影响	3
	三、中药炮制的辅料		1. 液体辅料的种类	3
			2. 液体辅料的炮制作用	3
			3. 固体辅料的种类	3
			4. 固体辅料的炮制作用	3
	四、炮制品的质量要求		1. 炮制品质量要求的项目	3
			2. 各项目的标准	3

考试学科	单元	细目	要点	考试科目
中药炮制学	五、净选加工	（一）净选加工的目的	结合具体药物理解目的	3
		（二）清除杂质	1. 清除杂质的方法	3
			2. 各种方法的操作要点	3
			3. 各种方法的适用药物	3
		（三）分离和清除非药用部位	1. 去除非药用部位的方法	3
			2. 各种方法的适用药物	3
		（四）其他加工	1. 其他加工方法	3
			2. 各种方法的适用药物	3
	六、饮片切制	（一）饮片切制的目的	结合具体药物理解目的	3
		（二）切制前的水处理	1. 常用的水处理方法	3
			2. 各种方法的适用药物	3
			3. 药材软化程度的检查方法	3
			4. 水处理的"少泡多润"原则	3
		（三）饮片类型及切制方法	1. 饮片的类型	3
			2. 各种类型的规格	3
			3. 饮片的选择原则	3
			4. 切制方法	3
		（四）饮片的干燥	1. 饮片干燥的方法	3
			2. 饮片干燥的注意事项	3
	七、炮制方法各论及其主要药物	（一）炒法	1. 目的	3
			2. 操作方法	3
			3. 辅料用量	3
			4. 注意事项	3
			5. 适用药物	3
		（二）炙法	1. 目的	3
			2. 操作方法	3
			3. 辅料用量	3
			4. 注意事项	3
			5. 适用药物	3

考试学科	单元	细目	要点	考试科目
中药炮制学	七、炮制方法各论及其主要药物	（三）煅法	1. 目的	3
			2. 操作方法	3
			3. 辅料用量	3
			4. 注意事项	3
			5. 适用药物	3
		（四）蒸、煮、燀法	1. 蒸法的目的	3
			2. 蒸法的操作方法	3
			3. 蒸法的辅料用量	3
			4. 蒸法的注意事项	3
			5. 蒸法的适用药物	3
			6. 煮法的目的	3
			7. 煮法的操作方法	3
			8. 煮法的辅料用量	3
			9. 煮法的注意事项	3
			10. 煮法的适用药物	3
			11. 燀法的目的	3
			12. 燀法的操作方法	3
			13. 燀法的注意事项	3
			14. 燀法的适用药物	3
		（五）复制法	1. 目的	3
			2. 操作方法	3
			3. 辅料用量	3
			4. 注意事项	3
			5. 适用药物	3
		（六）发酵法	1. 目的	3
			2. 操作方法	3
			3. 注意事项	3
			4. 适用药物	3
		（七）发芽法	1. 目的	3
			2. 操作方法	3
			3. 注意事项	3

考试学科	单元	细目	要点	考试科目
中药炮制学	七、炮制方法各论及其主要药物	（七）发芽法	4. 适用药物	3
		（八）制霜法	1. 目的	3
			2. 操作方法	3
			3. 注意事项	3
			4. 适用药物	3
		（九）烘焙法	1. 目的	3
			2. 操作方法	3
			3. 注意事项	3
			4. 适用药物	3
		（十）煨制法	1. 目的	3
			2. 操作方法	3
			3. 辅料用量	3
			4. 注意事项	3
			5. 适用药物	3
		（十一）提净法	1. 目的	3
			2. 操作方法	3
			3. 辅料用量	3
			4. 注意事项	3
			5. 适用药物	3
		（十二）水飞法	1. 目的	3
			2. 操作方法	3
			3. 注意事项	3
			4. 适用药物	3
		（十三）干馏法	1. 目的	3
			2. 操作方法	3
			3. 注意事项	3
			4. 适用药物	3
		（十四）主要药物的炮制	1. 主要药物的炮制方法（145种）	3
			2. 主要药物的炮制作用（80种）	3
			3. 主要药物各炮制品的主要功效（65种）	3
			4. 主要药物的炮制研究概况（43种）	3

考试学科	单元	细目	要点	考试科目
中药鉴定学	一、中药鉴定总论	（一）中药材的采收加工	1. 采收原则	3
			2. 加工方法	3
		（二）中药鉴定的依据	1. 国家药品标准	3
			2. 地方药品标准	3
		（三）中药鉴定的一般程序	1. 检品登记	3
			2. 取样	3
			3. 鉴定	3
			4. 鉴定记录及鉴定报告书	3
		（四）中药鉴定方法	1. 来源鉴定	3
			2. 性状鉴定（药材、饮片）	3
			3. 显微鉴定	3
			4. 理化鉴定	3
		（五）中药质量标准	中药材质量标准的项目内容	3
	二、根及根茎类中药	（一）根类中药的概述	1. 性状鉴别（药材、饮片）	3
			2. 显微鉴别	3
		（二）根茎类中药的概述	1. 性状鉴别（药材、饮片）	3
			2. 显微鉴别	3
		（三）常用根及根茎类中药的鉴定	1. 来源	3
			2. 主产地	3
			3. 采收加工	3
			4. 性状鉴别	3
			5. 显微鉴别	3
			6. 主成分	
			7. 理化鉴别与含量测定	3
			8. 常用根及根茎类中药药材的检查	3
	三、茎木类中药	（一）茎木类中药的概述	1. 性状鉴别（药材、饮片）	3
			2. 显微鉴别	3
		（二）常用茎木类中药的鉴定	1. 来源	3
			2. 主产地	3
			3. 性状鉴别	3
			4. 显微鉴别	3

考试学科	单元	细目	要　点	考试科目
中药鉴定学	三、茎木类中药	（二）常用茎木类中药的鉴定	5. 主成分	3
			6. 理化鉴别	3
	四、皮类中药	（一）皮类中药概述	1. 性状鉴别（药材、饮片）	3
			2. 显微鉴别	3
		（二）常用皮类中药的鉴定	1. 来源	3
			2. 主产地	3
			3. 采收加工	3
			4. 性状鉴别（药材、饮片）	3
			5. 显微鉴别	3
			6. 主成分	3
			7. 理化鉴别与含量测定	3
	五、叶类中药	（一）叶类中药的概述	1. 性状鉴别	3
			2. 显微鉴别	3
		（二）常用叶类中药的鉴定	1. 来源	3
			2. 主产地	3
			3. 性状鉴别	3
			4. 显微鉴别	3
			5. 主成分	3
			6. 理化鉴别与含量测定	3
	六、花类中药	（一）花类中药的概述	1. 性状鉴别	3
			2. 显微鉴别	3
		（二）常用花类中药的鉴定	1. 来源	3
			2. 主产地	3
			3. 性状鉴别	3
			4. 显微鉴别	3
			5. 主成分	3
			6. 理化鉴别与含量测定	3
	七、果实及种子类中药	（一）果实类中药概述	1. 性状鉴别	3
			2. 显微鉴别	3
		（二）种子类中药概述	1. 性状鉴别	3
			2. 显微鉴别	3

考试学科	单 元	细 目	要 点	考试科目
中药鉴定学	七、果实及种子类中药	（三）常用果实种子类中药的鉴定	1. 来源	3
			2. 主产地	3
			3. 采收加工	3
			4. 性状鉴别	3
			5. 显微鉴别	3
			6. 主成分	3
			7. 理化鉴别与含量测定	3
	八、全草类中药	常用全草类中药的鉴定	1. 全草类中药鉴别特点	3
			2. 来源	3
			3. 主产地	3
			4. 性状鉴别	3
			5. 显微鉴别	3
			6. 主成分	3
			7. 理化鉴别与含量测定	3
	九、藻、菌、地衣类中药	（一）藻、菌、地衣类中药概述	1. 藻类中药	3
			2. 菌类中药	3
			3. 地衣类中药	3
		（二）常用藻、菌、地衣类中药的鉴定	1. 来源	3
			2. 主产地	3
			3. 采收加工	3
			4. 性状鉴别	3
			5. 显微鉴别	3
			6. 主成分	3
			7. 理化鉴别与含量测定	3
	十、树脂类中药	（一）树脂类中药概述	1. 树脂类中药的化学组成和分类	3
			2. 树脂类中药的通性	3
		（二）常用树脂类中药的鉴定	1. 来源	3
			2. 主产地	3
			3. 性状鉴别	3
			4. 主成分	3
			5. 理化鉴别与含量测定	3

考试学科	单元	细目	要点	考试科目
中药鉴定学	十一、其他类中药	常用其他类中药的鉴定	1. 药用部分和鉴别要点	3
			2. 来源	3
			3. 主产地	3
			4. 性状鉴别	3
			5. 显微鉴别	3
			6. 主成分	3
			7. 理化鉴别与含量测定	3
	十二、动物类中药	（一）动物类中药的概述	1. 药用动物的分类	3
			2. 动物类中药的分类	3
		（二）动物类中药的鉴定	1. 性状鉴别	3
			2. 显微鉴别	3
			3. 理化鉴别	3
		（三）常用动物类中药	1. 来源	3
			2. 主产地	3
			3. 采收加工	3
			4. 性状鉴别	3
			5. 显微鉴别	3
			6. 主成分	3
			7. 理化鉴别与含量测定	3
	十三、矿物类中药	（一）矿物类中药的概述	1. 矿物的性质	3
			2. 矿物类中药的分类	3
			3. 矿物类中药的鉴定方法	3
		（二）常用矿物类中药的鉴定	1. 来源	3
			2. 主产地	3
			3. 性状鉴别	3
			4. 主成分	3
			5. 理化鉴别与含量测定	3

第四部分　专业实践能力

考试学科	单元	细目	要点	考试科目
中药药剂学	一、绪论	（一）中药药剂学性质与常用术语	1. 中药药剂学的性质	4
			2. 剂型选择的基本原则	4
			3. 中药药剂的常用术语	4
		（二）药物剂型的分类	1. 按物态分类	4
			2. 按制法分类	4
			3. 按分散系统分类	4
			4. 按给药途径与方法分类	4
		（三）中药药剂工作的依据	1. 药典的性质	4
			2. 中国药典的版次	4
			3. 局颁标准	4
	二、制药卫生	（一）制药卫生标准	1. 药品卫生标准	4
			2. 预防中药制剂污染的措施	4
		（二）制药环境的卫生管理	1. 洁净室的等级及适用范围	4
			2. 空气洁净技术与应用	4
		（三）灭菌方法与无菌操作	1. 物理灭菌法的分类与适用范围	4
			2. 滤过除菌法的分类与适用范围	4
			3. 化学灭菌法的分类与适用范围	4
			4. 无菌操作法的灭菌要点	4
		（四）防腐	常用防腐剂的种类与应用	4
	三、粉碎、筛析与混合	（一）粉碎方法	1. 粉碎的目的	4
			2. 干法粉碎的适用范围	4
			3. 湿法粉碎的适用范围	4
			4. 低温粉碎的适用范围	4
			5. 超细粉碎	4
		（二）筛析	1. 筛析的目的	4
			2. 药筛的种类与规格	4

考试学科	单元	细目	要 点	考试科目
中药药剂学	三、粉碎、筛析与混合	(二) 筛析	3. 粉末分等	4
		(三) 混合	1. 混合原则	4
			2. 混合方法	4
	四、散剂	(一) 散剂的特点与质量要求	1. 散剂的特点与分类	4
			2. 散剂的质量要求	4
		(二) 散剂的制备	1. 一般散剂的制法	4
			2. 特殊散剂的制法	4
	五、浸提、分离、浓缩与干燥	(一) 浸提的原理与影响因素	1. 中药的浸提过程	4
			2. 影响浸提的主要因素	4
		(二) 常用浸提方法与设备	1. 常用浸提溶剂	4
			2. 常用浸提方法的特点与应用	4
		(三) 浸提液的分离方法	常用分离方法	4
		(四) 常用精制方法	1. 水提醇沉法的原理和操作过程	4
			2. 膜分离法的原理与应用	4
			3. 树脂吸附分离的原理与应用	4
		(五) 浓缩	1. 常用浓缩方法的种类与应用	4
			2. 影响浓缩效率的因素	4
		(六) 干燥	常用干燥方法的种类与应用	4
	六、浸出药剂	(一) 浸出药剂的特点与分类	1. 浸出药剂的特点	4
			2. 浸出药剂的分类	4
		(二) 常用浸出药剂的种类与制法	1. 合剂的特点与制法	4
			2. 糖浆剂与煎膏剂的特点与制法	4
			3. 酒剂与酊剂的特点与制法	4
			4. 流浸膏、浸膏剂和茶剂的特点与制法	4
		(三) 浸出药剂的质量要求	浸出药剂的质量要求	4
	七、液体药剂	(一) 液体药剂的特点与分类	1. 液体药剂的特点	4
			2. 液体药剂的分类	4
		(二) 表面活性剂	1. 表面活性剂的含义组成与基本性质	4
			2. 常用表面活性剂的种类与应用	4
		(三) 增加药物溶解度的方法	1. 增溶原理及影响增溶效果的因素	4
			2. 助溶的机理与方法	4

考试学科	单 元	细 目	要 点	考试科目
中药药剂学	七、液体药剂	（四）真溶液型药剂	1. 真溶液型药剂的特点	4
			2. 各类真溶液型药剂的制法	4
		（五）胶体溶液型药剂	1. 胶体溶液型药剂的分类与特点	4
			2. 胶体溶液型药剂的制法	4
		（六）乳浊液型药剂	1. 乳浊液型药剂的分类与特点	4
			2. 乳化剂的分类与选用	4
			3. 乳浊液型药剂的制法与稳定性	4
			4. 乳剂不稳定现象	4
		（七）混悬液型药剂	1. 混悬液型药剂特点	4
			2. 混悬液型药剂的常用附加剂	4
			3. 混悬液型药剂的制法	4
			4. 混悬液型药剂的稳定性及其影响因素	4
	八、注射剂（附：眼用溶液剂）	（一）概述	1. 注射剂的特点	4
			2. 注射剂的分类	4
			3. 注射剂的质量要求	4
		（二）热原	1. 热原的基本性质	4
			2. 注射剂中污染热原的途径	4
			3. 注射剂中除去热原的方法	4
			4. 热原的检查方法	4
		（三）注射剂的溶剂	注射剂的常用溶剂与制备	4
		（四）注射剂的附加剂	1. 增加主药溶解度附加剂的种类与应用	4
			2. 防止主药氧化附加剂的种类与应用	4
			3. 抑制微生物增殖附加剂的种类与应用	4
			4. 调整pH值附加剂的种类与应用	4
			5. 调节渗透压附加剂的种类与应用	4
			6. 减轻疼痛附加剂的种类与应用	4
		（五）注射剂的制备	1. 中药注射剂的提取与精制	4
			2. 中药注射剂的工艺流程	4
			3. 中药注射剂常见问题及原因分析	4
		（六）输液剂	输液剂的特点与种类	4
		（七）眼用溶液剂	1. 眼用溶液剂的特点	4
			2. 眼用溶液剂的质量要求	4

考试学科	单元	细目	要　　点	考试科目
中药药剂学	八、注射剂（附：眼用溶液剂）	（七）眼用溶液剂	3. 眼用溶液剂的附加剂	4
			4. 眼用溶液剂的制法	4
	九、外用膏剂	（一）概述	1. 外用膏剂的特点	4
			2. 外用膏剂的分类	4
			3. 药物的透皮吸收及其影响因素	4
		（二）软膏剂	1. 软膏剂常用基质的种类与选用	4
			2. 软膏剂的制法	4
			3. 眼膏剂的特点	4
		（三）黑膏药	1. 黑膏药原料的处理	4
			2. 黑膏药的基质组成	4
			3. 黑膏药的制法	4
		（四）橡胶膏剂	1. 橡胶膏剂的基质	4
			2. 橡胶膏剂的制法	4
		（五）凝胶膏剂与涂膜剂	1. 凝胶膏剂的组成	4
			2. 涂膜剂的组成	4
	十、栓剂	（一）栓剂的特点与作用机理	1. 栓剂的分类	4
			2. 栓剂的作用特点	4
			3. 栓剂中药物的吸收途径	4
		（二）栓剂的基质	1. 栓剂基质的要求	4
			2. 栓剂基质的种类	4
		（三）栓剂的制法	1. 栓剂的制备方法与选用	4
			2. 润滑剂的种类与选用	4
		（四）栓剂的质量要求	1. 重量差异	4
			2. 融变时限	4
			3. 微生物限度	4
	十一、胶剂	（一）胶剂的含义、特点与种类	胶剂的特点与种类	4
		（二）胶剂的原辅料和制法	1. 胶剂辅料的种类与选择	4
			2. 胶剂的制法	4
	十二、胶囊剂	（一）胶囊剂的含义、分类与特点	1. 胶囊剂的分类与特点	4
			2. 空胶囊的规格与选用	4

大　纲

考试学科	单　元	细　目	要　点	考试科目
中药药剂学	十二、胶囊剂	（二）胶囊剂的制备	1. 硬胶囊剂的制备	4
			2. 软胶囊（胶丸）的制备	4
		（三）胶囊剂的质量评定	胶囊剂的质量检查	4
	十三、丸剂	（一）丸剂的特点与分类	1. 丸剂的特点	4
			2. 丸剂的分类	4
		（二）水丸	1. 水丸常用赋形剂的选用	4
			2. 药粉的要求	4
			3. 水丸的制法	4
		（三）蜜丸	1. 蜜丸的特点	4
			2. 蜂蜜的选择与炼制	4
			3. 炼蜜的规格与选用	4
			4. 蜜丸的制法	4
		（四）浓缩丸和水蜜丸	1. 浓缩丸的特点及制法	4
			2. 水蜜丸的特点及制法	4
		（五）糊丸和蜡丸	1. 糊丸的常用赋形剂及制法	4
			2. 蜡丸的常用赋形剂及制法	4
		（六）滴丸	1. 滴丸的特点	4
			2. 常用基质的种类与选用	4
			3. 冷却剂的种类与选用	4
			4. 滴丸的制法	4
		（七）丸剂的包衣与质量检查	1. 丸剂包衣的目的、种类及材料	4
			2. 丸剂的质量检查	4
	十四、颗粒剂	（一）颗粒剂的分类与特点	1. 颗粒剂的特点	4
			2. 颗粒剂的分类	4
		（二）颗粒剂的制法与质量要求	1. 颗粒剂的制法	4
			2. 颗粒剂的质量要求	4
	十五、片剂	（一）概述	1. 片剂的特点	4
			2. 片剂的分类	4
		（二）片剂的赋形剂	1. 稀释剂与吸收剂	4
			2. 润湿剂与黏合剂	4

考试学科	单元	细目	要点	考试科目
中药药剂学	十五、片剂	(二) 片剂的赋形剂	3. 崩解剂	4
			4. 润滑剂	4
		(三) 片剂的制备	1. 制颗粒	4
			2. 压片	4
		(四) 片剂的包衣	1. 片剂的包衣目的	4
			2. 片剂包衣物料的种类	4
		(五) 片剂的质量检查	1. 外观检查	4
			2. 硬度检查	4
			3. 重量差异	4
			4. 崩解时限	4
			5. 鉴别试验	4
			6. 含量测定	4
			7. 溶出度	4
	十六、气雾剂	(一) 概述	1. 气雾剂的分类	4
			2. 吸入气雾剂的吸收特点	4
		(二) 气雾剂的组成	1. 药物与附加剂	4
			2. 抛射剂	4
			3. 耐压容器	4
			4. 阀门系统	4
		(三) 气雾剂的制备与质量检查	1. 气雾剂的制法	4
			2. 气雾剂的质量检查	4
	十七、膜剂	(一) 概述	1. 膜剂的特点	4
			2. 膜剂的分类	4
		(二) 膜剂原辅料与制备	1. 膜剂辅料的种类	4
			2. 膜剂的制备	4
	十八、药物制剂新技术	(一) β-环糊精包合技术	1. β-环糊精包合的作用	4
			2. 包合物的制备方法	4
		(二) 微型包囊技术	1. 微型包囊的含义与特点	4
			2. 常用包囊材料	4
			3. 相分离-凝聚法制备微囊的工艺流程	4
		(三) 固体分散技术	1. 固体分散体的含义与特点	4

考试学科	单元	细目	要点	考试科目
中药药剂学	十八、药物制剂新技术	（三）固体分散技术	2. 常用载体的种类	4
			3. 固体分散体的制法	4
	十九、中药制剂的稳定性	（一）影响中药制剂稳定性的因素及稳定化方法	1. 影响中药制剂稳定性的因素	4
			2. 延缓药物水解的方法	4
			3. 防止药物氧化的方法	4
		（二）药剂稳定性的试验方法	1. 留样观察法	4
			2. 加速试验法	4
			3. 药物制剂半衰期和有效期的求算方法	4
	二十、中药制剂的生物有效性评价	（一）概述	生物药剂学的研究内容	4
		（二）生物利用度与溶出度	1. 生物利用度的含义与表达	4
			2. 溶出度的含义与理论依据	4
	二十一、药物制剂的配伍变化	（一）概述	研究药物配伍变化的目的	4
		（二）配伍变化的类型	药物配伍变化的类型	4
		（三）药剂学的配伍变化	1. 物理配伍变化	4
			2. 化学配伍变化	4
中药调剂学	一、中药处方与处方应付	（一）组方原则	1. 处方	4
			2. 君臣佐使	4
			3. 处方配伍规律	4
		（二）处方类型	1. 处方的意义	4
			2. 处方的分类	4
		（三）处方格式	处方格式和项目	4
		（四）处方常用术语	1. 处方常用术语及分类	4
			2. 药引	4
			3. 处方脚注	4
		（五）处方管理制度	处方管理制度	4
		（六）处方药品的规范化名称	1. 处方药品正名与应付常规	4
			2. 处方药品合写与应付	4
			3. 药品别名与应付	4
	二、中药配伍及用药禁忌	（一）中药配伍	1. "七情"配伍	4
			2. 相畏	4
			3. 相反	4
			4. 相恶	4

考试学科	单元	细目	要 点	考试科目
中药调剂学	二、中药配伍及用药禁忌	(二) 用药禁忌	1. 配伍禁忌	4
			2. 十八反	4
			3. 十九畏	4
			4. 妊娠用药禁忌	4
			5. 中药注射剂的配伍禁忌与中西药物合用配伍禁忌	4
	三、合理用药	(一) 合理用药概述	合理用药的意义和目的	4
		(二) 合理用药指导	合理用药的指导原则	4
		(三) 中药不良反应监测	1. 药品不良反应监测	4
			2. 药品不良反应监测管理制度	4
			3. 药品不良反应监测报告范围	4
			4. 药品不良反应监测工作程序	4
		(四) 中药不良反应与药源性疾病	1. 中药药源性疾病	4
			2. 中药不良反应监测制度	4
			3. 中药不良反应监测方法与内容	4
			4. 中药不良反应及药源性疾病的分类和临床表现	4
			5. 引起中药不良反应的常见原因及防治原则	4
		(五) 中西药相互作用	中西药合用的意义及合用中的不合理配伍	4
		(六) 药物经济学	药物经济学的意义和评价方法	4
	四、特殊中药的调剂与管理	(一) 麻醉中药的调剂与管理	1. 麻醉中药品种	4
			2. 麻醉中药的使用	4
			3. 麻醉中药处方管理制度	4
		(二) 毒性中药的调剂与管理	1. 毒性中药的品种与分类	4
			2. 毒性中药的调配管理制度	4
			3. 毒性中药的用量用法	4
			4. 毒性中药处方管理制度	4
			5. 常见中药中毒反应和处理的基本原则	4
	五、中药用量与计量	(一) 中药用量	1. 中药的用量	4
			2. 确定中药用量的依据	4
			3. 特殊药材的处方用量	4
		(二) 中药计量及计量工具	1. 古今度量衡对照及换算	4
			2. 常用中药计量工具	4
			3. 戥子的校订、使用与保护	4

考试学科	单元	细目	要点	考试科目
中药调剂学	六、中药调剂设施及工作制度	（一）基本设施	1. 饮片斗柜及调剂台	4
			2. 常用调剂工具及用途	4
		（二）斗谱排列原则	1. 斗谱的排列原则	4
			2. 特殊中药的存放	4
		（三）调剂用药的供应	1. 调剂用药供应	4
			2. 查斗、装斗、调配、保管的关系	4
	七、饮片调剂操作规程	（一）收方	收方与处方审查（含制度，下同）	4
		（二）计价	计价的原则与方法	4
		（三）调配	中药处方的调配	4
		（四）复核	复核的原则及工作程序	4
		（五）发药	发药的工作程序	4
		（六）调剂质量管理	1. 配发药剂的质量要点	4
			2. 检查方法及质量评定	4
		（七）常用中药传统术语	常用中药传统术语	4
	八、中成药调剂操作规程	（一）中成药调剂操作规程	1. 中成药调剂	4
			2. 中成药调剂操作规程	4
			3. 药品有效期的推算及判定	4
		（二）中成药处方药	1. 中成药处方药	4
			2. 常用中成药处方药的功能主治、用法用量及使用注意事项	4
		（三）中成药非处方药	1. 中成药非处方药	4
			2. 非处方药的遴选原则	4
			3. 常用中成药非处方药品种	4
		（四）医疗机构自制制剂	1. 医疗机构自制制剂基本概念	4
			2. 医疗机构自制制剂配制规范	4
			3. 医疗机构自制制剂使用注意	4
	九、中药煎服	（一）煎药	1. 汤剂概述	4
			2. 汤剂的煎煮	4
			3. 中药特殊煎药方法	4
		（二）服药	1. 服药温度	4
			2. 服药剂量	4

考试学科	单元	细目	要点	考试科目
中药调剂学	九、中药煎服	（二）服药	3. 服药时间及次数	4
			4. 服药饮食禁忌	4
		（三）煎药工作制度及操作常规	1. 煎药工作制度	4
			2. 煎药操作常规及质量评价	4
	十、医院药品采购与供应	（一）药品采购管理	1. 药品采购基本制度与程序	4
			2. 药品集中采购与招标采购	4
		（二）药品入、出库管理	药品入、出库管理	4
	十一、中药品质变异	（一）影响中药品质变异的因素	1. 中药变质的自身因素	4
			2. 中药变质的环境因素	4
		（二）霉变	1. 中药发霉的原因	4
			2. 预防中药霉变的措施	4
			3. 常见的霉菌种类	4
		（三）虫蛀	1. 常见的中药害虫	4
			2. 中药害虫的危害性	4
			3. 害虫的主要来源	4
			4. 害虫蛀蚀的防治措施	4
		（四）变色	变色及易变色的品种	4
		（五）泛油	中药泛油及易泛油品种	4
		（六）气味散失	中药气味散失的原因及品种	4
		（七）其他变异现象	1. 升华	4
			2. 风化	4
			3. 潮解溶化	4
			4. 粘连	4
			5. 腐烂	4
	十二、中药养护技术	（一）干燥养护技术	干燥养护技术的种类及应用	4
		（二）冷藏养护技术	冷藏养护技术及应用	4
		（三）埋藏养护技术	埋藏养护技术的种类及应用	4
		（四）化学药剂养护技术	化学药剂养护技术及应用	4
		（五）对抗同贮养护技术	对抗同贮养护技术及应用	4

考试学科	单元	细目	要 点	考试科目
中药调剂学	十二、中药养护技术	（六）气调养护技术	气调养护技术及应用	4
		（七）常用中药材的养护	1. 根及根茎类药材的养护	4
			2. 叶、花、全草类中药的养护	4
			3. 果实与种子类药材的养护	4
			4. 茎皮类药材的养护	4
			5. 菌类药材的养护	4
			6. 动物类药材的养护	4
			7. 贵细药的养护	4
			8. 鲜药的养护	4
		（八）中药饮片的养护	1. 中药饮片的养护方法	4
			2. 中药饮片的变异现象	4
		（九）中成药养护	1. 常见中成药剂型的养护技术	4
			2. 中成药常见的变质现象	4
	十三、医院药检工作及药品质量管理		1. 药检室的设置	4
			2. 药检工作职责和制度	4
			3. 常用的药品质量检验方法与要点	4

大纲细则

中 药 学

第一单元　药性理论

药性理论，是对中药作用的基本性质和特征的高度概括，又称药性。它包括了药物发挥疗效的物质基础和治疗过程中所体现出来的作用。它是药物性质和功能的高度概括。研究中药性能的理论称为中药性能，主要包括四气、五味、升降浮沉、归经、有毒无毒等。

药性理论是我国历代医家在长期医疗实践中，以阴阳、脏腑、经络学说为依据，根据药物的各种性质及所表现出来的治疗作用总结出来的用药规律。

细目一　四气

要点一　四气所表示药物的作用

一般来讲，寒凉药分别具有清热泻火、凉血解毒、滋阴除蒸、泻热通便、清热利尿、清化热痰、清心开窍、凉肝息风等作用；而温热药则分别具有温里散寒、暖肝散结、补火助阳、温阳利水、温经通络、引火归原、回阳救逆等作用。

要点二　四气对临床用药的指导意义

1. 《素问·至真要大论》"寒者热之，热者寒之"、《神农本草经·序例》"疗寒以热药，疗热以寒药"指出了如何掌握药物的四气理论以指导临床用药的原则。具体来说，温热药多用治中寒腹痛、寒疝作痛、阳痿不举、宫冷不孕、阴寒水肿、风寒痹证、血寒经闭、虚阳上越、亡阳虚脱等一系列阴寒证；而寒凉药则主要用于实热烦渴、温毒发斑、血热吐衄、火毒疮疡、热结便秘、热淋涩痛、黄疸水肿、痰热喘咳、高热神昏、热极生风等一系列阳热证。总之，寒凉药用治阳热证，温热药用治阴寒证，这是临床必须遵循的用药原则。反之，如果阴寒证用寒凉药、阳热证用温热药必然导致病情进一步恶化，甚至引起死亡。

2. 由于寒与凉、热与温之间具有程度上的差异，因而在用药时也要注意。如当用热药而用温药、当用寒药而用凉药，则病重药轻，达不到治愈疾病的目的；反之，当用温药而用热药则反伤其阴，当用凉药反用寒药则易伤其阳。

3. 对于表寒里热、上热下寒、寒热中阻而致的寒热错杂的复杂病证，则当寒热药并用，使寒热并除。若为寒热错杂、阴阳格拒的复杂病证，又当采用寒热并用佐治之法治之，即张介宾"以热治寒，而寒拒热，则反佐以寒药而入之；以寒治热，而热拒寒，则反佐以热药而入之"之谓也。

4. 掌握四气理论，根据季节不同，指导临床用药的规律。一般是指在寒冬时无实热证，不要随便使用寒药，以免损伤阳气；在炎热夏季无寒证者不要随便使用热药，以免伤津化燥。

5. 如遇到真寒假热则当用热药治疗，真热假寒证则当选用寒药以治之，不可真假混淆。

细目二 五味

要点 五味所表示药物的作用

辛:"能散、能行",即具有发散、行气行血的作用。一般来讲,解表药、行气药、活血药多具有辛味,因此辛味药多用治表证及气血阻滞之证。如苏叶发散风寒、木香行气除胀、川芎活血化瘀等。此外,《内经》云:"辛以润之",就是说辛味药还有润养的作用,如款冬花润肺止咳、菟丝子滋养补肾等。大多数辛味药以行散为功,故"辛润"之说缺乏代表性。

甘:"能补、能和、能缓",即具有补益、和中、调和药性和缓急止痛的作用。一般来讲,滋养补虚、调和药性及制止疼痛的药物多具有甘味。甘味药多用治正气虚弱、身体诸痛及调和药性、中毒解救等几个方面。如人参大补元气、熟地滋补精血、饴糖缓急止痛、甘草调和药性并解药食中毒等。

酸:"能收、能涩",即具有收敛、固涩的作用。一般固表止汗、敛肺止咳、涩肠止泻、固精缩尿、固崩止带的药物多具有酸味。酸味药多用治体虚多汗、肺虚久咳、久泻肠滑、遗精滑精、遗尿尿频、崩带不止等证。如五味子固表止汗、乌梅敛肺止咳、五倍子涩肠止泻、山茱萸涩精止遗以及赤石脂固崩止带等。

苦:"能泄、能燥、能坚",即具有清泄火热、泄降气逆、通泄大便、燥湿、坚阴(泻火存阴)等作用。一般来讲,清热泻火、下气平喘、降逆止呕、通利大便、清热燥湿、苦温燥湿、泻火存阴的药物多具有苦味。苦味药多用治热证、火证、喘咳、呕恶、便秘、湿证、阴虚火旺等证。如黄芩、栀子清热泻火,杏仁、葶苈子降气平喘,半夏、陈皮降逆止呕,大黄、枳实泻热通便,龙胆草、黄连清热燥湿,苍术、厚朴苦温燥湿,知母、黄柏泻火存阴等。

咸:"能下、能软",即具有泻下通便、软坚散结的作用。一般来讲,泻下或润下通便及软化坚硬、消散结块的药物多具有咸味。咸味药多用治大便燥结、痰核、瘿瘤、癥瘕痞块等证。如芒硝泻热通便,海藻、牡蛎消散瘿瘤,鳖甲软坚消癥等。

此外,肾属水,咸入肾,心属火而主血,咸走血即以水胜火之意。如大青叶、玄参、紫草、青黛、白薇都具有咸味,均入血分,同具有清热凉血解毒之功。不少入肾经的咸味药如紫河车、海狗肾、蛤蚧、龟甲、鳖甲等都具有良好的补肾作用。同时为了引药入肾,增强补肾作用,不少药物如知母、黄柏、杜仲、巴戟天等药用盐水炮制也是这个意思。

淡:"能渗、能利",即具有渗湿利小便的作用,故有些利水渗湿的药物具有淡味。淡味药多用治水肿、脚气、小便不利之证,如薏苡仁、通草、灯心草、茯苓、猪苓、泽泻等。由于《神农本草经》未提淡味,后世医家主张"淡附于甘",故只言五味,不称六味。

涩:与酸味药的作用相似,多用治虚汗、泄泻、尿频、遗精、滑精、出血等证。如莲子固精止带、禹余粮涩肠止泻、乌贼骨收涩止血等。故本草文献常以酸味代表涩味功效,或与酸味并列,标明药性。

细目三 升降浮沉

要点一 影响升降浮沉的因素

药物的升降浮沉主要与四气五味及药物质地轻重有密切关系，并受到炮制和配伍的影响。

1. 药物的升降浮沉与四气五味有关

一般来讲，凡味属辛、甘，气属温、热的药物，大都是升浮药，如麻黄、升麻、黄芪等药；凡味属苦、酸、咸，性属寒、凉的药物，大都是沉降药，如大黄、芒硝、山楂等。

2. 药物的升降浮沉与药物的质地轻重有关

一般来讲，花、叶、皮、枝等质轻的药物大多为升浮药，如苏叶、菊花、蝉衣等；而种子、果实、矿物、贝壳及质重者大多都是沉降药，如苏子、枳实、牡蛎、代赭石等。除上述一般规律外，某些药也有特殊性，如旋覆花虽然是花，但功能降气消痰、止呕止噫，药性沉降而不升浮；苍耳子虽然是果实，但功能通窍发汗、散风除湿，药性升浮而不沉降，故有"诸花皆升，旋覆独降；诸子皆降，苍耳独升"之说。

此外，部分药物本身就具有双向性，如川芎能上行头目、下行血海，白花蛇能内走脏腑、外彻皮肤。由此可见，既要掌握药物的一般共性，又要掌握每味药物的不同个性，具体问题具体分析，才能确切掌握药物的作用趋向。应当指出，药物质地轻重与升降浮沉的关系，是前人用药的经验总结，因为两者之间没有本质的联系，故有一定的局限性，只是从一个侧面论述了与药物升降浮沉有关的因素。

3. 药物的升降浮沉与炮制配伍的影响有关

药物的炮制可以影响、转变其升降浮沉的性能。如有些药物酒制则升，姜炒则散，醋炒收敛，盐炒下行。如大黄，属于沉降药，峻下热结，泻热通便，经酒炒后，大黄则可清上焦火热，可治目赤头痛。药物的升降浮沉通过配伍也可发生转化，如升浮药升麻配当归、肉苁蓉等咸温润下药同用，虽有升降合用之意，究成润下之剂，即少量升浮药配大量沉降药也随之下降；又牛膝引血下行为沉降药，与桃仁、红花及桔梗、柴胡、枳壳等升达清阳、开胸行气药同用，也随之上升，主治胸中瘀血证，这就是少量沉降药与大队升浮药同用，随之上升的例证。一般来讲，升浮药在大队沉降药中能随之下降；反之，沉降药在大队升浮药中能随之上升。由此可见，药物的升降浮沉是受多种因素的影响，它在一定的条件下可相互转化，正如李时珍所说："升降在物，亦在人也。"

要点二 升浮与沉降的不同作用

升降浮沉代表不同的药性，标示药物不同的作用趋向。

一般升浮药，其性主温热，味属辛、甘、淡，质地多为轻清至虚之品，作用趋向多主上升、向外。就其所代表药物的具体功效而言，分别具有疏散解表、宣毒透疹、解毒消疮、宣肺止咳、温里散寒、暖肝散结、温通经脉、通痹散结、行气开郁、活血消癥、开窍醒神、升阳举陷、涌吐等作用。故解表药、温里药、祛风寒湿药、行气药、活血祛瘀药、开窍药、补益药、涌吐药等多具有升浮特性。

一般沉降药，其性主寒凉，味属酸、苦、咸，质地多为重浊坚实之品，作用趋向多主下行、向内。就其所代表的药物的具体功效而言，分别具有清热泻火、泻下通便、利水渗湿、重镇安神、平肝潜阳、息风止痉、降逆平喘、止呕、止呃、消积导滞、固表止汗、敛肺止咳、涩肠止泻、固崩止带、涩精止遗、收敛止血、收湿敛疮等作用。故清热药、泻下药、利水渗湿药、降气平喘药、降逆和胃药、安神药、平肝息风药、收敛止血药、收涩药等多具有沉降药性。

要点三 升降浮沉对临床用药的指导意义

药物具有升降浮沉的性能，可以调整脏腑气机的紊乱，使之恢复正常的生理功能，或作用于机体的不同部位，因势利导，祛邪外出，从而达到治愈疾病的目的。具体而言：

1. 病变部位在上、在表者宜升浮不宜沉降，如外感风热，则应选用薄荷、菊花等升浮药来疏散。

2. 病变部位在下、在里者宜沉降不宜升浮，如热结肠燥大便秘结者，则应选用大黄、芒硝等沉降药来泻热通便。

3. 病势上逆者宜降不宜升，如肝阳上亢头晕目眩，则应选用代赭石、石决明等沉降药来平肝潜阳。

4. 病势下陷者宜升不宜降，如气虚下陷久泻脱肛，则应用黄芪、升麻、柴胡等升浮药来升阳举陷。

总之，必须针对疾病发生部位有在上、在下、在表、在里的区别，病势上有上逆、下陷的区别，根据药物有升、降、浮、沉的不同特性，恰当选用药物，这也是指导临床用药必须遵循的重要原则。

5. 为了适应复杂病机，更好地调节紊乱的脏腑功能，还可采用升降浮沉并用的用药方法，如治疗表邪未解，邪热壅肺，汗出而喘的表寒里热证，常用石膏清泄肺火，肃降肺气，配麻黄解表散寒，宣肺止咳，二药相伍，一清一宣，升降并用，以成宣降肺气的配伍。用治心肾不交虚烦不眠，腰冷便溏，上热下寒证，常用黄连清心降火安神，配肉桂补肾引火归原，以成交通心肾、水火既济的配伍。可见升降并用是适应复杂病机，调节紊乱脏腑功能的有效用药方法。

细目四 归经

要点一 归经的理论基础和确定依据

中药归经理论是在中医基本理论指导下，以脏腑经络学说为基础，以药物所治疗的具体病证为依据，经过长期临床实践总结出来的用药理论。

要点二 归经理论对临床用药的指导意义

1. 掌握归经便于临床辨证用药。即根据疾病的临床表现，通过辨证审因，诊断出病变所在脏腑经络部位，按照归经来选择适当药物进行治疗。如病患热证，有肺热、心火、胃火、肝火等的不同，治疗时用药不同。若肺热咳喘，当用桑白皮、地骨皮等肺经药来泻肺平喘；若胃火牙痛当用石膏、黄连等胃经药来清泻胃火；若心火亢盛心悸失眠，当用朱砂、丹参等心经药以清心安神；若肝热目赤，当用夏枯草、龙胆草等肝经药以清肝明目。可见归经理论为临床辨证用药提供了方便。

2. 掌握归经理论有助于区别功效相似的药物。如同是利尿药，有麻黄的宣肺利尿、黄芪的健脾利尿、附子的温阳利水、猪苓的通利膀胱之水湿等的不同。又羌活、葛根、柴胡、吴茱萸、细辛同为治头痛之药，但羌活善治太阳经头痛、葛根善治阳明经头痛、柴胡善治少阳经头痛、吴茱萸善治厥阴经头痛、细辛善治少阴经头痛。因此，在熟悉药物功效的同时，掌握药物的归经对相似药物的鉴别应用有十分重要的意义。

3. 运用归经理论指导临床用药，还要依据脏腑经络相关学说，注意脏腑病变的相互影响，恰当选择用药。如肾阴不足，水不涵木，肝火上炎，目赤头晕，治疗时当选用黄柏、知母、枸杞、菊花、地黄等肝肾两经的药物来治疗，以益阴降火，滋水涵木；而肺病久咳，痰湿稽留，损伤脾气，肺病及脾，脾肺两虚，治疗时则要肺脾兼顾，采用党参、白术、茯苓、陈皮、半夏等肺脾两经的药物来治疗，以补脾益肺，培土生金。而不能拘泥于见肝治肝、见肺治肺的单纯分经用药的方法。

细目五　毒性

要点一　正确对待中药的毒性

正确对待中药的毒性，是安全用药的保证，这里包含如何总体评价中药的毒性、如何正确看待文献记载及如何正确看待临床报告。

1. 正确总体评价中药毒性

目前中药品种已达12800多种，而见中毒报告的才100余种，其中许多还是临床很少使用的剧毒药，因此大多数中药品种是安全的，这是中药一大优势，尤其与西药化学合成药造成众多药源性疾病的危害相比，中药安全低毒的优势就更加突出了，这也是当今提倡回归自然，返璞归真，中药受到世界青睐的主要原因。

2. 正确对待本草文献记载

历代本草对药物毒性多有记载，这是前人的经验总结，值得借鉴。但由于受历史条件的限制，也出现了不少缺漏和错误的地方，如《本草纲目》认为马钱子无毒，《中国药学大辞典》认为黄丹、桃仁无毒等，说明对待药物毒性的认识，随着临床经验的积累，社会的发展，有一个不断修改，逐步认识的过程。相信文献，不能尽信文献，实事求是，才是科学态度。

3. 重视中药中毒的临床报道

自新中国成立以来，出现了大量中药中毒报告，仅单味药引起中毒就达上百种之多，其中植物药九十多种，如关木通、苍耳子、苦楝根皮、昆明山海棠、狼毒、萱草、附子、乌头、夹竹桃、雪上一枝蒿、福寿草、槟榔、乌桕、巴豆、半夏、牵牛子、山豆根、艾叶、白附子、瓜蒂、马钱子、黄药子、杏仁、桃仁、枇杷仁、曼陀罗花和苗、莨菪等；动物药及矿物药各十多种,如斑蝥、蟾蜍、鱼胆、芫青、蜂蛹及砒霜、升药、胆矾、铅丹、密陀僧、皂矾、雄黄、降药等。由此可见,文献中认为大毒、剧毒的固然有中毒致死的,小毒、微毒甚至无毒的同样也有中毒病例发生,故临床应用有毒中草药固然要慎重,就是"无毒"的也不可掉以轻心。认真总结经验,既要尊重文献记载,更要注视临床经验,相互借鉴,才能全面深刻准确地理解掌握中药的毒性,对保证安全用药是十分必要的。

4. 加强对有毒中药的使用管理

此处所称的有毒中药,系指列入国务院《医疗用毒性药品管理办法》的中药品种,即砒石、砒霜、水银、生马钱子、生川乌、生草乌、生白附子、生附子、生半夏、生南星、生巴豆、斑蝥、青娘虫、红娘虫、生甘遂、生狼毒、生藤黄、生千金子、生天仙子、闹羊花、雪上一枝蒿、红升丹、白降丹、蟾酥、洋金花、红粉、轻粉、雄黄。

要点二 引起中药中毒的主要原因

引起中药中毒的主要原因有:剂量过大;误服伪品;炮制不当;制剂服法不当;配伍不当。此外,药不对证、自行服药、乳母用药及个体差异也是引起中毒的原因。

要点三 掌握药物毒性对临床用药的指导意义

1. 在应用毒药时要针对体质的强弱、疾病部位的深浅,恰当选择药物并确定剂量,中病即止,不可过服,以防止过量和蓄积中毒。同时要注意配伍禁忌,凡两药合用能产生剧烈毒副作用的禁止同用,并严格毒药的炮制工艺,以降低毒性;对某些毒药要采用适当的制剂形式给药,此外,还要注意个体差异,适当增减用量,说服患者不可自行服药。医药部门要抓好药品鉴别,防止伪品混用,注意保管好剧毒中药,从不同的环节努力,确保用药安全,以避免中毒的发生。

2. 根据中医"以毒攻毒"的原则,在保证用药安全的前提下,也可采用某些毒药治疗某些疾病。如用雄黄治疗疔疮恶肿、水银治疗疥癣梅毒、砒霜治疗白血病等等,让有毒中药更好地为临床服务。

3. 掌握药物的毒性及其中毒后的临床表现,便于诊断中毒原因,以便及时采取合理、有效的抢救治疗手段,这对于搞好中药中毒抢救工作具有十分重要的意义。

(袁颖)

第二单元 中药的配伍与用药禁忌

细目一 中药的配伍

要点一 配伍的意义

从中药的发展史来看,在医药萌芽时代治疗疾病一般都是采用单味药物的形式,后来由于药物品种日趋增多，对药性特点不断明确，对疾病的认识逐渐深化，由于疾病可表现为数病相兼、或表里同病、或虚实互见，或寒热错杂的复杂病情，因而用药也就由简到繁出现了多种药物配合应用的方法，并逐步积累了配伍用药的规律，其目的是既照顾到复杂病情，又增进了疗效，扩大治疗范围，减少了毒副作用。因此，掌握中药配伍规律对指导临床用药意义重大。

要点二　配伍的内容

《神农本草经·序例》将各种药物的配伍关系归纳为"有单行者，有相须者，有相使者，有相畏者，有相恶者，有相反者，有相杀者，凡此七情，合和视之"。这"七情"之中除单行者外，都是谈药物配伍关系的，分述如下：

1. 单行

就是单用一味药来治疗某种病情单一的疾病。对于病情比较单纯的病证，往往选择一种针对性较强的药物即可达到治疗目的。如古方独参汤，即单用一味人参，治疗大失血所引起元气虚脱的危重病证；清金散，即单用一味黄芩，治疗肺热咳嗽的病证；再如马齿苋治疗痢疾；夏枯草膏消瘿瘤；益母草膏调经止痛等。

2. 相须

就是两种功效类似的药物配合应用，可以增强原有药物的功效。如麻黄配桂枝，能增强发汗解表、祛风散寒的作用；附子、干姜配合应用，以增强温阳守中，回阳救逆的功效；全蝎、蜈蚣同用能明显增强平肝息风，止痉定搐的作用。像这类同类相须配伍应用的例证，历代文献有不少记载，它构成了复方用药的配伍核心，是中药配伍应用的主要形式之一。

3. 相使

就是以一种药物为主，另一种药物为辅，两药合用，辅药可以提高主药的功效。如黄芪配茯苓治脾虚水肿，黄芪为健脾益气，利尿消肿的主药，茯苓淡渗利湿，可增强黄芪益气利尿的作用；枸杞子配菊花治目暗昏花，枸杞子为补肾益精，养肝明目的主药，菊花清肝泻火，兼能益阴明目，可以增强枸杞的补虚明目的作用。相使配伍药不必同类。一主一辅，相辅相成。辅药能提高主药的疗效，即是相使的配伍。

4. 相畏

就是一种药物的毒副作用能被另一种药物所抑制。如半夏畏生姜，即生姜可以抑制半夏的毒副作用，生半夏可"戟人咽喉"令人咽痛音哑，用生姜炮制后成姜半夏，其毒副作用大为缓和；甘遂畏大枣，大枣可抑制甘遂峻下逐水，损伤正气的毒副作用。

5. 相杀

就是一种药物能够消除另一种药物的毒副作用。如羊血杀钩吻毒；金钱草杀雷公藤毒；麝香杀杏仁毒；绿豆杀巴豆毒；生白蜜杀乌头毒；防风杀砒霜毒等。可见相畏和相杀没有质的区别，是从自身的毒副作用受到对方的抑制和自身能消除对方毒副作用的不同角度提出来的配伍方法，也就是同一配伍关系的两种不同提法。

6. 相恶

就是一种药物能破坏另一种药物的功效。如人参恶莱菔子，莱菔子能削弱人参的补气作用；生姜恶黄芩，黄芩能削弱生姜的温胃止呕的作用。

7. 相反

就是两种药物同用能产生剧烈的毒副作用。如甘草反甘遂，贝母反乌头等，详见用药禁忌"十八反"、"十九畏"中若干药物。

上述七情配伍除单行外，相须、相使可以起到协同作用，能提高药效，是临床常用的配伍方法；相畏、相杀可以减轻或消除毒副作用，以保证安全用药，是使用毒副作用较强药物的配伍方法，也可用于有毒中药的炮制及中毒解救；相恶则是因为药物的拮抗作用，抵消或消弱其中一种药物的功效；相反则是药物相互作用，能产生毒性反应或强烈的副作用，故相恶、相反则是配伍用药的禁忌。

细目二 中药的用药禁忌

中药的用药禁忌主要包括配伍禁忌、证候禁忌、妊娠禁忌和服药时的饮食禁忌四个方面。

要点一 配伍禁忌

含义：所谓配伍禁忌，就是指某些药物合用会产生剧烈的毒副作用或降低和破坏药效，因而应该避免配合应用，也即《神农本草经》所谓："勿用相恶、相反者。"

内容

"十八反"："十八反"歌诀最早见于张子和《儒门事亲》："本草明言18反，半蒌贝蔹及攻乌，藻戟遂芫俱战草，诸参辛芍叛藜芦。"共载相反中药18种，即：乌头反贝母、瓜蒌、半夏、白及、白蔹；甘草反甘遂、大戟、海藻、芫花；藜芦反人参、丹参、玄参、沙参、细辛、芍药。

"十九畏"："十九畏"歌诀首见于明·刘纯《医经小学》："硫黄原是火中精，朴硝一见便相争，水银莫与砒霜见，狼毒最怕密陀僧，巴豆性烈最为上，偏与牵牛不顺情，丁香莫与郁金见，牙硝难合京三棱，川乌、草乌不顺犀，人参最怕五灵脂，官桂善能调冷气，若逢石脂便相欺，大凡修合看顺逆，炮燻炙煿莫相依。"指出了19个相畏（反）的药物：硫黄畏朴硝，狼毒畏密陀僧，巴豆畏牵牛，丁香畏郁金，川乌、草乌畏犀角，牙硝畏三棱，官桂畏赤石脂，人参畏五灵脂。

要点二 妊娠用药禁忌

含义：它是指妇女妊娠期治疗用药的禁忌。某些药物具有损害胎元以致堕胎的副作用，所以应作为妊娠禁忌的药物。

内容：根据药物对于胎元损害程度的不同，一般可分为慎用与禁用两大类。慎用的药物包括通经祛瘀、行气破滞及辛热滑利之品，如桃仁、红花、牛膝、大黄、枳实、附子、肉桂、干姜、木通、冬葵子、瞿麦等；而禁用的药物是指毒性较强或药性猛烈的药物，如巴豆、牵牛子、大戟、商陆、麝香、三棱、莪术、水蛭、斑蝥、雄黄、砒霜等。

要点三 证候用药禁忌

含义：由于药物的药性不同，其作用各有专长和一定的适应范围，因此，临床用药也就有所禁忌，称"证候禁忌"。

内容：除了药性极为平和者无须禁忌外，一般药物都有证候用药禁忌，其内容详见各论中每味药物的"使用注意"部分。如麻黄性味辛温，功能发汗解表、散风寒，又能宣肺平喘利尿，故只适宜于外感风寒表实无汗或肺气不宣的喘咳，而对表虚自汗及阴虚盗汗、肺肾虚喘则应禁止使用。又如黄精甘平，功能滋阴补肺、补脾益气、主要用于肺虚燥咳、脾胃虚弱及肾虚精亏的病证。但因其性质滋腻，易助湿邪，因此，凡脾虚有湿、咳嗽痰多以及中寒便溏者则不宜服用。

要点四 服药时的饮食禁忌

含义：是指服药期间对某些食物的禁忌，又简称食忌，也就是通常所说的忌口。

内容：在服药期间，一般应忌食生冷、油腻、腥膻、有刺激性的食物。此外，根据病情的不同，饮食禁忌也有区别。如热性病，应忌食辛辣、油腻、煎炸性食物；寒性病，应忌食生冷食物、清凉饮料等；胸痹患者应忌食肥肉、脂肪、动物内脏及烟、酒等；肝阳上亢头晕目眩、烦躁易怒等应忌食胡椒、辣椒、大蒜、白酒等辛热助阳之品；黄疸胁痛应忌食动物脂肪及辛辣烟酒刺激物品；脾胃虚弱者应忌食油炸粘腻、寒冷固硬、不易消化的食物；肾病水肿应忌食盐、碱过多的和酸辣太过的刺激食品；疮疡、皮肤病患者，应忌食鱼、虾、蟹等腥膻发物及辛辣刺激性食品。此外，古代文献记载：甘草、黄连、桔梗、乌梅忌猪肉；鳖甲忌苋菜；常山忌葱；地黄、何首乌忌葱、蒜、萝卜；丹参、茯苓、茯神忌醋；土茯苓、使君子忌茶；薄荷忌蟹肉，以及蜜反生葱、柿反蟹等等，也应作为服药禁忌的参考。

（袁颖）

第三单元 中药的剂量与用法

细目一 剂量

要点 确定剂量的因素

一般来讲，确定中药的剂量，应考虑如下几方面的因素：

1. 药物性质与剂量的关系

剧毒药或作用峻烈的药物，应严格控制剂量。开始时用量宜轻，逐渐加量，一旦病情好转后，应当立即减量或停服，中病即止，防止过量或蓄积中毒。此外，花、叶、皮、枝等量轻质松及性味浓厚、作用较强的药物用量宜小；矿物、介壳质重沉坠及性味淡薄、作用温和的药物用量宜大；鲜品药材含水分较多，用量宜大（一般为干品的2~4倍）；干品药材用量当小；过于苦寒的药物也不要久服过量，免伤脾胃。羚羊角、麝香、牛黄、猴枣、鹿茸、珍珠等贵重药材，在保证药效的前提下应尽量减少用量。

2. 剂型、配伍与剂量的关系

在一般情况下，同样的药物入汤剂比入丸散剂的用量要大些；单味药使用比复方中应用剂量要大些；在复方配伍使用时，主要药物比辅助药物用量要大些。

3. 年龄、体质、病情与剂量的关系

由于年龄、体质的不同，对药物耐受程度不同，则药物用量也就有了差别。一般老年、小儿、妇女产后及体质虚弱的病人，都要减少用量；成人及平素体质壮实的患者用量宜重。一般5岁以下的小儿用成人药量的1/4，5岁以上的儿童按成人用量减半服用。病情轻重，病势缓急，病程长短与药物剂量也有密切关系。一般病情轻、病势缓、病程长者用量宜小；病情重、病势急、病程短者用量宜大。

4. 季节变化与剂量的关系

夏季发汗解表药及辛温大热药不宜多用，冬季发汗解表药及辛热大热药可以多用；夏季苦寒降火药用量宜重，冬季苦寒降火药则用量宜轻。

除了剧毒药、峻烈药、精制药及某些贵重药外，一般中药常用内服剂量为5~10g，部分常用量，较大剂量为15~30g，新鲜药物常用量为30~60g。

细目二　用法

要点一　特殊煎法

某些药物因其质地不同，煎法比较特殊，处方上需加以注明，归纳起来包括有先煎、后下、包煎、另煎、溶化、泡服、冲服、煎汤代水等不同煎煮法。

先煎：主要指一些有效成分难溶于水的金石、矿物、介壳类药物，应打碎先煎，煮沸20~30分钟，再下其他药物同煎，以使有效成分充分析出。如磁石、代赭石、生铁落、生石膏、寒水石、紫石英、龙骨、牡蛎、海蛤壳、瓦楞子、珍珠母、石决明、紫贝齿、龟甲、鳖甲等。此外，附子、乌头等毒副作用较强的药物，宜先煎45~60分钟后再下它药，久煎可以降低毒性，安全用药。

后下：主要指一些气味芳香的药物，久煎其有效成分易于挥发而降低药效，须在其他药物煎沸5~10分钟后放入，如薄荷、青蒿、香薷、木香、砂仁、沉香、白豆蔻、草豆蔻等。此外，有些药物虽不属芳香药，但久煎也能破坏其有效成分，如钩藤、大黄、番泻叶等，亦属后下之列。

包煎：主要指那些黏性强、粉末状及带有绒毛的药物，宜先用纱布袋装好，再与其他药物同煎，以防止药液混浊或刺激咽喉引起咳嗽及沉于锅底加热时引起焦化或煳化。如蛤粉、滑石、青黛、旋覆花、车前子、蒲黄、灶心土等。

另煎：又称另炖，主要是指某些贵重药材，为了更好地煎出有效成分应单独另煎即另炖2~3小时。煎液可以另服，也可与其他煎液混合服用，如人参、西洋参、羚羊角、麝

香、鹿茸等。

溶化：又称烊化，主要是指某些胶类药物及黏性大而易溶的药物，为避免入煎粘锅或黏附其他药物影响煎煮，可单用水或黄酒将此类药加热溶化即烊化后，用煎好的药液冲服，也可将此类药放入其他药物煎好的药液中加热烊化后服用，如阿胶、鹿角胶、龟甲胶、鳖甲胶及蜂蜜、饴糖等。

泡服：又叫焗服，主要是指某些有效成分易溶于水或久煎容易破坏药效的药物，可以用少量开水或复方中其他药物滚烫的煎出液趁热浸泡，加盖闷润，减少挥发，半小时后去渣即可服用，如藏红花、番泻叶、胖大海等。

冲服：主要指某些贵重药，用量较轻，为防止散失，常需要研成细末制成散剂，用温开水或复方其他药物煎液冲服，如麝香、牛黄、珍珠、羚羊角、猴枣、马宝、西洋参、鹿茸、人参、蛤蚧等；某些药物，根据病情需要，为提高药效，也常研成散剂冲服，如用于止血的三七、花蕊石、白及、紫珠草、血余炭、棕榈炭，用于息风止痉的蜈蚣、全蝎、僵蚕、地龙，用于制酸止痛的乌贼骨、瓦楞子、海蛤壳、延胡索等；某些药物高温容易破坏药效或有效成分难溶于水，也只能做散剂冲服，如雷丸、鹤草芽、朱砂等。此外，还有一些液体药物，如竹沥汁、姜汁、藕汁、荸荠汁、鲜地黄汁等，也须冲服。

煎汤代水：主要指某些药物为了防止与其它药物同煎使煎液混浊，难于服用，宜先煎后取其上清液代水再煎煮其他药物，如灶心土等。此外，某些药物质轻用量多，体积大，吸水量大，如玉米须、丝瓜络、金钱草等，也须煎汤代水用。

要点二　服药法

1. 服药时间

汤剂一般每日1剂，煎2次分服，两次间隔时间为4~6小时。临床用药时可根据病情增减，如急性病、热性病可一日2剂。至于饭前还是饭后服则主要取决于病变部位和性质。一般来讲，病在胸膈以上者如眩晕、头痛、目疾、咽痛等宜饭后服；如病在胸腹以下，如胃、肝、肾等脏疾患，则宜饭前服。某些对胃肠有刺激性的药物宜饭后服；补益药多滋腻碍胃，宜空腹服；治疟药宜在疟疾发作前的两小时服用；安神药宜睡前服；慢性病定时服；急性病、呕吐、惊厥及石淋、咽喉病须煎汤代茶饮者，均可不定时服。

2. 服药方法

（1）汤剂：一般宜温服。但解表药要偏热服，服后还须温覆盖好衣被，或进热粥，以助汗出。寒证用热药宜热服，热证用寒药宜冷服。如出现真热假寒当寒药温服，真寒假热者则当热药冷服，以防格拒药势。

（2）丸剂：颗粒较小者，可直接用温开水送服；大蜜丸者，可以分成小粒吞服；若水丸质硬者，可用开水溶化后服。

（3）散剂、粉剂：可用蜂蜜加以调和送服，或装入胶囊中吞服，避免直接吞服，刺激咽喉。

（4）膏剂：宜用开水冲服，避免直接倒入口中吞咽，以免粘喉引起呕吐。

（5）冲剂、糖浆剂：冲剂宜用开水冲服，糖浆剂可以直接吞服。

此外，危重病人宜少量频服；呕吐患者可以浓煎药汁，少量频服；对于神志不清或因其他原因不能口服时,可采用鼻饲给药法。在应用发汗、泻下、清热药时,若药力较强,要注意患者个体差异,一般得汗、泻下、热降即可停药,适可而止,不必尽剂,以免汗、下、清热太过,损伤人体的正气。

(袁颖)

第四单元　解表药

细目一　概述

要点一　解表药的性能特点

本类药物大多辛散轻扬,主入肺、膀胱经,偏行肌表,能促进机体发汗,使表邪由汗出而解,从而达到治愈表证、防止疾病传变的目的,即《内经》所谓:"其在皮者,汗而发之"。

要点二　解表药的功效

本类药物具有发散表邪的作用,部分解表药兼能利水消肿、止咳平喘、透疹、止痛、消疮等。

要点三　解表药的适应范围

解表药主要用治恶寒发热、头身疼痛、无汗或有汗不畅、脉浮之外感表证。部分解表药尚可用于水肿、咳喘、麻疹、风疹、风湿痹痛、疮疡初起等兼有表证者。

要点四　解表药的使用注意事项

1. 使用发汗力较强的解表药时,用量不宜过大,以免发汗太过,耗伤阳气,损及津液,造成"亡阳"、"伤阴"的弊端。
2. 汗为津液,血汗同源,故表虚自汗、阴虚盗汗以及疮疡日久、淋证、失血患者,虽有表证,也应慎用解表药。
3. 使用解表药还应注意因时因地而异,如春夏腠理疏松,容易出汗,解表药用量宜轻;冬季腠理致密,不易汗出,解表药用量宜重;北方严寒地区用药宜重;南方炎热地区用药宜轻。
4. 解表药多为辛散轻扬之品,入汤剂不宜久煎,以免有效成分挥发而降低药效。

要点五　各类解表药的性能特点

发散风寒药:性味多属辛温,辛以发散,温可祛寒。
发散风热药:性味多辛苦而偏寒凉,辛以发散,凉可祛热。

要点六　各类解表药的功效

发散风寒药：有发散肌表风寒邪气的作用。部分发散风寒药分别兼有祛风止痒、止痛、止咳平喘、利水消肿、消疮等功效。

发散风热药：以发散风热为主要作用，发汗解表作用较发散风寒药缓和。部分发散风热药分别兼有清头目、利咽喉、透疹、止痒、止咳的作用。

要点七　各类解表药的适应范围

发散风寒药：主要用于风寒表证，症见恶寒发热，无汗或汗出不畅，头身疼痛，鼻塞流涕，口不渴，舌苔薄白，脉浮紧等。部分药物又可用治风疹瘙痒、风湿痹证、咳喘以及水肿、疮疡初起等兼有风寒表证者。

发散风热药：主要用于风热感冒以及温病初起邪在卫分，症见发热，微恶风寒，咽干口渴，头痛目赤，舌边尖红，苔薄黄，脉浮数等。部分药物又可用治风热所致目赤多泪、咽喉肿痛、麻疹不透、风疹瘙痒以及风热咳嗽等证。

细目二　发散风寒药

麻黄

性能：辛，微苦，温。归肺、膀胱经。

功效：发汗解表，宣肺平喘，利水消肿，散寒通滞。

应用

1. 风寒感冒。本品发汗力强，为发汗解表之要药。多用于外感风寒表实证，恶寒无汗，脉浮紧。
2. 咳嗽气喘。本品宣肺平喘作用强。为治疗肺气壅遏所致喘咳的要药。
3. 风水水肿。
4. 风寒痹证，阴疽，痰核。

用法用量：煎服，2~9g。发汗解表宜生用，止咳平喘多炙用。

使用注意：本品发汗宣肺力强，凡表虚自汗、阴虚盗汗及肺肾虚喘者均当慎用。

桂枝

性能：辛、甘，温。归心、肺、膀胱经。

功效：发汗解肌，温通经脉，助阳化气。

应用

1. 风寒感冒。对外感风寒，不论表实无汗、表虚有汗，均可使用本品。
2. 寒凝血滞诸痛证。
3. 痰饮、蓄水证。
4. 心悸。

用法用量：煎服，3~9g。

使用注意：本品辛温助热，易伤阴动血，凡外感热病、阴虚火旺、血热妄行等证，均当忌用。孕妇及月经过多者慎用。

紫苏

性能：辛，温。归肺、脾经。

功效：解表散寒，行气宽中，解鱼蟹毒。

应用

1. 风寒感冒。风寒表证而兼气滞胸闷，用之尤为适宜。
2. 脾胃气滞，胸闷呕吐。
3. 食鱼蟹中毒而致腹痛吐泻者。

用法用量：煎服，5~9g，不宜久煎。

生姜

性能：辛，温。归肺、脾、胃经。

功效：解表散寒，温中止呕，温肺止咳。

应用

1. 风寒感冒。发汗解表散寒作用较弱，适用于感冒轻症。
2. 脾胃寒证。
3. 胃寒呕吐。止呕功良，素有"呕家圣药"之称。对胃寒呕吐最为适合。
4. 肺寒咳嗽。
5. 解生半夏、生南星等药物之毒及鱼蟹等食物中毒。

用法用量：煎服，3~9g，或捣汁服。

使用注意：本品助火伤阴，故热盛及阴虚内热者忌服。

香薷

性能：辛，微温。归肺、脾、胃经。

功效：发汗解表，化湿和中，利水消肿。

应用

1. 风寒感冒。多用于风寒感冒而兼脾胃湿困者，前人称"香薷乃夏月解表之药"。
2. 水肿脚气。

用法用量：煎服，3~9g。用于发表，量不宜过大，且不宜久煎；用于利水消肿，量宜稍大，且须浓煎。

使用注意：本品辛温，发汗之力较强，表虚有汗及暑热证当忌用。

荆芥

性能：辛，微温。归肺、肝经。

功效：祛风解表，透疹消疮，止血。

应用

1. 外感表证。本品药性较平和，对于外感表证，无论风寒还是风热表证，均可广泛使用。
2. 麻疹不透，风疹瘙痒。
3. 疮疡初起兼有表证。
4. 吐衄下血。炒炭有止血作用。

用法用量：煎服，4.5~9g，不宜久煎。发表透疹消疮宜生用；止血宜炒用。荆芥穗更长于祛风。

防风

性能：辛、甘，微温。归膀胱、肝、脾经。

功效：祛风解表，胜湿止痛，止痉。

应用

1. 外感表证。为治风通用之品。风寒表证、风热表证均可应用。
2. 风疹瘙痒。
3. 风湿痹痛。
4. 破伤风证。
5. 脾虚湿盛，清阳不升所致的泄泻。肝郁侮脾，肝脾不和，腹泻而痛者。

用法用量：煎服，4.5~9g。

使用注意：本品药性偏温，阴血亏虚、热病动风者不宜使用。

鉴别用药：荆芥与防风共同功效均长于发表散风，对于外感表证，无论是风寒感冒、恶寒发热、头痛无汗，还是风热感冒，发热、微恶风寒、头痛、咽痛等，两者均可使用。同时，两者也都可用于风疹瘙痒。不同功效是：荆芥发汗之力较防风为强，风寒感冒、风热感冒均常选用；又能透疹、消疮、止血。防风祛风之力较强，为"风药之润剂"、"治风之通用药"，又能胜湿、止痛、止痉，可用于外感风湿，头痛如裹、身重肢痛等。

羌活

性能：辛、苦，温。归膀胱、肾经。

功效：解表散寒，祛风胜湿，止痛。

应用

1. 风寒感冒。对外感风寒夹湿证，尤为适宜。
2. 风寒湿痹。尤以上半身风寒湿痹、肩背肢节疼痛更为适宜。

用法用量：煎服，3~9g。

使用注意：本品辛香温燥之性较烈，故阴血亏虚者慎用。用量过多，易致呕吐，脾胃虚弱者不宜服。

白芷

性能：辛，温。归肺、胃、大肠经。

功效：解表散寒，祛风止痛，通鼻窍，燥湿止带，消肿排脓，祛风止痒。

应用

1. 风寒感冒。
2. 头痛、牙痛、风湿痹痛。阳明经头痛，眉棱骨痛，尤为多用。为治阳明头痛要药。
3. 鼻渊。
4. 带下证。
5. 疮痈肿毒。
6. 皮肤风湿瘙痒。

用法用量：煎服，3~9g。外用适量。

使用注意：本品辛香温燥，阴虚血热者忌服。

细辛

性能：辛，温。有小毒。归肺、肾、心经。

功效：解表散寒，祛风止痛，通窍，温肺化饮。

应用

1. 风寒感冒。
2. 头痛，牙痛，风湿痹痛。尤宜于风寒性头痛、牙痛、痹痛等多种寒痛证。
3. 鼻渊。
4. 肺寒咳喘。

用法用量：煎服，1~3g；散剂每次服 0.5~1g。

使用注意：阴虚阳亢头痛，肺燥伤阴干咳者忌用。不宜与藜芦同用。

鉴别用药：细辛、麻黄、桂枝三药共同功效皆为辛温解表、发散风寒，均可用治风寒感冒。不同功效：麻黄发汗作用较强，主治风寒感冒重证；桂枝发汗解表作用较为和缓，凡风寒感冒，无论表实无汗，表虚有汗均可用之；细辛辛温走窜，达表入里，发汗之力不如麻黄、桂枝，但散寒力胜，适当配伍还常用治寒犯少阴之阳虚外感。

藁本

性能：辛，温。归膀胱经。

功效：祛风散寒，除湿止痛。

应用

1. 风寒表证，颠顶疼痛。
2. 风寒湿痹。

用法用量：煎服，3~9g。

使用注意：本品辛温香燥，凡阴血亏虚、肝阳上亢、火热内盛之头痛者忌服。

苍耳子

性能：辛、苦，温。有毒。归肺经。

功效：发散风寒，通鼻窍，祛风湿，止痛。

应用

1. 风寒感冒。
2. 鼻渊。尤宜于鼻渊而有外感风寒者。
3. 风湿痹痛。
4. 风疹瘙痒，疥癣麻风。

用法用量：煎服，3~9g。或入丸散。

使用注意：血虚头痛不宜服用。过量服用易致中毒。

辛夷

性能：辛，温。归肺、胃经。

功效：发散风寒，通鼻窍。

应用

1. 风寒感冒。

2. 鼻塞，鼻渊。为治鼻渊头痛、鼻塞流涕之要药。
用法用量：煎服，3~9g；本品有毛，易刺激咽喉，入汤剂宜用纱布包煎。
使用注意：鼻病因于阴虚火旺者忌服。

细目三 发散风热药

薄荷
性能：辛、凉。归肺、肝经。
功效：疏散风热，清利头目，利咽透疹，疏肝行气，芳香辟秽。
应用
1. 风热感冒，温病初起。宣散表邪之力较强。
2. 风热头痛，目赤多泪，咽喉肿痛。功善疏散上焦风热，清头目、利咽喉。
3. 麻疹不透，风疹瘙痒。
4. 肝郁气滞，胸闷胁痛。
5. 夏令感受暑湿秽浊之气，脘腹胀痛，呕吐泄泻。本品芳香辟秽，兼能化湿和中。
用法用量：煎服，3~6g；宜后下。薄荷叶长于发汗解表，薄荷梗偏于行气和中。
使用注意：本品芳香辛散，发汗耗气，故体虚多汗者不宜使用。

牛蒡子
性能：辛、苦，寒。归肺、胃经。
功效：疏散风热，宣肺祛痰，利咽透疹，解毒消肿。
应用
1. 风热感冒，温病初起。长于宣肺祛痰，清利咽喉，用于风热感冒而见咽喉红肿疼痛，或咳嗽痰多不利者。
2. 麻疹不透，风热疹痒。
3. 痈肿疮毒，丹毒，痄腮，喉痹。
用法用量：煎服，6~12g。炒用可使其苦寒及滑肠之性略减。
使用注意：本品性寒，滑肠通便，气虚便溏者慎用。

蝉蜕
性能：甘，寒。归肺、肝经。
功效：疏散风热，利咽开音，透疹，明目退翳，息风止痉。
应用
1. 风热感冒，温病初起，咽痛音哑。长于疏散肺经风热以宣肺利咽、开音疗哑，故风热感冒，温病初起，症见声音嘶哑或咽喉肿痛者，尤为适宜。
2. 麻疹不透，风疹瘙痒。
3. 目赤翳障。
4. 急慢惊风，破伤风证。
5. 小儿夜啼不安。
用法用量：煎服，3~6g，或单味研末冲服。一般病证用量宜小；止痉则需大量。

使用注意：《名医别录》有"主妇人生子不下"的记载，故孕妇当慎用。

鉴别用药：薄荷、牛蒡子与蝉蜕三药共同功效皆能疏散风热、透疹、利咽，均可用于外感风热或温病初起，发热、微恶风寒、头痛；麻疹初起，透发不畅；风疹瘙痒；风热上攻，咽喉肿痛等证。不同功效：薄荷辛凉芳香，清轻凉散，发汗之力较强，故外感风热、发无汗者薄荷首选。又能清利头目、疏肝行气。牛蒡子辛散苦泄，性寒滑利，兼能宣肺祛痰，尤宜于外感风热、发热、咳嗽、咳痰不畅者。又有清热解毒散肿之功。蝉蜕甘寒质轻，既能疏散肺经风热而利咽、透疹、止痒，又长于疏散肝经风热而明目退翳，凉肝息风止痉。

桑叶

性能：甘、苦，寒。归肺、肝经。

功效：疏散风热，清肺润燥，平抑肝阳，清肝明目，凉血止血。

应用

1. 风热感冒，温病初起。
2. 肺热咳嗽，燥热咳嗽。
3. 肝阳上亢眩晕。
4. 目赤昏花。
5. 血热妄行之咳血、吐血、衄血。

用法用量：煎服，5~9g；或入丸散。外用煎水洗眼。桑叶蜜制能增强润肺止咳的作用，故肺燥咳嗽多用蜜制桑叶。

菊花

性能：辛、甘、苦，微寒。归肺、肝经。

功效：疏散风热，平抑肝阳，清肝明目，清热解毒。

应用

1. 风热感冒，温病初起。
2. 肝阳眩晕，肝风实证。
3. 目赤昏花。
4. 疮痈肿毒。

用法用量：煎服，5~9g。疏散风热宜用黄菊花，平肝、清肝明目宜用白菊花。

鉴别用药：桑叶与菊花二药共同功效：疏散风热，平抑肝阳，清肝明目。同用可治风热感冒及温病初起；肝阳上亢，头痛眩晕；目赤肿痛，目暗昏花等证。不同功效：桑叶疏散风热之力较强，又能清肺润燥，凉血止血。菊花平肝、清肝明目之力较强，又能清热解毒。

蔓荆子

性能：辛、苦，微寒。归膀胱、肝、胃经。

功效：疏散风热，清利头目，祛风止痛。

应用

1. 风热感冒，头昏头痛。偏于清利头目、疏散头面之邪。
2. 目赤肿痛。

3. 风湿痹痛。
用法用量：煎服，5~9g。

柴胡

性能：苦、辛，微寒。归肝、胆经。

功效：解表退热，疏肝解郁，升举阳气，截疟。

应用

1. 表证发热，少阳证。善于祛邪解表退热和疏散少阳半表半里之邪。对于外感表证发热，无论风热、风寒表证，皆可使用。为治少阳证之要药。

2. 肝郁气滞。治疗肝失疏泄，气机郁阻所致的胸胁或少腹胀痛、情志抑郁、妇女月经失调、痛经等症。

3. 气虚下陷，脏器脱垂。能升举脾胃清阳之气。

4. 疟疾寒热。

用法用量：煎服，3~9g。解表退热宜生用，且用量宜稍重；疏肝解郁宜醋炙，升阳可生用或酒炙，其用量均宜稍轻。

使用注意：柴胡其性升散，古人有"柴胡劫肝阴"之说，阴虚阳亢，肝风内动，阴虚火旺及气机上逆者忌用或慎用。

升麻

性能：辛、微甘，微寒。归肺、脾、胃、大肠经。

功效：解表透疹，清热解毒，升举阳气。

应用

1. 外感表证。有发表退热之功。

2. 麻疹不透。

3. 齿痛口疮，咽喉肿痛，温毒发斑。为清热解毒之良药，可用治热毒证所致的多种病证。

4. 气虚下陷，脏器脱垂，崩漏下血。善引脾胃清阳之气上升，其升提之力较强。

用法用量：煎服，3~9g。发表透疹、清热解毒宜生用，升阳举陷宜炙用。

葛根

性能：甘、辛，凉。归脾、胃经。

功效：解肌退热，透疹，生津止渴，升阳止泻。

应用

1. 表证发热，项背强痛。无论风寒与风热，均可选用本品。既能辛散发表以退热，又长于缓解外邪郁阻、经气不利、筋脉失养所致的颈背强痛。

2. 麻疹不透。

3. 热病口渴，阴虚消渴。能鼓舞脾胃清阳之气上升。

4. 热泻热痢，脾虚泄泻。能升发清阳，鼓舞脾胃清阳之气上升而奏止泻痢之效。

用法用量：煎服，9~15g。解肌退热、透疹、生津宜生用，升阳止泻宜煨用。

鉴别用药：柴胡、升麻、葛根三者共同功效：均可发表、升阳，用治风热感冒、发热、头痛，以及清阳不升等证。不同功效：柴胡、升麻两者均能升阳举陷，用治气虚下陷,食少便溏、久泻脱肛、胃下垂、肾下垂、子宫脱垂等脏器脱垂;但柴胡主升肝胆之气,长于疏散少阳半表半里之邪、退热,疏肝解郁,为治疗少阳证的要药。又常用于伤寒邪在少阳,寒热往来,感冒发热,肝郁气滞证。升麻主升脾胃清阳之气,其升提(升阳举陷)之力较柴胡为强,并善于清热解毒,又常用于多种热毒病证。升麻、葛根两者又能透疹,常用治麻疹初起、透发不畅。葛根主升脾胃清阳之气而达到生津止渴、止泻之功,常用于热病烦渴,阴虚消渴;热泄热痢,脾虚泄泻。又解肌退热,对于外感表证,发热恶寒、头痛无汗、项背强痛,无论风寒表证、风热表证,均可使用。

淡豆豉

性能:苦、辛,凉。归肺、胃经。

功效:解表,除烦,宣发郁热。

应用

1. 外感表证。无论风寒、风热表证,皆可配伍使用。
2. 热病烦闷。常与清热泻火除烦的栀子同用。

用法用量:煎服,6~12g。

(袁颖)

第五单元　清热药

细目一　概述

要点一　清热药的性能特点

本类药物药性寒凉,沉降入里。

要点二　清热药的功效

本类药物具有清热泻火、凉血、解毒、燥湿及清虚热等不同作用,使里热得以清解。

要点三　清热药的适应范围

清热药主要用治温热病高热烦渴、湿热泻痢、温毒发斑、痈肿疮毒及阴虚发热等里热证。由于发病原因不一,病情变化不同,患者体质有异,故里热证有热在气分、血分之分,有实热、虚热之别。

要点四　清热药的使用注意事项

1. 本类药物性多寒凉,易伤脾胃,故脾胃气虚,食少便溏者慎用。
2. 苦寒药物易化燥伤阴,热证伤阴或阴虚患者慎用。
3. 清热药禁用于阴盛格阳或真寒假热之证。

要点五 各类清热药的性能特点

清热泻火药：本类药物性味多苦寒或甘寒，清热力较强。
清热燥湿药：本类药物性味苦寒，清热之中，燥湿力强。
清热解毒药：本类药物性质寒凉，清热之中更长于解毒。
清热凉血药：本类药物性味多为苦寒或咸寒，偏入血分以清热，多归心、肝经。
清虚热药：本类药物药性寒凉，主入阴分。

要点六 各类清热药的功效

清热泻火药：本类药物以清泄气分邪热为主。
清热燥湿药：本类药物以清热燥湿为主。
清热解毒药：具有清解火热毒邪的作用。
清热凉血药：本类药物有清解营分、血分热邪的作用。
清虚热药：本类药物有清虚热、退骨蒸的作用。

要点七 各类清热药的适应范围

清热泻火药：适用于热病邪入气分而见高热、口渴、汗出、烦躁甚或神昏谵语、舌红苔黄、脉洪数实者。此外，因各药归经的差异，还分别适用于肺热、胃热、心火、肝火等引起的脏腑火热证。

清热燥湿药：主要用于湿热证。因其苦降泄热力大，故本类药物多能清热泻火，可用治脏腑火热证。因湿热所侵机体部位的不同，临床症状各异。如湿温或暑温夹湿，湿热壅结，气机不畅，则症见身热不扬、胸脘痞闷、小便短赤、舌苔黄腻；若湿热蕴结脾胃，升降失常，则症见脘腹胀满、呕吐、泻痢；若湿热壅滞大肠，传导失职，则症见泄泻、痢疾、痔疮肿痛；若湿热蕴蒸肝胆，则症见黄疸尿赤、胁肋胀痛、耳肿流脓；若湿热下注，则症见带下色黄，或热淋灼痛；若湿热流注关节，则症见关节红肿热痛；若湿热浸淫肌肤，则可见湿疹、湿疮。上述湿热为患诸病证均属本类药物主治范围。

清热解毒药：主要适用于痈肿疮毒、丹毒、温毒发斑、痄腮、咽喉肿痛、热毒下痢、虫蛇咬伤、癌肿、水火烫伤以及其他急性热病等。

清热凉血药：主要用于营分、血分等实热证。如温热病热入营分，热灼营阴，心神被扰，症见舌绛、身热夜甚、心烦不寐、脉细数，甚则神昏谵语、斑疹隐隐；若热陷心包，则神昏谵语、舌謇肢厥、舌质红绛；若热盛迫血，心神被扰，症见舌色深绛、吐血衄血、尿血便血、斑疹紫暗、躁扰不安甚或昏狂等。亦可用于其他疾病引起的血热出血证。

清虚热药：主要用于肝肾阴虚，虚火内扰所致的骨蒸潮热、午后发热、手足心热、虚烦不寐、盗汗遗精、舌红少苔、脉细而数，以及温热病后期，邪热未尽，伤阴劫液，而致夜热早凉、热退无汗、舌质红绛、脉象细数等虚热证。

细目二 清热泻火药

石膏

性能：甘、辛，大寒。归肺、胃经。

功效：生用：清热泻火，除烦止渴；煅用：敛疮生肌，收湿，止血。

应用

1. 温热病气分实热证。为清泻肺胃气分实热之要药。
2. 肺热喘咳证。善清肺经实热。
3. 胃火牙痛、头痛，实热消渴。
4. 溃疡不敛、湿疹瘙痒、水火烫伤、外伤出血。

用法用量：生石膏煎服，15～60g，宜先煎。煅石膏适量外用，研末撒敷患处。

使用注意：脾胃虚寒及阴虚内热者忌用。

知母

性能：苦、甘，寒。归肺、胃、肾经。

功效：清热泻火，滋阴润燥。

应用

1. 热病烦渴。善治外感热病，高热烦渴者。
2. 肺热燥咳。
3. 骨蒸潮热。入肾经而能滋肾阴、泻肾火、退骨蒸。
4. 内热消渴。
5. 肠燥便秘。

用法用量：煎服，6～12g。

使用注意：本品性寒质润，有滑肠作用，故脾虚便溏者不宜用。

鉴别用药：石膏与知母二药共同功效是清热泻火。同可用治温热病气分热盛及肺热咳嗽等证。不同功效：石膏泻火之中长于清解，重在清泻肺胃实火，肺热喘咳、胃火头痛牙痛多用石膏；知母泻火之中长于清润，肺热燥咳、内热骨蒸、消渴多选知母。

芦根

性能：甘，寒。归肺、胃经。

功效：清热泻火，生津止渴，除烦，止呕，利尿。

应用

1. 热病烦渴。既能清透肺胃气分实热，又能生津止渴、除烦。
2. 胃热呕哕。
3. 肺热咳嗽，肺痈吐脓。
4. 热淋涩痛。

用法用量：煎服，干品15～30g，鲜品加倍，或捣汁用。

使用注意：脾胃虚寒者忌服。

鉴别用药：芦根为芦苇的根茎，苇茎为芦苇的嫩茎。二者出自同一种植物，功效相近。但芦根长于生津止渴，苇茎长于清透肺热，略有侧重。药市中多无苇茎供应，可以芦根代之。

天花粉
性能：甘、微苦，微寒。归肺、胃经。
功效：清热泻火，生津止渴，消肿排脓。
应用
1. 热病烦渴。能清肺胃二经实热。
2. 肺热燥咳。
3. 内热消渴。
4. 疮疡肿毒。
用法用量：煎服，10～15g。
使用注意：不宜与乌头类药材同用。

淡竹叶
性能：甘、淡，寒。归心、胃、小肠经。
功效：清热泻火，除烦，利尿。
应用
1. 热病烦渴。
2. 口疮尿赤、热淋涩痛。用治心、胃火盛，口舌生疮及移热小肠热淋涩痛。
用法用量：煎服，6～9g。

栀子
性能：苦，寒。归心、肺、三焦经。
功效：泻火除烦，清热利湿，凉血解毒。
应用
1. 热病心烦。能清泻三焦火邪、泻心火而除烦，为治热病心烦、躁扰不宁之要药，可与淡豆豉同用。
2. 湿热黄疸。
3. 血淋涩痛。善清利下焦湿热而通淋。
4. 血热吐衄。
5. 目赤肿痛。
6. 火毒疮疡。
用法用量：煎服，5～10g。外用生品适量，研末调敷。
使用注意：本品苦寒伤胃，脾虚便溏者不宜用。

夏枯草
性能：辛、苦，寒。归肝、胆经。
功效：清热泻火，明目，散结消肿。
应用
1. 目赤肿痛、头痛眩晕、目珠夜痛。善泻肝火以明目。
2. 瘰疬、瘿瘤。治肝郁化火，痰火凝聚之瘰疬。

3. 乳痈肿痛。

用法用量：煎服，9～15g。或熬膏服。

使用注意：脾胃虚弱者慎用。

决明子

性能：甘、苦、咸，微寒。归肝、大肠经。

功效：清热明目，润肠通便。

应用

1. 目赤肿痛、羞明多泪、目暗不明。功善清肝明目。
2. 头痛、眩晕。
3. 肠燥便秘。

用法用量：煎服，10～15g；用于润肠通便，不宜久煎。

使用注意：气虚便溏者不宜用。

谷精草

性能：辛、甘，平。归肝、肺经。

功效：疏散风热，明目，退翳。

应用

1. 风热目赤肿痛、眼生翳膜。
2. 风热头痛、齿痛。

用法用量：煎服，5～10g。

使用注意：阴虚血亏之眼疾者不宜用。

细目三　清热燥湿药

黄芩

性能：苦，寒。归肺、胆、脾、胃、大肠、小肠经。

功效：清热燥湿，泻火解毒，止血，安胎。

应用

1. 湿温暑湿，胸闷呕恶，湿热痞满，黄疸泻痢。善清肺胃胆及大肠之湿热，尤长于清中上焦湿热。
2. 肺热咳嗽，高热烦渴。善清泻肺火及上焦实热，用治肺热壅遏所致咳嗽痰稠。
3. 血热吐衄。
4. 痈肿疮毒。
5. 胎动不安。具清热安胎之功。

用法用量：煎服，3～10g。清热多生用，安胎多炒用，清上焦热可酒炙用，止血可炒炭用。

使用注意：本品苦寒伤胃，脾胃虚寒者不宜使用。

黄连

性能：苦，寒。归心、脾、胃、胆、大肠经。

功效：清热燥湿，泻火解毒。
应用
1. 湿热痞满，呕吐吞酸。清热燥湿力大于黄芩，尤长于清中焦湿热。
2. 湿热泻痢。善去脾胃大肠湿热，为治泻痢要药。
3. 高热神昏，心烦不寐，血热吐衄。尤善清泻心经实火，可用治心火亢盛所致神昏、烦躁之证。
4. 痈肿疔疮，目赤牙痛。尤善疗疔毒。
5. 消渴。善清胃火而可用治胃火炽盛，消谷善饥之消渴证。
6. 外治湿疹、湿疮、耳道流脓。
用法用量：煎服，2~5g。外用适量。
使用注意：本品大苦大寒，过服久服易伤脾胃，脾胃虚寒者忌用；苦燥易伤阴津，阴虚津伤者慎用。

黄柏

性能：苦，寒。归肾、膀胱、大肠经。
功效：清热燥湿，泻火解毒，除骨蒸。
应用
1. 湿热带下，热淋涩痛。长于清泻下焦湿热。
2. 湿热泻痢，黄疸。善除大肠湿热以治泻痢。
3. 湿热脚气，痿证。
4. 骨蒸劳热，盗汗，遗精。
5. 疮疡肿毒，湿疹瘙痒。
用法用量：煎服，3~12g。外用适量。
鉴别用药：黄芩、黄连与黄柏，共同功效：清热燥湿，泻火解毒，同用可治湿热内盛或热毒炽盛之证，常相须为用。不同功效：黄芩偏泻上焦肺火，肺热咳嗽者多用；黄连苦寒之性最强，偏泻中焦胃火，并长于泻心火，中焦湿热、痞满呕逆及心火亢盛、高热心烦者多用；黄柏偏泻下焦相火，除骨蒸，湿热下注诸证及骨蒸劳热者多用。

龙胆草

性能：苦，寒。归肝、胆经。
功效：清热燥湿，泻肝胆火。
应用
1. 湿热黄疸，阴肿阴痒，带下，湿疹瘙痒。尤善清下焦湿热。
2. 肝火头痛，目赤耳聋，胁痛口苦。善泻肝火胆实火。
3. 惊风抽搐。
用法用量：煎服，3~6g。
使用注意：脾胃寒者不宜用，阴虚津伤者慎用。

秦皮

性能：苦、涩，寒。归肝、胆、大肠经。
功效：清热燥湿，收涩止痢，止带，明目。

应用
1. 湿热泻痢、带下阴痒。
2. 肝热目赤肿痛、目生翳膜。
用法用量：煎服，6~12g。外用适量，煎洗患处。
使用注意：脾胃虚寒者忌用。

苦参
性能：苦，寒。归心、肝、胃、大肠、膀胱经。
功效：清热燥湿，杀虫，利尿。
应用
1. 湿热泻痢、便血、黄疸。
2. 湿热带下，阴肿阴痒，湿疹湿疮，皮肤瘙痒，疥癣。
3. 湿热小便不利。
用法用量：煎服，5~10g。外用适量。
使用注意：脾胃虚寒者忌用，反藜芦。

白鲜皮
性能：苦，寒。归脾、胃、膀胱经。
功效：清热燥湿，祛风解毒。
应用
1. 湿热疮毒，湿疹，疥癣。
2. 湿热黄疸，风湿热痹。
用法用量：煎服，5~10g。外用适量。
使用注意：脾胃虚寒者慎用。

细目四　清热解毒药

金银花
性能：甘，寒。归肺、心、胃经。
功效：清热解毒，疏散风热。
应用
1. 痈肿疔疮。为治一切内痈外痈之要药。
2. 外感风热，温病初起。善散肺经热邪，透热达表。
3. 热毒血痢。
4. 咽喉肿痛、小儿热疮及痱子。
用法用量：煎服，6~15g。疏散风热、清泄里热以生品为佳；炒炭宜用于热毒血痢；露剂多用于暑热烦渴。
使用注意：脾胃虚寒及气虚疮疡脓清者忌用。

连翘
性能：苦，微寒，归肺、心、小肠经。

功效：清热解毒，消肿散结，疏散风热。
应用
1. 痈肿疮毒，瘰疬痰核。有"疮家圣药"之称。
2. 风热外感，温病初起。
3. 热淋涩痛。
用法用量：煎服，6～15g。
使用注意：脾胃虚寒及气虚脓清者不宜用。
鉴别用药：连翘与金银花二药均归心、肺经，共同功效为清热解毒，疏散风热，既能透热达表，又能清里热而解毒，对外感风热、温病初起、热毒疮疡等证常相须为用。不同功效：连翘清心解毒之力强，并善于消痈散结，为疮家圣药，亦治瘰疬痰核；而金银花疏散表热之效优，且炒炭后善于凉血止痢，用治热毒血痢。

穿心莲
性能：苦，寒。归心、肺、大肠、膀胱经。
功效：清热解毒，凉血，消肿，燥湿。
应用
1. 外感风热，温病初起。凡温热之邪所引起的病证皆可应用。
2. 肺热咳喘，肺痈吐脓，咽喉肿痛。
3. 湿热泻痢，热淋涩痛，湿疹瘙痒。
4. 痈肿疮毒，蛇虫咬伤。
用法用量：煎服，6～9g。煎剂易致呕吐，故多作丸、散、片剂。外用适量。
使用注意：不宜多服久服；脾胃虚寒者不宜用。

大青叶
性能：苦、寒。归心、胃经。
功效：清热解毒，凉血消斑。
应用
1. 热入营血，温毒发斑。善解心胃二经实火热毒。
2. 喉痹口疮，痄腮丹毒。
用法用量：煎服，9～15g，鲜品30～60g。外用适量。
使用注意：脾胃虚寒者忌用。

板蓝根
性能：苦，寒。归心、胃经。
功效：清热解毒，凉血，利咽。
应用
1. 外感发热，温病初起，咽喉肿痛。善于清解实热火毒，有类似于大青叶的清热解毒之功，而更以解毒利咽散结见长。
2. 温毒发斑，痄腮，丹毒，痈肿疮毒。
用法用量：煎服，9～15g。
使用注意：体虚而无实火热毒者忌服，脾胃虚寒者慎用。

青黛

性能：咸，寒。归肝、肺经。

功效：清热解毒，凉血消斑，清肝泻火，定惊。

应用

1. 温毒发斑，血热吐衄。善治温毒发斑。
2. 咽痛口疮，火毒疮疡。
3. 咳嗽胸痛，痰中带血。
4. 暑热惊痫，惊风抽搐。

用法用量：内服 1.5～3g，本品难溶于水，一般作散剂冲服，或入丸剂服用。外用适量。

使用注意：胃寒者慎用。

鉴别用药：大青叶、板蓝根、青黛共同功效是清热解毒、凉血消斑。不同功效：大青叶凉血消斑力强；板蓝根解毒利咽效著；青黛清肝定惊功胜。

贯众

性能：苦，微寒。有小毒。归肝、脾经。

功效：清热解毒，凉血止血，杀虫。

应用

1. 风热感冒，温毒发斑。既能清气分之实热，又能解血分之热毒，凡温热毒邪所致之证皆可用之。
2. 血热出血。尤善治崩漏下血。
3. 虫疾。驱杀绦虫、钩虫、蛲虫、蛔虫等多种肠道寄生虫。
4. 烧烫伤及妇人带下等。

用法用量：煎服，4.5～9g。杀虫及清热解毒宜生用；止血宜炒炭用。外用适量。

使用注意：本品有小毒，用量不宜过大。服用本品时忌油腻。脾胃虚寒者及孕妇慎用。

蒲公英

性能：苦、甘，寒。归肝、胃经。

功效：清热解毒，消肿散结，利湿通淋，清肝明目。

应用

1. 痈肿疔毒，乳痈内痈。为清热解毒、消痈散结之佳品，为治疗乳痈之要药。
2. 热淋涩痛，湿热黄疸。
3. 肝火上炎，目赤肿痛。

用法用量：煎服，9～15g。外用鲜品适量捣敷或煎汤熏洗患处。

使用注意：用量过大，可致缓泻。

紫花地丁

性能：苦、辛，寒。归心、肝经。

功效：清热解毒，凉血消肿。

应用

1. 疔疮肿毒，乳痈肠痈。尤以治疗毒为其特长。

2. 毒蛇咬伤。
3. 肝热目赤肿痛以及外感热病。

用法用量：煎服，15～30g。外用鲜品适量，捣烂敷患处。

使用注意：体质虚寒者忌服。

野菊花

性能：苦、辛，微寒。归肝、心经。

功效：清热解毒。

应用

1. 痈疽疔疖，咽喉肿痛。为治外科疔痈之良药。
2. 目赤肿痛，头痛眩晕。
3. 湿疹、湿疮、风疹瘙痒等。

用法用量：煎服，10～15g。外用适量。

鉴别用药：野菊花与菊花二药共同功效是清热解毒。不同功效：野菊花苦寒之性尤胜，长于解毒消痈，疮痈疔毒肿痛多用之；而菊花辛散之力较强，长于清热疏风，上焦头目风热多用之。

重楼

性能：苦，微寒。有小毒。归肝经。

功效：清热解毒，消肿止痛，凉肝定惊。

应用

1. 痈肿疔疮，咽喉肿痛，毒蛇咬伤。为治痈肿疔毒，毒蛇咬伤的常用药。
2. 惊风抽搐。
3. 跌打损伤。

用法用量：煎服，3～9g。外用适量，捣敷或研末调涂患处。

使用注意：体虚、无实火热毒者、孕妇及患阴证疮疡者均忌服。

拳参

性能：苦、涩，微寒。归肺、肝、大肠经。

功效：清热解毒，凉血止血，镇肝息风，利湿。

应用

1. 痈肿瘰疬，毒蛇咬伤。
2. 热病神昏，惊痫抽搐。
3. 热泻热痢。
4. 血热出血。
5. 水肿，小便不利。

用法用量：煎服，4.5～9g。外用适量。

使用注意：无实火热毒者不宜使用。阴证疮疡患者忌服。

土茯苓

性能：甘、淡，平。归肝、胃经。

功效：解毒，除湿，通利关节。

应用
1. 杨梅毒疮，肢体拘挛。为治梅毒的要药。
2. 淋浊带下，湿疹瘙痒。
3. 痈肿疮毒。

用法用量：煎服，15～60g。外用适量。

使用注意：肝肾阴虚者慎服。服药时忌茶。

鱼腥草

性能：辛，微寒。归肺经。

功效：清热解毒，消痈排脓，利尿通淋，清热止痢。

应用
1. 肺痈吐脓，肺热咳嗽。为治肺痈之要药。
2. 热毒疮毒。
3. 湿热淋证。善清膀胱湿热。
4. 湿热泻痢。

用法用量：煎服，15～25g。鲜品用量加倍，水煎或捣汁服。外用适量，捣敷或煎汤熏洗患处。

使用注意：本品含挥发油，不宜久煎。虚寒证及阴性疮疡忌服。

金荞麦

性能：微辛、涩，凉。归肺经。

功效：清热解毒，排脓祛瘀，健脾消食。

应用
1. 肺痈，肺热咳嗽。善排脓祛瘀，并能清肺化痰，以治疗肺痈咳痰浓稠腥臭或咳吐脓血为其所长。
2. 瘰疬疮疖，咽喉肿痛。
3. 腹胀食少，疳积消瘦。

用法用量：煎服，15～45g。亦可用水或黄酒隔水密闭炖服。

大血藤

性能：苦，平。归大肠、肝经。

功效：清热解毒，活血，祛风，止痛。

应用
1. 肠痈腹痛，热毒疮疡。善散肠中瘀滞，为治肠痈要药。
2. 跌打损伤，经闭痛经。
3. 风湿痹痛。

用法用量：煎服，9～15g。外用适量。

使用注意：孕妇慎服。

败酱草

性能：辛、苦，微寒。归胃、大肠、肝经。

功效：清热解毒，消痈排脓，祛瘀止痛。

应用
1. 肠痈肺痈，痈肿疮毒。为治疗肠痈腹痛的首选药物。
2. 产后瘀阻腹痛。
3. 肝热目赤肿痛及赤白痢疾。
用法用量：煎服，6~15g。外用适量。
使用注意：脾胃虚弱，食少泄泻者忌服。

射干
性能：苦，寒。归肺经。
功效：清热解毒，消痰，利咽。
应用
1. 咽喉肿痛。为治咽喉肿痛常用之品。主治热毒痰火郁结，咽喉肿痛。
2. 痰盛咳喘。
用法用量：煎服，3~9g。
使用注意：本品苦寒，脾虚便溏者不宜使用。孕妇忌用或慎用。

山豆根
性能：苦，寒。有毒。归肺、胃经。
功效：清热解毒，利咽消肿。
应用
1. 咽喉肿痛。为治疗咽喉肿痛的要药。凡热毒蕴结之咽喉肿痛者均可用之。
2. 牙龈肿痛。
3. 湿热黄疸，肺热咳嗽，痈肿疮毒。
用法用量：煎服，3~6g。外用适量。
使用注意：本品有毒，过量服用易引起呕吐、腹泻、胸闷、心悸等副作用，故用量不宜过大。脾胃虚寒者慎用。

马勃
性能：辛，平。归肺经。
功效：清热解毒，利咽，止血。
应用
1. 咽喉肿痛，咳嗽失音。为治咽喉肿痛的常用药。又能止血敛疮，故对喉证有出血和溃烂者尤为适宜。
2. 吐血衄血，外伤出血。
用法用量：煎服，1.5~6g，布包煎；或入丸、散。外用适量，研末撒，或调敷患处，或作吹药。
使用注意：风寒伏肺咳嗽失音者禁服。

白头翁
性能：苦，寒。归胃、大肠经。
功效：清热解毒，凉血止痢。

应用

1. 热毒血痢。尤善于清胃肠湿热及血分热毒,故为治热毒血痢之良药。
2. 疮痈肿毒。
3. 阴痒带下,血热出血及温疟发热烦躁。

用法用量:煎服,9~15g,鲜品15~30g。外用适量。

使用注意:虚寒泻痢忌服。

马齿苋

性能:酸,寒。归肝、大肠经。

功效:清热解毒,凉血止血,止痢。

应用

1. 热毒血痢。为治痢疾的常用药物。
2. 热毒疮疡。
3. 崩漏,便血。
4. 湿热淋证、带下。

用法用量:煎服,9~15g,鲜品30~60g。外用适量,捣敷患处。

使用注意:脾胃虚寒,肠滑泄泻者忌服。

鸦胆子

性能:苦,寒。有小毒。归大肠、肝经。

功效:清热解毒,止痢,截疟,腐蚀赘疣。

应用

1. 热毒血痢,冷积久痢。尤善清大肠蕴热,凉血止痢,用治热毒血痢,便下脓血,里急后重等症。
2. 各型疟疾。
3. 鸡眼赘疣。

用法用量:内服,0.5~2g,以干龙眼肉包裹或装入胶囊包裹吞服,亦可压去油制成丸剂、片剂服,不宜入煎剂。外用适量。

使用注意:本品有毒,对胃肠道及肝肾均有损害,内服需严格控制剂量,不宜多用久服。外用注意用胶布保护好周围正常皮肤,以防止对正常皮肤的刺激。孕妇及小儿慎用。胃肠出血及肝肾病患者,应忌用或慎用。

半边莲

性能:辛,平。归心、小肠、肺经。

功效:清热解毒,利水消肿。

应用

1. 疮痈肿毒,蛇虫咬伤。
2. 腹胀水肿。
3. 湿疮湿疹。

用法用量:煎服,干品10~15g,鲜品30~60g。外用适量。

使用注意:虚证水肿忌用。

白花蛇舌草

性能：微苦、甘，寒。归胃、大肠、小肠经。

功效：清热解毒，利湿通淋。

应用

1. 痈肿疮毒，咽喉肿痛，毒蛇咬伤。
2. 热淋涩痛。
3. 湿热黄疸。

用法用量：煎服，15~60g。外用适量。

使用注意：阴疽及脾胃虚寒者忌用。

山慈菇

性能：甘、微辛，凉。归肝、脾经。

功效：清热解毒，消痈散结，化痰。

应用

1. 痈疽疔毒，瘰疬痰核。
2. 癥瘕痞块。
3. 风痰癫痫。

用法用量：煎服，3~9g。外用适量。

使用注意：正虚体弱者慎用。

熊胆

性能：苦，寒。归肝、胆、心经。

功效：清热解毒，息风止痉，清肝明目。

应用

1. 热极生风，惊痫抽搐。
2. 热毒疮痈。
3. 目赤翳障。
4. 黄疸，小儿疳积，风虫牙痛。

用法用量：内服，0.25~0.5g，入丸、散，由于本品有腥苦味，口服易引起呕吐，故宜用胶囊剂。外用适量，调涂患处。

使用注意：脾胃虚寒者忌服。虚寒证当禁用。

白蔹

性能：苦、辛，微寒。归心、胃经。

功效：清热解毒，消痈散结，敛疮生肌。

应用

1. 疮痈肿毒，瘰疬痰核。
2. 水火烫伤，手足皲裂。
3. 血热咯血、吐血，扭挫伤痛。

用法用量：煎服，4.5~9g。外用适量，煎汤外洗或研成极细粉末敷于患处。

使用注意：脾胃虚寒者不宜服。反乌头。

细目五 清热凉血药

生地黄

性能：甘、苦，寒。归心、肝、肾经。

功效：清热凉血，养阴生津。

应用

1. 热入营血，舌绛烦渴，斑疹吐衄。为清热、凉血、止血之要药。
2. 阴虚内热，骨蒸劳热。
3. 津伤口渴，内热消渴，肠燥便秘。

用法用量：煎服，10~15g。鲜品用量加倍，或以鲜品捣汁入药。

使用注意：脾虚湿滞，腹满便溏者不宜使用。

玄参

性能：甘、苦、咸，微寒。归肺、胃、肾经。

功效：清热凉血，泻火解毒，滋阴。

应用

1. 温邪入营，内陷心包，温毒发斑。
2. 热病伤阴，津伤便秘，骨蒸劳嗽。
3. 目赤咽痛，瘰疬，白喉，痈肿疮毒。

用法用量：煎服，10~15g。

使用注意：脾胃虚寒，食少便溏者不宜服用。反藜芦。

鉴别用药：玄参与生地黄二药共同功效：清热凉血、养阴生津。同用可治热入营血、热病伤阴、阴虚内热久病伤阴之骨蒸潮热、内热消渴及阴虚肠燥便秘等证，二药常相须为用。不同功效：玄参泻火解毒力较强，故咽喉肿痛、痰火瘰疬多用；生地黄清热凉血力较大，故血热出血、内热消渴多用。

牡丹皮

性能：苦、辛，微寒。归心、肝、肾经。

功效：清热凉血，活血祛瘀。

应用

1. 温毒发斑，血热吐衄。善能清营分、血分实热。
2. 温病伤阴，阴虚发热，夜热早凉、无汗骨蒸。善于清透阴分伏热，为治无汗骨蒸之要药。
3. 血滞经闭、痛经、跌打伤痛。
4. 痈肿疮毒。

用法用量：煎服，6~12g。清热凉血宜生用，活血祛瘀宜酒炙用。

使用注意：血虚有寒、月经过多及孕妇不宜用。

赤芍

性能：苦，微寒。归肝经。

功效：清热凉血，散瘀止痛。
应用
1. 温毒发斑，血热吐衄。善清泻肝火，泄血分郁热而奏凉血、止血。
2. 目赤肿痛，痈肿疮疡。
3. 肝郁胁痛，经闭痛经，癥瘕腹痛，跌打损伤。
用法用量：煎服，6~12g。
使用注意：血寒经闭不宜用。反藜芦。
鉴别用药：牡丹皮与赤芍二药均味苦性微寒，同归肝经。共同功效：清热凉血，活血化瘀。同可用治热入营血之斑疹吐衄、血滞经闭、痛经、癥瘕腹痛、痈疮肿毒及跌打瘀肿等证。不同功效：牡丹皮兼辛味，并入心肾经，善透阴分伏热而退虚热，又治热病后期之阴虚发热、久病阴伤之无汗骨蒸；赤芍苦泄而专入肝经，又善清泄肝火止痛，治肝郁化火之胸胁疼痛及肝火目赤肿痛。

紫草

性能：甘、咸，寒。归心、肝经。
功效：清热凉血，活血，解毒透疹。
应用
1. 温病血热毒盛，斑疹紫黑，麻疹不透。
2. 疮疡，湿疹，水火烫伤。
用法用量：煎服，5~10g。外用适量，熬膏或用植物油浸泡涂搽。
使用注意：本品性寒而滑利，脾虚便溏者忌服。

水牛角

性能：苦，寒。归心、肝经。
功效：清热凉血，解毒，定惊。
应用
1. 温病高热，神昏谵语，惊风，癫狂。
2. 血热妄行斑疹、吐衄。
3. 痈肿疮疡，咽喉肿痛。
用法用量：镑片或粗粉煎服，15~30g，宜先煎3小时以上。水牛角浓缩粉冲服，每次1.5~3g，每日2次。
使用注意：脾胃虚寒者忌用。

细目六　清虚热药

青蒿

性能：苦、辛，寒。归肝、胆经。
功效：清透虚热，凉血除蒸，解暑，截疟。
应用
1. 温邪伤阴，夜热早凉。长于清透阴分伏热。

2. 阴虚发热，劳热骨蒸。
3. 暑热外感，发热口渴。
4. 疟疾寒热。尤善除疟疾寒热，为治疗疟疾之良药。

用法用量：煎服，6～12g，不宜久煎；或鲜用绞汁服。

使用注意：脾胃虚弱，肠滑泄泻者忌服。

地骨皮

性能：甘，寒。归肺、肝、肾经。

功效：凉血除蒸，清肺降火，生津止渴。

应用

1. 阴虚发热，盗汗骨蒸。能清肝肾之虚热，除有汗之骨蒸，为退虚热、疗骨蒸之佳品。
2. 肺热咳嗽。善清泄肺热，除肺中伏火。
3. 血热出血证。
4. 内热消渴。

用法用量：煎服，9～15g。

使用注意：外感风寒发热及脾虚便溏者不宜用。

白薇

性能：苦、咸，寒。归胃、肝、肾经。

功效：清热凉血，利尿通淋，解毒疗疮。

应用

1. 阴虚发热，产后虚热。
2. 热淋，血淋。
3. 疮痈肿毒，毒蛇咬伤，咽喉肿痛。
4. 阴虚外感。

用法用量：煎服，4.5～9g。

使用注意：脾胃虚寒、食少便溏者不宜服用。

银柴胡

性能：甘，微寒。归肝、胃经。

功效：清虚热，除疳热。

应用

1. 阴虚发热。为退虚热除骨蒸之常用药。
2. 疳积发热。

用法用量：煎服，3～9g。

使用注意：外感风寒、血虚无热者忌用。

鉴别用药：柴胡与银柴胡二药共同功效是退热。不同功效：柴胡能发表退热，善治外感发热、邪在少阳之往来寒热；又有疏肝解郁，升举阳气，截疟的功效，用治肝郁气滞，胁肋胀痛，月经不调，气虚下陷，脏器脱垂及疟疾寒热；银柴胡能清虚热，除疳热。治疗阴虚发热、小儿疳热。

胡黄连

性能：苦，寒。归肝、胃、大肠经。

功效：退虚热，除疳热，清湿热。

应用

1. 骨蒸潮热。
2. 小儿疳热。尤宜于小儿疳积发热，消化不良，腹胀体瘦，低热不退等症。
3. 湿热泻痢。
4. 痔疮肿痛、痔漏成管。

用法用量：煎服，1.5~9g。

使用注意：脾胃虚寒者慎用。

鉴别用药：黄连与胡黄连二药相同功效：均可清热燥湿，善除胃肠湿热。同为治湿热泻痢之良药。不同功效：黄连善清心火、泻胃火，除中焦湿热，凡湿热火毒重证宜用，为解毒要药。胡黄连善退虚热，除疳热，善治中下二焦湿热火毒诸证及骨蒸潮热、小儿疳热。

（袁颖）

第六单元　泻下药

细目一　概述

要点一　泻下药的性能特点

本类药为沉降之品，主归大肠经。

要点二　泻下药的功效

本类药主要具有泻下通便作用，以排除胃肠积滞和燥屎等。或有清热泻火作用，使实热壅滞之邪通过泻下而清解，起到"上病治下"、"釜底抽薪"的作用；或有逐水退肿作用，使水湿停饮随大小便排除，达到祛除停饮、消退水肿的目的。部分药还兼有解毒，活血祛瘀等作用。

要点三　泻下药的适应范围

主要适用于大便秘结、胃肠积滞、实热内结及水肿停饮等里实证。部分药还可用于疮痈肿毒及瘀血证。

要点四　泻下药的使用注意事项

1. 泻下药中的攻下药、峻下逐水药，因其作用峻猛，或具有毒性，易伤正气及脾胃，故年老体虚、脾胃虚弱者当慎用。
2. 妇女胎前产后及月经期应当忌用。

3. 应用作用较强的泻下药时,当奏效即止,切勿过剂,以免损伤胃气。

4. 应用作用峻猛而有毒性的泻下药时,一定要严格炮制法度,控制用量,避免中毒现象发生,确保用药安全。

要点五 各类泻下药的性能特点

攻下药:本类药大多苦寒沉降,主入胃、大肠经。

润下药:本类药物多为植物种子和种仁,富含油脂,味甘质润,多入脾、大肠经。

峻下逐水药:本类药物大多苦寒有毒,药力峻猛。

要点六 各类泻下药的功效

攻下药:本类药既有较强的攻下通便作用,又有清热泻火之效。

润下药:本类药物能润滑大肠,促使排便而不致峻泻。

峻下逐水药:本类药物服用后能引起剧烈腹泻,有的兼能利尿,能使体内潴留的水饮通过二便排出体外,消除肿胀。

要点七 各类泻下药的适应范围

攻下药:主要适用于大便秘结、燥屎坚结及实热积滞之证。又可用于热病高热神昏、谵语发狂;火热上炎所致的头痛、目赤、咽喉肿痛、牙龈肿痛,以及火热炽盛所致的吐血、衄血、咯血等上部出血证。上述病证,无论有无便秘,应用本类药物,以清除实热,或导热下行,起到"釜底抽薪"的作用。此外,对痢疾初起,下痢后重,或饮食积滞,泻而不畅之证,可适当配用本类药物,以攻逐积滞,消除病因。对肠道寄生虫病,本类药与驱虫药同用,可促进虫体的排出。

润下药:适用于年老津枯、产后血虚、热病伤津及失血等所致的肠燥津枯便秘。

峻下逐水药:适用于全身水肿、大腹胀满以及停饮等正气未衰之证。

细目二 攻下药

大黄

性能:苦,寒。归脾、胃、大肠、肝、心包经。

功效:泻下攻积,清热泻火,凉血解毒,逐瘀通经。

应用

1. 积滞便秘。为治疗积滞便秘之要药。以实热便秘尤为适宜。
2. 血热吐衄,目赤咽肿。
3. 热毒疮疡,烧烫伤。内服外用均可。
4. 瘀血诸证。
5. 湿热痢疾、黄疸、淋证。

用法用量:煎服,5~15g;欲攻下者宜生用,入汤剂应后下,或用开水泡服。外用适量。

使用注意:本品为峻烈攻下之品,易伤正气,如非实证,不宜妄用;本品苦寒,易伤胃气,脾胃虚弱者慎用;其性沉降,且善活血祛瘀,故妇女怀孕、月经期、哺乳期应忌用。

芒硝

性能：咸、苦，寒。归胃、大肠经。

功效：泻下攻积，润燥软坚，清热消肿。

应用

1. 积滞便秘。对实热积滞，大便燥结者尤为适宜。
2. 咽痛，口疮，目赤，痈疮肿痛。

用法用量：10~15g，冲入药汁内或开水溶化后服。外用适量。

使用注意：孕妇及哺乳期妇女忌用或慎用。

鉴别用药：大黄与芒硝二药均为泻下药，共同功效：均可泻下攻积，同用可治积滞便秘。不同功效：大黄味苦，泻下力强，有荡涤肠胃之功，为治热结便秘之主药；又可清热泻火，凉血解毒，逐瘀通经。芒硝味咸，可软坚泻下，善除燥屎坚结，又可清热消肿。

番泻叶

性能：甘、苦，寒。归大肠经。

功效：泻下通便，行水消胀。

应用

1. 热结便秘。适用于热结便秘，亦可用于习惯性便秘及老年便秘。
2. 腹水肿胀。

用法用量：温开水泡服，1.5~3g；煎服，2~6g，宜后下。

使用注意：妇女哺乳期、月经期及孕妇忌用。

芦荟

性能：苦，寒。归肝、胃、大肠经。

功效：泻下通便，清肝，杀虫。

应用

1. 热结便秘。
2. 烦躁惊痫。
3. 小儿疳积。
4. 癣疮。

用法用量：入丸散服，每次1~2g。外用适量。

使用注意：脾胃虚弱，食少便溏及孕妇忌用。

细目三　润下药

火麻仁

性能：甘，平。归脾、胃、大肠经。

功效：润肠通便，滋养补虚。

应用：肠燥便秘。兼有滋养补虚作用。适用于老人、产妇及体弱津血不足的肠燥便秘证。

用法用量：煎服，10~15g，打碎入煎。

郁李仁

性能：辛、苦、甘，平。归脾、大肠、小肠经。

功效：润肠通便，利水消肿。

应用

1. 肠燥便秘。润肠通便作用类似火麻仁而较强，且润中兼可行大肠之气滞。
2. 水肿胀满及脚气浮肿。

用法用量：煎服，6~12g，打碎入煎。

使用注意：孕妇慎用。

松子仁

性能：甘，温。归肺、肝、大肠经。

功效：润肠通便，润肺止咳。

应用

1. 肠燥便秘。
2. 肺燥干咳。

用法用量：煎服，5~10g。或入膏、丸。

使用注意：脾虚便溏，湿痰者禁用。

细目四　峻下逐水药

甘遂

性能：苦，寒。有毒。归肺、肾、大肠经。

功效：泻水逐饮，消肿散结。

应用

1. 水肿，鼓胀，胸胁停饮。善行经隧之水湿，泻下逐饮力峻，药后可连续泻下，使潴留水饮排泄体外。凡水肿、大腹鼓胀、胸胁停饮，正气未衰者，均可用之。
2. 风痰癫痫。
3. 疮痈肿毒。外用。

用法用量：入丸、散服，每次0.5~1g。外用适量，生用。内服醋制用，以减低毒性。

使用注意：虚弱者及孕妇忌用。不宜与甘草同用。

京大戟

性能：苦，寒。有毒。归肺、脾、肾经。

功效：泻水逐饮，消肿散结。

应用

1. 水肿、鼓胀、胸胁停饮。泻水逐饮作用类似甘遂而稍逊，偏行脏腑之水湿，多治水肿，鼓胀，正气未衰者。
2. 痈肿疮毒，瘰疬痰核。内服外用均可。

用法用量：煎服，1.5~3g；入丸散服，每次1g。外用适量，生用。内服醋制用，以减低毒性。

使用注意：虚弱者及孕妇忌用。不宜与甘草同用。

芫花

性能：苦、辛，温。有毒。归肺、脾、肾经。

功效：泻水逐饮，祛痰止咳，杀虫疗疮。

应用

1. 胸胁停饮，水肿，鼓胀。泻水逐饮作用与甘遂、京大戟相似而力稍逊，且以泻胸胁水饮，并能祛痰止咳见长。

2. 咳嗽痰喘。

3. 头疮，白秃，顽癣，痈肿。

用法用量：煎服，1.5~3g；入丸散服，每次0.6g。外用适量。内服醋制用，以降低毒性。

使用注意：虚弱者及孕妇忌用。不宜与甘草同用。

鉴别用药：甘遂、京大戟与芫花三药均为峻下逐水药，均作用峻猛。共同功效：均有泻水逐饮的作用。同用可治水肿、臌胀、胸胁停饮之证。不同功效：甘遂作用最强，其次为京大戟，最弱者为芫花。其中甘遂善行经隧之水湿，大戟偏行脏腑水湿，芫花以泻胸胁水饮，并以祛痰止咳见长。甘遂、京大戟又有消肿散结作用。另外，三者均有毒，且不宜与甘草同用；内服时，多醋制，可降低其毒性。

商陆

性能：苦，寒。有毒。归肺、脾、肾、大肠经。

功效：泻下逐水，消肿散结。

应用

1. 水肿，鼓胀。用治水肿鼓胀，大便秘结，小便不利的水湿肿满实证。

2. 疮痈肿毒。

用法用量：煎服，5~10g。醋制以降低毒性。外用适量。

使用注意：孕妇忌用。

牵牛子

性能：苦，寒。有毒。归肺、肾大肠经。

功效：泻下逐水，去积杀虫。

应用

1. 水肿，鼓胀。其逐水作用较甘遂、京大戟稍缓。

2. 痰饮喘咳。

3. 虫积腹痛。能去积杀虫，并可借其泻下通便作用以排除虫体。

用法用量：煎服，3~9g。入丸散服，每次1.5~3g。本品炒用药性减缓。

使用注意：孕妇忌用。不宜与巴豆、巴豆霜同用。

巴豆

性能：辛，热。有大毒。归胃、大肠经。

功效：峻下冷积，逐水退肿，祛痰利咽，外用蚀疮。

应用

1. 寒积便秘。能峻下冷积，开通肠道闭塞。

2. 腹水鼓胀。有较强的逐水退肿作用。用治腹水鼓胀。
3. 喉痹痰阻。
4. 痈肿脓成未溃，疥癣恶疮。外用。

用法用量：入丸散服，每次 0.1～0.3g。大多数制成巴豆霜用，以减低毒性。外用适量。

使用注意：孕妇及体弱者忌用。不宜与牵牛子同用。

鉴别用药：巴豆与大黄二药的共同功效：攻下祛积，用于积滞便秘。不同功效：巴豆辛热，性猛力强，主要用于寒积便秘急症。大黄苦寒，主要用于热积滞便秘。

千金子

性能：辛，温。有毒。归肝、肾、大肠经。

功效：逐水消肿，破血消癥。

应用

1. 水肿，鼓胀。功似甘遂，其性峻猛。
2. 癥瘕，经闭。
3. 顽癣恶疮、恶疮肿毒及毒蛇咬伤。有攻毒杀虫作用。

用法用量：1～2g，去壳、去油用，多入丸散剂。外用适量，捣烂敷患处。

使用注意：孕妇及体弱便溏者忌服。

（袁颖）

第七单元 祛风湿药

细目一 概述

要点一 祛风湿药的性能特点

祛风湿药味多辛苦，其性或温或凉。

要点二 祛风湿药的功效

能祛除留着于肌肉、经络、筋骨的风湿之邪，有的还兼有散寒、舒筋、通络、止痛、活血或补肝肾、强筋骨等作用。

要点三 祛风湿药的适应范围

主要用于风湿痹证之肢体疼痛，关节不利、肿大，筋脉拘挛等症。部分药物还适用于腰膝酸软、下肢痿弱等。

要点四 祛风湿药的使用注意事项

1. 痹证多属慢性疾患，需较长时间治疗，为服用方便，本类药可制成酒剂或丸剂常服。

2. 本类药中部分药物辛温香燥，易耗伤阴血，故阴亏血虚者应慎用。

要点五　各类祛风湿药的性能特点

祛风寒湿药：本类药多为辛苦温之品，入肝、脾、肾经。
祛风湿热药：本类药多为辛苦寒之品，入肝、脾、肾经。
祛风湿强筋骨药：本类药主入肝、肾经。

要点六　各类祛风湿药的功效

祛风寒湿药：有较好的祛风、除湿、散寒、止痛、通经络等作用，尤以止痛为其特点。
祛风湿热药：具有祛风除湿、通络止痛、清热消肿等作用。
祛风湿强筋骨药：具有祛风除湿、补肝肾、强筋骨等作用。

要点七　各类祛风湿药的适应范围

祛风寒湿药：主要适用于风寒湿痹、肢体关节疼痛、痛有定处、遇寒加重、筋脉拘挛、屈伸不利等。
祛风湿热药：主要适用于风湿热痹、关节红肿热痛等症。
祛风湿强筋骨药：主要适用于风湿日久，肝肾虚损，腰膝酸软，脚弱无力等。

细目二　祛风寒湿药

独活

性能：辛、苦，微温。归肾、膀胱经。
功效：祛风湿，止痛，解表。
应用
1. 风寒湿痹。为治风湿痹痛主药，凡风寒湿邪所致之痹证，无论新久均可应用。尤以腰膝、腿足关节疼痛属下部寒湿者为宜。
2. 表证风寒夹湿。
3. 少阴头痛。善入肾经而搜伏风，可治风扰肾经，伏而不出之少阴头痛。
4. 皮肤瘙痒。
用法用量：煎服，3～9g。外用适量。
鉴别用药：独活与羌活二药，共同功效：均能祛风湿，止痛，解表，以治风寒湿痹，风寒挟湿表证，头痛。不同功效：独活性较缓和，发散力较羌活为弱，多用于风寒湿痹在下半身者，治头痛属少阴者。羌活性较燥烈，发散力强，常用于风寒湿痹，痛在上半身者，治头痛因于风寒者。

威灵仙

性能：辛、咸，温。归膀胱经。
功效：祛风湿，通络止痛，消骨鲠。

应用

1. 风寒湿痹证。为治风湿痹痛要药。凡风湿痹痛，肢体麻木，筋脉拘挛，屈伸不利，无论上下皆可应用，尤宜于风邪偏盛，拘挛掣痛者。
2. 骨鲠咽喉。
3. 跌打伤痛、头痛、牙痛、胃脘痛。
4. 痰饮、噎膈、痞积。

用法用量：煎服，6～9g。外用适量。

使用注意：本品辛散走窜，气血虚弱者慎服。

川乌

性能：辛、苦，热。有大毒。归心、肝、肾、脾经。

功效：祛风湿，温经止痛。

应用

1. 风寒湿痹。为治风寒湿痹证之佳品，尤宜于寒邪偏胜之风湿痹痛。
2. 心腹冷痛，寒疝疼痛。
3. 跌打损伤，麻醉止痛。多外用。

用法用量：煎服，1.5～3g；宜先煎、久煎。外用适量。

使用注意：孕妇忌用；不宜与贝母类、半夏、白及、白蔹、天花粉、瓜蒌类同用；内服一般应炮制用，生品内服宜慎；酒浸、酒煎服易致中毒，应慎用。

蕲蛇

性能：甘、咸，温。有毒。归肝经。

功效：祛风，通络，止痉。

应用

1. 风湿顽痹，中风半身不遂。为截风要药。尤善治病深日久之风湿顽痹。
2. 小儿惊风，破伤风。为治抽搐痉挛常用药。
3. 麻风，疥癣。
4. 瘰疬、梅毒、恶疮。

用法用量：煎汤，3～9g；研末吞服，1次1～1.5g，1日2～3次。或酒浸、熬膏、入丸散服。

使用注意：阴虚内热者忌服。

乌梢蛇

性能：甘，平。归肝经。

功效：祛风，通络，止痉。

应用

1. 风湿顽痹，中风半身不遂。尤宜于风湿顽痹，日久不愈者。
2. 小儿惊风，破伤风。
3. 麻风，疥癣。
4. 瘰疬、恶疮。

用法用量：煎服，9～12g。研末，每次2～3g；或入丸剂、酒浸服。外用适量。

使用注意：血虚生风者慎服。

木瓜

性能：酸，温。归肝、脾经。

功效：舒筋活络，和胃化湿。

应用

1. 风湿痹证。尤为治湿痹、筋脉拘挛要药。
2. 脚气水肿。
3. 吐泻转筋。
4. 消化不良，津伤口渴。

用法用量：煎服，6~9g。

使用注意：内有郁热，小便短赤者忌服。

蚕砂

性能：甘、辛，温。归肝、脾、胃经。

功效：祛风湿，和胃化湿。

应用

1. 风湿痹证。作用缓和，可用于各种痹证。
2. 吐泻转筋。
3. 风疹，湿疹。

用法用量：煎服，5~15g。宜布包入煎。外用适量。

鉴别用药：蚕砂与木瓜二药共同功效：祛风湿，和胃化湿，以治湿痹拘挛及湿阻中焦之吐泻转筋。不同功效：蚕砂作用较缓，又善祛风，故凡风湿痹痛，不论风重、湿重均可应用；木瓜善舒筋活络，长于治筋脉拘挛，除常用于湿阻中焦吐泻转筋外，也可用于血虚肝旺，筋脉失养，挛急疼痛等。

伸筋草

性能：微苦、辛，温。归肝经。

功效：祛风湿，舒筋活络。

应用

1. 风寒湿痹，肢软麻木。入肝尤善通经络。治风寒湿痹，关节酸痛，屈伸不利。
2. 跌打损伤。

用法用量：煎服，3~12g。外用适量。

使用注意：孕妇慎服。

寻骨风

性能：辛、苦，平。归肝经。

功效：祛风湿，通络止痛。

应用

1. 风湿痹证。
2. 跌打损伤。
3. 胃痛、牙痛、痈肿。

用法用量：煎服，10~15g。外用，适量。

松节

性能：苦、辛，温。归肝、肾经。

功效：祛风湿，通络止痛。

应用

1. 风寒湿痹。善祛筋骨间风湿，尤宜于寒湿偏盛之风湿痹证。
2. 跌打损伤。

用法用量：煎服，10~15g。外用，适量。

使用注意：阴虚血燥者慎服。

海风藤

性能：辛、苦，微温。归肝经。

功效：祛风湿，通络止痛。

应用

1. 风寒湿痹。
2. 跌打损伤。

用法用量：煎服，6~12g。外用适量。

路路通

性能：苦，平。归肝、肾经。

功效：祛风通络，利水，通经。

应用

1. 风湿痹痛，中风半身不遂。
2. 跌打损伤。
3. 水肿。
4. 经行不畅，经闭。
5. 乳少，乳汁不通。
6. 风疹瘙痒。

用法用量：煎服，5~9g。外用，适量。

使用注意：月经过多及孕妇忌服。

细目三　祛风湿热药

秦艽

性能：辛、苦，平。归胃、肝、胆经。

功效：祛风湿，通络止痛，退虚热，清湿热。

应用

1. 风湿痹证。为风药中之润剂。风湿痹痛，筋脉拘挛，骨节酸痛，无问寒热新久均可配伍应用。
2. 中风不遂。又善"活血荣筋"，可用于中风半身不遂，口眼㖞斜，四肢拘急，舌强不语等。

3. 骨蒸潮热，疳积发热。为治虚热要药。

4. 湿热黄疸。能清肝胆湿热而退黄。

用法用量：煎服，3~9g。

防己

性能：苦，辛，寒。归膀胱、肺经。

功效：祛风湿，止痛，利水消肿。

应用

1. 风湿痹证。对风湿痹证湿热偏盛，肢体酸重，关节红肿疼痛，及湿热身痛者，尤为要药。

2. 水肿，小便不利，脚气。尤宜于下肢水肿，小便不利者。

3. 湿疹疮毒。

4. 高血压病。

用法用量：煎服，4.5~9g。治水肿尿少宜用汉防己，治风湿痹痛用木防己。

使用注意：本品大苦大寒易伤胃气，胃纳不佳及阴虚体弱者慎服。

桑枝

性能：微苦，平。归肝经。

功效：祛风湿，利关节。

应用

1. 风湿痹证。痹证新久、寒热均可应用，尤宜于风湿热痹，肩臂、关节酸痛麻木者。

2. 水肿，白癜风，皮疹瘙痒，消渴。

用法用量：煎服，9~15g。外用适量。

豨莶草

性能：辛、苦，寒。归肝、肾经。

功效：祛风湿，利关节，解毒。

应用

1. 风湿痹痛，中风半身不遂。

2. 风疹，湿疮，疮痈。

3. 高血压病。

用法用量：9~12g。治风湿痹痛、半身不遂宜制用，治风疹湿疮、疮痈宜生用。

臭梧桐

性能：辛、苦、甘，凉。归肝经。

功效：祛风湿，通经络，平肝。

应用

1. 风湿痹证。

2. 风疹，湿疮。

3. 头痛眩晕。

用法用量：煎服，5~15g；研末服，每次3g。外用适量。用于高血压病不宜久煎。

络石藤

性能：苦，微寒。归心、肝、肾经。

功效：祛风通络，凉血消肿。

应用

1. 风湿热痹。尤宜于风湿热痹，筋脉拘挛，腰膝酸痛者。
2. 喉痹，痈肿。
3. 跌仆损伤。

用法用量：煎服，6~12g。外用，适量，鲜品捣敷。

雷公藤

性能：苦，辛，寒。有大毒。归肝、肾经。

功效：祛风除湿，活血通络，消肿止痛，杀虫解毒。

应用

1. 风湿顽痹。为治风湿顽痹要药。尤宜于关节红肿热痛、肿胀难消、晨僵、功能受限，甚至关节变形者。
2. 麻风、顽癣、湿疹、疥疮。
3. 疔疮肿毒。

用法用量：煎汤，10~25g（带根皮者减量），文火煎1~2小时；研粉，每日1.5~4.5g。外用适量。

使用注意：内脏有器质性病变及白细胞减少者慎服；孕妇忌用。

丝瓜络

性能：甘，平。归肺、胃、肝经。

功效：祛风，通络，活血。

应用

1. 风湿痹证。
2. 胸胁胀痛。
3. 乳汁不通，乳痈。
4. 跌打损伤、胸痹。

用法用量：煎服，4.5~9g。外用，适量。

细目四　祛风湿强筋骨药

五加皮

性能：辛、苦，温。归肝、肾经。

功效：祛风湿，补肝肾，强筋骨，利水。

应用

1. 风湿痹证。为强壮性祛风湿药，尤宜于老人及久病体虚者。
2. 筋骨痿软，小儿行迟，体虚乏力。
3. 水肿、脚气。

用法用量：煎服，4.5~9g；或酒浸、入丸散服。

桑寄生

性能：苦、甘，平。归肝、肾经。

功效：祛风湿，补肝肾，强筋骨，安胎。

应用

1. 风湿痹证。长于补肝肾、强筋骨。
2. 崩漏经多，妊娠漏血，胎动不安。
3. 高血压病。

用法用量：煎服，9~15g。

狗脊

性能：苦、甘，温。归肝、肾经。

功效：祛风湿，补肝肾，强腰膝。

应用

1. 风湿痹证。对肝肾不足，兼有风寒湿邪之腰痛脊强，不能俯仰者最为适宜。
2. 腰膝酸软，下肢无力。
3. 遗尿，白带过多。
4. 金疮出血。狗脊的绒毛有止血作用。

用法用量：煎服，6~12g。

使用注意：肾虚有热，小便不利或短涩黄赤者慎服。

千年健

性能：苦、辛，温。归肝、肾经。

功效：祛风湿，强筋骨。

应用：风寒湿痹。

用法用量：煎服，4.5~9g；或酒浸服。

使用注意：阴虚内热者慎服。

鹿衔草

性能：甘、苦，温。归肝、肾经。

功效：祛风湿，强筋骨，止血，止咳。

应用

1. 风湿痹证。用于风湿日久，痹痛而腰膝无力者。
2. 月经过多，崩漏，咯血，外伤出血。
3. 久咳劳嗽。
4. 泻痢日久。

用法用量：煎服，9~15g。外用，适量。

（袁颖）

第八单元 化湿药

细目一 概述

要点一 化湿药的性能特点

本类药气味芳香，性偏温燥，主入脾、胃经。

要点二 化湿药的功效

本类药能促进脾胃运化，消除湿浊，前人谓之"醒脾"，"醒脾化湿"等。同时，其辛能行气，香能通气，能行中焦之气机，以解除因湿浊引起的脾胃气滞之病机。此外，部分药还兼有解暑、辟秽、开窍、截疟等作用。

要点三 化湿药的适应范围

主要适用于湿浊内阻，脾为湿困，运化失常所致的脘腹痞满、呕吐泛酸、大便溏薄、食少体倦、口甘多涎、舌苔白腻等证。此外，有芳香解暑之功，湿温、暑湿等证，亦可选用。

要点四 化湿药的使用注意事项

1. 入汤剂宜后下，且不应久煎，以免其挥发性有效成分逸失而降低疗效。
2. 本类药物多属辛温香燥之品，易于耗气伤阴，故阴虚、血燥及气虚者宜慎用。

细目二 具体药物

藿香

性能：辛，微温。归脾、胃、肺经。
功效：化湿，止呕，解暑。
应用
1. 湿滞中焦证。为芳香化湿浊要药。
2. 呕吐。
3. 暑湿或湿温初起。
用法用量：煎服，5~10g。鲜品加倍。
使用注意：阴虚血燥者不宜用。

佩兰

性能：辛，平。归脾、胃、肺经。
功效：化湿，解暑。

应用

1. 湿阻中焦。化湿和中之功与藿香相似。用治脾经湿热，口中甜腻、多涎、口臭等的脾瘅证。

2. 暑湿或湿温初起。

用法用量：5~10g。鲜品加倍。

苍术

性能：辛、苦，温。归脾、胃经。

功效：燥湿健脾，祛风散寒，明目。

应用

1. 湿阻中焦证。对湿阻中焦，脾失健运而致脘腹胀闷，呕恶食少，吐泻乏力，舌苔白腻等症，最为适宜。

2. 风寒湿痹。痹证湿胜者尤宜。

3. 风寒夹湿表证。

4. 夜盲症及眼目昏涩。

用法用量：煎服，5~10g。

使用注意：阴虚内热，气虚多汗者忌服。

鉴别用药：苍术、藿香、佩兰三药，共同功效：芳香化湿，用于湿阻中焦证。不同功效：苍术苦温燥烈，可燥湿健脾，不仅适用于湿阻中焦，亦可用于其他湿邪泛滥之症；而藿香、佩兰性微温或平，以化湿醒脾为主，多用于湿邪困脾之症。

厚朴

性能：苦、辛，温。归脾、胃、肺、大肠经。

功效：燥湿消痰，下气除满。

应用

1. 湿阻中焦，脘腹胀满。为消除胀满的要药。

2. 食积气滞，腹胀便秘。

3. 痰饮咳喘。燥湿消痰，下气平喘。

使用注意：本品辛苦温燥湿，易耗气伤津，故气虚津亏者及孕妇当慎用。

用法用量：煎服，3~10g。或入丸散。

鉴别用药：厚朴、苍术二药共同功效：均有燥湿之功，常相须为用，治疗湿阻中焦之证。不同功效：厚朴以苦味为重，苦降下气消积除胀满，又下气消痰平喘，既可除无形之湿药，又可消有形之实满，为消除胀满的要药；而苍术辛散温燥为主，为治湿阻中焦之要药，又可祛风湿。

砂仁

性能：辛，温。归脾、胃、肾经。

功效：化湿行气，温中止泻，安胎。

应用

1. 湿阻中焦证及脾胃气滞证。"为醒脾调胃要药。"尤其是寒湿气滞者最为适宜。

2. 脾胃虚寒吐泻证。

3. 气滞妊娠恶阻及胎动不安。

用法用量：煎服，3~6g。入汤剂宜后下。

使用注意：阴虚血燥者慎用。

白豆蔻

性能：辛，温。归肺、脾、胃经。

功效：化湿行气，温中止呕。

应用

1. 湿阻中焦及脾胃气滞证。
2. 呕吐。尤以胃寒湿阻气滞呕吐最为适宜。

用法用量：煎服，3~6g。入汤剂宜后下。

使用注意：阴虚血燥者慎用。

鉴别用药：豆蔻、砂仁二药共同功效是化湿行气，温中止呕、止泻，常相须为用，用治湿阻中焦及脾胃气滞证。不同功效：豆蔻化湿行气之力偏中上焦，可用于湿温痞闷，温中偏胃而善止呕；而砂仁偏中下焦，化湿行气力略胜，温中重在脾而善止泻。

草豆蔻

性能：辛，温。归脾、胃经。

功效：燥湿行气，温中止呕。

应用

1. 寒湿中阻证。
2. 寒湿呕吐证。
3. 腹痛泻痢。

用法用量：煎服，3~6g。入散剂较佳。入汤剂宜后下。

使用注意：阴虚血燥者慎用。

草果

性能：辛，温。归脾、胃经。

功效：燥湿温中，除痰截疟。

应用

1. 寒湿中阻证。其燥湿、温中之力皆强于草豆蔻。
2. 疟疾。

用法用量：煎服，3~6g。

使用注意：阴虚血燥者慎用。

（袁颖）

第九单元　利水渗湿药

细目一　概述

要点一　利水渗湿药的性能特点

本类药物味多甘淡，主归膀胱、小肠经。

要点二　利水渗湿药的功效

具有利水渗湿、利尿通淋、利湿退黄等功效。

要点三　利水渗湿药的适应范围

本类药主要用于小便不利、水肿、泄泻、痰饮、淋证、黄疸、湿疮、带下、湿温等水湿所致的各种病证。

要点四　利水渗湿药的使用注意事项

1. 本类药易耗伤津液，对阴亏津少、肾虚遗精遗尿者，宜慎用或忌用。
2. 有些药物有较强的通利作用，孕妇应慎用。

要点五　各类利水渗湿药的性能特点

利水消肿药：本类药性味多甘淡平或微寒。
利尿通淋药：本类药性味多苦寒，或甘淡而寒。苦能降泄，寒能清热，善走下焦。
利湿退黄药：本类药性味多苦寒，主入脾、胃、肝、胆经。苦寒能清泄湿热。

要点六　各类利水渗湿药的功效

利水消肿药：具有利水消肿作用。
利尿通淋药：具有利尿通淋作用。
利湿退黄药：具有利湿退黄作用。

要点七　各类利水渗湿药的适应范围

利水消肿药：本类药主要适用于水湿内停之水肿、小便不利，以及泄泻、痰饮等证。
利尿通淋药：本类药主要适用于小便短赤、热淋、血淋、石淋及膏淋等证。
利湿退黄药：本类药主要适用于湿热黄疸、目黄、身黄、小便黄。部分药物还可用于湿疮痈肿等证。

细目二 利水消肿药

茯苓

性能：甘、淡，平。归心、脾、肾经。

功效：利水渗湿，健脾，宁心。

应用

1. 水肿。为利水消肿之要药。可用治寒热虚实各种水肿。
2. 痰饮。
3. 脾虚泄泻。尤宜于脾虚湿盛泄泻。
4. 心悸，失眠。

用法用量：煎服，9~15g。

使用注意：虚寒精滑者忌服。

薏苡仁

性能：甘、淡，凉。归脾、胃、肺经。

功效：利水渗湿，健脾，除痹，清热排脓。

应用

1. 水肿，小便不利，脚气。
2. 脾虚泄泻。尤宜治脾虚湿盛之泄泻。
3. 湿痹拘挛。
4. 肺痈，肠痈。

用法用量：煎服，9~30g。清利湿热宜生用，健脾止泻宜炒用。

使用注意：津液不足者慎用。

鉴别用药：薏苡仁与茯苓二药共同功效：利水消肿，渗湿，健脾。不同功效：薏苡仁性凉而清热，排脓消痈，又擅除痹。而茯苓性平，且补益心脾，宁心安神。

猪苓

性能：甘、淡，平。归肾、膀胱经。

功效：利水渗湿。

应用：水肿，小便不利，泄泻。利水作用较强。

用法用量：煎服，6~12g。

鉴别用药：猪苓与茯苓二药共同功效：利水消肿渗湿，用治水肿，小便不利等证。不同功效：猪苓利水作用较强，无补益之功。而茯苓性平和，能补能利，既善渗泄水湿，又能健脾宁心。

泽泻

性能：甘，寒。归肾、膀胱经。

功效：利水渗湿，泄热。

应用

1. 水肿，小便不利，泄泻。

2. 淋证，遗精。以下焦湿热者尤为适宜。

用法用量：煎服，5~10g。

冬瓜皮

性能：甘，凉。归脾、小肠经。

功效：利水消肿，清热解暑。

应用

1. 水肿。
2. 暑热证。

用法用量：煎服，15~30g。

玉米须

性能：甘，平。归膀胱、肝、胆经。

功效：利水消肿，利湿退黄。

应用

1. 水肿。
2. 黄疸。

用法用量：煎服，30~60g，鲜者加倍。

葫芦

性能：甘，平。归肺、肾经。

功效：利水消肿。

应用

1. 水肿。
2. 淋证。

用法用量：煎服，15~30g，鲜者加倍。

香加皮

性能：辛、苦，温。有毒。归肝、肾、心经。

功效：利水消肿，祛风湿，强筋骨。

应用

1. 水肿，小便不利。
2. 风湿痹证。

用法用量：煎服，3~6g。浸酒或入丸散，酌量。

使用注意：本品有毒，内服不宜过量。

鉴别用药：五加皮与香加皮二药，共同功效：祛风湿，强筋骨，利水，同治风湿痹证、水肿、小便不利。不同功效：五加皮无毒，祛风湿、补肝肾、强筋骨作用较好；香加皮有毒，有强心利尿作用，二药不可混用。

细目三 利尿通淋药

车前子

性能：甘，微寒。归肝、肾、肺、小肠经。

功效：利尿通淋，渗湿止泻，明目，祛痰。

应用

1. 淋证，水肿。善通利水道，清膀胱热结。
2. 泄泻。能利水湿，分清浊而止泻，即利小便以实大便。尤宜于小便不利之水泻。
3. 目赤肿痛，目暗昏花，翳障。
4. 痰热咳嗽。

用法用量：煎服，9~15g，宜包煎。

使用注意：肾虚精滑者慎用。

滑石

性能：甘、淡，寒。归膀胱、肺、胃经。

功效：利水通淋，清热解暑，收湿敛疮。

应用

1. 热淋，石淋，尿热涩痛。能清膀胱湿热而通利水道，是治淋证常用药。
2. 暑湿，湿温。
3. 湿疮，湿疹，痱子。

用法用量：煎服，10~20g。宜包煎。外用适量。

使用注意：脾虚、热病伤津及孕妇忌用。

木通

性能：苦，寒。有毒。归心、小肠、膀胱经。

功效：利水通淋，清心火，通经下乳。

应用

1. 热淋涩痛，水肿。
2. 口舌生疮，心烦尿赤。能上清心经之火，下泄小肠之热。治心火上炎，口舌生疮，或心火下移小肠而致的心烦尿赤等症。
3. 经闭乳少。
4. 湿热痹痛。

用法用量：煎服，3~6g。

使用注意：本品不宜过量服或久服，孕妇忌服，内无湿热者、儿童与年老体弱者慎用。

通草

性能：甘、淡，微寒。归肺、胃经。

功效：利尿通淋，通气下乳。

应用

1. 淋证，水肿。

2. 产后乳汁不下。

用法用量：煎服，3～5g。

使用注意：孕妇慎用。

瞿麦

性能：苦，寒。归心、小肠经。

功效：利尿通淋，破血通经。

应用

1. 淋证。尤以热淋最为适宜。
2. 闭经，月经不调。

用法用量：煎服，9～15g。

使用注意：孕妇忌服。

萹蓄

性能：苦，微寒。归膀胱经。

功效：利尿通淋，杀虫止痒。

应用

1. 淋证。多用于热淋、石淋。
2. 虫证，湿疹，阴痒。

用法用量：煎服，9～15g，鲜者加倍。外用适量。

使用注意：脾虚者慎用。

地肤子

性能：辛、苦，寒。归肾、膀胱经。

功效：利尿通淋，清热利湿，止痒。

应用

1. 淋证。
2. 阴痒带下，风疹，湿疹。能清除皮肤中之湿热与风邪而止痒。

用法用量：煎服，9～15g。外用适量。

海金沙

性能：甘、咸，寒。归膀胱、小肠经。

功效：利尿通淋，止痛。

应用：淋证。尤善止尿道疼痛，为治诸淋涩痛之要药。

用法用量：煎服，6～15g。宜包煎。

使用注意：肾阴亏虚者慎服。

石韦

性能：甘、苦，微寒。归肺、膀胱经。

功效：利尿通淋，清肺止咳，凉血止血。

应用

1. 淋证。尤宜于血淋。

2. 肺热咳喘。
3. 血热出血。对血热妄行之吐血、衄血、尿血、崩漏尤为适合。
用法用量：煎服，6~12g。

冬葵子
性能：甘、涩，凉。归大肠、小肠、膀胱经。
功效：利尿通淋，下乳，润肠。
应用
1. 淋证。
2. 乳汁不通，乳房胀痛。
3. 便秘。
用法用量：煎服，3~9g。
使用注意：本品寒润滑利，脾虚便溏者与孕妇慎用。

灯心草
性能：甘、淡，微寒。归心、肺、小肠经。
功效：利尿通淋，清心降火。
应用
1. 淋证。
2. 心烦失眠，口舌生疮。
用法用量：煎服，1~3g。外用适量。

萆薢
性能：苦，平。归肾、胃经。
功效：利湿去浊，祛风除痹。
应用
1. 膏淋，白浊。为治膏淋要药。
2. 风湿痹痛。善治腰膝痹痛，筋脉屈伸不利。
用法用量：煎服，10~15g。
使用注意：肾阴亏虚遗精滑泄者慎用。

细目四 利湿退黄药

茵陈
性能：苦、辛，微寒。归脾、胃、肝、胆经。
功效：清利湿热，利胆退黄。
应用
1. 黄疸。为治黄疸之要药。
2. 湿疹瘙痒。
用法用量：煎服，6~15g。外用适量，煎汤熏洗。
使用注意：蓄血发黄及血虚萎黄者慎用。

金钱草

性能：甘、咸，微寒。归肝、胆、肾、膀胱经。

功效：利湿退黄，利尿通淋，解毒消肿。

应用

1. 湿热黄疸。
2. 石淋，热淋。善消结石，尤宜于治疗石淋。
3. 痈肿疔疮、毒蛇咬伤。

用法用量：煎服，15~60g，鲜品加倍。外用适量。

虎杖

性能：微苦，微寒。归肝、胆、肺经。

功效：利湿退黄，清热解毒，散瘀止痛，化痰止咳。

应用

1. 湿热黄疸，淋浊，带下。
2. 水火烫伤，痈肿疮毒，毒蛇咬伤。
3. 经闭，癥瘕，跌打损伤。
4. 肺热咳嗽。
5. 热结便秘。

用法用量：煎服，9~15g。外用适量。

使用注意：孕妇忌服。

垂盆草

性能：甘、淡、微酸，微寒。归心、肝、胆经。

功效：利湿退黄，清热解毒。

应用

1. 黄疸。
2. 痈肿疮疡，喉痛，蛇伤，烫伤。

用法用量：煎服，15~30g，鲜品250g。

（袁颖）

第十单元 温里药

细目一 概述

要点一 温里药的性能特点

本类药多味辛性温热，主入脾、胃、肾、心、肝、肺经。因其主要归经的不同而有多种效用。

要点二 温里药的功效

具有温里散寒、温经止痛等作用，个别药物尚能助阳、回阳。

主入脾胃经者，能温中散寒止痛；主入肺经者，能温肺化饮；主入肝经者，能暖肝散寒止痛；主入肾经者，能温肾助阳；主入心肾两经者，能温阳通脉或回阳救逆。

要点三 温里药的适应范围

本类药主要适用于里寒证。主入脾胃经者，可用治外寒入侵，直中脾胃或脾胃虚寒证，症见脘腹冷痛、呕吐泄泻、舌淡苔白等；主入肺经者，用治肺寒痰饮证，症见痰鸣咳喘、痰白清稀、舌淡苔白滑等；主入肝经者，用治寒侵肝经的少腹痛、寒疝腹痛或厥阴头痛等；主入肾经者，用治肾阳不足证，症见阳痿宫冷、腰膝冷痛、夜尿频多、滑精遗尿等；主入心肾两经者，用治心肾阳虚证，症见心悸怔忡、畏寒肢冷、小便不利、肢体浮肿等；或用治亡阳厥逆证，症见畏寒倦卧、汗出神疲、四肢厥逆、脉微欲绝等。

要点四 温里药的使用注意事项

1. 本类药多辛热燥烈，易耗阴动火，故天气炎热时或素体火旺者应减少用量。
2. 热伏于里、热深厥深、真热假寒证禁用。
3. 凡实热证、阴虚火旺、津血亏虚者忌用。
4. 孕妇慎用。

细目二 具体药物

附子

性能：辛、甘，大热。有毒。归心、肾、脾经。

功效：回阳救逆，补火助阳，散寒止痛。

应用

1. 亡阳证。能上助心阳、中温脾阳、下补肾阳，为"回阳救逆第一品药"。
2. 阳虚证。
3. 寒痹证。尤善治寒痹痛剧者。

用法用量：煎服，3~15g；本品有毒，宜先煎0.5~1小时，至口尝无麻辣感为度。

使用注意：孕妇及阴虚阳亢者忌用。反半夏、瓜蒌、贝母、白蔹、白及。生品外用，内服须炮制。若内服过量，或炮制、煎煮方法不当，可引起中毒。

干姜

性能：辛，热。归脾、胃、肾、心、肺经。

功效：温中散寒，回阳通脉，温肺化饮。

应用

1. 腹痛，呕吐，泄泻。为温暖中焦之主药。

2. 亡阳证。
3. 寒饮喘咳。

用法用量：煎服，3～10g。

使用注意：本品辛热燥烈，阴虚内热、血热妄行者忌用。

肉桂

性能：辛、甘，大热。归肾、脾、心、肝经。

功效：补火助阳，散寒止痛，温经通脉，引火归原。

应用

1. 阳痿，宫冷。为治命门火衰之要药。
2. 腹痛，寒疝。善去痼冷沉寒。
3. 腰痛，胸痹，阴疽，闭经，痛经。
4. 虚阳上浮。能使因下元虚衰所致上浮之虚阳回归故里，故曰引火归原。
5. 气血虚衰证。在补气益血方中少量加入肉桂，有鼓舞气血生长之效。

用法用量：煎服，1～4.5g，宜后下或焗服；研末冲服，每次1～2g。

使用注意：阴虚火旺、里有实热、血热妄行出血及孕妇忌用。畏赤石脂。

鉴别用药

1. 肉桂、附子、干姜三药，共同功效：温中散寒止痛，用治脾胃虚寒之脘腹冷痛、大便溏泄等。不同功效：附子、干姜能回阳救逆，用治亡阳证。此功附子力强，干姜力弱，常相须为用。干姜主入脾胃，长于温中散寒、健运脾阳而止呕；尚能温肺化饮，用治肺寒痰饮咳喘。肉桂、附子味甘而大热，散寒止痛力强，善治脘腹冷痛甚者及寒湿痹痛证，二者又能补火助阳，用治肾阳虚证及脾肾阳虚证。肉桂还能引火归源、温经通脉，用治虚阳上浮及胸痹、阴疽、闭经、痛经等。

2. 桂枝与肉桂二药，共同功效：均能散寒止痛，温通经脉，用治寒凝血滞之胸痹、闭经、痛经及风寒湿痹。不同功效：肉桂长于温里寒，常用治里寒证；又能补火助阳，引火归原，又可治肾阳不足、命门火衰之阳痿宫冷，下元虚衰、虚阳上浮之虚喘、心悸。桂枝长于散表寒，多用于风寒表证；又能助阳化气，又可治痰饮、蓄水证。

吴茱萸

性能：辛，苦，热。有小毒。归肝、脾、胃、肾经。

功效：散寒止痛，降逆止呕，助阳止泻。

应用

1. 寒凝疼痛。为治肝寒气滞诸痛之主药。
2. 胃寒呕吐。
3. 虚寒泄泻。为治脾肾阳虚，五更泄泻之常用药。

用法用量：煎服，1.5～4.5g。外用适量。

使用注意：本品辛热燥烈，易耗气动火，故不宜多服、久服，阴虚有热者忌服。

小茴香

性能：辛，温。归肝、肾、脾、胃经。

功效：散寒止痛，理气和胃。

应用

1. 寒疝腹痛，睾丸偏坠胀痛，少腹冷痛，痛经。
2. 中焦虚寒气滞证。

用法用量：煎服，3~6g。外用适量。

使用注意：阴虚火旺者慎用。

丁香

性能：辛，温。归脾、胃、肺、肾经。

功效：温中降逆，散寒止痛，温肾助阳。

应用

1. 胃寒呕吐、呃逆。为治胃寒呕逆之要药。
2. 脘腹冷痛。
3. 阳痿，宫冷。

用法用量：煎服，1~3g。外用适量。

使用注意：热证及阴虚内热者忌用。畏郁金。

高良姜

性能：辛，热。归脾、胃经。

功效：散寒止痛，温中止呕。

应用

1. 胃寒冷痛。
2. 胃寒呕吐。

用法用量：煎服，3~6g。研末服，每次3g。

胡椒

性能：辛，热。归胃、大肠经。

功效：温中散寒，下气消痰，开胃进食。

应用

1. 胃寒腹痛，呕吐泄泻。
2. 癫痫证。
3. 作调味品，有开胃进食的作用。

用法用量：煎服，2~4g；研末服，每次0.6~1.5g。外用适量。

花椒

性能：辛、温。归脾、胃、肾经。

功效：温中止痛，杀虫止痒。

应用

1. 中寒腹痛，寒湿吐泻。
2. 虫积腹痛，湿疹，阴痒。

用法用量：煎服，3~6g。外用适量，煎汤熏洗。

（袁颖）

第十一单元 理气药

细目一 概述

要点一 理气药的性能特点
本类药性味多辛苦温而芳香。主归脾、胃、肝、肺经。

要点二 理气药的功效
具有理气健脾、疏肝解郁、理气宽胸、行气止痛、破气散结等功效。

要点三 理气药的适应范围
本类药主要适用于脾胃气滞之脘腹胀痛、嗳气吞酸、恶心呕吐、腹泻便秘，肝气郁滞之胁肋胀痛、抑郁不乐、疝气疼痛、乳房胀痛、月经不调，肺气壅滞之胸闷胸痛、咳嗽气喘等证。

要点四 理气药的使用注意事项
本类药物性多辛温香燥，易耗气伤阴，故气阴不足者慎用。

细目二 具体药物

陈皮
性能：辛、苦，温。归脾、肺经。
功效：理气健脾，燥湿化痰。
应用
1. 脾胃气滞证。以寒湿阻中之气滞最宜。
2. 呕吐、呃逆。
3. 湿痰、寒痰咳嗽。为治痰之要药。
4. 胸痹。
用法用量：煎服，3~9g。

青皮
性能：苦、辛，温。归肝、胆、胃经。
功效：疏肝破气，消积化滞。
应用
1. 肝郁气滞证。尤宜于治肝郁气滞之胸胁胀痛、疝气疼痛、乳房肿痛。
2. 气滞脘腹疼痛。

3. 食积腹痛。
4. 癥瘕积聚、久疟痞块。

用法用量：煎服，3～9g。醋炙疏肝止痛力强。

使用注意：本品辛散苦泄，性烈耗气，故气虚者慎用。

鉴别用药：陈皮与青皮二药，共同功效：行气消积化滞，同治食积停滞、脘腹胀痛及呕吐食少等证。不同功效：陈皮性温而不峻，行气力缓，偏入脾肺，长于燥湿化痰，用于痰饮停滞肺胃之咳嗽气喘、呕哕、腹痛、泄泻；青皮性较峻烈，行气力猛，苦泄下行，偏入肝胆，能疏肝破气，散结止痛，消积化滞，主治肝郁乳房胀痛或结块，胁肋胀痛，疝气疼痛，食积腹痛，癥瘕积聚等症。

枳实

性能：苦、辛、酸，温。归脾、胃、大肠经。

功效：破气消积，化痰除痞。

应用

1. 胃肠积滞，湿热泻痢。善破气除痞、消积导滞。
2. 胸痹、结胸。
3. 气滞胸胁疼痛。
4. 产后腹痛。
5. 胃扩张、胃下垂、子宫脱垂、脱肛等脏器下垂病证。

用法用量：煎服，3～9g，大剂量可用30g。炒后性平和。

使用注意：孕妇慎用。

木香

性能：辛、苦，温。归脾、胃、大肠、胆、三焦经。

功效：行气止痛，健脾消食。

应用

1. 脾胃气滞证。善通行脾胃之滞气，既为行气止痛之要药，又为健脾消食之佳品。
2. 泻痢里急后重。善行大肠之滞气，为治湿热泻痢里急后重之要药。
3. 腹痛胁痛，黄疸，疝气疼痛。
4. 胸痹。

用法用量：煎服，1.5～6g。生用行气力强，煨用行气力缓而实肠止泻，用于泄泻腹痛。

沉香

性能：辛、苦，微温。归脾、胃、肾经。

功效：行气止痛，温中止呕，纳气平喘。

应用

1. 胸腹胀痛。
2. 胃寒呕吐。善温胃降气而止呕。
3. 虚喘证。

用法用量：煎服，1.5～4.5g，宜后下；或磨汁冲服，或入丸散剂，每次0.5～1g。

檀香

性能：辛，温。归脾、胃、心、肺经。

功效：行气止痛，散寒调中。

应用：胸腹寒凝气滞。

用法用量：煎服，2~5g，宜后下；入丸散，1~3g。

使用注意：阴虚火旺、实热吐衄者慎用。

川楝子

性能：苦，寒。有小毒。归肝、胃、小肠、膀胱经。

功效：行气止痛，杀虫，疗癣。

应用

1. 肝郁化火诸痛证。
2. 虫积腹痛。
3. 头癣、秃疮。

用法用量：煎服，4.5~9g。外用适量。炒用寒性减低。

使用注意：本品有毒，不宜过量或持续服用，以免中毒。又因性寒，脾胃虚寒者慎用。

乌药

性能：辛，温。归肺、脾、肾、膀胱经。

功效：行气止痛，温肾散寒。

应用

1. 寒凝气滞之胸腹诸痛证。
2. 尿频，遗尿。

用法用量：煎服，3~9g。

荔枝核

性能：辛、微苦，温。归肝、胃经。

功效：行气散结，散寒止痛。

应用

1. 疝气痛，睾丸肿痛。
2. 胃脘久痛，痛经，产后腹痛。

用法用量：煎服，4.5~9g。或入丸散剂。

香附

性能：辛、微苦、微甘，平。归肝、脾、三焦经。

功效：疏肝解郁，调经止痛，理气调中。

应用

1. 肝郁气滞胁痛、腹痛。为疏肝解郁，行气止痛之要药。
2. 月经不调，痛经，乳房胀痛。为妇科调经之要药。
3. 气滞腹痛。

用法用量：煎服，6~9g。醋炙止痛力增强。

鉴别用药：木香与香附二药的共同功效是理气止痛，宽中消食，均用于治疗脾胃气滞、脘腹胀痛、食少诸症，二者可配伍应用。不同功效：木香药性偏燥，主入脾胃，善治脾胃气滞之食积不化，脘腹胀痛，泻痢里急后重，兼可用于治疗胁痛、黄疸、疝气疼痛以及胸痹心痛，为理气止痛之要药；香附性质平和，主入肝经，以疏肝解郁、调经止痛见长，主治肝气郁结之胁肋胀痛、乳房胀痛、月经不调、癥瘕疼痛等症，为妇科调经之要药。

佛手

性能：辛、苦，温，归肝、脾、胃、肺经。

功效：疏肝解郁，理气和中，燥湿化痰。

应用

1. 肝郁胸胁胀痛。
2. 气滞脘腹疼痛。
3. 久咳痰多，胸闷作痛。

用法用量：煎服，3~9g。

薤白

性能：辛、苦，温。归肺、胃、大肠经。

功效：通气散结，行气导滞。

应用

1. 胸痹心痛。为治胸痹之要药。
2. 脘腹痞满胀痛，泻痢里急后重。

用法用量：煎服，5~9g。

大腹皮

性能：辛，微温。归脾、胃、大肠、小肠经。

功效：行气宽中，利水消肿。

应用

1. 胃肠气滞，脘腹胀闷，大便不爽。
2. 水肿胀满，脚气浮肿，小便不利。

用法用量：煎服，4.5~9g。

柿蒂

性能：苦、涩，平。归胃经。

功效：降气止呃。

应用：呃逆。为止呃要药。因其性平和，故凡胃气上逆所致各种呃逆均可以应用。

用法用量：煎服，4.5~9g。

（袁颖）

第十二单元 消食药

细目一 概述

要点一 消食药的性能特点

本类药多味甘性平，主归脾、胃经。

要点二 消食药的功效

具有消食化积，以及健脾开胃，和中之功。

要点三 消食药的适应范围

主治宿食停留，饮食不消所致之脘腹胀满，嗳气吞酸，恶心呕吐，不思饮食，大便失常；以及脾胃虚弱，消化不良等证。

要点四 消食药的使用注意事项

气虚无积滞者慎用。

细目二 具体药物

山楂

性能：酸、甘，微温。归脾、胃、肝经。

功效：消食化积，行气散瘀。

应用

1. 饮食积滞。能治各种饮食积滞，尤为消化油腻肉食积滞之要药。
2. 泻痢腹痛，疝气痛。炒用兼能止泻止痢。
3. 瘀阻胸腹痛，痛经。
4. 冠心病、高血压病、高脂血症、细菌性痢疾等。

用法用量：煎服，10～15g，大剂量30g。生山楂、炒山楂多用于消食散瘀，焦山楂、山楂炭多用于止泻痢。

使用注意：脾胃虚弱而无积滞者或胃酸分泌过多者均慎用。

神曲

性能：甘、辛，温。归脾、胃经。

功效：消食和胃。

应用饮食积滞。略能解表退热，尤宜外感表证兼食滞者。

用法用量：煎服，6～15g。消食宜炒焦用。

麦芽

性能：甘，平。归脾、胃、肝经。

功效：消食健胃，回乳消胀。

应用

1. 米面薯芋食滞。
2. 断乳，乳房胀痛。
3. 肝气郁滞或肝胃不和之胁痛、脘腹痛等。

用法用量：煎服，10～15g，大剂量30～120g。生麦芽长于消食健胃，炒麦芽多用于回乳消胀。

使用注意：哺乳期妇女不宜使用。

谷芽

性能：甘，平。归脾、胃经。

功效：消食和中，健脾开胃。

应用

1. 米面薯芋食积。
2. 脾虚食少，消化不良。

用法用量：煎服，9～15g。生用长于和中；炒用偏于消食。

稻芽

性能：甘，温。归脾、胃经。

功效：消食和中，健脾开胃。

应用：米面薯芋食滞及脾虚食少消化不良。

用法用量：煎服，9～15g。生用长于和中；炒用偏于消食。

鉴别用药：稻芽、麦芽二药共同功效：消食和中，健胃，主治米面薯芋类食滞证及脾虚食少等。不同功效：麦芽消食健胃力较强；而稻芽力较弱，故稻芽更宜于轻证，或病后脾虚者。但二药临床常相须为用。

莱菔子

性能：辛、甘，平。归肺、脾、胃经。

功效：消食除胀，降气化痰。

应用

1. 食积气滞证。
2. 咳喘痰多，胸闷食少。尤宜治咳喘痰壅，胸闷兼食积者。

用法用量：煎服，6～10g。生用吐风痰，炒用消食下气化痰。

使用注意：本品辛散耗气，气虚及无食积、痰滞者慎用。不宜与人参同用。

鉴别用药：莱菔子、山楂二药共同功效：消食化积，主治食积证。不同功效：山楂长于消积化滞，主治肉食积滞；而莱菔子尤善消食行气消胀，主治食积气滞证。

鸡内金

性能：甘，平。归脾、胃、小肠、膀胱经。

功效：消食健胃，涩精止遗，化坚消石。

应用

1. 饮食积滞，小儿疳积。广泛用于米面薯芋乳肉等各种食积证。
2. 肾虚遗精、遗尿。
3. 石淋证，胆结石。

用法用量：煎服，3~10g。研末服，每次1.5~3g，研末服效果比煎剂好。

使用注意：脾虚无积滞者慎用。

（袁颖）

第十三单元　驱虫药

细目一　概述

要点一　驱虫药的性能特点

本类药物入脾、胃、大肠经，部分药物具有一定的毒性。

要点二　驱虫药的功效

驱除或杀灭人体内寄生虫。对人体内的寄生虫，特别是肠道寄生虫虫体有杀灭或麻痹作用，促使其排出体外。

要点三　驱虫药的适应范围

可用治蛔虫病、蛲虫病、绦虫病、钩虫病、姜片虫病等多种肠道寄生虫病。

要点四　驱虫药的使用注意事项

1. 驱虫药物对人体正气多有损伤，故要控制剂量，防止用量过大中毒或损伤正气。
2. 对素体虚弱、年老体衰及孕妇，更当慎用。
3. 驱虫药一般应在空腹时服用，使药物充分作用于虫体而保证疗效。
4. 对发热或腹痛剧烈者，不宜急于驱虫，待症状缓解后，再行施用驱虫药物。

细目二　具体药物

使君子

性能：甘，温。归脾、胃经。

功效：杀虫消积。

应用

1. 蛔虫病，蛲虫病。为驱蛔要药，尤宜于小儿。

2. 小儿疳疾。

用法用量：煎服，9~12g，捣碎。取仁炒香嚼服，6~9g。小儿每岁1~1.5粒，1日总量不超过20粒，空腹服用，每日1次，连用3天。

使用注意：大量服用可致呃逆、眩晕、呕吐、腹泻等反应。若与热茶同服，亦能引起呃逆、腹泻，故服用时当忌饮茶。

苦楝皮

性能：苦，寒。有毒。归肝、脾、胃经。

功效：杀虫，疗癣。

应用

1. 蛔虫病，蛲虫病，钩虫病。有毒，治多种肠道寄生虫，为广谱驱虫中药。

2. 疥癣，湿疮。

用法用量：煎服，4.5~9g，鲜品15~30g。外用适量。

使用注意：本品有毒，不宜过量或持续久服。有效成分难溶于水，需文火久煎。

槟榔

性能：苦、辛，温。归胃、大肠经。

功效：杀虫消积，行气，利水，截疟。

应用

1. 肠道寄生虫病。用治绦虫证疗效最佳。

2. 食积气滞，泻痢后重。

3. 水肿，脚气肿痛。

4. 疟疾。

用法用量：煎服，3~10g，驱绦虫、姜片虫30~60g。生用力佳，炒用力缓；鲜者优于陈久者。

使用注意：脾虚便溏或气虚下陷者忌用；孕妇慎用。

南瓜子

性能：甘，平。归胃、大肠经。

功效：杀虫。

应用

1. 绦虫病。

2. 血吸虫病。

用法用量：研粉，60~120g，冷开水调服。

（袁颖）

第十四单元　止血药

细目一　概述

要点一　止血药的性能特点

本类药均入血分，以归心、肝、脾经为主，尤以归心、肝二经者为多。

要点二　止血药的功效

均能止血，分别具有凉血止血、化瘀止血、收涩止血及温经止血作用。

要点三　止血药的适应范围

本类药主要适用于咳血、吐血、衄血、便血、尿血、崩漏、紫癜及创伤出血等体内外各种出血病证。。

要点四　止血药的使用注意事项

1. 凉血止血药和收敛止血药，易凉遏恋邪，有止血留瘀之弊，故出血兼有瘀滞者不宜单独使用。
2. 若出血过多，气随血脱者，当急投大补元气之药，以挽救气脱危侯。

要点五　各类止血药的性能特点

凉血止血药：本类药物性属寒凉，味多甘苦，善入血分而清泄血分之热。
化瘀止血药：本类药物既能止血，又能化瘀，具有止血而不留瘀的特点。
收敛止血药：本类药物大多味涩，或为炭类，或质黏，因性善收涩，故有留瘀恋邪之弊。
温经止血药：本类药物性属温热，主入脾经，能温内脏，益脾阳，固冲脉而统摄血液。

要点六　各类止血药的功效

凉血止血药：具有凉血止血之功。
化瘀止血药：以化瘀止血为主，有的兼能消肿、止痛。
收敛止血药：具有收敛止血作用。
温经止血药：具有温经止血作用。

要点七　各类止血药的适应范围

凉血止血药：主要用于血热妄行引起的各种出血病证。

化瘀止血药：主要用于瘀血内阻，血不循经之出血病证，以及跌打损伤、经闭、瘀滞心腹疼痛等。

收敛止血药：广泛用于各种出血病证。

温经止血药：主要用于脾不统血，冲脉失固之虚寒性出血病证。

细目二　凉血止血药

小蓟

性能：甘、苦，凉。归心、肝经。

功效：凉血止血，散瘀解毒消痈。

应用

1. 血热出血证。尤善治尿血、血淋。
2. 热毒疮痈。

用法用量：煎服，10～15g，鲜品可用30～60g。外用鲜品适量，捣敷患处。

大蓟

性能：甘、苦，凉。归心、肝经。

功效：凉血止血，散瘀解毒消痈。

应用

1. 血热出血证。尤多用于吐血、咯血及崩漏下血。
2. 热毒痈肿。

用法用量：煎服，10～15g，鲜品可用30～60g；外用适量，捣敷患处。

鉴别用药：大蓟、小蓟二药共同功效是均能凉血止血，散瘀解毒消痈，广泛用治血热出血诸证及热毒疮疡。不同功效：大蓟散瘀消痈力强，止血作用广泛，故对吐血、咯血及崩漏下血尤为适宜；小蓟兼能利尿通淋，故以治血尿、血淋为佳。

地榆

性能：苦、酸、涩，微寒。归肝、大肠经。

功效：凉血止血，解毒敛疮。

应用

1. 血热出血证。尤宜于下焦之下血。
2. 烫伤、湿疹、疮疡痈肿。为治水火烫伤之要药。

用法用量：煎服，10～15g，大剂量可用至30g；或入丸、散，外用适量。止血多炒炭用，解毒敛疮多生用。

使用注意：本品性寒酸涩，凡虚寒性便血、下痢、崩漏及出血有瘀者慎用。对于大面积烧伤病人，不宜使用地榆制剂外涂，以防其所含鞣质被大量吸收而引起中毒性肝炎。

槐花

性能：苦，微寒。归肝、大肠经。

功效：凉血止血，清肝泻火。

应用

1. 血热出血证。对下部血热所致的痔血、便血等最为适宜。

2. 目赤、头痛。

用法用量：煎服，10~15g；外用适量。止血多炒炭用，清热泻火宜生用。

使用注意：脾胃虚寒及阴虚发热而无实火者慎用。

鉴别用药：地榆、槐花共同功效：凉血止血，治血热妄行之出血诸证，因其性下行，以治下部出血证为宜。不同功效：地榆凉血之中兼能收涩，凡下部之血热出血，诸如便血、痔血、崩漏、血痢等皆宜；槐花无收涩之性，其止血功在大肠，故以治便血、痔血为佳。

侧柏叶

性能：苦、涩，寒。归肺、肝、脾经。

功效：凉血止血，化痰止咳，生发乌发。

应用

1. 血热出血证。为治各种出血病证之要药，尤以血热者为宜。

2. 肺热咳嗽。

3. 脱发、须发早白。

用法用量：煎服，10~15g；外用适量。止血多炒炭用，化痰止咳宜生用。

白茅根

性能：甘，寒。归肺、胃、膀胱经。

功效：凉血止血，清热利尿，清肺胃热。

应用

1. 血热出血证。

2. 水肿，热淋，黄疸。

3. 胃热呕吐，肺热咳喘。

用法用量：煎服，15~30g，鲜品加倍，以鲜品为佳，可捣汁服。多生用，止血亦可炒炭用。

鉴别用药：芦根与白茅根二药共同功效：清肺胃热而利尿，均可治肺热咳嗽、胃热呕吐及小便淋痛。不同功效：白茅根偏入血分，以凉血止血见长；而芦根偏入气分，以清热生津为优。

苎麻根

性能：甘，寒。归心、肝经。

功效：凉血止血，安胎，清热解毒。

应用

1. 血热出血证。

2. 胎动不安，胎漏下血。历来视为安胎之要药。

3. 热毒痈肿。

用法用量：煎服，10~30g；鲜品30~60g，捣汁服。外用适量，煎汤外洗，或鲜品捣敷。

细目三 化瘀止血药

三七
性能：甘、微苦，温。归肝、胃经。
功效：化瘀止血，活血定痛。
应用
1. 出血证。有止血不留瘀，化瘀不伤正的特点，对人体内外各种出血，无论有无瘀滞，均可应用，尤以有瘀滞者为宜。
2. 跌打损伤，瘀血肿痛。为伤科之要药。
3. 虚损劳伤。
用法用量：多研末吞服，1~1.5g；煎服，3~10g，亦入丸散。外用适量，研末外掺或调敷。
使用注意：孕妇慎用。

茜草
性能：苦，寒。归肝经。
功效：凉血化瘀止血，通经。
应用
1. 出血证。对于血热夹瘀的各种出血证，尤为适宜。
2. 血瘀经闭、跌打损伤，风湿痹痛。为妇科调经要药。
用法用量：煎服，10~15g，大剂量可用30g。亦入丸、散。止血炒炭用，活血通经生用或酒炒用。

蒲黄
性能：甘，平。归肝、心包经。
功效：止血，化瘀，利尿。
应用
1. 出血证。对出血证无论属寒属热，有无瘀滞，均可应用，以属实夹瘀者尤宜。
2. 瘀血痛证。
3. 血淋尿血。
用法用量：煎服，3~10g，包煎。外用适量，研末外掺或调敷。止血多炒用，化瘀、利尿多生用。
使用注意：生蒲黄有收缩子宫作用，故孕妇忌服。

花蕊石
性能：酸、涩，平。归肝经。
功效：化瘀止血。
应用：出血证。
用法用量：煎服，10~15g；研末吞服，每次1~1.5g，包煎；外用适量，研末外掺或调敷。

降香

性能：辛，温。归肝、脾经。

功效：化瘀止血，理气止痛。

应用

1. 出血证。
2. 胸胁疼痛、跌损瘀痛。
3. 呕吐腹痛。

用法用量：煎服，3~6g，宜后下；研末吞服，每次1~2g；外用适量，研末外敷。

细目四 收敛止血药

白及

性能：苦、甘、涩，寒。归肺、胃、肝经。

功效：收敛止血，消肿生肌。

应用

1. 出血证。为收敛止血之要药，尤多用于肺胃出血之证。
2. 痈肿疮疡，手足皲裂，水火烫伤。

用法用量：煎服，3~10g；大剂量可用至30g；亦可入丸、散，入散剂，每次用2~5g；研末吞服，每次1.5~3g；外用适量。

使用注意：不宜与乌头类药材同用。

仙鹤草

性能：苦、涩，平。归心、肝经。

功效：收敛止血，止痢，截疟，补虚。

应用

1. 出血证。广泛用于全身各部的出血之证。无论寒热虚实，皆可应用。
2. 腹泻、痢疾。
3. 疟疾寒热。
4. 脱力劳伤。
5. 疮疖痈肿，阴痒带下。尚能解毒杀虫。

用法用量：煎服，3~10g，大剂量可用至30~60g；外用适量。

使用注意：出血有瘀或出血初期邪实者，当慎用之。

棕榈炭

性能：苦、涩，平。归肝、肺、大肠经。

功效：收敛止血。

应用：出血证。为收敛止血之要药，广泛用于各种出血之证，尤多用于崩漏。

用法用量：煎服，3~10g；研末服，1~1.5g。

使用注意：出血兼有瘀滞、湿热下痢初起者慎用。

血余炭

性能：苦，平。归肝、胃经。

功效：收敛止血，化瘀利尿。

应用

1. 出血证。
2. 小便不利。

用法用量：煎服，6~10g；研末服，1.5~3g；外用适量。

藕节

性能：甘、涩，平。归肝、肺、胃经。

功效：收敛止血。

应用：出血证。对吐血、咳血、咯血等上部出血病证尤为多用。

用法用量：煎服，10~15g，大剂量可用至30g；鲜品30~60g，捣汁饮用。亦可入丸、散。

细目五　温经止血药

艾叶

性能：辛、苦，温。有小毒。归肝、脾、肾经。

功效：温经止血，散寒调经，安胎。

应用

1. 出血证。为温经止血之要药。用于虚寒性出血病证，尤宜于崩漏。
2. 月经不调，痛经。为治妇科下焦虚寒或寒客胞宫之要药。
3. 胎动不安。为妇科安胎之要药。

用法用量：煎服，3~10g；外用适量。温经止血宜炒炭用，余生用。

炮姜

性能：苦、涩，温。归脾、肝经。

功效：温经止血，温中止痛。

应用

1. 出血证。主治脾胃虚寒，脾不统血之出血病证。
2. 腹痛、腹泻。

用法用量：煎服，3~6g。

使用注意：热盛火旺之出血证忌用。

鉴别用药：生姜、干姜和炮姜三药共同功效：均能温中散寒，适用于脾胃寒证。不同功效：生姜长于散表寒，又为呕家之圣药；干姜偏于祛里寒，为温中散寒之至药；炮姜善走血分，长于温经而止血。

（袁颖）

第十五单元 活血化瘀药

细目一 概述

要点一 活血化瘀药的性能特点

性味多为辛、苦、温，部分动物类药味咸，主入心、肝两经。

要点二 活血化瘀药的功效

通过活血化瘀作用而产生多种不同的功效，包括活血止痛、活血调经、活血消肿、活血疗伤、活血消痈、破血消癥等。

要点三 活血化瘀药的适应范围

本类药适用于一切瘀血阻滞之证，主治范围很广，遍及内、外、妇、儿、伤等各科。如内科的胸、腹、头痛，痛如针刺，痛有定处，体内的癥瘕积聚，中风不遂，肢体麻木以及关节痹痛日久；伤科的跌仆损伤，瘀肿疼痛；外科的疮疡肿痛；妇科的月经不调、经闭、痛经、产后腹痛等。

要点四 活血化瘀药的使用注意事项

1. 本类药物行散力强，易耗血动血，不宜用于妇女月经过多以及其他出血证无瘀血现象者。
2. 对于孕妇尤当慎用或忌用。

要点五 各类活血化瘀药的性能特点

活血止痛药：本类药多具辛味，辛散善行，既入血分，又入气分，活血每兼行气。
活血调经药：本类药大多辛散苦泄，主归肝经血分，尤善通畅血脉而调经水。
活血疗伤药：本类药味多辛苦咸，主归肝、肾经。
破血消癥药：本类药味多辛苦，虫类药居多，兼有咸味，入归肝经血分，药性峻猛，走而不守。

要点六 各类活血化瘀药的功效

活血止痛药：具有良好的活血止痛作用。
活血调经药：具有活血散瘀之功，尤善通畅血脉而调经水。
活血疗伤药：具有活血化瘀、消肿止痛、续筋接骨、止血生肌敛疮等作用。
破血消癥药：具有破血逐瘀、消癥散积作用。

要点七　各类活血化瘀药的适应范围

活血止痛药：本类药主要适用于气血瘀滞所致的各种痛证，如头痛、胸胁痛、心腹痛、痛经、产后腹痛、肢体疼痛、跌打损伤之瘀痛等，也可用于其他瘀血病证。

活血调经药：本类药主治血行不畅所致的月经不调、痛经、经闭及产后瘀滞腹痛，亦常用于瘀血痛证、癥瘕、跌打损伤、疮痈肿毒。

活血疗伤药：本类药主要适用于跌打损伤、瘀肿疼痛、骨折筋损、金疮出血等伤科疾患。

破血消癥药：本类药主要适用于瘀血时间长、程度重的癥瘕积聚，以及血瘀经闭、瘀肿疼痛、偏瘫等证。

细目二　活血止痛药

川芎

性能：辛，温。归肝、胆、心包经。

功效：活血行气，祛风止痛。

应用

1. 血瘀气滞痛证。为"血中之气药"。善"下调经水，中开郁结"，为妇科要药。

2. 头痛，风湿痹痛。能"上行头目"，祛风止痛，为治头痛要药，无论风寒、风热、风湿、血虚、血瘀头痛均可随证配伍用之。

用法用量：煎服，3~9g。

使用注意：阴虚火旺，多汗，热盛及无瘀之出血证和孕妇慎用。

延胡索

性能：辛、苦，温。归心、肝、脾经。

功效：活血，行气，止痛。

应用：气血瘀滞痛证。能"行血中之气滞，气中血滞，故能专治一身上下诸痛"。为常用的止痛药，无论何种痛证，均可配伍应用。

用法用量：煎服，3~10g；研粉吞服，每次1~3g。

郁金

性能：辛、苦，寒。归肝、胆、心经。

功效：活血止痛，行气解郁，清心凉血，利胆退黄。

应用

1. 气滞血瘀痛证。

2. 热病神昏，癫痫痰闭。

3. 吐血、衄血、倒经、尿血、血淋。

4. 肝胆湿热黄疸、胆石症。

用法用量：煎服，5~12g；研末服，2~5g。

使用注意：畏丁香。

鉴别用药：香附与郁金二药，共同功效：疏肝解郁，同治肝郁气滞证。不同功效：香附药性偏温，专入气分，善疏肝行气，调经止痛，长于治疗肝郁气滞之月经不调；而郁金药性偏寒，既入血分，又入气分，善活血止痛，行气解郁，长于治疗肝郁气滞血瘀之痛证。

姜黄

性能：辛、苦，温。归肝、脾经。

功效：破血行气，通经止痛。

应用

1. 气滞血瘀痛证。
2. 风湿痹痛。尤长于行肢臂而除痹痛。
3. 牙痛，牙龈肿胀疼痛，疮疡痈肿，皮癣痛痒。

用法用量：煎服，3~10g，外用适量。

使用注意：血虚无气滞血瘀者慎用，孕妇忌用。

鉴别用药：郁金与姜黄二药，共同功效：活血散瘀，行气止痛，同治气滞血瘀证。不同功效：姜黄辛温行散，祛瘀力强，以治寒凝气滞血瘀之证为好，且可祛风通痹而用于风湿痹痛。郁金苦寒降泄，行气力强，且凉血，以治血热瘀滞之证为宜，又能利胆退黄，清心解郁，用于湿热黄疸、热病神昏等证。

乳香

性能：辛、苦，温。归心、肝、脾经。

功效：活血行气止痛，消肿生肌。

应用

1. 跌打损伤，疮疡痈肿。为伤科要药。
2. 气滞血瘀痛证。

用法用量：煎服，3~10g，宜炒去油用。外用适量，生用或炒用。研末外敷。

使用注意：胃弱者慎用，孕妇及无瘀滞者忌用。

没药

性能：辛、苦，平。归心、肝、脾经。

功效：活血止痛，消肿生肌。

应用：与乳香相似。常与乳香相须为用，治疗跌打损伤瘀滞疼痛，痈疽肿痛，疮疡溃后久不收口以及一切瘀滞痛证。

用法用量：煎服，3~10g，外用适量。

使用注意：同乳香。

五灵脂

性能：苦、咸、甘，温。归肝经。

功效：活血止痛，化瘀止血。

应用

1. 瘀血阻滞痛证。为治疗瘀滞疼痛之要药。
2. 瘀血阻滞出血证。炒用。

用法用量：煎服，3~10g，宜包煎。
使用注意：血虚无瘀及孕妇慎用。"十九畏"认为人参畏五灵脂，一般不宜同用。

细目三　活血调经药

丹参

性能：苦，微寒。归心、心包、肝经。

功效：活血调经，祛瘀止痛，凉血消痈，除烦安神。

应用

1. 月经不调，闭经痛经，产后瘀滞腹痛。为妇科调经常用药。《妇科明理论》有"一味丹参散，功同四物汤"之说。
2. 血瘀心痛，脘腹疼痛，癥瘕积聚，跌打损伤，风湿痹证。
3. 疮痈肿毒。
4. 热病烦躁神昏，心悸失眠。

用法用量：煎服，5~15g。活血化瘀宜酒炙用。

使用注意：反藜芦。孕妇慎用。

红花

性能：辛，温。归心、肝经。

功效：活血通经，祛瘀止痛。

应用

1. 血滞经闭、痛经，产后瘀滞腹痛。为活血祛瘀、通经止痛之要药。
2. 癥瘕积聚。
3. 胸痹心痛，血瘀腹痛、胁痛。
4. 跌打损伤，瘀滞肿痛。
5. 瘀滞斑疹色暗。
6. 回乳，瘀阻头痛、眩晕、中风偏瘫、喉痹、目赤肿痛等证。

用法用量：煎服，3~10g。外用适量。

使用注意：孕妇忌用。有出血倾向者慎用。

桃仁

性能：苦、甘，平。有小毒。归心、肝、大肠经。

功效：活血祛瘀，润肠通便，止咳平喘。

应用

1. 瘀血阻滞诸证。
2. 肺痈，肠痈。
3. 肠燥便秘。
4. 咳嗽气喘。

用法用量：煎服，5~10g，捣碎用。桃仁霜入汤剂宜包煎。

使用注意：孕妇忌用。便溏者慎用。本品有毒，不可过量。

益母草

性能：辛、苦，微寒。归心、肝、膀胱经。

功效：活血调经，利尿消肿，清热解毒。

应用

1. 血滞经闭、痛经、经行不畅、产后恶露不尽、瘀滞腹痛。为妇产科要药。
2. 水肿，小便不利。尤宜用于水瘀互阻的水肿。
3. 跌打损伤，疮痈肿毒，皮肤瘾疹。

用法用量：煎服，10~30g；或熬膏，入丸剂。外用适量，捣敷或煎汤外洗。

使用注意：孕妇忌服，无瘀滞及阴虚血少者忌用。

泽兰

性能：苦、辛，微温。归肝、脾经。

功效：活血调经，利水消肿。

应用

1. 血瘀经闭、痛经、产后瘀滞腹痛。
2. 跌打损伤，瘀肿疼痛，疮痈肿毒。
3. 水肿、腹水。对水瘀互结之水肿尤为适宜。

用法用量：煎服，10~15g。外用适量。

使用注意：血虚及无瘀滞者慎用。

鉴别用药：益母草与泽兰二药，共同功效：活血调经，祛瘀消痈，利水消肿，同治妇科经产血瘀病证及跌打损伤、瘀肿疼痛、疮痈肿毒、水肿等证。不同功效：益母草辛散苦泄力较强，性寒又能清热解毒，其活血、解毒、利水作用均比泽兰强，临床应用也更广。

牛膝

性能：苦、甘、酸，平。归肝、肾经。

功效：活血通经，补肝肾，强筋骨，利水通淋，引火（血）下行。

应用

1. 瘀血阻滞经闭、痛经、经行腹痛、胞衣不下，跌打伤痛。
2. 腰膝酸痛、下肢痿软。
3. 淋证，水肿，小便不利。
4. 头痛、眩晕、齿痛、口舌生疮、吐血、衄血。

用法用量：煎服，6~15g。活血通经、利水通淋、引火（血）下行宜生用；补肝肾、强筋骨宜酒炙用。

使用注意：本品为动血之品，性专下行，孕妇月经过多者忌服。中气下陷、脾虚泄泻、下元不固、多梦遗精者慎用。

鉴别用药：牛膝有川牛膝和怀牛膝之分。二药相同功效：均能活血通经、补肝肾、强筋骨、利尿通淋、引火（血）下行。不同功效：川牛膝长于活血通经，怀牛膝长于补肝肾、强筋骨。

鸡血藤

性能：苦、微甘，温。归肝、肾经。

功效：行血补血，调经，舒筋活络。
应用
1. 月经不调，痛经，经闭。
2. 风湿痹痛，手足麻木，肢体瘫痪，血虚萎黄。
用法用量：煎服，10~30g。或浸酒服，或熬膏服。

王不留行

性能：苦、平。归肝、胃经。
功效：活血通经，下乳消痈，利尿通淋。
应用
1. 血瘀经闭，痛经，难产。
2. 产后乳汁不下，乳痈肿痛。为治疗产后乳汁不下常用之品。
3. 热淋，血淋，石淋。
用法用量：煎服，5~10g。外用适量。
使用注意：孕妇慎用。

凌霄花

性能：辛，微寒。归肝、心包经。
功效：破瘀通经，凉血祛风。
应用
1. 血瘀经闭，癥瘕积聚，跌打损伤。
2. 风疹、皮癣、皮肤瘙痒、痤疮。
3. 便血，崩漏。
用法用量：煎服，3~10g。外用适量。
使用注意：孕妇忌用。

细目四　活血疗伤药

土鳖虫

性能：咸，寒。有小毒。归肝经。
功效：破血逐瘀，续筋接骨。
应用
1. 跌打损伤，筋伤骨折，瘀肿疼痛。为伤科常用药，尤多用于骨折筋伤，瘀血肿痛。
2. 血瘀经闭，产后瘀滞腹痛，积聚痞块。
用法用量：煎服，3~10g；研末服，1~1.5g，黄酒送服。外用适量。
使用注意：孕妇忌服。

马钱子

性能：苦，寒。有大毒。归肝、脾经。
功效：散结消肿，通络止痛。

应用

1. 跌打损伤，骨折肿痛。为伤科疗伤止痛之佳品。
2. 痈疽疮毒，咽喉肿痛。
3. 风湿顽痹，麻木瘫痪。善能搜筋骨间风湿。是治疗风湿顽痹、拘挛疼痛、麻木瘫痪之常用药。

用法用量：0.3~0.6g，炮制后入丸散用。外用适量，研末调涂。

使用注意：内服不宜生用及多服久服。本品所含有毒成分能被皮肤吸收，故外用亦不宜大面积涂敷。孕妇禁用，体虚者忌用。

自然铜

性能：辛，平。归肝经。

功效：散瘀止痛，接骨疗伤。

应用：跌打损伤，骨折筋断，瘀肿疼痛。尤长于促进骨折的愈合，为伤科要药。

用法用量：煎服，10~15g。入丸散，醋淬研末服，每次0.3g。外用适量。

使用注意：不宜久服。阴虚火旺及血虚无瘀者慎用。

苏木

性能：甘、咸、辛，平。归心、肝经。

功效：活血疗伤，祛瘀通经。

应用

1. 跌打损伤，骨折筋伤，瘀滞肿痛。
2. 血滞经闭，产后瘀阻腹痛，痛经，心腹疼痛，痈肿疮毒。

用法用量：煎服，3~10g。外用适量，研末撒敷。

使用注意：月经过多者及孕妇忌服。

骨碎补

性能：苦，温。归肝、肾经。

功效：活血续伤，补肾强骨。

应用

1. 跌打损伤或创伤，筋骨损伤，瘀滞肿痛。为伤科要药。
2. 肾虚腰痛脚弱，耳鸣耳聋，牙痛，久泻。
3. 斑秃、白癜风。

用法用量：煎服，10~15g。外用适量，研末调敷或鲜品捣敷，亦可浸酒擦患处。

使用注意：阴虚火旺、血虚风燥者慎用。

血竭

性能：甘、咸，平。归肝经。

功效：活血定痛，化瘀止血，敛疮生肌。

应用

1. 跌打损伤，瘀滞心腹疼痛。为伤科及其他瘀滞痛证要药。
2. 外伤出血。
3. 疮疡不敛。

用法用量：内服，多入丸、散，研末服，每次1~2g。外用适量，研末外敷。
使用注意：无瘀血者不宜用，孕妇及月经期患者忌用。

刘寄奴

性能：苦，温。归心、肝、脾经。

功效：散瘀止痛，疗伤止血，破血通经，消食化积。

应用

1. 跌打损伤，肿痛出血。
2. 血瘀经闭，产后瘀滞腹痛。
3. 食积腹痛，赤白痢疾。

用法用量：煎服，3~10g。外用适量，研末撒或调敷，亦可鲜品捣烂外敷。

使用注意：孕妇慎用。

细目五　破血消癥药

莪术

性能：辛、苦，温。归肝、脾经。

功效：破血行气，消积止痛。

应用

1. 癥瘕积聚、经闭及心腹瘀痛。
2. 食积脘腹胀痛。
3. 跌打损伤，瘀肿疼痛。

用法用量：煎服，3~15g。醋制后可加强祛瘀止痛作用。外用适量。

使用注意：孕妇及月经过多者忌用。

三棱

性能：辛、苦，平。归肝、脾经。

功效：破血行气，消积止痛。

应用：与莪术基本相同，常相须为用。然三棱偏于破血，莪术偏于破气。

用法用量：煎服，3~10g。醋制后可加强祛瘀止痛作用。

使用注意：孕妇及月经过多忌用。

水蛭

性能：咸、苦，平。有小毒。归肝经。

功效：破血通经，逐瘀消癥。

应用

1. 血瘀经闭，癥瘕积聚。
2. 跌打损伤，心腹疼痛。

用法用量：煎服，1.5~3g；研末服，0.3~0.5g。以入丸散或研末服为宜。或以鲜活者放置于瘀肿局部吸血消瘀。

使用注意：孕妇及月经过多者忌用。

斑蝥

性能：辛，热。有大毒。归肝、肾、胃经。

功效：破血逐瘀，散结消癥，攻毒蚀疮。

应用

1. 癥瘕、经闭。
2. 痈疽恶疮，顽癣，瘰疬。
3. 面瘫、风湿痹痛。本品外敷，有发泡作用。

用法用量：内服多入丸散，0.03~0.06g。外用适量，研末敷贴，或酒、醋浸涂，或作发泡用。内服需以糯米同炒，或配青黛、丹参以缓其毒。

使用注意：本品有大毒，内服宜慎，应严格掌握剂量，体弱忌用，孕妇禁用。外用对皮肤、黏膜有很强的刺激作用，能引起皮肤发红、灼热、起泡甚至腐烂，故不宜久敷和大面积使用。

穿山甲

性能：咸，微寒。归肝、胃经。

功效：活血消癥，通经，下乳，消肿排脓。

应用

1. 癥瘕，经闭。
2. 风湿痹痛，中风瘫痪。
3. 产后乳汁不下。擅长通经下乳，为治疗产后乳汁不下之要药。
4. 痈肿疮毒，瘰疬。

用法用量：煎服，3~10g；研末吞服，每次1~1.5g。

使用注意：孕妇慎用。痈肿已溃者忌用。

（袁颖）

第十六单元　化痰止咳平喘药

细目一　概述

要点一　化痰止咳平喘药的性能特点

本类药或辛或苦，或温或凉，多入肺经，辛开苦降，温以散寒，凉可清热。

要点二　化痰止咳平喘药的功效

具有宣降肺气、化痰止咳、降气平喘之功。

要点三 化痰止咳平喘药的适应范围

化痰药主治痰证。如痰阻于肺之咳喘痰多；痰蒙心窍之昏厥、癫痫；痰蒙清阳之眩晕；痰扰心神之睡眠不安；肝风夹痰之中风、惊厥；痰阻经络之肢体麻木，半身不遂，口眼歪斜；痰火互结之瘰疬、瘿瘤；痰凝肌肉，流注骨节之阴疽流注等，皆可用化痰药治之。止咳平喘药用于外感、内伤所致的各种咳嗽和喘息。

要点四 化痰止咳平喘药的使用注意事项

1. 某些温燥之性强烈的刺激性化痰药，凡痰中带血等有出血倾向者，宜慎用。
2. 麻疹初起有表邪之咳嗽，不宜单投止咳药，当以疏解清宣为主，以免恋邪而致久喘不已及影响麻疹之透发，对收敛性及温燥之药尤为所忌。

要点五 各类化痰止咳平喘药的性能特点

温化寒痰药：本类药味多辛苦，性多温燥，主归肺、脾、肝经。
清化热痰药：本类药性多寒凉，部分药物质润，兼能润燥；部分药物味咸，兼能软坚散结。
止咳平喘药：本类药物主入肺经，味或辛或苦或甘，性或温或寒，由于药物性味不同，质地润燥有异，其止咳平喘的机理也各不一样。

要点六 各类化痰止咳平喘药的功效

温化寒痰药：具有温肺祛寒、燥湿化痰作用，有的兼能消肿止痛。
清化热痰药：具有清化热痰之功，兼能润燥化痰，软坚散结。
止咳平喘药：分别具有宣降止咳、清肺止咳、润肺止咳、降肺止咳、敛肺止咳及化痰止咳之功。

要点七 各类化痰止咳平喘药的适应范围

温化寒痰药：本类药主要适用于寒痰、湿痰证，如咳嗽气喘、痰多色白，以及由寒痰、湿痰所致的眩晕、肢体麻木、阴疽流注等。
清化热痰药：本类药主要适用于热痰、燥痰证，如咳嗽气喘、痰黄质稠或干咳少痰、痰稠难咯、唇舌干燥，以及痰热癫痫、中风惊厥、瘿瘤、痰火瘰疬等。
止咳平喘药：本类药主要适用于外感或内伤所致的咳喘、痰多，或痰饮喘息。

细目二 温化寒痰药

半夏

性能：辛，温。有毒。归脾、胃、肺经。
功效：燥湿化痰，降逆止呕，消痞散结；外用消肿止痛。
应用
1. 湿痰，寒痰证。为燥湿化痰、温化寒痰之要药。尤善治脏腑湿痰。

2. 呕吐。降逆和胃，为止呕要药。
3. 心下痞，结胸，梅核气。
4. 瘿瘤，痰核，痈疽肿毒，毒蛇咬伤。外用。

用法用量：煎服，3～10g，一般宜制过用。炮制品中有姜半夏、法半夏等，其中姜半夏长于降逆止呕，法半夏长于燥湿且温性较弱，半夏曲则有化痰消食之功，竹沥半夏能清化热痰，主治热痰、风痰之证。外用适量。

使用注意：反乌头。其性温燥，阴虚燥咳、血证、热痰、燥痰慎用。

天南星

性能：苦、辛，温。有毒。归肺、肝、脾经。

功效：燥湿化痰，祛风解痉。外用散结消肿。

应用

1. 湿痰，寒痰证。
2. 风痰眩晕、中风、癫痫、破伤风。善祛风痰而止痉厥。
3. 痈疽肿痛，蛇虫咬伤。外用。

用法用量：煎服，3～10g，多制用。外用适量。

使用注意：阴虚燥痰及孕妇忌用。

鉴别用药：半夏与天南星二药，共同功效均能燥湿化痰，为治寒痰、湿痰要药；生品外用消肿止痛，治痈疽肿毒、瘰疬痰核等证。不同功效：半夏主归脾、胃经，善除脾胃湿痰，又能降逆止呕、消痞散结；天南星主归肝经，善祛风痰而能解痉止厥，善治风痰证。

白附子

性能：辛、甘，温。有毒。归胃、肝经。

功效：燥湿化痰，祛风止痉，止痛，解毒散结。

应用

1. 中风痰壅，口眼㖞斜，惊风癫痫，破伤风。
2. 痰厥头痛、眩晕。尤擅治头面部诸疾。
3. 瘰疬痰核，毒蛇咬伤。

用法用量：煎服，3～5g；研末服0.5～1g，宜炮制后用。外用适量。

使用注意：本品辛温燥烈，阴虚血虚动风或热盛动风者、孕妇均不宜用。内服宜用炮制品。

白芥子

性能：辛，温。归肺、胃经。

功效：温肺化痰，利气散结，通络止痛。

应用

1. 寒痰喘咳，悬饮。
2. 阴疽流注，肢体麻木，关节肿痛。善散"皮里膜外"之痰。

用法用量：煎服，3～6g。外用适量，研末调敷，或作发泡用。

使用注意：本品辛温走散，耗气伤阴，久咳肺虚及阴虚火旺者忌用；消化道溃疡、出血者及皮肤过敏者忌用。用量不宜过大。

皂荚

性能：辛、咸，温。有小毒。归肺、大肠经。

功效：祛顽痰，通窍开闭，祛风杀虫。

应用

1. 顽痰阻肺，咳喘痰多。

2. 中风，痰厥，癫痫，喉痹痰盛。

3. 疮肿未溃，皮癣，便秘。

用法用量：研末服，1~1.5g；亦可入汤剂，1.5~5g。外用适量。

使用注意：内服剂量不宜过大，以免引起呕吐、腹泻。辛散走窜之性强，非顽痰证实体壮者慎用。孕妇、气虚阴亏及有出血倾向者忌用。

旋覆花

性能：苦、辛、咸，微温。归肺、胃经。

功效：降气化痰，降逆止呕。

应用

1. 咳喘痰多，痰饮蓄结，胸膈痞满。

2. 噫气，呕吐。

3. 气血不和之胸胁痛。

用法用量：煎服，3~10g。本品有绒毛，易刺激咽喉作痒而致呛咳呕吐，故宜包煎。

使用注意：阴虚劳嗽，津伤燥咳者忌用。

白前

性能：辛、苦，微温。归肺经。

功效：降气化痰。

应用：咳嗽痰多，气喘。无论属寒属热，外感内伤，新嗽久咳均可用之，尤以痰湿或寒痰阻肺，肺气失降者为宜。

用法用量：煎服，3~10g；或入丸、散。

细目三　清化热痰药

川贝母

性能：苦、甘，微寒，归肺、心经。

功效：清热化痰，润肺止咳，散结消肿。

应用

1. 虚劳咳嗽，肺热燥咳。尤宜于内伤久咳、燥痰、热痰之证。

2. 瘰疬，乳痈，肺痈。

用法用量：煎服，3~10g；研末服，1~2g。

使用注意：反乌头。脾胃虚寒及有湿痰者不宜用。

浙贝母

性能：苦，寒。归肺、心经。

功效：清热化痰，散结消痈。
应用
1. 风热、痰热咳嗽。功似川贝母，多用于治风热咳嗽及痰热郁肺之咳嗽。
2. 瘰疬，瘿瘤，乳痈疮毒，肺痈。
用法用量：煎服，3~10g。
使用注意：同川贝母。
鉴别用药：川贝母与浙贝母二药，共同功效：清热化痰，散结消痈，同治肺热咳嗽、瘰疬、乳痈等证。不同功效：川贝母味甘偏润，又能润肺止咳，肺热燥咳，虚劳咳嗽用之为宜；浙贝母苦寒降泄，风热犯肺或痰热郁肺之咳嗽用之为宜，清热散结之力胜。

瓜蒌

性能：甘、微苦，寒。归肺、胃、大肠经。
功效：清热化痰，宽胸散结，润肠通便。
应用
1. 痰热咳喘。
2. 胸痹，结胸。
3. 肺痈，肠痈，乳痈。
4. 肠燥便秘。
用法用量：煎服，全瓜蒌10~20g，瓜蒌皮6~12g，瓜蒌子10~15g，打碎入煎。
使用注意：本品甘寒而滑，脾虚便溏者及寒痰、湿痰证忌用。反乌头。
鉴别用药：瓜蒌皮、瓜蒌仁、全瓜蒌三药，共同功效：清肺化痰，同治肺热咳嗽，痰黄质稠。不同功效：瓜蒌皮偏于清热化痰，又能宽胸理气，又可治胸痹、结胸；瓜蒌仁重在润燥化痰，又能润肠通便，可治肺燥咳嗽、肠燥便秘；全瓜蒌则兼有瓜蒌皮、瓜蒌仁之功效。

竹茹

性能：甘，微寒。归肺、胃经。
功效：清化热痰，除烦止呕。
应用
1. 肺热咳嗽，痰热心烦不寐。
2. 胃热呕吐、妊娠恶阻。为治热性呕逆之要药。
3. 吐血、衄血、崩漏。
用法用量：煎服，6~10g。生用清化痰热，姜汁炙用止呕。

竹沥

性能：甘，寒。归心、肺、肝经。
功效：清热豁痰，定惊利窍。
应用
1. 痰热咳喘。治痰热咳喘，痰稠难咯，顽痰胶结者最宜。
2. 中风痰迷，惊痫癫狂。
用法用量：内服，30~50g，冲服。本品不能久藏，但可熬膏瓶贮，称竹沥膏；近年用安瓿瓶密封装置，可以久藏。

使用注意：本品性寒滑，对寒痰及便溏者忌用。

天竺黄

性能：甘，寒。归心、肝经。

功效：清热化痰，清心定惊。

应用

1. 小儿惊风，中风癫痫，热病神昏。功与竹沥相似而无寒滑之弊。
2. 痰热咳喘。

用法用量：煎服，3～6g；研粉吞服，每次0.6～1g。

鉴别用药：竹茹、竹沥与天竺黄三药，共同功效：均能清热化痰，同治痰热咳喘。不同功效：竹沥、天竺黄又可定惊，主治热病或痰热所致的惊风、癫痫、中风昏迷、喉间痰鸣。天竺黄定惊之力尤甚，常用治小儿惊风，热病神昏。竹沥性寒滑利，清热涤痰力强，多用于大人惊痫中风，肺热顽痰胶结难咯。竹茹长于清心除烦，多用治痰热扰心的心烦失眠。

前胡

性能：苦、辛，微寒。归肺经。

功效：降气化痰，疏散风热。

应用

1. 痰热咳喘。
2. 风热咳嗽。

用法用量：煎服，6～10g；或入丸、散。

鉴别用药：白前与前胡二药共同功效：均能降气化痰，治疗肺气上逆，咳喘痰多，常相须为用。不同功效：白前性温，祛痰作用较强，多用于内伤寒痰咳喘；前胡性偏寒，兼能疏散风热，尤多用于外感风热或痰热咳喘。

桔梗

性能：苦、辛，平。归肺经。

功效：宣肺，祛痰，利咽，排脓。

应用

1. 咳嗽痰多，胸闷不畅。无论寒热皆可应用。
2. 咽喉肿痛，失音。
3. 肺痈吐脓。
4. 癃闭、便秘。

用法用量：煎服，3～10g；或入丸、散。

使用注意：本品性升散，凡气机上逆，呕吐、呛咳、眩晕、阴虚火旺咳血等不宜用，胃、十二指肠溃疡者慎服。用量过大易致恶心呕吐。

胖大海

性能：甘，寒。归肺、大肠经。

功效：清肺化痰，利咽开音，润肠通便。

应用

1. 肺热声哑，咽喉疼痛，咳嗽。
2. 燥热便秘，头痛目赤。

用法用量：2~4枚，沸水泡服或煎服。

海藻

性能：咸，寒。归肝、肾经。

功效：消痰软坚，利水消肿。

应用

1. 瘿瘤、瘰疬、睾丸肿痛。
2. 痰饮水肿。

用法用量：煎服，10~15g。

使用注意：传统认为反甘草。

昆布

性能：咸，寒。归肝、肾经。

功效：消痰软坚，利水消肿。

应用：同海藻，常与海藻相须而用。

用法用量：煎服，6~12g。

黄药子

性能：苦，寒。有毒。归肺、肝经。

功效：化痰散结消瘿，清热解毒。

应用

1. 瘿瘤。
2. 疮疡肿毒，咽喉肿痛，毒蛇咬伤。
3. 吐血，衄血，咯血，咳嗽，气喘，百日咳。

用法用量：煎服，5~15g；研末服，1~2g。外用，适量鲜品捣敷，或研末调敷，或磨汁涂。

使用注意：本品有毒，不宜过量。如多服、久服可引起吐泻腹痛等消化道反应，并对肝肾有一定损害，故脾胃虚弱及肝肾功能损害者慎用。

海蛤壳

性能：咸，寒。归肺、胃经。

功效：清肺化痰，软坚散结。

应用

1. 肺热，痰热咳喘。
2. 瘿瘤，痰核。
3. 水气浮肿、小便不利及胃痛泛酸之证。
4. 湿疮、烫伤。研末外用，可收湿敛疮。

用法用量：煎服，10~15g；蛤粉宜包煎。

海浮石

性能：咸，寒。归肺、肾经。

功效：清肺化痰，软坚散结，利尿通淋。

应用

1. 痰热咳喘。
2. 瘰疬，瘿瘤。
3. 血淋，石淋。

用法用量：煎服，10~15g。打碎先煎。

瓦楞子

性能：咸，平。归肺、胃、肝经。

功效：消痰软坚，化瘀散结，制酸止痛。

应用

1. 瘰疬，瘿瘤。
2. 癥瘕痞块。
3. 肝胃不和，胃痛吐酸。

用法用量：煎服，10~15g，宜打碎先煎。研末服，每次1~3g。生用消痰散结；煅用制酸止痛。

礞石

性能：咸，平。归肺、肝经。

功效：坠痰下气，平肝镇惊。

应用

1. 气逆咳喘。善消痰化气，以治顽痰、老痰胶固之证。
2. 癫狂，惊痫。为治惊痫之良药。

用法用量：煎服，6~10g，宜打碎布包先煎。入丸散1.5~3g。

使用注意：本品重坠性猛，非痰热内结不化之实证不宜使用。脾虚胃弱，小儿慢惊及孕妇忌用。

细目四　止咳平喘药

苦杏仁

性能：苦，微温。有小毒。归肺、大肠经。

功效：止咳平喘，润肠通便。

应用

1. 咳嗽气喘。为治咳喘之要药，随证配伍可治多种咳喘病证。
2. 肠燥便秘。
3. 蛲虫病，外阴瘙痒。外用。

用法用量：煎服，3~10g，宜打碎入煎，或入丸、散。

使用注意：阴虚咳喘及大便溏泻者忌用。本品有小毒，用量不宜过大。婴儿慎用。

紫苏子

性能：辛，温。归肺、大肠经。

功效：降气化痰，止咳平喘，润肠通便。

应用

1. 咳喘痰多。治痰壅气逆，咳嗽气喘，痰多胸痞，甚则不能平卧之证。
2. 肠燥便秘。

用法用量：煎服，5~10g；煮粥食或入丸、散。

使用注意：阴虚喘咳及脾虚便溏者慎用。

鉴别用药：苦杏仁与紫苏子，共同功效：止咳平喘、润肠通便，同治咳喘气逆、肠燥便秘。不同功效：苦杏仁味苦具小毒，又能宣肺，为治咳喘要药，又治各种咳嗽；苏子善于降气消痰，既治咳喘痰壅气逆，又治上盛下虚之久咳痰喘。

百部

性能：苦、辛、甘，微温。归肺经。

功效：润肺止咳，杀虫灭虱。

应用

1. 新久咳嗽，百日咳，肺痨咳嗽。无论外感、内伤、暴咳、久嗽，皆可用之。
2. 蛲虫病、阴道滴虫、头虱及疥癣等。

用法用量：煎服，5~15g；外用适量。久咳虚嗽宜蜜炙用。

紫菀

性能：苦、辛、甘，微温。归肺经。

功效：润肺化痰止咳。

应用

1. 咳嗽有痰。对咳嗽之证，无论外感、内伤、病程长短、寒热虚实，皆可用之。
2. 肺痈、胸痹及小便不通。

用法用量：煎服，5~10g。外感暴咳宜生用，肺虚久咳宜蜜炙用。

款冬花

性能：辛、微苦，温。归肺经。

功效：润肺下气，止咳化痰。

应用：咳嗽气喘。无论寒热虚实，皆可随证配伍。

用法用量：煎服，5~10g。外感暴咳宜生用，肺虚久咳宜炙用。

鉴别用药：款冬花、紫菀二药共同功效：既可化痰，又能润肺，咳嗽无论寒热虚实、病程长短均可用之。不同功效：款冬花重在止咳，紫菀尤善祛痰。

枇杷叶

性能：苦，微寒。归肺、胃经。

功效：清肺止咳，降逆止呕。

应用

1. 肺热咳嗽，气逆喘急。

2. 胃热呕吐，哕逆。

用法用量：煎服，5~10g，止咳宜炙用，止呕宜生用。

桑白皮

性能：甘，寒。归肺经。

功效：泻肺平喘，利水消肿，清肝止血。

应用

1. 肺热咳喘。

2. 水肿。

3. 衄血，咳血及肝阳偏亢之高血压病。

用法用量：煎服，5~15g。泻肺利水，平肝清火宜生用；肺虚咳嗽宜蜜炙用。

葶苈子

性能：苦、辛，大寒。归肺、膀胱经。

功效：泻肺平喘，利水消肿。

应用

1. 痰涎壅盛，喘息不得平卧。

2. 水肿、悬饮、胸腹积水、小便不利。

用法用量：煎服，5~10g；研末服，3~6g。

鉴别用药：桑白皮与葶苈子二药，共同功效：均能泻肺平喘，利水消肿，治疗肺热及肺中水气，痰饮咳喘以及水肿，常相须为用。不同功效：桑白皮甘寒，药性较缓，长于清肺热，降肺火，多用于肺热咳喘，痰黄及皮肤水肿；而葶苈子力峻，重在泻肺中水气、痰涎，对邪盛喘满不得卧者尤宜，其利水力量也强，可兼治鼓胀、胸腹积水之证。

白果

性能：甘、苦、涩，平。有毒。归肺经。

功效：敛肺化痰定喘，止带缩尿。

应用

1. 哮喘痰嗽。

2. 带下，白浊，尿频，遗尿。

用法用量：煎服，5~10g，捣碎。

使用注意：本品有毒，不可多用，小儿尤当注意。过食白果可致中毒，出现腹痛、吐泻、发热、紫绀以及昏迷、抽搐，严重者可呼吸麻痹而死亡。

（袁颖）

第十七单元　安神药

细目一　概述

要点一　安神药的性能特点

安神药主入心、肝经，具有镇惊安神或养心安神之效，即体现了《素问·至真要大论》所谓"惊者平之"的治疗法则。

要点二　安神药的功效

本类药物具有重镇安神、养心安神作用，某些药物还兼有清热解毒、平潜阳、纳气平喘、敛汗、润肠、祛痰等作用。

要点三　安神药的适应范围

主要适应于心神不宁的心悸怔忡，失眠多梦；亦可作为惊风、癫狂等病证的辅助药物。部分安神药又可用治热毒疮肿、肝阳眩晕、自汗盗汗、肠燥便秘、痰多咳喘等证。

要点四　安神药的使用注意事项

1. 本类药物多属对症治标之品，特别是矿石类重镇安神药及有毒药物，只宜暂用，不可久服，应中病即止。
2. 矿石类安神药，如作丸散剂服时，须配伍养胃健脾之品，以免伤胃耗气。

要点五　各类安神药的性能特点

重镇安神药：本类药物多为矿石、化石、介类药物，具有质重沉降之性。
养心安神药：本类药物多为植物类种子、种仁，具有甘润滋养之性。

要点六　各类安神药的功效

重镇安神药：有镇安心神、平惊定志、平肝潜阳等作用。
养心安神药：有滋养心肝、益阴补血、交通心肾等作用。

要点七　各类安神药的适应范围

重镇安神药：主要用于心火炽盛、痰火扰心、肝郁化火及惊吓等引起的实证心神不宁，心悸失眠及惊痫、肝阳眩晕等证。
养心安神药：主要用于阴血不足、心脾两虚、心肾不交等导致的心悸怔忡、虚烦不眠、健忘多梦、遗精、盗汗等证。

细目二　重镇安神药

朱砂

性能：甘，微寒；有毒。归心经。

功效：清心镇惊，安神解毒。

应用

1. 心神不宁，心悸，失眠。为镇心、清火、安神定志之药。
2. 惊风，癫痫。
3. 疮疡肿毒，咽喉肿痛，口舌生疮。

用法用量：内服，只宜入丸、散服，每次 0.1~0.5g，不宜入煎剂。外用适量。

使用注意：本品有毒，内服不可过量或持续服用，孕妇及肝功能不全者禁服。入药只宜生用，忌火煅。

磁石

性能：咸，寒。归心、肝、肾经。

功效：镇惊安神，平肝潜阳，聪耳明目，纳气平喘。

应用

1. 心神不宁，惊悸，失眠，癫痫。主治肾虚肝旺，肝火上炎，扰动心神或惊恐气乱，神不守舍所致的心神不宁、惊悸、失眠及癫痫。
2. 头晕目眩。
3. 耳鸣耳聋，视物昏花。
4. 肾虚气喘。

用法用量：煎服，9~30g；宜打碎先煎。入丸、散，每次 1~3g。

使用注意：因吞服后不易消化，如入丸散，不可多服，脾胃虚弱者慎用。

鉴别用药：朱砂与磁石二药质重性寒入心经，共同功效：镇心安神。不同功效：朱砂长于镇心、清心而安神，善治心火亢盛之心神不安；还能清热解毒。磁石益肾阴、潜肝阳，主治肾虚肝旺，肝火扰心之心神不宁；又可聪耳明目，纳气平喘。

龙骨

性能：甘、涩，平。归心、肝、肾经。

功效：镇惊安神，平肝潜阳，收敛固涩。

应用

1. 心神不宁，心悸失眠，惊痫癫狂。
2. 肝阳眩晕。
3. 滑脱诸证。
4. 湿疮痒疹，疮疡久溃不敛。

用法用量：煎服，15~30g；宜先煎。外用适量。镇静安神，平肝潜阳多生用。收敛固涩宜煅用。

使用注意：湿热积滞者不宜使用。

琥珀

性能：甘，平。归心、肝、膀胱经。

功效：镇惊安神，活血散瘀，利尿通淋。

应用

1. 心神不宁，心悸失眠，惊风，癫痫。
2. 痛经经闭，心腹刺痛，癥瘕积聚。
3. 淋证，癃闭。
4. 疮痈肿毒

用法用量：研末冲服，或入丸散，每次1.5~3g。外用适量。不入煎剂。忌火煅。

细目三　养心安神药

酸枣仁

性能：甘、酸，平。归心、肝、胆经。

功效：养心益肝，安神，敛汗，生津。

应用

1. 心悸失眠。为养心安神要药。治心肝阴血亏虚，心失所养，神不守舍之心悸失眠。
2. 自汗，盗汗。
3. 津伤口渴咽干。

用法用量：煎服，9~15g。研末吞服，每次1.5~2g。本品炒后质脆易碎，便于煎出有效成分，可增强疗效。

柏子仁

性能：甘，平。归心、肾、大肠经。

功效：养心安神，润肠通便。

应用

1. 心悸失眠。用于心阴不足，心血亏虚以致心神失养之心悸怔忡、虚烦不眠等。
2. 肠燥便秘。
3. 阴虚盗汗、小儿惊痫。

用法用量：煎服，3~9g。大便溏者宜用柏子仁霜代替柏子仁。

使用注意：便溏及多痰者慎用。

鉴别用药：柏子仁与酸枣仁二药，共同功效：养心安神，同用可治阴血不足、心神失养所致的心悸怔忡、失眠、健忘等症，常相须为用。不同功效：酸枣仁安神作用较强，又可收敛止汗，生津止渴，治体虚自汗、盗汗常用。柏子仁质润多脂，又可润肠通便，治肠燥便秘。

首乌藤

性能：甘，平。归心、肝经。

功效：养血安神，祛风通络。

应用

1. 心神不宁，失眠多梦。用于阴虚血少之失眠多梦，心神不宁等。

2. 血虚身痛，风湿痹痛。
3. 皮肤痒疹。

用法用量：煎服，9~15g。

合欢皮

性能：甘，平。归心、肝、肺经。

功效：解郁安神，活血消肿。

应用

1. 心神不宁，忿怒忧郁，烦躁失眠。为悦心安神要药。
2. 跌打骨折，血瘀肿痛。
3. 肺痈，疮痈肿毒。

用法用量：煎服，6~12g。外用适量。

使用注意：孕妇慎用。

远志

性能：苦、辛，温。归心、肾、肺经。

功效：安神益智，祛痰开窍，消散痈肿。

应用

1. 失眠多梦，心悸怔忡，健忘。为交通心肾、安定神志、益智强识之佳品。
2. 癫痫，惊狂。
3. 咳嗽痰多。
4. 痈疽疮毒，乳房肿痛，喉痹。

用法用量：煎服，3~9g。外用适量。化痰止咳宜炙用。

使用注意：凡实热或痰火内盛者，以及有胃溃疡或胃炎者慎用。

（袁颖）

第十八单元　平肝息风药

细目一　概述

要点一　平肝息风药的性能特点

本类药物皆入肝经，多为介类、昆虫等动物类药物及矿石类药物。

要点二　平肝息风药的功效

主要具有平肝潜阳、息风止痉功效。部分平肝息风药物以其质重、性寒沉降之性，兼有镇惊安神、清肝明目、降逆、凉血等作用，某些息风止痉药物兼有祛风通络之功。

要点三 平肝息风药的适应范围

主要适应于肝阳上亢、肝风内动证。部分药物又可用治心神不宁、目赤肿痛、呕吐、呃逆、喘息、血热出血以及风中经络之口眼㖞斜、痹痛等证。

要点四 平肝息风药的使用注意事项

1. 本类药物有性偏寒凉或性偏温燥之不同，故使用时当注意。
2. 脾虚慢惊者，不宜用寒凉之品。
3. 阴虚血亏者，当忌温燥之品。

要点五 各类平肝息风药的性能特点

平抑肝阳药：本类药物多为质重之介类或矿石类药物。
息风止痉药：本类药物主入肝经。

要点六 各类平肝息风药的功效

平抑肝阳药：有平抑肝阳或平肝潜阳之功效。
息风止痉药：以息肝风、止痉抽为主要功效。部分兼有平肝潜阳、清泻肝火、祛外风作用。

要点五 各类平肝息风药的适应范围

平抑肝阳药：主要用于肝阳上亢之头晕目眩、头痛、耳鸣，和肝火上攻之面红、口苦、目赤肿痛、烦躁易怒、头痛头昏等症，亦用治肝阳化风痉挛抽搐及肝阳上扰烦躁不眠者。

息风止痉药：主要用于温热病热极动风、肝阳化风、血虚生风等所致之眩晕欲仆、项强肢颤、痉挛抽搐等症，以及风阳夹痰、痰热上扰之癫痫、惊风抽搐，或风毒侵袭引动内风之破伤风痉挛抽搐、角弓反张等症。部分息风止痉药，亦可用治肝阳眩晕和肝火上攻之目赤、头痛或风邪中经络之口眼㖞斜、肢麻痉挛、头痛、痹证等。

细目二 平抑肝阳药

石决明

性能：咸，寒。归肝经。
功效：平肝潜阳，清肝明目。
应用
1. 肝阳上亢，头晕目眩。为凉肝、镇肝之要药。
2. 目赤，翳障，视物昏花。
3. 胃酸过多之胃脘痛，外伤出血。煅用有收敛、制酸、止痛、止血等作用。

用法用量：煎服，3～15g；应打碎先煎。平肝、清肝宜生用，外用点眼宜煅用、水飞。

使用注意：本品咸寒易伤脾胃，故脾胃虚寒，食少便溏者慎用。

鉴别用药：石决明与决明子二药共同功效：清肝明目，同可用治目赤肿痛、翳障等偏于肝热者。不同功效：石决明凉肝镇肝，滋养肝阴，故无论实证、虚证之目疾均可应用，多用于血虚肝热之羞明、目暗、青盲等。决明子功偏清泻肝火而明目，常用治肝经实火之目赤肿痛，又可润肠通便。

珍珠母

性能：咸，寒。归肝、心经。

功效：平肝潜阳，清肝明目，镇惊安神。

应用

1. 肝阳上亢，头晕目眩。
2. 惊悸失眠，心神不宁。
3. 目赤翳障，视物昏花。
4. 湿疮瘙痒，溃疡久不收口，口疮。

用法用量：煎服，10~25g；宜打碎先煎。或入丸、散剂。外用适量。

使用注意：本品属镇降之品，故脾胃虚寒者、孕妇慎用。

鉴别用药：珍珠母、石决明二药共同功效：均能平肝潜阳，清肝明目，用治肝阳上亢、肝经有热之头痛、眩晕、耳鸣及肝热目疾，目昏翳障等症。不同功效：石决明清肝明目作用力强，又有滋养肝阴之功，尤适宜于血虚肝热之羞明、目暗、青盲等目疾，及阴虚阳亢之眩晕、耳鸣等证；珍珠母又入心经，有镇惊安神之效，故失眠、烦躁、心神不宁等神志疾病多用之。

牡蛎

性能：咸，微寒。归肝、胆、肾经。

功效：重镇安神，平肝潜阳，软坚散结，收敛固涩。

应用

1. 心神不安，惊悸失眠。
2. 肝阳上亢，头晕目眩。
3. 痰核，瘰疬，瘿瘤，癥瘕积聚。
4. 滑脱诸证。
5. 胃痛泛酸。

用法用量：煎服，9~30g；宜打碎先煎。外用适量。收敛固涩宜煅用，其他宜生用。

鉴别用药：龙骨与牡蛎，共同功效：重镇安神，平肝潜阳，收敛固涩，同可用治心神不安、惊悸失眠、阴虚阳亢、头晕目眩及各种滑脱证。不同功效：龙骨长于镇惊安神，且收敛固涩力优于牡蛎。牡蛎平肝潜阳功效显著，又有软坚散结之功。

代赭石

性能：苦，寒。归肝、心经。

功效：平肝潜阳，重镇降逆，凉血止血。

应用

1. 肝阳上亢，头晕目眩。
2. 呕吐，呃逆，噫气。为重镇降逆要药。尤善降上逆之胃气。

3. 气逆喘息。

4. 血热吐衄、崩漏。

用法用量：煎服，10~30g；宜打碎先煎。入丸散，每次1~3g。外用适量。降逆、平肝宜生用，止血宜煅用。

使用注意：孕妇慎用。因含微量砷，故不宜长期服用。

鉴别用药：代赭石与磁石二药共同功效：平肝潜阳、降逆平喘，用于肝阳上亢之眩晕及气逆喘息之证。不同功效：代赭石主入肝经，偏重于平肝潜阳、凉血止血，善降肺胃之逆气而止呕、止呃、止噫；磁石主入肾经，偏重于益肾阴而镇浮阳、纳气平喘、镇惊安神。

刺蒺藜

性能：辛、苦，微温。有小毒。归肝经。

功效：平肝疏肝，祛风明目。

应用

1. 肝阳上亢，头晕目眩。

2. 胸胁胀痛，乳闭胀痛。

3. 风热上攻，目赤翳障。为祛风明目要药。

4. 风疹瘙痒，白癜风。

用法用量：煎服，6~9g；或入丸、散剂。外用适量。

使用注意：孕妇慎用。

罗布麻叶

性能：甘、苦，凉。归肝经。

功效：平抑肝阳，清热利尿。

应用

1. 头晕目眩。

2. 水肿，小便不利。

用法用量：煎服或开水泡服，6~12g。

细目三 息风止痉药

羚羊角

性能：咸，寒。归肝、心经。

功效：平肝息风，清肝明目，清热解毒。

应用

1. 肝风内动，惊痫抽搐。为治惊痫抽搐之要药，尤宜于热极生风所致者。

2. 肝阳上亢，头晕目眩。

3. 肝火上炎，目赤头痛。

4. 温热病壮热神昏，热毒发斑。

5. 风湿热痹，肺热咳喘，百日咳。

用法用量：煎服，1~3g；宜单煎2小时以上。磨汁或研粉服，每次0.3~0.6g。

使用注意：本品性寒，脾虚慢惊者忌用。

牛黄

性能：苦，凉。归心、肝经。

功效：化痰开窍，凉肝息风，清热解毒。

应用

1. 热病神昏。
2. 小儿惊风，癫痫。
3. 口舌生疮，咽喉肿痛，牙痛，痈疽疔毒。

用法用量：入丸、散剂，每次0.15~0.35g。外用适量，研末敷患处。

使用注意：非实热证不宜用，孕妇慎用。

珍珠

性能：甘、咸，寒。归心、肝经。

功效：安神定惊，明目消翳，解毒生肌。

应用

1. 心神不宁，心悸失眠。
2. 惊风，癫痫。
3. 目赤翳障，视物不清。
4. 口内诸疮，疮疡肿毒，溃久不敛。
5. 皮肤色斑。

用法用量：内服入丸、散用，0.1~0.3g。外用适量。

鉴别用药：珍珠与珍珠母的共同功效：镇心安神、清肝明目、退翳、敛疮，同用可治心悸失眠、心神不宁及肝火上攻之目赤、翳障及湿疮溃烂等患。不同功效：珍珠重在镇惊安神，多用治心悸失眠、心神不宁、惊风、癫痫等证，且敛疮生肌力好。珍珠母重在平肝潜阳，多用治肝阳上亢、肝火上攻之眩晕，其安神、敛疮作用均不如珍珠，且无生肌之功。

钩藤

性能：甘，凉。归肝、心包经。

功效：清热平肝，息风止痉。

应用

1. 头痛，眩晕。
2. 肝风内动，惊痫抽搐。
3. 外感风热，头痛目赤及斑疹透发不畅。

用法用量：煎服，3~12g；入煎剂宜后下。

天麻

性能：甘，平。归肝经。

功效：息风止痉，平抑肝阳，祛风通络。

应用

1. 肝风内动，惊痫抽搐。治各种病因之肝风内动，惊痫抽搐，不论寒热虚实，皆可配伍应用。

2. 眩晕，头痛。为治眩晕、头痛之要药。不论虚证、实证，随不同配伍皆可应用。

3. 肢体麻木，手足不遂，风湿痹痛。

用法用量：煎服，3~9g。研末冲服，每次1~1.5g。

鉴别用药：钩藤、羚羊角、天麻三药，共同功效：均有平肝息风、平肝潜阳之功，均可治肝风内动、肝阳上亢之证。不同功效：钩藤性凉，轻清透达，长于清热息风，用治小儿高热惊风轻证为宜；羚羊角性寒，清热力强，除用治热极生风证外，又能清心解毒，多用于高热神昏，热毒发斑等症；天麻甘平质润，清热之力不及钩藤、羚羊角，但肝风内动、惊痫抽搐之寒热虚实皆可配伍应用，且能祛风止痛。

地龙

性能：咸，寒。归肝、脾、膀胱经。

功效：清热息风，通络，平喘，利尿。

应用

1. 高热惊痫，癫狂。
2. 气虚血滞，半身不遂。
3. 痹证。性寒清热，尤适用于关节红肿疼痛、屈伸不利之热痹。
4. 肺热哮喘。
5. 小便不利，尿闭不通。

用法用量：煎服，4.5~9g，鲜品10~20g。研末吞服，每次1~2g。外用适量。

全蝎

性能：辛，平。有毒。归肝经。

功效：息风镇痉，攻毒散结，通络止痛。

应用

1. 痉挛抽搐。为治痉挛抽搐之要药。
2. 疮疡肿毒，瘰疬结核。
3. 风湿顽痹。
4. 顽固性偏正头痛。

用法用量：煎服，3~6g。研末吞服，每次0.6~1g。外用适量。

使用注意：本品有毒，用量不宜过大。孕妇慎用。

蜈蚣

性能：辛，温。有毒。归肝经。

功效：息风镇痉，攻毒散结，通络止痛。

应用

1. 痉挛抽搐。与全蝎均为息风要药。
2. 疮疡肿毒，瘰疬结核。
3. 风湿顽痹。
4. 顽固性头痛。

用法用量：煎服，3~5g。研末冲服，每次0.6~1g。外用适量。

使用注意：本品有毒，用量不宜过大。孕妇忌用。

鉴别用药：蜈蚣、全蝎二药共同功效：均有息风镇痉、解毒散结、通络止痛之功效，二药相须有协同增效作用。不同功效：全蝎性平，息风镇痉，攻毒散结之力不及蜈蚣；蜈蚣力猛性燥，善走窜通达，息风镇痉功效较强，又攻毒疗疮，通痹止痛疗效亦佳。

僵蚕

性能：咸、辛，平。归肝、肺、胃经。

功效：息风止痉，祛风止痛，化痰散结。

应用
1. 惊痫抽搐。对惊风、癫痫而挟痰热者尤为适宜。
2. 风中经络，口眼㖞斜。
3. 风热头痛，目赤，咽痛，风疹瘙痒。
4. 痰核，瘰疬。

用法用量：煎服，5~9g。研末吞服，每次1~1.5g；散风热宜生用，其他多制用。

（袁颖）

第十九单元　开窍药

细目一　概述

要点一　开窍药的性能特点

本类药味辛，其气芳香，善于走窜，皆入心经。

要点二　开窍药的功效

有通关开窍、启闭回苏、醒脑复神的作用。部分开窍药以其辛香行散之性，尚兼活血、行气、止痛、辟秽、解毒等功效。

要点三　开窍药的适应范围

主要适应于温病热陷心包、痰浊蒙蔽清窍之神昏谵语，以及惊风、癫痫、中风等猝然昏厥、痉挛抽搐等症。又可用血瘀、气滞疼痛，经闭癥瘕、目赤咽肿、痈疽疔疮等证。

要点四　开窍药的使用注意事项

1. 开窍药辛香走窜，为救急、治标之品，且能耗伤正气，故只宜暂服，不可久用。
2. 因开窍药性质辛香，其有效成分易于挥发，内服多不宜入煎剂，只入丸剂、散剂服用。

细目二　具体药物

麝香

性能：辛，温。归心、脾经。

功效：开窍醒神，活血通经，消肿止痛。

应用

1. 闭证神昏。为醒神回苏之要药。无论寒闭、热闭，用之皆效。
2. 疮疡肿毒，瘰疬痰核，咽喉肿痛。
3. 血瘀经闭，癥瘕，心腹暴痛，头痛，跌打损伤，风寒湿痹等证。
4. 难产，死胎，胞衣不下。

用法用量：入丸散，每次 0.03~0.1g。外用适量。不宜入煎剂。

使用注意：孕妇禁用。

冰片

性能：辛、苦，微寒。归心、脾、肺经。

功效：开窍醒神，清热止痛。

应用

1. 闭证神昏。宜用于热病神昏。
2. 目赤肿痛，喉痹口疮。
3. 疮疡肿痛，疮溃不敛，水火烫伤。

用法用量：入丸散，每次 0.15~0.3g。外用适量，研粉点敷患处。不宜入煎剂。

使用注意：孕妇慎用。

鉴别用药：冰片与麝香二药共同功效：均可开窍醒神、消肿止痛，用治热病神昏、中风痰厥、气郁窍闭、中恶昏迷等闭证，外用治疮疡肿毒。不同功效：麝香开窍力强，为温开之品，又可活血通经，催生下胎。而冰片开窍力逊，为凉开之品，更宜于热病神昏；以清热泻火止痛见长。

苏合香

性能：辛，温。归心、脾经。

功效：开窍醒神，辟秽，止痛。

应用

1. 寒闭神昏。为治面青、身凉、苔白、脉迟之寒闭神昏之要药。
2. 胸腹冷痛，满闷。
3. 冻疮。

用法用量：入丸、散，0.3~1g。外用适量。不入煎剂。

石菖蒲

性能：辛、苦，温。归心、胃经。

功效：开窍醒神，化湿和胃，宁神益志。

应用

1. 痰蒙清窍，神志昏迷。擅长治痰湿秽浊之邪蒙蔽清窍所致之神志昏乱。

2. 湿阻中焦，脘腹痞满，胀闷疼痛。
3. 噤口痢。
4. 健忘、失眠、耳鸣、耳聋。
5. 声音嘶哑、痈疽疮疡、风湿痹痛、跌打伤痛等证。
用法用量：煎服，3～9g，鲜品加倍。

（袁颖）

第二十单元　补虚药

细目一　概述

要点一　补虚药的性能特点

根据"甘能补"的理论，本类药大多具有甘味。

要点二　补虚药的功效

具有补虚作用，又有补气、补阳、补血与补阴的不同，此外，有的补虚药还分别兼有祛寒、润燥、生津、清热及收涩功效。

要点三　补虚药的适应范围

主要适应于人体正气虚弱、精微物质亏耗引起的精神萎靡，体倦乏力，面色淡白或萎黄，心悸气短，脉象虚弱等。具体地讲，补虚药分别主治气虚证、阳虚证、血虚证和阴虚证。

要点四　补虚药的使用注意事项

1. 补虚药要防止不当补而误补。邪实而正不虚者，误用补虚药有"误补益疾"之弊。
2. 应避免当补而补之不当。如不分气血，不别阴阳，不辨脏腑，不明寒热，盲目使用补虚药，不仅不能收到预期的疗效，而且还可能导致不良后果。
3. 补虚药用于扶正祛邪，不仅要分清主次，处理好祛邪与扶正的关系，而且应避免使用可能妨碍祛邪的补虚药，使祛邪而不伤正，补虚而不留邪。
4. 应注意补而兼行，使补而不滞。部分补虚药药性滋腻，不容易消化，过用或用于脾运不健者可能妨碍脾胃运化，应掌握好用药分寸，或适当配伍健脾消食药顾护脾胃，同时，补气还应辅以行气、除湿、化痰，补血还应辅以行血。
5. 补虚药如作汤剂，一般宜适当久煎，使药味尽出。虚弱证一般病程较长，补虚药宜采用蜜丸、煎膏（膏滋）、口服液等便于保存、服用并可增效的剂型。

要点五 各类补虚药的性能特点

补气药：补气药的性味以甘温或甘平为主。其中，少数兼能清火或燥湿者，可有苦味。能清火者，药性偏寒。大多数药主要归脾肺经。少数药兼能补心气者，可归心经。

补阳药：本类药物味多甘辛咸，药性多温热，主入肾经。

补血药：本类药物甘温质润，主入心肝血分。

补阴药：本类药的性味以甘寒为主，能清热者，可有苦味。其中能补肺、胃之阴者，主要归肺、胃经；能滋养肝、肾之阴者，主要归肝、肾经；少数药能养心阴，可归心经。

要点六 各类补虚药的功效

补气药：具有补气的功效能补益脏气以纠正人体脏气虚衰的病理偏向。补气又包括补脾气、补肺气、补心气、补元气等。某些药物还兼有养阴、生津、养血等不同功效。

补阳药：补阳药补肾助阳，能补助一身之元阳。

补血药：具有补血作用。

补阴药：具有补阴作用，并多兼润燥和清热之效。

要点七 各类补虚药的适应范围

补气药：主要用于脾气虚，症见食欲不振，脘腹虚胀，大便溏薄，体倦神疲，面色萎黄，消瘦或一身虚浮，甚或脏器下垂，血失统摄等；肺气虚，症见气少不足以息，动则益甚，咳嗽无力，声音低怯，甚或喘促，体倦神疲，易出虚汗等；心气虚，症见心悸怔忡，胸闷气短，活动后加剧等；元气虚极欲脱，可见气息短促，脉微欲绝。某些药物还可用治阴虚津亏证或血虚证，尤宜于气阴（津）两伤或气血俱虚之证。

补阳药：主要用于肾阳不足，畏寒肢冷，腰膝酸软，性欲淡漠，阳痿早泄，精寒不育或宫冷不孕，尿频遗尿；脾肾阳虚，脘腹冷痛，或阳虚水泛之水肿；肝肾不足，精血亏虚之眩晕耳鸣，须发早白，筋骨痿软，或小儿发育不良，囟门不合，齿迟行迟；肺肾两虚，肾不纳气之虚喘，以及肾阳亏虚，下元虚冷，崩漏带下等证。

补血药：主要用于各种血虚证。证见面色苍白或萎黄，唇爪苍白，眩晕耳鸣，心悸怔忡，失眠健忘，或月经愆期，量少色淡，甚则闭经，舌淡脉细等。

补阴药：主治肺阴虚、胃（脾）阴虚、肝阴虚、肾阴虚、心阴虚证。

细目二 补气药

人参

性能：甘、微苦，微温。归肺、脾、心经。

功效：大补元气，补脾益肺，生津，安神益智。

应用

1. 元气虚脱证。为拯危救脱要药。适用于因大汗、大泻、大失血或大病、久病所致元气虚极欲脱，气短神疲，脉微欲绝的重危证候。

2. 肺脾心肾气虚证。为补肺要药，亦为补脾要药。

3. 热病气虚津伤口渴及消渴证。
4. 气虚外感或里实热结而邪实正虚之证。有扶正祛邪之效。

用法用量：煎服，3~9g，挽救虚脱可用15~30g。宜文火另煎分次对服。野山参研末吞服，每次2g，日服2次。

使用注意：不宜与藜芦同用。

西洋参

性能：甘、微苦，凉。归肺、心、肾、脾经。

功效：补气养阴，清热生津。

应用

1. 气阴两伤证。
2. 肺气虚及肺阴虚证。
3. 热病气虚津伤口渴及消渴。

用法用量：另煎对服，3~6g。

使用注意：本品不宜与藜芦同用。

鉴别用药：人参与西洋参的共同功效：均能补益元气，补脾肺之气，益气生津，同用可治气虚欲脱之气短神疲、脉细无力等症及脾肺气虚之证，津伤口渴和消渴证。不同功效：人参补气之力强，可益气救脱，单用即可收效；又可补益心肾之气，安神增智，扶正祛邪。常用于失眠、健忘、心悸怔忡及肾不纳气之虚喘气短。西洋参偏于苦寒，兼能补阴，补气之力弱于人参，较宜于热病等所致的气阴两脱及脾肺心气阴两虚之证。

党参

性能：甘，平。归脾、肺经。

功效：补脾肺气，补血，生津。

应用

1. 脾肺气虚证。
2. 气血两虚证。
3. 气津两伤证。
4. 气虚外感或里实热结而气血亏虚等邪实正虚之证。能扶正祛邪。

用法用量：煎服，9~30g。

使用注意：本品不宜与藜芦同用。

鉴别用药：人参与党参二药的共同功效：补脾气，补肺气，益气生津，益气生血，扶正祛邪。同可用治脾气虚、肺气虚、气血两虚、津伤口渴、消渴及气虚邪实之证。不同功效：党参作用缓和，药力薄弱，又可补血。常用以上轻症和慢性疾患者。人参补气力强，可益气救脱，用于元气虚脱之证。治急症、重症以人参为宜。又可益气助阳，安神增智。

太子参

性能：甘、微苦，平。归脾、肺经。

功效：补气健脾，生津润肺。

应用：脾肺气阴两虚证。属补气药中的清补之品。宜用于热病之后，气阴两亏，倦怠自汗，饮食减少，口干少津，而不宜温补者。

用法用量：煎服，9~30g。

鉴别用药：西洋参与太子参，均为气阴双补之品，共同功效：益脾肺心之气，补脾肺心之阴，生津止渴。不同功效：西洋参又可补益元气，清热，宜于气阴两伤而火较盛者。太子参性平力薄，凡气阴不足之轻证、火不盛者及小儿，宜用太子参。

黄芪

性能：甘，微温。归脾、肺经。

功效：补气健脾，升阳举陷，益卫固表，利尿消肿，托毒生肌。

应用

1. 脾气虚证。为补中益气要药。
2. 肺气虚证。
3. 气虚自汗。
4. 气血亏虚，疮疡难溃难腐，或溃久难敛。
5. 痹证、中风后遗症。

用法用量：煎服，9~30g。蜜炙可增强其补中益气作用。

鉴别用药：人参、党参、黄芪三药，共同功效：均有补气及补气生津、补气生血之功效，且常相须为用，能相互增强疗效。不同功效：人参作用较强，被誉为补气第一要药，并具有益气救脱、安神增智、补气助阳之功。党参补气之力较为平和，专于补益脾肺之气，兼能补血。黄芪补益元气之力不及人参，但长于补气升阳、益卫固表、托疮生肌、利水退肿，尤宜于脾虚气陷及表虚自汗等证。

白术

性能：甘、苦，温。归脾、胃经。

功效：益气健脾，燥湿利尿，止汗，安胎。

应用

1. 脾气虚证。被前人誉之为"脾脏补气健脾第一要药"。
2. 气虚自汗。
3. 脾虚胎动不安。

用法用量：煎服，6~12g。炒用可增强补气健脾止泻作用。

使用注意：本品性偏温燥，热病伤津及阴虚燥渴者不宜用。

鉴别用药：白术与苍术共同功效：健脾燥湿。不同功效：白术以健脾益气为主，宜用于脾虚湿困而偏于虚证者；又可利尿、止汗、安胎。苍术以苦温燥湿为主，宜用于湿浊内阻而偏于实证者；又可发汗解表、祛风湿及明目。

山药

性能：甘，平。归脾、肺、肾经。

功效：益气养阴，补脾肺肾，固精止带。

应用

1. 脾虚证。
2. 肺虚证。
3. 肾虚证。

4. 消渴气阴两虚证。

用法用量：煎服，15~30g。麸炒可增强补脾止泻作用。

白扁豆

性能：甘，微温。归脾、胃经。

功效：补脾和中，化湿。

应用

1. 脾气虚证。
2. 暑湿吐泻。

用法用量：煎服，10~15g。炒后可使健脾止泻作用增强，故用于健脾止泻及作散剂服用时宜炒用。

甘草

性能：甘，平。归心、肺、脾、胃经。

功效：补脾益气，祛痰止咳，缓急止痛，清热解毒，调和诸药。

应用

1. 心气不足，脉结代、心动悸。
2. 脾气虚证。
3. 咳喘。
4. 脘腹、四肢挛急疼痛。
5. 热毒疮疡，咽喉肿痛，药食中毒。
6. 调和药性。

用法用量：煎服，1.5~9g。生用性微寒，可清热解毒；蜜炙药性微温，并可增强补益心脾之气和润肺止咳作用。

使用注意：不宜与京大戟、芫花、甘遂、海藻同用。本品有助湿壅气之弊，湿盛胀满、水肿者不宜用。大剂量久服可导致水钠潴留，引起浮肿。

大枣

性能：甘，温。归脾、胃心经。

功效：补中益气，养血安神。

应用

1. 脾虚证。
2. 脏躁及失眠证。
3. 本品与部分药性峻烈或有毒的药物同用，有保护胃气、缓和其毒烈药性之效。

用法用量：劈破煎服，6~15g。

饴糖

性能：甘，温。归脾、胃、肺经。

功效：补益中气，缓急止痛，润肺止咳。

应用

1. 中虚脘腹疼痛。
2. 肺燥咳嗽。

用法用量：入汤剂须烊化冲服，每次15~20g。

使用注意：本品有助湿壅中之弊，湿阻中满者不宜服。

蜂蜜

性能：甘，平。归肺、脾、大肠经。

功效：补中，润燥，止痛，解毒。

应用

1. 脾气虚弱，脘腹挛急疼痛。
2. 肺虚久咳，肺燥咳嗽。
3. 肠燥便秘。
4. 解乌头类药毒。
5. 疮疡肿毒，溃疡，烧烫伤。有解毒消疮、防腐、生肌敛疮之效。

用法用量：煎服或冲服，15~30g，大剂量30~60g；外用适量，本品作栓剂肛内给药，通便效果较口服更捷。

使用注意：本品助湿壅中，又能润肠，故湿阻中满及便溏、泄泻者慎用。

细目三　补阳药

鹿茸

性能：甘、咸，温。归肾、肝经。

功效：补肾阳，益精血，强筋骨，调冲任，托疮毒。

应用

1. 肾阳虚衰，精血不足证。能壮肾阳，益精血。可以本品单用或配入复方。
2. 肾虚骨弱，腰膝无力或小儿五迟。补肾阳，益精血，强筋骨。多与五加皮、熟地、山萸肉等同用。
3. 妇女冲任虚寒，崩漏带下。补肾阳，益精血而兼能固冲任，止带下。
4. 疮疡久溃不敛，阴疽疮肿内陷不起。补阳气、益精血而达到温补内托的目的。常与当归、肉桂等配伍。

用法用量：1~2g，研末吞服，或入丸、散。

使用注意：服用本品宜从小剂量开始，缓缓增加，不可骤用大量，以免阳升风动，头晕目赤，或伤阴动血。凡发热者均当忌服。

紫河车

性能：甘、咸，温。归肺、肝、肾经。

功效：补肾益精，养血益气。

应用

1. 阳痿遗精，腰酸，头晕，耳鸣。
2. 气血不足诸证。
3. 肺肾两虚。

用法用量：1.5~3g，研末装胶囊服，也可入丸、散。如用鲜胎盘，每次半个至1个，水煮服食。

使用注意：阴虚火旺者不宜单独应用。

鉴别用药：鹿茸与紫河车二药共同功效：均能补肾阳，益精血，为滋补强壮之要药。不同功效：鹿茸补阳力强，为峻补之品，用于肾阳虚之重证；且使阳生阴长，而用于精血亏虚诸证。紫河车养阴力强，而使阴长阳生，兼能大补气血，用于气血不足，虚损劳伤诸证。

淫羊藿

性能：辛、甘，温。归肾、肝经。

功效：补肾壮阳，祛风除湿。

应用

1. 肾阳虚衰，阳痿尿频，腰膝无力。
2. 风寒湿痹，肢体麻木。

用法用量：煎服，3～15g。

使用注意：阴虚火旺者不宜服。

巴戟天

性能：辛、甘，微温。归肾、肝经。

功效：补肾助阳，祛风除湿。

应用

1. 阳痿不举、宫冷不孕、小便频数。
2. 风湿腰膝疼痛，肾虚腰膝酸软。

用法用量：煎服，5～15g。

使用注意：阴虚火旺及有热者不宜服。

仙茅

性能：辛，热。有毒。归肾、肝经。

功效：温肾壮阳，祛寒除湿，培补肝肾。

应用

1. 肾阳不足，命门火衰，阳痿精冷、小便频数。
2. 腰膝冷痛，筋骨痿软无力。
3. 肝肾亏虚，须发早白，目昏目暗。

用法用量：煎服，5～15g；或酒浸服，亦入丸散。

使用注意：阴虚火旺者忌服。燥烈有毒，不宜久服。

杜仲

性能：甘，温。归肝、肾经。

功效：补肝肾，强筋骨，安胎。

应用

1. 肾虚腰痛及各种腰痛。
2. 胎动不安，习惯性堕胎。

用法用量：煎服，10～15g。

使用注意：炒用破坏其胶质有利于有效成分煎出，故比生用效果好。本品为温补之品，阴虚火旺者慎用。

续断

性能：苦、辛，微温。归肝、肾经。

功效：补益肝肾，强筋健骨，止血安胎，疗伤续折。

应用

1. 阳痿不举，遗精遗尿。
2. 腰膝酸痛，寒湿痹痛。
3. 崩漏下血，胎动不安。
4. 跌打损伤，筋伤骨折。
5. 痈肿疮疡，血瘀肿痛。

用法用量：水煎，9~15g，或入丸、散；外用适量研末敷。崩漏下血宜炒用。

使用注意：风湿热痹者忌服。

肉苁蓉

性能：甘、咸，温。归肾、大肠经。

功效：补肾助阳，润肠通便。

应用

1. 肾阳亏虚，精血不足之阳痿早泄、宫冷不孕、腰膝酸痛、痿软无力。
2. 肠燥津枯便秘。

用法用量：煎服，10~15g。

使用注意：本品能助阳、滑肠，故阴虚火旺及大便泄泻者不宜服。肠胃实热、大便秘结者亦不宜服。

锁阳

性能：甘，温。归肝、肾、大肠经。

功效：补肾助阳，润肠通便。

应用

1. 肾阳亏虚，精血不足之阳痿、不孕、下肢痿软、筋骨无力。
2. 血虚津亏肠燥便秘。

用法用量：煎服，10~15g。

使用注意：阴虚阳亢、脾虚泄泻、实热便秘均忌服。

补骨脂

性能：苦、辛，温。归肾、脾经。

功效：补肾壮阳，固精缩尿，温脾止泻，纳气平喘。

应用

1. 肾虚阳痿、腰膝冷痛。
2. 肾虚遗精、遗尿、尿频。
3. 脾肾阳虚，五更泄泻。
4. 肾不纳气，虚寒喘咳。

用法用量：5~15g。

使用注意：本品性质温燥，能伤阴助火，故阴虚火旺及大便秘结者忌服。

益智仁

性能：辛，温。归肾、脾经。

功效：暖肾固精缩尿，温脾开胃摄唾。

应用

1. 下元虚寒遗精、遗尿、小便频数。
2. 脾胃虚寒，腹痛吐泻及口涎自流。

用法用量：煎服，3~10g。

鉴别用药：补骨脂与益智仁共同功效：均能补肾助阳，固精缩尿，温脾止泻，都可用治肾阳不足的遗精滑精，遗尿尿频，以及脾肾阳虚的泄泻不止等证。二者常相须为用。不同功效：补骨脂助阳的力量强，作用偏于肾，长于补肾壮阳，肾阳不足，命门火衰的腰膝冷痛，阳痿等症，补骨脂多用。也可用治肾不纳气的虚喘，能补肾阳而纳气平喘。益智仁助阳之力较补骨脂为弱，作用偏于脾，长于温脾开胃摄唾，中气虚寒，食少多唾，小儿流涎不止，腹中冷痛者多用。

菟丝子

性能：辛、甘，平。归肾、肝、脾经。

功效：补肾益精，养肝明目，止泻，安胎。

应用

1. 肾虚腰痛、阳痿遗精、尿频，宫冷不孕。
2. 肝肾不足，目暗不明。
3. 脾肾阳虚，便溏泄泻。
4. 肾虚胎动不安。
5. 肾虚消渴。

用法用量：煎服，10~20g。

使用注意：本品为平补之药，但偏补阳，阴虚火旺，大便燥结，小便短赤者不宜服。

沙苑子

性能：甘，温。归肝、肾经。

功效：补肾固精，养肝明目。

应用

1. 肾虚腰痛、阳痿遗精、遗尿尿频、白带过多。
2. 目暗不明、头昏目花。

用法用量：煎服，10~20g。

使用注意：本品为温补固涩之品，阴虚火旺及小便不利者忌服。

蛤蚧

性能：咸，平。归肺、肾经。

功效：补肺益肾，纳气平喘，助阳益精。

应用
1. 肺虚咳嗽、肾虚作喘、虚劳喘咳。为治多种虚证喘咳之佳品。
2. 肾虚阳痿。
用法用量：煎服，5~10g；研末，每次1~2g，每日3次；浸酒服，用1~2对。
使用注意：风寒或实热咳喘忌服。

冬虫夏草

性能：甘，温。归肾、肺经。
功效：补肾益肺，止血化痰。
应用
1. 阳痿遗精、腰膝酸痛。
2. 久咳虚喘、劳嗽痰血。
3. 病后体虚不复或自汗畏寒。
用法用量：煎服，5~15g。也可入丸、散。
注意使用：有表邪者不宜用。
鉴别用药：蛤蚧、冬虫夏草共同功效：均可补肺益肾而定喘咳，用于肺肾两虚之喘咳。不同功效：蛤蚧补益力强，偏补肺气，尤善纳气定喘，为肺肾虚喘之要药，兼益精血；冬虫夏草平补肺肾阴阳，兼止血化痰，用于久咳虚喘，劳嗽痰血，为诸痨虚损调补之要药。

细目四 补血药

当归

性能：甘、辛，温。归肝、心、脾经。
功效：补血调经，活血止痛，润肠通便。
应用
1. 血虚诸证。为补血之圣药。
2. 血虚血瘀之月经不调、经闭、痛经。
3. 虚寒性腹痛、跌打损伤、痈疽疮疡、风寒痹痛。
4. 血虚肠燥便秘。
用法用量：煎服，5~15g。
使用注意：湿盛中满、大便泄泻者忌服。

熟地黄

性能：甘，微温。归肝、肾经。
功效：补血养阴，填精益髓。
应用
1. 血虚诸证。为养血补虚之要药。
2. 肝肾阴虚诸证。为补肾阴之要药。
3. 崩漏等血虚出血证。炒炭止血

用法用量：煎服，10~30g。

使用注意：本品性质黏腻，较生地黄更甚，有碍消化，凡气滞痰多、脘腹胀痛、食少便溏者忌服。重用久服宜与陈皮、砂仁等同用，防止年腻碍胃。

鉴别用药：生地黄与熟地黄共同功效：养阴，同可用治阴虚津亏诸证。不同功效：生地黄又可清热、凉血、止血，常用治热入营血及温病后期，余热未尽之夜热早凉。而熟地黄又可养血，填精益髓，常用治真阴不足，精髓亏虚者。

白芍

性能：苦、酸，微寒。归肝、脾经。

功效：养血敛阴，柔肝止痛，平抑肝阳。

应用

1. 肝血亏虚，月经不调。
2. 肝脾不和，胸胁脘腹疼痛，四肢挛急疼痛。
3. 肝阳上亢，头痛眩晕。
4. 外感风寒、营卫不和之汗出恶风，阴虚盗汗。可敛阴和营。

用法用量：煎服，5~15g，大剂量15~30g。

使用注意：阳衰虚寒之证不宜用。反藜芦。

鉴别用药：白芍与赤芍的共同功效：均可止痛，同用可治疼痛的病证。不同功效：白芍长于柔肝止痛，多治肝脾不和之胸胁脘腹疼痛或四肢挛急疼痛；又可养血调经，平抑肝阳，敛阴止汗。赤芍则长于活血祛瘀止痛。多治肝郁血滞之胁痛，血滞痛经、癥瘕腹痛，跌打损伤，瘀肿疼痛等血滞诸痛证；又可清热凉血，活血散瘀，清泄肝火。

阿胶

性能：甘，平。归肺、肝、肾经。

功效：补血，滋阴，润肺，止血。

应用

1. 血虚诸证。为补血要药，尤以治疗出血而致血虚为佳。
2. 出血证。为止血要药。
3. 肺阴虚燥咳。
4. 热病伤阴，心烦失眠，阴虚风动，手足瘛疭。

用法用量：5~15g，入汤剂宜烊化。

使用注意：本品黏腻，有碍消化，脾胃虚弱者慎用。

何首乌

性能：苦、甘、涩，微温。归肝、肾经。

功效：制用：补益精血。生用：解毒，截疟，润肠通便。

应用

1. 精血亏虚、头晕眼花、须发早白、腰膝酸软。
2. 久疟、痈疽、瘰疬、肠燥便秘。

用法用量：煎服，10~30g。

使用注意：大便溏泄及湿痰较重者不宜用。

龙眼肉

性能：甘，温。归心、脾经。

功效：补益心脾，养血安神。

应用

思虑过度，劳伤心脾，惊悸怔忡，失眠健忘。

用法用量：煎服，10~25g，大剂量30~60g。

使用注意：湿盛中满或有停饮、痰、火者忌服。

细目五　补阴药

北沙参

性能：甘、微苦，微寒。归肺、胃经。

功效：养阴清肺，益胃生津。

应用

1. 肺阴虚证。
2. 胃阴虚证。

用法用量：煎服，4.5~9g。

使用注意：反藜芦。

南沙参

性能：甘，微寒。归肺、胃经。

功效：养阴清肺，益胃生津，补气，化痰。

应用

1. 肺阴虚证。
2. 胃阴虚证。

用法用量：煎服，9~15g。

使用注意：反藜芦。

鉴别用药：北沙参与南沙参二药的共同功效：养阴清肺，益胃生津（或补肺胃之阴，清肺胃之热）。不同功效：北沙参清养肺胃作用稍强，常用治肺胃阴虚有热之证。而南沙参又可益气祛痰，较宜于气阴两伤及燥痰咳嗽者。

百合

性能：甘，微寒。归肺、心、胃经。

功效：养阴润肺，清心安神。

应用

1. 阴虚燥咳，劳嗽咯血。
2. 阴虚有热之失眠心悸及百合病心肺阴虚内热证。
3. 胃阴虚有热之胃脘疼痛。

用法用量：煎服，6~12g。蜜炙可增加润肺作用。

麦冬

性能：甘、微苦，微寒。归胃、肺、心经。

功效：养阴润肺，益胃生津，清心除烦。

应用

1. 胃阴虚证。
2. 肺阴虚证。
3. 心阴虚证。

用法用量：煎服，6～12g。

天冬

性能：甘、苦，寒。归肺、肾、胃经。

功效：养阴润燥，清肺生津。

应用

1. 肺阴虚证。
2. 肾阴虚证。
3. 热病伤津之食欲不振、口渴及肠燥便秘。

用法用量：煎服，6～12g。

使用注意：本品甘寒滋腻之性较强，脾虚泄泻、痰湿内盛者忌用。

鉴别用药：麦冬与天冬的共同功效：既能滋肺阴，润肺燥，清肺热，又可养胃阴，清胃热，生津止渴，润肠通便。不同功效：天冬苦寒之性较甚，清火与润燥之力强于麦冬，且入肾滋阴，还宜于肾阴不足，虚火亢旺之证。麦冬微寒，清火与滋润之力虽稍弱，但滋腻性亦较小，且能清心除烦，宁心安神，又宜于心阴不足及心热亢旺之证。

石斛

性能：甘，微寒。归胃、肾经。

功效：益胃生津，滋阴清热。

应用

1. 胃阴虚证，热病伤津证。
2. 肾阴虚证。

用法用量：煎服，6～12g，鲜品用15～30g。

玉竹

性能：甘，微寒。归肺、胃经。

功效：养阴润燥，生津止渴。

应用

1. 肺阴虚证。
2. 阴虚之体感受风温及冬温咳嗽、咽干痰结等。
3. 胃阴虚证。
4. 热伤心阴之烦热多汗、惊悸等证。

用法用量：煎服，6～12g。

黄精

性能：甘，平。归脾、肺、肾经。

功效：补气养阴，健脾，润肺，益肾。

应用

1. 阴虚肺燥，干咳少痰及肺肾阴虚的劳咳久咳。
2. 脾胃虚弱。
3. 肾精亏虚，内热消渴。

用法用量：煎服，9~15g。

鉴别用药：黄精与山药共同功效：均为气阴双补之品。不同功效：黄精滋肾之力强于山药，而山药长于健脾，并兼有涩性，较宜于脾胃气阴两伤，食少便溏及带下等证。

枸杞子

性能：甘，平。归肝、肾经。

功效：滋补肝肾，益精明目。

应用：肝肾阴虚及早衰证。为平补肾精肝血之品。

用法用量：煎服，6~12g。

墨旱莲

性能：甘、酸，寒。归肝、肾经。

功效：滋补肝肾，凉血止血。

应用

1. 肝肾阴虚证。
2. 阴虚血热的失血证。

用法用量：煎服，6~12g。

女贞子

性能：甘、苦，凉。归肝、肾经。

功效：滋补肝肾，乌须明目。

应用：肝肾阴虚证。

用法用量：煎服，6~12g。因主要成分齐墩果酸不易溶于水，故以入丸剂为佳。本品以黄酒拌后蒸制，可增强滋补肝肾作用，并使苦寒之性减弱，避免滑肠。

黑芝麻

性能：甘，平。归肝、肾、大肠经。

功效：补益肝肾，润肠通便。

应用

1. 精血亏虚，头晕眼花，须发早白。
2. 肠燥便秘。

用法用量：煎服，9~15g。或入丸、散剂。

龟甲

性能：甘，寒。归肾、肝、心经。

功效：滋阴潜阳，益肾健骨，养血补心。
应用
1. 阴虚阳亢，阴虚内热，虚风内动。长于滋补肾阴，兼能滋养肝阴，故适用于肝肾阴虚而引起上述诸证。
2. 肾虚骨痿，囟门不合。
3. 阴血亏虚，惊悸、失眠、健忘。
4. 阴虚血热，冲任不固之崩漏、月经过多。
用法用量：煎服，9~24g。宜先煎。本品经砂炒醋淬后，有效成分更容易煎出；并除去腥气，便于制剂。

鳖甲
性能：甘、咸，寒。归肝、肾经。
功效：滋阴潜阳，退热除蒸，软坚散结。
应用
1. 肝肾阴虚证。长于退虚热、除骨蒸，尤为临床多用。
2. 癥瘕积聚。
用法用量：煎服，9~24g。宜先煎。本品经砂炒醋淬后，有效成分更容易煎出；其可去其腥气，易于粉碎，方便制剂。
鉴别用药：龟甲与鳖甲的共同功效：滋阴潜阳，退虚热，同用可治肾阴不足，虚火亢旺之骨蒸潮热、盗汗、遗精，及肝阴不足，肝阳上亢之头痛、眩晕等症。不同功效：龟甲长于滋肾，又可健骨、补血、养心，常用治肝肾不足，筋骨痿弱，腰膝酸软，妇女崩漏、月经过多，及心血不足，失眠、健忘等证。鳖甲长于退虚热，又可软坚散结，常用治癥瘕积聚。

（袁颖）

第二十一单元　收涩药

细目一　概述

要点一　收涩药的性能特点

收涩药味多酸涩，性温或平，主入肺、脾、肾、大肠经。有敛耗散、固滑脱之功，即陈藏器所谓"涩可固脱"、李时珍所谓"脱则故而不收，故用酸涩药，以敛其耗散"之意。

要点二　收涩药的功效

分别具有固表止汗、敛肺止咳、涩肠止泻、固精缩尿、收敛止血、止带等作用。

要点三 收涩药的适应范围

主要适应于久病体虚、正气不固、脏腑功能衰退所致的自汗、盗汗、久咳虚喘、久泻、久痢、遗精、滑精、遗尿、尿频、崩带不止等滑脱不禁的病证。

要点四 收涩药的使用注意事项

1. 本类药物性涩敛邪，故凡表邪未解，湿热内蕴所致之泻痢、带下，血热出血，以及余热未清者，均不宜用，误用有"闭门留寇"之弊。
2. 某些收涩药除具收涩作用之外，兼有清湿热、解毒等功效，则又当分别对待。

要点五 各类收涩药的性能特点

固表止汗药：本类药物性味多为甘平，性收敛，多入肺、心二经。
敛肺涩肠药：本类药物酸涩收敛，主入肺经或大肠经。
固精缩尿止带药：本类药物酸涩收敛，主入肾、膀胱经。某些药物性甘温。

要点六 各类收涩药的功效

固表止汗药：具有固表汗止汗之功。
敛肺涩肠药：具有敛肺止咳喘、涩肠止泻痢作用。
固精缩尿止带药：具有固精、缩尿、止带作用。某些药物还兼有补肾之功。

要点七 各类收涩药的适应范围

固表止汗药：主要用于气虚肌表不固，腠理疏松，津液外泄而自汗；阴虚不能制阳，阳热迫津外泄而盗汗。
敛肺涩肠药：主要用于肺虚喘咳，久治不愈，或肺肾两虚，摄纳无权的虚喘证；大肠虚寒不能固摄或脾肾虚寒所致的久泻、久痢。
固精缩尿止带药：主要用于肾虚不固所致的遗精、滑精、遗尿、尿频以及带下清稀等证。

细目二 固表止汗药

麻黄根

性能：甘、微涩，平。归肺经。
功效：固表止汗。
应用：自汗，盗汗。为敛肺固表止汗之要药。
用法用量：煎服，3~9g。外用适量。
使用注意：有表邪者忌用。
鉴别用药：麻黄与麻黄根，二药同出一源，均可治汗。不同功效：麻黄以地上草质茎入药，主发汗，以发散表邪为用，临床上用于外感风寒表实证；麻黄根以地下根及根茎入药，主止汗，以敛肺固表为用，为止汗之专药，可内服、外用于各种虚汗。

浮小麦

性能：甘，凉。归心经。

功效：固表止汗，益气，除热。

应用

1. 自汗，盗汗。为养心敛液，固表止汗之佳品。
2. 骨蒸劳热。

用法用量：煎服，15~30g；研末服，3~5g。

使用注意：表邪汗出者忌用。

糯稻根须

性能：甘，平。归心，肝经。

功效：固表止汗，益胃生津，退虚热。

应用

1. 自汗，盗汗。
2. 虚热不退，骨蒸潮热。

用法用量：煎服，15~30g。

细目三　敛肺涩肠药

五味子

性能：酸、甘，温。归肺、心、肾经。

功效：收敛固涩，益气生津，补肾宁心。

应用

1. 久咳，虚喘。为治疗久咳虚喘之要药。
2. 自汗，盗汗。
3. 遗精、滑精。
4. 久泻不止。
5. 津伤口渴，消渴。
6. 心悸，失眠，多梦。

用法用量：煎服，3~6g；研末服，1~3g。

使用注意：凡表邪未解，内有实热，咳嗽初起，麻疹初期，均不宜用。

乌梅

性能：酸、涩，平。归肝、脾、肺、大肠经。

功效：敛肺止咳，涩肠止泻，安蛔止痛，生津止渴。

应用

1. 肺虚久咳。
2. 久泻，久痢。
3. 蛔厥腹痛，呕吐。为安蛔之良药。
4. 虚热消渴。

5. 胬肉外突，头疮。外用。
6. 崩漏不止，便血。炒炭固冲止漏。

用法用量：煎服，3～10g，大剂量可用至30g。外用适量，捣烂或炒炭研末外敷。止泻止血宜炒炭用。

使用注意：外有表邪或内有实热积滞者均不宜服。

五倍子

性能：酸、涩，寒。归肺、大肠、肾经。

功效：敛肺降火，止咳止汗，涩肠止泻，固精止遗，收敛止血，收湿敛疮。

应用

1. 咳嗽，咯血。
2. 自汗，盗汗。
3. 久泻，久痢。
4. 遗精，滑精。
5. 崩漏，便血痔血。
6. 湿疮，肿毒。

用法用量：煎服，3～9g；入丸散服，每次1～1.5g。外用适量。研末外敷或煎汤熏洗。

使用注意：湿热泻痢者忌用。

鉴别用药：五倍子与五味子，二药味酸收敛，共同功效：均具有敛肺止咳、敛汗止汗、涩精止遗、涩肠止泻的作用。均可用于肺虚久咳、自汗盗汗、遗精滑精、久泻不止等病证。不同功效：五倍子于敛肺之中又有清肺降火及收敛止血作用，故又可用于肺热痰嗽及咳嗽咯血者；而五味子则又能滋肾，多用于肺肾两虚之虚喘及肾虚精关不固之遗精滑精等。

罂粟壳

性能：酸、涩，平。有毒。归肺、大肠、肾经。

功效：涩肠止泻，敛肺止咳，止痛。

应用

1. 久泻，久痢。"为涩肠止泻之圣药"。
2. 肺虚久咳。
3. 胃痛，腹痛，筋骨疼痛。有良好的止痛作用。

用法用量：煎服，3～6g。止咳蜜炙用，止血止痛醋炒用。

使用注意：本品过量或持续服用易成瘾。咳嗽或泻痢初起邪实者忌用。

诃子

性能：苦、酸、涩，平。归肺、大肠经。

功效：涩肠止泻，敛肺止咳，利咽开音。

应用

1. 久泻，久痢。
2. 久咳，失音。为治失音之要药。

用法用量：煎服，3~10g。涩肠止泻宜煨用，敛肺清热利咽开音宜生用。

使用注意：凡外有表邪、内有湿热积滞者忌用。

肉豆蔻

性能：辛，温。归脾、胃、大肠经。

功效：涩肠止泻，温中行气。

应用

1. 虚泻，冷痢。为治疗虚寒性泻痢之要药。
2. 胃寒胀痛，食少呕吐。

用法用量：煎服，3~9g；入丸散服，每次0.5~1g。内服须煨熟去油用。

使用注意：湿热泻痢者忌用。

赤石脂

性能：甘、涩，温。归大肠、胃经。

功效：涩肠止泻，收敛止血，敛疮生肌。

应用

1. 久泻，久痢。
2. 崩漏，便血。
3. 疮疡久溃。

用法用量：煎服，10~20g。外用适量，研细末撒患处或调敷。

使用注意：湿热积滞泻痢者忌服。孕妇慎用。畏官桂。

细目四　固精缩尿止带药

山茱萸

性能：酸、涩，微温。归肝、肾经。

功效：补益肝肾，收敛固涩。

应用

1. 腰膝酸软，头晕耳鸣，阳痿。为平补阴阳之要药。
2. 遗精滑精，遗尿尿频。为固精止遗之要药。
3. 崩漏，月经过多。
4. 大汗不止，体虚欲脱。为防止元气虚脱之要药。
5. 消渴证。

用法用量：煎服，5~10g，急救固脱20~30g。

使用注意：素有湿热而致小便淋涩者，不宜应用。

覆盆子

性能：甘、酸，微温。入肝、肾经。

功效：固精缩尿，益肝肾明目。

应用

1. 遗精滑精，遗尿尿频。

2. 肝肾不足，目暗不明。

用法用量：煎服，5~10g。

桑螵蛸

性能：甘、咸，平。归肝、肾经。

功效：固精缩尿，补肾助阳。

应用

1. 肾虚不固之遗精滑精、遗尿尿频、白浊。
2. 肾虚阳痿。

用法用量：煎服，6~10g。

使用注意：本品助阳固涩，故阴虚多火、膀胱有热而小便频数者忌用。

金樱子

性能：酸、涩，平。归肾、膀胱、大肠经。

功效：固精缩尿止带，涩肠止泻。

应用

1. 遗精滑精，遗尿尿频，带下。
2. 久泻、久痢。
3. 崩漏，脱肛，子宫脱垂等证。

用法用量：煎服。6~12g。

海螵蛸

性能：咸、涩，微温。归肝、肾经。

功效：固精止带，收敛止血，制酸止痛，收湿敛疮。

应用

1. 遗精，带下。
2. 崩漏，吐血，便血，外伤出血。
3. 胃痛吐酸。
4. 湿疮，湿疹，溃疡不敛等。外用。

用法用量：煎服，6~12g。散剂酌减。外用适量。

鉴别用药：海螵蛸与桑螵蛸的共同功效：固精止遗，同可用治肾虚精关不固之遗精、滑精等证。不同功效：桑螵蛸又可补肾助阳，缩尿。海螵蛸固涩力强，又可止带，收敛止血，制酸止痛，收湿敛疮。

莲子

性能：甘、涩，平。归脾、肾、心经。

功效：固精止带，补脾止泻止带，养心安神。

应用

1. 遗精滑精。
2. 带下。
3. 脾虚泄泻。
4. 心悸，失眠。

用法用量：煎服，10~15g，去心打碎用。

芡实

性能：甘、涩，平。归脾、肾经。

功效：益肾固精，健脾止泻，除湿止带。

应用

1. 遗精滑精。
2. 脾虚湿盛，久泻不愈者。
3. 带下。

用法用量：煎服，10~15g。

鉴别用药：莲子与芡实的共同功效：益肾固精、补脾止泻、止带。同用可治肾虚遗精、遗尿；脾虚食少、泄泻；脾肾两虚之带下等。不同功效：莲子又可养心安神，交通心肾。而芡实又可除湿止带，常用治虚、实带下证。

椿皮

性能：苦、涩，寒。归大肠、肝经。

功效：清热燥湿，收敛止带、止泻、止血，杀虫。

应用

1. 赤白带下。
2. 久泻久痢，湿热泻痢。
3. 崩漏经多，便血痔血。尤宜用于血热崩漏、便血者。
4. 蛔虫腹痛，疥癣瘙痒。

用法用量：煎服，6~9g；外用适量。

使用注意：脾胃虚寒者慎用。

（袁颖）

第二十二单元 涌吐药

细目一 概述

要点一 涌吐药的功效

具有涌吐毒物、宿食、痰涎的作用。

要点二 涌吐药的适应范围

适用于误食毒物，停留胃中，未被吸收；或宿食停滞不化，尚未入肠，胃脘胀痛；或痰涎壅盛，阻于胸膈或咽喉，呼吸急促；或痰浊上涌，蒙蔽清窍，癫痫发狂等证。

要点三 涌吐药的使用注意事项

1. 涌吐药作用强烈，且多具毒性，易伤胃损正，故仅适用于形证俱实者。
2. 宜采用"小量渐增"的使用方法，切忌骤用大量；同时要注意"中病即止"，只可暂投，不可连服或久服，谨防中毒或涌吐太过，导致不良反应。
3. 若用药后不吐或未达到必要的呕吐程度，可饮热开水以助药力，或用翎毛探喉以助涌吐。
4. 若药后呕吐不止，应立即停药，并积极采取措施，及时抢救。
5. 吐后应适当休息，不宜马上进食。待胃肠功能恢复后，再进流质或易消化的食物，以养胃气，忌食油腻辛辣及不易消化之物。
6. 凡年老体弱、小儿、妇女胎前产后，以及素体失血、头晕、心悸、劳嗽喘咳等，均当忌用。

细目二 具体药物

常山

性能：苦、辛，寒。有毒。归肺、心、肝经。

功效：涌吐痰涎，截疟。

应用

1. 胸中痰饮证。
2. 疟疾。为治疟之要药。用于各种疟疾，尤以治间日疟、三日疟为佳。

用法用量：煎服，4.5～9g；入丸、散酌减。涌吐可生用，截疟宜酒制用。治疟宜在病发作前半天或2小时服用，并配伍陈皮、半夏等减轻其致吐的副作用。

使用注意：本品有毒，且能催吐，故用量不宜过大，体虚者及孕妇不宜用。

瓜蒂

性能：苦，寒。有毒。归胃经。

功效：涌吐痰食，祛湿退黄。

应用

1. 风痰、宿食停滞及食物中毒诸证。
2. 湿热黄疸。多单用本品研末吹鼻。

用法用量：煎服，2.5～5g；入丸散服，每次0.3～1g；外用适量；研末吹鼻，待鼻中流出黄水即可停药。

使用注意：体虚、吐血、咯血、胃弱、孕妇及上部无实邪者忌用。

胆矾

性能：酸、涩、辛，寒。有毒。归肝、胆经。

功效：涌吐痰涎，解毒收湿，祛腐蚀疮。

应用

1. 喉痹、癫痫、误食毒物。

2. 风眼赤烂、口疮、牙疳。
3. 瘜肉、疮疡。

用法用量：温水化服，0.3~0.6g；外用适量，研末撒或调敷，或以水溶化后外洗。

使用注意：体虚者忌用。

（袁颖）

第二十三单元　攻毒杀虫止痒药

细目一　概述

要点一　攻毒杀虫止痒药的性能特点

本类药物多具不同程度的毒性，以外用为主，兼可内服。

要点二　攻毒杀虫止痒药的功效

本类药物以攻毒疗疮、杀虫止痒为主要作用。

要点三　攻毒杀虫止痒药的适应范围

攻毒杀虫止痒药主要适用于某些外科、皮肤及五官科病证，如疮痈疔毒、疥癣、湿疹、聤耳、梅毒及虫蛇咬伤、癌肿等。

要点四　攻毒杀虫止痒药的使用注意事项

1. 本类药物的外用方法因病因药而异，如研末外撒，或煎汤洗渍及热敷、浴泡、含漱，或用油脂及水调敷，或制成软膏涂抹，或做成药捻、栓剂使用等。
2. 本类药物内服使用时，宜作丸散剂应用，使其缓慢溶解吸收，且便于掌握剂量。
3. 本类药物多具不同程度的毒性，无论外用或内服，均应严格掌握剂量及用法，不可过量或持续使用，以防发生毒副反应。制剂时应严格遵守炮制和制剂法度，以减低毒性而确保用药安全。

细目二　具体药物

雄黄

性能：辛，温；有毒。归肝、胃、大肠经。

功效：解毒，杀虫，祛痰截疟。

应用

1. 痈肿疔疮，湿疹疥癣，虫蛇咬伤。有毒，外用或内服。

2. 癫痫，小儿喘满咳嗽，疟疾。

用法用量：外用适量，研末敷，香油调搽或烟熏。内服，0.05~0.1g，入丸散用。

使用注意：内服宜慎，不可久服。外用不宜大面积涂搽及长期持续使用。孕妇禁用。切忌火煅。

硫黄

性能：酸，温；有毒。归肾、大肠经。

功效：外用解毒杀虫疗疮，内服补火助阳通便。

应用

1. 外用治疥癣，湿疹，阴疽疮疡。尤为治疗疥疮的要药。
2. 内服治阳痿、虚喘冷哮、虚寒便秘。

用法用量：外用适量，研末敷或加油调敷患处。内服，1.5~3g，炮制后入丸散服。

使用注意：阴虚火旺及孕妇忌服。

鉴别用药：硫黄和雄黄二药共同功效：均能解毒杀虫，常外用于疥癣恶疮湿疹等症。不同功效：雄黄解毒疗疮力强，主治痈疽恶疮及虫蛇咬伤；内服又能杀虫，燥湿，祛痰，截疟，亦治虫积腹痛、哮喘、疟疾、惊痫等证。硫黄则杀虫止痒力强，多用于疥癣、湿疹及皮肤瘙痒；并具补火助阳通便之效，内服可疗寒喘、阳痿、虚寒便秘等证。

白矾

性能：酸、涩，寒。归肺、脾、肝、大肠经。

功效：外用解毒杀虫，燥湿止痒；内服止血，止泻，化痰。

应用

1. 外用治湿疹瘙痒，疮疡疥癣。
2. 内服治便血、吐衄、崩漏，久泻久痢，痰厥，癫狂痫证，湿热黄疸。

用法用量：外用适量，研末撒布、调敷或化水洗患处。内服，0.6~1.5g，入丸、散服。

使用注意：体虚胃弱及无湿热痰火者忌服。

蛇床子

性能：辛、苦，温；有小毒。归肾经。

功效：杀虫止痒，燥湿，温肾壮阳。

应用

1. 阴部湿痒，湿疹，疥癣。
2. 寒湿带下，湿痹腰痛。
3. 肾虚阳痿，宫冷不孕。

用法用量：外用适量，多煎汤熏洗或研末调敷。内服，3~9g。

使用注意：阴虚火旺或下焦有湿热者不宜内服。

鉴别用药：蛇床子、地肤子二药共同功效：均可止痒，用治湿疮、湿疹、阴痒、带下。不同功效：蛇床子可散寒燥湿，杀虫止痒，宜于寒湿或虚寒所致者，并治疥癣；又温肾壮阳，治阳痿、宫冷不孕以及湿痹腰痛。地肤子为清热利湿以止痒，尤宜湿热所致者；又治小便不利、热淋涩痛。

蟾酥

性能：辛，温。有毒。归心经。

功效：解毒，止痛，开窍醒神。

应用

1. 痈疽疔疮，瘰疬，咽喉肿痛，牙痛。
2. 痧胀腹痛，神昏吐泻。

用法用量：内服，0.015~0.03g，研细，多入丸散用。外用适量。

使用注意：本品有毒，内服慎勿过量。外用不可入目。孕妇忌用。

大蒜

性能：辛，温。归脾、胃、肺经。

功效：解毒杀虫，消肿，止痢，健脾温胃。

应用

1. 用于痈肿疔毒，疥癣。
2. 痢疾，泄泻，肺痨，顿咳。
3. 钩虫病，蛲虫病。
4. 脘腹冷痛，食欲减退或饮食不消。

用法用量：外用适量，捣敷，切片擦或隔蒜灸。内服，5~10g，或生食，或制成糖浆服。

使用注意：外敷可引起皮肤发红、灼热甚至起泡，故不可敷之过久。阴虚火旺及有目、舌、喉、口齿诸疾者不宜内服用。孕妇忌灌肠用。

（袁颖）

第二十四单元　拔毒化腐生肌药

细目一　概述

要点一　拔毒化腐生肌药的性能特点

本类药物多为矿石重金属类，或经加工炼制而成，多具剧烈毒性或强大刺激性。

要点二　拔毒化腐生肌药的功效

以外用拔毒化腐、生肌敛疮为主要作用。

要点三　拔毒化腐生肌药的适应范围

主要适应于痈疽疮疡溃后脓出不畅，或溃后腐肉不去，新肉难生，伤口难以生肌愈合之证；癌肿；梅毒；有些还常用于皮肤湿疹瘙痒，五官科的口疮、喉证、目赤翳障等。

要点四　拔毒化腐生肌药的使用注意事项

1. 本类药物的外用方法，可根据病情和用途而定，如研末外撒，加油调敷，或制成药捻，或外用膏药敷贴，或点眼、吹喉、鼻、滴耳等。

2. 拔毒化腐生肌药多具剧烈毒性或强大刺激性，使用时应严格控制剂量和用法，外用也不可过量或过久应用，有些药还不宜在头面及黏膜上使用，以防发生毒副反应而确保用药安全。其中含砷、汞、铅类的药物毒副作用甚强，更应严加注意。

细目二　具体药物

升药

性能：辛，热。有大毒。归肺、脾经。

功效：拔毒，去腐。

应用

1. 痈疽溃后，脓出不畅，腐肉不去，新肉难生。
2. 湿疮、黄水疮、顽癣及梅毒等。

用法用量：外用适量。本品只供外用，不能内服。且不用纯品，而多配煅石膏外用。用时，研极细粉末，干掺或调敷，或以药捻沾药粉使用。

使用注意：本品有大毒，外用亦不可过量或持续使用。外疡腐肉已去或脓水已尽者，不宜用。

轻粉

性能：辛，寒。有毒。归大肠、小肠经。

功效：外用攻毒杀虫，敛疮；内服逐水通便。

应用

1. 外用治疮疡溃烂，疥癣瘙痒，湿疹，酒齄鼻，梅毒下疳。
2. 内服治水肿胀满，二便不利。

用法用量：外用适量，研末调涂或干掺，或制膏外贴。内服，每次 $0.1\sim0.2g$，入丸、散服。

使用注意：本品有毒（可致汞中毒），内服宜慎，且服后应漱口。体虚及孕妇忌服。

砒石

性能：辛，大热。有大毒。归肺、肝经。

功效：外用攻毒杀虫，蚀疮去腐；内服劫痰平喘，截疟。

应用

1. 腐肉不脱之恶疮，瘰疬，顽癣，牙疳，痔疮。
2. 寒痰哮喘。
3. 疟疾。

用法用量：外用适量，研末撒敷，宜作复方散剂或入膏药、药捻用。内服，一次

0.002~0.004g，入丸、散服。

使用注意：本品剧毒，内服宜慎；外用亦应注意，以防局部吸收中毒。孕妇忌服。不可作酒剂服。忌火煅。

铅丹

性能：辛，微寒。有毒。归心、肝经。

功效：拔毒生肌，杀虫止痒。

应用

1. 外用治疮疡溃烂，湿疹瘙痒，疥癣，狐臭，酒齄鼻。
2. 内服治惊痫癫狂，疟疾。

用法用量：外用适量，研末撒布或熬膏贴敷。内服每次0.3~0.6g，入丸散服。

使用注意：本品有毒，用之不当可引起铅中毒，宜慎用；不可持续使用，以防蓄积中毒。

炉甘石

性能：甘，平。归肝、胃经。

功效：解毒明目退翳，收湿止痒敛疮。

应用

1. 目赤翳障。
2. 溃疡不敛，湿疮，湿疹，眼睑溃烂。

用法用量：外用适量，研末撒布或调敷。水飞点眼、吹喉。一般不内服。

使用注意：宜炮制后用。

硼砂

性能：甘，咸，凉。归肺、胃经。

功效：外用清热解毒，内服清肺化痰。

应用

1. 咽喉肿痛，口舌生疮，目赤翳障。
2. 痰热咳嗽。

用法用量：外用适量，研极细末干撒或调敷患处，或化水含漱。内服，1.5~3g，入丸、散用。

使用注意：本品以外用为主，内服宜慎。

（袁颖）

中 药 化 学

中药炮制学

第一单元　中药化学成分的一般研究方法

细目一　中药有效成分的提取方法

要点一　溶剂提取法

1. 提取原理

溶剂提取法是根据被提取成分的溶解性能，选用合适的提取溶剂和提取方式把所需要的成分溶解出来的方法，也是实际工作中应用最普遍的方法。其原理是溶剂穿透入药材组织细胞膜，溶解可溶性物质，进而形成细胞内外浓度差，使其渗出细胞膜，而实现提取的目的。

2. 溶剂选择

溶剂按极性可分为三类，即亲脂性有机溶剂，亲水性有机溶剂和水。常用于中药成分提取的溶剂按极性由弱到强的顺序如下：

石油醚＜四氯化碳＜苯＜二氯甲烷＜氯仿＜乙醚＜乙酸乙酯＜正丁醇＜丙酮＜甲醇（乙醇）＜水。

选择溶剂一般应遵循相似相溶的原则，以最大限度地提取所需要的化学成分。同时，选择的溶剂应以对共存杂质的溶解度最小为宜。此外，溶剂的沸点应适中易回收，低毒安全。

水是一种价廉、易得、使用安全的强极性溶剂。对中药组织有较强的穿透能力。中药中的亲水性成分，如无机盐、糖类、苷类、有机酸、氨基酸、蛋白质、鞣质、生物碱盐都能被水溶出。

乙醇、甲醇是最常用的亲水性有机溶剂，因为其能与水按任意比例混合，又能和大多数亲脂性有机溶剂混合，渗入药材细胞能力较强，能溶解大多数中药成分。虽然，甲醇比乙醇有更好的提取效果，但因其毒性较大，故多数情况下仅在实验室研究中应用，而乙醇更适于工业化生产。

亲脂性有机溶剂如石油醚、苯、乙醚、氯仿、乙酸乙酯等可将中药中的叶绿素、油脂、挥发油、某些生物碱、苷元、树脂等溶出。这类溶剂沸点低，浓缩回收方便，但穿透药材组织能力差，且多有毒，易燃，价贵，设备要求较高。因而用于大量提取时，有一定局限性。

3. 提取方法

（1）煎煮法：将中药粗粉加水煮沸提取。此法简便，中药的大部分成分可被不同程度地提取出来。但此法因只能以水为提取溶剂，故对亲脂性成分提取不完全，且含挥发性成分及加热易破坏的成分不宜使用。多糖类成分含量较高的中药，用水煎煮后药液黏度较大，过滤困难。

（2）浸渍法：将中药粗粉装在适当容器中，加入溶剂浸渍药材一定时间，反复数次，合并浸渍液，减压浓缩即可。此法不用加热，适用于遇热易破坏或挥发性成分，也适用于含淀粉或黏液质多的成分。但提取时间长，效率不高。以水为提取溶剂时，应注意防止提取液发霉变质。

（3）渗漉法：是浸渍法的发展。将药材粗粉装入渗漉筒中，常用水或醇作溶剂，首先浸渍数小时，然后由下口开始流出提取液（渗漉液），渗漉筒上口不断添加新溶剂，进行渗漉提取。此法由于在提取过程中能随时保持较大浓度梯度，故提取效率高于浸渍法。但此法溶剂消耗量大，费时长。

（4）回流提取法：此法以有机溶剂为提取溶剂，在回流装置中加热进行。一般多采用反复回流法。此法提取效率高于渗漉法，但受热易破坏的成分不宜用。

（5）连续回流提取法：是回流提取法的发展，具有溶剂消耗量小，操作简单，提取效率高的特点。在实验室连续回流提取常采用索氏提取器或连续回流装置。

影响溶剂提取法提取结果的因素较多，最主要是选择合适的溶剂与方法，其次对药材的粉碎度、提取温度及时间等也要注意，特别是工业化生产时，需对这些因素进行优化选择。

要点二 水蒸气蒸馏法

水蒸气蒸馏法用于提取能随水蒸气蒸馏、而不被破坏的难溶于水的成分。这类成分有挥发性，在100℃时有一定蒸气压，当水沸腾时，该类成分随水蒸气逸出，再用油水分离器或有机溶剂萃取法，将这类成分自馏出液中分离。如中药中挥发油的提取常采用此法。

要点三 超临界流体萃取法

超临界流体萃取法是一种集提取和分离于一体，又基本上不用有机溶剂的新技术。超临界流体是处于临界温度（T_c）和临界压力（P_c）以上，介于气体和液体之间的流体。可以作为超临界流体的物质很多，如 CO_2、NH_3、C_2H_6、CCl_2F_2、C_7H_{16} 等，实际应用 CO_2 较多。CO_2 的临界温度（$T_c=31.4℃$）接近室温，临界压力（$P_c=7.37MPa$）也不太高，易操作，且本身呈惰性，价格便宜，是中药超临界流体萃取中最常用的溶剂。

超临界流体萃取中药成分的主要优点包括：可以在接近室温下进行工作，防止某些对热不稳定的成分被破坏或逸散；萃取过程中几乎不用有机溶剂，萃取物中无有机溶剂残留，对环境无公害；提取效率高，节约能耗等。

挟带剂是在被萃取溶质和超临界流体组成的二元系统中加入的第三组分，它可以改善原来溶质的溶解度。挟带剂的研究与应用，很大程度上扩大了超临界流体萃取法对中药化学成分的萃取分离范围。一般情况下，对溶质具有很好溶解性的溶剂往往是很好的挟带剂，常用甲醇、乙醇、丙酮等。挟带剂的用量一般不超过15%。

细目二 中药有效成分的分离方法

要点一 溶剂法

1. 酸碱溶剂法

利用混合物中各成分酸碱性的不同而进行分离。对于难溶于水的有机碱性成分，如生物碱类可与无机酸成盐溶于水，借此可与非碱性难溶于水的成分分离；对于具有羧基或酚羟基的酸性成分，难溶于酸水，可与碱成盐而溶于水；对于具有内酯或内酰胺结构的成分可被皂化溶于水，借此与其他难溶于水的成分分离。

使用酸碱溶剂法时要注意酸性或碱性的强度、与被分离成分接触的时间、加热温度和时间等，避免在剧烈条件下某些化合物结构发生变化或结构不能恢复到原存于中药中的状态。

2. 溶剂分配法

是利用混合物中各成分在两相溶剂中分配系数不同而达到分离的方法。溶剂分配法的两相往往是互相饱和的水相与有机相。混合物中各成分在两相中分配系数相差越大，则分离效果越高。对于分离极性较大的成分，可选用正丁醇-水，极性中等成分的分离可选用乙酸乙酯-水，极性小的成分可选用氯仿（或乙醚）-水。

系统溶剂萃取法常用于中药化学成分的初步分离，很多情况下可在分液漏斗中进行。将混合物溶于水，利用各组分极性差别，依次以正己烷（或石油醚）、氯仿（或乙醚）、乙酸乙酯、正丁醇萃取，然后分别减压回收各有机层和所余水层溶媒，则分别得到相应极性的中药成分。在实际工作中为避免在分液漏斗中多次萃取的麻烦以及有时会发生乳化现象，也可在连续液-液萃取装置或液滴逆流层析装置中进行。

要点二 沉淀法

是基于有些中药化学成分能与某些试剂生成沉淀，或加入某些试剂后可降低某些成分在溶液中的溶解度而自溶液中析出的一种方法。

1. 专属试剂沉淀法

利用某些试剂选择性地沉淀某类成分，即为专属试剂沉淀法。如雷氏铵盐等生物碱沉淀试剂能与生物碱类生成沉淀，可用于分离生物碱与非生物碱类成分；胆甾醇能和甾体皂苷沉淀，可使其与三萜皂苷分离；明胶能沉淀鞣质，可用于分离或除去鞣质。

2. 分级沉淀法

在混合组分的溶液中加入与该溶液能互溶的溶剂，改变混合组分溶液中某些成分的溶解度，使其从溶液中析出。改变加入溶剂的极性或数量而使沉淀逐步析出称为分级沉淀。如在含有糖类或蛋白质的水溶液中，分次加入乙醇，使含醇量逐步增高，逐级沉淀出分子量段由大到小的蛋白质、多糖、多肽等；在含皂苷的乙醇溶液中分次加入乙醚或乙醚-丙酮混合液可使极性有差异的皂苷逐段沉淀出来。

3. 盐析法

在混合物水溶液中加入易溶于水的无机盐，最常用的是氯化钠，至一定浓度或饱和状态，使某些中药成分在水中溶解度降低而析出，或用有机溶剂萃取出来。如从三颗针中分离小檗碱。有些成分如原白头翁素、麻黄碱、苦参碱等水溶性较大，在分离时，亦常先在水提取液中加一定量的食盐，再用有机溶剂提取。

要点三　结晶法

化合物由非晶形经过结晶操作形成有晶形的过程称为结晶。初析出的结晶往往不纯，进行再次结晶的过程称为重结晶。结晶法是利用混合物中各成分在溶剂中的溶解度不同达到分离的方法，是纯化物质最后阶段常采用的方法，其目的在于进一步分离纯化目标化合物。

结晶法的关键是选择适宜的结晶溶剂。对溶剂的要求一般包括：对被溶解成分的溶解度随温度不同应有显著差别；与被结晶的成分不应产生化学反应；沸点适中等。常用于结晶的溶剂有甲醇、乙醇、丙酮、乙酸乙酯、乙酸、吡啶等。当用单一溶剂不能达到结晶时，可用两种或两种以上溶剂组成的混合溶剂进行结晶操作。

要点四　膜分离法

利用天然或人工合成的高分子膜，以外加压力或化学位差为推动力，对混合物溶液中的化学成分进行分离、分级、提纯和富集。反渗透、超滤、微滤、电渗析为已开发应用的四大膜分离技术。其中反渗透、超滤、微滤相当于滤过技术。溶剂、小分子成分能透过膜，而大分子被膜截留。不同膜滤过可截留不同大小的分子。如运用超滤，选用适当规格的膜可实现对中药提取液中多糖、多肽、蛋白质的截留分离。

要点五　色谱法

色谱法是中药化学成分分离中最常应用的分离方法之一，其最大的优点在于分离效能高、快速简便。通过选用不同分离原理、不同操作方式、不同色谱材料或将各种色谱组合应用，可达到对各类型中药成分的分离和精制。

1. 吸附色谱

吸附色谱是利用吸附剂对被分离化合物分子的吸附能力的差异，而实现分离的一类色谱。常用的吸附剂包括硅胶、氧化铝、活性炭、聚酰胺等。色谱方式通常为薄层色谱和柱色谱。

2. 凝胶过滤色谱（排阻色谱、分子筛色谱）

凝胶过滤色谱原理主要是分子筛作用，根据凝胶的孔径和被分离化合物分子的大小而达到分离目的。当混合物溶液通过凝胶柱时，比凝胶孔隙小的分子可以自由进入凝胶内部，而比凝胶孔隙大的分子不能进入凝胶内部，只能通过凝胶颗粒间隙。因此，分子量不同的物质移动速率不同，分子大的物质保留时间较短，分子小的物质保留时间则较长，据此而达到分离。

商品凝胶的种类很多，常用的是葡聚糖凝胶和羟丙基葡聚糖凝胶。葡聚糖凝胶

(Sephadex G）具亲水性，在水中溶胀。凝胶颗粒网孔大小取决于所用交联剂的数量及反应条件。加入交联剂越多（即交链度高），网孔越紧密，孔径越小，吸水膨胀也越小；交链度低则网孔稀疏，吸水后膨胀大。羟丙基葡聚糖凝胶（Sephadex LH-20）既有亲水性又有亲脂性，不仅可在水中应用，也可在极性有机溶剂或它们与水组成的混合溶剂中膨胀使用。

3. 离子交换色谱

离子交换色谱主要基于混合物中各成分解离度差异进行分离。离子交换剂有离子交换树脂、离子交换纤维素和离子交换凝胶三种。离子交换树脂对交换化合物的能力强弱，主要取决于化合物解离度的大小，带电荷的多少等因素。化合物解离度大（酸性、碱性强）易交换在树脂上，相对来说难洗脱。因此，当两种不同解离度的化合物被交换在树脂上，解离度小的化合物先于解离度大的化合物洗脱，由此实现分离。

4. 大孔树脂色谱

大孔树脂是一类没有可解离基团、具有多孔结构、不溶于水的固体高分子物质。它可以通过物理吸附有选择地吸附有机物质而达到分离的目的。一般来说，大孔树脂的色谱行为具有反相的性质。被分离物质的极性越大，其 R_f 值越大，反之 R_f 值越小。对洗脱剂而言，极性大的溶剂洗脱能力弱，而极性小的溶剂则洗脱能力强，故大孔树脂在水中的吸附性强。实际工作中，常先将欲分离的混合物的水溶液通过大孔树脂柱后，依次用水、浓度由低到高的含水甲（乙）醇溶液、甲（乙）醇洗脱，可将混合物分离成若干组分。大孔树脂色谱多应用于中药有效成分或有效部位的分离富集，具有选择性好、机械强度高、再生处理方便、吸附速度快等特点。近年来，大孔树脂的种类不断增加，根据骨架材料是否带功能基团，大孔吸附树脂可分为非极性、中等极性与极性三类。由于大孔树脂的孔度、孔径、比表面积及构成类型不同而具有许多型号，其性质各异，在应用时需根据具体情况进行选择。

5. 分配色谱

利用被分离成分在固定相和流动相之间的分配系数的不同而达到分离。按照固定相与流动相的极性差别，分配色谱法有正相与反相色谱法之分。在正相分配色谱法中，流动相的极性小于固定相极性。常用的固定相有氰基与氨基键合相，主要用于分离极性及中等极性的分子型物质。在反相分配色谱法中，流动相的极性大于固定相极性。常用的固定相有十八烷基硅烷（ODS）或 C_8 键合相。流动相常用甲醇-水或乙腈-水。主要用于分离非极性及中等极性的各类分子型化合物。反相色谱法是应用最广的色谱法，因为键合相表面的官能团不会流失，流动相的极性可以在很大的范围调整，再加之由它派生的反相离子对色谱法和离子抑制色谱法，可以分离有机酸、碱、盐等离子型化合物。常见的分配色谱方式有纸色谱、柱色谱、高速逆流色谱和高效液相色谱等。

随着科学技术的飞速发展，色谱分离技术亦日益成熟和更加快速。如制备型薄层色谱技术和制备型加压液相柱色谱技术。加压液相色谱多用反相色谱柱，所用载体是颗粒直径小、机械强度及比表面积均大的球形硅胶微粒，有薄壳型、表面多孔型硅球及全多孔硅胶微球，其上并键合不同极性的有机化合物以适应不同类型分离工作，因而柱效大大提高。加压液相色谱根据所用压力大小不同，可分为超高效液相色谱（UPLC，>20 个大气压）、高效液相色谱（HPLC，>20个大气压）、中压液相色谱（MPLC，5~20个大气压）、低压液相色谱（LPLC，<5个大气压）和快速色谱（flash chromatography，约2个大气压）等。其分离效能和分离速度都远高于经典柱色谱，已成为中药化学成分分离的常规技术手段。

要点六　其他方法

1. 分馏法

此法是利用混合物中各成分的沸点的不同而进行分离的方法。适用于液体混合物的分离，如挥发油中各成分的分离。

2. 升华法

固体物质加热直接变成气体，遇冷又凝结为固体的现象为升华。某些中药含有升华性的物质，如某些小分子生物碱、香豆素等，均可用升华法进行纯化。但是，在加热升华过程中，往往伴有热分解现象，产率较低，且不适宜大规模生产。

（刘斌）

第二单元　糖和苷类化合物

细目一　糖类化合物

要点一　糖的结构与分类

糖类化合物是多羟基醛或多羟基酮及其衍生物、聚合物的总称，又称为碳水化合物。糖类化合物根据能否被水解及分子量的大小分为单糖、低聚糖和多糖。

1. 单糖

单糖是不能被水解的、糖类化合物的最小单位，以游离状态或结合状态广泛存在于自然界中。根据其碳原子的数目分为戊糖（五碳糖）、己糖（六碳糖）和庚糖（七碳糖）等，其中以己糖最常见。单糖的衍生物以糖醇和糖醛酸较为常见。单糖在水溶液中形成半缩醛环状结构，即成呋喃糖和/或吡喃糖。新形成的一个不对称碳原子称为端基碳原子。单糖和单糖、单糖和苷元的连接都要通过这个端基碳原子。

中药中常见的单糖及其衍生物有：

五碳醛糖：如D-木糖、D-核糖、L-阿拉伯糖。

甲基五碳糖：如L-夫糖、D-鸡纳糖、L-鼠李糖。

六碳醛糖：如D-葡萄糖、D-甘露糖、L-半乳糖。

六碳酮糖：如D-果糖、L-山梨糖。

七碳酮糖：如D-甘露庚酮糖、D-景天庚酮糖。

糖醛酸：如D-葡萄糖醛酸、D-半乳糖醛酸。

糖醇：单糖的醛或酮基还原成羟基后所得到的多元醇称为糖醇。糖醇在自然界分布也很广，亦多有甜味。如 L-卫矛醇、D-甘露醇和 D-山梨醇。

自然界中还存在着一些结构较为特殊的单糖及其衍生物。在单糖的 2,6 位失去氧，就成为 2,6-二去氧糖，如 D-洋地黄毒糖，这类去氧糖主要存在于强心苷等成分中。单糖的伯或仲羟基被置换为氨基，就成为氨基糖。天然氨基糖主要存在于动物和菌类中。自然界亦发现一些有分支碳链的糖，如 D-芹糖等。

2. 低聚糖

由 2~9 个单糖分子通过糖苷键聚合而成的聚糖称为低聚糖。根据单糖个数分为二糖、三糖、四糖等。常见的二糖有龙胆二糖、芸香糖、蔗糖、麦芽糖和槐糖等。天然存在的三糖大多是在蔗糖的基本结构上再连接一个单糖而成，如棉子糖。四糖又多是在棉子糖的结构上延长，如水苏糖。

根据是否含有游离的醛基或酮基，将低聚糖分为还原糖和非还原糖。如果组成低聚糖的单糖基均以半缩醛羟基脱水缩合，形成的低聚糖就没有游离的醛基或酮基，失去还原性，称为非还原糖。如蔗糖、棉子糖和水苏糖等均为非还原糖，龙胆二糖、芸香糖、槐糖和麦芽糖等均为还原糖。

3. 多聚糖

多聚糖又称多糖，是由 10 个以上的单糖分子通过糖苷键聚合而成。多糖的分子量较大，一般由几百个甚至几万个单糖分子组成，已失去单糖的性质，一般无甜味，也无还原性。多糖大致分为两类，一类为水不溶性多糖，分子呈直糖链型，在动、植物体内主要起支持组织的作用，如植物中的半纤维素和纤维素，动物甲壳中的甲壳素等；另一类为水溶性多糖，包括动、植物体内贮藏的营养物质，如淀粉、菊糖、黏液质等，以及植物体内的初生代谢产物，如人参多糖、黄芪多糖、刺五加多糖、昆布多糖等，后者常具有多方面的生物活性。多糖有直糖链分子，但多为支糖链分子。由一种单糖组成的多糖为均多糖，由两种以上单糖组成的多糖为杂多糖。

要点二 糖的理化性质

1. 性状

单糖和一些分子量较小的低聚糖一般为无色或白色结晶，分子量较大的低聚糖较难结晶，常为非结晶性的白色固体。糖类物质常在熔融前炭化分解。分子量较小的糖有甜味。糖的衍生物，如糖醇等，也多为无色或白色结晶，有甜味。

2. 溶解性

糖为极性大的物质。单糖和低聚糖易溶于水，特别是热水；可溶于稀醇；不溶于极性小的溶剂。糖在水溶液中往往会因过饱和而不析出结晶，浓缩时成为糖浆状。

3. 旋光性

糖的分子中有多个手性碳，故有旋光性。天然存在的单糖左旋、右旋的均有，以右旋为多。糖的旋光度与端基碳原子的相对构型有关。

4. 化学反应

（1）α-萘酚反应（Molish 反应）：在浓酸作用下，单糖可以失去三分子水，生成糠醛及其衍生物；低聚糖或多糖可先水解成单糖，再行脱水生成相同的产物。在此条件下，生成的糠醛及其衍生物与α-萘酚试剂反应，能产生有色的缩合物。

（2）菲林反应（Fehling反应）：还原糖能与碱性酒石酸铜试剂反应，使高价铜离子被还原成为低价铜离子，因而产生氧化亚铜的砖红色沉淀。

（3）多伦反应（Tollen反应）：还原糖能与氨性硝酸银试剂反应，使银离子还原，生成银镜或黑褐色的银沉淀。

单糖均为还原性糖，低聚糖可分为还原性糖和非还原性糖，多糖均无还原性。还原性糖由于分子中有游离的醛基或α-羟基酮，可以还原菲林试剂和多伦试剂。非还原性糖不能直接还原上述两种试剂，需水解出还原性糖后，才能与菲林试剂或多伦试剂进行反应。

（4）碘呈色反应：是碘分子或碘离子排列进入多糖螺环通道中形成的有色包结化合物产生的呈色反应，所呈色调与多糖的聚合度有关。如糖淀粉聚合度为300~350，遇碘呈蓝色；胶淀粉聚合度为3000左右，遇碘呈紫红色。

（5）其他反应：糖类分子中具有邻二醇结构，可以被过碘酸氧化开裂。Smith降解法是常用的氧化开裂法。还原性糖有游离的羰基，可和一分子苯肼生成糖苯腙；与过量的苯肼反应，可生成糖脎。低聚糖的糖苷键可被酸或酶水解。部分具有邻二羟基的糖可与硼酸络合。糖的羟基还可以发生醚化、酯化等反应。

细目二　苷类化合物

要点一　苷的结构与分类

苷类化合物是由糖或糖的衍生物与非糖类化合物（称苷元或配基），通过糖的端基碳原子连接而成的化合物。

苷中的苷元与糖之间的化学键称为苷键。苷元上形成苷键以连接糖的原子，称为苷键原子，也称为苷原子。苷键原子通常是氧原子，也有硫原子、氮原子，少数情况下，苷元碳原子上的氢与糖的半缩醛羟基缩合，形成碳-碳直接相连的苷键，此时，苷元上形成苷键的碳原子即是苷键原子。

植物体中的苷大多与相应的酶共存，原存在于植物体中的苷称为原生苷，原生苷水解失去一部分糖后生成的苷称为次生苷。

苷的分类有多种方式，如按苷元的类型可分为香豆素苷、黄酮苷、蒽醌苷、木脂素苷等；按苷在植物体内的存在状态可分为原生苷与次生苷；按苷中糖基的数目可分为单糖苷、二糖苷、三糖苷等；按苷中糖链的数目可分为单糖链苷、双糖链苷等；按苷的来源分类可分为人参皂苷、柴胡皂苷等。也有的按苷的生理作用分类，如强心苷；有的按苷的特殊物理性质分类，如皂苷。但是，目前主要还是按苷键原子进行分类。

按苷键原子的不同可将苷分为氧苷、硫苷、氮苷和碳苷，其中以氧苷最为常见。

1. 氧苷

氧苷以苷元不同又可分为醇苷、酚苷、氰苷、酯苷、吲哚苷等，占苷类的90%以上。

（1）醇苷：通过苷元的醇羟基与糖的半缩醛羟基脱水而成的苷。如毛茛苷和红景天苷等。

(2) 酚苷：通过苷元的酚羟基与糖的半缩醛羟基脱水缩合成的苷。中药有效成分中很多都是酚苷，如熊果苷具有尿道消毒功效、天麻苷具有镇静作用等。大多数蒽醌苷、香豆素苷、黄酮苷等都属于酚苷。

(3) 酯苷：苷元中羧基与糖的半缩醛羟基缩合而成的苷。其苷键既有缩醛性质又有酯的性质，易被稀酸和稀碱水解。如山慈菇苷 A 和 B。某些二萜和三萜化合物的羧基也常与糖缩合成酯苷，尤其在三萜皂苷中酯苷更为多见。

(4) 氰苷：主要是指一类 α-羟基腈的苷。其特点是易水解，尤其是有稀酸和酶催化时水解更快，生成的苷元 α-羟基腈很不稳定，立即分解为醛（或酮）和氢氰酸。

苦杏仁苷是重要的氰苷类化合物，存在于蔷薇科多种植物的种子中，如桃、杏、李、梅、枇杷等。苦杏仁苷水解后可产生氢氰酸，对呼吸中枢具抑制作用，故少量服用可以镇咳，但大剂量可中毒，引起窒息。因此对含氰苷的中药或制剂要严格控制用药量。

(5) 吲哚苷：苷元具吲哚母核，以苷元吲哚醇中的羟基与糖的半缩醛羟基脱水缩合而成的苷。如靛苷等。

2. 硫苷

糖的半缩醛羟基与苷元上的巯基脱水缩合而成的苷称为硫苷。硫苷水解后得到的苷元常不含有巯基，而多为异硫氰酸的酯类，一般都有特殊的气味。如白芥子中的白芥子苷，黑芥子中的黑芥子苷。

3. 氮苷

糖的端基碳原子与苷元上氮原子相连的苷称为氮苷。如核苷类是核酸的重要组成部分，它们都是一些氮苷。另外，中药巴豆中含有的巴豆苷也是一种氮苷。

4. 碳苷

碳苷是一类糖基的端基碳原子直接与苷元碳原子相连而成的苷类。组成碳苷的苷元多为黄酮类、蒽醌类化合物，它的形成是由于苷元酚羟基所活化的邻位或对位氢，即苷元的活泼氢与糖的半缩醛羟基脱水缩合而成。碳苷类具有水溶性小，难于水解的共同特点。

牡荆素是存在于马鞭草科和桑科植物中的黄酮碳苷类化合物，也是山楂的主要成分之一，具有抗肿瘤、降压、抗炎及解痉作用。芦荟苷是芦荟属植物中的致泻有效成分之一，属于蒽酮碳苷。

要点二 苷的理化性质

1. 性状

苷类成分多无色，但当苷元中的发色团、助色团较多时，则具有颜色，如蒽醌苷和黄酮苷多为黄色。

小分子含糖基少的苷多为结晶，大分子含糖基多的苷则多为无定形粉末。苷中的糖基越多，越难结晶，并有吸湿性。

苷类有的具甜味，有的无味，也有味极苦的苷。有些苷类化合物对黏膜有刺激作用，如皂苷、强心苷等。

2. 溶解性

苷类化合物的溶解性与苷元和糖的结构均有关系。一般而言，苷元是弱亲水性物质，而糖是亲水性物质,所以,苷类化合物分子的极性、亲水性随糖基数目的增加而增大。在中药各类化学成分中,苷类化合物属于极性较大的物质,在甲醇、乙醇和含水正丁醇等极性大的有机溶剂中有较大的溶解度,一般也能溶于水。但一些由极性较小的大分子苷元(如甾醇、萜醇等)形成的单糖苷,由于糖基在整个分子中所占的比例小,往往可以溶于低极性的有机溶剂(如氯仿等)。苷的糖基增多,极性增大,亲水性增强,在水中的溶解度也就增加。在用不同极性的溶剂顺次提取中药时,除了挥发油部分、石油醚部分等非极性部分外,在极性大、中、小的溶剂提取部分中都有存在苷类化合物的可能,但主要存在于极性大的溶剂提取部分中。碳苷和一般苷类不同,其溶解行为较为特殊。无论是在水还是在其他溶剂中,碳苷的溶解度一般都较小。

3. 旋光性

苷类化合物具有旋光性,多数苷呈左旋。苷类化合物水解后由于生成的糖是右旋的,因而使水解混合物呈右旋。苷类化合物旋光度的大小与苷元和糖的结构,以及苷元和糖、糖和糖之间的连接方式均有关系。

4. 化学反应

苷类化合物的共性在于都含有糖基部分,因此,苷类化合物可发生与糖相同的显色反应和沉淀反应。但苷中的糖为结合糖,需先水解成为游离糖后才能进行糖的反应。苷类化合物中的苷元部分,结构可能彼此差异很大,性质亦各不相同,可用与之相应的化学反应鉴别。

5. 苷键裂解

苷键的裂解反应是研究苷类化合物结构的重要反应。使苷键裂解的常用方法有酸水解、碱水解、酶解、氧化开裂法等。

(1) 酸催化水解反应:苷键属于缩醛结构,易为稀酸催化水解。常用的酸有盐酸、硫酸、甲酸、乙酸等,反应一般在水或稀醇溶液中进行。苷键酸水解的难易,有如下规律:

①按苷键原子的不同,酸水解的易难程度为:N-苷>O-苷>S-苷>C-苷。

②按苷中糖的种类不同,酸水解易难程度为:呋喃糖苷>吡喃糖苷;酮糖苷>醛糖苷;吡喃糖苷中,吡喃环 C_5 上的取代基越大越难于水解,因此其水解速率的顺序是五碳糖苷>甲基五碳糖苷>六碳糖苷>七碳糖苷>糖醛酸苷;糖的 C_2 上的取代基种类不同,对质子的竞争性吸引能力不同,因此其酸水解的易难程度为:2,6-二去氧糖苷>2-去氧糖苷>6-去氧糖苷>2-羟基糖苷>2-氨基糖苷。

③按苷元的种类不同,酸水解易难程度为:芳香苷>脂肪苷。

需要注意的是,某些苷类的苷元对酸不稳定,酸水解后不能得到真正的苷元,而得到化学结构已经变化了的人工产物。此时,应采用缓和酸水解法、酶解法或 Smith 降解法等。

(2) 碱催化水解反应:由于一般的苷键属缩醛结构,对稀碱较稳定,不易被碱催化水解,故苷很少用碱催化水解。但酯苷易为碱所水解。此外,还有些苷如酚苷、烯醇苷、α-吸电子基取代的苷,也可以被碱催化水解。

(3) 酶催化水解反应:酶水解法是苷类最有效的水解方法,其特点在于专属性高、水解条件温和、可保持生成的苷元和糖的结构不变。同时,用某些酶水解苷键可以得知苷键的构型,如麦芽糖酶只能水解 α-葡萄糖苷,而苦杏仁酶能水解 α-葡萄糖苷。如果控制酶水解的条件，还能得到保留部分苷键的次级苷或低聚糖，有助于了解苷元和糖、糖和糖之间的连接顺序。

需要强调的是，含苷类的中药中往往同时含有水解相应苷的酶，因此，在中药的采收、加工、储藏和提取分离过程中，必须注意中药内存在的酶对所含苷的影响。

(4) 氧化裂解反应：苷类化合物分子中的糖基具有邻二醇结构，可以被过碘酸氧化开裂。Smith 降解法是常用的氧化开裂法。此法先用过碘酸氧化糖苷，使之生成二元醛以及甲酸，再用四氢硼钠还原成相应的二元醇。这种二元醇具有简单的缩醛结构，比苷的稳定性差得多，在室温下与稀酸作用即可水解成苷元、多元醇和羟基乙醛等产物。

对难水解的碳苷，可用此法进行水解，以避免使用剧烈的酸进行水解，可获得在原苷元上多一个醛基、其他结构保持不变的苷元。此外，对一些苷元结构不太稳定的苷类化合物，如某些皂苷，为了避免酸水解使苷元发生结构变化以获取真正的苷元，也常用 Smith 降解法进行水解。

(5) 甲醇解反应：在多糖苷的结构研究中，为了确定糖与糖之间的连接顺序和连接位置，可采用甲醇解反应，反应时先将苷进行全甲基化，然后用含 6%~9% 盐酸的甲醇进行甲醇解。

(6) 乙酰解反应：在多糖苷的结构研究中，为了确定糖与糖之间的连接位置，可应用乙酰解开裂一部分苷键，保留另一部分苷键。反应用的试剂为乙酸酐与不同酸的混合液，常用的酸有硫酸、高氯酸或 Lewis 酸（如氯化锌、三氟化硼等）。乙酰解反应以 CH_3CO^+ 为进攻基团，机理与酸催化水解相似。苷发生乙酰解反应的速度与糖苷键的位置有关。如果在苷键的邻位有可乙酰化的羟基，由于电负性的影响，可使乙酰解的速度减慢。从二糖的乙酰解速率可以看出，苷键的乙酰解一般以 1→6 苷键最易断裂，其次为 1→4 苷键和 1→3 苷键，而以 1→2 苷键最难断裂。

细目三 糖和苷的提取

要点一 糖的提取

中药中的糖类，除游离状态单糖外，大多呈结合状态，以低聚糖、多糖、苷类等形式存在。若要提取糖类，可根据它们对醇和水的溶解度不同而采用不同方法提取。

从中药中提取糖时，一般用水或稀醇提取。由于多种物质共存的助溶作用，用乙醇（甲醇）回流提取也可提出单糖和一些低聚糖。

多糖以及分子量较大的低聚糖可用水提取，根据多糖的具体性质的不同，有的也可用稀醇、稀碱、稀盐溶液或二甲基亚砜提取。多糖常与其他成分共存于中药中，可利用多糖不溶于乙醇、甲醇或丙酮的性质，在水提取液中加乙醇、甲醇或丙酮使多糖从提取液中沉淀出来，达到初步纯化的目的。含葡萄糖醛酸等酸性基团多糖的水溶液，可用乙酸或盐酸使成酸性后，再加乙醇，使多糖沉淀析出，也可加入铜盐等生成不溶性络合物或盐类沉淀而析出。

由于植物内有水解聚合糖的酶与糖共存，必须采用适当的方法破坏或抑制酶的作用，以保持糖的原存形式。提取时可采用加入无机盐（如碳酸钙），或加热回流等方法破坏酶的活性。若共存有酸性成分，还应用碳酸钙、碳酸钠等中和，尽量在中性条件下提取。

要点二 苷的提取

苷的种类较多，性质差异亦大，需根据欲提取的苷类的性质，以及提取目的，即提取原生苷还是次生苷，考虑选择相应的提取溶剂和提取方法。

1. 原生苷的提取

在植物体中，苷类化合物往往是与能水解苷的酶共存，因此，在提取原生苷时，首先要设法破坏或抑制酶的活性，以避免原生苷被酶解。常用的方法是采用甲醇、乙醇或沸水提取，或在药材原料中拌入一定量的无机盐（如碳酸钙）后再提取，并在提取过程中注意避免与酸或碱接触，以防酸或碱水解苷，或破坏欲提取成分的结构。如果药材本身呈一定的酸碱性，可用适当的方法中和，尽可能在中性条件下提取。

结合树脂吸附法提取总苷是一种较为有效的方法，一般选用非极性或极性小的大孔吸附树脂。其主要方法是将中药按上述方法经溶剂浸出，浸出物的水悬浮液用氯仿或乙酸乙酯萃取，萃取后的水层再用大孔吸附树脂柱色谱富集、纯化总苷。

2. 次生苷的提取

为了提取次生苷，应利用酶的活性，促使苷酶解。可在潮湿状态下，30℃~40℃保温（酶在此温度下活性较强）发酵一定时间，使原生苷变为次生苷后再进行提取。

要点三 苷元的提取

苷元的提取，应用适当的水解方法把苷中的糖基部分彻底水解掉，但同时又要尽量不破坏苷元的结构，以达到最高的提取率。苷元多属脂溶性成分，可用极性小的溶剂提取。

一般先将中药用酸水解，或者先酶解，以使苷类水解生成苷元，然后用氯仿（或者乙酸乙酯、石油醚）提取苷元。有时也可先提取出总苷，再将总苷水解为苷元。使苷键裂解时，特别要注意保持苷元结构的完整。若酸水解、碱水解能破坏苷元，可采用乙酰解、酶解、氧化开裂法等。

（刘斌）

第三单元 醌类化合物

细目一 结构与分类

醌类化合物是中药中一类具有醌式结构的化学成分，主要分为苯醌、萘醌、菲醌和蒽醌四种类型。在中药中以蒽醌及其衍生物尤为重要。

要点一 苯醌类

苯醌类化合物分为邻苯醌和对苯醌两大类。邻苯醌结构不稳定，故天然存在的苯醌化合物多数为对苯醌的衍生物。

天然苯醌类化合物多为黄色或橙色的结晶体，如中药凤眼草果实中的2,6-二甲氧基对苯醌、木桂花果实中的信筒子醌。

要点二 萘醌类

萘醌类化合物分为α（1,4）、β（1,2）及amphi（2,6）三种类型。天然存在的大多为α-萘醌类衍生物，多为橙色或橙红色结晶，少数呈紫色。如具有抗菌、抗癌及中枢神经镇静作用的胡桃醌为α-萘醌类。中药紫草中含有多种萘醌类成分，且多数是以结合成酯的形式存在。

要点三 菲醌类

天然菲醌分为邻醌及对醌两种类型。如从中药丹参中分得的多种菲醌衍生物，均属于邻菲醌类和对菲醌类化合物。其中丹参醌II_A、丹参醌II_B属于邻菲醌类，丹参新醌甲、丹参新醌乙、丹参新醌丙属于对菲醌类。

要点四 蒽醌类

蒽醌类成分按母核的结构分为单蒽核及双蒽核两大类。

1. 单蒽核类

（1）蒽醌及其苷类：天然蒽醌以9,10-蒽醌最为常见，且在蒽醌母核上常有羟基、羟甲基、甲基、甲氧基和羧基取代。根据羟基在蒽醌母核上的分布情况，可将羟基蒽醌衍生物分为两种类型。

①大黄素型：羟基分布在两侧的苯环上，多数化合物呈黄色。大黄中的主要蒽醌成分多属于这一类型，如大黄酚、大黄素、大黄素甲醚、芦荟大黄素及大黄酸等。大黄中的羟基蒽醌衍生物多与葡萄糖、鼠李糖结合成苷类，一般有单糖苷和双糖苷两类。

②茜草素型：羟基分布在一侧的苯环上，化合物颜色较深，多为橙黄色至橙红色。例如茜草中的茜草素、羟基茜草素、伪羟基茜草素等化合物即属此型。茜草中除含有游离蒽醌外，还含有木糖和葡萄糖的蒽醌苷类化合物，已分离得到的有单糖苷和双糖苷。

（2）蒽酚或蒽酮衍生物：蒽醌在酸性环境中被还原，可生成蒽酚及其互变异构体蒽酮。蒽酚（或蒽酮）衍生物一般存在于新鲜植物中。新鲜大黄贮存两年以上则检识不到蒽酚。

2. 双蒽核类

（1）二蒽酮类：二蒽酮类成分可以看成是2分子蒽酮脱去一分子氢，通过碳碳键结合而成的化合物。其结合方式多为$C_{10}-C_{10'}$，也有其他位置连结。如大黄及番泻叶中致泻的主要有效成分番泻苷A、B、C、D等皆为二蒽酮衍生物。

（2）二蒽醌类：蒽醌类脱氢缩合或二蒽酮类氧化均可形成二蒽醌类。天然二蒽醌类化合物中的两个蒽醌环都是相同而对称的，由于空间位阻的相互排斥，故两个蒽环呈反向排列。如山扁豆双醌。

(3) 去氢二蒽酮类：中位二蒽酮再脱去1分子氢即进一步氧化，两环之间以双键相连者称为去氢二蒽酮。此类化合物颜色多呈暗紫红色，其羟基衍生物存在于自然界中，如金丝桃属植物。

(4) 日照蒽酮类：去氢二蒽酮进一步氧化，α与α′位相连组成一新六元环，其多羟基衍生物也存在于金丝桃属植物中。

(5) 中位萘骈二蒽酮类：这一类化合物是天然蒽衍生物中具有最高氧化水平的结构形式，也是天然产物中高度稠合的多元环系统之一（含8个环）。如金丝桃素为萘骈二蒽酮衍生物，存在于金丝桃属某些植物中，具有抑制中枢神经及抗病毒的作用。

细目二　理化性质

要点一　物理性质

1. 性状

醌类化合物母核上随着酚羟基等助色团的引入而呈一定的颜色，有黄、橙、棕红色以至紫红色等，助色团越多，颜色越深。天然存在的醌类成分因分子中多有取代，故为有色结晶。苯醌和萘醌多以游离态存在，而蒽醌一般结合成苷存在于植物体中，因极性较大难以得到结晶。

2. 升华性及挥发性

游离的醌类化合物一般具有升华性。小分子的苯醌类及萘醌类还具有挥发性，能随水蒸气蒸馏，利用此性质可对其进行分离和纯化。

3. 溶解度

游离醌类极性较小，一般溶于甲醇、乙醇、丙酮、乙酸乙酯、氯仿、乙醚、苯等有机溶剂，几乎不溶于水。与糖结合成苷后极性显著增大，易溶于甲醇、乙醇中，在热水中也可溶解，但冷水中溶解度较小，几乎不溶于苯、乙醚、氯仿等极性较小的有机溶剂中。蒽醌的碳苷在水中的溶解度都很小，亦难溶于有机溶剂，但易溶于吡啶中。

要点二　化学性质

1. 酸碱性

(1) 酸性：醌类化合物多具有酚羟基，故具有一定的酸性。在碱性水溶液中成盐溶解，加酸酸化后游离又可析出。

醌类化合物因分子中羧基的有无及酚羟基的数目及位置不同，酸性强弱表现出显著差异。一般来说，含有羧基的醌类化合物的酸性强于不含羧基者；酚羟基数目增多，酸性增强；β-羟基醌类化合物的酸性强于α-羟基醌类化合物。2-羟基苯醌或在萘醌的醌核上有羟基时，形成插烯酸的结构，表现出与羧基相似的酸性，可溶于碳酸氢钠水溶液中。

根据醌类酸性强弱的差别，可用pH梯度萃取法进行化合物的分离。以游离蒽醌类衍生物为例，酸性强弱按下列顺序排列：含-COOH＞含二个或二个以上β-OH＞

含一个β-OH>含二个或二个以上α-OH>含一个α-OH。可从有机溶剂中依次用5%碳酸氢钠、5%碳酸钠、1%氢氧化钠及5%氢氧化钠水溶液进行梯度萃取，达到分离的目的。

（2）碱性：由于羰基上氧原子的存在，蒽醌类成分也具有微弱的碱性，能溶于浓硫酸中成𨦼盐再转成阳碳离子，同时伴有颜色的显著改变，如大黄酚为暗黄色，溶于浓硫酸中转为红色，大黄素由橙红变为红色，其他羟基蒽醌在浓硫酸中一般呈红至红紫色。

2. 颜色反应

醌类的颜色反应主要基于其氧化还原性质以及分子中的酚羟基性质。

（1）Feigl 反应：醌类衍生物在碱性条件下经加热能迅速与醛类及邻二硝基苯反应生成紫色化合物。

（2）无色亚甲蓝显色反应：无色亚甲蓝溶液为苯醌类及萘醌类的专用显色剂。此反应可在 PC 或 TLC 上进行，样品在 PC 或 TLC 上呈蓝色斑点，可借此与蒽醌类化合物相区别。

（3）Bornträger 反应：羟基醌类在碱性溶液中发生颜色变化，会使颜色加深。多呈橙、红、紫红及蓝色，如羟基蒽醌类化合物遇碱显红~紫红色。该显色反应与形成共轭体系的酚羟基和羰基有关。因此羟基蒽醌以及具有游离酚羟基的蒽醌苷均可呈色，但蒽酚、蒽酮、二蒽酮类化合物则需氧化形成羟基蒽醌类化合物后才能呈色。

（4）Kesting-Craven 反应：此反应常被称为与活性亚甲基试剂的反应。苯醌及萘醌类化合物当其醌环上有未被取代的位置时，可在碱性条件下与一些含有活性亚甲基试剂（如乙酰乙酸酯、丙二酸酯、丙二腈等）的醇溶液反应，生成蓝绿色或蓝紫色。萘醌的苯环上如有羟基取代，此反应即减慢反应速度或不反应。蒽醌类化合物因醌环两侧有苯环，不能发生该反应，故可加以区别。

（5）与金属离子的反应：在蒽醌类化合物中，如果有α-酚羟基或邻二酚羟基结构时，则可与 Pb^{2+}、Mg^{2+} 等金属离子形成络合物。当蒽醌化合物具有不同的结构时，与醋酸镁形成的络合物也具有不同的颜色，如橙黄、橙红、紫红、紫、蓝色等。

（6）对亚硝基二甲苯胺反应：9位或10位未取代的羟基蒽酮类化合物，尤其是1,8-二羟基衍生物，其羰基对位的亚甲基上的氢很活泼，可与 0.1% 对亚硝基-二甲苯胺吡啶溶液反应缩合而产生各种颜色。本反应可作为蒽酮类化合物的定性鉴别反应，不受蒽醌类、黄酮类、香豆素类、糖类及酚类化合物的干扰。

细目三　提取分离

要点一　蒽醌类化合物的提取方法

1. 有机溶剂提取法

一般游离蒽醌类化合物极性较小，可用低极性有机溶剂提取。苷类极性较苷元大，可用甲醇、乙醇和水提取。实际工作中，常选甲醇或乙醇作为提取溶剂，可将不同类型、不同存在状态、性质各异的蒽醌类成分都提取出来，所得的总蒽醌类提取物可进一步纯化与分离。

2. 碱提酸沉法

用于提取具有游离酚羟基的蒽醌类化合物。酚羟基与碱成盐而溶于碱水溶液中，酸化后酚羟基游离而沉淀析出。

要点二　蒽醌类化合物的分离方法

1. 蒽醌苷与游离蒽醌的分离

蒽醌苷类与游离蒽醌衍生物的极性差别较大，故在有机溶剂中的溶解度不同。如苷类在氯仿中不溶，而游离者则溶于氯仿，可据此进行分离。但应当注意，一般羟基蒽醌类衍生物及其相应的苷类在植物体内多通过酚羟基或羧基结合成镁、钾、钠、钙盐形式存在，为充分提取出蒽醌类衍生物，必须预先加酸酸化使之全部游离后再进行提取。同理在用氯仿等极性较小的有机溶剂从水溶液中萃取游离蒽醌衍生物时必须加酸酸化使之处于游离状态，才能达到分离苷与游离蒽醌的目的。

2. 游离蒽醌的分离

（1）pH 梯度萃取法：pH 梯度萃取法是分离游离蒽醌的常用方法。其流程如下：

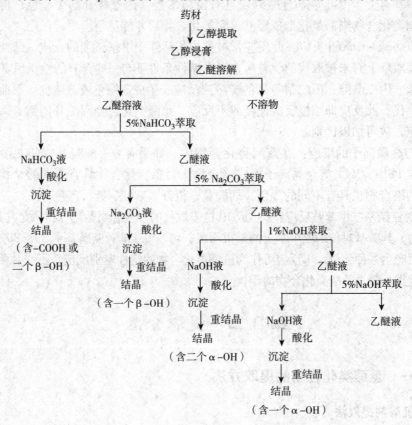

（2）色谱法：色谱法是系统分离羟基蒽醌类化合物的有效手段。分离游离羟基蒽醌衍生物时常用的吸附剂主要是硅胶，一般不用氧化铝，尤其不用碱性氧化铝，以避免与酸性的蒽醌类成分发生不可逆吸附而难以洗脱。另外，游离羟基蒽醌衍生物含有酚羟基，故有时也可采用聚酰胺色谱法。

3. 蒽醌苷的分离

蒽醌苷类的分离和纯化，主要应用色谱方法。在进行色谱分离之前，往往采用溶剂法处理粗提物，除去大部分杂质，制得较纯的总苷后再进行色谱分离。

（1）溶剂法：在用溶剂法纯化总蒽醌苷提取物时，一般常用乙酸乙酯、正丁醇等极性较大的有机溶剂，将蒽醌苷类从水溶液中提取出来，使其与水溶性杂质相互分离。

（2）色谱法：是分离蒽醌苷类化合物最有效的方法。主要应用硅胶柱色谱、葡聚糖凝胶柱色谱和反相硅胶柱色谱等。应用葡聚糖凝胶柱色谱分离蒽醌苷类成分主要依据分子大小的不同，如分离大黄蒽醌苷类成分时，可将大黄的70%甲醇提取液加到Sephadex LH-20凝胶柱上，并用70%甲醇洗脱，分段收集，依次先后得到二蒽酮苷（番泻苷B、A、D、C）、蒽醌二葡萄糖苷、蒽醌单糖苷、游离苷元。

细目四　实例

要点一　大黄中的主要蒽醌类化合物及其理化性质

1. 化学成分

大黄的主要成分为蒽醌类化合物，其中游离的羟基蒽醌类化合物主要为大黄酚、大黄素甲醚、大黄素、芦荟大黄素和大黄酸等，大多数羟基蒽醌类化合物是以苷的形式存在，如大黄酚葡萄糖苷、大黄素葡萄糖苷、大黄酸葡萄糖苷、芦荟大黄素葡萄糖苷、一些双葡萄糖链苷及少量的番泻苷A、B、C、D。大黄中除了上述成分外，还含有鞣质、脂肪酸及少量的土大黄苷和土大黄苷元。土大黄苷及其苷元在结构上为二苯乙烯的衍生物，在不少国家的药典中规定大黄中不得检出这一成分。检出的方法有多种，如纸色谱法、薄层色谱法等。

2. 理化性质

大黄酚为长方形或单斜形结晶（乙醚或苯），能升华。几乎不溶于水，难溶于石油醚，略溶于冷乙醇，溶于苯、氯仿、乙醚、冰醋酸及丙酮中，易溶于沸乙醇、氢氧化钠水溶液。大黄素为橙色针状结晶（乙醇），几乎不溶于水，溶于碳酸钠水溶液、氨水、氢氧化钠水溶液、乙醇、甲醇、丙酮，乙醚中溶解度为0.14%，氯仿中为0.078%。大黄素甲醚为金黄色针晶，几乎不溶于水、碳酸钠水溶液，微溶于乙酸乙酯、甲醇、乙醚，溶于苯、吡啶、氯仿、氢氧化钠水溶液。芦荟大黄素为橙色针状结晶（甲苯），略溶于乙醇、苯、氯仿、乙醚和石油醚，溶于碱水溶液和吡啶，易溶于热乙醇、丙酮、甲醇、稀氢氧化钠水溶液。

番泻苷A是黄色片状结晶，酸水解后生成2分子葡萄糖和1分子番泻苷元A。番泻苷元A是2分子的大黄酸蒽酮通过$C_{10}-C_{10}$相互结合而成的二蒽酮类衍生物，其$C_{10}-C_{10}$为反式连接。番泻苷B是番泻苷A的异构体，水解后生成2分子葡萄糖和番泻苷元B，其$C_{10}-C_{10}$为顺式连接。番泻苷C是1分子大黄酸蒽酮与1分子芦荟大黄素蒽酮通过$C_{10}-C_{10}$反式连接而形成的二蒽酮二葡萄糖苷。番泻苷D为番泻苷C的异构体，其$C_{10}-C_{10'}$为顺式连接。二蒽酮类化合物的$C_{10}-C_{10'}$键与通常C-C键不同，易于断裂，生成相应的蒽酮类化合物。如番泻苷A的致泻作用是因其在肠内变为大黄酸蒽酮所致。

要点二 大黄中的主要蒽醌类化合物的提取分离方法

从大黄中提取分离游离羟基蒽醌时，可先用20%硫酸和氯仿的混合液，在水浴上回流水解并使游离蒽醌转入氯仿中。然后依次用5%碳酸氢钠、5%碳酸钠和0.5%氢氧化钠溶液萃取氯仿溶液，再分别酸化各种碱溶液并进行重结晶，结果从5%碳酸氢钠萃取液中得到大黄酸、从5%碳酸钠萃取液中得到大黄素、从0.5%氢氧化钠萃取液中得到芦荟大黄素。碱溶液萃取后的氯仿层，回收溶剂后进行硅胶柱色谱分离，得到大黄酚和大黄素甲醚。

在上述提取分离中，除可使用氯仿-硫酸外，还可使用苯-硫酸或直接用乙醇、氯仿或苯提取，然后再用pH梯度法进一步分离。

（刘斌）

第四单元 苯丙素类

细目一 香豆素类

要点一 香豆素的结构与分类

香豆素类成分是一类具有苯骈α-吡喃酮母核的天然产物的总称，在结构上可以看成是顺式邻羟基桂皮酸脱水而形成的内酯化合物。在目前得到的天然香豆素类成分中，绝大多数香豆素类化合物均在母核的7位连有含氧官能团，因此，7-羟基香豆素（伞形花内酯）可认为是香豆素类化合物的基本母核。

香豆素类成分的结构分类，主要依据在α-吡喃酮环上有无取代，7位羟基是否和6、8位取代异戊烯基缩合形成呋喃环、吡喃环来进行，通常将香豆素类化合物大致分为四类。

1. 简单香豆素类

简单香豆素类是指只在母核的苯环一侧有取代，且7位羟基未与6（或8）位取代基形成呋喃环或吡喃环的香豆素类。如伞形花内酯、秦皮中的七叶内酯和七叶苷、茵陈中的滨蒿内酯、蛇床子中的蛇床子素、独活中的当归内酯、瑞香中的瑞香内酯等均属简单香豆素类。

2. 呋喃香豆素类

香豆素类成分如7位羟基和6（或8）位取代异戊烯基缩合形成呋喃环，即属呋喃香豆素类。如6位异戊烯基与7位羟基形成呋喃环，则称为线型呋喃香豆素。如8位异戊烯基与7位羟基形成呋喃环，则称为角型呋喃香豆素。如呋喃环外侧被氢化，称为二氢呋喃香豆素。存在于补骨脂中的补骨脂素、牛尾独活中的佛手柑内酯、白芷中的欧芹属素乙均属线型呋喃香豆素，紫花前胡中的紫花前胡苷属线型二氢呋喃香豆素。存在于当归中的当归素、牛尾独活中的异佛手柑内酯均属角型呋喃香豆素，旱前胡中的旱前胡甲素、乙素均属角型二氢呋喃香豆素。

3. 吡喃香豆素类

与呋喃香豆素类相似，7位羟基和6（或8）位取代异戊烯基缩合形成吡喃环，即属吡喃香豆素类。6位异戊烯基与7位羟基形成吡喃环者，称为线型吡喃香豆素；8位异戊烯基与7位羟基形成吡喃环者，称为角型吡喃香豆素。吡喃环被氢化，称为二氢吡喃香豆素。紫花前胡中的紫花前胡素属线型二氢吡喃香豆素，白花前胡中的白花前胡丙素属角型二氢吡喃香豆素。

4. 其他香豆素类

天然发现的香豆素类成分，有的化合物结构不能归属于上述三个类型，主要包括在α-吡喃酮环上有取代的香豆素类，香豆素二聚体、三聚体类，异香豆素类等。如续随子中的双七叶内酯是香豆素二聚体，茵陈中的茵陈内酯是异香豆素类成分。

要点二 香豆素的理化性质

1. 性状

游离香豆素类多为结晶性物质，有比较敏锐的熔点，但也有很多香豆素类成分呈玻璃态或油状。分子量小的游离香豆素类化合物多具有芳香气味与挥发性，能随水蒸气蒸馏，且具升华性。香豆素苷类一般呈粉末或晶体状，不具挥发性也不能升华。在紫外光（365nm）照射下，香豆素类成分多显蓝色或紫色荧光。

2. 溶解性

游离香豆素类成分易溶于乙醚、氯仿、丙酮、乙醇、甲醇等有机溶剂，也能部分溶于沸水，但不溶于冷水。香豆素苷类成分易溶于甲醇、乙醇，可溶于水，难溶于乙醚、氯仿等低极性有机溶剂。

3. 内酯的碱水解

香豆素类分子中具内酯结构，碱性条件下可水解开环，生成顺式邻羟基桂皮酸的盐。顺式邻羟基桂皮酸盐的溶液经酸化至中性或酸性即闭环恢复为内酯结构。但如果与碱液长时间加热，开环产物顺式邻羟基桂皮酸衍生物则发生双键构型的异构化，转变为反式邻羟基桂皮酸衍生物，此时，再经酸化也不能环合为内酯。

4. 与酸的反应

香豆素类化合物分子中若在酚羟基的邻位有异戊烯基等不饱和侧链，在酸性条件下能环合形成含氧的杂环结构呋喃环或吡喃环。如分子中存在醚键，酸性条件下能水解，尤其是烯醇醚和烯丙醚。在酸性条件下，具有邻二醇结构的香豆素类成分还会发生重排。

5. 显色反应

（1）异羟肟酸铁反应：香豆素类成分具有内酯结构，在碱性条件下开环，与盐酸羟胺缩合生成异羟肟酸，在酸性条件下再与 Fe^{3+} 络合而显红色。

（2）酚羟基反应：香豆素类成分常具有酚羟基取代，可与三氯化铁溶液反应产生绿色至墨绿色沉淀。若其酚羟基的邻位、对位无取代基，可与重氮化试剂反应而显红色至紫红色。

（3）Gibb's 反应：香豆素类成分在碱性条件（pH9~10）下内酯环水解生成酚羟基，如果其对位（6位）无取代基，则能与 2,6-二氯（溴）苯醌氯亚胺（Gibb's）试剂反应而显蓝色。利用此反应可判断香豆素分子中母核的 C_6 位是否有取代基存在。

（4）Emerson 反应：与 Gibb's 反应类似，香豆素类成分如在 6 位无取代基，内酯环在碱性条件下开环后与 Emerson 试剂（4-氨基安替比林和铁氰化钾）反应生成红色。此反应也可用于判断母核的 C_6 位有无取代基存在。

6. 双键的加成反应

香豆素类成分除了 C_3-C_4 双键外，还可能有呋喃环或吡喃环上的双键，侧链取代基上的双键。在控制条件下氢化，非共轭的侧链双键最先被氢化，然后是和苯环共轭的呋喃环或吡喃环上的双键氢化，最后才是 C_3-C_4 双键氢化。

7. 氧化反应

香豆素类成分也能发生氧化反应，常用氧化剂有高锰酸钾、铬酸、臭氧等。不同氧化剂氧化能力不同，香豆素被不同氧化剂氧化生成的产物也不同。如高锰酸钾往往使香豆素类 C_3-C_4 双键断裂而生成水杨酸的衍生物；铬酸一般只氧化侧链，也能氧化苯环为醌式结构，但不破坏 α-吡喃酮环。臭氧氧化首先发生在侧链双键，然后是呋喃环或吡喃环上的双键，最后才是 C_3-C_4。

要点三　香豆素的提取

香豆素类成分多以亲脂性的游离形式存在于植物中，可以用一般的有机溶剂，如乙醚、氯仿、丙酮等提取，而香豆素苷类因极性增大而具亲水性，可选亲水性溶剂，如甲醇、乙醇或水提取。此外，香豆素类成分具有内酯结构，亦可用碱溶酸沉法提取；部分小分子香豆素类成分具有挥发性，可用水蒸气蒸馏法提取。

1. 溶剂提取法

香豆素类成分可用各种溶剂提取，如甲醇、乙醇、丙酮、乙醚等。其提取方法可采用乙醚等溶剂先提取脂溶性成分，再用甲醇（乙醇）或水提取极性大的成分。也可先用甲醇（乙醇）或水提取，再用溶剂法或大孔吸附树脂法分为脂溶性部位和水溶性部位。溶剂提取法是香豆素类成分提取的主要方法。

2. 碱溶酸沉法

用溶剂法提取香豆素类成分，常有大量中性杂质存在，可利用香豆素类具有内酯结构，能溶于稀碱液而和其他中性成分分离，碱溶液酸化后内酯环合，香豆素类成分即可游离析出，也可用乙醚等有机溶剂萃取得到。

3. 水蒸气蒸馏法

小分子的香豆素类成分因具有挥发性，可采用水蒸气蒸馏法提取。但需注意本法提取时，成分受热温度高而时间长，有时可能引起结构的变化。

要点四 实例：秦皮中的香豆素类成分

秦皮为常用中药，具有清热燥湿、明目、止泻等功效，用于痢疾、泄泻、赤白带下、目赤肿痛等症。秦皮的主要化学成分是香豆素类化合物，其中苦枥白蜡树皮含有七叶内酯、七叶苷；白蜡树树皮含有七叶内酯、秦皮素；宿柱白蜡树含有七叶内酯、七叶苷、秦皮素等。香豆素类成分也是中药秦皮的主要药效物质。

七叶内酯：黄色针晶（稀醇）或黄色叶状结晶（真空升华），mp. 268℃～270℃。易溶于甲醇、乙醇，可溶于丙酮，不溶于乙醚和水。易溶于稀碱液，并显蓝色荧光。

七叶苷：浅黄色针晶（热水），为倍半水合物，mp. 204℃～206℃。易溶于甲醇、乙醇和乙酸，可溶于沸水。易溶于稀碱液，并显蓝色荧光。

从秦皮中提取分离七叶内酯和七叶苷的方法为，将秦皮粗粉用乙醇回流提取，减压回收乙醇得乙醇提取浸膏。用热水分散乙醇提取浸膏后，以等体积氯仿萃取2次，弃去氯仿层。水层挥去氯仿，用等体积乙酸乙酯萃取2次。乙酸乙酯萃取物甲醇溶解，放置析晶，甲醇、水重结晶，得到七叶内酯（黄色针状结晶）。乙酸乙酯萃取过的水层浓缩后，放置析晶，甲醇、水重结晶，得到七叶苷（浅黄色针状晶体）。

细目二 木脂素类

要点一 木脂素的结构与分类

木脂素是由两分子（少数为三分子或四分子）苯丙素衍生物聚合而成的一类天然化合物，主要存在于植物的木部和树脂中，多数呈游离状态，少数与糖结合成苷。组成木脂素的单体主要有桂皮酸、桂皮醛、桂皮醇、丙烯苯和烯丙苯。前三种单体的侧链 γ - 碳原子是氧化型的，而后两种单体的 γ - 碳原子是非氧化型的。

由于组成木脂素的 C_6 - C_3 单体缩合位置不同及其侧链 γ - 碳原子上的含氧基团互相脱水缩合等反应，形成了不同类型的木脂素。

1. 简单木脂素

简单木脂素由两分子苯丙素仅通过 β 位碳原子（C_8 - $C_{8'}$）连接而成。此类化合物也是其他一些类型木脂素的生源前体。二氢愈创木脂酸、叶下珠脂素是分别从愈创木树脂及珠子草中分得的简单木脂素类化合物。

2. 单环氧木脂素

单环氧木脂素结构特征是在简单木脂素基础上，还存在 7 - O - 7′或 9 - O - 9′或 7 - O - 9′等四氢呋喃结构。如恩施脂素是从翼梗五味子中分离得到的 7,7′位环氧的单环氧木脂素，荜澄茄脂素是从荜澄茄果实中分得的 9,9′位环氧的单环氧木脂素。

3. 木脂内酯

木脂内酯的结构特征是在简单木脂素基础上，9,9′位环氧，C_9 为 C=O 基。木脂内酯常与其二去氢或四去氢化合物共存于同一植物中。牛蒡子的主要成分牛蒡子苷和牛蒡子苷元属于木脂内酯。

4. 环木脂素

在简单木脂素基础上,通过一个苯丙素单位中苯环的6位与另一个苯丙素单位的7位环合而成环木脂素。此类又可进一步分成苯代四氢萘、苯代二氢萘及苯代萘等结构类型,自然界中以苯代四氢萘型居多。如从中国紫杉中分得的异紫杉脂素和从鬼臼属植物中分得的去氧鬼臼毒脂素葡萄糖酯苷都具有苯代四氢萘的结构,来自奥托肉豆蔻果实中的奥托肉豆蔻烯脂素具有苯代二氢萘的基本结构。

5. 环木脂内酯

环木脂内酯的结构特征是在环木脂素的基础上,其 $C_9-C_{9'}$ 间环合形成五元内酯环。按其内酯环上羰基的取向可分为上向和下向两种类型。对于苯代萘内酯型环木脂内酯,上向的称4-苯代-2,3-萘内酯,下向的称为1-苯代-2,3-萘内酯。

6. 双环氧木脂素

是由两分子苯丙素侧链相互连接形成两个环氧(即具有双骈四氢呋喃环)结构的一类木脂素,存在许多光学异构体。连翘中的连翘脂素、连翘苷,刺五加中的丁香脂素,细辛中的l-细辛脂素都是双环氧木脂素。

7. 联苯环辛烯型木脂素

这类木脂素的结构中既有联苯的结构,又有联苯与侧链环合成的八元环状结构。该类成分主要分离自五味子属植物,如五味子醇、五味子素等。

8. 联苯型木脂素

这类木脂素中两个苯环通过3-3'直接相连而成,其侧链为未氧化型。厚朴中的厚朴酚、和厚朴酚是典型的联苯型木脂素。

9. 其他类

近年来,从中药中分离得到一些化学结构不属于以上八种类型结构的木脂素,统称为其他木脂素。如具有保肝作用的水飞蓟素既具有木脂素结构,又具有二氢黄酮醇结构,称为二氢黄酮醇木脂素,或混杂木脂素。作为保肝药物,临床上用以治疗急、慢性肝炎和肝硬化。

另外,从中药中相继发现了一些具有由3分子 C_6-C_3 单体以及由4分子 C_6-C_3 单体缩合而成的木脂素类化合物。其中三聚体的木脂素称为倍半木脂素,四聚体的木脂素称为二倍木脂素。如牛蒡根中的拉帕酚A、拉帕酚B都是由3分子 C_6-C_3 单体缩合而成,牛蒡子酚F由4分子 C_6-C_3 单体缩合而成。

自南方贝壳杉中分离得到的红杉素A,结构中苯丙素与苯乙素相连构成少一个碳的木脂素,称为降木脂素。

要点二 实例:五味子中的木脂素类成分

1. 五味子

常用中药五味子系木兰科植物五味子的干燥成熟果实,习称北五味子。性温,味酸、甘,归肺、心、肾经。具有收敛固涩,益气生津,补肾宁心之功效。用于久嗽虚喘,梦遗滑精,遗尿尿频,久泻不止,自汗,盗汗,津伤口渴,短气脉虚,内热消渴,心悸失眠等症。

五味子果实及种子中含多种联苯环辛烯型木脂素成分,从中分离出五味子素(五味子醇A)、去氧五味子素、γ-五味子素、五味子醇、伪γ-五味子素、五味子酚、五味子脂素A(戈米辛A)、五味子脂素B(五味子酯乙、华中五味子酯B、戈米辛B)、五味子脂素C(五味子酯甲、华中五味子酯A、戈米辛C)、五味子脂素D、E、F、G、H、J、K、N、O、P、Q、R,当归酰五味子脂素H,巴豆酰五味子脂素H,苯甲酰五味子脂素H等。

大量研究结果表明,五味子所含的联苯环辛烯类木脂素对肝功能的保护作用是其作为抗氧剂、抗癌剂、滋补强壮剂和抗衰老剂的药理学基础,并由此开发出治疗肝炎药物联苯双酯。五味子不仅在治疗与氧游离基损害和与代谢紊乱相关的疾病,如放射伤害、炎症、缺血再灌注损伤、应激损伤和运动医学等方面有重要作用,而且其所含的木脂素还是很多合成药物的潜在资源。

2. 南五味子

常用中药南五味子系木兰科植物华中五味子的干燥成熟果实。南五味子的性味、功效及临床应用等均与五味子相同。

从南五味子果实中分离出一系列木脂素类成分,如五味子醇甲,五味子醇乙,五味子酯甲、乙、丙、丁、戊,多具有中枢神经抑制和降低SGPT的作用,其中五味子酯甲是其主要有效成分。南五味子还含有右旋表加巴辛,外消旋安五脂素,襄五脂素,安五酸,当归酰五味子脂素P,巴豆酰五味子脂素P、Q,苯甲酰五味子脂素P、Q等一系列木脂素化合物。

(刘斌)

第五单元　黄酮类化合物

细目一　结构与分类

要点一　黄酮类化合物的基本骨架

黄酮类化合物是广泛存在于自然界的一大类化合物,由于这类化合物大多呈黄色或淡黄色且分子中亦多含有酮基,因而被称为黄酮。

黄酮类化合物经典的概念主要是指基本母核为2-苯基色原酮的一系列化合物。现在黄酮类化合物则是泛指两个苯环(A与B环)通过三个碳原子相互联结而成的一系列化合物,其基本碳架为$C_6-C_3-C_6$。

要点二　黄酮类化合物的分类及其结构特征

根据黄酮类化合物 A 环和 B 环中间的三碳链的氧化程度、三碳链是否构成环状结构、3 位是否有羟基取代以及 B 环（苯基）连接的位置（2 位或 3 位）等特点，可将主要的天然黄酮类化合物进行分类。在各类型结构中，A、B 环上常见的取代基有羟基、甲基、甲氧基及异戊烯基等。

天然黄酮类化合物多以苷类形式存在，由于苷元不同，以及糖的种类、数量、连接位置和连接方式的不同，形成了数目众多、结构各异的黄酮苷类化合物。组成黄酮苷的糖主要有：单糖如 D-葡萄糖、D-半乳糖、D-木糖、L-鼠李糖、L-阿拉伯糖、D-葡萄糖醛酸等；双糖如槐糖、龙胆二糖、芸香糖、新橙皮糖、刺槐二糖等；三糖如龙胆三糖、槐三糖等。

在 O-黄酮苷中，糖的连接位置与苷元结构类型有关。如黄酮、二氢黄酮和异黄酮苷类，多在 7-OH 上形成单糖链苷。黄酮醇和二氢黄酮醇苷类多在 3,7-，3′,4′-OH 上形成单糖链苷或在 3,7-，3,4′-及 7,4′-二 OH 上形成双糖链苷。在花色苷类中，多在 3-OH 上连接一个糖或形成 3,5-二葡萄糖苷。除常见的 O-苷外，还存在 C-苷。在 C-苷中，糖多连接在 6 位或 8 位或 6、8 位都连接糖，如牡荆素、葛根素等。

1. 黄酮类

黄酮类即以 2-苯基色原酮为基本母核，且 3 位上无含氧基团取代的一类化合物。天然黄酮 A 环的 5、7 位几乎同时带有羟基，而 B 环常在 4′位有羟基或甲氧基，3′位有时也有羟基或甲氧基。

2. 黄酮醇类

黄酮醇类的结构特点是在黄酮基本母核的 3 位上连有羟基或其他含氧基团。

3. 二氢黄酮类

二氢黄酮类的结构可视为黄酮基本母核的 2、3 位双键被氢化而成。

4. 二氢黄酮醇类

二氢黄酮醇类具有黄酮醇类的 2、3 位被氢化的基本母核。

5. 异黄酮类

异黄酮类母核为 3-苯基色原酮的结构，即 B 环连接在 C 环的 3 位上。

6. 二氢异黄酮类

二氢异黄酮类具有异黄酮的 2、3 位被氢化的基本母核。

7. 查耳酮类

查耳酮类是二氢黄酮 C 环的 1、2 位键断裂生成的开环衍生物，即连接 A、B 环的三碳链不形成环状。其母核碳原子的编号与其他黄酮类化合物不同。

查耳酮从化学结构上可视为是由苯甲醛与苯乙酮类缩合而成的一类化合物，其 2′-羟基衍生物为二氢黄酮的异构体，两者可以相互转化。在酸的作用下查耳酮可转为无色的二氢黄酮，碱化后又转为深黄色的 2′-羟基查耳酮。

8. 二氢查耳酮类

二氢查耳酮类为查耳酮 α,β 位双键氢化而成。此类型在植物界分布较少。

9. 橙酮类

橙酮类又称噢呯类，其结构特点是 C 环为含氧五元环，其母核碳原子的编号也与其他黄酮类不同。

10. 花色素类

花色素类的结构特点是基本母核的 C 环无羰基，1 位氧原子以䤼盐形式存在。在植物中多以苷的形式存在。

11. 黄烷醇类

黄烷醇类可根据其 C 环的 3、4 位存在羟基的情况分为黄烷-3-醇和黄烷-3,4-二醇。此类化合物在植物体内可作为鞣质的前体，常以分子聚合的形式而生成鞣质。

（1）黄烷-3-醇类：又称为儿茶素类，在植物中分布较广，主要存在于含鞣质的木本植物中。儿茶素为中药儿茶的主要成分，有 4 个光学异构体，但在植物体中主要异构体有 2 个，即（+）-儿茶素和（-）-表儿茶素。

（2）黄烷-3,4-二醇类：又称为无色花色素类，如无色矢车菊素、无色飞燕草素和无色天竺葵素等。这类成分在植物界分布也很广，尤以含鞣质的木本植物和蕨类植物中多见。

12. 双黄酮类

双黄酮类是由二分子黄酮衍生物聚合而成的二聚物。常见的天然双黄酮是由两分子的芹菜素或其甲醚衍生物构成，根据其结合方式可分为三类：

（1）3′,8″-双芹菜素型：如从银杏叶中分离得到的银杏素、异银杏素和白果素等双黄酮即属此型。银杏双黄酮具有解痉、降压和扩张冠状血管作用，临床上用于治疗冠心病。

（2）8,8″-双芹菜素型：如柏黄酮。

（3）双苯醚型：如扁柏黄酮，是由二分子芹菜素通过 $C_{4'}-O-C_{6'}$ 醚键连接而成。

13. 其他黄酮类

𠮟酮类又称双苯吡酮或苯骈色原酮，其基本母核由苯环与色原酮的 2、3 位骈合而成，是一种特殊类型的黄酮类化合物。常存在于龙胆科、藤黄科植物中，在百合科植物中也有分布。高异黄酮比异黄酮母核 C 环与 B 环间多一个 $-CH_2-$，如麦冬中的甲基麦冬黄烷酮 A 为二氢高异黄酮，对 HeLa-S3 细胞有强的细胞毒性。此外，如水飞蓟素为黄酮木脂素类化合物，由二氢黄酮醇类与苯丙素衍生物缩合而成；榕碱及异榕碱则为生物碱型黄酮。

要点三　黄酮类化合物重要成分举例

常见的黄酮及其苷类有芹菜素、木犀草素、黄芩苷等。黄酮醇及其苷类有山柰酚、槲皮素、杨梅素、芦丁等。橙皮中的橙皮素和橙皮苷及甘草中对消化性溃疡有抑制作用的甘草素和甘草苷等都是二氢黄酮类化合物。二氢黄酮醇类常与相应的黄酮醇共存于同一植物体中，如满山红叶中的二氢槲皮素和槲皮素共存，桑枝中的二氢桑色素和桑色素共存。豆科植物葛根中所含的大豆素、大豆苷、大豆素-7,4′-二葡萄糖苷、葛根素和葛根素木糖苷等均属于异黄酮类化合物。中药广豆根中含有的紫檀素、三叶豆紫檀苷和高丽槐素等属二氢异黄酮的衍生物,皆有抗癌活性。查耳酮类代表化合物如中药红花中的红花苷等。二氢查耳酮类在植物界分布较少,如蔷薇科梨属植物根皮和苹果种仁中含有的梨根苷。橙酮类化合物较少见,主要存在于玄参科、菊科、苦苣苔科以及单子叶植物莎草科中。花色素类在植物中多以苷的形式存在,是使植物的花、果、叶、茎等呈现蓝、紫、红等颜色的色素,尤以矢车菊苷元、飞燕草苷元和天竺葵苷元以及它们所组成的苷最为常见。花色苷一般用20%盐酸煮沸3分钟即可水解生成苷元和糖类。

细目二 理化性质

要点一 黄酮类化合物的性状

1. 形态

黄酮类化合物多为结晶性固体,少数(如黄酮苷类)为无定形粉末。

2. 颜色

黄酮类化合物大多呈黄色,所呈颜色主要与分子中是否存在交叉共轭体系有关,助色团(-OH、-OCH$_3$等)的种类、数目以及取代位置对颜色也有一定影响。以黄酮为例,其色原酮部分本身无色,但在2位上引入苯环后,即形成交叉共轭体系,并通过电子转移、重排,使共轭链延长,因而显现出颜色。

一般情况下,黄酮、黄酮醇及其苷类多显灰黄色~黄色,查耳酮为黄~橙黄色;而二氢黄酮、二氢黄酮醇及黄烷醇因2,3位双键被氢化,交叉共轭体系中断,几乎为无色;异黄酮因B环接在3位,缺少完整的交叉共轭体系,仅显微黄色。

在黄酮、黄酮醇分子中,尤其在7位或4′位引入-OH及-OCH$_3$等供电子基团后,产生p-π共轭,促进电子移位、重排,使共轭系统延长,化合物颜色加深。但-OH及-OCH$_3$引入分子结构中其他位置,则对颜色影响较小。

花色素的颜色随pH不同而改变,一般pH<7时显红色,pH为8.5时显紫色,pH>8.5时显蓝色。

要点二 黄酮类化合物的旋光性

1. 游离黄酮

二氢黄酮、二氢黄酮醇、黄烷醇、二氢异黄酮等类型,由于分子中含有不对称碳原子(2位或2,3位),因此具有旋光性。其余类型的游离黄酮类化合物无旋光性。

2. 黄酮苷

黄酮苷由于结构中含有糖部分,故均有旋光性,且多为左旋。

要点三 黄酮类化合物的溶解性

黄酮类化合物的溶解度因结构类型及存在状态不同而有很大差异。

1. 游离黄酮

游离黄酮类化合物一般难溶或不溶于水，易溶于甲醇、乙醇、乙酸乙酯、氯仿、乙醚等有机溶剂及稀碱水溶液中。其中，黄酮、黄酮醇、查耳酮等为平面型分子，分子间引力较大，故难溶于水。而二氢黄酮及二氢黄酮醇等，因分子中的 C 环具有近似于半椅式的结构，系非平面型分子，分子间引力降低，故在水中溶解度稍大。异黄酮类化合物的 B 环受吡喃环羰基的立体阻碍，也不是平面型分子，故亲水性比平面型分子增加。花色素类虽具有平面型结构，但因以离子形式存在，具有盐的通性，故亲水性较强，水溶度较大。

黄酮类化合物如分子中引入的羟基增多，则水溶性增大，脂溶性降低；而羟基被甲基化后，则脂溶性增加。

2. 黄酮苷

黄酮类化合物的羟基苷化后，则水溶性增加，脂溶性降低。黄酮苷一般易溶于水、甲醇、乙醇等强极性溶剂，难溶或不溶于苯、氯仿、乙醚等亲脂性有机溶剂。

苷分子中糖基的数目多少和结合的位置，对溶解度亦有一定影响，一般多糖苷比单糖苷水溶性大，3 - 羟基苷比相应的 7 - 羟基苷水溶性大。

要点四　黄酮类化合物的酸碱性

1. 酸性

黄酮类化合物因分子中多具有酚羟基，故显酸性，可溶于碱性水溶液、吡啶、甲酰胺及二甲基甲酰胺中。

黄酮类化合物的酸性强弱与酚羟基数目的多少和位置有关。以黄酮为例，其酚羟基酸性由强至弱的顺序是：$7,4'- 二 OH > 7 - 或 4'-OH > 一般酚羟基 > 5 - OH$，其中 7 - 和 4'- 位同时有酚羟基者，在 p-π 共轭效应的影响下，使酸性增强而可溶于碳酸氢钠水溶液；7 - 或 4'- 位上有酚羟基者，只溶于碳酸钠水溶液，不溶于碳酸氢钠水溶液；具有一般酚羟基者只溶于氢氧化钠水溶液；仅有 5 - 位酚羟基者，因可与 4 - 位的羰基形成分子内氢键，故酸性最弱。黄酮类化合物的酸碱性可用于提取、分离及鉴定工作。

2. 碱性

黄酮类化合物分子中 γ - 吡喃酮环上的 1 - 位氧原子，因有未共用电子对，故表现出微弱的碱性，可与强无机酸，如浓硫酸、盐酸等生成𨦡盐，该𨦡盐极不稳定，加水后即分解。

黄酮类化合物溶于浓硫酸中生成的𨦡盐，常常表现出特殊的颜色，可用于黄酮类化合物结构类型的初步鉴别。例如黄酮、黄酮醇类显黄色至橙色，并有荧光；二氢黄酮类显橙色（冷时）至紫红色（加热时）；查耳酮类显橙红色至洋红色；异黄酮、二氢异黄酮类显黄色；橙酮类显红色至洋红色。

要点五　黄酮类化合物的显色反应

黄酮类化合物的颜色反应主要是利用分子中的基本母核及其所含的酚羟基的性质。

1. 还原反应

（1）盐酸-镁粉反应：此为鉴定黄酮类化合物最常用的颜色反应。多数黄酮、黄酮醇、二氢黄酮及二氢黄酮醇类化合物显红~紫红色，少数显蓝色或绿色，分子中特别是当B环上有-OH或-OCH₃取代时，呈现的颜色亦即随之加深。查耳酮、橙酮、儿茶素类无该显色反应，异黄酮类除少数例外，也不显色。

利用此反应进行黄酮类化合物的鉴别时，需注意花色素类及部分橙酮、查耳酮类等单纯在浓盐酸酸性下也会发生颜色变化，出现假阳性结果。因此必要时须预先作空白对照实验，即在供试液中不加镁粉，而仅加入浓盐酸进行观察，若产生红色，则表明供试液中含有花色素类或某些橙酮或查耳酮类。

（2）钠汞齐还原反应：在样品的乙醇溶液中加入钠汞齐，放置数分钟至数小时或加热，过滤，滤液用盐酸酸化，则黄酮、二氢黄酮、异黄酮、二氢异黄酮类显红色，黄酮醇类显黄~淡红色，二氢黄酮醇类显棕黄色。

（3）四氢硼钠还原反应：四氢硼钠是对二氢黄酮类化合物专属性较高的一种还原剂，此反应可在试管中或滤纸上进行。二氢黄酮类或二氢黄酮醇类被还原产生红~紫红色，若A环与B环有一个以上-OH或-OCH₃取代则颜色加深，其他黄酮类均为负反应，故此反应可用于鉴别二氢黄酮类、二氢黄酮醇类和其他黄酮类化合物。

2. 与金属盐类试剂的络合反应

黄酮类化合物分子中若具有3-羟基、4-羰基或5-羟基、4-羰基或邻二酚羟基等结构，则可以与许多金属盐类试剂如铝盐、锆盐、锶盐等反应，生成有色的络合物或有色沉淀，有的还产生荧光。

（1）三氯化铝反应：凡具有3-羟基、4-羰基，或5-羟基、4-羰基或邻二酚羟基结构的黄酮类化合物都可显色。此反应可在滤纸、薄层上或试管中进行，生成的络合物多呈黄色，置紫外灯下显鲜黄色荧光，但4′-羟基黄酮醇或7，4′-二羟基黄酮醇显天蓝色荧光。

（2）锆盐-枸橼酸反应：可利用此反应鉴别黄酮类化合物分子中3-或5-OH的存在与否。方法是取样品用甲醇溶解，加2%二氯氧锆甲醇溶液，若出现黄色，说明3-OH或5-OH与锆盐生成了络合物。继之再加入2%枸橼酸甲醇溶液，如黄色不减褪，示有3-OH或3,5-二OH；如果黄色显著减褪，示无3-OH，但有5-OH。因为5-羟基、4-羰基与锆盐生成的络合物没有3-羟基、4-羰基锆络合物稳定，容易被弱酸分解。此反应也可在滤纸上进行，得到的锆盐络合物斑点多呈黄绿色并有荧光。

（3）氨性氯化锶反应：黄酮类化合物的分子中如果有邻二酚羟基，则可与氨性氯化锶试剂反应，产生绿色至棕色乃至黑色沉淀。

（4）三氯化铁反应：多数黄酮类化合物分子中含有酚羟基，能与三氯化铁水溶液或醇溶液发生显色反应，可呈现紫、绿、蓝等不同颜色。

3. 硼酸显色反应

5-羟基黄酮及2′-羟基查耳酮，在无机酸或有机酸存在条件下，可与硼酸反应，产生亮黄色。一般在草酸存在下显黄色并具有绿色荧光，但在枸橼酸丙酮存在的条件下，只显黄色而无荧光。

4. 碱性试剂反应

黄酮类化合物与碱性溶液可生成黄色、橙色或红色等，且显色情况与化合物类型有关。黄酮类在冷和热的氢氧化钠水溶液中能产生黄~橙色。查耳酮类或橙酮类在碱液中能很快产生红或紫红色。二氢黄酮类在冷碱中呈黄~橙色，放置一段时间或加热则呈深红~紫红色，此系二氢黄酮类在碱性条件下开环后变成查耳酮之故。黄酮醇类在碱液中先呈黄色，当溶液中通入空气后，因3-羟基易氧化，即转变为棕色。若黄酮类化合物分子中有3个羟基相邻时，在稀氢氧化钠溶液中往往能产生暗绿色或蓝绿色纤维状沉淀。因此，观察用碱性试剂处理后的颜色变化情况，对于鉴别黄酮类化合物的结构类型有一定意义。利用碱性试剂的反应可帮助鉴别分子中某些结构特征。

黄酮类化合物与碱性试剂的反应也可采用纸斑试验，在可见光或紫外光下观察颜色变化情况来鉴别黄酮类化合物。用氨蒸气处理后呈现的颜色置空气中随即褪去，但经碳酸钠水溶液处理而呈现的颜色却不褪色。

5. 五氯化锑反应

将样品溶于无水四氯化碳中，加2%五氯化锑的四氯化碳溶液，若为查耳酮类则生成红色或紫红色沉淀，而黄酮、二氢黄酮及黄酮醇类显黄色至橙色，利用此反应可以区别查耳酮类与其他黄酮类化合物。需注意的是，由于在湿空气及含水溶液中颜色产物不稳定，反应时所用溶剂必须无水。

6. 其他显色反应

Gibb's反应也可用于鉴别黄酮类化合物酚羟基对位是否被取代，方法是将样品溶于吡啶中，酚羟基对位未被取代者在加入Gibb's试剂后即显蓝色或蓝绿色。

细目三 提取分离

要点一 黄酮类化合物的提取方法

黄酮类化合物的提取，主要是根据被提取物的性质、伴存的杂质以及药用部位等来选择适合的提取溶剂。大多数游离黄酮类化合物宜用极性较小的溶剂，多甲氧基黄酮甚至可用苯进行提取。黄酮苷类以及极性较大的游离黄酮（如羟基黄酮、双黄酮、橙酮、查耳酮等），一般可用乙酸乙酯、丙酮、乙醇、甲醇、水或某些极性较大的混合溶剂如甲醇（乙醇）-水（1:1）进行提取，一些多糖苷类则可以用沸水提取。在提取花色素类化合物时，可加入少量酸（如0.1%盐酸）。但提取一般黄酮苷类成分时，则应当慎用，以免发生水解反应。为了避免在提取过程中黄酮苷类发生水解，常按一般提取苷的方法预先破坏酶的活性。

1. 乙醇或甲醇提取法

乙醇或甲醇是最常用的提取黄酮类化合物的溶剂，提取方法包括冷浸法、渗漉法和回流法等，醇的浓度在60%~95%之间，高浓度醇（如90%~95%）适于提取游离黄酮，60%左右浓度的醇适于提取黄酮苷类。例如银杏叶既含有游离黄酮也含有黄酮苷，用70%乙醇回流提取，收率大大高于水煎法。

2. 热水提取法

黄酮苷类化合物易溶于水，故对黄酮苷类含量较高的原料，可以采取热水提取法，浸提、煎煮提取均可。此方法成本低、安全、设备简单，适合于工业化生产，但蛋白质、糖类等水溶性杂质也容易被同时提取出来，使后续的分离变得困难。

3. 碱性水或碱性稀醇提取法

黄酮类成分大多具有酚羟基，因此可用碱性水或碱性稀醇（如50%乙醇）溶液浸出，浸出液经酸化后可使黄酮类化合物游离，或沉淀析出，或用有机溶剂萃取。

常用的碱性水溶液为稀氢氧化钠溶液和石灰水。稀氢氧化钠水溶液浸出能力较大，但浸出杂质较多。石灰水（氢氧化钙水溶液）的优点是使含有多羟基的鞣质，或含有羧基的果胶、黏液质等水溶性杂质生成钙盐沉淀，不被溶出，有利于浸出液的纯化；其缺点是浸出效果可能不如稀氢氧化钠水溶液，且有些黄酮类化合物能与钙结合成不溶性物质，不被溶出。5%氢氧化钠稀乙醇液浸出效果较好，但浸出液酸化后，析出的黄酮类化合物在稀醇中有一定的溶解度，故可能降低产品的收率。

用碱性溶剂提取时，应当注意所用的碱浓度不宜过高，以免在强碱下加热时破坏黄酮类化合物母核。在加酸酸化时，酸性也不宜过强，以免生成𬭩盐，致使析出的黄酮类化合物又重新溶解，降低产品收率。当分子中有邻二酚羟基时，应加硼酸保护。

上述用溶剂提取黄酮类化合物时，除了传统的回流法、煎煮法等方法外，还可采用超声波提取法、微波提取法等，可提高提取效率，缩短提取时间，提高药材利用率。

4. 超临界萃取法

超临界CO_2萃取技术与有机溶剂法相比，具有提取效率高、无溶剂残留、活性成分和热不稳定成分不易被分解破坏等优点，特别适用于提取或精制热敏性和易氧化的物质。提取率与提取温度、提取压力、CO_2消耗量等因素有关，通过控制温度和压力以及调节改性剂的种类和用量，还可以实现选择性萃取和分离纯化。

要点二　黄酮类化合物的分离方法

黄酮类化合物的分离包括黄酮类化合物与非黄酮类化合物的分离，以及黄酮类化合物中各单体的分离。黄酮类化合物的分离主要根据极性差异、酸性强弱、分子量大小和有无特殊结构等具体情况，选用适宜的分离方法，但单体化合物的分离仍主要依靠各种色谱法。

1. 溶剂萃取法

用水或不同浓度的醇提取得到的浸出物成分复杂，往往不能直接析出黄酮类化合物，需尽量蒸去溶剂，使成糖浆状或浓水液，然后用不同极性的溶剂进行萃取，可能使游离黄酮与黄酮苷分离或使极性较大与极性较小的黄酮分离。例如先用乙醚自水溶液中萃取游离黄酮，再用乙酸乙酯或正丁醇反复萃取得到黄酮苷。萃取得到的组分，可进一步用重结晶法进行分离，有时可得到单体化合物，也可用其他方法继续分离。

2. pH梯度萃取法

该法适用于酸性强弱不同的游离黄酮类化合物的分离。根据黄酮类化合物酚羟基数目及位置不同其酸性强弱也不同的性质，将混合物溶于有机溶剂（如乙醚）中，依次用5% $NaHCO_3$可萃取出7,4′-二羟基黄酮、5% Na_2CO_3可萃取出7-或4′-羟基黄酮、0.2%

NaOH可萃取出具有一般酚羟基的黄酮、4% NaOH可萃取出5-羟基黄酮，从而达到分离的目的。

3. 柱色谱法

柱色谱的填充剂有硅胶、聚酰胺、大孔吸附树脂、氧化铝、葡聚糖凝胶和纤维素粉等，其中以硅胶、聚酰胺最常用。

（1）硅胶柱色谱：此法是目前分离黄酮类化合物采用较多的一种方法，应用范围较广。主要适宜分离异黄酮、二氢黄酮、二氢黄酮醇及高度甲基化或乙酰化的黄酮及黄酮醇类；少数情况下，在加水去活化后也可用于分离极性较大的化合物，如多羟基黄酮醇及黄酮苷类等。用硅胶柱分离游离黄酮时，一般选择有机溶剂为洗脱剂，如不同比例的氯仿-甲醇混合溶剂等；分离黄酮苷时常用含水的溶剂系统洗脱，如氯仿-甲醇-水、乙酸乙酯-丙酮-水等。

（2）聚酰胺柱色谱：聚酰胺对各种黄酮类化合物（包括黄酮苷和游离黄酮）有较好的分离效果，且其容量比较大，适合于制备性分离。

聚酰胺色谱的分离机理，一般认为是氢键吸附，即聚酰胺的吸附作用是通过其酰胺羰基与黄酮类化合物分子上的酚羟基形成氢键缔合而产生的，其吸附强度主要取决于黄酮类化合物分子中酚羟基的数目与位置等以及溶剂与黄酮类化合物或与聚酰胺之间形成氢键缔合能力的大小。溶剂分子与聚酰胺或黄酮类化合物形成氢键缔合的能力越强，则聚酰胺对黄酮类化合物的吸附作用将越弱。黄酮类化合物在聚酰胺柱上洗脱时大体有下列规律：

①黄酮类化合物分子中的酚羟基数目越多则吸附力越强，在色谱柱上越难以被洗脱。例如对桑色素的吸附力强于山柰酚。

②当分子中酚羟基数目相同时，酚羟基的位置对吸附也有影响。如果酚羟基所处位置易于形成分子内氢键，则其与聚酰胺的吸附力减小，易被洗脱下来。故聚酰胺对处于C_4羰基邻位的羟基（即3-或5-位）的吸附力小于处于其他位置的羟基；对具有邻二酚羟基的黄酮的吸附力小于具有间二酚羟基或对二酚羟基的黄酮。如果黄酮类分子中的酚羟基能与其他基团形成分子内氢键，则聚酰胺对它的吸附力也会降低。例如对大豆素的吸附力强于毛蕊异黄酮。

③分子内芳香化程度越高，共轭双键越多，则吸附力越强，故查耳酮要比相应的二氢黄酮吸附力强。例如对橙皮查耳酮的吸附力强于橙皮素。

④不同类型黄酮类，被吸附强弱的顺序为：黄酮醇＞黄酮＞二氢黄酮醇＞异黄酮。

⑤游离黄酮与黄酮苷的分离，若以含水移动相（如甲醇-水）作洗脱剂，黄酮苷比游离黄酮先洗脱下来，且洗脱的先后顺序一般是：叁糖苷＞双糖苷＞单糖苷＞游离黄酮；若以有机溶剂（如氯仿-甲醇）作洗脱剂，结果则相反，游离黄酮比苷先洗脱下来。后者不符合氢键吸附规律，有人认为这是由于聚酰胺具有"双重色谱"性能之故，即其分子中既有非极性的脂肪链，又有极性的酰胺基团，当用极性移动相（如含水溶剂系统）洗脱时，聚酰胺作为非极性固定相，其色谱行为类似反相分配色谱，因黄酮苷比游离黄酮极性大，所以苷比游离黄酮容易洗脱。当用有机溶剂（如氯仿-甲醇）洗脱时，聚酰胺作为极性固定相，其色谱行为类似正相分配色谱，因游离黄酮的极性比黄酮苷小，所以游离黄酮比黄酮苷容易洗脱。

⑥洗脱溶剂的影响：聚酰胺与各类化合物在水中形成氢键的能力最强，在有机溶剂中

较弱，在碱性溶剂中最弱。因此，各种溶剂在聚酰胺柱上的洗脱能力由弱至强的顺序为：水＜甲醇或乙醇（浓度由低到高）＜丙酮＜稀氢氧化钠水溶液或氨水＜甲酰胺＜二甲基甲酰胺＜尿素水溶液。

（3）氧化铝柱色谱：氧化铝对黄酮类化合物吸附力强，特别是具有3－羟基、4－羰基或5－羟基、4－羰基或邻二酚羟基结构的黄酮类化合物与铝离子络合而被牢固地吸附在氧化铝柱上，难以洗脱，所以很少应用。但是当黄酮类化合物分子中没有上述结构，或虽有上述结构但羟基已被甲基化或苷化时，也可用氧化铝柱分离。例如葛根中异黄酮类化合物的分离。

（4）葡聚糖凝胶柱色谱：Sephadex G 型及 Sephadex LH－20 型凝胶常用于黄酮类化合物的分离。其分离原理是：分离游离黄酮时主要靠吸附作用，因吸附力的强弱不同而分离。一般黄酮类化合物的酚羟基数目越多，与凝胶的吸附强度越大，越难洗脱。分离黄酮苷时主要靠分子筛作用，黄酮苷的分子量越大，越容易被洗脱。

（5）大孔吸附树脂法：大孔吸附树脂是一类有机高分子聚合物吸附剂，具有物理化学稳定性高、吸附选择性独特、不受无机物存在的影响、再生简便、解吸条件温和、使用周期长、节省费用等优点，由于这种方法提取率较高、成本低，故适合工业化生产，目前已较多地用于黄酮类化合物的分离富集。分离过程中大孔吸附树脂的种类、样品液浓度、pH、流速、洗脱剂的种类和用量等因素均对分离效果有影响。

4. 高效液相色谱法（HPLC）

黄酮类化合物大多具有多个羟基，黄酮苷含有糖基，花色素类为离子型化合物，常采用反相高效液相色谱分离，如 C_{18}、C_8 柱，常用洗脱剂为含一定比例的甲酸或乙酸的甲醇－水或乙腈－水溶剂系统。对于多甲氧基黄酮或黄酮类化合物的乙酰物可用正相色谱，流动相一般采用乙烷或异辛烷等体系，以极性较大的乙醇、丙醇、乙腈等有机溶剂调节。

5. 超临界流体萃取法（SFC）

超临界流体色谱是一种新型的分离测定技术，它综合了 HPLC 和气相色谱（GC）的优点。SFC 多采用超临界二氧化碳为流动相，但仅适于非极性化合物的分离；对中等极性化合物的分离则需要加入极性挟带剂（如甲醇、异丙醇等）以增强其溶剂力；对强极性化合物，除了加入极性挟带剂外，还需加入另外一种极性更强的化合物，流动相组成、压力、温度及固定相等对分离效果均有影响。如利用超临界色谱从银杏叶提取物中分离黄酮类化合物。

细目四　实例

要点一　槐米中的黄酮类成分

1. 化学成分

槐米为豆科植物槐的花蕾，主要含有芦丁和槲皮素等黄酮类化合物。槐米含芦丁最高可达23.5%，槐花开放后降至13.0%。芦丁可用于治疗毛细血管脆性引起的出血症，并用作高血压辅助治疗剂。芦丁的化学结构为5,7,3′,4′－四羟基－3－O－芸香糖黄酮醇苷，槲皮素为其苷元，化学结构为5,7,3′,4′-四羟基黄酮醇。

2. 理化性质

芦丁为浅黄色粉末或极细微淡黄色针状结晶，含3分子结晶水，加热至185℃以上熔融并开始分解。

芦丁可溶于乙醇、吡啶、甲酰胺等溶剂中，不溶于苯、乙醚、氯仿、石油醚，其溶解度在冷水中为1:10000，沸水中为1:200，沸乙醇中为1:60，沸甲醇中为1:7。

芦丁分子中具有较多酚羟基，显弱酸性，易溶于碱液中，酸化后又可析出，因此可以用碱溶酸沉的方法提取芦丁。芦丁分子中因含有邻二酚羟基，性质不太稳定，暴露在空气中能缓缓氧化变为暗褐色，在碱性条件下更容易被氧化分解。硼酸盐能与邻二酚羟基结合，达到保护的目的，故在碱性溶液中加热提取芦丁时，往往加入少量硼砂。

3. 提取分离

可用沸水提取，放冷析出芦丁。也可用石灰水和硼砂提取后酸化放置，析出芦丁。

要点二　黄芩中的黄酮类成分

1. 化学成分

黄芩为常用清热解毒中药，主要含有黄芩苷、黄芩素、汉黄芩苷、汉黄芩素等20余种黄酮类化合物，其中黄芩苷为主要有效成分，具有抗菌、消炎作用，此外还有降转氨酶的作用。黄芩苷的化学结构为5,6-二羟基-7-O-葡萄糖醛酸黄酮苷，苷元为黄芩素，化学结构为5,6,7-三羟基黄酮。

2. 理化性质

黄芩苷为淡黄色针晶，几乎不溶于水，难溶于甲醇、乙醇、丙酮，可溶于含水醇和热乙酸。溶于碱水及氨水初显黄色，不久则变为黑棕色。经水解后生成的苷元黄芩素分子中具有邻三酚羟基，易被氧化转为醌类衍生物而显绿色，这是黄芩因保存或炮制不当变绿色的原因。黄芩变绿后，有效成分受到破坏，质量随之降低。

3. 提取分离

黄芩粗粉用水煎煮提取，水提液中加入浓HCl调pH1~2，80℃保温30分钟，静置，滤取沉淀，水洗后，加40% NaOH调至pH7，再加入等量乙醇，滤过，滤液加HCl调pH1~2，充分搅拌，加热至80℃，保温30分钟，滤过，沉淀水洗、50%乙醇洗涤，再用50%乙醇洗涤或重结晶，可得黄芩苷。

要点三　葛根中的黄酮类成分

1. 化学成分

葛根为豆科植物野葛或甘葛藤的干燥根。葛根主要含有异黄酮类化合物，如葛根素、大豆素、大豆苷等。大豆素的化学结构为7,4′-二羟基异黄酮，大豆苷的化学结构为4′-羟基-7-O-葡萄糖异黄酮苷，葛根素的化学结构为7,4′-二羟基-8-葡萄糖异黄酮苷。

2. 提取分离

从葛根中分离大豆素、大豆苷及葛根素流程如下：葛根粉末用甲醇渗漉提取，甲醇提取液回收甲醇，浸膏加水溶解，加正丁醇萃取，萃取液减压回收正丁醇，得到葛根总黄酮。将葛根总黄酮溶解于用水饱和的正丁醇中，加到氧化铝吸附柱上。用水饱和的正丁醇展开，置紫外光下显10个色层，色层的位置由柱底到柱顶的顺序为a~j，然后改用正丁醇－吡啶（10:1）洗脱至e层洗尽后，再改用正丁醇－醋酸（10:1）继续洗脱，分别收集各色层。大豆素、大豆苷、葛根素分别在b、c、f色层得到，收率分别为0.13%、0.13%和2.3%。

（刘斌）

第六单元　萜类和挥发油

细目一　萜类

要点一　萜类的结构与分类

萜类化合物为一类由甲戊二羟酸衍生而成、基本碳架多具有2个或2个以上异戊二烯单位（C_5单位）结构特征的化合物。

目前仍沿用经典的Wallach异戊二烯法则按异戊二烯单位的多少对萜类化合物进行分类。由2个异戊二烯单位组成的称为单萜，由3个异戊二烯单位组成的称为倍半萜，依此类推。各萜类化合物又可根据分子中碳环的有无和数目的多少进一步分为无环（开链）萜、单环萜、双环萜及三环萜、四环萜等。

要点二　环烯醚萜类的结构特点

环烯醚萜类为臭蚁二醛的缩醛衍生物，多具有半缩醛及环戊烷环的结构特点，其半缩醛C_1－OH性质不稳定，故环烯醚萜类化合物主要以C_1－OH与糖成苷的形式存在于植物体内。根据其环戊烷环是否裂环，可将环烯醚萜类化合物分为环烯醚萜苷及裂环环烯醚萜苷二大类。

环烯醚萜苷类苷元的结构特点为C_1多连羟基，并多成苷，且多为β－D－葡萄糖苷；一般常有$\Delta^{3(4)}$双键存在，也有$\Delta^{6(7)}$或$\Delta^{7(8)}$或$\Delta^{5(6)}$；C_5、C_6、C_7有时连羟基，C_8多连甲基或羟甲基或羟基，C_6或C_7可形成环酮结构，C_7和C_8之间有时具环氧醚结构；C_1、C_5、C_8、C_9多为手性碳原子。裂环环烯醚萜苷元的结构特点为C_7－C_8处断键成裂环状态，C_7断裂后有时还可与C_{11}形成六元内酯结构。

要点三　环烯醚萜类的主要性质

环烯醚萜类化合物大多数为白色结晶或粉末（极少为液态），多具有旋光性，味苦。易溶于水和甲醇，可溶于乙醇、丙酮和正丁醇，难溶于氯仿、乙醚和苯等亲脂性有机溶剂。

环烯醚萜类的苷易被水解，生成的苷元为半缩醛结构，其化学性质活泼，容易进一步聚合，难以得到结晶性的苷元。苷元遇酸、碱、羰基化合物和氨基酸等都能变色。如车叶草苷与稀酸混合加热，能被水解、聚合产生棕黑色树脂状聚合物沉淀；若用酶水解，则显深蓝色，也不易得到结晶形苷元。游离的苷元遇氨基酸并加热，即产生深红色至蓝色，最后生成蓝色沉淀。因此，与皮肤接触，也能使皮肤染成蓝色。苷元溶于冰乙酸溶液中，加少量铜离子，加热显蓝色。这些呈色反应，可用于环烯醚萜苷的检识及鉴别。

要点四　萜类重要成分举例

1. 单萜

单萜的基本碳架由10个碳原子（2个异戊二烯单位）构成，多是挥发油的组成成分，但是，单萜苷类不具有随水蒸气蒸馏的性质。重要的单萜类化合物如香叶醇、橙花醇、柠檬醛属于无环单萜，薄荷醇、胡椒酮、桉油精、紫罗兰酮、斑蝥素属于单环单萜，芍药苷、龙脑、樟脑、茴香酮属于双环单萜等。

环烯醚萜苷如栀子苷及京尼平－1－O－龙胆双糖苷存在于栀子中，具有泻下作用，其苷元京尼平具有显著的促进胆汁分泌活性。梓醇是地黄降血糖的有效成分，并有较好的利尿及迟缓性泻下作用。玄参苷存在于北玄参根中，有一定的镇痛抗炎活性。

裂环环烯醚萜苷如龙胆苦苷在龙胆、当药及獐牙菜（青叶胆）等植物中均有存在，是龙胆的主要有效成分。龙胆苦苷在氨的作用下可转化成龙胆碱。獐牙菜苷（又名当药苷）及獐牙菜苦苷（又名当药苦苷）是治疗肝炎中药獐牙菜（青叶胆）中的苦味成分。

2. 倍半萜

倍半萜类的基本碳架由15个碳原子（3个异戊二烯单位）构成，多与单萜类共存于植物挥发油中，是挥发油高沸程（250℃～280℃）的主要组分。单环倍半萜吉马酮（杜鹃酮）存在于杜鹃花科植物兴安杜鹃叶的挥发油中，具有平喘镇咳作用；青蒿素是从中药青蒿（黄花蒿）中分离到的具有过氧结构的倍半萜内酯，有很好的抗恶性疟疾活性，其多种衍生物制剂已用于临床。双环倍半萜代表化合物有桉叶醇、苍术酮、棉酚、马桑毒素、莽草毒素、莪术醇、泽兰苦内酯等，其中莪术醇、泽兰苦内酯具有薁类化合物基本骨架。

3. 二萜

二萜类的基本碳架由20个碳原子（4个异戊二烯单位）构成，绝大多数不能随水蒸气蒸馏。不少二萜含氧衍生物具有很强的生物活性，如双环二萜穿心莲内酯、银杏内酯，三环二萜雷公藤内酯、雷公藤甲素、雷公藤乙素、瑞香毒素、紫杉醇、四环二萜甜菊苷、冬凌草素、香茶菜甲素、大戟醇等，部分化合物已成为临床常用药物。

细目二　挥发油

要点一　挥发油的组成

挥发油也称精油，是存在于植物体内的一类具有挥发性、可随水蒸气蒸馏、与水不相混溶的油状液体。挥发油大多具有芳香嗅味，并具有多方面较强的生物活性。

挥发油的组成比较复杂，一种挥发油常由数十种至数百种化合物组成，但多以数种化合物占较大比例，为主成分，从而使不同的挥发油具有相对固定的理化性质及生物活性。组成挥发油的成分可分为如下四类：

1. 萜类化合物

挥发油的组成成分中萜类所占比例最大，且主要是单萜、倍半萜及其含氧衍生物，其含氧衍生物多是该油中生物活性较强或具芳香嗅味的主要成分，如薄荷油含薄荷醇80%左右；山苍子油含柠檬醛80%等。

2. 芳香族化合物

组成挥发油的芳香族化合物多为小分子的芳香成分，大多是苯丙素类衍生物，具有C_6-C_3骨架，有些是一些挥发油的主要组成成分，如丁香油中约含85%的丁香酚；茴香油、小茴香油、八角茴香油中含50%~80%的茴香脑。有些是萜源化合物，如百里香酚。还有些具有C_6-C_2或C_6-C_1骨架的化合物，如花椒油素等。

3. 脂肪族化合物

一些小分子的脂肪族化合物在挥发油中也广泛存在，如陈皮中的正壬醇、人参挥发油中的人参炔醇以及鱼腥草挥发油中的癸酰乙醛（鱼腥草素）等都属挥发油中的脂肪族化合物。

4. 其他类化合物

除以上三类化合物外，有些中药经过水蒸气蒸馏能分解出挥发性成分，如芥子油、原白头翁素、大蒜油等也常称之为"挥发油"。这些成分在植物体内，多数以苷的形式存在，经酶解后的苷元随水蒸气一同馏出而成油。如黑芥子油是芥子苷经芥子酶水解后产生的异硫氰酸烯丙酯；原白头翁素是毛茛苷水解后产生的化合物；大蒜油则是大蒜中大蒜氨酸经酶水解后产生含大蒜辣素等的挥发性油状物。

此外，川芎、麻黄等挥发油中的川芎嗪及麻黄碱等也有挥发性，但这些成分往往不被作为挥发油类成分，而将其归类于生物碱。

要点二 挥发油的理化性质

1. 性状

常温下挥发油大多为无色或淡黄色的油状液体，少数挥发油有其他颜色，如艾叶油显蓝绿色（含薁类），麝香草油显红色，桂皮油显红棕色。有些挥发油主成分在低温下可析出结晶，这种析出物习称为"脑"，如薄荷脑、樟脑，此过程亦被称为"析脑"。滤去析出物的油称为"脱脑油"。

挥发油大多具有特殊而强烈的香气和辛辣味，少数具有难闻的臭气和腥气味，如土荆芥油有臭气，鱼腥草油有腥气味。挥发油的气味有时可作为其品质优劣的标志，芳香性挥发油在药剂上还常用作矫味剂。

2. 挥发性

挥发油常温下可自然挥发，如滴在纸片上可自行挥发，且不留下持久性的油斑，借此可与脂肪油相区别。

3. 溶解性

挥发油不溶于水，而易溶于各种有机溶剂，如石油醚、乙醚、二硫化碳、油脂等。在高浓度的乙醇中能全部溶解，而在低浓度乙醇中只能溶解一部分。

4. 物理常数

挥发油多数比水轻，也有的比水重（如丁香油、桂皮油）；几乎均有光学活性；多具有强的折光性。挥发油的沸点一般在70℃~300℃之间。

5. 不稳定性

挥发油与空气及光线经常接触会逐渐氧化变质，使挥发油的相对密度增加，颜色变深，失去原有香味，形成树脂样物质，不能随水蒸气蒸馏。因此，制备挥发油方法的选择要合适，产品也要装入棕色瓶内密塞并低温保存。

6. 化学性质

挥发油组成成分常含有双键、醇羟基、醛、酮、酸性基团、内酯等结构，故相应地能与溴及亚硫酸氢钠发生加成反应、与肼类产生缩合反应，并有银镜反应、异羟肟酸铁反应、皂化反应及遇碱成盐反应等。

要点三　挥发油的提取方法

1. 蒸馏法

是提取挥发油最常用的方法，一般可用共水蒸馏、隔水蒸馏或水蒸气蒸馏法提取。前两种方法虽简单，但油受热温度较高，易引起药材焦化，及某些成分的分解；后一种方法提油，温度相对较低，但设备较前两种方法略复杂。馏出液若油水不分层，可采用盐析法促使挥发油自水中析出，或将初次蒸馏液重新蒸馏，再盐析后用低沸点有机溶剂如乙醚、石油醚萃取挥发油。

蒸馏法虽具有设备简单、容易操作、成本低、提油率高等优点，但由于挥发油与水接触时间较长，温度较高，某些含有对热不稳定成分的挥发油容易产生相应成分的分解而影响挥发油的品质。因此，对热不稳定的挥发油不能用此法提取。

2. 溶剂提取法

含挥发油的中药用低沸点有机溶剂连续回流提取或冷浸，常用的有机溶剂有戊烷、石油醚、二硫化碳、四氯化碳等。提取液经蒸馏或减压蒸馏除去溶剂，即可得到粗制挥发油。此法得到的挥发油含杂质较多，故必须进一步精制提纯。

3. 压榨法

此法适用于含挥发油较多的原料，如鲜橘、柑、柠檬的果皮等，一般药材经撕裂粉碎压榨（最好是在冷却条件下），将挥发油从植物组织中挤压出来，然后静置分层或用离心机分出油，即得粗品。此法所得挥发油可保持原有的新鲜香味，但可能含有水分、叶绿素、黏液质及细胞组织等杂质而呈浑浊状态，如柠檬油常溶出原料中的叶绿素，而使柠檬油呈绿色。

4. 二氧化碳超临界流体提取法

二氧化碳超临界流体应用于提取芳香挥发油，具有防止氧化热解及提高品质的突出优点。例如紫苏中特有香味成分紫苏醛，紫丁香花中具有独特香味成分，均不稳定，易受热分解，用水蒸气蒸馏法提取时受到破坏，香味大减，采用二氧化碳超临界流体提取所得芳香挥发油气味和原料相同，明显优于其他方法。在橘皮油、柠檬油、桂花油、香兰素的提取上，应用此法提取均获得较好效果。

5. 微波提取法

微波提取是利用微波能进行物质萃取的一种新技术。如薄荷挥发油的提取，将剪碎的薄荷叶放入盛有正己烷的烧杯中，经微波短时间处理后，薄荷油释放到正己烷中。与传统的乙醇浸提相比，微波处理得到的挥发油几乎不含叶绿素和薄荷酮。20秒的微波诱导提取与水蒸气蒸馏2小时、索氏提取6小时相当，且提取产物的质量优于传统方法的产物。

微波提取挥发性成分，质量大都相当于或优于溶剂回流、水蒸气蒸馏、索氏提取和超临界二氧化碳萃取的同类产品，而且具有操作方便、装置简单、提取时间短、提取率高、溶剂用量少、产品纯正等优点。

要点四　挥发油的分离方法

从植物中提取出来的挥发油往往为混合物，需经分离精制后，方可获得单体化合物。

1. 冷冻析晶法（析脑）

将挥发油于0℃以下放置使析出结晶，若无结晶析出可将温度降至-20℃，继续放置至结晶析出，再经重结晶可得单体结晶。如薄荷油冷至-10℃，经12小时析出第一批粗脑，油再在-20℃冷冻24小时可析出第二批粗脑，粗脑加热熔融，在0℃冷冻即可得较纯薄荷脑。本法操作简单，但对某些挥发性单体分离不够完全，且大部分挥发油冷冻后不能析出结晶。

2. 分馏法

挥发油的组成成分由于类别不同，它们的沸点也有差别，如萜类成分中的各类碳原子一般相差5个，还有双键的数目、位置和含氧官能团的不同，各成分的沸点有一定的差距，也有一定的规律性。一般而言，挥发油组成分子的碳原子数越多，沸点越高，如倍半萜比单萜沸点高；在单萜中沸点随着双键的增多而升高，即三烯＞二烯＞一烯。含氧单萜的沸点随着官能团的极性增大而升高，即醚＜酮＜醛＜醇＜酸，但酯比相应的醇沸点高。

根据挥发油中各成分的沸点不同，可采用分馏法进行分离。分馏时为了防止挥发油受热被破坏，通常都采用减压分馏。经过分馏所得的每一馏分仍可能是混合物，还需进一步精馏或结合冷冻、重结晶、色谱等方法，方可得到单一成分。

3. 化学分离法

（1）碱性成分的分离：分离挥发油中的碱性成分时，可将挥发油溶于乙醚，加1%硫酸或盐酸萃取，分取的酸水层碱化，用乙醚萃取，蒸去乙醚即可得到碱性成分。

（2）酚、酸性成分的分离：先用5%碳酸氢钠溶液直接进行萃取，分出碱水层后加稀酸酸化，乙醚萃取，蒸去乙醚可得酸性成分。提取酸性成分后的挥发油再用2%氢氧化钠萃取，分取碱水层，酸化，乙醚萃取，蒸去乙醚可得酚类或其他弱酸性成分。

（3）醇类成分的分离：将挥发油与丙二酸单酰氯或邻苯二甲酸酐或丙二酸反应生成酸性单酯，再将生成物转溶于碳酸氢钠溶液中，用乙醚洗去未作用的挥发油，将碱溶液酸化，再用乙醚提取所生成的酯，蒸去乙醚，残留物经皂化，分得原有的醇类成分。

（4）醛、酮成分的分离：除去酚、酸类成分的挥发油乙醚液，经水洗至中性，以无水硫酸钠干燥后，加亚硫酸氢钠饱和液振摇，分出水层或加成物结晶，加酸或碱液处理，使加成物分解，以乙醚萃取，可得醛或酮类化合物。也可将挥发油与吉拉德试剂T或P回流1小时，使生成水溶性的缩合物，用乙醚除去不具羰基的组分，再以酸处理，也可获得羰基化合物。

（5）其他成分的分离：萜醚成分在挥发油中不多见，可利用醚类与浓酸形成锌盐易于结晶的性质从挥发油中分离出来，如桉叶油中的桉油精属于萜醚成分，它与浓磷酸可形成白色的磷酸盐结晶。或利用溴、氯化氢、溴化氢、亚硝酰氯等试剂与双键加成，这种加成产物常为结晶状态，可借以分离和纯化。

4. 色谱分离法

挥发油经用前述方法分离，多数难以得到单体化合物，而将分馏法或化学法与色谱法相结合往往能收到较好的分离效果。以吸附柱色谱分离挥发油，应用最广泛的吸附剂是硅胶和氧化铝，洗脱剂多用石油醚或己烷，混以不同比例的乙酸乙酯组成，经粗分处理后的挥发油，以石油醚或己烷等溶剂溶解后上柱，一般多可分离得到单体化合物。

挥发油中萜类成分的异构体较多，有许多仅是双键数目或位置不同，故可利用不同双键和硝酸银形成络合物的难易来分离。多用硝酸银-硅胶或硝酸银-氧化铝柱色谱及薄层色谱，硝酸银的加入量为2%~25%。其吸附力与结构的关系如下：①双键越多，吸附力越强，即三烯＞双烯＞单烯＞饱和烃；②顺式较反式吸附力强；③相同数目的双键，末端的吸附力强；④无双键的化合物，极性大的吸附力强。例如细辛挥发油，通过20%硝酸银-硅胶柱，苯-乙醚（5:1）洗脱，洗脱顺序为α-细辛醚→β-细辛醚→欧细辛醚。

对于特别难分离的挥发油可用相同或不同展开剂二次或多次展开，制备薄层色谱进行分离，可获得较好的分离效果。气相色谱是研究挥发油组成成分非常有效的方法。近年来，气相色谱-质谱（GC-MS）联用技术被广泛应用于挥发油的分析鉴定，大大提高了挥发油分析鉴定的速度。

要点五　实例：薄荷挥发油

薄荷为唇形科植物薄荷的干燥地上部分，性凉味辛，具宣散风热、清头目、透疹等功效。全草含挥发油1%以上，其油（薄荷素油）和脑（薄荷醇）为芳香药、调味品及驱风药，并广泛用于日用化工和食品工业。

薄荷素油为无色或淡黄色澄清液体，有特殊清凉香气，味初辛后凉，与乙醇、乙醚、氯仿等能任意混合。薄荷挥发油的化学组成很复杂，油中成分主要是单萜类及其含氧衍生物，还有非萜类芳香族、脂肪族化合物等几十种，如薄荷醇、薄荷酮、醋酸薄荷酯、桉油精、柠檬烯等。薄荷油的质量优劣主要依据其中薄荷醇（薄荷脑）含量的高低而定。薄荷醇为无色针状或棱柱状结晶，或白色结晶状粉末，微溶于水，易溶于乙醇、氯仿、乙醚和液体石蜡等，是薄荷挥发油的主要成分，一般含量占50%以上，最高可达85%。薄荷醇分子结构中含有3个手性碳原子，应有8种立体异构体，但其中只有（-）薄荷醇和（+）新薄荷醇存在于薄荷油中，其他都是合成品。薄荷醇可作为芳香、调味及驱风药。

（刘斌）

第七单元 三萜类化合物

细目一 分类及结构特点

多数三萜类化合物是一类基本母核由30个碳原子组成的萜类化合物，其结构根据异戊二烯定则可视为六个异戊二烯单位聚合而成。它们以游离形式或者以与糖结合成苷或成酯的形式存在。

根据三萜类化合物在植物体（生物体）内的存在形式、化学结构和性质，可分为三萜苷及其苷元和其他三萜类（包括树脂、苦味素、三萜生物碱及三萜醇等）两大类。但一般根据三萜类化合物碳环的有无和数目进行分类。目前已发现的三萜类化合物，多数为四环三萜和五环三萜，少数为链状、单环、双环和三环三萜。

三萜苷类化合物因多数可溶于水，且其水溶液振摇后能产生大量持久性肥皂样泡沫，故被称为三萜皂苷。三萜皂苷分子中多具有羧基，所以又常被称为酸性皂苷。

三萜皂苷的苷元又称皂苷元，常见的皂苷元为四环三萜和五环三萜类化合物。组成三萜皂苷的糖常见的有D-葡萄糖、D-半乳糖、D-木糖、L-阿拉伯糖、L-鼠李糖、D-葡萄糖醛酸和D-半乳糖醛酸，另外也可有D-呋糖、D-鸡纳糖、D-芹糖、乙酰基和乙酰氨基糖等，这些糖多以低聚糖的形式与苷元成苷，且多数为吡喃型糖苷，但也有呋喃型糖苷。三萜皂苷多为醇苷，但也有酯苷，后者又称酯皂苷，有的皂苷分子中既有醇苷键，又有酯苷键。另外根据皂苷分子中糖链的多少，可分为单糖链皂苷、双糖链皂苷、叁糖链皂苷，有的糖链甚至以环状结构存在。当原生苷由于水解或酶解，部分糖被降解时，所生成的次生苷叫次皂苷。

要点一 四环三萜

四环三萜类大部分具有环戊烷骈多氢菲的基本母核；母核的17位上有一个由8个碳原子组成的侧链；在母核上一般有5个甲基，即4位有偕二甲基、10位和14位各有一个甲基、另一个甲基常连接在13位或8位上。

1. 羊毛脂甾烷型

羊毛脂甾烷亦称羊毛脂烷，该类型的结构特点是A/B环、B/C环和C/D环都是反式，C_{20}为R构型，侧链的构型分别为10β、13β、14α、17β。如中药茯苓的主要成分茯苓酸和块苓酸等。

2. 达玛烷型

达玛烷型的结构特点是在4位有偕二甲基，8位和10位有β-构型的角甲基，13位连有β-H，C_{14}位有α-CH_3，17位的侧链为β-构型，C_{20}构型为R或S。如五加科植物人参、三七和西洋参等的根、茎、叶、花、果实中均含有多种人参皂苷，其苷元绝大多数属于达玛烷型四环三萜。

3. 葫芦素烷型

基本骨架与羊毛甾烷相同，不同的是 A/B 环上的取代基，有 $5\beta-H$、$8\beta-H$、$14\alpha-H$，9 位连有 $\beta-CH_3$。许多来源于葫芦科植物的中药，如甜瓜蒂、丝瓜子、苦瓜、喷瓜等均含有此类成分，总称为葫芦素类，具有抑制肿瘤、抗菌、消炎、催吐、致泻等作用。如雪胆甲素和雪胆乙素。

4. 环木菠萝烷型

又称环阿屯烷型。此类化合物分子中虽然有 5 个碳环，但其基本碳架与羊毛脂甾烷很相似，差别仅在于 10 位甲基与 9 位脱氢形成三元环。从膜荚黄芪中分离得到的皂苷绝大多数为环菠萝蜜烷型三萜皂苷，其苷元多为环黄芪醇，与糖结合成单糖链皂苷、双糖链皂苷或三糖链皂苷，如黄芪苷Ⅰ、黄芪苷Ⅴ、黄芪苷Ⅶ等。

要点二　五环三萜

五环三萜类成分在中草药中较为常见，主要的结构类型有齐墩果烷型、乌苏烷型、羽扇豆烷型等。

1. 齐墩果烷型

又称 β - 香树脂烷型，此类化合物在植物界分布极为广泛，有的呈游离状态，有的以酯或苷的结合状态存在，主要分布在豆科、五加科、桔梗科、远志科、桑寄生科、木通科等植物中。其基本碳架是多氢蒎的五环母核，A/B、B/C、C/D 环均为反式稠合，而 D/E 环为顺式稠合。母核上有 8 个甲基，其中 C_{10}、C_8、C_{17} 上的甲基均为 β-型，而 C_{14} 上的甲基为 α-型，C_4 位和 C_{20} 位各有偕二甲基，同时分子中还可能有其他取代基存在。如齐墩果酸、商陆酸等。商陆皂苷甲、乙、丙、丁的苷元均为商陆酸。

2. 乌苏烷型

又称 α-香树脂烷型或熊果烷型，其分子结构与齐墩果烷型不同之处是 E 环上两个甲基位置不同，即在 C_{19} 位和 C_{20} 位上分别各有一个甲基。乌苏酸又称熊果酸，是乌苏烷型的代表性化合物，中药地榆中的地榆皂苷 B 和 E 是乌苏酸的苷。

3. 羽扇豆烷型

羽扇豆烷型与齐墩果烷型不同点是 D/E 环为反式，C_{19} 与 C_{21} 连成五元环 E 环，且在 E 环的 19 位有 α-构型的异丙基取代，并有 $\Delta^{20(29)}$ 双键。如羽扇豆醇、白桦脂醇、白桦脂酸等。白头翁苷 A、B 的苷元均为 23-羟基白桦脂酸。

细目二　理化性质

要点一　性状

游离三萜类化合物大多有完好的结晶，但三萜皂苷大多为无色或白色无定形粉末，仅少数为晶体，如常春藤皂苷为针状结晶。皂苷因极性较大，常具有吸湿性。三萜皂苷熔点较高，常在熔融前即分解，测得的大多是分解点。

皂苷多味苦，且对人体黏膜有强烈刺激性。某些皂苷内服能刺激消化道黏膜，产生反射性黏液腺分泌，而用于祛痰止咳。但有的皂苷无此种性质，如甘草皂苷有甜味，对黏膜刺激性亦弱。

要点二　溶解性

游离三萜类化合物能溶于石油醚、乙醚、氯仿、甲醇、乙醇等有机溶剂，而不溶于水。三萜皂苷类由于糖分子的引入极性增大，可溶于水，易溶于热水、稀醇、热甲醇和热乙醇中，几不溶或难溶于丙酮、乙醚以及石油醚等极性小的有机溶剂。皂苷在含水丁醇或戊醇中溶解度较好，常将正丁醇作为提取分离皂苷的溶剂。皂苷有助溶性，可促进其他成分在水中的溶解度。皂苷水解成次级苷后，在水中的溶解度降低，而易溶于低级醇、丙酮、乙酸乙酯中。

要点三　发泡性

皂苷水溶液经强烈振摇能产生持久性的泡沫，且不因加热而消失，这是由于皂苷具有降低水溶液表面张力的作用。皂苷的表面活性与其分子内部亲水性和亲脂性结构的比例相关，只有当二者比例适当，才能较好地发挥出这种表面活性。某些皂苷由于亲水性强于亲脂性或亲脂性强于亲水性，就不呈现这种活性或只有微弱的泡沫反应，如甘草皂苷的起泡性就很弱。

要点四　颜色反应

三萜类化合物在无水条件下，与强酸（硫酸、磷酸、高氯酸）、中等强酸（三氯乙酸）或 Lewis 酸（氯化锌、三氯化铝、三氯化锑）作用，会产生颜色变化或荧光。

1. Liebermann - Burchard 反应

将样品溶于乙酸酐中，加浓硫酸－乙酸酐（1∶20）数滴，可产生黄→红→紫→蓝等颜色变化，最后褪色。

2. Kahlenberg 反应

将样品的氯仿或醇溶液点于滤纸上，喷 20% 五氯化锑的氯仿溶液（或三氯化锑饱和的氯仿溶液），干燥后 60℃~70℃加热，显蓝色、灰蓝色、灰紫色等多种颜色。

3. Rosen - Heimer 反应

将样品溶液滴在滤纸上，喷 25% 三氯乙酸乙醇溶液，加热至 100℃，生成红色渐变为紫色。

4. Salkowski 反应

将样品溶于氯仿，加入浓硫酸后，硫酸层呈现红色或蓝色，氯仿层有绿色荧光出现。

5. Tschugaeff 反应

将样品溶于冰乙酸中，加乙酰氯数滴及氯化锌结晶数粒，稍加热，则呈现淡红色或紫红色。

要点五 水解反应

皂苷可采用酸水解、酶水解、乙酰解、Smith 降解等方法进行水解。选择合适的水解方法或通过控制水解的条件,可以使皂苷完全水解,也可以使皂苷部分水解。

1. 酸水解

皂苷酸水解的速度与苷元和糖的结构有关,因此对于含有两条以上糖链的皂苷,由于各个苷键对酸的稳定性不同,故可以通过改变水解条件得到不同的次皂苷。有些三萜皂苷在酸水解时,易引起皂苷元发生脱水、环合、双键转位、结构变异等而生成次生结构,得不到原始苷元,故欲获得真正的皂苷元,则应采用两相酸水解、酶水解或 Smith 降解等方法。

2. 乙酰解

将化合物的全乙酰化物,在 BF_3 的催化下,用乙酐使苷键裂解,可得到全乙酰化寡糖和全乙酰化苷元。

3. Smith 降解

Smith 降解的条件比较温和,许多在酸水解中不稳定的皂苷元可以用此法获得真正的皂苷元,如人参皂苷的水解。

4. 酶水解

某些皂苷对酸碱均不稳定,可采用酶水解,如黄芪皂苷的水解。

5. 糖醛酸苷键的裂解

对难水解的糖醛酸苷除常规方法外,需采用一些特殊的方法,如光解法、四乙酸铅-乙酸酐法、乙酸酐-吡啶法、微生物转化法等。

光分解法是用 500W 的高压汞灯为光源,对皂苷照射数小时,皂苷分子中糖醛酸与苷元间的苷键裂解而释放皂苷元。四乙酸铅-乙酸酐法应用于葡萄糖醛酸皂苷的裂解,皂苷先进行甲基化将所有的羟基保护起来,然后再在苯中与四乙酸铅作用,失去羧基,继续用甲醇钠碱解,得到原皂苷元的乙酰化物。

6. 酯苷键的水解

含有酯键的皂苷可被碱水解,酯皂苷的酯苷键一般可在氢氧化钠水溶液中回流一段时间使其水解,一些较容易水解的酯苷键可以用氨水水解。酯皂苷的水解还可采用碘化锂水解法,即将皂苷与 LiI 在 2,6 二甲基吡啶甲醇溶液中一起回流水解,其优点是仅使酯苷键水解,皂苷中的其他苷键不受影响。

要点六 溶血作用

皂苷的水溶液大多能破坏红细胞而有溶血作用。皂苷水溶液肌肉注射易引起组织坏死,口服则无溶血作用。溶血作用强弱可用溶血指数表示,溶血指数是指在一定条件(等渗、缓冲溶液及恒温)下能使同一动物来源的血液中红细胞完全溶血的最低浓度。

但并不是所有皂苷都能破坏红细胞而产生溶血现象,相反,有的皂苷甚至还有抗溶血作用。例如人参总皂苷没有溶血现象,但经分离后,B 型和 C 型人参皂苷具有显著的溶血作用,而 A 型人参皂苷则有抗溶血作用。

值得注意的是,中药提取液中的一些其他成分,如某些植物的树脂、脂肪酸、挥发油等亦能产生溶血作用,应注意识别。

细目三 提取与分离

要点一 提取

三萜类化合物主要根据其溶解性,采用不同的溶剂和方法进行提取,如游离三萜类化合物可用极性小的溶剂(如氯仿、乙醚等)提取,而三萜皂苷则用极性较大的溶剂如甲醇、乙醇等进行提取。

1. 醇类溶剂提取法

为目前提取皂苷的常用方法,具体操作是:取中药粗粉,用一定浓度的甲醇或乙醇提取,回收醇,残留物加适量水分散,用乙醚或氯仿萃取,除去亲脂性杂质,水液继用水饱和的正丁醇萃取,正丁醇层回收溶剂,可得粗总皂苷。

2. 酸水解有机溶剂萃取法

此法可在以皂苷元为提取目标时选用。将中药原料在酸性溶液中加热水解,滤过,药渣水洗后干燥,然后用有机溶剂提取出皂苷元。也可先用醇类溶剂提取出皂苷,然后加酸水解,滤出水解物,再用有机溶剂提取出皂苷元。

3. 碱水提取法

某些皂苷含有羧基,可溶于碱水,可用碱溶酸沉法提取。

要点二 分离

1. 分段沉淀法

利用皂苷难溶于乙醚、丙酮等溶剂的性质,将粗皂苷先溶于少量甲醇或乙醇中,然后逐滴加入乙醚、丙酮或乙醚-丙酮(1:1)的混合溶剂(加入量以能使皂苷从醇溶液中析出为限),边加边摇匀,皂苷即可析出。开始析出的沉淀往往含杂质较多,滤出后,继续加入乙醚可得到纯度较高的皂苷。也可采用分段沉淀法,逐渐降低溶剂极性,极性不同的皂苷就可分批沉出,从而达到分离的目的。分段沉淀法虽然简便,但难以分离完全,不易获得纯品。

2. 色谱分离法

是目前分离三萜类化合物最常用的方法,用色谱法分离三萜类化合物通常采用多种色谱法相组合的方法。

(1)吸附柱色谱法:此法可用于分离各类三萜化合物。吸附柱色谱依所用的吸附剂性质的不同,分为正相吸附柱色谱和反相吸附柱色谱。正相吸附柱色谱的吸附剂常用硅胶,可用不同比例的混合溶剂如氯仿-丙酮、氯仿-甲醇或氯仿-甲醇-水等进行梯度洗脱。反相柱色谱通常以键合相硅胶 $Rp-18$、$Rp-8$ 或 $Rp-2$ 等为填充剂,常用甲醇-水或乙腈-水等溶剂为洗脱剂。

(2) 分配柱色谱法：由于皂苷极性较大，故也可采用分配色谱法进行分离，常用硅胶等作为支持剂，固定相为3%草酸水溶液等，流动相为含水的混合有机溶剂，如氯仿-甲醇-水、二氯甲烷-甲醇-水、乙酸乙酯-乙醇-水等，也可用水饱和的正丁醇等作为流动相。

(3) 高效液相色谱法：高效液相色谱法是目前分离皂苷类化合物最常用的方法，其分离效能较高。用于皂苷的分离制备一般采用反相色谱柱，以甲醇-水、乙腈-水等系统为洗脱剂。

(4) 大孔树脂柱色谱法：大孔树脂色谱尤其适用于皂苷的精制和初步分离。将含有皂苷的水溶液通过大孔树脂柱后，先用水洗涤除去糖和其他水溶性杂质，然后再用浓度由低到高的甲醇或乙醇依次进行梯度洗脱，极性大的皂苷可被10%~30%的醇洗脱下来，极性小的皂苷则被50%以上的醇洗脱下来。

(5) 凝胶色谱法：凝胶色谱法多用 Sephadex LH-20，利用分子筛原理分离分子量不同的化合物，在用不同浓度的甲醇、乙醇或水等溶剂洗脱时，各成分按分子量递减顺序依次被洗脱下来，即分子量大的皂苷先被洗脱下来，分子量小的皂苷后被洗脱下来。

细目四 实例

要点一 人参中的三萜类化合物

1. 化学成分
人参为五加科植物人参的干燥根，具有大补元气、复脉固脱、补脾益肺、生津、安神之功能，人参皂苷为其主要有效成分，如人参皂苷 Ro、Ra_1、Ra_2、Rb_1、Rb_2、Rb_3、Rc、Rd、Re、Rf、Rg_1、Rg_2、Rg_3、Rh_1、Rh_2、Rh_3 等。

2. 结构类型
根据皂苷元的结构可将人参皂苷分为 A、B、C 三种类型：

(1) 人参二醇型-A型：属于达玛烷型四环三萜皂苷，其皂苷元为 20(S)-原人参二醇，如人参皂苷 Ra_1、Ra_2、Rb_1、Rb_2、Rc、Rd、Rg_3 等。

(2) 人参三醇型-B型：属于达玛烷型四环三萜皂苷，其皂苷元为 20(S)-原人参三醇，如人参皂苷 Re、Rf、Rg_1、Rg_2、Rh_1 等。

(3) 齐墩果酸型-C型：属于齐墩果烷型五环三萜衍生物，其皂苷元是齐墩果酸，如人参皂苷 Ro。

3. 理化性质
人参总皂苷在7%盐酸的稀乙醇溶液中加热水解，得到人参二醇、人参三醇和齐墩果酸。A型和B型人参皂苷由于皂苷元的结构不稳定，当用酸水解时，其真正皂苷元 20(S)-原人参二醇或 20(S)-原人参三醇侧链20位上的甲基和羟基发生差向异构化，转变为 20(R)-原人参二醇或 20(R)-原人参三醇，继之发生侧链环合，C_{20}-羟基上的氢加到侧链双键含氢较多的碳上，而 C_{20}-氧加到侧链双键含氢较少的碳上，生成具有三甲基四氢吡喃环侧链的异构化产物人参二醇或人参三醇。因此，欲得到其真正皂苷元，须采用缓和的方法进行水解，如酶水解或 Smiths 降解法等。

要点二　甘草中的三萜类化合物

1. 化学成分

甘草为豆科植物甘草、胀果甘草或光果甘草干燥根及根茎，具有补脾益气、清热解毒、祛痰止咳、缓急止痛、调和诸药之功效。现代研究表明，甘草具有较强的抗溃疡、抗炎、抗变态反应、抗肿瘤和抑制艾滋病病毒等作用。此外，临床上也用于治疗和预防肝炎。

甘草的主要成分是甘草皂苷，又称甘草酸，由于有甜味，也称为甘草甜素。甘草皂苷是由皂苷元 18β-甘草次酸及 2 分子葡萄糖醛酸所组成。甘草皂苷元属于齐墩果酸型五环三萜类化合物。

甘草中除甘草酸和甘草次酸外，还含有乌拉尔甘草皂苷 A、B 和甘草皂苷 A_3、B_2、C_2、D_3、E_2、F_3、G_2、H_2、J_2、K_2 及多种游离的三萜类化合物。

2. 理化性质

由冰乙酸中结晶出的甘草皂苷为无色柱状结晶，mp. 约 220℃（分解），易溶于热稀乙醇，几乎不溶于无水乙醇或乙醚。其水溶液有微弱的起泡性及溶血性。甘草皂苷可以钾盐或钙盐形式存在于甘草中，其盐易溶于水，于水溶液中加稀酸即可析出游离的甘草酸。这种沉淀又极易溶于稀氨水中，故可作为甘草皂苷的提制方法。

甘草皂苷与 5% 稀 H_2SO_4 在加压下，110℃~120℃进行水解，生成 2 分子葡萄糖醛酸及 1 分子的甘草次酸。

甘草次酸有两种类型，一种 D/E 环为顺式，即 18β-H 甘草次酸，为针状结晶；另一种 D/E 环反式，即 18α-H 甘草次酸，又称乌拉尔甘草次酸，呈小片状结晶。两种类型均易溶于乙醇或氯仿。

甘草酸和甘草次酸都有促肾上腺皮质激素样的生物活性，临床作为抗炎药，并用于胃溃疡病的治疗，但只有 18β-H 型甘草次酸具有作用，18α-H 型没有此种生物活性。

要点三　柴胡中的三萜类化合物

柴胡为伞形科植物柴胡或狭叶柴胡的干燥根，具有和解表里、疏肝、升阳之功效。现代研究证明，柴胡总皂苷具有镇静、止痛、解热、镇咳和抗炎等作用，是柴胡的主要有效成分。

迄今已从柴胡属植物中分离出近百种三萜皂苷，均为齐墩果烷型。这些皂苷根据双键的位置可分为 5 种：Δ^{12}-齐墩果烯型；13-OCH_3，Δ^{12}-齐墩果烯型；$\Delta^{9(11),12}$-齐墩果二烯型（同环双烯）；$\Delta^{11(13),18}$-齐墩果二烯型（异环双烯）；Δ^{11}-13,28-环氧齐墩果烯型。其中柴胡皂苷 a、c、d、e 属于原生苷。柴胡皂苷 a、d、c 的苷元分别为柴胡皂苷元 F、G、E，柴胡皂苷 e 的苷元和柴胡皂苷 c 的苷元相同。柴胡皂苷 a 和 d 具有明显抗炎、降低血清胆固醇和甘油三酯作用，是柴胡的主要成分。

具有 13,28-环氧的化合物，其氧环不稳定，在酸的作用下，醚键可能断裂生成人工次生物,如柴胡皂苷元 F、G 在酸的作用下产生柴胡皂苷元 A 和 D,柴胡皂苷元 E 产生柴胡皂苷元 C 和 B。柴胡皂苷 b_1、b_2、b_3、b_4 是在提取过程中,由柴胡皂苷 a 和 d 形成的。因此,柴胡皂苷在提取精制过程中,控制提取精制的条件十分重要。

(刘斌)

第八单元 甾体类化合物

细目一 概述

要点一 甾体化合物的结构与分类

甾体类化合物是广泛存在于自然界中的一类天然化学成分,包括强心苷、甾体皂苷、胆汁酸、蟾毒配基、植物甾醇、C_{21} 甾醇、昆虫变态激素、醉茄内酯等。其结构的共同特点是分子中都具有环戊烷骈多氢菲的甾体母核。天然甾体化合物的 B/C 环都是反式,C/D 环多为反式,A/B 环有顺、反两种稠合方式。由此,甾体化合物可分为两种类型:A/B 环顺式稠合的称正系,即 C_5 上的氢原子和 C_{10} 上的角甲基都伸向环平面的前方,处于同一边,为 β 构型;A/B 环反式稠合的称别系,即 C_5 上的氢原子伸向环平面的后方,与 C_{10} 上的角甲基不在同一边,为 α 构型。甾体化合物母核的 C_{10}、C_{13}、C_{17} 侧链大都是 β 构型,C_3 上有羟基,且多为 β 构型。

各类甾体成分 C_{17} 位均有侧链。根据侧链结构的不同,又分为许多种类,如表 8-1 所示。

表 8-1 天然甾体化合物的种类及结构特点

名称	A/B	B/C	C/D	C_{17}-取代基
强心苷	顺、反	反	顺	不饱和内酯环
甾体皂苷	顺、反	反	反	含氧螺杂环
胆汁酸	顺	反	反	戊酸
蟾毒配基	顺、反	反	反	六元不饱和内酯环
植物甾醇	顺、反	反	反	8~10 个碳的脂肪烃
C_{21} 甾醇	反	反	顺	C_2H_5
昆虫变态激素	顺	反	反	8~10 个碳的脂肪烃
醉茄内酯	顺、反	反	反	9 个碳侧链并有六元内酯环

要点二 甾体化合物的颜色反应

甾体类化合物在无水条件下用酸处理,能产生各种颜色反应。这类颜色反应可用于甾体类化合物的检识或结构鉴定。

1. Liebermann - Burchard 反应

将样品溶于氯仿,加硫酸 - 乙酐(1:20),产生红→紫→蓝→绿→污绿等颜色变化,最后褪色。也可将样品溶于冰乙酸,加试剂产生同样的反应。

2. Salkowski 反应

将样品溶于氯仿,加入硫酸,硫酸层显血红色或蓝色,氯仿层显绿色荧光。

3. Tschugaev 反应

将样品溶于冰乙酸,加几粒氯化锌和乙酰氯共热;或取样品溶于氯仿,加冰乙酸、乙酰氯、氯化锌煮沸,反应液呈现紫红→蓝→绿的变化。

4. Rosen - Heimer 反应

将样品溶液滴在滤纸上,喷25%的三氯乙酸乙醇溶液,加热至60℃,呈红色至紫色。

5. Kahlenberg 反应

将样品溶液点于滤纸上,喷20%五氯化锑的氯仿溶液(不含乙醇和水),于60℃~70℃加热3~5分钟,样品斑点呈现灰蓝、蓝、灰紫等颜色。

细目二 强心苷

要点一 强心苷的结构与分类

强心苷是生物界中存在的一类对心脏有显著生理活性的甾体苷类,是由强心苷元与糖缩合的一类苷。

1. 强心苷元的结构与分类

天然存在的强心苷元是 C_{17} 侧链为不饱和内酯环的甾体化合物。其结构特点如下:

(1)强心苷苷元由甾体母核和不饱和内酯环两部分组成。甾体母核 A、B、C、D 四个环的稠合方式:A/B 环有顺、反两种形式,但多为顺式;B/C 环均为反式;C/D 环多为顺式。

(2)C_{10}、C_{13}、C_{17} 的取代基均为 β 型。C_{10} 为甲基或醛基、羟甲基、羧基等含氧基团,C_{13} 为甲基取代,C_{17} 为不饱和内酯环取代。C_3、C_{14} 位有羟基取代,C_3 羟基多数是 β 构型,强心苷中的糖均是与 C_3 羟基缩合形成苷。C_{14} 羟基为 β 构型。

(3)根据 C_{17} 不饱和内酯环的不同,强心苷元可分为两类。①C_{17} 侧链为五元不饱和内酯环($\Delta^{\alpha\beta}$ - γ - 内酯),称强心甾烯类,即甲型强心苷元。在已知的强心苷元中,大多属于此类。②C_{17} 侧链为六元不饱和内酯环($\Delta^{\alpha\beta,\gamma\delta}$ - δ - 内酯),称海葱甾二烯类或蟾蜍甾二烯类,即乙型强心苷元。自然界中仅少数苷元属此类,如中药蟾酥中的强心成分蟾毒配基类。

2. 强心苷的组成糖

组成强心苷的糖根据其 C_2 位上有无羟基可以分成 α - 羟基糖(2 - 羟基糖)和 α - 去

氧糖（2-去氧糖）两类。α-羟基糖除D-葡萄糖、L-鼠李糖外，还有6-去氧糖如L-夫糖、D-鸡纳糖、L-黄花夹竹桃糖、D-洋地黄糖等。α-去氧糖主要有2,6-二去氧糖如D-洋地黄毒糖、L-夹竹桃糖、D-加拿大麻糖等。

3. 强心苷元和糖的连接方式

强心苷大多是低聚糖苷，少数是单糖苷或双糖苷。按糖的种类以及和苷元的连接方式，也可将强心苷分为以下三种类型：

Ⅰ型强心苷：苷元-（2,6-去氧糖）$_x$-（D-葡萄糖）$_y$，如紫花洋地黄苷A。

Ⅱ型强心苷：苷元-（6-去氧糖）$_x$-（D-葡萄糖）$_y$，如黄夹苷甲。

Ⅲ型强心苷：苷元-（D-葡萄糖）$_y$，如绿海葱苷。

要点二 强心苷的物理性质

1. 性状

强心苷多为无定形粉末或无色结晶，具有旋光性，C_{17}位侧链为β构型者味苦，为α构型者味不苦。对黏膜具有刺激性。

2. 溶解性

强心苷一般可溶于水、醇、丙酮等极性溶剂，微溶于乙酸乙酯、含醇氯仿，几乎不溶于乙醚、苯、石油醚等极性小的溶剂。强心苷的溶解性与分子所含糖的数目、种类、苷元所含的羟基数及位置有关。原生苷由于分子中含糖基数目多，故比其次生苷和苷元的亲水性强，可溶于水等极性大的溶剂，难溶于极性小的溶剂。需注意分子中糖的类型、糖和苷元上羟基的数目对强心苷的溶解性影响较大，一般羟基数越多，亲水性越强。如乌本苷是单糖苷，整个分子有八个羟基，水溶性大（1∶75），难溶于氯仿；洋地黄毒苷为三糖苷，但整个分子只有五个羟基，在水中溶解度小（1∶100000），易溶于氯仿（1∶40）。此外，分子中羟基是否形成分子内氢键，也可影响强心苷溶解性。可形成分子内氢键者亲水性弱，反之，亲水性强。

要点三 强心苷的水解反应

强心苷的苷键可被酸或酶催化水解，分子中的内酯环和其他酯键能被碱水解。强心苷的苷键水解难易和水解产物因组成糖的不同而有所差异。

1. 酸水解

（1）温和酸水解：用0.02~0.05mol/L的盐酸或硫酸，在含水醇中经短时间加热回流，可使Ⅰ型强心苷水解为苷元和糖。在此条件下，苷元和α-去氧糖之间、α-去氧糖与α-去氧糖之间的糖苷键即可断裂，而α-去氧糖与α-羟基糖、α-羟基糖与α-羟基糖之间的苷键不易断裂，常常得到二糖或三糖。由于此水解条件温和，对苷元的影响较小，不会引起苷元的脱水反应，对不稳定的α-去氧糖亦不致分解。

（2）强烈酸水解：Ⅱ型和Ⅲ型强心苷与苷元直接相连的均为α-羟基糖，用以上温和酸水解条件无法使其水解，必须增高酸的浓度（3%~5%），延长作用时间或同时加压，才能使α-羟基糖定量地水解下来，但常引起苷元结构的改变，失去一分子或数分子水形成脱水苷元。

(3) 氯化氢-丙酮法：将强心苷置于含1%氯化氢的丙酮溶液中，20℃放置两周。因糖分子中 C_2 羟基和 C_3 羟基与丙酮反应，生成丙酮化物，进而水解，可得到原生苷元和糖衍生物。本法适合于多数Ⅱ型强心苷的水解。但是，多糖苷因极性太大，难溶于丙酮中，则水解反应不易进行或不能进行。

2. 酶水解

在含强心苷的植物中，有水解葡萄糖的酶，但无水解 α-去氧糖的酶，所以能水解除去分子中的葡萄糖，保留 α-去氧糖而生成次级苷。例如，紫花洋地黄苷 A 可被紫花苷酶（为 β-葡萄糖苷酶）催化水解，生成洋地黄毒苷和 D-葡萄糖。

3. 碱水解

(1) 酰基的水解：一般使用碳酸氢钠、碳酸氢钾、氢氧化钙、氢氧化钡等溶液进行碱水解。α-去氧糖上的酰基最易脱去，用碳酸氢钠、碳酸氢钾处理即可，而羟基糖或苷元上的酰基须用氢氧化钙、氢氧化钡处理才可。上述碱只能水解酰基，不影响内酯环。氢氧化钠、氢氧化钾由于碱性太强，不仅使所有酰基水解，而且还会使内酯环开裂。

(2) 内酯环的水解：在水溶液中，氢氧化钠、氢氧化钾溶液可使内酯环开裂，加酸后可再环合。但在醇溶液中，氢氧化钠、氢氧化钾溶液使内酯环开环后生成异构化苷，酸化亦不能再环合成原来的内酯环，为不可逆反应。

甲型强心苷在氢氧化钾的醇溶液中，内酯环上双键由20（22）转移到20（21），生成 C_{22} 活性亚甲基。乙型强心苷在氢氧化钾醇溶液中，不发生双键转移，但内酯环开裂后生成甲酯异构化苷。

要点四 强心苷的颜色反应

强心苷的颜色反应可由甾体母核、不饱和内酯环和 α-去氧糖产生。甾体母核的颜色反应前已述及，不饱和内酯环和 α-去氧糖的颜色反应如下：

1. C_{17} 位不饱和内酯环的颜色反应

甲型强心苷在碱性醇溶液中，五元不饱和内酯环上的双键移位产生 C_{22} 活性亚甲基，能与活性亚甲基试剂如亚硝酰铁氰化钠试剂（Legal 试剂）、间二硝基苯试剂（Raymond 试剂）、3,5-二硝基苯甲酸试剂（Kedde 试剂）、苦味酸试剂（Baljet 试剂）分别发生 Legal 反应、Raymond 反应、Kedde 反应、Baljet 反应而显色。乙型强心苷在碱性醇溶液中，不能产生活性亚甲基，无此类反应。所以，利用此类反应可区别甲型、乙型强心苷。

2. α-去氧糖颜色反应

(1) Keller-Kiliani（K-K）反应：取样品用冰乙酸溶解，加20%三氯化铁水溶液1滴后，沿管壁缓慢加入浓硫酸，观察界面和乙酸层的颜色变化。如有 α-去氧糖，乙酸层显蓝色。界面的颜色随苷元羟基、双键的位置和数目不同而异，可显红色、绿色、黄色等。注意此反应只对游离的 α-去氧糖或 α-去氧糖与苷元连接的苷显色，对 α-去氧糖和葡萄糖或其他羟基糖连接的二糖、三糖及乙酰化的 α-去氧糖不显色。

(2) 呫吨氢醇反应：取样品少许，加呫吨氢醇试剂，水浴加热，只要分子中有 α-去氧糖即显红色，且分子中的α-去氧糖可定量地发生反应，故还可用于定量分析。

（3）对-二甲氨基苯甲醛反应：样品醇溶液点于滤纸上，喷对-二甲氨基苯甲醛试剂，于90℃加热，分子中若有α-去氧糖可显灰红色斑点。

（4）过碘酸-对硝基苯胺反应：样品醇溶液点于滤纸或薄层板上，先喷过碘酸钠水溶液，室温放置10分钟，再喷对硝基苯胺试液，在灰黄色背底上出现深黄色斑点，置紫外灯下观察则为棕色背底上出现黄色荧光斑点。

要点五　强心苷的提取分离（强心苷提取分离注意事项）

强心苷的提取、分离和纯化比较困难，因为其在植物中的含量一般都比较低（1%以下）；同一植物又常含几个甚至几十个结构相似、性质相近的强心苷，且常与糖类、皂苷、色素、鞣质等共存；多数强心苷是多糖苷，受植物中酶、酸的影响可生成次生苷，与原生苷共存，从而增加了成分的复杂性，也增加了提取分离工作的难度。

由于强心苷易受酸、碱和酶的作用，发生水解、脱水及异构化等反应，因此，在提取分离过程中要特别注意这些因素的影响或应用。以提取分离原生苷为目的时，首先要注意设法抑制酶的活性，防止酶解，提取时要避免酸碱的影响；以提取次生苷为目的时，要注意利用上述影响因素，采取诸如发酵以促进酶解、部分酸、碱水解等适当方法，以提高目标提取物的产量。

1. 提取

一般常用甲醇或70%~80%乙醇作溶剂，提取效率高，且能使酶失去活性。原料为种子或含脂类杂质较多时，需用石油醚或汽油脱脂后提取；原料为含叶绿素较多的叶或全草时，可用稀碱液皂化法或将醇提液浓缩至醇浓度适量，放置，使叶绿素等脂溶性杂质成胶状沉淀析出（静置析胶）。强心苷稀醇提取液经活性炭吸附也可除去叶绿素等脂溶性杂质。用氧化铝柱或聚酰胺柱吸附，可除去糖、水溶性色素、鞣质、皂苷、酸性及酚性物质。但应注意，强心苷亦有可能被吸附而损失。

2. 分离

初步除杂后的强心苷浓缩液，可用氯仿和不同比例的氯仿-甲醇（乙醇）溶液依次萃取，将强心苷按极性大小划分为亲脂性、弱亲脂性等几个部分，供进一步分离。

分离亲脂性单糖苷、次生苷和苷元，一般选用吸附色谱，常以中性氧化铝、硅胶为吸附剂，用正己烷-乙酸乙酯、苯、丙酮、氯仿-甲醇、乙酸乙酯-甲醇等作洗脱剂。对弱亲脂性的成分宜选用分配色谱，可用硅胶、硅藻土、纤维素为支持剂，以乙酸乙酯-甲醇-水、氯仿-甲醇-水作洗脱剂。

要点六　蟾酥中的强心成分

蟾酥是蟾蜍科动物中华大蟾蜍或黑眶蟾蜍等的耳下腺及皮肤腺分泌的白色浆液，经加工干燥而成。味辛，性温。具解毒、止痛、开窍醒神之功效。临床用于痈疽疔疮、咽喉肿痛、中暑神昏等。

1. 蟾蜍甾二烯类

蟾蜍甾二烯类有游离型和结合型之分。游离型成分主要为蟾毒灵、华蟾毒精、蟾毒它灵、脂蟾毒配基、日蟾毒它灵等。结合型又分蟾毒灵－3－辛二酸精氨酸酯、蟾毒配基脂肪酸酯（如蟾毒灵－3－半辛二酸酯）和蟾毒配基硫酸酯（如蟾毒灵－3－硫酸酯）三种类型。

2. 强心甾烯类

这类化合物在蟾酥中数量较少，多以酯的形式存在。如沙门苷元－3－辛二酸精氨酸酯、沙门苷元－3－硫酸酯和沙门苷元－3－半辛二酸酯等均属此类化合物。

要点七　毛花洋地黄中的强心苷成分

毛花洋地黄叶富含强心苷类化合物，达30余种，多为次生苷。属于原生苷的有毛花洋地黄苷甲、乙、丙、丁和戊，以苷甲和苷丙的含量较高。毛花洋地黄是制备强心药西地蓝（又称去乙酰毛花洋地黄苷丙）和地高辛（又称异羟基洋地黄毒苷）的主要原料。

细目三　甾体皂苷

要点一　甾体皂苷的结构与分类

甾体皂苷是一类由螺甾烷类化合物与糖结合而成的甾体苷类，其水溶液经振摇后多能产生大量肥皂水溶液样的泡沫，故称为甾体皂苷。

1. 结构特征

（1）甾体皂苷由甾体皂苷元与糖缩合而成。苷元由27个碳原子组成，基本碳架是螺甾烷。

（2）苷元结构中有六个环，其中，A、B、C、D四个环为甾体母核，E环和F环以螺缩酮形式相连接，构成螺甾烷结构。

（3）E环和F环中有C_{20}、C_{22}和C_{25}三个手性碳原子。其中，C_{20}的绝对构型为S型，C_{22}的绝对构型为R型。C_{25}的绝对构型可能有两种，当25位上的甲基位于F环平面上处于直立键时，为β取向，C_{25}的绝对构型为S型，又称L型或neo型，为螺甾烷；当25位上的甲基位于F环平面下处于平伏键时，为α取向，C_{25}的绝对构型为R型，又称D型或iso型，为异螺甾烷。

（4）苷元分子中多含有羟基，常在C_3位上连有羟基，且多为β取向，糖基多与苷元的C_3－OH成苷。

（5）组成甾体皂苷的糖以D－葡萄糖、D－半乳糖、D－木糖、L－鼠李糖和L－阿拉伯糖较为常见。糖基多与苷元的C_3－OH成苷，也有在其他位如C_1、C_{26}位置上成苷者。寡糖链可能为直链或分枝链。皂苷元与糖可能形成单糖链皂苷或双糖链皂苷。

（6）甾体皂苷分子结构中不含羧基，呈中性，故又称中性皂苷。

2. 分类

按螺甾烷结构中C_{25}的构型和F环的环合状态，将甾体皂苷分为四种类型。

（1）螺甾烷醇型：由螺甾烷衍生的皂苷为螺甾烷醇型皂苷。

（2）异螺甾烷醇型：由异螺甾烷衍生的皂苷为异螺甾烷醇型皂苷。

(3) 呋甾烷醇型：由 F 环裂环而衍生的皂苷称为呋甾烷醇型皂苷。呋甾烷醇型皂苷中，皂苷元的 C_3 位或其他位可以成苷，C_{26} – OH 上多与葡萄糖成苷，但其苷键易被酶解。在 C_{26} 位上的糖链被水解下来的同时 F 环也随之环合，成为具有相应螺甾烷或异螺甾烷侧链的单糖链皂苷。

(4) 变形螺甾烷醇型：由 F 环为呋喃环的螺甾烷衍生的皂苷。天然产物中这类皂苷较少。其 C_{26} – OH 为伯醇基，均与葡萄糖成苷，在酸水解时，除去葡萄糖后，F 环迅速重排为六元吡喃环，转为具有相应螺甾烷或异螺甾烷侧链的皂苷。

要点二　甾体皂苷重要成分举例

从中药知母中分得的知母皂苷 A – Ⅲ 为螺甾烷醇型甾体皂苷；异螺甾烷醇型甾体皂苷如薯蓣科薯蓣属植物根茎中的薯蓣皂苷，其水解产物为薯蓣皂苷元，是合成甾体激素类药物和甾体避孕药的重要原料；菝葜根中的原菝葜皂苷，是 F 环开裂的呋甾烷醇型双糖链皂苷，易被 β – 葡萄糖苷酶酶解，失去 C_{26} 位上的葡萄糖，同时 F 环重新环合，转为属于螺甾烷醇型的单糖链皂苷菝葜皂苷；从新鲜茄属植物野颠茄中分得的颠茄皂苷 A 为变形螺甾烷醇型甾体皂苷，是纽替皂苷元的双糖链皂苷，当用酸水解时，可得到纽替皂苷元和异纽替皂苷元。

要点三　甾体皂苷的理化性质

1. 性状

甾体皂苷大多为无色或白色无定形粉末，不易结晶，而甾体皂苷元多有较好的结晶形状。它们的熔点都较高，苷元的熔点常随羟基数目增加而升高。甾体皂苷和苷元均具有旋光性，且多为左旋。

2. 溶解性

甾体皂苷一般可溶于水，易溶于热水、稀醇，难溶于丙酮，几不溶于或难溶于石油醚、苯、乙醚等亲脂性溶剂。甾体皂苷元则难溶或不溶于水，易溶于甲醇、乙醇、氯仿、乙醚等有机溶剂。

3. 沉淀反应

甾体皂苷的乙醇溶液可与甾醇（常用胆甾醇）形成难溶的分子复合物而沉淀。生成的分子复合物用乙醚回流提取时，胆甾醇可溶于醚，而皂苷不溶。可利用此性质进行分离精制和定性检查。除胆甾醇外，其他凡是含有 C_3 位 β – OH 的甾醇均可与皂苷结合生成难溶性分子复合物，而 C_3 – OH 为 α 构型，或者是当 C_3 – OH 被酰化或者生成苷键，则不能与皂苷生成难溶性的分子复合物。而且，当甾醇 A/B 环为反式相连或具有 Δ^5 的结构，形成的分子复合物溶度积最小。因此，还可用于判断、分离甾体化合物中的 C_3 差向异构体和 A/B 环顺反异构体。

4. 颜色反应

甾体皂苷在无水条件下，和某些酸类亦可产生与甾体化合物共同的颜色反应，这些反应与三萜皂苷的显色反应也很相似。只是甾体皂苷在进行 Liebermann – Burchard 反应时，其颜色变化最后出现绿色，三萜皂苷最后出现红色；在进行 Rosen – Heimer 反应时，三萜皂苷加热到100℃才能显色，而甾体皂苷加热至60℃即发生颜色变化。由此可区别三萜皂苷和甾体皂苷。

在甾体皂苷中，F环裂解的双糖链皂苷与盐酸二甲氨基苯甲醛试剂（Ehrlich试剂，简称E试剂）能显红色，与茴香醛试剂（Anisaldehyde试剂，简称A试剂）则显黄色，而F环闭环的单糖链皂苷只对A试剂显黄色，对E试剂不显色。以此可区别两类甾体皂苷。

要点四　甾体皂苷的提取分离

1. 甾体皂苷的提取

提取皂苷多利用皂苷的溶解性，采用溶剂法提取。主要使用稀甲醇或稀乙醇作溶剂，提取液回收溶剂后，用丙酮、乙醚沉淀或加水后用水饱和正丁醇萃取，或用大孔树脂处理等方法，得到粗皂苷。

提取皂苷元可根据其难溶或不溶于水，易溶于有机溶剂的性质，用有机溶剂进行提取。通常可自原料中先提取粗皂苷，将粗皂苷加酸加热水解，然后用苯、氯仿等有机溶剂自水解液中提取皂苷元。也可将植物原料直接在酸性溶液中加热水解，水解物水洗干燥后，再用有机溶剂提取。

2. 甾体皂苷的分离

甾体皂苷的分离常采用溶剂沉淀法（乙醚、丙酮）、胆甾醇沉淀法、硅胶柱色谱法（洗脱剂多采用$CHCl_3 - MeOH - H_2O$系统）、大孔吸附树脂柱色谱、葡聚糖凝胶Sephadex LH-20柱色谱及液滴逆流色谱等方法进行分离。对极性较大的皂苷成分，在上述分离方法基础上，尚需用反相中低压Lobar柱、反相制备性HPLC或制备性TLC等手段分离。

细目四　胆汁酸

要点一　胆汁酸类成分的结构特征

胆汁酸是胆烷酸的衍生物，存在于动物胆汁中，如动物药熊胆粉、牛黄等均含有胆汁酸，并是其主要有效成分。

胆汁酸甾核四个环的稠合方式为A/B环顺式，B/C环、C/D环均为反式。在甾核的3、6、7、12等位都可以有羟基或羰基取代。各种动物胆汁中胆汁酸的区别，主要在于羟基数目、位置及构型的区别。胆汁酸在动物胆汁中通常以侧链的羧基与甘氨酸或牛磺酸结合成甘氨胆汁酸或牛磺胆汁酸，并以钠盐的形式存在，如牛磺胆酸等。

要点二　胆汁酸类成分的理化性质

1. 酸性

游离或结合型胆汁酸均呈酸性，难溶于水，易溶于有机溶剂，与碱成盐后则可溶于水。利用此性质可以精制各种胆汁酸。

2. 酯化反应

将胆汁酸的末端羧基酯化后，易得到胆汁酸酯结晶，胆汁酸酯类酸水中回流数小时，即可得到游离的胆汁酸。此性质也可用于精制各种胆汁酸。

3. 羟基与羧基的反应

甾核上的羟基可以乙酰化，其乙酰化物容易结晶，有利于胆汁酸的纯化和精制。甾核上的羟基还可氧化成酮基，再用还原法除去酮基。利用此反应，以来源丰富的胆汁酸为原料，选择适宜的氧化剂和还原剂，可制备某些去氧胆酸。

4. 颜色反应

胆汁酸类除具有甾体母核的颜色反应外，尚具有以下颜色反应：

（1）Pettenkofer 反应：取胆汁加蒸馏水及 10% 蔗糖溶液摇匀，沿试管管壁加入浓硫酸，则在两液分界处出现紫色环。其原理是蔗糖经浓硫酸作用生成羟甲基糠醛，后者可与胆汁酸结合成紫色物质。

（2）Gregory Pascoe 反应：取胆汁加 45% 硫酸及 0.3% 糠醛，水浴加热，有胆酸存在的溶液显蓝色。本反应可用于胆酸的定量分析。

（3）Hammarsten 反应：取少量样品，加 20% 铬酸溶液溶解，温热，胆酸为紫色，鹅去氧胆酸不显色。

要点三　胆汁酸的提取

取动物胆汁加 10% 氢氧化钠皂化，皂化液滤过，滤液加 30% 硫酸调 pH2~3，以有机溶剂提取，即得游离胆汁酸粗品。粗胆汁酸可进一步通过活性炭脱色，再用结晶法进行纯化。

要点四　中药牛黄、熊胆中的胆汁酸类成分

1. 牛黄

牛黄为牛科动物牛的干燥胆结石，具有镇痉、清心、豁痰、开窍、凉肝、息风、解毒之功效。牛黄含有胆红素、胆汁酸（主要有胆酸、去氧胆酸、石胆酸等）、胆固醇、SMC（肽类物质）及多种氨基酸和无机盐。其中，去氧胆酸具有松弛平滑肌的作用，是牛黄镇痉的有效成分。

2. 熊胆

熊胆粉为养殖熊科动物黑熊引流胆汁的干燥品。有清热、镇痉、明目等功效。熊胆粉的主要化学成分为胆汁酸，包括牛磺熊去氧胆酸、牛磺鹅去氧胆酸、牛磺胆酸及游离的熊去氧胆酸、鹅去氧胆酸等。其中熊去氧胆酸是熊胆的特征性成分和其镇痉作用的主要有效成分，牛磺熊去氧胆酸可作为熊胆鉴别及其质量评价的主要指标性成分。

（刘斌）

第九单元　生物碱

细目一　概述

要点一　生物碱的分布

生物碱指来源于生物界的一类含氮有机化合物。大多有较复杂的环状结构，氮原子结合在环内；多呈碱性，可与酸成盐；多具有显著的生理活性。一般来说，生物界除生物体必须的含氮有机化合物，如氨基酸、氨基糖、肽类、蛋白质、核酸、核苷酸及含氮维生素外，其他含氮有机化合物均可视为生物碱。

生物碱主要分布于植物界，绝大多数存在于高等植物的双子叶植物中，已知存在于50多个科的120多个属中。许多常见中药的有效成分都是生物碱，如，毛茛科黄连、乌头、附子，罂粟科罂粟、延胡索，茄科洋金花、颠茄、莨菪，防己科汉防己、北豆根，小檗科三棵针，豆科苦参、苦豆子等。单子叶植物也有少数科属含生物碱，如石蒜科、百合科、兰科等，百合科中较重要的中药如川贝母、浙贝母等。少数裸子植物如麻黄科、红豆杉科、三尖杉科也存在生物碱。

生物碱在植物体内的分布，对某种植物来说，也可能分布于全株，但多数集中在某一器官。如金鸡纳生物碱主要分布在金鸡纳树皮中，麻黄生物碱在麻黄髓部含量高。生物碱在植物中含量差别也很大，如黄连根茎中含生物碱7%以上，而抗癌成分美登素在卵叶美登木中，得率仅为千万分之二。

含生物碱的植物中多数是多种生物碱共存。同一植物中的生物碱化学结构往往类似，同科同属的植物也往往有同一母核或含结构相同的化合物。

要点二　生物碱的存在形式

在植物体内，少数碱性极弱的生物碱以游离态存在，如酰胺类生物碱。有一定碱性的生物碱多以有机酸盐形式存在，如柠檬酸盐、草酸盐、酒石酸盐、琥珀酸盐等。少数以无机酸盐形式存在，如盐酸小檗碱、硫酸吗啡等。其他存在形式尚有N-氧化物、生物碱苷等。

细目二　结构与分类

要点一　生物碱的结构与分类

生物碱可按植物来源分类，如黄连生物碱、苦参生物碱等；较多的是按化学结构类型分类，如吡啶类生物碱、异喹啉类生物碱等。按生源途径并结合化学结构类型，生物碱主要可分为以下类型。

1. 鸟氨酸系生物碱

来源于鸟氨酸的生物碱主要包括吡咯烷类、莨菪烷类和吡咯里西啶类生物碱。吡咯烷类结构较简单，数量较少。莨菪烷类多由莨菪烷环系的 C_3 - 醇羟基和有机酸缩合成酯。吡咯里西啶类为两个吡咯烷共用一个氮原子稠合而成。

2. 赖氨酸系生物碱

来源于赖氨酸的生物碱有哌啶类、喹诺里西啶类和吲哚里西啶类。哌啶类结构较简单，关键的生源前体物质是哌啶亚胺盐类。喹诺里西啶类生源前体物质为赖氨酸衍生的戊二胺。本类生物碱是由两个哌啶共用一个氮原子稠合而成的衍生物。吲哚里西啶类为哌啶和吡咯共用一个氮原子稠合的衍生物，又分为简单吲哚里西啶和一叶萩碱两类。

3. 苯丙氨酸和酪氨酸系生物碱

本类生物碱是由苯丙氨酸和酪氨酸为前体物生物合成的一大类数量多、类型复杂、分布广泛、具有较高药用价值的生物碱类型，主要包括苯丙胺类、异喹啉类和苄基苯乙胺类等。异喹啉类生物碱在药用植物中分布较广泛，类型和数目较多。其中小檗碱类和原小檗碱类生物碱可以看成为两个异喹啉环稠合而成，依据两者结构母核中 C 环氧化程度不同，分为小檗碱类和原小檗碱类，前者多为季铵碱，后者多为叔胺碱。苄基异喹啉类为异喹啉母核 1 位连有苄基的一类生物碱。双苄基异喹啉类为两个苄基异喹啉通过 1~3 个醚键相连接的一类生物碱。

4. 色氨酸系生物碱

本类生物碱也称吲哚类生物碱，是类型较多、结构较复杂、化合物数目最多的一类生物碱。按生源关系，可将其细分为简单吲哚类、色胺吲哚类、半萜吲哚类和单萜吲哚类等。简单吲哚类结构特点为只有吲哚母核，而无其他杂环。色胺吲哚类化合物中含有色胺部分，结构较简单。半萜吲哚类由色胺构成的吲哚衍生物上连有一个异戊二烯单位后形成。单萜吲哚类分子中具有吲哚母核和一个 C_9 或 C_{10} 的裂环番木鳖萜及其衍生物的结构单元。

5. 邻氨基苯甲酸系生物碱

主要包括喹啉和吖啶酮类生物碱。

6. 组氨酸系生物碱

主要为咪唑类生物碱，数目较少。

7. 萜类生物碱

包括单萜类生物碱（主要为环烯醚萜衍生的生物碱，多分布于龙胆科）、倍半萜类生物碱（主要分布于兰科石斛属）和二萜类生物碱（主要存在于毛茛科乌头属、翠雀属和飞燕草属，基本母核为四环二萜或五环二萜）。

8. 甾体类生物碱

本类生物碱都具有甾体母核，但氮原子均不在甾体母核内。又分为孕甾烷类、环孕甾烷类、胆甾烷类及异甾体类。

要点二　主要类型生物碱成分举例

常见的吡咯烷类生物碱如益母草中的水苏碱。莨菪烷类生物碱主要存在于茄科颠茄属、曼陀罗属、莨菪属和天仙子属，代表化合物如莨菪碱、东莨菪碱。吡咯里西啶类生物碱主要分布于菊科千里光属，如大叶千里光碱。胡椒中的胡椒碱，槟榔中的槟榔碱、槟榔次碱等均为哌啶类生物碱。喹诺里西啶类生物碱主要分布于豆科、石松科和千屈菜科，代表性化合物如苦参中的苦参碱。吲哚里西啶类生物碱一叶萩碱对中枢神经系统有兴奋作用。苯丙胺类生物碱中较典型的化合物是麻黄中的麻黄碱。黄连、黄柏、三棵针中的小檗碱为小檗碱类生物碱，延胡索中的延胡索乙素则为原小檗碱类。罂粟中的罂粟碱、厚朴中的厚朴碱等为苄基异喹啉类生物碱；存在于防己科北豆根中的蝙蝠葛碱则为双苄基异喹啉类生物碱。吗啡烷类代表性的化合物有罂粟中的吗啡、可待因，青风藤中的青风藤碱等。色氨酸系生物碱主要分布于马钱科、夹竹桃科、茜草科等几十个科中，如存在于吴茱萸中的吴茱萸碱，麦角菌中的麦角新碱等。乌头碱及红豆杉中具有抗癌作用的紫杉烷类生物碱紫杉醇均为二萜生物碱。存在于黄杨科植物中的环常绿黄杨碱 D、藜芦中的藜芦胺碱属于甾体类生物碱。

细目三　理化性质

要点一　生物碱的性状

生物碱多数为结晶形固体，少数为非晶形粉末；个别为液体，如烟碱、槟榔碱。生物碱多具苦味，少数呈辛辣味，成盐后较游离者味更大。生物碱一般无色或白色，少数有颜色，如小檗碱、蛇根碱呈黄色等。个别小分子固体及少数呈液态的生物碱如麻黄碱、烟碱等具挥发性，可用水蒸气蒸馏提取。咖啡因等个别生物碱具有升华性。

要点二　生物碱的旋光性

生物碱结构中如有手性碳原子或本身为手性分子即有旋光性。影响生物碱旋光性的因素主要为手性碳的构型、测定溶剂及其 pH 值、浓度等。如麻黄碱在水中测定呈右旋光性，而在氯仿中测定则呈左旋光性。北美黄连碱在 95% 以上乙醇中呈左旋光性，而在稀乙醇中则呈右旋光性；同样该碱在中性条件下呈左旋光性，在酸性条件下呈右旋光性。

生物碱的生理活性与其旋光性密切相关，通常左旋体的生理活性比右旋体强。如 l - 莨菪碱的散瞳作用比 d - 莨菪碱大 100 倍。去甲乌药碱仅左旋体具强心作用。

要点三　生物碱的溶解性

影响生物碱溶解性的因素很多，如氮原子的存在状态、分子中极性基团的有无及多少，以及溶剂种类等。大多数生物碱的溶解性符合一般规律，但也有一些生物碱的溶解性较特殊。

（1）游离生物碱

①亲脂性生物碱：大多数叔胺碱和仲胺碱为亲脂性，一般能溶于有机溶剂，尤其易溶

于亲脂性有机溶剂，如苯、乙醚、卤代烷（二氯甲烷、氯仿），特别易溶于氯仿。溶于酸水，不溶或难溶于水和碱水。

②亲水性生物碱：主要指季铵碱和某些含氮-氧化物的生物碱。这些生物碱可溶于水、甲醇、乙醇，难溶于亲脂性有机溶剂。某些分子较小，或具有醚键、配位键，或为液体等的生物碱如麻黄碱、苦参碱、氧化苦参碱、东莨菪碱、烟碱等有一定程度的亲水性，可溶于水、醇类，也可溶于亲脂性有机溶剂。这些生物碱的结构特点往往是或分子较小，或具有醚键、配位键，或为液体等。

③具特殊官能团的生物碱：具酚羟基或羧基的生物碱称为两性生物碱，如吗啡、小檗胺、槟榔次碱等，这些生物碱既可溶于酸水，也可溶于碱水，但在pH8~9时溶解性最差，易产生沉淀。具内酯或内酰胺结构的生物碱在正常情况下，其溶解性类似一般叔胺碱。但在碱水溶液中，其内酯（或内酰胺）结构可开环形成羧酸盐而溶于水中，继之加酸复又还原。

（2）生物碱盐：一般易溶于水，可溶于醇类，难溶于亲脂性有机溶剂。生物碱在酸水中成盐溶解，调碱性后又游离析出沉淀。在水溶性方面，通常生物碱的无机酸盐水溶性大于有机酸盐；无机酸盐中含氧酸盐的水溶性大于卤代酸盐；小分子有机酸盐大于大分子有机酸盐。

有些生物碱或盐的溶解性不符合上述规律。如，吗啡为酚性生物碱，难溶于氯仿、乙醚，可溶于碱水；石蒜碱难溶于有机溶剂，而溶于水；喜树碱不溶于一般有机溶剂，而溶于酸性氯仿等等。有些生物碱盐难溶于水，如小檗碱盐酸盐、麻黄碱草酸盐等。

要点四　生物碱的碱性

生物碱分子中氮原子上的孤电子对，能给出电子或接受质子而使生物碱显碱性。生物碱碱性大小统一用 pk_a 表示，pk_a 越大，碱性越强。一般而言，$pk_a<2$ 为极弱碱，$pk_a 2~7$ 为弱碱，$pk_a 7~11$ 为中强碱，$pk_a 11$ 以上为强碱。生物碱分子中碱性基团的 pk_a 值大小顺序一般是胍基＞季铵碱＞N-烷杂环＞脂肪胺＞芳香胺≈N-芳杂环＞酰胺≈吡咯。

生物碱的碱性大小与分子结构中氮原子的杂化方式、电子云密度、空间效应及分子内氢键形成等有关。

1. **氮原子杂化方式**

生物碱分子中氮原子的孤电子对在有机胺分子中为不等性杂化，其碱性强弱随杂化程度的升高而增强，即 $sp^3>sp^2>sp$。

2. **诱导效应**

生物碱分子中氮原子上的电子云密度受到氮原子附近供电基（如烷基）和吸电基（如各类含氧基团、芳环、双键）诱导效应的影响。供电诱导使氮原子上电子云密度增加，碱性增强；吸电诱导使氮原子上电子云密度减小，碱性降低。如麻黄碱的碱性强于去甲麻黄碱，即是由于麻黄碱氮原子上甲基供电诱导的结果。而二者的碱性弱于苯异丙胺，则因 C_1 上羟基吸电诱导的结果。

一般来说，双键和羟基的吸电诱导效应使生物碱的碱性减小。但具有氮杂缩醛结构的生物碱常易于质子化而显强碱性。如氮原子的邻位碳上具 α、β 双键或 α-羟基者，可异构成季铵碱，使碱性增强。但是，在稠环中，氮杂缩醛体系中氮原子处于桥头 N 时，因其具有刚性结构不能发生质子化异构，相反由于 OH 的吸电效应使碱性减小。

3. 诱导-场效应

生物碱分子中如有一个以上氮原子时，即便各氮原子的杂化形式和化学环境完全相同，各氮原子的碱性也是有差异的。当其中一个氮原子质子化后，就产生一个强的吸电基团 $-N^+HR_2$，对另外的氮原子产生两种碱性降低的效应，即诱导效应和静电场效应。静电场效应是通过空间直接传递的，又称直接效应。

4. 共轭效应

生物碱分子中氮原子的孤电子对与 π-电子基团共轭时一般使生物碱的碱性减弱。常见的有苯胺和酰胺二种类型。苯胺型氮原子上的孤电子对与苯环 π-电子形成 p-π 共轭体系后碱性减弱。酰胺型酰胺中的氮原子与羰基形成 p-π 共轭效应，使其碱性减弱。如胡椒碱、秋水仙碱、咖啡因碱性均极弱。但并非所有的 p-π 共轭效应均降低碱性，如胍接受质子后形成季铵离子，呈更强的 p-π 共轭，体系具有高度稳定性，而显强碱性。

5. 空间效应

氮原子由于附近取代基的空间立体障碍或分子构象因素，而使质子难于接近氮原子，碱性减弱。如甲基麻黄碱的碱性弱于麻黄碱的原因即是前者甲基的空间障碍。

6. 氢键效应

当生物碱成盐后，氮原子附近如有羟基、羰基，并处于有利于形成稳定的分子内氢键时，氮上的质子不易离去，碱性强。麻黄碱的碱性小于伪麻黄碱，是因为麻黄碱分子中的甲基和苯基重叠而成为不稳定构象，从而使其共轭酸和 C_1-OH 形成的分子内氢键稳定性差；而伪麻黄碱分子中的甲基和苯基为不重叠的稳定构象，从而使其共轭酸和 C_1-OH 形成的分子内氢键稳定。钩藤碱成盐后产生分子内氢键使其更稳定，碱性强于异钩藤碱。

对于具体生物碱来说，若影响碱性的因素不止一个，则需综合考虑。一般来说，空间效应与诱导效应共存，空间效应居主导地位；共轭效应与诱导效应共存，共轭效应居主导地位。

要点五　生物碱的沉淀反应

生物碱在酸性水或稀醇中（苦味酸试剂可在中性条件下进行），与某些试剂生成难溶于水的复盐或络合物的反应称为生物碱沉淀反应。生物碱沉淀反应主要用于检查生物碱的有无，可用于试管定性反应和色谱的显色剂。另外在生物碱的提取分离中还可指示提取、分离终点。个别沉淀试剂可用于分离纯化生物碱，如雷氏铵盐可用于沉淀分离季铵碱。

常用的生物碱沉淀试剂有碘化铋钾、碘化汞钾、硅钨酸、碘-碘化钾、苦味酸、雷氏铵盐（硫氰酸铬铵）试剂等。

利用沉淀反应鉴别生物碱时，应注意假阴性和假阳性反应。仲胺一般不易与生物碱沉淀试剂反应，如麻黄碱。水溶液中如有蛋白质、多肽、鞣质亦可与此类试剂产生阳性反应，故应在被检液中除掉这些成分。除掉方法是将酸水提取液碱化，以氯仿萃取，分取氯仿层，再用酸水萃取氯仿层，此酸水层除去了上述水溶性干扰物质，可作为沉淀反应用溶液。此外，对生物碱定性鉴别时，应用三种以上试剂分别进行反应，均阳性或阴性方有可信性。

要点六 生物碱的显色反应

某些试剂能与特定生物碱反应生成不同颜色溶液。Mandelin 试剂（1%钒酸铵的浓硫酸溶液）与莨菪碱及阿托品显红色，奎宁显淡橙色，吗啡显蓝紫色，可待因显蓝色，士的宁显蓝紫色。Fröhde 试剂（1%钼酸钠的浓硫酸溶液）与乌头碱显黄棕色，吗啡显紫色转棕色，黄连素显棕绿色，利血平显黄色转蓝色。Marquis 试剂（30%甲醛溶液与硫酸混合溶液）与吗啡显橙色至紫色，可待因显洋红色至黄棕色。

细目四 提取与分离

要点一 生物碱的提取

1. 水或酸水提取法

具有一定碱性的生物碱在植物体内多以盐的形式存在，故可选用水或酸水提取。常用 0.1%~1%硫酸、盐酸或醋酸、酒石酸溶液作为提取溶剂，采用浸渍法或渗漉法提取。个别含淀粉少的药材可用煎煮法。此法使生物碱的大分子有机酸盐变为小分子无机酸盐，增大在水中的溶解度，且方法比较简便。但此法的主要缺点是提取液体积较大，浓缩困难，且水溶性杂质多。故用酸水提取后，一般可采用下列纯化和富集生物碱的方法：

（1）阳离子树脂交换法：生物碱盐在水中可解离出生物碱阳离子，能和阳离子交换树脂发生离子交换反应，被交换到树脂上。交换完全后，用中性水或乙醇洗除柱中的杂质。最后，再用适当的方法将生物碱从树脂上洗脱下来。

（2）萃取法：将酸水提取液碱化，生物碱游离后，如沉淀，过滤即得；如不沉淀，以适当亲脂性有机溶剂萃取，回收溶剂，即得总生物碱。

2. 醇类溶剂提取法

游离生物碱或其盐均可溶于甲醇、乙醇，可用醇回流或渗漉、浸渍等方法提取。醇提液回收醇后加稀酸水搅拌，滤过，滤液调碱性后以有机溶剂萃取，回收溶剂即得总生物碱。

3. 亲脂性有机溶剂提取法

大多数游离生物碱都是亲脂性的，可用氯仿、苯、乙醚等提取游离生物碱。可采用浸渍、回流或连续回流法提取。但一般要将药材用少量碱水湿润后提取，以便使生物碱游离，也可增加溶剂对植物细胞的穿透力。

另外，挥发性生物碱如麻黄碱可用水蒸气蒸馏法提取。可升华的生物碱如咖啡碱可用升华法提取。

要点二 生物碱的分离

1. 不同类别生物碱的分离

将总生物碱按碱性强弱、酚性有无及是否水溶性初步分成五类。一般分离流程如下：

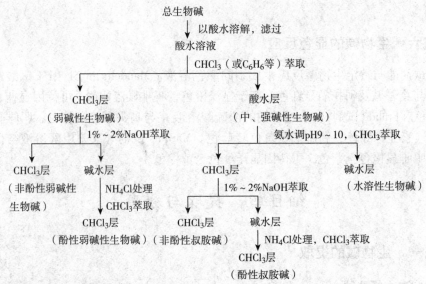

2. 利用碱性差异进行分离

总碱中各生物碱的碱性不同，可用 pH 梯度萃取法进行分离。具体方法有两种。一种是将总生物碱溶于氯仿等亲脂性有机溶剂，以不同酸性缓冲液依 pH 值由高至低依次萃取，生物碱可按碱性由强至弱先后成盐依次被萃取出而分离，分别碱化后以有机溶剂萃取即可。另一种是将总生物碱溶于酸水，逐步加碱使 pH 值由低至高，每调一次 pH 值，即用氯仿等有机溶剂萃取，则各单体生物碱依碱性由弱至强先后成盐依次被萃取出而分离。

3. 利用溶解度差异进行分离

总生物碱中各单体的极性不同，对有机溶剂的溶解度可能有差异，可利用这种差异来分离生物碱。如苦参中苦参碱和氧化苦参碱的分离，可利用氧化苦参碱极性稍大，难溶于乙醚而苦参碱可溶于乙醚的性质，将苦参总碱溶于氯仿，再加入 10 倍量以上乙醚，氧化苦参碱即可析出沉淀。汉防己中汉防己乙素的极性大于汉防己甲素，在冷苯中的溶解度小于甲素，借此可用冷苯法将两者分离。分离麻黄碱和伪麻黄碱，可利用二者草酸盐的水溶性不同，草酸麻黄碱溶解度小易于析出结晶，草酸伪麻黄碱溶解度大留在母液中。

4. 利用特殊官能团进行分离

具酚性或羧基生物碱在碱性条件下成盐溶于水，可与一般生物碱分离。如阿片生物碱中，吗啡具酚羟基而咖啡因无酚羟基，用氢氧化钠溶液处理，吗啡成盐溶解而咖啡因不溶解。具内酯或内酰胺结构的生物碱可在碱性水液中加热开环生成溶于水的羧酸盐而与其他生物碱分离，在酸性下又环合成原生物碱而沉淀。如具内酯环的喜树碱的分离。

5. 利用色谱法进行分离

常用吸附色谱法分离，以氧化铝或硅胶作为吸附剂，以苯、氯仿、乙醚等亲脂性有机溶剂或以其为主的混合溶剂作洗脱剂。对某些结构特别相近的生物碱，可采用分配色谱法，如三尖杉中的抗癌生物碱三尖杉酯碱和高三尖杉酯碱的分离。此外，高效液相色谱、制备性薄层色谱、干柱色谱、中压或低压柱色谱等也常用于分离生物碱。

6. 水溶性生物碱（季铵碱）的分离

（1）沉淀法：将含季铵碱的水液用稀酸溶液调 pH 值 2～3，加入新配制的雷氏盐饱和水溶液，生物碱雷氏盐即沉淀析出。生物碱雷氏盐用丙酮溶解，滤过，滤液通过氧化铝柱，以丙酮洗脱并收集洗脱液。生物碱雷氏盐被丙酮洗脱，一些极性杂质被氧化铝柱吸附而除去。在上述洗脱液中加入硫酸银饱和水液至不再产生雷氏银盐沉淀为止，滤除沉淀，生物碱转化为硫酸盐留在溶液中。加氯化钡于溶液中，生成硫酸钡和氯化银沉淀，滤除沉淀，生物碱转化为盐酸盐留在溶液中，浓缩滤液，可得到较纯的季铵碱盐酸盐结晶。

（2）溶剂法：利用水溶性生物碱能够溶于极性较大而又能与水分层的有机溶剂（如正丁醇、异戊醇或氯仿-甲醇的混合溶剂等）的性质，用这类溶剂与含生物碱的碱水液反复萃取，使水溶性生物碱与强亲水性的杂质得以分离。

细目五　色谱检识

要点　薄层色谱法

1. 吸附薄层色谱法

吸附剂常用硅胶或氧化铝。硅胶本身显弱酸性，用于分离和检识生物碱时，与碱性强的生物碱可形成盐而使斑点的 R_f 值很小，或出现拖尾，影响检识效果。为此，可在涂铺硅胶薄层时加稀碱溶液制成碱性薄板；或使色谱过程在碱性条件下进行，即在展开剂中加入少量碱性试剂，如二乙胺、氨水等。氧化铝不经处理便可用于分离和检识生物碱，一般较常用。展开剂多以氯仿为基本溶剂，根据结果调整展开剂的极性。薄层展开后，有色生物碱可直接观察斑点；具有荧光的生物碱在紫外光下显示荧光斑点；大多生物碱的薄层色谱可用改良碘化铋钾试剂显色。

2. 分配薄层色谱法

一般用于分离检识极性较大的生物碱。支持剂常选用硅胶或纤维素粉。脂溶性生物碱的分离，固定相多选甲酰胺，以亲脂性溶剂作移动相，如氯仿-苯（1:1）等。分离水溶性生物碱，则应以亲水性的溶剂作展开系统，如 BAW 系统（正丁醇-乙酸-水 4:1:5，上层作移动相，下层作固定相）。

与吸附薄层色谱比较，分配薄层色谱一般用于分离检识极性较大的生物碱。以甲酰胺为固定相的薄层色谱，适于分离弱极性或中等极性的生物碱；以水为固定相的薄层色谱，用于分离水溶性生物碱。

细目六　实例

要点一　麻黄中的主要生物碱成分

麻黄为麻黄科植物草麻黄、木贼麻黄和中麻黄的干燥茎与枝，味辛、苦，性温；具有发汗、平喘、利水等功效，主治风寒感冒，发热无汗，咳喘，水肿等症。

1. 化学成分

主要含有麻黄碱和伪麻黄碱，前者占总生物碱的 40%～90%；其次是少量的甲基麻黄碱、甲基伪麻黄碱和去甲基麻黄碱、去甲伪麻黄碱。麻黄生物碱分子中的氮原子均在侧链上，麻黄碱和伪麻黄碱属仲胺衍生物，且互为立体异构体，它们的结构区别在于侧链 C_1 的构型不同。

2. 理化性质

麻黄碱和伪麻黄碱为无色结晶，两者皆有挥发性。麻黄碱和伪麻黄碱为苯丙胺类，碱性较强。伪麻黄碱的共轭酸与 C_2-OH 形成分子内氢键稳定性大于麻黄碱，所以伪麻黄碱的碱性稍强于麻黄碱。

游离麻黄碱可溶于水，但伪麻黄碱在水中的溶解度较麻黄碱小。这是由于伪麻黄碱形成较稳定的分子内氢键的缘故。麻黄碱和伪麻黄碱也能溶解于氯仿、乙醚、苯及醇类溶剂中。麻黄碱盐与伪麻黄碱盐的溶解性也不完全相同，如草酸麻黄碱较难溶于水，而草酸伪麻黄碱则易溶于水。

3. 鉴别反应

麻黄碱和伪麻黄碱不能与大多数生物碱沉淀试剂发生沉淀反应，但下述颜色反应可用于鉴别麻黄碱和伪麻黄碱。

（1）二硫化碳-硫酸铜反应：在麻黄碱和伪麻黄碱的醇溶液中加入二硫化碳、硫酸铜试剂和氢氧化钠各二滴，即产生棕色沉淀。

（2）铜络盐反应：在麻黄碱和伪麻黄碱的水溶液中加硫酸铜试剂后，随即加氢氧化钠试剂呈碱性，溶液呈蓝紫色，再加乙醚振摇分层，乙醚层为紫红色，水层为蓝色。

4. 提取分离

（1）溶剂法：利用麻黄碱和伪麻黄碱既能溶于热水，又能溶于亲脂性有机溶剂的性质提取两者；利用麻黄碱草酸盐比伪麻黄碱草酸盐在水中溶解度小的差异，使两者得以分离。

（2）水蒸气蒸馏法：利用麻黄碱和伪麻黄碱在游离状态时具有挥发性，可用水蒸气蒸馏法从麻黄中提取。再利用两者草酸盐的水溶性差异分离两者。

（3）离子交换树脂法：利用生物碱盐能够交换到强酸型阳离子树脂柱上，麻黄碱的碱性较伪麻黄碱弱，可先从树脂柱上洗脱下来，从而使两者达到分离。

要点二 黄连中的主要生物碱成分

黄连为毛茛科植物黄连的根茎，味苦，性寒，具有清热燥湿、清心除烦、泻火解毒功效。

1. 化学成分

主要含原小檗碱型生物碱，有小檗碱、巴马丁、黄连碱、甲基黄连碱、药根碱、木兰碱等。其中以小檗碱含量最高（可达 10%）。这些生物碱除木兰碱为阿朴菲型外都属于小檗碱型，又都是季铵型生物碱。

2. 理化性质

（1）性状：自水或稀乙醇中析出的小檗碱为黄色针状结晶，加热至110℃变为黄棕色，于160℃分解。盐酸小檗碱为黄色小针状结晶，加热至220℃左右分解，生成红棕色小檗红碱，继续加热至285℃左右完全熔融。

（2）碱性：小檗碱属季铵型生物碱，可离子化而呈强碱性。

（3）溶解性：游离小檗碱能缓缓溶解于水中，易溶于热水或热乙醇，在冷乙醇中溶解度不大，难溶于苯、氯仿、丙酮等有机溶剂。小檗碱盐酸盐在水中溶解度较小，较易溶于沸水，难溶于乙醇。小檗碱与大分子有机酸结合的盐在水中的溶解度很小。当黄连与甘草、黄芩等中药配伍煎提时，小檗碱能与甘草酸、黄芩苷等形成难溶于水的盐或复合物而析出。

3. 鉴别反应

（1）丙酮加成反应：在盐酸小檗碱水溶液中，加入氢氧化钠使呈强碱性，然后滴加丙酮数滴，即生成黄色结晶性小檗碱丙酮加成物，有一定熔点，可供鉴别。

（2）漂白粉显色反应：在小檗碱的酸性水液中加入漂白粉（或通入氯气），溶液变为樱红色。

要点三 洋金花中的主要生物碱成分

洋金花为茄科植物白花曼陀罗的干燥花，味辛、性温，有毒；具有平喘止咳，解痉镇痛功效。

1. 化学成分

洋金花所含生物碱为莨菪烷衍生物，由莨菪醇类和芳香族有机酸结合生成一元酯类化合物，称为莨菪烷类生物碱，主要有莨菪碱（阿托品）、山莨菪碱、东莨菪碱、樟柳碱和 N-去甲莨菪碱等。

2. 理化性质

（1）性状：莨菪碱为细针状结晶（乙醇），其外消旋体阿托品是长柱状结晶，加热易升华。东莨菪碱一水化物为结晶体，山莨菪碱为无色针状结晶。樟柳碱的物理性状与东莨菪碱相似，其氢溴酸盐为白色针状结晶。

（2）旋光性：这些生物碱除阿托品无旋光性外，其他均具有左旋光性。除山莨菪碱所表现的左旋性是几个手性碳原子的总和外，其他三个生物碱的旋光贡献均来自莨菪酸部分。阿托品是莨菪碱的外消旋体。

（3）碱性：东莨菪碱和樟柳碱由于6、7位氧环立体效应和诱导效应的影响，碱性较弱；莨菪碱无立体效应障碍，碱性较强；山莨菪碱碱性介于莨菪碱和东莨菪碱之间。

（4）溶解性：莨菪碱（阿托品）亲脂性较强，易溶于乙醇、氯仿，可溶于四氯化碳、苯，难溶于水。东莨菪碱和樟柳碱有较强的亲水性，可溶于水，易溶于乙醇、丙酮、乙醚、氯仿等溶剂，难溶于苯、四氯化碳等强亲脂性溶剂。山莨菪碱由于多一个羟基，亲脂性较莨菪碱弱，能溶于水和乙醇。

（5）水解性：莨菪烷类生物碱都是氨基醇的酯类，易水解，尤其在碱性水溶液中更易进行。

3. 鉴别反应

（1）氯化汞沉淀反应：莨菪碱（阿托品）在氯化汞的乙醇溶液中发生反应生成黄色沉淀，加热后沉淀变为红色。在同样条件下，东莨菪碱则生成白色沉淀。

（2）Vitali 反应：莨菪碱（阿托品）、东莨菪碱等莨菪烷类生物碱分子结构中具有莨菪酸部分者，用发烟硝酸处理，再与苛性碱醇溶液反应，生成醌样结构的衍生物而呈深紫色，渐转暗红色，最后颜色消失。

（3）过碘酸氧化乙酰丙酮缩合反应（DDL 反应）：樟柳碱分子具邻二羟基结构，可被过碘酸氧化生成甲醛，然后甲醛与乙酰丙酮在乙酸铵溶液中加热，缩合成二乙酰基二甲基二氢吡啶（DDL）而显黄色。

4. 提取分离

利用莨菪碱和东莨菪碱的碱性强弱差异而与离子交换树脂交换能力不同，可使两者得到分离。以洋金花为原料，稀酸水提取，提取液通过阳离子交换树脂柱，然后用不同碱度的碱水碱化树脂，东莨菪碱盐在较弱碱性条件下游离（碳酸氢钠），莨菪碱盐在较强碱性条件下游离（氨水）。

要点四　苦参中的主要生物碱成分

苦参为豆科植物苦参的干燥根，味苦、性寒；具有清热燥湿、杀虫、利水等功效。

1. 化学成分

苦参所含生物碱主要是苦参碱和氧化苦参碱。此外还含有羟基苦参碱、N-甲基金雀花碱、安那吉碱、巴普叶碱和去氢苦参碱等。这些生物碱都属于喹喏里西啶类衍生物，除 N-甲基金雀花碱外，均由两个喹喏里西啶环骈合而成。

2. 理化性质

（1）性状：苦参碱有 α、β、δ、γ 四种形态。其中 α-、β-、δ-苦参碱为结晶体，常见的是 α-苦参碱，为针状或棱柱状结晶。γ-苦参碱为液体。氧化苦参碱为无色正方体状结晶（丙酮）。

（2）碱性：苦参中所含生物碱均有两个氮原子。一个为叔胺氮（N_1），呈碱性；另一个为酰胺氮（N_{16}），几乎不显碱性，只相当于一元碱。苦参碱和氧化苦参碱的碱性比较强。

（3）溶解性：苦参生物碱的极性大小顺序是氧化苦参碱＞羟基苦参碱＞苦参碱。苦参碱既可溶于水，又能溶于氯仿、乙醚、苯、二硫化碳等亲脂性溶剂。氧化苦参碱是苦参碱的 N-氧化物，具半极性配位键，其亲水性比苦参碱更强，易溶于水，可溶于氯仿，但难溶于乙醚。可利用两者溶解性的差异将其分离。

（4）水解性：苦参碱、氧化苦参碱和羟基苦参碱具内酰胺结构，可被碱水解皂化生成羧酸衍生物，酸化后又脱水环合为原来结构。

要点五　汉防己中的主要生物碱成分

汉防己为防己科植物汉防己的干燥根，味苦、辛，性寒；具有祛风湿、止痛、利水消肿、泻下焦湿热等功效。

1. 化学成分

汉防己中生物碱主要为汉防己甲素和汉防己乙素，还含少量的轮环藤酚碱。汉防己甲素和汉防己乙素均为双苄基异喹啉衍生物，氮原子呈叔胺状态；轮环藤酚碱为季铵型生物碱。

2. 理化性质

（1）性状：汉防己甲素和汉防己乙素均为白色结晶，汉防己乙素在丙酮中结晶具有双熔点，轮环藤酚碱的氯化物为无色结晶。

（2）碱性：汉防己甲素和汉防己乙素分子结构中均有两个叔胺态氮原子，碱性较强。轮环藤酚碱属原小檗碱型季铵碱，具强碱性。

（3）溶解性：汉防己甲素和汉防己乙素亲脂性较强，具有脂溶性生物碱的一般溶解性。但由于两者分子结构中7位取代基的差异，前者为甲氧基，后者为酚羟基，故汉防己甲素的极性较小，能溶于冷苯；汉防己乙素极性较大，难溶于冷苯。利用这一性质差异可将两者分离。汉防己乙素虽然有酚羟基，但因处于两个含氧基团之间，由于空间位阻等原因无酚羟基的通性，难溶于氢氧化钠溶液，因而称为隐性酚羟基。轮环藤酚碱为水溶性生物碱，可溶于水、甲醇、乙醇，难溶于亲脂性有机溶剂。

要点六　乌头（附子）中的主要生物碱成分

乌头为毛茛科乌头属植物乌头的干燥母根，附子则为乌头的子根加工品。乌头味辛、苦，性热，有大毒。具有祛风除湿、温经止痛功效。附子性味辛、甘，大热，有毒。具有回阳救逆、补火助阳、逐风寒湿邪功效。

1. 化学成分

乌头和附子主要含二萜类生物碱，属于四环或五环二萜类衍生物。在较重要的乌头碱型生物碱中，C_{14}和C_8的羟基常和乙酸、苯甲酸结合成酯，故称它们为二萜双酯型生物碱，主要有乌头碱、次乌头碱和美沙乌头碱等。药理学研究表明，乌头和附子的生物碱具有镇痛、消炎、麻醉及对心脏产生刺激等作用。附子还具有升压、扩张冠状动脉等作用。乌头类生物碱有很强的毒性，但乌头经加热炮制后乌头碱分解成乌头原碱则毒性大大降低而镇痛、消炎疗效不降。

2. 理化性质

（1）性状：乌头碱为六方片状结晶，次乌头碱为白色柱状结晶，美沙乌头碱为白色结晶。

（2）水解性：乌头碱、次乌头碱、美沙乌头碱等双酯型生物碱，具麻辣味，毒性极强，是乌头的主要毒性成分。将双酯型生物碱在碱水或水中加热，可水解酯基，生成单酯型生物碱或无酯键的醇胺型生物碱。如乌头碱水解后生成的单酯型生物碱乌头次碱、无酯键的醇胺型生物碱乌头原碱。单酯型生物碱的毒性小于双酯型生物碱，而醇胺型生物碱几乎无毒性，但它们均不减低原双酯型生物碱的疗效。

要点七　马钱子中的主要生物碱成分

马钱子为马钱科植物马钱或云南马钱的干燥成熟种子，味苦，性温；有大毒。具有通络止痛、散结消肿、凉血散热等功效。

1. 化学成分

马钱子成熟种子中生物碱含量约 1.5%~5%，其中主要生物碱是士的宁（番木鳖碱）和马钱子碱。士的宁和马钱子碱具有相似的结构骨架，属于吲哚类衍生物。

2. 理化性质

（1）性状：士的宁为单斜柱状结晶（乙醇），味极苦，毒性极强。马钱子碱为针状结晶（丙酮-水），味极苦，有强毒性。

（2）碱性：士的宁和马钱子碱的分子结构中均有两个氮原子，吲哚环上的氮原子呈内酰胺结构，几无碱性；另一个氮原子为叔胺状态，只相当于一元碱，呈中等强度碱性。

（3）溶解性：士的宁和马钱子碱均为脂溶性生物碱，具一般叔胺碱的溶解性，难溶于水，可溶于乙醇、甲醇，易溶于氯仿。马钱子碱硫酸盐较士的宁硫酸盐在水中的溶解度小，易从水中结晶析出；而士的宁盐酸盐则较马钱子碱盐酸盐在水中的溶解度小，也易从水中析出。据此可分离士的宁和马钱子碱。

（4）显色反应

①与硝酸作用：士的宁与硝酸作用显淡黄色，再于100℃加热蒸干，残渣遇氨气转变为紫红色。马钱子碱与浓硝酸接触即显深红色，再加氯化亚锡溶液，则由红色转变为紫色。

②与浓硫酸/重铬酸钾作用：士的宁加浓硫酸及少许重铬酸钾晶体，最初显蓝紫色，渐变为紫堇色、紫红色，最后为橙黄色。马钱子碱在此条件下不能产生相似的颜色反应。

（刘斌）

第十单元　鞣质

细目一　鞣质的结构与分类

要点一　鞣质的结构

鞣质是指由没食子酸（或其聚合物）的葡萄糖（及其他多元醇）酯、黄烷醇及其衍生物的聚合物以及两者混合共同组成的植物多元酚。鞣质在植物体内的生物合成，现在一般认为可水解鞣质是通过莽草酸途径合成的没食子酸及其关联代谢物，缩合鞣质是通过乙酸-柠檬酸及莽草酸复合途径合成的黄烷-3-醇及黄烷-3,4-二醇的聚合体。

鞣质具有多方面的药理活性。主要表现为抗肿瘤作用，如茶叶中的 EGCG，月见草中的月见草素 B；抗脂质过氧化、清除自由基、抗衰老作用，如老鹳草中的老鹳草素；抑菌、抗病毒作用；抗过敏、抗疱疹作用；收敛止血、止泻、治烧伤作用等。

要点二　鞣质的分类

根据鞣质的化学结构特征，将鞣质分为可水解鞣质、缩合鞣质及复合鞣质三大类。

1. 可水解鞣质类

可水解鞣质由于分子中具有酯键和苷键，在酸、碱、酶的作用下，可水解成小分子酚酸类化合物和糖或多元醇。根据水解的主要产物（酚酸及其多元醇）不同，进一步又可分为没食子鞣质、逆没食子鞣质（鞣花鞣质）、可水解鞣质低聚体、C-苷鞣质和咖啡鞣质等。

（1）没食子鞣质：水解后能生成没食子酸和糖或多元醇。此类鞣质的糖或多元醇部分的羟基全部或部分地被酚酸或缩酚酸所酯化，结构中具有酯键或酯苷键。其中糖及多元醇部分最常见的为葡萄糖，此外还有 D-金缕梅糖、原栎醇、奎宁酸等。如五倍子中的五倍子鞣质。

（2）逆没食子鞣质：是六羟基联苯二酸或与其有生源关系的酚羧酸与多元醇（多数是葡萄糖）形成的酯。水解后可产生逆没食子酸（鞣花酸）。与六羟基联苯二甲酰基（HHDP）有生源关系的酚羧酸的酰基主要有脱氢二没食子酰基（DHDG）、橡腕酰基（Val）、地榆酰基（Sang）、脱氢六羟基联苯二酰基（DHHDP）、诃子酰基（Che）等。这些酰基态的酚羧酸在植物体内均来源于没食子酰基，是相邻的二个、三个或四个没食子酰基之间发生脱氢、偶合、重排、环裂等变化形成的。

逆没食子鞣质是植物中分布最广泛、种类最多的一类可水解鞣质。具有 HHDP 基的如麻黄中的木麻黄亭，具有 DHDG 基的如仙鹤草中的仙鹤草因，具有 DHHDP 基的如老鹳草中的老鹳草素，具有 Val 基的如月见草中的月见草素 B，具有 Sang 基的如地榆中的地榆素 H-2，具有 Che 基的如诃子中的诃子次酸等。

（3）可水解鞣质低聚体：逆没食子鞣质二分子以上缩合，可形成可水解鞣质低聚体。根据葡萄糖核的数目可分为二聚体、三聚体及四聚体等。它们都是由于单分子之间偶合而形成的，因没食子酰基（G）、HHDP 基等位置、缩合度不同所衍生的各种低聚体。如山茱萸中的山茱萸素 A、D、E 为二聚体，山茱萸素 C、F 为三聚体，地榆中的地榆素 H-11 为四聚体。

（4）C-苷鞣质：糖开环后端基 C-C 相连，如木麻黄宁、旌节花素等。

（5）咖啡鞣质：咖啡豆所含的多元酚类成分中，含有 3,4-,3,5-,4,5-二咖啡酰奎宁酸的化合物具鞣质活性，称为咖啡鞣质。此类二咖啡酰奎宁酸类化合物也多见于菊科植物。

2. 缩合鞣质类

缩合鞣质类用酸、碱、酶处理或久置均不能水解，但可缩合为高分子不溶于水的产物"鞣红"（亦称鞣酐），故又称为鞣红鞣质类。此类鞣质基本结构是（+）儿茶素、（-）表儿茶素等黄烷-3-醇或黄烷-3,4-二醇类通过 4,8-或 4,6-位以 C-C 缩合而成的，因此又称为黄烷类鞣质。此类鞣质在植物界的分布比可水解鞣质广泛，天然鞣质大多属于此类。

缩合鞣质与空气接触，特别是在酶的影响下，很易氧化、脱水缩合为暗棕色或红棕色的鞣红沉淀。因其缩合度大，结构内不同单体间4,8-及4,6-位结合可能同时存在，且C_3-OH部分又多数与没食子酰基结合，同时类似化合物往往同时存在于一种植物中。

(1) 黄烷-3-醇类：在黄烷-3-醇中，儿茶素是最重要的化合物，其分子中有C_2、C_3两个手性碳原子，故应有四个立体异构体，即(+)儿茶素、(-)儿茶素、(+)表儿茶素和(-)表儿茶素。它们在热水中易发生差向异构化反应。在天然界中分布最广泛的是(+)儿茶素和(-)表儿茶素。儿茶素不属于鞣质，但可作为鞣质的前体物。在强酸或各种多元酚氧化酶的催化作用下，(+)儿茶素可发生聚合反应，生成二儿茶素。这种类型的二聚体仍具有亲电和亲核中心，可以继续聚缩下去生成鞣质。多聚体的化学组成与单体的黄烷-3-醇相同，聚合位置除在C_8位外还可能在C_6。

(2) 黄烷-3,4-二醇类：本类是儿茶素类C-4羟基衍生物，又称为无色花色素或白花素类。它与黄烷-3-醇都是缩合鞣质的前体。黄烷-3,4-二醇的化学性质比黄烷-3-醇活泼，容易发生聚缩反应，在植物体内含量很少。

(3) 原花色素类：原花色素是植物体内形成的、在热酸-醇处理下能生成花色素的物质。绝大部分天然的缩合鞣质都是聚合的原花色素。但是，原花色素本身不具鞣性，二聚原花色素能使蛋白质沉淀，具有不完全的鞣性，自三聚体起才有明显的鞣性，以后随分子量的增加而鞣性增加。原花色素依照酚羟基类型不同进行分类。原花色素组成单元的酚羟基类型不同，它们相应生成的花色素也不同。

3. 复合鞣质类

复合鞣质具有可水解鞣质与缩合鞣质的一切特征，是由可水解鞣质部分与黄烷醇缩合而成的鞣质，因属于上述两类鞣质以外的第三类鞣质，故称为复合鞣质。如山茶素B、山茶素D、番石榴素A、番石榴素C等。

细目二　鞣质的理化性质

要点一　鞣质的物理性质

鞣质除少数为结晶状（如老鹳草素）外，大多为灰白色无定形粉末，并多有吸湿性。鞣质极性较强，溶于水、甲醇、乙醇、丙酮，可溶于乙酸乙酯、丙酮和乙醇的混合液，难溶或不溶于乙醚、苯、氯仿、石油醚等。

要点二　鞣质的化学性质

1. 还原性
鞣质含有很多酚羟基，为强还原剂，很易被氧化，能还原斐林试剂。

2. 与蛋白质沉淀
鞣质能与蛋白质结合产生不溶于水的沉淀，能使明胶从水溶液中沉淀析出，能使生皮成革，这种性质可作为提纯、鉴别鞣质的一种方法。

3. 与重金属盐沉淀

鞣质的水溶液能与重金属盐，如醋酸铅、醋酸铜、氯化亚锡或碱土金属的氢氧化物溶液等作用，生成沉淀。

4. 与生物碱沉淀

鞣质的水溶液可与生物碱生成难溶或不溶的沉淀，故可用作生物碱沉淀试剂。

5. 与三氯化铁的作用

鞣质的水溶液与 $FeCl_3$ 作用，产生蓝黑色或绿黑色反应或产生沉淀。

6. 与铁氰化钾氨溶液的作用

鞣质与铁氰化钾氨溶液反应呈深红色，并很快变成棕色。

细目三 鞣质的提取与分离

要点一 鞣质的提取

提取鞣质的中药原料最好用新鲜原料，且宜立即浸提，也可以用冷冻或浸泡在丙酮中的方法贮存。原料的干燥宜在最短的时间内完成，以避免鞣质在水分、日光、氧气和酶的作用下变质。

经过粉碎的干燥原料或新鲜原料（茎叶类）可在高速搅碎机内加溶剂进行组织破碎提取，然后过滤得到浸提液。组织破碎提取法是目前提取鞣质类化合物最常用的提取方法。

提取鞣质时使用最普遍的溶剂是 50%~70% 含水丙酮，其比例视原料含水率而异。含水丙酮对鞣质的溶解能力最强，能够打开中药组织内鞣质-蛋白质的连接链，使鞣质的抽出率提高，减压浓缩很易将丙酮从提取液中回收，得到鞣质的水溶液。

要点二 鞣质的分离

1. 溶剂法

通常将含鞣质的水液先用乙醚等极性小的溶剂萃取，除去极性小的杂质，然后用乙酸乙酯提取，可得到较纯的鞣质。亦可将鞣质粗品溶于少量乙醇和乙酸乙酯中，逐渐加入乙醚，鞣质可沉淀析出。

2. 沉淀法

向含鞣质的水液中分批加入明胶溶液，滤取沉淀，用丙酮回流，鞣质溶于丙酮，蛋白质不溶于丙酮而析出。此法是将鞣质与非鞣质成分相互分离的常用方法。

3. 柱色谱法

柱色谱是目前制备纯鞣质及其有关化合物的最主要方法。普遍采用的固定相是 Diaion HP-20、Toyopearl HW-40、Sephadex LH-20 及 MCI Gel CHP-20。以水-甲醇、水-乙醇、水-丙酮为流动相（洗脱剂）。以上各种柱色谱在分离过程中主要是吸附色谱过程，分离效果甚佳。现已成为分离可水解鞣质及缩合鞣质的常规方法。

4. 高效液相色谱法

HPLC法对鞣质不仅具有良好的分离效果,而且还可以用于判断鞣质分子的大小、各组分的纯度及α、β-异构体等,具有简便、快速、准确、实用性强等优点。

(刘斌)

第十一单元 其他成分

细目一 脂肪酸类化合物

脂肪酸是脂肪族中含有羧基的一类化合物。此类化合物广泛分布于动植物中。脂肪酸在生物体内是以乙酰辅酶A和丙二酸单酰辅酶A为原料而被生物合成的,它们在生物体内几乎均以酯的形式存在。脂肪酸类成分也是中药中一类重要的有效成分,具有很多重要的用途。

要点一 结构分类

1. 饱和脂肪酸

其结构特点为分子中没有双键。如含16个碳原子的棕榈酸、含18个碳原子的硬脂酸。

2. 不饱和脂肪酸

根据不饱和脂肪酸分子中双键数目的不同,可分为单不饱和脂肪酸和多不饱和脂肪酸。

(1) 单不饱和脂肪酸:结构特点为分子中只有一个双键。如含16个碳原子的棕榈油酸和含18个碳原子的油酸。

(2) 多不饱和脂肪酸:结构特点为分子中含有两个以上的双键,双键的数目多为2~7个。含2个或3个双键的脂肪酸多存在于植物油脂中;含4个以上双键的多不饱和脂肪酸主要存在于海洋动物的脂肪中,如二十二碳六烯酸(DHA)和二十碳五烯酸(EPA)主要存在于鱼油中。多不饱和脂肪酸主要包括亚油酸、α-亚麻酸、γ-亚麻酸、花生四烯酸、EPA和DHA等。多不饱和脂肪酸在人体中易于乳化、输送和代谢,具有降低血脂和胆固醇、减少动脉粥样硬化、抑制癌细胞生长和促进大脑发育等作用。其中DHA易于通过大脑屏障进入脑细胞,对脑细胞的形成和生长、提高记忆力、延缓大脑衰老等具有重要作用。人体能利用糖和蛋白质合成饱和脂肪酸及单不饱和脂肪酸,但是不能合成多不饱和脂肪酸,其中最重要的、必须从食物或药物中摄取的亚油酸和α-亚麻酸,被称为人体必需脂肪酸。

要点二 理化性质

1. 溶解性

脂肪酸不溶于水,可溶于热乙醇、乙醚、三氯甲烷、苯、己烷等有机溶剂。

2. 酸性

脂肪酸含有羧基,可与碱结合成盐。

3. 羟基置换反应

羧基中的羟基可被卤素、烃氧基、酰氧基、氨基等置换,分别生成酰卤、酯、酸酐和酰胺。

4. 酸败

脂肪酸在空气中久置,会产生难闻的气味,这种变化称为酸败。

5. 显色反应

脂肪酸尤其是不饱和脂肪酸,可与某些试剂产生颜色反应。

(1) 碘酸钾-碘化钾反应:样品的乙醇溶液,加2%碘化钾溶液及4%碘酸钾溶液各2滴,水浴加热1分钟,冷却,加0.1%淀粉溶液1~4滴,呈蓝色。

(2) 溴的四氯化碳反应:样品的四氯化碳溶液,加2%溴的四氯化碳溶液2滴,振摇,溶液褪色。

(3) 高锰酸钾反应:样品的丙酮溶液,加1%的高锰酸钾溶液2滴,振摇,溶液褪色。

(4) 溴-麝香草酚蓝反应:样品的乙醇溶液,加溴-麝香草酚蓝试液,呈蓝色。

细目二 氨基酸、蛋白质和酶

要点一 氨基酸的理化性质

氨基酸是一类既含氨基又含羧基的化合物,是组成蛋白质分子的基本单元。人体必不可少而又不能自身合成的氨基酸被称为必需氨基酸。必需氨基酸有20种,均为 α-氨基酸,如精氨酸、谷氨酸、组氨酸等。

中药中含有的氨基酸,不属于必需氨基酸,具有特殊的生物活性,这些非蛋白质组成的氨基酸称为天然游离氨基酸。中药使君子中的使君子氨酸和鹧鸪茶中的海人草氨酸具有驱蛔作用;南瓜子中的南瓜子氨酸具有抑制血吸虫幼虫生长发育的作用;天冬、玄参中的天门冬素具有止咳和平喘作用;三七中的三七素具有止血作用;半夏、天南星中的 γ-氨基丁酸有降压作用。

1. 性状

氨基酸为无色结晶,具较高熔点。

2. 溶解性

多数氨基酸易溶于水,难溶于乙酸乙酯、乙醚、氯仿、苯等有机溶剂。

3. 成盐

氨基酸既有碱性又有酸性,为两性化合物。与强酸、强碱均能成盐;分子内的氨基和羧基可相互作用生成内盐。

4. 等电点

将氨基酸溶液调至某一特定 pH 值,氨基酸分子中羧基电离和氨基电离的趋势恰好相等,这时溶液的 pH 值称为该氨基酸的等电点。不同的氨基酸,具有不同的等电点。在氨基酸的等电点时,分子以内盐的形式存在,因而其溶解度最小。

5. 化学反应

(1) Ninhydrin 反应(茚三酮反应):供试液加 0.2% 茚三酮溶液 2~3 滴,摇匀,水浴加热 5 分钟,冷却,显蓝色或蓝紫色。该反应也可用于氨基酸的薄层色谱显色,但需注意有的氨基酸产生黄色斑点,并受氨气、麻黄碱、伯胺及仲胺等杂质的干扰而产生假阳性。

(2) Isatin 反应(吲哚醌反应):供试液点在滤纸上,晾干,喷以吲哚醌试液,加热 5 分钟,不同的氨基酸显不同颜色。

(3) Folin 反应:不同的氨基酸与 Folin 试剂(1,2-萘醌-4-磺酸钠 0.02g,溶于 5% 碳酸钠溶液 100ml,临用现配)显不同颜色。

要点二 蛋白质和酶的理化性质

蛋白质和酶是生物体最基本的生命物质。蛋白质分子中的氨基酸残基由肽键连接,形成含多达几百个氨基酸残基的多肽链。酶是活性蛋白中最重要的一类,在植物体中具有水解相应苷的作用。

近年研究开发的活性蛋白质和酶已应用于临床。如天花粉蛋白具有引产和抗病毒作用,对艾滋病病毒也有抑制作用;番木瓜中的蛋白水解酶木瓜蛋白酶可驱除肠内寄生虫;地龙中的蚯蚓纤溶酶对血栓和纤维蛋白有显著溶解作用,同时可激活纤溶酶原为纤溶酶;麦芽中的淀粉酶常用于食积不消;苦杏仁中的苦杏仁酶具有止咳平喘作用。

1. 溶解性

多数蛋白质和酶溶于水,不溶于有机溶剂。蛋白质的溶解度受 pH 影响。

2. 分子量

蛋白质和酶的溶液具有亲水胶体特性,分子量多在一万以上,高的可达一千万左右,为高分子物质,不能透过半透膜,此性质可用于提纯蛋白质。

3. 两性和等电点

蛋白质分子两端有氨基和羧基,同氨基酸一样具有两性和等电点。

4. 盐析和变性

蛋白质和酶在水溶液中可被高浓度的硫酸铵或氯化钠溶液盐析而沉淀,此性质是可逆的。当蛋白质和酶被加热,或与酸、碱等作用时,则变性而失去活性,此反应不可逆。

5. 水解

蛋白质在酸、碱、酶等作用下可逐步水解，最终产物为各种 α-氨基酸。

6. 与酸作用

蛋白质与鞣质、三氯醋酸、苦味酸或硅钨酸等反应产生沉淀。

7. 与金属盐作用

蛋白质与过渡金属元素如 Cu、Fe 和 Hg 等离子形成稳定的复合物。

8. 颜色反应

（1）Biuret 反应：蛋白质在碱性溶液中与稀硫酸铜溶液作用，产生红色或紫红色。

（2）Dansyl 反应：分子中末端氨基在碳酸氢钠溶液中与 1-二甲氨基萘-5-磺酰氯反应生成相应的磺酰胺衍生物，显黄色荧光。

（刘斌）

方剂学

卷 浣 六

第一单元 概述

细目一 方剂与治法

要点一 方剂与治法的关系

临床过程中，在辨证的基础上确定治法，在治法的指导下选用适宜的药物组成方剂。方剂组成后，它的功用、主治必须与治法相一致。概而言之，治法是组方的依据，方剂是治法的体现，即"方从法出"，"法随证立"，"方即是法"。

要点二 常用治法

程钟龄将诸多治法概括为汗、吐、下、和、温、清、消、补，即"八法"。

1. 汗法是通过发汗解表、宣肺散邪的方法，使在表的六淫之邪随发散而解的一种治法。适用于外感表证、疹出不透、疮疡初起，以及水肿、泄泻、咳嗽、疟疾等兼有表证者。

2. 吐法是通过涌吐的方法，使停留在咽喉、胸膈、胃脘的痰涎、宿食以及毒物等从口中吐出的一种治法。适用于中风痰壅，宿食壅阻胃脘，毒物尚在胃中，痰涎壅盛之癫狂、喉痹，以及干霍乱吐泻不得等证。

3. 下法是通过荡涤肠胃、通泻大便的方法，使停留在肠胃的有形积滞从二便排出的一种治法。适用于燥屎内结、冷积不化、瘀血内停、宿食不消、结痰停饮以及虫积等证。

4. 和法是通过和解与调和的方法，使半表半里之邪，或脏腑、阴阳失和之证得以解除的一种治法。其中，和解之法适用于邪犯少阳，证属半表半里者；调和之法适用于肝脾不和、寒热错杂、表里同病等。此外，尚有调和营卫、调理肝脾等，亦属和法范畴。

5. 清法是通过清热、泻火、凉血等方法，使在里之热邪得以解除的一种治法。适用于热证、火证、热甚成毒以及虚热证等。

6. 温法是通过温里祛寒的方法，使在里之寒邪得以消散的一种治法。适用于脏腑之沉寒痼冷、寒饮内停、寒湿不化，以及阳气衰微等。

7. 消法是通过消食导滞、行气活血、化痰利水以及驱虫等方法，使气、血、痰、食、水、虫等所结成的有形之邪渐消缓散的一种治法。适用于饮食停滞、气滞血瘀、癥瘕积聚、水湿内停、痰饮不化、疳积虫积以及疮疡痈肿等病证。

8. 补法是通过补益人体气血阴阳，以主治各种虚弱证候的一种治法。适用于各种虚证。

细目二 方剂的组成与变化

要点一 方剂的配伍目的

配伍的目的是通过合理组织药物，调其偏性，制其毒性，增强或改变原有功能，消除或缓解其对人体的不良因素，发挥其相辅相成或相反相成的综合作用，使各具特性的群药组合成一个新的有机整体。配伍的总体目的不外增效、减毒两个方面。

要点二　方剂的组方原则

1. 君药是针对主证或主病起主要治疗作用的药物。其药力居方中之首，用量较作为臣、佐药应用时要大，是不可缺少的药物。

2. 臣药有两种意义：一是辅助君药加强治疗主证或主病的药物。二是针对兼证或兼病起治疗作用的药物。它的药力小于君药。

3. 佐药其意义有三：一是佐助药，即协助君臣药以加强治疗作用，或直接治疗次要兼证。二是佐制药，即用以消除或减缓君臣药的毒性与烈性的药物。三是反佐药，即根据病情需要，用与君药性味相反而又能起相成作用的药物。佐药的药力小于臣药，一般用量较轻。

4. 使药有两种意义：一是引经药，即能引方中诸药直达病所的药物。二是调和药，即具有调和诸药作用的药物。使药的药力较小，用量亦轻。

要点三　方剂的变化形式

1. 药味加减的变化。方剂中药味的增减，必然使方中药物间的配伍关系发生变化，从而导致方剂的功效相应发生变化。

2. 药量加减的变化。当方剂的组成药物相同，而用量不相同时，具体药物在方中的药力和地位发生变化，从而改变了方剂的功用与主治。

3. 剂型的变化。对方剂的功效有一定的影响，同一方剂其剂型不同，功效亦有所差异。

细目三　常用剂型

要点　常用剂型的特点及临床意义

1. 汤剂的特点是吸收快、能迅速发挥药效，便于随证加减，适用于病证较重或病情不稳定的患者。李杲说："汤者荡也，去大病用之。"其不足之处是服用量较大，某些药的有效成分不易煎出或易挥发散失，不适于大生产，亦不便于携带。

2. 丸剂与汤剂相比，吸收较慢，药效持久，节省药材，便于携带与服用。李杲说："丸者缓也，舒缓而治之也。"适用于慢性、虚弱性疾病，如六味地黄丸等。但也有些丸剂药性比较峻急，此则多为芳香类药物与毒剧药物，不宜作汤剂煎服，如安宫牛黄丸、舟车丸等。常用的丸剂有蜜丸、水丸、糊丸、微丸、滴丸等。

3. 散剂根据其用途，分内服和外用两类。散剂的特点是制备方法简便、吸收较快、节省药材、性质较稳定、不易变质、便于服用与携带。李杲说："散者散也，去急病用之。"外用散剂一般作为外敷，掺撒疮面或患病部位；亦有作点眼、吹喉等用。

4. 膏剂有内服和外用两种，内服有流浸膏、浸膏、煎膏三种；外用分软膏、硬膏两种。其中流浸膏与浸膏多数用作调配其他制剂使用，如合剂、糖浆剂、冲剂、片剂等。

5. 酒剂又称药酒。是将药物用白酒或黄酒浸泡，或加温隔水炖煮，去渣取液供内服或外用。酒有活血通络、易于发散和助长药效的特性，故常于祛风通络和补益方剂中使用，如风湿药酒、参茸药酒、五加皮酒等。外用酒剂可祛风活血，止痛消肿。

6. 丹剂并非一种固定的剂型，内服丹剂有丸剂，也有散剂，多以药品贵重或药效显著者称为"丹"，如至宝丹、活络丹等。外用丹剂亦称丹药，是以某些矿物类药经高温烧炼制成的不同结晶形状的制品。常研粉涂撒疮面，亦可制成药条、药线和外用膏剂，主要用于外科的疮疡、痈疽、瘿瘤等病。

7. 栓剂古称坐药或塞药，用于腔道并在其间融化或溶解而释放药物，有杀虫止痒、滑润、收敛等作用。它的特点是通过直肠（也有用于阴道）黏膜吸收，一方面减少药物在肝脏中的"首过效应"，同时减少药物对肝脏的毒性和副作用，还可以避免胃肠液对药物的影响及药物对胃黏膜的刺激作用。婴幼儿直肠给药尤较方便。

8. 注射剂亦称针剂，具有剂量准确、药效迅速、适于急救、不受消化系统影响的特点，对于神志昏迷，难于口服用药的病人尤为适宜，如清开灵注射液等。

(李冀)

第二单元　解表剂

细目一　概述

要点一　解表剂的适用范围

解表剂适用于六淫外邪侵袭人体肌表、肺卫所致的表证。凡风寒外感或温病初起，以及麻疹、疮疡、水肿、痢疾等病初起而有表证者，均属解表剂的适应范围。

要点二　解表剂的应用注意事项

不宜久煎。一般宜温服，或增衣被，或辅之以热粥，取微汗，汗后避风寒；汗出病愈，即停服。注意忌食生冷、油腻之品。若外邪已入里，或麻疹已透，或疮疡已溃，或虚证水肿，均不宜使用。

细目二　辛温解表

要点一　桂枝汤《伤寒论》

【组成】桂枝三两　芍药三两　甘草（炙）二两　生姜三两　大枣十二枚

【用法】上五味，㕮咀，以水七升，微火煮取三升，适寒温，服一升。服已须臾，啜热稀粥一升余，以助药力。温覆令一时许，遍身漐漐微似有汗者益佳，不可令如水流漓，病必不除。若一服汗出病瘥，停后服，不必尽剂；若不汗，更服，依前法；又不汗，后服小促其间，半日许令三服尽。若病重者，一日一夜服，周时观之，服一剂尽，病证犹在者，更作服；若汗不出，乃服至二三剂。禁生冷、黏滑、肉、面、五辛、酒酪、臭恶等物。

【功用】解肌发表，调和营卫。

【主治】外感风寒表虚证。恶风发热，汗出头痛，鼻鸣干呕，苔白不渴，脉浮缓或浮弱。

【组方原理】本证由外感风寒，卫强营弱，营卫失和所致。治宜解肌发表，调和营卫。方以桂枝为君药，发汗解表而散卫中之邪气。臣以芍药，敛固外泄之营阴。桂芍等量，则发汗不伤阴，敛阴不留邪，散中有收，汗中寓补，恰对卫强营弱之病机。生姜散寒祛邪，兼能和胃止呕；大枣并可补脾益气，以滋汗源。二药合用，调和营卫，又调补脾胃，共为佐药。佐使以炙甘草调和药性，合桂枝辛甘化阳以实卫，合芍药酸甘化阴以和营。本方为滋阴和阳、调和营卫、解肌发汗之总方。

【附方】桂枝加桂汤主治太阳病发汗太过，耗损心阳，肾寒之气凌心之奔豚，故本方再加桂二两以增温通心阳、平冲降逆之力；桂枝加芍药汤主治太阳病误下伤中，邪陷太阴，土虚木乘之腹痛，故用桂枝汤通阳温脾，芍药用量加倍以增柔肝缓急止痛之力。

【鉴别】麻黄汤与桂枝汤同为辛温解表剂，均可用治外感风寒表证。麻黄汤中麻黄、桂枝并用，佐以杏仁，发汗散寒力强，又能宣肺平喘，为辛温发汗之重剂，主治外感风寒所致恶寒发热、无汗而喘之表实证；桂枝汤中桂枝、芍药并用，佐以生姜、大枣，发汗解表之力逊于麻黄汤，但有调和营卫之功，为辛温解表之和剂，主治外感风寒所致恶风发热而自汗出之表虚证。

要点二　九味羌活汤 张元素方，录自《此事难知》

【组成】羌活　防风　苍术各一两半　细辛五分　川芎　白芷　生地黄　黄芩　甘草各一两

【用法】水煎服。

【功用】发汗祛湿，兼清里热。

【主治】外感风寒湿邪，兼有里热证。恶寒发热，无汗，头痛项强，肢体酸楚疼痛，口苦微渴，舌苔白或微黄，脉浮。

【组方原理】本证由外感风寒湿邪，兼有里热所致。治宜解表散寒，疏风祛湿，兼清里热。方中羌活解表散寒，祛风胜湿，兼治太阳经头痛而为君药。防风、苍术发汗祛湿，助羌活解表祛邪，同为臣药。细辛、川芎、白芷祛风散寒，止头身痛；生地、黄芩清泻里热，并防辛温燥烈之品伤津，共为佐药。甘草调和药性，为使药。方中细辛善止少阴头痛，白芷善解阳明头痛，川芎长于止少阳、厥阴头痛，体现分经论治的用药特点。

【常用加减】若湿邪较轻，肢体酸楚不甚者，可去苍术以减温燥之性；如肢体关节痛剧者，加独活、威灵仙、姜黄等以加强宣痹止痛之力。

要点三　小青龙汤《伤寒论》

【组成】麻黄　芍药　细辛　干姜　甘草（炙）　桂枝各三两　半夏半升　五味子

半升

【用法】水煎服。

【功用】解表散寒，温肺化饮。

【主治】外寒内饮证。恶寒发热，头身疼痛，无汗，喘咳，痰涎清稀而量多，胸痞，或干呕，或不得平卧，或身体疼重，头面四肢浮肿，舌苔白滑，脉浮。

【组方原理】本证由外感风寒，内停水饮所致。治宜解表散寒与温化寒饮并举。方中麻黄、桂枝共为君，发汗散寒以解表邪，麻黄又能宣肺而平喘，桂枝温阳以化饮。干姜、细辛为臣，温肺化饮，兼助麻、桂解表祛邪。佐用五味子敛肺止咳，芍药和营养血。二药与辛散之品相配，有散有收，既可增止咳平喘之力，又可制约诸药辛散太过，防止温燥药伤津。半夏燥湿化痰，和胃降逆，亦为佐药。炙甘草为佐使，益气和中，又能调和药性。本方配伍散中有收，开中有合，使之散不伤正，收不留邪。

【常用加减】兼有热象而出现烦躁者，加石膏、黄芩以清郁热；兼喉中痰鸣，加杏仁、射干、款冬花以化痰降气平喘；若鼻塞，清涕多者，加辛夷、苍耳子以宣通鼻窍；兼水肿者，加茯苓、猪苓以利水消肿。

细目三　辛凉解表

要点一　银翘散《温病条辨》

【组成】连翘　银花各一两　苦桔梗　薄荷　牛蒡子各六钱　竹叶　芥穗各四钱　淡豆豉　生甘草各五钱

【用法】为散。鲜苇根汤煎，勿过煎，温服。

【功用】辛凉透表，清热解毒。

【主治】温病初起。发热，微恶风寒，无汗或有汗不畅，头痛口渴，咳嗽咽痛，舌尖红，苔薄白或薄黄，脉浮数。

【组方原理】本证为外感风热，卫气被郁，肺失清肃所致。治宜疏风透表，清热解毒。方中重用金银花、连翘为君药，既能疏散风热，清热解毒，又可辟秽化浊。薄荷、牛蒡子辛凉，疏散风热，清利头目，并可解毒利咽；荆芥穗、淡豆豉辛温发散，配入辛凉解表方中，可增辛散透表之力。四药共用以加强解表散邪之力，同为臣药。芦根清热生津；竹叶清上焦热；桔梗开宣肺气，止咳利咽，皆为佐药。生甘草清热解毒，调和药性，合桔梗又止咳利咽，为佐使药。全方疏散风邪与清热解毒相伍，辛凉之中配伍少量辛温之品。

【常用加减】渴甚者，为伤津较甚，加天花粉生津止渴；项肿咽痛者，系热毒较甚，加马勃、玄参清热解毒，利咽消肿；胸膈闷者，加藿香、郁金芳香化湿，辟秽祛浊。

【鉴别】银翘散与桑菊饮皆为治温病初起之辛凉解表方，组成中均有连翘、桔梗、甘草、薄荷、芦根五药，但银翘散有银花配伍荆芥、豆豉等，解表清热之力强，为"辛凉平剂"；桑菊饮用桑叶、菊花配伍杏仁，肃肺止咳之力大，而解表清热作用较银翘散弱，故为"辛凉轻剂"。

要点二　麻黄杏仁甘草石膏汤《伤寒论》

【组成】麻黄四两　杏仁五十个　甘草（炙）二两　石膏半斤

【用法】水煎服。
【功用】辛凉疏表，清肺平喘。
【主治】外感风邪，邪热壅肺证。身热不解，咳逆气急，甚则鼻煽，口渴，有汗或无汗，舌苔薄白或黄，脉浮而数者。
【组方原理】本证由风邪化热，壅遏于肺，肺失宣降而致。治宜辛凉宣肺，清热平喘。方中麻黄宣肺平喘，解表散邪。石膏清泻肺胃之热以生津。二药相伍，既宣散肺中风热，又清解肺中郁热，共为君药。石膏倍于麻黄，使全方不悖辛凉之旨。麻黄得石膏，宣肺平喘而不助热；石膏得麻黄，清解肺热而不凉遏。杏仁降利肺气以平喘咳，与麻黄相配有宣有降，与石膏相伍有清有降，为臣药。炙甘草既能益气和中，又防石膏寒凉伤中，更能调和药性，为佐使药。
【常用加减】如肺热甚，壮热汗出者，宜加重石膏用量，并酌加桑白皮、黄芩、知母以清泻肺热；表邪偏重，无汗而恶寒，石膏用量宜减轻，酌加薄荷、苏叶、桑叶等以助解表宣肺之力。

要点三　柴葛解肌汤《伤寒六书》

【组成】干葛　柴胡　黄芩　芍药　羌活　白芷　桔梗　甘草
【用法】加生姜三片、大枣两个，槌法加石膏一钱，水煎服。
【功用】解肌清热。
【主治】外感风寒，郁而化热证。恶寒渐轻，身热增盛，无汗头痛，目疼鼻干，心烦不眠，咽干耳聋，眼眶痛，舌苔薄黄，脉浮微洪。
【组方原理】本证因外邪郁而化热，传入阳明、少阳，属三阳合病。治宜辛凉解肌，兼清里热。方中葛根、白芷、石膏善于清透阳明之邪热；柴胡、黄芩长于透解少阳之邪热；羌活发散太阳之风寒，此为三阳并治。桔梗宣肺解表；白芍、大枣敛阴养血，防止辛散太过伤阴；生姜发散风寒，合大枣调和营卫，均为佐药。甘草调和诸药，为使药。

细目四　扶正解表

要点一　败毒散《太平惠民和剂局方》

【组成】柴胡　前胡　川芎　枳壳　羌活　独活　茯苓　桔梗　人参　甘草各三十两
【用法】散剂。加生姜、薄荷少许，水煎服。
【功用】散寒祛湿，益气解表。
【主治】气虚外感风寒湿。憎寒壮热，头项强痛，肢体酸痛，无汗，鼻塞声重，咳嗽有痰，胸膈痞满，舌淡苔白，脉浮而按之无力。
【组方原理】本证为正气素虚，风寒湿邪袭于肌表所致。治当散寒祛湿，益气解表。方中羌活、独活发散风寒，除湿止痛，羌活长于祛上部风寒湿邪，独活长于祛下部风寒湿邪，合用通治一身风寒湿邪，为君药。川芎行气活血祛风；柴胡解肌透邪行气，助君药解表逐邪，又可加强止痛之力，共为臣药。桔梗宣肺利膈，枳壳理气宽中，二药相伍，一升一降，畅通胸膈气机；前胡化痰止咳；茯苓渗湿消痰，俱为佐药。生姜、薄荷为引，助解表之力；甘草调和药性，益气和中，共为佐使药。方中人参为佐，益气扶正，驱邪外出，并寓防邪复入之义。喻嘉言用本方治外邪陷里而成之痢疾，意即疏散表邪，表气疏通，里滞亦除，其痢自止，故称此为"逆流挽舟"法。

【常用加减】若正气未虚，而表寒较甚者，去人参，加荆芥、防风以祛风散寒；气虚明显者，可重用人参，或加黄芪以益气补虚；湿滞肌表经络，肢体酸楚疼痛甚者，可酌加威灵仙、桑枝、秦艽、防己等祛风除湿，通络止痛；咳嗽重者，加杏仁、白前止咳化痰；痢疾之腹痛、便脓血、里急后重甚者，可加白芍、木香以行气和血止痛。

【鉴别】参苏饮与败毒散皆治气虚外感风寒。但败毒散治风寒夹湿之表证为主，故用羌活、独活、川芎、柴胡祛邪为主，少佐人参扶正以祛邪；参苏饮所治为风寒表证，邪偏于肺，故用苏叶、葛根、人参益气解表宣肺为主，加之痰湿气滞，故又增半夏、木香、陈皮等化痰行气之品。

要点二　麻黄细辛附子汤《伤寒论》

【组成】麻黄二两　附子一枚　细辛二两
【用法】水煎服。
【功用】助阳解表。
【主治】素体阳虚，外感风寒证。发热，恶寒甚，神疲欲寐，脉微细。
【组方原理】本证为素体阳虚，外感风寒所致。治宜助阳与解表合用。方以麻黄发汗散寒；附子温肾助阳，共为君药。二药相伍，既能使邪外出，且无过汗亡阳之患。细辛温经散寒，外可助麻黄解表，内可助附子温里，为臣佐药。

【常用加减】若阳气虚弱者，宜加人参、黄芪以合附子助阳益气；兼咳喘有痰者，宜加半夏、杏仁以化痰止咳平喘。

(李冀)

第三单元　泻下剂

细目一　概述

要点一　泻下剂的适用范围

泻下剂适用于热结、寒结、燥结、水结等里实证，亦可用于体质虚弱而兼里实者。

要点二　泻下剂的应用注意事项

应用泻下剂，必待表邪已解，里实已成。若里实较急重，应峻攻急下；较缓者，宜轻下、缓下。泻下剂多峻烈，孕妇、产后、月经期及年老体弱、病后伤津或亡血者，应慎用或禁用。泻下剂易伤正气，应得效即止。

细目二 寒下

要点一　大承气汤《伤寒论》

【组成】大黄四两　厚朴半斤　枳实五枚　芒硝三合
【用法】水煎,先煎厚朴、枳实,后下大黄,芒硝冲服。
【功用】峻下热结。
【主治】

1. 阳明腑实证。大便不通,频转矢气,脘腹痞满,腹痛拒按,按之则硬,潮热谵语,手足濈然汗出,舌苔焦黑燥裂,甚则起芒刺,脉沉实。
2. 热结旁流证。下利清水,色纯青,其气臭秽,脐腹疼痛,按之坚硬有块,口舌干燥,脉滑实。
3. 里热结实证之热厥、痉病或发狂。

【组方原理】本方之阳明腑实证系由伤寒之邪内传阳明之腑,入里化热,或温热之邪入胃肠,热盛灼津,邪热与肠中燥屎互结成实所致。治宜峻下热结。方中大黄苦寒通降,泻热通便,荡涤肠胃实热积滞,为君药;芒硝咸寒,软坚润燥,泻热通便,助大黄除燥结,为臣药。重用厚朴下气除满,亦为君药;枳实行气消痞,亦为臣药;合而用之,既消痞除满,又行气通便。全方泻下与行气并重,泻下以利行气,行气以助泻下,使胃肠气机畅通,为峻下热结之最佳配伍。

【鉴别】小承气汤、调胃承气汤皆为大承气汤类方。大承气汤硝、黄并用,大黄后下,且加枳、朴,攻下之力颇峻,为"峻下剂",主治痞、满、燥、实四症俱全之阳明热结重证;小承气汤不用芒硝,且三味同煎,枳、朴用量亦减,攻下之力较轻,称为"轻下剂",主治痞、满、实之阳明热结轻证;调胃承气汤不用枳、朴,后纳芒硝,大黄与甘草同煎,泻下之力较大承气汤缓和,称为"缓下剂",主治阳明燥热内结,燥、实而无痞、满之证。

要点二　大黄牡丹汤《金匮要略》

【组成】大黄四两　牡丹一两　桃仁五十个　冬瓜仁半升　芒硝三合
【用法】水煎服。
【功用】泻热破瘀,散结消肿。
【主治】肠痈初起,湿热瘀滞证。右少腹疼痛拒按,按之加剧,甚则局部肿痞,或右足屈而不伸,伸则痛剧,小便自调,或时时发热,自汗恶寒,舌苔薄腻而黄,脉滑数。

【组方原理】本方所治之肠痈,多由肠中湿热郁蒸,气血凝滞所致。治宜泻热祛湿,破瘀消痈。方中大黄泻热逐瘀,涤荡肠中湿热瘀结;桃仁破血润燥,与大黄合而泻热破瘀,为君药。芒硝泻热导滞,软坚散结,助大黄涤荡实热;丹皮清热凉血,活血散瘀,共为臣药。冬瓜仁甘寒滑利,清肠利湿,排脓消痈为佐药。

细目三 温下

要点 温脾汤《备急千金要方·卷十三》

【组成】大黄五两 当归 干姜各三两 附子 人参 芒硝 甘草各二两
【用法】水煎服。
【功用】攻下冷积，温补脾阳。
【主治】阳虚寒积证。腹痛便秘，脐下绞结，绕脐疼痛不止，手足不温，苔白不渴，脉沉弦而迟。
【组方原理】本证由脾阳不足，阴盛寒积所致。治宜攻积与温阳并举。方中附子温壮脾阳，温散寒凝；大黄泻下攻积，与大热之附子相伍，则寒性去而泻下之功犹存，共为君药。芒硝软坚散结，助大黄泻下攻积；干姜温中助阳，助附子温中祛寒，均为臣药。人参、当归益气养血，使下不伤正，共为佐药。甘草补中益气，调和诸药，为佐使。
【鉴别】
1. 温脾汤与大黄附子汤均治冷积里实之腹痛便秘，均以大黄配伍附子为主。但大黄附子汤主治中气未虚，寒实积滞之腹痛便秘；而温脾汤主治脾阳不足，冷积阻滞，虚中夹实之便秘腹痛。
2. 卷十五之温脾汤较卷十三之温脾汤少芒硝、当归，大黄用四两，且附子用量大于干姜，该方主治久痢赤白，虽有寒积，但其证大便自利，故只用大黄，并减其用量，同时重用附子意在温阳；而卷十三之温脾汤其证以寒积为主，故芒硝、大黄并用，且干姜用量大于附子。

细目四 润下

要点一 麻子仁丸（脾约丸）《伤寒论》

【组成】麻子仁二升 芍药半斤 枳实半斤 大黄一斤 厚朴一尺 杏仁一升
【用法】炼蜜为丸。
【功用】润肠泻热，行气通便。
【主治】脾约证。肠胃燥热，津液不足，大便干结，小便频数。
【组方原理】本证由肠胃燥热，津液不足，肠失濡润所致。治宜润肠泻热，行气通便。方中麻子仁滋脾润肠而通便，为君药。大黄泻热通便；杏仁降气润肠；芍药养阴和里，共为臣药。枳实下气破结，厚朴行气除满。二者相伍，破结除满，以加强降泄通便之功，共为佐药。蜂蜜为使，润肠通便，又调和诸药。

要点二 济川煎《景岳全书》

【组成】当归三至五钱 牛膝二钱 肉苁蓉二至三钱 泽泻一钱半 升麻五分至七分或一钱 枳壳一钱

【用法】水煎服。

【功用】补肾益精，润肠通便。

【主治】肾虚精亏之大便秘结。大便秘结，小便清长，腰膝酸软，头目眩晕，舌淡苔白，脉沉迟。

【组方原理】本证由肾虚开阖失司所致。治宜补肾益精，润肠通便。方中肉苁蓉为君药，温肾益精，润肠通便。当归养血润肠；牛膝补肾益精，引药下行，共为臣药。枳壳宽肠下气，升麻轻宣升清。两药相伍，使清阳升，浊阴降，有"欲降先升"之妙。泽泻甘淡渗利，分泄肾浊，伍枳壳，使浊阴降而大便自通，以上共为佐药。

【鉴别】麻子仁丸与济川煎同治津液不足之便秘。但麻子仁丸证为肠胃燥热所致，以麻子仁、芍药、杏仁等润肠药与小承气汤合方，重在润肠泻热，行气通便，主治肠胃燥热，津液不足之便秘，而济川煎证为肾虚津亏而成，以肉苁蓉、当归等温肾益精、养血润肠之品配伍升麻、泽泻等升清降浊药，重在补肾益精，养血润肠，主治肾虚津亏之便秘。

细目五 逐水

要点 十枣汤《伤寒论》

【组成】芫花 甘遂 大戟各等分

【用法】捣为散。先煮大枣肥者十枚，内药末。

【功用】攻逐水饮。

【主治】

1. 悬饮。咳唾胸胁引痛，心下痞硬胀满，干呕短气，头痛目眩，胸背掣痛不得息，舌苔滑，脉沉弦。

2. 实水。一身悉肿，尤以身半以下为重，腹胀喘满，二便不利。

【组方原理】本证由水饮壅盛于里，停于胸胁，或水饮泛溢肢体所致。治宜攻逐水饮。方中甘遂善行经隧水湿，为君药。大戟善泻脏腑水湿，芫花善消胸胁伏饮痰癖，为臣药。以肥大枣十枚为佐，煎汤送服，既可益气护胃，培土制水，使下不伤正，又可缓和诸药毒峻之性。四药合用，共成峻下逐水之剂。

【使用注意】本方药性峻猛，孕妇禁用，年老体弱者慎用。宜清晨空腹时服用，并从小量开始，据病情增减用量。若服后虽泻不爽，水饮未尽，次日可渐加量再服，以快利为度；若体虚邪实者，可与健脾补益之剂交替使用；若服药得快利后，当食粥以保养脾胃。

细目六 攻补兼施

要点一 黄龙汤《伤寒六书》

【组成】大黄 芒硝 枳实 厚朴 当归 人参 甘草

【用法】加桔梗一撮、生姜三片、大枣两枚水煎，芒硝冲服。

【功用】攻下热结，补气养血。

【主治】阳明腑实，气血不足证。自利清水，色纯青，或大便秘结，脘腹胀满，腹痛拒按，身热口渴，神疲少气，谵语，甚则循衣摸床，撮空理线，神昏肢厥，舌苔焦黑，脉虚。

【组方原理】本证因邪热与燥屎内结，腑气不通，气血不足所致。治当泻热通便，补气养血。方中大黄、芒硝、枳实、厚朴攻下热结，荡涤肠胃实热积滞，急下存阴。人参、当归益气补血，使攻邪不伤正。桔梗开肺气以利大肠，与大黄配伍，上宣下通，以降为主。姜、枣、草补益脾胃，甘草又能调和诸药。

【附方】新加黄龙汤取调胃承气汤缓下热结，配伍玄参、麦冬、生地、海参滋阴增液，人参、当归、甘草益气养血。新加黄龙汤攻下之力较缓，而滋阴增液之力较强，主治阳明温病，热结里实而兼气阴不足之便秘。

要点二　增液承气汤《温病条辨》

【组成】玄参一两　麦冬八钱　细生地八钱　大黄三钱　芒硝一钱五分

【用法】水煎，芒硝冲服。

【功用】滋阴增液，泻热通便。

【主治】阳明温病，热结阴亏证。燥屎不行，或下之不通，口干唇燥，舌红苔黄，脉数。

【组方原理】本证由温病热邪入里，燥屎内结，阴津亏损，无水行舟所致。治宜滋阴增液与泻热通便并行。方中重用玄参为君，伍以生地、麦冬为臣，滋阴增液，润肠通便。三药并用，有滋养阴津、增水行舟之意。以大黄、芒硝为佐，泻热通便，软坚润燥，攻下热结。

（李冀）

第四单元　和解剂

细目一　概述

要点一　和解剂的适用范围

和解剂除和解少阳证外，还包括调和肝脾，调和肠胃，调和表里等。

要点二　和解剂的应用注意事项

和解剂以祛邪为主，纯虚者不宜用，以防其伤正。

细目二　和解少阳

要点一　小柴胡汤《伤寒论》

【组成】柴胡半斤　黄芩三两　人参三两　甘草（炙）三两　半夏半升　生姜三两　大枣十二枚

【用法】去滓再煎，温服。

【功用】和解少阳。

【主治】

1. 伤寒少阳证。往来寒热，胸胁苦满，默默不欲饮食，心烦喜呕，口苦，咽干，目眩，舌苔薄白，脉弦者。
2. 热入血室证。妇人伤寒，经水适断，寒热发作有时。
3. 黄疸、疟疾以及内伤杂病而见少阳证者。

【组方原理】本证由邪入少阳，经气不利，郁而化热，胆热犯胃，胃失和降所致；或妇人经水适断，邪热乘虚传入血室，热与血结，少阳经气不利。邪在表里之间，治宜和解之法。本方为和解少阳之代表方。方中柴胡透少阳之邪，又疏散气机之郁滞，为君药。黄芩清泻少阳之热，为臣药。柴胡与黄芩相伍，一散一清，共解少阳之邪。佐以半夏、生姜和胃降逆止呕；又佐人参、大枣益气健脾，一者取其扶正以祛邪，一者取其益气以御邪内传。生姜、大枣合用，又可调和脾胃，兼顾表里。炙甘草助人参、大枣扶正，且能调和诸药，为使药。

【常用加减】若胸中烦而不呕，为热聚于胸，去半夏、人参，加瓜蒌清热理气宽胸；渴者，是热伤津液，去半夏，加天花粉生津止渴；腹中痛，是肝气乘脾，宜去黄芩，加芍药柔肝缓急止痛；胁下痞硬，是气滞痰凝，去大枣，加牡蛎软坚散结；心下悸，小便不利，是水气凌心，宜去黄芩，加茯苓利水宁心；不渴，外有微热，是表邪仍在，宜去人参，加桂枝以解表；咳者，是素有肺寒留饮，宜去人参、大枣、生姜，加五味子、干姜温肺止咳。

要点二　大柴胡汤《金匮要略》

【组成】柴胡半斤　黄芩三两　芍药三两　半夏半升　生姜五两　枳实四枚　大枣十二枚　大黄二两

【用法】水煎二次，去滓，再煎。

【功用】和解少阳，内泻热结。

【主治】少阳阳明合病。往来寒热，胸胁苦满，呕不止，郁郁微烦，心下痞硬，或心下满痛，大便不解或协热下利，舌苔黄，脉弦数有力。

【组方原理】本方主治少阳阳明合病，而以少阳为主之证。治宜表里兼顾。方中重用柴胡为君，黄芩为臣，二药相须为用，和解清泻，以除少阳之邪热；轻用大黄配枳实，以内泻阳明热结，行气消痞，俱为臣药。芍药柔肝缓急止痛，与大黄相配可治腹中实痛，与枳实相伍理气和血，以除心下满痛；半夏和胃降逆，配伍大量生姜，以治呕逆不止，共为佐药。大枣与生姜相配，能和营卫而行津液，并调和脾胃，功兼佐使。本方既不悖少阳禁下的原则，又和解少阳，内泻热结。

【鉴别】大柴胡汤系小柴胡汤去人参、甘草，加大黄、枳实、芍药而成，主治少阳阳明合病，仍以少阳为主之证；亦是小柴胡汤与小承气汤两方加减合成，为和解为主与泻下并用之方剂。因兼阳明腑实，故去补益脾胃之人参、甘草，加大黄、枳实、芍药以治疗阳明热结。而小柴胡汤则为治伤寒少阳病的主方，以柴胡、黄芩配人参、大枣、炙甘草，和解中兼有益气扶正之功，宜于邪踞少阳，胆胃不和者。

要点三　蒿芩清胆汤《重订通俗伤寒论》

【组成】青蒿脑钱半至二钱　淡竹茹三钱　仙半夏钱半　赤茯苓三钱　青子芩钱半至三钱　生枳壳钱半　陈广皮钱半　碧玉散（滑石、甘草、青黛）三钱（包）

【用法】水煎服。

【功用】清胆利湿，和胃化痰。

【主治】少阳湿热证。寒热如疟，寒轻热重，口苦膈闷，吐酸苦水，或呕黄涎而黏，甚则干呕呃逆，胸胁胀疼，小便黄少，舌红苔白腻，间现杂色，脉数而右滑左弦。

【组方原理】本证为少阳胆热偏重，兼有湿热痰浊。治宜清胆利湿，和胃化痰。方中青蒿之嫩芽既清透少阳邪热，又辟秽化湿；黄芩善清胆热，并能燥湿。两药相合，既清少阳之热，又祛少阳之湿，共为君药。竹茹善清胆胃之热，化痰止呕；赤茯苓清热利湿，健脾和胃，为臣药。枳壳行气宽中，除痰消痞；半夏燥湿化痰，和胃降逆；陈皮理气化痰，宽胸畅膈，共为佐药。碧玉散清热利湿，导邪从小便而去，用为佐使药。

细目三　调和肝脾

要点一　四逆散《伤寒论》

【组成】甘草（炙）　枳实　柴胡　芍药各十分

【用法】水煎服。

【功用】透邪解郁，疏肝理脾。

【主治】

1. 阳郁厥逆证。手足不温，或腹痛，或泄利下重，脉弦。
2. 肝脾不和证。胁肋胀闷，脘腹疼痛，脉弦。

【组方原理】本证之阳郁厥逆，缘于外邪入里，气机郁滞，阳气内郁，阴阳气不相顺接所致。治宜透邪解郁，调畅气机。方中柴胡升发阳气，疏肝解郁，透邪外出，为君药。白芍敛阴养血柔肝，为臣。白芍与柴胡合用，以补养肝血，条达肝气，可使柴胡升散而不伤阴血。佐以枳实理气解郁，泻热破结。枳实与柴胡相伍，一升一降，调畅气机，升清降浊；与白芍相配，理气和血，使气血调和。使以甘草，调和药性，和中健脾，与白芍相伍，酸甘化阴，缓急止痛。本方亦有疏肝理脾之效，主治肝脾不和之证。

【常用加减】若咳者，加五味子、干姜以温肺散寒止咳；悸者，加桂枝以温心阳；小便不利者，加茯苓以利小便；腹中痛者，加炮附子以散里寒；泄利下重者，加薤白以通阳散结；气郁甚者，加香附、郁金以理气解郁；有热者，加栀子以清内热。

要点二　逍遥散《太平惠民和剂局方》

【组成】甘草（炙）半两　当归　白茯苓　白芍药　白术　柴胡各一两

【用法】加薄荷少许、烧生姜一块，水煎冲服。

【功用】疏肝解郁，养血健脾。

【主治】肝郁血虚脾弱证。两胁作痛，头痛目眩，口燥咽干，神疲食少，或月经不调，乳房胀痛，脉弦而虚者。

【组方原理】本证由肝郁血虚，脾失健运所致。治宜疏肝解郁，养血健脾。方中柴胡疏肝解郁，条达肝气，为君药。当归养血和血，兼可理气；白芍养血敛阴，柔肝缓急；归、芍与柴胡同用，补肝体而和肝用，共为臣药。白术、茯苓、甘草健脾益气，实土以御木侮，且使营血生化有源；薄荷少许，疏散透热；烧生姜辛散和中，共为佐药。柴胡为肝经引经药，甘草调和诸药，兼为使药。

【附方】加味逍遥散，本方加丹皮、栀子，丹皮以清血中之伏火，炒山栀善清肝热，并导热下行。用治肝郁血虚有热之月经不调，以及经期吐衄等。黑逍遥散，本方加熟地黄以滋补精血，治逍遥散证而血虚较甚者。

【鉴别】逍遥散与四逆散均具疏肝理气之功。但四逆散专于疏泄肝郁，主治阳郁厥逆或肝脾不和之证。逍遥散除疏肝解郁外，又有养血健脾之功，主治肝郁血虚脾弱之证。

要点三　痛泻要方《丹溪心法》

【组成】白术三两　白芍药二两　陈皮一两五钱　防风一两

【用法】水煎服。

【功用】补脾柔肝，祛湿止泻。

【主治】脾虚肝旺之痛泻。肠鸣腹痛，大便泄泻，泻必腹痛，泻后痛缓，舌苔薄白，脉两关不调，左弦而右缓者。

【组方原理】本证由土虚木乘，肝脾不和所致。治宜补脾抑肝，祛湿止泻。方中白术补脾燥湿以治土虚，为君药。白芍柔肝缓急止痛，与白术相配，于土中泻木，为臣药。陈皮理气燥湿，醒脾和胃，为佐药。配伍少量防风，与白术、白芍相伍，辛香以疏肝，且有燥湿以助止泻之功，又为脾经引经药，为佐使之用。

【鉴别】逍遥散与痛泻要方均可治肝郁脾虚之证。但痛泻要方以治脾为主，兼事柔肝，主治脾虚肝旺之痛泻。逍遥散疏肝与健脾之力相当，又有养血之功，主治肝郁血虚脾弱证。

细目四　调和肠胃

要点　半夏泻心汤《伤寒论》

【组成】半夏半升　黄芩　干姜　人参各三两　黄连一两　大枣十二枚　甘草（炙）三两

【用法】水煎服。

【功用】寒热平调，消痞散结。

【主治】寒热错杂之痞证。心下痞，但满而不痛，或呕吐，肠鸣下利，舌苔腻而微黄。

【组方原理】本证由外邪乘虚入内，中虚失运，升降失常，寒热互结于心下所致。治宜寒热平调，散结消痞。方中以半夏为君，散结除痞，降逆止呕。臣以干姜，温中散寒；黄芩、黄连泻热开痞。人参、大枣甘温益气，以补脾虚，为佐药。使以甘草补脾和中而调诸药。全方寒热互用以和其阴阳，苦辛并进以调其升降，补泻兼施以顾其虚实，体现寒热并用、辛开苦降、补泻兼施之配伍特点。

【附方】生姜泻心汤即半夏泻心汤减干姜二两，加生姜四两而成，意在和胃而降逆，宣散水气而消痞满，配合辛开苦降、补益脾胃之品，适于水热互结于中焦，脾胃升降失常之痞证。甘草泻心汤，即半夏泻心汤加重炙甘草用量，重在调中补虚，适于胃气虚弱，寒热错杂之痞证。

（李冀）

第五单元　清热剂

细目一　概述

要点一　清热剂的适用范围

清热剂适用于里热证，凡温热疫毒邪气入气分、营血、脏腑或五志过极，脏腑阳气偏胜，生热化火而致里热证，均为清热剂的适应范围。

要点二　清热剂的应用注意事项

清热剂须在表证已解，里热炽盛，或里热尚未结实的情况下应用。热邪伤阴者忌用苦寒药。假热而真寒之象，不可误用寒凉。热邪炽盛，服清热剂入口即吐者，可采用反佐法。

细目二　清气分热

要点一　白虎汤《伤寒论》

【组成】石膏一斤　知母六两　甘草（炙）二两　粳米六合

【用法】以水煮米熟汤成，温服。

【功用】清热生津。

【主治】气分热盛证。壮热面赤，烦渴引饮，汗出恶热，脉洪大有力。

【组方原理】本证乃伤寒化热内传阳明之经，或温邪传入气分之热盛证。治当清热生津。方中重用石膏为君，清阳明、气分大热，又止渴除烦。臣以知母，既助石膏清肺胃之热，又滋阴润燥救已伤之阴津。君臣相须为用，为清气分大热之最佳配伍。粳米、炙甘草益胃生津，亦可防大寒伤中之弊，均为佐药。炙甘草兼以调和诸药，为使药。

【常用加减】若胃热津伤明显而见烦渴引饮，甚或消渴者，加天花粉、芦根、麦门冬，以增强清热生津之力；胃热化燥成实而兼见大便秘结者，加大黄、芒硝以泻热攻积；气血两燔，引动肝风而见神昏谵语、抽搐者，加羚羊角、水牛角以凉肝息风。

【附方】白虎加人参汤，即本方加人参，主治气分热盛，气津两伤，兼见背微恶寒，或饮不解渴，或脉浮大而芤，及暑病见有身大热，属气津两伤者；白虎加桂枝汤，为本方加桂枝，主治温疟，症见其脉如平、身无寒但热、骨节疼烦、时呕，以及风湿热痹，见壮热、气粗烦躁、关节肿痛、口渴、苔白、脉弦数；白虎加苍术汤，为本方加苍术，主治湿温病，症见身热胸痞、汗多、舌红苔白腻，以及风湿热痹，身大热、关节肿痛等。

要点二　竹叶石膏汤《伤寒论》

【组成】竹叶二把　石膏一斤　半夏半升　麦冬一升　人参二两　甘草（炙）二两　粳米半升

【用法】水煎服。

【功用】清热生津，益气和胃。

【主治】伤寒、温病、暑病，余热未清，气津两伤证。身热多汗，心胸烦闷，气逆欲呕，口干喜饮，或虚烦不寐，舌红苔少，脉虚数。

【组方原理】本证乃热病后期，余热未清，气津两伤，胃气不和所致。治当清热生津，益气和胃。方中石膏清热除烦，为君；麦冬养阴生津，兼除暑热，为臣；佐以人参益气升清，半夏苦燥降逆。二药相伍，脾升胃降，呕逆自除。半夏性温而燥，然倍用麦冬，则燥性去而降逆之用存。竹叶清热除烦，为佐。甘草、粳米和中养胃为佐使。本方清而不寒，补而不滞。

【鉴别】竹叶石膏汤与白虎汤均治气分热证。然白虎汤为正实邪盛之证，而竹叶石膏汤则为余热未清而气津两伤之证，为清泻之剂。因热邪已减，增气阴两伤之证，故于白虎汤中去知母，加人参、麦冬、竹叶、半夏。方中既有石膏、竹叶之清热除烦；又有人参、麦冬之两补气阴，合为清补两顾之剂。

细目三　清营凉血

要点一　清营汤《温病条辨》

【组成】犀角三钱（水牛角代）　生地五钱　元参三钱　竹叶心一钱　麦冬三钱　丹参二钱　黄连一钱五分　银花三钱　连翘（带心）二钱

【用法】水煎服。

【功用】清营解毒，透热养阴。

【主治】邪热入营证。身热夜甚，神烦少寐，时有谵语，目常喜开或喜闭，口渴或不渴，斑疹隐隐，舌绛而干，脉数或细数。

【组方原理】本证乃邪热内传营分，耗伤营阴所致。治宜清营解毒为主，辅以透热养阴。方用犀角（水牛角代）清解营分之热毒为君。生地凉血滋阴，麦冬清热养阴生津，玄参滋阴降火解毒。三药即为增液汤，养阴生津，清营凉血解毒，共为臣药。佐以银花、连翘清热解毒，芳香透散，使营分热邪透转气分而解，宗叶氏"入营犹可透热转气"之说；黄连清心解毒；竹叶心专清心热；丹参清热凉血，并能散瘀以防血与热结，为佐药。本方以清营解毒为主，养阴生津与透热转气为辅。

要点二　犀角地黄汤（芍药地黄汤）《小品方》，录自《外台秘要》

【组成】犀角屑（水牛角代）一两　地黄半斤　芍药三分　丹皮一两

【用法】水煎。水牛角镑片，先煎，余药后下。

【功用】清热解毒，凉血散瘀。

【主治】

1. 热入血分证。身热谵语，斑色紫黑，舌绛起刺，脉细数；或喜忘如狂；或漱水不欲咽，大便色黑易解等。
2. 热伤血络证。斑色紫黑、吐血、衄血、便血、尿血等，舌红绛，脉数。

【组方原理】本证由热毒深入血分，耗血动血所致。治当清热解毒，凉血散瘀。方中君药犀角（水牛角代）清热凉血，清心解毒。生地凉血滋阴生津，既助犀角清热凉血，又能养血，为臣药。丹皮、白芍凉血散瘀为佐药，其中白芍助生地养血敛阴；丹皮既能凉血以止血，且使止血不留瘀。本方凉血与活血散瘀并用，使热清血宁而无耗血动血之虑，凉血止血而无留瘀之弊。

【鉴别】犀角地黄汤与清营汤均可治疗热入营血证。但犀角地黄汤在清热解毒之中配伍泻热散瘀药，寓凉血散血之意，用治热入血分而见耗血、动血之证。清营汤则是在清营解毒养阴中伍轻清宣透之品，寓有"透热转气"之意，适于热邪初入营分尚未动血之证。

细目四　清热解毒

要点一　黄连解毒汤《肘后备急方》，名见《外台秘要》引崔氏方

【组成】黄连三两　黄芩　黄柏各二两　栀子十四枚

【用法】水煎服。

【功用】泻火解毒。

【主治】三焦火毒证。大热烦躁，口燥咽干，错语不眠；或热病吐血、衄血；或热甚发斑；或身热下利；或湿热黄疸；或外科痈肿疔毒，小便黄赤，舌红苔黄，脉数有力。

【组方原理】本证由火毒充斥三焦所致。治宜泻火解毒，苦寒直折。方中君药黄连尤善泻心及中焦之火。臣以黄芩清泻上焦之火；黄柏清泻下焦之火。更配栀子通泻三焦之火，导热下行，为佐使之用。

【常用加减】若兼大便秘结者，加大黄，以通腑泻火；火毒发斑紫黑或吐血、衄血者，可合犀角地黄汤，以清热凉血；湿热疫毒发黄者，加水牛角、茵陈、大黄，以凉血解毒、

利胆退黄；疗疮肿毒者，加蒲公英、银花、连翘，以增强清热解毒之力。

要点二　凉膈散《太平惠民和剂局方》

【组成】川大黄　朴硝　甘草（爁）各二十两　山栀子仁　薄荷叶　黄芩各十两　连翘二斤半

【用法】加白蜜、竹叶少许，水煎服。

【功用】泻热通便，清上泻下。

【主治】上中二焦火热证。烦躁口渴，面热头昏，舌肿目赤，口舌生疮，咽痛鼻衄，或睡卧不宁，谵语狂妄，便秘溲赤，或大便不畅，舌红苔黄，脉滑数。

【组方原理】本证由脏腑郁热，聚于胸膈所致。治宜泻火通便，清上泻下。方中重用连翘清热解毒，祛上焦之热，为君药；黄芩清胸膈郁热；山栀子通泻三焦，引火下行；大黄、芒硝泻火通便，"以泻代清"，共为臣药。薄荷、竹叶轻清上疏，兼有"火郁发之"之义；白蜜少许，润燥生津，共为佐药。使以甘草调和药性。全方清上与泻下并行，所谓"以泻代清"之法。

要点三　普济消毒饮《东垣试效方》

【组成】黄芩　黄连各半两　人参三钱　橘红　玄参　生甘草各二钱　连翘　板蓝根　马勃　黍粘子各一钱　白僵蚕（炒）　升麻各七分　柴胡　桔梗各二钱

【用法】水煎服。

【功用】清热解毒，疏风散邪。

【主治】大头瘟。恶寒发热，头面红肿焮痛，目不能开，咽喉不利，舌燥口渴，舌红苔黄，脉浮数有力。

【组方原理】本证由风热疫毒之邪，壅于上焦，上攻头面所致。治宜疏散上焦风热，清解上焦疫毒。重用黄连、黄芩清泻心肺热毒，为君。牛蒡子（黍粘子）、连翘、僵蚕辛凉疏散上焦头面风热，为臣。玄参、马勃、板蓝根清热解毒，橘红理气，人参扶正，桔梗、甘草清利咽喉，共为佐药。升麻、柴胡疏散风热，既引药上行，又有"火郁发之"之意，为佐使药。

本方出自《东垣试效方》，方中有人参，但其论述中有薄荷而无人参。后世《普济方》、《医方集解》等从其论，用薄荷而不用人参，薄荷之用意在疏散上焦之热，且清利咽喉。

【鉴别】普济消毒饮与银翘散均具疏散风热、清热解毒之功。普济消毒饮善治大头瘟，以清热解毒为主，配伍有清利咽喉、行气疏滞之品，含"火郁发之"之意；银翘散则以疏散风热为主，为治疗温病初起常用方，配伍清热解毒、清利咽喉之品。

要点四　仙方活命饮（神仙活命饮）《女科万金方》

【组成】白芷六分　贝母　防风　赤芍药　生归尾　甘草节　皂角刺（炒）　穿山甲（炙）　天花粉　乳香　没药各一钱　金银花　陈皮各三钱

【用法】水煎或水酒各半煎服。

【功用】清热解毒，消肿溃坚，活血止痛。

【主治】痈疡肿毒初起。红肿焮痛，或身热凛寒，苔薄白或黄，脉数有力。

【组方原理】本证由热毒内壅，气滞血瘀痰结所致。法当清热解毒，理气活血，消肿止痛。方中金银花清热解毒，为治疮疡肿毒之要药，重用为君。归尾、赤芍、乳香、没药、陈皮行气活血通络，消肿止痛，共为臣。白芷、防风透达营卫，散结消肿；贝母、天花粉清热化痰，散结排脓，可使脓未成即消；山甲、皂角刺通行经络，透脓溃坚，可使脓成即溃，均为佐药。甘草清热解毒，调和诸药。煎药加酒者，借其通瘀而行周身，助药力直达病所，共为佐使。本方为"疡门开手攻毒之第一方也"。

【鉴别】仙方活命饮与五味消毒饮均具清热解毒、消散痈疮之功，用治热毒痈疮之证。但仙方活命饮在清热解毒之中，并能活血理气，消肿溃坚，主治热毒壅结，气血瘀滞所致之证。五味消毒饮则纯用清热解毒、消肿散结之品，尤善清解疔毒，多用于疔毒之证。

细目五 清脏腑热

要点一 导赤散《小儿药证直诀》

【组成】生地黄 木通 生甘草梢各等分

【用法】入竹叶水煎。

【功用】清心利水养阴。

【主治】心经火热证。心胸烦热，口渴面赤，意欲饮冷，以及口舌生疮；或心热移于小肠，小溲赤涩刺痛，舌红，脉数。

【组方原理】本证由心经火热或心热下移小肠所致。治当清心利水养阴。方中木通入心、小肠经，降火利水；生地入心、肾经，清热养阴以制心经火热。二药合用，清心养阴而不恋邪，利水通淋而不伤阴，共为君药。竹叶清心除烦，淡渗利水，导心经火热下行，为臣药。生甘草梢泻火解毒，可直达茎中而止痛，并能调和诸药，为佐使。

要点二 龙胆泻肝汤《医方集解》

【组成】龙胆草（酒炒） 黄芩（炒） 栀子（酒炒） 泽泻 木通 车前子 当归（酒炒） 柴胡 生甘草 生地黄（酒炒）

【用法】水煎服。

【功用】清泻肝胆实火，清利肝经湿热。

【主治】

1. 肝胆实火上炎证。头痛目赤，胁痛口苦，耳聋，耳肿，舌红苔黄，脉弦数有力。

2. 肝经湿热下注证。阴肿，阴痒，阴汗，小便淋浊，妇女带下黄臭等，舌红苔黄腻，脉弦数有力。

【组方原理】本证由肝胆实火上炎，或湿热循经下注所致。治当清泻肝胆实火，清利肝经湿热。方用龙胆草大苦大寒，上清肝胆实火，下利肝经湿热，为君药。黄芩、栀子清上导下，增君药泻火除湿之力；泽泻、木通、车前子导湿热下行，使邪有出路，共为臣药。生地、当归滋阴养血，防苦燥渗利伤阴；柴胡疏畅肝胆之气，并引诸药入肝胆，伍生地、当归以适肝体阴用阳之性，俱为佐药。甘草调和诸药，为使药。

要点三　左金丸《丹溪心法》

【组成】黄连六两　吴茱萸一两

【用法】为丸。

【功用】清肝泻火，降逆止呕。

【主治】肝火犯胃证。胁肋疼痛，嘈杂吞酸，呕吐口苦，舌红苔黄，脉弦数。

【组方原理】本证由肝郁化火，横逆犯胃而成。治当清肝泻火为主，兼以降逆止呕。方中重用黄连为君，清泻肝火，肝火得清自不横逆犯胃；又善清泻胃火，一药两得。少佐辛热之吴茱萸，一则辛散以疏泄肝郁；二则佐制黄连苦寒之性，使泻火而无凉遏之弊；三则取其下气之用，助黄连和胃降逆；四则可引黄连入肝经，为佐使。

【鉴别】左金丸与龙胆泻肝汤均可用于肝经实火，胁痛口苦，均有清肝泻火作用。左金丸主要用于肝火犯胃之呕吐吞酸等，有降逆和胃之功而无清利湿热作用，泻火作用较弱；龙胆泻肝汤主要用于肝经实火上攻之目赤耳聋，或湿热下注之淋浊阴痒等，有清利湿热之功而无和胃降逆作用，泻火之力较强。

要点四　清胃散《脾胃论》

【组成】生地黄　当归身各三分　牡丹皮半钱　黄连六分　升麻一钱

【用法】水煎服。

【功用】清胃凉血。

【主治】胃火牙痛。牙痛牵引头脑，面颊发热，其齿喜冷恶热，或牙宣出血，或牙龈红肿溃烂，或唇舌颊腮肿痛，口气热臭，口干舌燥，舌红苔黄，脉滑数。

【组方原理】本证为阳明胃中积热，循经上攻所致。治当清胃凉血。方中黄连直清胃腑之火，为君药。升麻清热解毒，有"火郁发之"之意。黄连得升麻，则泻火而无凉遏之弊；升麻得黄连，则散火而无升焰之虞。生地凉血滋阴；丹皮凉血清热，皆为臣药。当归引血归经，又养血活血，以助消肿止痛，为佐药。升麻兼以引经为使。

【常用加减】若口渴饮冷者，加重石膏用量，再加玄参、花粉以清热生津；若兼大便秘结者，加大黄以泻热通便，导火下行；若齿衄者，加牛膝导热引血下行。

要点五　玉女煎《景岳全书》

【组成】生石膏三至五钱　熟地三至五钱或一两　麦冬二钱　知母　牛膝各钱半

【用法】水煎服。

【功用】清胃热，滋肾阴。

【主治】胃热阴虚证。头痛，牙痛，齿松牙衄，烦热干渴，舌红苔黄而干。亦治消渴，消谷善饥等。

【组方原理】本证乃阴虚胃热，相因为病。治宜清胃热，滋肾阴。方中石膏清阳明有余之热，为君药。熟地滋补肾水之不足，为臣药。君臣配伍，清胃热而滋肾阴。知母滋阴清热，既助石膏清阳明有余之热，又助熟地黄滋养肾阴；麦门冬滋阴养液，配熟地滋少阴肾水不足，而兼清胃热，共为佐药。牛膝引血下行，且能滋补肝肾，用为佐使药。本方清胃与滋肾并进，虚实兼治，但以治实为主。

【鉴别】清胃散与玉女煎同治胃热牙痛，但清胃散重在清胃火，以黄连配升麻升散解毒，兼用生地、丹皮等凉血散瘀之品。功能清胃凉血，主治胃火炽盛之牙痛、牙宣等证。玉女煎以清胃热为主，而兼滋肾阴，石膏为君，配熟地、知母、麦冬等滋肾阴之品，并用牛膝引热下行，属清润兼降之剂。功用清胃热、滋肾阴，主治胃经有热而肾水不足之牙痛。

要点六 泻白散《小儿药证直诀》

【组成】地骨皮 桑白皮（炒）各一两 甘草（炙）一钱

【用法】为末，加粳米一撮。

【功用】泻肺清热，止咳平喘。

【主治】肺热喘咳证。气喘，咳嗽，皮肤蒸热，日晡尤甚，舌红苔黄，脉细数。

【组方原理】本证为肺有"伏火"郁热。治宜泻肺清热，止咳平喘。方中桑白皮清泻肺热，下气平喘为君药。地骨皮甘寒入肺，助君药清降肺中伏火为臣药。君臣相配，清泻肺中伏火郁热。粳米、炙甘草养胃和中，"培土生金"，共为佐使。本方清中有润，泻中有补，标本兼顾。

【鉴别】泻白散与麻杏甘石汤均有泻肺清热、止咳平喘之功。泻白散证属火热郁伏于肺所致，故以甘寒清润之桑白皮与地骨皮为主，意在清泻肺中伏火郁热，为清泻之剂；麻杏甘石汤证属外邪入里化热，壅遏于肺而致，以麻黄伍石膏，重在宣肺平喘，清泻肺热为主，为辛凉之剂。

要点七 苇茎汤《外台秘要》引自《古今录验方》

【组成】苇茎一升 薏苡仁半升 桃仁五十个 瓜瓣半升

【用法】水煎服。

【功用】清肺化痰，逐瘀排脓。

【主治】肺痈之痰热瘀血证。身有微热，咳嗽痰多，咳吐腥臭脓血，胸中隐隐作痛，舌红苔黄腻，脉滑数。

【组方原理】本方主治之肺痈由热毒壅肺，痰瘀互结所致。治宜清肺化痰，逐瘀排脓。君药苇茎，善清肺热，为治肺痈要药。薏苡仁清肺热以排脓；瓜瓣清热化痰，利湿排脓，共为臣药。桃仁活血逐瘀，可助消痈，为佐药。

要点八 葛根黄芩黄连汤《伤寒论》

【组成】葛根半斤 甘草（炙）二两 黄芩三两 黄连三两

【用法】先煮葛根，后内诸药，分温再服。

【功用】解表清里。

【主治】表证未解，邪热入里之协热下利证。身热下利，胸脘烦热，口中作渴，喘而汗出，舌红苔黄，脉数或促。

【组方原理】本证因伤寒表证未解，邪陷阳明所致。治当外解肌表，内清肠胃。方中重用葛根为君，解肌发表以散热，升发脾胃清阳而止利。臣以黄芩、黄连清热燥湿，厚肠止利。使以甘草甘缓和中，调和诸药。四药合用，外疏内清，表里同治。

要点九　芍药汤 《素问病机气宜保命集》

【组成】芍药一两　当归　黄连各半两　槟榔　木香　甘草（炙）各二钱　大黄三钱　黄芩半两　官桂二钱半

【用法】水煎服。

【功用】清热燥湿，调和气血。

【主治】湿热痢疾。腹痛，便脓血，赤白相兼，里急后重，肛门灼热，小便短赤，舌苔黄腻，脉弦数。

【组方原理】本证由湿热壅滞肠中，气血失调所致。治宜清热燥湿，调和气血。黄连、黄芩燥湿清热，合而清肠中湿热，为君。重用芍药养血和营，柔肝缓急；配以当归养血活血，即"行血则便脓自愈"之义。木香、槟榔行气导滞，乃"调气则后重自除"之理。四药调和气血，为臣药。佐入大黄泻热导滞，兼破瘀活血，属"通因通用"之法。少佐肉桂，取其辛热之性，既防苦寒药伤中及冰伏湿遏，又助归芍以行血。使以甘草调和诸药，与芍药配能缓急止痛。本方清热燥湿与攻下积滞合用，柔肝理脾与调气和血并施。

【鉴别】芍药汤与白头翁汤同治痢疾。但芍药汤用黄芩、黄连等清热燥湿止痢之品配伍行气调血药，主治湿热并重、气血不和之痢疾，症见便脓血，赤白相兼。白头翁汤用白头翁等清热凉血止痢之品，主治热重于湿、热毒深陷血分之痢疾，症见下痢脓血，赤多白少。

细目六　清虚热

要点一　青蒿鳖甲汤 《温病条辨》

【组成】青蒿二钱　鳖甲五钱　细生地四钱　知母二钱　丹皮三钱

【用法】水煎服。

【功用】养阴透热。

【主治】热病后期，邪伏阴分证。夜热早凉，热退无汗，舌红苔少，脉细数。

【组方原理】本证为温病后期，邪热未尽，深伏阴分，阴液已伤所致。治宜养阴透邪。方中鳖甲直入阴分，滋阴退热；青蒿清热透络，引邪外出，共为君药。二药配伍，"有先入后出之妙，青蒿不能直入阴分，有鳖甲领之入也；鳖甲不能独出阳分，有青蒿领之出也"。生地滋阴凉血；知母滋阴降火，共助鳖甲养阴退虚热，为臣药。丹皮泻血中伏火，为佐药。

要点二　当归六黄汤 《兰室秘藏》

【组成】当归　生地黄　黄芩　黄柏　黄连　熟地黄各等分　黄芪加一倍

【用法】水煎服。

【功用】滋阴泻火，固表止汗。

【主治】阴虚火旺之盗汗。发热盗汗，面赤心烦，口干唇燥，大便干结，小便黄赤，舌红苔黄，脉数。

【组方原理】本证由阴虚火扰所致。治宜滋阴泻火,固表止汗。方中生地、熟地、当归滋阴养血,使阴血充则水能制火,共为君药。臣以黄连清泻心火,合黄芩、黄柏泻火除烦,清热坚阴。倍用黄芪既益气实卫以固表,又可合熟地、当归以益气养血,亦为臣药。本方养血育阴与泻火除热并进,益气固表与育阴泻火相配。

(袁宝权)

第六单元 祛暑剂

细目一 概述

要点一 祛暑剂的适用范围

祛暑剂适用于夏月感受暑邪之病,症见恶寒发热,吐泻腹痛,或身热面赤,烦渴喜饮,体倦汗多,小便不利,脉数等。

要点二 祛暑剂的应用注意事项

当辨暑病的性质属阴属阳。暑多夹湿,祛暑剂每多配伍祛湿药,应用本类方剂时须注意暑与湿的主次轻重。

细目二 祛暑解表

要点 香薷散《太平惠民和剂局方》

【组成】香薷一斤　白扁豆　厚朴各半斤
【用法】水煎或加酒少量同煎。
【功用】祛暑解表,化湿和中。
【主治】阴暑。恶寒发热,头重身痛,无汗,腹痛吐泻,胸脘痞闷,舌苔白腻,脉浮。
【组方原理】本证乃夏月乘凉饮冷,外感风寒,内伤于湿所致。治当祛暑解表,化湿和中。方中香薷辛香,为夏月祛暑解表要药,重用为君。厚朴行气除满,燥湿化滞为臣。白扁豆健脾和中,渗湿消暑为佐。入酒少许意在温通经脉,助药力通达全身。
【常用加减】若兼内热者,加黄连以清热泻火;湿盛于里者,加茯苓、甘草以健脾利湿;胸闷、腹胀、腹痛甚者,可加砂仁、藿香、枳壳以行气醒脾。

细目三　祛暑利湿

要点　六一散《黄帝素问宣明方论》

【组成】滑石六两　甘草一两
【用法】包煎，或温开水调下。
【功用】清暑利湿。
【主治】暑湿证。身热烦渴，小便不利，或泄泻。
【组方原理】本证乃暑热夹湿所致。治宜清暑利湿。方中滑石为君，清解暑热而除烦止渴，渗利小便使暑湿之邪从下而泄。甘草生用为佐，清热泻火，益气和中，与滑石配伍，可防滑石寒滑伤胃，亦可甘寒生津，使小便利而津液不伤。
【附方】益元散，本方加辰砂三钱；功用：清暑利湿，镇惊安神；主治：暑湿证，烦渴多汗，心悸怔忡，失眠多梦，小便不利。碧玉散，本方加青黛；功用：祛暑利湿，清热解毒；主治：暑湿证兼肝胆郁热，目赤咽痛，或口舌生疮。鸡苏散，本方加薄荷叶末一分；功用：清暑利湿，辛凉解表；主治：暑湿证兼微恶风寒，头痛头胀，咳嗽不爽。

细目四　清暑益气

要点　清暑益气汤《温热经纬》

【组成】西洋参　石斛　麦冬　黄连　竹叶　荷梗　知母　甘草　粳米　西瓜翠衣
【用法】水煎服。
【功用】清暑益气，养阴生津。
【主治】暑热气津两伤证。身热汗多，口渴心烦，小便短赤，体倦少气，精神不振，脉虚数。
【组方原理】本证由暑热耗伤气津所致。治当清热解暑，养阴生津。方中西洋参益气生津，养阴清热；西瓜翠衣清热解暑，生津止渴，共为君药。荷梗助西瓜翠衣清热解暑；石斛、麦冬助西洋参养阴生津，共为臣药。黄连泻火以助清热之力；知母泻火滋阴；竹叶清热除烦，均为佐药。甘草、粳米益胃和中，用为佐使药。
【鉴别】清暑益气汤与竹叶石膏汤皆可治暑热耗伤气津之证，症见身热汗多，口渴心烦，脉虚数等。但竹叶石膏汤以石膏与麦冬为主，功善清热泻火养阴，辅以人参、半夏调和脾胃，重在清解余热，兼以益气生津和胃。清暑益气汤以西洋参、石斛、麦冬为主，功善补养气阴，重在益气养阴生津。

（袁宝权）

第七单元 温里剂

细目一 概述

要点一 温里剂的适用范围

温里剂适用于里寒证。凡外寒传经入里或寒邪直中三阴，或素体阳虚，或误治，或过食寒凉伤阳，以致寒从内生所致之病证，症见畏寒肢凉，脘腹疼痛，口淡不渴，甚则四肢厥逆，恶寒蜷卧，舌质淡，脉沉迟等，均为温里剂的适应范围。

要点二 温里剂的应用注意事项

真热假寒证禁用。温热药易伤阴血，素体阴虚或失血之人应慎用。若阴寒太盛，或真寒假热，服药即吐者，可反佐少量寒凉药物，或热药冷服，避免格拒。

细目二 温中祛寒

要点一 理中丸《伤寒论》

【组成】人参　干姜　甘草（炙）　白术各三两
【用法】为丸。
【功用】温中祛寒，补气健脾。
【主治】
1. 脾胃虚寒证。脘腹疼痛，喜温喜按，恶心呕吐，不欲饮食，大便稀溏，畏寒肢冷，口不渴，舌淡苔白，脉沉细或沉迟无力。
2. 阳虚失血证。便血、衄血或崩漏等，血色暗淡或清稀。
3. 胸痹、小儿慢惊、病后喜唾涎沫、霍乱等属中焦虚寒者。

【组方原理】本证或因素体脾胃虚弱，或因寒凉伤及脾胃，或因外寒直中中焦所致。治当温中祛寒，补气健脾。方以干姜为君，温阳散寒。人参为臣，补益脾气。佐以白术燥湿运脾，与干姜相配，一温一燥，可使脾阳强，湿浊化，运化复常。佐使炙甘草，助人参、白术补脾益气；与干姜相配，辛甘化阳，以增强散寒之力；又可调和诸药。全方一温一补一燥，温补并用，以温为主，温中寓补，兼以燥湿。胸痹、阳虚失血、小儿慢惊、病后涎唾多等病证属中阳不足者，应用本方温中散寒，补气健脾，是治病求本，异病同治之理。

【附方】附子理中丸，本方加附子；功用：温阳祛寒，补气健脾；主治：脾胃沉寒痼冷，或脾肾虚寒证，症见脘腹冷痛，手足厥寒，呕吐泄利，或霍乱吐利转筋等。桂枝人参汤，本方加桂枝；功用：温阳健脾，解表散寒；主治：脾胃虚寒，复感风寒表邪者。

要点二　小建中汤《伤寒论》

【组成】桂枝三两　甘草（炙）二两　大枣十二枚　芍药六两　生姜三两　胶饴一升

【用法】水煎取汁，兑入饴糖，文火加热熔化。

【功用】温中补虚，和里缓急止痛。

【主治】中焦虚寒，肝脾失调，阴阳不和证。脘腹拘急疼痛，时轻时重，喜温喜按，神疲乏力；或心中悸动，虚烦不宁；或四肢酸楚，手足烦热，咽干口燥，舌淡苔白，脉细弦。

【组方原理】本证由中焦虚寒，肝脾失调，阴阳不和所致。治宜温补中焦为主，兼以调和肝脾，滋阴和阳。方中重用甘温质润之饴糖，温中补虚，缓急止痛而为君。臣以桂枝温阳气，祛寒气。饴糖与桂枝相伍，辛甘化阳，温中益气，使中气健旺，不受肝木之侮。更臣以芍药，滋养营阴；与饴糖相伍，酸甘化阴而缓急止痛；与桂枝相配，调和营卫，燮理阴阳。佐以生姜，助桂枝温胃散寒；大枣助饴糖补益脾虚。姜枣合用，又可调营卫，和阴阳。佐使炙甘草益气补虚，配芍药缓急止痛，又调和诸药。

【附方】黄芪建中汤，本方加黄芪一两半；功用：温中补气，和里缓急；主治气虚明显者，症见脘腹拘急疼痛，喜温喜按，形体羸瘦，面色无华，心悸气短，自汗盗汗等。当归建中汤，本方加当归四两；功用：温补气血，缓急止痛；主治血虚甚者，或产后虚羸不足，腹中疠痛不已，吸吸少气，或小腹拘急挛痛引腰背，不能饮食者。

【鉴别】小建中汤与理中丸同为温中祛寒之剂。小建中汤以甘温补脾柔肝为主，兼以调和阴阳，主治中焦虚寒，肝脾失和，腹痛拘急，兼有阴阳失调之证。理中丸则纯用温补，温中祛寒，补气健脾，主治中焦脾胃虚寒证，腹痛隐隐等。

要点三　吴茱萸汤《伤寒论》

【组成】吴茱萸一升　人参三两　生姜六两　大枣十二枚

【用法】水煎服。

【功用】温中补虚，降逆止呕。

【主治】

1. 胃寒呕吐证。食谷欲呕，或兼胃脘疼痛，吞酸嘈杂，舌淡，脉沉弦而迟。
2. 肝寒上逆证。干呕吐涎沫，头痛，巅顶痛甚，舌淡，脉沉弦。
3. 肾寒上逆证。呕吐下利，手足厥冷，烦躁欲死，舌淡，脉沉细。

【组方原理】本方主治证病机同属虚寒之邪上逆犯胃所致。治当温中补虚，降逆止呕。方中吴茱萸上可温胃寒，下可暖肝肾，又能降逆止呕，一药三擅其功而为君。重用生姜为臣，温胃散寒，降逆止呕。佐以人参补益脾胃之虚；佐使以大枣，益气补脾，调和药性。全方肝、肾、胃同治，温、降、补并施。

【鉴别】

1. 理中丸与吴茱萸汤均可治中焦虚寒证。但理中丸温中祛寒，补气健脾，为治脾胃虚寒，腹痛吐利之基础方。吴茱萸汤以温胃降逆为主，兼补中虚，为治胃寒呕吐、肝寒及肾寒上逆之经典方。

2. 吴茱萸汤与左金丸皆治肝木犯胃之呕吐。但吴茱萸汤所治为肝寒上犯于胃而致胃脘疼痛，吞酸嘈杂，呕吐涎沫等。左金丸所治则为肝火犯胃之嘈杂吞酸，呕吐口苦等。

细目三　回阳救逆

要点　四逆汤《伤寒论》

【组成】甘草（炙）二两　干姜一两半　附子（生用）一枚

【用法】水煎服。

【功用】回阳救逆。

【主治】心肾阳衰之寒厥证。四肢厥逆，神衰欲寐，面色苍白，恶寒蜷卧，腹痛下利，呕吐不渴，甚则冷汗淋漓，舌淡苔白滑，脉微欲绝，以及误汗亡阳者。

【组方原理】本证系阴寒内盛，阳气衰微所致。治宜大辛大热之品，速回阳气，破散阴寒，以挽垂危之急。方以大辛大热之生附子为君，温壮元阳，以救心肾阳气。附子生用能迅达周身内外，是"回阳救逆第一品药"。臣以辛热之干姜，散寒助阳通脉。君臣相须为用，使阳气复，阴寒散，血脉通，为回阳救逆的最佳配伍。佐使之炙甘草，一有益气补虚之效；二则缓生附子、干姜峻烈之性，使其破阴回阳而无暴散虚阳之虞；三则使药力持久。

【附方】通脉四逆汤，本方加重干姜、附子用量；功用：回阳复脉；主治：四逆汤证更见"身反不恶寒，其人面色赤，或腹痛，或干呕，或咽痛，或利止脉不出"等。四逆加人参汤，本方加人参；功用：回阳救逆，益气固脱；主治：四逆汤证利止而四逆证仍在，甚见气短、气促者。白通汤，本方去甘草，减干姜用量，再加葱白；功用：破阴回阳，宣通上下；主治：少阴病阴盛戴阳证，见手足厥逆，下利，脉微，面赤者。

【鉴别】四逆汤与参附汤均有回阳救逆之功，然四逆汤以生附子配干姜，重在温壮元阳，破散阴寒，以回阳救逆；参附汤则重用人参配炮附子，意为峻补阳气以救暴脱。

细目四　温经散寒

要点一　当归四逆汤《伤寒论》

【组成】当归　桂枝　芍药　细辛各三两　甘草（炙）　通草各二两　大枣二十五枚

【用法】水煎服。

【功用】温经散寒，养血通脉。

【主治】血虚寒厥证。手足厥寒，口不渴，舌淡苔白，脉沉细或细而欲绝。或腰、股、腿、足、肩臂疼痛兼见畏寒肢冷者。

【组方原理】本证由素体营血虚弱，感受寒邪，血行不畅所致。治当温经补血，散寒通脉。方由桂枝汤去生姜，倍大枣，加当归、通草、细辛组成。桂枝温经散寒，温通血脉；细辛通达表里，温散寒凝，共为君药。当归养血和血；白芍滋养阴血，共为臣药。君臣相伍，一则散寒通脉，一则温补营血。佐入通草，通行经脉。重用大枣与甘草相伍，补中健脾而益气血，又防燥烈伤及阴血。全方温中有补，补中兼行，扶正驱邪，标本兼顾。

【常用加减】若腰、股、腿、足疼痛，属血虚寒凝者，加川断、牛膝、鸡血藤、木瓜等活血通经，除痹止痛；内有胃寒，呕吐腹痛者，加吴茱萸、生姜温胃散寒，降逆止呕；妇女血虚寒凝，经期腹痛，及男子寒疝，睾丸掣痛，牵引少腹冷痛，肢冷脉弦者，加乌药、茴香、良姜、香附等温行厥阴，理气止痛。

要点二　黄芪桂枝五物汤《金匮要略》

【组成】黄芪三两　芍药三两　桂枝三两　生姜六两　大枣十二枚

【用法】水煎服。

【功用】益气温经，和血通痹。

【主治】血痹。肌肤麻木不仁，恶风，易汗出，舌淡苔白，脉微涩而紧。

【组方原理】本证由素体气虚，营卫不足，肌表不固，复感风邪，血行不畅所致。治当益气温阳以固卫表，疏风和营以通血痹。方以黄芪为君，益气固表。臣以桂枝温通经脉。两药相配，温补之中兼以疏散，益气之中兼以通脉，使气旺血行，肌肤麻木得除。且黄芪得桂枝固表而不恋邪，桂枝得黄芪散邪而不伤正。更臣以芍药，养血和血，敛阴和营。桂、芍相配，疏散外风，调和营卫。生姜辛温表散；大枣甘温补血。姜、枣相伍，亦可和营卫，调诸药，为佐使药。

【鉴别】黄芪桂枝五物汤与当归四逆汤均由桂枝汤化裁而来。黄芪桂枝五物汤主治血痹，乃由素体气虚血弱，微受风邪，血行不畅而致肌肤麻木不仁；当归四逆汤主治血虚寒厥，则由阳虚血弱，寒凝经脉，血行不利而致手足厥寒。

要点三　阳和汤《外科证治全生集》

【组成】熟地黄一两　麻黄五分　鹿角胶三钱　白芥子二钱　肉桂一钱　生甘草一钱　炮姜炭五分

【用法】水煎服。

【功用】温阳补血，散寒通滞。

【主治】阴疽。漫肿无头，皮色不变，酸痛无热，口中不渴，舌淡苔白，脉沉细或迟细。或贴骨疽、脱疽、流注、痰核、鹤膝风等属阴寒证者。

【组方原理】本证多由素体阳虚，营血不足，寒凝痰滞而成。治当温阳气，补营血以治其本；散寒邪，化痰浊，通凝滞以治其标。方以熟地黄温补营血，补肾填精；鹿角胶补肾助阳，益精血，强筋骨，合而为君。臣以肉桂、姜炭温阳散寒通脉。佐以辛温之白芥子，祛皮里膜外之痰结。更佐少量麻黄宣通肌腠，伍肉桂、姜炭温散寒凝。使以生甘草解毒而调和药性。本方温阳与补血并用，祛痰与通脉兼施，温补而不恋邪，辛散而不伤正。

【鉴别】阳和汤与仙方活命饮均可治疮疡痈肿。但阳和汤所治属阴寒证，多由素体阳虚，营血不足，寒凝痰滞而成，方以温阳与补血并用，祛痰与通脉兼施。仙方活命饮所治则属阳热证，多由热毒内壅，血瘀痰结气滞而成，方于清热解毒之中，伍以活血行气、散结消肿之品。

（袁宝权）

第八单元 补益剂

细目一 概述

要点一 补益剂的适用范围及配伍规律

补益剂适用于各种虚证，包括气虚、血虚、气血两虚、阴虚、阳虚、阴阳两虚等。气虚重者应适当补血，血虚重者应适当补气。若血虚急证与大失血者，尤当着重补气。补阴方中常佐以温阳之品，补阳方中每配补阴之味。五脏之虚除直接补其虚外，亦可采取"虚则补其母"的治法。补益之药常少佐行气活血之品，以使其补而不滞。

要点二 补益剂的应用注意事项

应注意辨别虚实真假。补益剂多为滋腻之品，易碍胃气，故应酌加健胃消导之品。

细目二 补气

要点一 四君子汤《太平惠民和剂局方》

【组成】人参 白术 茯苓 甘草（炙）各等分
【用法】水煎服。
【功用】益气健脾。
【主治】脾胃气虚证。面色萎白，语声低微，气短乏力，食少便溏，舌淡苔白，脉虚弱。
【组方原理】本证由脾胃气虚，运化乏力所致。治宜补益脾胃之气。本方以人参为君，益气健脾。臣以白术燥湿运脾。佐以茯苓健脾利湿，又使参、术补而不滞。炙甘草益气兼调和药性，为佐使。
【附方】异功散，本方加陈皮，功兼行气化滞，适用于脾胃气虚兼气滞证；六君子汤，本方加半夏、陈皮，功兼和胃燥湿，适用于脾胃气虚兼痰湿证；香砂六君子汤，本方加半夏、陈皮、木香、砂仁，功在益气和胃，行气化痰，适用于脾胃气虚，痰阻气滞证。

要点二 参苓白术散《太平惠民和剂局方》

【组成】莲子肉 薏苡仁 缩砂仁 桔梗各一斤 白扁豆一斤半 白茯苓 人参 甘草（炒） 白术 山药各二斤
【用法】上末枣汤调下。

【功用】益气健脾，渗湿止泻。

【主治】脾虚湿盛证。饮食不化，胸脘痞闷，肠鸣泄泻，四肢乏力，形体消瘦，面色萎黄，舌淡苔白腻，脉虚缓。

【组方原理】本证由脾虚湿盛所致。治宜补益脾胃，渗湿止泻。方中人参、白术、茯苓益气健脾渗湿为君。臣以山药、莲子肉助君药以健脾益气，兼止泻；白扁豆、薏苡仁助白术、茯苓以健脾渗湿。佐以砂仁醒脾和胃，行气化湿；桔梗宣肺利气，以通调水道，又能载药上行。炒甘草健脾和中，调和诸药，为佐使。本方兼能培土生金，补益肺气。

【鉴别】参苓白术散与四君子汤均具益气健脾之功，但四君子汤补气健脾之功专，为治脾胃气虚之基础方；参苓白术散则补气健脾与祛湿止泻并重，为治脾虚夹湿之主方。

要点三 补中益气汤《内外伤辨惑论》

【组成】黄芪（病甚、劳役热甚者一钱） 甘草（炙）各五分 人参三分 当归二分 橘皮二分或三分 升麻二分或三分 柴胡二分或三分 白术三分

【用法】水煎服。

【功用】补中益气，升阳举陷。

【主治】

1. 脾胃气虚证。饮食减少，体倦肢软，少气懒言，面色㿠白，大便稀薄，脉虚软。
2. 气虚下陷证。脱肛，子宫脱垂，久泻，久痢，崩漏等，气短乏力，舌淡，脉虚者。
3. 气虚发热证。身热，自汗，渴喜热饮，气短乏力，舌淡，脉虚大无力。

【组方原理】本证由饮食劳倦，损伤脾胃，清阳下陷所致。治宜补益脾胃中气，升阳举陷。方中重用黄芪补中益气，升阳固表，为君药。臣以人参、炙草、白术补气健脾，以增黄芪补益中气之功。当归养血和营，使血有所归；陈皮理气和胃，使补而不滞；以少量升麻、柴胡升阳举陷，助君药升提下陷之中气，共为佐药。炙甘草调和诸药，为使药。

要点四 生脉散《医学启源》

【组成】人参五分 麦门冬五分 五味子七粒

【用法】水煎服。

【功用】益气生津，敛阴止汗。

【主治】

1. 温热、暑热，耗气伤阴证。汗多神疲，体倦乏力，气短懒言，咽干口渴，舌干红少苔，脉虚数。
2. 久咳伤肺，气阴两虚证。干咳少痰，短气自汗，口干舌燥，脉虚细。

【组方原理】本证由感受暑热之邪，或温热病后期，伤气耗津所致。治宜补气养阴生津。方用人参为君，大补元气，并能止渴生津。臣以麦冬养阴，清热生津，且润肺止咳。五味子配人参补固正气，伍麦冬收敛阴津，为佐。三药一补一润一敛，共奏益气养阴、生津止渴、敛阴止汗之功。全方补正气以鼓动血脉，滋阴津以充养血脉，气阴生而脉气复。

【鉴别】生脉散与竹叶石膏汤均可治热病后期，气阴两伤，余热未尽之证。但竹叶石膏汤清热之力较强，兼以益气养阴，降逆和胃。生脉散重在益气养阴，生津止渴，敛阴止汗，适宜于热病后期，气阴两伤之重证。

要点五　玉屏风散《医方类聚》

【组成】防风一两　黄芪　白术各二两
【用法】研末，枣汤送服。
【功用】益气固表止汗。
【主治】表虚自汗。汗出恶风，面色㿠白，舌淡苔薄白，脉浮虚。亦治虚人腠理不固，易感风邪。
【组方原理】本证由卫气虚弱，不能固表所致。治宜益气实卫，固表止汗。本方以黄芪为君，内可大补脾肺之气，外可固表止汗。臣以白术益气健脾，助黄芪补气固表之力。佐以防风走表而祛风邪，且"黄芪得防风而功愈大"，相畏而相激也。三药补中寓散，散不伤正，补不留邪。
【鉴别】玉屏风散与桂枝汤均治表虚自汗。然桂枝汤之自汗，由外感风寒，营卫不和所致，虽云表虚，但为表实。玉屏风散证之自汗，是因卫气虚弱，腠理不固所致。二者均见汗出恶风，但桂枝汤证亦有发热、鼻鸣、身痛等外感表证。

要点六　完带汤《傅青主女科》

【组成】白术　山药各一两　人参二钱　白芍五钱　车前子　苍术各三钱　甘草（炙）一钱　陈皮　黑芥穗各五分　柴胡六分
【用法】水煎服。
【功用】补脾疏肝，化湿止带。
【主治】脾虚肝郁，湿浊带下。带下色白，清稀如涕，面色㿠白，倦怠便溏，舌淡苔白，脉缓或濡弱。
【组方原理】本方所治之白带由脾虚肝郁，带脉失约，湿浊下注所致。治宜补脾益气，疏肝解郁，化湿止带。方中重用白术、山药益气补脾，白术又善健脾燥湿，山药并能补肾以固带脉，为君药。人参补脾益气，苍术燥湿运脾，助君药健脾祛湿；白芍柔肝扶土，同为臣药。佐以陈皮理气燥湿，使补而不滞；车前子清利湿热；柴胡、芥穗升散，得白术可升发脾胃清阳，配白芍疏达肝气。甘草补中益气，调和诸药，为佐使药。全方寓补于散，寄消于升。
【鉴别】完带汤与参苓白术散均具补脾祛湿之功。但完带汤以补脾祛湿之药配伍疏肝止带之品，主治脾虚肝郁，湿浊下注之带下。参苓白术散在益气健脾的基础上，又增渗湿止泻之功，主治脾胃气虚夹湿之泄泻。

细目三　补血

要点一　四物汤《仙授理伤续断秘方》

【组成】当归　川芎　白芍　熟干地黄各等分
【用法】水煎服。
【功用】补血调血。

【主治】营血虚滞证。头晕目眩,心悸失眠,面色无华,妇人月经不调,量少或经闭不行,脐腹作痛,甚或瘕块硬结,舌淡,口唇、爪甲色淡,脉细弦或细涩。

【组方原理】本证由营血亏虚,血行不畅所致。治宜补血和血。方中熟地滋补营血为君。当归补血和血为臣。芍药养血敛阴,柔肝和营,为佐。川芎活血行气,祛瘀止痛,使补而不滞,为使。四药重在滋补,且补而不滞。

【常用加减】血热重者,易熟地为生地,用量宜重;血瘀重者,易白芍为赤芍;血虚重者,可加鹿角胶、阿胶,或适当加人参、黄芪。

【附方】胶艾汤,本方加阿胶、艾叶、甘草,侧重养血止血,兼以调经安胎,既可用于冲任虚损,血虚有寒之月经过多、产后下血不止,又可用治妊娠胎漏下血。桃红四物汤,本方加桃仁、红花,偏重活血化瘀,适用于血虚血瘀之月经不调、痛经。圣愈汤,本方加参、芪以补气摄血,适用于气血两虚而血失所统之月经先期量多。

要点二 当归补血汤《内外伤辨惑论》

【组成】黄芪一两 当归二钱

【用法】水煎服。

【功用】补气生血。

【主治】血虚阳浮发热证。肌热面赤,烦渴欲饮,脉洪大而虚,重按无力。亦治妇人经期、产后血虚发热头痛;或疮疡溃后,久不愈合者。

【组方原理】本证由劳倦内伤,血虚气弱,阳气浮越所致。治宜补气生血。方中重用黄芪(五倍于当归),一为大补脾肺之气,使气旺血生,即"有形之血不能速生,无形之气所当急固";二则固护肌表,摄纳浮阳。臣以少量当归养血和营,则阳生阴长,气旺血生,虚热自退。

要点三 归脾汤《正体类要》

【组成】白术 当归 白茯苓 黄芪 远志 龙眼肉 酸枣仁各一钱 人参一钱 木香五分 甘草(炙)三分

【用法】加生姜、大枣,水煎服。

【功用】益气补血,健脾养心。

【主治】

1. 心脾气血两虚证。心悸怔忡,健忘失眠,盗汗,体倦食少,面色萎黄,舌淡苔薄白,脉细弱。

2. 脾不统血证。便血,皮下紫癜,妇女崩漏,月经超前,量多色淡,或淋沥不止,舌淡,脉细弱。

【组方原理】本证因思虑过度,劳伤心脾,气血亏虚所致。治宜健脾养心,益气补血。方中黄芪补脾益气;龙眼肉补脾气,养心血,共为君药。人参、白术补脾益气,助黄芪补脾益气之力;当归补血养心,酸枣仁宁心安神,二药助龙眼肉补心血,安神志,均为臣药。佐以茯神养心安神;远志宁神益智;更佐木香,理气醒脾,使补而不滞。炙甘草补益心脾,并调和诸药,为佐使。姜枣调和脾胃。全方心脾同治,以补脾为主;气血双补,以补气为重。

【常用加减】若崩漏下血偏寒者，可加炮姜炭、艾叶炭以温经止血；偏热者酌加生地炭、地榆炭以凉血止血。

细目四　气血双补

要点一　炙甘草汤（复脉汤）《伤寒论》

【组成】甘草（炙）四两　生姜三两　桂枝三两　人参二两　生地黄一斤　阿胶二两　麦门冬半升　麻仁半升　大枣三十枚

【用法】水煎，阿胶烊化，冲服。

【功用】滋阴养血，益气温阳，复脉定悸。

【主治】

1. 阴血不足，阳气虚弱证。脉结代，心动悸，虚羸少气，舌光少苔，或质干而瘦小。
2. 虚劳肺痿。干咳无痰，或咳吐涎沫，量少，形瘦短气，虚烦不眠，自汗盗汗，咽干舌燥，大便干结，脉虚数。

【组方原理】本方原治"伤寒脉结代、心动悸"，至于虚劳肺痿，亦为气血阴阳皆亏所致。治宜补养阴阳气血。方中重用生地为君药，滋阴养血。臣以炙甘草益气养心；麦门冬滋养心阴；桂枝温通心阳。三药与生地相伍，可收气血阴阳并补之效。佐以人参补中益气，阿胶滋阴养血；麻仁滋阴润燥；大枣益气养血；生姜合桂枝以温通阳气，配大枣益脾胃，调阴阳，和气血。加酒可温通血脉，以行药势。全方滋而不腻，温而不燥，刚柔相济，相得益彰。

【常用加减】若气虚偏重，可加黄芪；血虚偏重，加熟地、当归；阳虚者易桂枝为肉桂，甚者可加鹿角胶、熟附子。

【附方】加减复脉汤由炙甘草汤化裁而成。因温病后期，热灼阴伤，故去益气温阳之人参、大枣、桂枝、生姜，加养血敛阴之白芍，变阴阳气血并补之剂为滋阴养液之方。

【鉴别】炙甘草汤与生脉散均有补肺气、养肺阴之功，可治疗肺气阴两虚之久咳不已。但炙甘草汤益气养阴作用较强，敛肺止咳之力不足，重在治本，偏于温补；而生脉散益气养阴之力虽不及本方，但伍用收敛之五味子，故止咳之功较著，偏于清补。

要点二　八珍汤（八珍散）《瑞竹堂经验方》

【组成】人参　白术　白茯苓　当归　川芎　白芍药　熟地黄　甘草（炙）各一两

【用法】加生姜、大枣，水煎服。

【功用】益气补血。

【主治】气血两虚证。面色苍白或萎黄，头晕目眩，四肢倦怠，气短懒言，心悸怔忡，饮食减少，舌淡苔薄白，脉细弱或虚大无力。

【组方原理】本证多由素体虚弱或劳役过度，或病后产后失调，或久病失治，或失血过多所致。治宜双补气血。本方用四君子汤补气，四物汤补血。姜枣为引，调和脾胃，为佐使。

【鉴别】十全大补汤、人参养荣汤均由八珍汤加减而成，皆有益气补血之功。十全大补汤较八珍汤多芪、桂,偏于温补;人参养荣汤较十全大补汤多远志、陈皮、五味子,并去川芎之辛窜,而增宁心安神之功。

细目五　补阴

要点一　六味地黄丸（地黄丸）《小儿药证直诀》

【组成】熟地黄八钱　山茱肉　干山药各四钱　泽泻　牡丹皮　茯苓各三钱
【用法】为丸。
【功用】滋补肝肾。
【主治】肝肾阴虚证。腰膝酸软,头晕目眩,耳鸣耳聋,盗汗,遗精,消渴,骨蒸潮热,手足心热,口燥咽干,牙齿动摇,足跟作痛,小便淋沥,以及小儿囟门不合,舌红少苔,脉沉细数。
【组方原理】本证由阴精不足,虚热内扰所致。治宜滋补阴精为主,兼以清降虚火。方中重用熟地为君药,填精益髓,滋阴补肾。臣以山茱肉,补养肝肾,并能涩精;山药既养脾阴,又固肾精。三药所谓"三阴并补",但以滋补肾阴为主。泽泻利湿泄浊,并防熟地之滋腻;丹皮清泻相火,并制山茱肉之温涩;茯苓健脾渗湿,配山药补脾而助健运。此三药所谓"三泻",泻湿浊而降相火。全方三补配三泻,以三补为主,但以补肾阴为重;三泻利湿降火,伍于大队滋补药中可使补而不滞。
【附方】都气丸,本方加五味子,适于肾不纳气之虚喘证;知柏地黄丸,本方加知母、黄柏清虚火,适于阴虚火旺之骨蒸潮热、遗精盗汗;杞菊地黄丸,本方加枸杞、菊花养肝明目,适于肝肾阴虚之两目昏花、视物模糊;麦味地黄丸,本方加麦冬、五味子,适于肺肾阴虚之喘嗽。

要点二　大补阴丸（大补丸）《丹溪心法》

【组成】熟地黄　龟板各六两　黄柏　知母各四两
【用法】为末,猪脊髓适量蒸熟,捣泥,炼蜜为丸。
【功用】滋阴降火。
【主治】阴虚火旺证。骨蒸潮热,盗汗遗精,咳嗽咯血,心烦易怒,足膝疼热,舌红少苔,尺脉数而有力。
【组方原理】本证由肝肾阴虚,相火亢盛所致。治宜大补真阴以治本,降火以治标。方用熟地滋补真阴,填精益髓;龟板滋阴潜阳,补肾健骨。二药补阴固本,滋水制火,共为君药。黄柏降相火;知母泻火滋阴。二药相须为用,善清降阴虚之火,为臣药。猪脊髓补髓养阴,蜂蜜补中润燥,共增滋补真阴之效,为佐药。
【常用加减】若阴虚较重者,加天门冬、玄参,滋阴并降火;遗精者加金樱子、山茱肉、沙苑子,补肾涩精;盗汗多者,加煅龙骨、煅牡蛎,以潜阳敛汗。
【鉴别】六味地黄丸与大补阴丸均属滋阴降火之剂。但六味地黄丸以滋补肾阴为主,降火之功稍逊,适于阴虚而虚火较轻者;而大补阴丸滋阴与降火并重,适于阴虚火旺俱甚者。

要点三　一贯煎《续名医类案》

【组成】北沙参　麦冬　当归身　生地黄　枸杞子　川楝子

【用法】水煎服。

【功用】滋阴疏肝。

【主治】肝肾阴虚，肝气郁滞证。胸脘胁痛，吞酸吐苦，咽干口燥，舌红少津，脉细弱或虚弦。亦治疝气瘕聚。

【组方原理】本证由肝肾阴血亏虚而肝气不疏所致。治宜重用滋养肝肾，兼以条达肝气。方中重用生地为君，滋养肝肾阴血，涵养肝木。臣以枸杞补养肝肾；当归补血养肝，且补中有行；沙参、麦冬养肺阴以清金制木，养胃阴以培土荣木。少佐川楝子疏肝泻热，理气止痛，顺其条达之性。全方在大队滋阴药中少佐理气之品，使行气而不伤阴，滋阴而不滞气。

【鉴别】一贯煎与逍遥散都能疏肝理气，均可治肝郁气滞之胁痛。但逍遥散疏肝养血健脾的作用较强，主治肝郁血虚之胁痛，并伴有神疲食少等脾虚症状；一贯煎滋养肝肾的作用较强，主治肝肾阴虚之胁痛，且见吞酸吐苦等肝气犯胃症状者。

细目六　补阳

要点　肾气丸《金匮要略》

【组成】干地黄八两　山药　山茱萸各四两　泽泻　茯苓　牡丹皮各三两　桂枝　附子各一两

【用法】蜜丸。

【功用】补肾助阳化气。

【主治】肾阳气不足证。腰痛脚软，身半以下常有冷感，少腹拘急，小便不利，或小便反多，入夜尤甚，阳痿早泄，舌淡而胖，脉虚弱，尺部沉细，以及痰饮，水肿，消渴，脚气，转胞等。

【组方原理】本证皆由肾精不足，肾阳虚弱，气化失常所致。治宜滋养肾精，温补肾气。方用干地黄（今用熟地）为君，滋补肾阴，益精填髓。山茱萸补肝肾，涩精气；山药健脾气，固肾精；附子、桂枝温肾助阳，鼓舞肾气，于"阴中求阳"，共为臣药。佐以茯苓健脾益肾，泽泻、丹皮降相火而制浮阳，且茯苓、泽泻均有渗湿泄浊之功。全方"纳桂、附于滋阴剂中十倍之一，意不在补火，而在微微生火，即生肾气也"。

【常用加减】现多将干地黄易为熟地，桂枝改为肉桂。若用于肾阳虚衰，阳事痿弱者，宜加淫羊藿、巴戟天补肾壮阳。

【附方】加味肾气丸由肾气丸加车前子、牛膝而成，但方中熟地等用量锐减，而附子之量倍增，重在温阳利水，补肾之力较轻，主治阳虚水肿而肾虚不著者。

细目七 阴阳双补

要点一 地黄饮子（地黄饮）《圣济总录》

【组成】熟干地黄　巴戟天　山茱萸　石斛　肉苁蓉　附子　五味子　官桂　白茯苓　麦门冬　菖蒲　远志各半两

【用法】加姜枣、薄荷水煎。

【功用】滋肾阴，补肾阳，开窍化痰。

【主治】下元虚衰，痰浊上泛之喑痱证。舌强不能言，足废不能用，口干不欲饮，足冷面赤，脉沉细弱。

【组方原理】本证之"喑痱"由下元虚衰，阴阳两亏，虚阳上浮，痰阻清窍所致。治宜补养下元，摄纳浮阳，佐以开窍化痰。方用熟地、山茱萸滋补肾阴，肉苁蓉、巴戟天温壮肾阳，共为君药。臣以附子、肉桂以助温养下元，摄纳浮阳，引火归原；石斛、麦冬、五味子滋养肺肾，壮水以济火。佐以石菖蒲、远志、茯苓，开窍化痰，交通心肾。少佐薄荷解郁开窍。姜、枣和中调药，为佐使。全方标本兼治，阴阳并补，上下同治，而以治本治下为主。

要点二 七宝美髯丹《本草纲目》引《积善堂方》

【组成】赤白何首乌各一斤　赤白茯苓各一斤　牛膝　当归　枸杞子　菟丝子各八两　补骨脂四两

【用法】为蜜丸，淡盐水送服。

【功用】补益肝肾，乌发壮骨。

【主治】肝肾不足证。须发早白，脱发，齿牙动摇，腰膝酸软，梦遗滑精，不育等。

【组方原理】本证由肝肾不足所致。治宜养肝补肾。方中重用赤、白何首乌补肝肾，益精血，乌须发，壮筋骨，为君药。赤、白茯苓补脾益气，宁心安神，以人乳制用，增滋补之力，为臣药。佐以枸杞子、菟丝子补肝肾，益精血；当归补血养肝；牛膝补肝肾，坚筋骨，活血脉。少佐补骨脂补肾温阳，固精止遗，寓"阳中求阴"之意。

（李冀）

第九单元 固涩剂

细目一 概述

要点一 固涩剂的适用范围

固涩剂适用于气、血、精、津液耗散滑脱之证，症见自汗、盗汗、久咳不止、久泻久痢、遗精滑泄、小便失禁，以及崩漏带下等。

要点二　固涩剂的应用注意事项

固涩剂多适宜于正虚无邪者，凡外邪未去，里实尚存者，均应慎用，以免"闭门留寇"。

细目二　固表止汗

要点　牡蛎散《太平惠民和剂局方》

【组成】黄芪　麻黄根　牡蛎各一两
【用法】为粗散，加小麦，水煎服。
【功用】敛阴止汗，益气固表。
【主治】体虚自汗、盗汗证。自汗，夜卧更甚，心悸惊惕，短气烦倦，舌淡红，脉细弱。
【组方原理】本方证由气虚卫外不固，心阳不潜所致。治宜敛阴止汗，益气固表。方中煅牡蛎敛阴潜阳，固涩止汗，为君药。黄芪益气实卫，固表止汗，为臣药。麻黄根收敛止汗，为佐药。小麦入心经，养气阴，退虚热，为佐使药。
【鉴别】牡蛎散与玉屏风散均具固表止汗之功。但牡蛎散固表敛汗之力较强，主治卫气不固，心阳不潜之自汗、盗汗，属标本兼治之法；玉屏风散健脾益气之力较大，主治表虚自汗或体虚易感风邪者，属治本之法。

细目三　涩肠固脱

要点一　真人养脏汤《太平惠民和剂局方》

【组成】人参　当归　白术各六钱　肉豆蔻半两　肉桂　甘草（炙）各八钱　白芍药一两六钱　木香一两四钱　诃子一两二钱　罂粟壳三两六钱
【用法】汤剂。
【功用】涩肠固脱，温补脾肾。
【主治】久泻久痢，脾肾虚寒证。泻痢无度，滑脱不禁，甚至脱肛坠下，脐腹疼痛，喜温喜按，倦怠食少，舌淡苔白，脉迟细。
【组方原理】本证之久泻久痢，因脾肾虚寒，关门不固所致。治当涩肠固脱治标为主，温补脾肾治本为辅。方中重用罂粟壳涩肠固脱，为君药。肉豆蔻温中涩肠；诃子涩肠止泻，共为臣药。肉桂温肾暖脾；人参、白术补气健脾；当归、白芍养血和血；木香理气醒脾，又补而不滞，共为佐药。甘草补气和中，调和诸药，为佐使药。

要点二　四神丸《内科摘要》

【组成】肉豆蔻二两　补骨脂四两　五味子二两　吴茱萸一两

【用法】为末。另取生姜、大枣五十枚共煮，取枣肉为丸。

【功用】温肾暖脾，涩肠止泻。

【主治】脾肾阳虚之肾泄。五更泄泻，不思饮食，食不消化，或久泻不愈，腹痛喜温，腰酸肢冷，神疲乏力，舌淡，苔薄白，脉沉迟无力。

【组方原理】五更泄多由命门火衰，火不暖土所致。治宜温肾暖脾，固涩止泻。方中重用补骨脂补命门之火，以温养脾土，为君药。肉豆蔻温中涩肠，既助君药温肾暖脾，又涩肠止泻，为臣药。吴茱萸温脾暖胃以散阴寒；五味子固肾涩肠，合吴茱萸以助君臣药温涩止泻之力，共为佐药。重用姜、枣同煮，枣肉为丸，意在温补脾胃。

【鉴别】四神丸与理中丸均可治疗泄泻。但四神丸以补骨脂为君药配伍肉豆蔻，偏于涩肠止泻，并温肾，主治脾肾阳虚，命门火衰所致五更泄泻，伴有神疲乏力、肢冷、不思饮食等症。理中丸以干姜为君药配伍人参，重在温中祛寒，并补益脾胃，主治中焦虚寒所致脘腹疼痛，喜温喜按，大便泄泻等症。

细目四　涩精止遗

要点一　金锁固精丸《医方集解》

【组成】沙苑蒺藜　芡实　莲须各二两　龙骨（酥炙）　牡蛎各一两

【用法】以莲子粉糊丸。

【功用】涩精补肾。

【主治】肾虚精关不固之遗精。遗精滑泄，神疲乏力，腰痛耳鸣，舌淡苔白，脉细弱。

【组方原理】本证由肾精亏虚，精关不固所致。方中沙苑蒺藜补肾固精为君。莲须固肾涩精，芡实、莲子益肾涩精，补脾养心，莲子并能交通心肾，三药共助君药补肾涩精之力，为臣药。煅龙骨、煅牡蛎收敛固涩，助君臣药涩精止遗，为佐药。

要点二　桑螵蛸散《本草衍义》

【组成】桑螵蛸　远志　菖蒲　龙骨　人参　茯神　当归　龟甲各一两

【用法】研末，睡前以人参汤调下。

【功用】涩精止遗，调补心肾。

【主治】心肾两虚之遗精、遗尿。小便频数，或尿如米泔色，或遗尿，或遗精，心神恍惚，健忘，舌淡苔白，脉细弱。

【组方原理】本证由心肾两虚，水火不交所致。方中桑螵蛸补肾涩精止遗，为君药。龙骨涩精止遗，镇心安神；龟甲滋阴潜阳，补益心肾，共为臣药。人参大补元气，当归补养营血，二者合用气血双补。茯神宁心安神，使心气下达于肾；远志安神定志，通肾气上达于心；菖蒲开心窍，益心智。三药合用以交通心肾，共为佐药。

细目五　固崩止带

要点一　固冲汤《医学衷中参西录》

【组成】白术一两　生黄芪六钱　龙骨　牡蛎　萸肉各八钱　生杭芍　海螵蛸各四钱　茜草三钱　棕边炭二钱　五倍子五分

【用法】水煎服。

【功用】固冲摄血，益气健脾。

【主治】脾肾亏虚，冲脉不固之崩漏。血崩或月经过多，或漏下不止，色淡质稀，头晕肢冷，心悸气短，神疲乏力，腰膝酸软，舌淡，脉微弱。

【组方原理】本证由肾虚不固，脾虚不摄所致。治当急治其标，固冲摄血为主，辅以健脾益气。方中山萸肉既补益肝肾，又收敛固涩，重用为君药。煅龙骨、煅牡蛎助君药固涩滑脱；白术、黄芪补气健脾，以复统血之权，共为臣药。生白芍补益肝肾，养血敛阴；棕榈炭、五倍子收敛止血；海螵蛸、茜草止血化瘀，使血止而无留瘀之弊，共为佐药。

要点二　易黄汤《傅青主女科》

【组成】山药（炒）　芡实（炒）各一两　黄柏（盐炒）二钱　车前子（酒炒）一钱　白果十枚

【用法】水煎服。

【功用】补益脾肾，清热祛湿，收涩止带。

【主治】脾肾虚弱，湿热带下。带下黏稠量多，色如浓茶汁，其气臭秽，舌红，苔黄腻。

【组方原理】本方为脾肾两虚，湿热带下而设。方中重用炒山药、炒芡实，补脾益肾，固精止带，共为君药。白果收涩止带，为臣药。黄柏清热燥湿，车前子清热利湿，共为佐药。

【鉴别】易黄汤与完带汤均治带下。但完带汤所治带下，乃因脾虚肝郁，湿浊下注所致，其带下特点是带下色白，清稀如涕，伴有肢体倦怠、舌淡苔白、脉缓等脾虚见症；易黄汤所治带下，乃因脾肾虚弱，水湿内停，蕴而生热所致，其带下黏稠量多，色如浓茶汁，其气臭秽，伴见舌红苔黄腻等症。

（范颖）

第十单元　安神剂

细目一　概述

要点一　安神剂的适用范围

安神剂适用于神志不安证，多表现为惊狂易怒，烦躁不安，心悸健忘，虚烦失眠等。

要点二 安神剂的应用注意事项

重镇安神剂多由金石、贝壳类药物组方，不宜久服。某些安神药，如朱砂等有一定的毒性，不宜久服、多服。

细目二 重镇安神

要点 朱砂安神丸《内外伤辨惑论》

【组成】朱砂（另研，水飞为衣）五钱 黄连六钱 炙甘草五钱半 生地黄一钱半 当归二钱半

【用法】炼蜜为丸。

【功用】镇心安神，清热养血。

【主治】心火亢盛，阴血不足证。失眠多梦，惊悸怔忡，心烦神乱，或胸中懊憹，舌尖红，脉细数。

【组方原理】本证由心火亢盛，灼伤阴血扰及心神所致。治宜镇心安神，清热养血。方中朱砂长于重镇安神，清泻心火，为君药。黄连助君药清心泻火以除烦热，为臣药。生地滋阴清热，当归补养心血，俱为佐药。甘草调和药性，和中补脾，防朱砂质重碍胃，为佐使药。

细目三 滋养安神

要点一 酸枣仁汤《金匮要略》

【组成】酸枣仁二升 甘草一两 知母二两 茯苓二两 川芎二两

【用法】水煎服。

【功用】养血安神，清热除烦。

【主治】肝血不足，虚热内扰证。虚烦失眠，心悸不安，头目眩晕，咽干口燥，舌红，脉弦细。

【组方原理】本证由肝血不足，阴虚内热所致。治宜养血安神，清热除烦。方中重用酸枣仁补肝养血，宁心安神，为君药。茯苓宁心安神；知母滋阴润燥，清热除烦，为臣药。川芎伍枣仁，辛散与酸收并用，具养血调肝之妙，为佐药。甘草和中缓急，调和药性，为佐使。

要点二 天王补心丹《校注妇人良方》

【组成】人参 茯苓 玄参 丹参 桔梗 远志各五钱 当归 五味子 麦门冬 天门冬 柏子仁 酸枣仁各一两 生地黄四两

【用法】为丸，朱砂水飞为衣，温水或桂圆肉煎汤送服。

【功用】滋阴清热，养血安神。

【主治】阴虚血少，神志不安证。心悸怔忡，虚烦失眠，神疲健忘，或梦遗，手足心热，口舌生疮，舌红少苔，脉细数。

【组方原理】本证由心肾两亏，阴虚血少，虚火内扰所致。治宜滋阴清热，养血安神。方中重用生地滋阴养血，为君。天冬、麦冬滋阴清热；当归补血润燥；酸枣仁、柏子仁养心安神，共为臣。玄参滋阴降火；茯苓、远志养心安神；人参补气生血，安神益智；五味子敛心气，安心神；丹参清心活血，使补而不滞；朱砂镇心安神，共为佐。桔梗载药上行，为使。

【鉴别】天王补心丹、柏子养心丸二方同治阴血亏虚之虚烦不眠。但天王补心丹重用生地配伍二冬、玄参等大队滋阴清热药以滋补心肾之阴，以补心为主，主治以阴虚内热为主的心神不安证；柏子养心丸重用柏子仁与枸杞子配伍熟地黄、当归等，滋阴之力弱，适宜于心肾两虚之轻证。

（范颖）

第十一单元 开窍剂

细目一 概述

要点一 开窍剂的适用范围

开窍剂适用于窍闭神昏之证。本证可分为热闭和寒闭两种。热闭多见高热，神昏，谵语，甚或痉厥等；寒闭多见突然昏倒，牙关紧闭，不省人事等。

要点二 开窍剂的应用注意事项

首先应辨别闭证和脱证，其次辨清闭证之寒热属性。对于阳明腑实证而见神昏谵语者，只宜寒下，不宜用开窍剂，但兼有邪陷心包之证，可开窍与寒下并用。开窍剂多辛香走窜，不宜久服。

细目二 凉开

要点一 安宫牛黄丸《温病条辨》

【组成】牛黄 郁金 犀角（水牛角代） 黄连 朱砂各一两 梅片 麝香各二钱五分 真珠五钱 山栀 雄黄 黄芩各一两

【用法】炼蜜为丸，金箔为衣，蜡护。脉虚者人参汤下，脉实者银花、薄荷汤下。

【功用】清热解毒，开窍醒神。

【主治】邪热内陷心包证。高热烦躁，神昏谵语，舌謇肢厥，舌红或绛，脉数有力。

亦治中风昏迷，小儿惊厥，属邪热内闭者。

【组方原理】本证由温热之邪内陷心包，痰热蒙蔽心窍所致。治宜清热解毒，开窍醒神。方中牛黄清心解毒，豁痰开窍；麝香通达十二经，为开窍醒神之要药。二药清心开窍，芳香辟秽，共为君药。犀角（水牛角代）清心凉血解毒；冰片善通诸窍，兼散郁火；珍珠清心肝之热，又能镇惊坠痰，共为臣药。黄连、黄芩、栀子清热泻火解毒；郁金行气解郁；雄黄劫痰解毒；朱砂镇心安神，兼能凉心；金箔镇心安神，共为佐药。蜂蜜和胃调中为使。

【鉴别】安宫牛黄丸与牛黄清心丸均具清心开窍之功。但安宫牛黄丸清热解毒及芳香开窍之功较著，常作为温热之邪内陷心包，痰热蒙蔽清窍重证之急救品。牛黄清心丸清心开窍之力较逊，适于热闭神昏之轻证。

要点二　至宝丹《灵苑方》引郑感方，录自《苏沈良方》

【组成】生乌犀（水牛角代）　生玳瑁　琥珀　朱砂　雄黄各一两　牛黄　龙脑　麝香各一分　安息香一两半　金银箔各五十片

【用法】为丸，人参汤下。

【功用】化浊开窍，清热解毒。

【主治】热闭心包证。神昏谵语，身热烦躁，舌红苔黄垢腻，脉滑数。亦治中风、中暑、小儿惊厥属于痰热内闭者。

【组方原理】本证由温热秽浊之邪内闭心包所致。治宜清解热毒，芳香开窍，豁痰化浊。方中犀角（水牛角代）清心凉血解毒；麝香通达十二经，芳香开窍，为君药。安息香、龙脑辛香开窍，清热辟秽；玳瑁镇心安神，清热解毒，息风定惊；牛黄豁痰开窍，为臣药。佐以朱砂重镇安神，清泻心火；琥珀镇惊安神；雄黄豁痰解毒；金箔、银箔镇心安神定惊。

【鉴别】至宝丹与安宫牛黄丸、紫雪皆为凉开之常用方，有清热开窍作用，合称"凉开三宝"。相比而言，"安宫牛黄丸最凉，紫雪次之，至宝又次之"。安宫牛黄丸长于清热解毒，适于痰热偏盛而神昏较重者；紫雪长于息风止痉，适于热闭神昏而见痉厥抽搐者；至宝丹长于芳香开窍，化浊辟秽，适于痰浊偏盛而热邪略轻者。

细目三　温开

要点　苏合香丸《广济方》，录自《外台秘要》

【组成】白术　光明砂　麝香　诃黎勒皮　香附子　沉香　青木香　丁子香　安息香　白檀香　荜茇　犀角（水牛角代）各一两　薰陆香　苏合香　龙脑香各半两

【用法】白蜜和丸。

【功用】芳香开窍，行气止痛。

【主治】寒闭证。突然昏倒，牙关紧闭，不省人事，苔白，脉迟。亦治心腹卒痛，甚则昏厥，属寒凝气滞者。

【组方原理】本证由寒邪、秽浊或气郁闭阻清窍所致。治宜芳香开窍，行气止痛。方中苏合香、安息香、麝香、冰片开窍醒神，辟秽祛痰，通络散瘀。香附、木香、沉香、白檀香、熏陆香、丁香、荜茇芳香辛散温通，散寒止痛，行气解郁。水牛角清心解毒，朱砂重镇安神，以助醒神之功。白术补气健脾，燥湿化浊；诃子温涩敛气化痰。二药合用，既补气，又敛气，可防辛散太过耗气伤正，均为佐药。

（范颖）

第十二单元 理气剂

细目一 概述

要点一 理气剂的适用范围

理气剂适用于气滞或气逆证。气滞以脾胃气滞和肝气郁滞为多见，症见胃脘、胁肋疼痛，或疝气痛，或月经不调，或痛经等。气逆以肺胃气逆为主，主要表现为咳喘、呕吐、嗳气、呃逆等症。

要点二 理气剂的应用注意事项

注意辨别气滞与气逆。理气剂多辛燥伤津耗气，勿使过剂。年老体弱、阴虚火旺、孕妇或素有崩漏吐衄者，更应慎之。

细目二 行气

要点一 越鞠丸《丹溪心法》

【组成】香附 川芎 苍术 栀子 神曲各等分
【用法】水丸。
【功用】行气解郁。
【主治】六郁证。胸膈痞闷，脘腹胀痛，嗳腐吞酸，恶心呕吐，饮食不消。
【组方原理】本方所治气、血、痰、火、湿、食六郁之证，乃由情志失常，或饮食失节、寒温不适所致。六郁之中以气郁为主，故治宜行气解郁为要，使气行则血行，气行则痰、火、湿、食诸郁自解。方中香附治气郁，川芎治血郁，栀子治火郁，苍术治湿郁，神曲治食郁。因痰郁由气滞湿聚而成，若气行湿化，则痰郁得解，故不另用治痰之品。

【常用加减】若气郁明显者，加厚朴、枳实，以行气解郁；若血瘀明显者，加当归、丹参，以活血散瘀止痛；若火热内盛者，加黄连、黄芩，以清热泻火；若饮食积滞明显者，加麦芽、莱菔子，以消食和胃；若湿盛者，加白术、茯苓，以健脾渗湿；若痰盛者，加半夏、陈皮，以降逆化痰。

要点二　枳实薤白桂枝汤《金匮要略》

【组成】枳实四枚　厚朴四两　薤白半升　桂枝一两　瓜蒌一枚

【用法】水煎服。

【功用】通阳散结，祛痰下气。

【主治】胸阳不振，痰气互结之胸痹。胸满而痛，甚或胸痛彻背，喘息咳唾，短气，气从胁下冲逆，上攻心胸，舌苔白腻，脉沉弦或紧。

【组方原理】本证因胸阳不振，痰浊中阻，气结于胸所致。治宜通阳散结，祛痰下气。方中瓜蒌涤痰散结，开胸通痹；薤白通阳散结，化痰散寒，乃治疗胸痹之要药，共为君药。枳实下气破结，消痞除满；厚朴燥湿化痰，下气除满，二者同用，共助君药宽胸散结、下气除满、通阳化痰之效，均为臣药。桂枝通阳散寒，降逆平冲，为佐药。

【鉴别】枳实薤白桂枝汤与瓜蒌薤白白酒汤、瓜蒌薤白半夏汤均有通阳散结、行气祛痰之功。瓜蒌薤白白酒汤以通阳散结，行气祛痰为主，适于胸痹而痰浊较轻者；瓜蒌薤白半夏汤祛痰散结之力较大，适于胸痹而痰浊较盛者；枳实薤白桂枝汤通阳散结之力尤大，并能下气祛痰，消痞除满，用以治胸痹而痰气互结较甚，胸中痞满，并有逆气从胁下上冲心胸者。

要点三　半夏厚朴汤《金匮要略》

【组成】半夏一升　厚朴三两　茯苓四两　生姜五两　苏叶二两

【用法】水煎服。

【功用】行气散结，降逆化痰。

【主治】痰气互结之梅核气。咽中如有物阻，咯吐不出，吞咽不下，胸膈满闷，或咳或呕，舌苔白润或白滑，脉弦缓或弦滑。

【组方原理】本证由七情郁结，痰气交阻所致。治宜行气散结，降逆化痰。方中半夏化痰散结，降逆和胃，为君药。厚朴行气开郁，下气除满，为臣药。两者相配，痰气并治。生姜降逆消痰，助半夏化痰散结，和胃止呕，并解半夏之毒；茯苓渗湿健脾，则痰无由生，为佐药。苏叶芳香疏散，开郁散结，并能引药上行，为使药。

要点四　天台乌药散《圣济总录》

【组成】乌药　木香　茴香　青橘皮　高良姜各半两　槟榔二个　楝实十个　巴豆（同楝实二味用麸一升炒，候麸黑色，拣去巴豆并麸不用）七十粒

【用法】为散。

【功用】行气疏肝，散寒止痛。

【主治】肝经寒凝气滞证。小肠疝气，少腹痛引睾丸，舌淡苔白，脉沉弦。亦治妇女痛经、瘕聚。

【组方原理】本证由寒凝肝脉，气机阻滞所致。治宜行气疏肝，散寒止痛。方中乌药疏肝行气，散寒止痛，为君药。青皮疏肝行气，木香理气止痛；茴香暖肝散寒，良姜散寒止痛。四药合用，增君药行气散寒之力，俱为臣药。槟榔下气导滞，能直达下焦而破坚；

川楝子理气止痛，虽其性苦寒，但与辛热之巴豆同炒，则寒性减，而行气散结之力增，为佐药。

要点五　暖肝煎《景岳全书》

【组成】当归二钱　枸杞子三钱　小茴香二钱　肉桂一钱　乌药二钱　沉香一钱　茯苓二钱

【用法】加生姜，水煎服。

【功用】温补肝肾，行气止痛。

【主治】肝肾不足，寒滞肝脉证。睾丸冷痛，或小腹疼痛，疝气痛，畏寒喜暖，舌淡苔白，脉沉迟。

【组方原理】本证由肝肾不足，寒客肝脉，气机郁滞所致。治宜温补肝肾，行气止痛。方中肉桂温肾暖肝，祛寒止痛；小茴香暖肝散寒，理气止痛，二药温肾暖肝散寒，为君药。当归养血补肝，枸杞子补肝益肾，二药补本；乌药、沉香散寒行气止痛，以治其标，同为臣药。茯苓渗湿健脾，生姜散寒和胃，均为佐药。诸药相合，温补肝肾，行气逐寒。

细目三　降气

要点一　苏子降气汤《太平惠民和剂局方》

【组成】紫苏子　半夏各二两半　川当归一两半　甘草二两　前胡　厚朴各一两　肉桂一两半

【用法】加姜枣、苏叶，水煎服。

【功用】降气平喘，祛痰止咳。

【主治】上实下虚喘咳证。咳喘痰多，胸膈满闷，喘咳短气，呼多吸少，或腰疼脚弱，肢体倦怠，或肢体浮肿，舌苔白滑或白腻，脉弦滑。

【组方原理】本证由肺气壅实所致。治以降气平喘，祛痰止咳为重，兼顾下元。方中紫苏子降气平喘，祛痰止咳，为君药。半夏燥湿化痰降逆，厚朴下气宽胸除满，前胡下气祛痰止咳，三药助紫苏子降气祛痰平喘之功，共为臣药。君臣相配，以治上实。肉桂温补下元，纳气平喘；当归既治咳逆上气，又养血润燥，同肉桂以温补下虚；略加生姜、苏叶以散寒宣肺，共为佐药。甘草、大枣和中健脾，调和药性，为使药。

要点二　定喘汤《摄生众妙方》

【组成】白果二十一枚　麻黄三钱　苏子二钱　甘草一钱　款冬花三钱　杏仁一钱五分　桑白皮三钱　黄芩一钱五分　法制半夏三钱

【用法】水煎服。

【功用】宣降肺气，清热化痰。

【主治】风寒外束，痰热内蕴之喘证。咳喘痰多气急，痰稠色黄，或微恶风寒，舌苔黄腻，脉滑数。

【组方原理】本证因素有痰热，复感风寒，肺失宣降所致。治宜宣肺降气，止咳平喘，清热祛痰。方用麻黄宣肺散邪，白果敛肺定喘。白果伍麻黄，一散一收，既可增平喘之功，又可防麻黄耗散肺气，共为君药。苏子、杏仁、半夏、款冬花降气平喘，止咳祛痰，均为臣药。桑白皮、黄芩清泻肺热，止咳平喘，为佐药。甘草调和诸药为使。

要点三　旋覆代赭汤《伤寒论》

【组成】旋覆花三两　人参二两　生姜五两　代赭石一两　炙甘草三两　半夏半升　大枣十二枚

【用法】水煎服。

【功用】降逆化痰，益气和胃。

【主治】胃虚痰阻气逆证。心下痞硬，噫气不除，或反胃呃逆，甚或呕吐，舌苔白腻，脉缓或滑。

【组方原理】本证由胃气虚弱，痰浊内阻所致。治宜降逆化痰，益气补虚。方中重用旋覆花下气消痰，降逆止噫，为君药。代赭石质重沉降，善镇冲逆；半夏祛痰散结，降逆和胃；生姜用量独重，和胃降逆以止呕，宣散水气以祛痰，共为臣药。人参、大枣、炙甘草益气补脾养胃，为佐药。炙甘草调和药性，为使药。

【鉴别】旋覆代赭汤与吴茱萸汤均治胃虚气逆之呕吐。但旋覆代赭汤重在降逆，主治胃气虚弱，痰浊内阻之心下痞硬，噫气不除；吴茱萸汤重在温中降逆，主治中焦虚寒，胃气失和之呕吐。

要点四　橘皮竹茹汤《金匮要略》

【组成】橘皮二升　竹茹二升　大枣三十枚　生姜半斤　甘草五两　人参一两

【用法】水煎服。

【功用】降逆止呃，益气清热。

【主治】胃虚有热之呃逆。呃逆或干呕，虚烦少气，口干，舌红嫩，脉虚数。

【组方原理】本证由胃虚有热，气逆不降所致。治以清补降逆。方中橘皮行气和胃以止呃；竹茹清热安胃以止呕，皆重用为君。人参益气补虚，与橘皮合用，行中有补；生姜和胃止呕，共为臣药。甘草、大枣补中益气，调和药性，为佐使。

（范颖）

第十三单元　理血剂

细目一　概述

要点一　理血剂的适用范围及配伍规律

理血剂适用于血瘀证及出血证。凡下焦蓄血证，或瘀血内停之胸腹胁肋诸痛，妇女经闭、痛经或产后恶露不行，外伤瘀肿、痈肿初起等，以及吐血、衄血、咳血、便血、尿血、崩漏等各种出血证，均为理血剂的适应范围。

活血祛瘀剂常配伍理气药，使气行则血行；或配伍养血补血药，使祛瘀血不伤血。止血剂常配伍活血药，使止血不留瘀；上部出血，多配沉降药；下部出血，多配升提药，以增强止血之力。

要点二　理血剂的应用注意事项

辨清瘀血或出血的原因，分清标本缓急。逐瘀需防伤正，止血慎防留瘀。至于瘀血内阻，血不循经之出血，法当祛瘀为先。活血祛瘀剂其性破泄，易于动血、伤胎，凡妇女经期、月经过多及孕妇当慎用或忌用。

细目二　活血祛瘀

要点一　桃核承气汤《伤寒论》

【组成】桃仁五十个　大黄四两　桂枝二两　甘草（炙）二两　芒硝二两

【用法】水煎，芒硝冲服。

【功用】逐瘀泻热。

【主治】下焦蓄血证。少腹急结，小便自利，神志如狂，甚则烦躁谵语，至夜发热；以及血瘀经闭，痛经，脉沉实而涩者。

【组方原理】本证属瘀热互结下焦，治当逐瘀泻热。本方由调胃承气汤减芒硝之量，再加桃仁、桂枝而成。方中桃仁活血破瘀；大黄下瘀泻热。二药瘀热并治，共为君药。芒硝泻热软坚，助大黄下瘀泻热；桂枝通行血脉，既助桃仁活血祛瘀，又防硝、黄寒凉凝血之弊，共为臣药。炙甘草护胃安中，并缓诸药之峻烈，为佐使药。

要点二　血府逐瘀汤《医林改错》

【组成】桃仁四钱　红花　当归　生地黄各三钱　川芎一钱半　赤芍二钱　牛膝三钱　桔梗一钱半　柴胡一钱　枳壳　甘草各二钱

【用法】水煎服。

【功用】活血化瘀，行气止痛。

【主治】胸中血瘀证。胸痛，头痛，日久不愈，痛如针刺而有定处，或呃逆日久不止，或饮水即呛，干呕，或内热瞀闷，或心悸怔忡，失眠多梦，急躁易怒，入暮潮热，唇暗或两目暗黑，舌质暗红，或舌有瘀斑、瘀点，脉涩或弦紧。

【组方原理】本证由瘀血内阻胸部，气机郁滞所致。治宜活血化瘀，兼以行气止痛。方中桃仁破血行滞而润燥，红花活血祛瘀以止痛，共为君药。赤芍、川芎助君药活血祛瘀；牛膝活血祛瘀止痛，引血下行，共为臣药。佐以生地、当归养血活血；桔梗、枳壳，一升一降，宽胸行气；柴胡疏肝解郁，与桔梗、枳壳同用，使气行则血行。桔梗并能载药上行，甘草调和药性为使。全方活血与行气相伍，祛瘀与养血同施，升降兼顾。

【附方】通窍活血汤，由赤芍、川芎、桃仁、红花、麝香、老葱、生姜、红枣、黄酒组成，辛香温通作用较好，重在活血通窍，主治瘀阻头面之头痛等；膈下逐瘀汤，由五灵脂、当归、川芎、桃仁、丹皮、赤芍、元胡、甘草、红花、香附、乌药、枳壳组成，行气止痛作用较好，善治瘀阻膈下之腹痛、胁痛；少腹逐瘀汤，由元胡、没药、当归、川芎、赤芍、蒲黄、五灵脂、干姜、肉桂、小茴香组成，偏于温经散寒止痛，用治寒凝血瘀之少腹疼痛、痛经、月经不调最宜；身痛逐瘀汤，由川芎、桃仁、红花、甘草、没药、当归、五灵脂、香附、牛膝、地龙、秦艽、羌活组成，长于活血通络，宣痹止痛，用于瘀阻脉络之痹痛。

要点三 补阳还五汤《医林改错》

【组成】黄芪四两 当归尾二钱 赤芍一钱半 地龙 川芎 红花 桃仁各一钱

【用法】水煎服。

【功用】补气活血通络。

【主治】中风之气虚血瘀证。半身不遂，口眼㖞斜，语言謇涩，口角流涎，小便频数或遗尿失禁，舌暗淡，苔白，脉缓无力。

【组方原理】本证由正气亏虚，脉络瘀阻所致，以气虚为本，血瘀为标。治当以补气为主，活血通络为辅。原方重用生黄芪四两，补益元气，意在气旺则血行，瘀去而络通，为君药。臣以当归尾活血通络而不伤血。佐以赤芍、川芎、桃仁、红花活血祛瘀；地龙通经活络，以行药力。重用补气药，少佐活血药，为本方配伍特点。

要点四 复元活血汤《医学发明》

【组成】柴胡半两 瓜蒌根 当归各三钱 红花 甘草 穿山甲各二钱 大黄一两 桃仁五十个

【用法】为末，加黄酒，水煎服。

【功用】活血祛瘀，疏肝通络。

【主治】跌打损伤，瘀血阻滞证。胁肋瘀肿，痛不可忍。

【组方原理】本证由跌打损伤，瘀血留于胁肋所致。治当活血祛瘀，兼以疏肝行气通络。方中重用酒制大黄，荡涤留瘀败血，导瘀下行；柴胡疏肝行气，引诸药入肝经，共为君药。臣以桃仁、红花活血祛瘀，消肿止痛；穿山甲破瘀通络，消肿散结。佐以当归补血活血，使祛瘀而不伤血；瓜蒌根入血分而消瘀散结，又清热润燥。甘草缓急止痛，调和诸药，是为佐使。加酒煎服，增活血通络之力。

【鉴别】血府逐瘀汤与复元活血汤同具活血化瘀止痛之功，主治血瘀证。但血府逐瘀汤证为瘀血停于胸部，除重用活血化瘀药外，配伍柴胡、枳壳、桔梗、牛膝等行气引血之品，活血化瘀与行气止痛之力均较强。复元活血汤证瘀血留于胁肋，配伍大黄、穿山甲等，活血破瘀之力较强，兼以疏肝通络。

要点五 七厘散《同寿录》

【组成】朱砂一钱二分 麝香 冰片各一分二厘 乳香 没药 红花各一钱五分 血竭一两 儿茶二钱四分

【用法】治外伤，先以药七厘，烧酒冲服，复用药以烧酒调敷伤处。

【功用】散瘀消肿，定痛止血。
【主治】跌打损伤，筋断骨折之瘀血肿痛，或刀伤出血。并治无名肿毒，烧伤烫伤等。伤轻者不必服，只用敷。
【组方原理】本方所治皆为气血瘀阻，脉络受损之证。治宜活血祛瘀，行气止痛，收敛止血。方中重用血竭活血散瘀止痛，敛疮生肌止血。红花、乳香、没药活血行气，消肿止痛；麝香、冰片通行经络。儿茶助君药收敛止血，并治疮肿；朱砂镇惊安神。

要点六　温经汤《金匮要略》

【组成】吴茱萸三两　当归　芍药　川芎　人参　桂枝　阿胶　牡丹皮　生姜　甘草各二两　半夏半升　麦冬一升
【用法】水煎，阿胶烊化冲服。
【功用】温经散寒，养血祛瘀。
【主治】冲任虚寒，瘀血阻滞证。漏下不止，血色暗而有块，淋沥不畅，或月经超前或延后，或逾期不止，或一月再行，或经停不至，而见少腹里急，腹满，傍晚发热，手心烦热，唇口干燥，舌质暗红，脉细而涩。亦治妇人宫冷，久不受孕。
【组方原理】本证属虚、寒、瘀、热错杂，以冲任虚寒，瘀血阻滞为主。治当温经散寒，祛瘀养血，兼清虚热。方中吴茱萸、桂枝温经散寒，通利血脉，为君药。臣以当归、川芎活血祛瘀，养血调经；丹皮活血散瘀，又清血分虚热。佐以阿胶、白芍、麦冬养血调肝，滋阴润燥，且清虚热，并制吴茱萸、桂枝之温燥；人参、甘草益气健脾，以资生化之源；半夏、生姜辛开散结，通降胃气，以助祛瘀调经。甘草调和药性，为使药。

要点七　生化汤《傅青主女科》

【组成】全当归八钱　川芎三钱　桃仁十四枚　干姜五分　甘草（炙）五分
【用法】水煎，或加黄酒同煎。
【功用】养血祛瘀，温经止痛。
【主治】血虚寒凝，瘀血阻滞证。产后恶露不行，小腹冷痛。
【组方原理】本证由产后血虚寒凝，瘀血内阻所致。治宜活血养血，温经止痛。方中重用全当归补血活血，化瘀生新，为君药。臣以川芎活血行气，桃仁活血祛瘀，炮姜温经散寒止痛，黄酒温通血脉以助药力，共为佐药。炙甘草和中缓急，调和药性，为使药。原方另用童便同煎，取其益阴化瘀、引败血下行之意。
【鉴别】温经汤与生化汤同为温经散寒、养血散瘀之剂。温经汤温养散瘀之力较强，温清消补并用，主治冲任虚寒、瘀血阻滞之证。生化汤长于化瘀生新，但温养之力不及温经汤，主治妇人产后血虚寒凝、瘀血内阻之证。

要点八　失笑散《太平惠民和剂局方》

【组成】五灵脂　蒲黄各二钱
【用法】为末，用黄酒或醋冲服。
【功用】活血祛瘀，散结止痛。
【主治】瘀血停滞证。心腹刺痛，或产后恶露不行，或月经不调，少腹急痛等。

【组方原理】本证主治诸痛皆由瘀血内停，脉络阻滞，血行不畅所致。治宜活血祛瘀止痛。方中五灵脂、蒲黄相须为用，活血祛瘀，散结止痛。以黄酒或醋冲服，意在行血脉，助药势，化瘀血，并祛五灵脂之腥气。

【鉴别】失笑散与金铃子散均有活血止痛之功。但失笑散长于化瘀散结止痛，主治瘀血内停，脉道阻滞之心腹刺痛。金铃子散疏肝泻热，活血行气止痛，主治肝郁化火，气滞血瘀之心腹胁肋诸痛。

要点九　桂枝茯苓丸《金匮要略》

【组成】桂枝　茯苓　丹皮　桃仁　芍药各等分
【用法】炼蜜和丸。
【功用】活血化瘀，缓消癥块。
【主治】瘀阻胞宫证。妇人素有癥块，妊娠漏下不止，或胎动不安，血色紫黑晦暗，腹痛拒按，或经闭腹痛，或产后恶露不尽而腹痛拒按者，舌质紫暗或有瘀点，脉沉涩。
【组方原理】本证由瘀血留结胞宫所致。治宜活血化瘀，缓消癥块。方中桂枝通利血脉以行瘀滞，为君药。桃仁活血化瘀，助君药化瘀消癥，为臣药。丹皮散血行瘀，兼清瘀热；芍药益阴养血，使祛瘀不伤正；茯苓利湿以助消癥，健脾益胃以扶正气，共为佐药。白蜜甘缓补中，可收渐消缓散之效，兼调和诸药，为佐使药。
【鉴别】桂枝茯苓丸与鳖甲煎丸均有化瘀消癥之功。桂枝茯苓丸化瘀消癥之力和缓，主治瘀血留结胞宫之妊娠漏下不止等。鳖甲煎丸软坚消癥力强，主治久疟不愈之疟母，瘀血痰湿相搏之癥瘕。

细目三　止血

要点一　十灰散《十药神书》

【组成】大蓟　小蓟　荷叶　侧柏叶　茅根　茜根　山栀　大黄　牡丹皮　棕榈皮各等分
【用法】烧灰研末，纸包，碗盖于地上一夕。用白藕捣汁或萝卜汁磨京墨调服。
【功用】凉血止血。
【主治】血热妄行之出血证。呕血、吐血、咯血、嗽血、衄血等，血色鲜红，来势急暴，舌红，脉数。
【组方原理】本证因火热炽盛，气火上冲，损伤血络，迫血妄行所致。治宜清降凉血止血，佐以收涩之法。方中大蓟、小蓟凉血止血，兼能祛瘀，为君药。臣以白茅根、荷叶、侧柏叶凉血止血。佐以大黄、栀子清热泻火，导热下行；棕榈皮收敛止血；茜草、丹皮配大黄既凉血止血，又活血以行留瘀。诸药烧炭可增收涩止血之力。以藕汁或萝卜汁磨京墨调服，亦在加强凉血止血之效。全方集凉血、止血、清降、祛瘀诸法，为止血之良剂。

要点二　咳血方《丹溪心法》

【组成】青黛（水飞）　瓜蒌仁　海粉　山栀子（炒黑）　诃子

【用法】为丸。
【功用】清肝宁肺，凉血止血。
【主治】肝火犯肺之咳血证。咳嗽痰稠带血，咯吐不爽，心烦易怒，胸胁作痛，咽干口苦，颊赤便秘，舌红苔黄，脉弦数。
【组方原理】本证由肝火犯肺所致。治当清肝泻火。方中青黛清肝泻火，凉血止血；山栀子清热凉血，泻火除烦，炒黑可入血分而止血。两药合用，澄本清源，共为君药。臣以瓜蒌仁清热化痰，润肺止咳；海粉清肺降火，软坚化痰。佐以诃子清降敛肺，化痰止咳。

要点三　小蓟饮子《重订严氏济生方》

【组成】生地四两　小蓟　滑石　木通　蒲黄　藕节　淡竹叶　当归　山栀子　甘草各半两
【用法】水煎服。
【功用】凉血止血，利水通淋。
【主治】热结下焦之血淋、尿血。尿中带血，小便频数，赤涩热痛，舌红，脉数。
【组方原理】本证因下焦瘀热，损伤膀胱血络，气化失司所致。治宜凉血止血，利水通淋。方中生地凉血止血，养阴清热为君。臣以小蓟凉血止血，蒲黄、藕节助君药凉血止血，并能消瘀。佐以滑石、竹叶、木通清热利水通淋；栀子清泻三焦之火，导热从下而出；当归养血和血，引血归经，且防诸药寒凉滞血之弊。使以甘草缓急止痛，和中调药。

要点四　槐花散《普济本事方》

【组成】槐花　柏叶　荆芥穗　枳壳
【用法】为末。
【功用】清肠止血，疏风行气。
【主治】肠风、脏毒下血。便前出血，或便后出血，或粪中带血，以及痔疮出血，血色鲜红或晦暗，舌红苔黄，脉数。
【组方原理】本方所治肠风、脏毒皆因风热或湿热邪毒，壅遏肠道血分，损伤脉络，血渗外溢所致。治宜清肠凉血，疏风行气。方中槐花善清大肠湿热，凉血止血，为君药。臣以侧柏叶清热止血。荆芥穗炒用，入血分而止血；枳壳行气宽肠，共为佐药。诸药合用，寓行气于止血之中，寄疏风于清肠之内。

要点五　黄土汤《金匮要略》

【组成】甘草　干地黄　白术　附子　阿胶　黄芩各三两　灶心黄土半斤
【用法】先将灶心土水煎过滤取汤，再煎余药，阿胶烊化冲服。
【功用】温阳健脾，养血止血。
【主治】阳虚便血。大便下血，先便后血，以及吐血、衄血、妇人崩漏，血色暗淡，四肢不温，面色萎黄，舌淡苔白，脉沉细无力。
【组方原理】本证由脾阳不足，统摄无权所致。治宜温阳止血，健脾养血。方中灶心黄土（即伏龙肝）温中收涩止血，用以为君。臣以白术、附子温阳健脾以复统血之权。生地、阿胶滋阴养血止血；与黄芩合用，又能制约术、附温燥之性；而生地、阿胶得术、附则滋而不腻，避呆滞碍脾之弊，均为佐药。甘草调和药性，补脾和中，为使药。全方寒热并用，刚柔相济，标本兼顾。

【鉴别】黄土汤与归脾汤均可用治脾不统血之便血、崩漏。黄土汤温阳健脾而摄血，适于脾阳不足、统摄无权之出血证；归脾汤补气健脾与养心安神并重，适于脾气不足，气不摄血之出血证，亦治心脾气血两虚之神志不宁证。

（王均宁）

第十四单元　治风剂

细目一　概述

要点一　治风剂的适用范围

治风剂适用于外风侵袭及肝风内动引起的风病。外风证，症见头痛，恶风，肌肤瘙痒，肢体麻木，筋骨挛痛，关节屈伸不利，或口眼歪斜，甚则角弓反张，及破伤风等；内风证，症见眩晕，震颤，四肢抽搐，甚则卒然昏倒，口角歪斜，半身不遂等。

要点二　治风剂的应用注意事项

当辨别风病属内、属外。应分清病邪的兼夹以及病情的虚实。外风与内风常相互影响，应分清主次，全面兼顾。

细目二　疏散外风

要点一　川芎茶调散《太平惠民和剂局方》

【组成】川芎　荆芥各四两　白芷　羌活　甘草各二两　细辛一两　防风一两半　薄荷叶八两

【用法】为细末，饭后清茶调服。

【功用】疏风止痛。

【主治】外感风邪头痛。偏正头痛，或巅顶作痛，目眩鼻塞，或恶风发热，舌苔薄白，脉浮。

【组方原理】本方为外感风邪头痛而设。方中川芎善祛风止痛，为治头痛要药，尤善治少阳、厥阴经头痛，为君药。羌活善治太阳经头痛；白芷善治阳明头痛，均为臣药。薄荷重用八两辛凉散风，荆芥、防风疏散风邪，细辛祛风止痛，为佐药。甘草调药和中，使升散不致耗气；清茶上清头目，可监制风药之辛燥，均为使药。

【鉴别】九味羌活汤与川芎茶调散均有祛风散邪之功。但九味羌活汤以发汗解表，祛风寒湿邪为主，兼清里热，主治外感风寒湿邪表证，兼有里热之证。川芎茶调散长于发散头面部位之风邪，具疏风止痛、清利头目之功，主治外感风邪之偏正头痛。

要点二　大秦艽汤《素问病机气宜保命集》

【组成】秦艽三两　川芎　独活　当归　白芍药　石膏　甘草各二两　羌活　防风　白芷　黄芩　白术　白茯苓　生地黄　熟地黄各一两　细辛半两

【用法】水煎服。

【功用】疏风清热，养血活血。

【主治】风邪初中经络证。口眼㖞斜，舌强不能言语，手足不能运动，或恶寒发热，苔白或黄，脉浮数或弦细。

【组方原理】本证由风邪乘虚入中经络，气血痹阻所致。治宜疏风清热，活血通络，兼补养气血之法。方中秦艽祛风清热，通经活络为君。羌活、防风散太阳之风，白芷散阳明之风，独活、细辛搜少阴之风，俱为臣药。佐入当归、川芎、白芍、生地、熟地以养血柔筋，活血通络；白术、茯苓、甘草益气健脾，以资生气血；石膏、黄芩清风阳所化之热，为佐药。甘草调和药性，为使药。

要点三　牵正散《杨氏家藏方》

【组成】白附子　白僵蚕　全蝎各等分

【用法】为末，温酒送服。

【功用】祛风化痰，通络止痉。

【主治】风中经络，口眼㖞斜。

【组方原理】本证由风痰阻于头面经络所致。治宜祛风痰，通经络，止痉挛。方中白附子善祛头面之风痰，为君药。全蝎、僵蚕搜风通络，祛风止痉。用热酒调服，可宣通血脉，助药势以直达病所。

要点四　小活络丹（活络丹）《太平惠民和剂局方》

【组成】川乌　草乌　天南星　地龙各六两　乳香　没药各二两二钱

【用法】蜜丸，用陈酒或温水送服。

【功用】祛风除湿，化痰通络，活血止痛。

【主治】风寒湿痹。肢体筋脉疼痛，麻木拘挛，关节屈伸不利，疼痛游走不定。亦治中风手足不仁，日久不愈，经络中有湿痰瘀血，而见腰腿沉重，或腿臂间作痛。

【组方原理】本证由风寒湿邪与痰瘀痹阻经络，气血不畅所致。治宜祛风散寒，除湿化痰，活血通络。方中制川乌、制草乌祛风除湿，温通经络，并长于止痛。天南星祛风燥湿化痰，以除经络中之风湿顽痰。乳香、没药行气活血，通络止痛；地龙性善走窜，功专通经活络。陈酒以助药势，引药直达病所。

要点五　消风散《外科正宗》

【组成】荆芥　防风　牛蒡子　蝉蜕　苍术　苦参　石膏　知母　当归　生地　胡麻

各一钱 木通 生甘草各五分

【用法】水煎服。

【功用】疏风除湿，清热养血。

【主治】风疹、湿疹。皮肤瘙痒，疹出色红，或遍身云片斑点，抓破后渗出津水，苔白或黄，脉浮数。

【组方原理】本证因风湿或风热浸淫血脉，郁于肌腠所致。荆芥、防风、牛蒡子、蝉蜕疏风止痒，共为君药。苍术散风祛湿，苦参清热燥湿，木通渗利湿热，石膏、知母清热泻火，均为臣药。当归、生地、胡麻养血活血，滋阴润燥，寓"治风先治血，血行风自灭"之意，是为佐药。生甘草清热解毒，调和诸药，是为使药。

【鉴别】防风通圣散与消风散均有疏风清热止痒之功，可治风热隐疹瘙痒。但防风通圣散疏风解表，清热通里并用，主治风热壅盛，表里俱实之隐疹瘙痒。消风散疏散风邪，清热祛湿，养血活血同用，善治风疹、湿疹。

细目三 平息内风

要点一 羚角钩藤汤《通俗伤寒论》

【组成】羚羊角片（先煎）一钱半 双钩藤（后入）三钱 霜桑叶二钱 滁菊花三钱 鲜生地五钱 生白芍三钱 京川贝四钱 淡竹茹（与羚羊角先煎代水）五钱 茯神木三钱 生甘草八分

【用法】水煎服。

【功用】凉肝息风，增液舒筋。

【主治】肝热生风证。高热不退，烦闷躁扰，手足抽搐，发为痉厥，甚则神昏，舌绛而干，或舌焦起刺，脉弦而数。

【组方原理】本证由温热病邪传入厥阴，肝经热盛，热极动风所致。治宜清热凉肝，息风止痉之法。方中羚羊角凉肝息风，钩藤清热平肝，息风止痉，共为君药。桑叶疏散肝热，菊花平肝息风，助君药以清热息风，共为臣药。鲜生地、生白芍、生甘草酸甘化阴，增液缓急；邪热易灼津为痰，故用川贝、竹茹清热化痰；茯神木平肝宁心安神，以上共为佐药。生甘草又能调和诸药，兼以为使。

要点二 镇肝熄风汤《医学衷中参西录》

【组成】怀牛膝 生赭石各一两 生龙骨 生牡蛎 生龟板 生杭芍 玄参 天冬各五钱 川楝子 生麦芽 茵陈各二钱 甘草钱半

【用法】水煎服。

【功用】镇肝息风，滋阴潜阳。

【主治】类中风。头目眩晕，目胀耳鸣，脑部热痛，面色如醉，心中烦热，或时常噫气，或肢体渐觉不利，口眼渐形㖞斜；甚或眩晕颠仆，昏不知人，移时始醒，或醒后不能复原，脉弦长有力。

【组方原理】本证为肝肾阴亏，肝阳上亢，肝风内动，气血逆乱所致。方中重用怀牛膝引血下行，且补益肝肾，为君。代赭石、龙骨、牡蛎降逆潜阳，镇肝息风，为臣。佐以龟板、玄参、天冬、白芍滋养阴液，以制阳亢；茵陈、川楝子、生麦芽清泻肝阳，条达肝气，以利肝阳之平降。使以甘草调和诸药，合麦芽和胃调中。全方标本兼治，以治标为主。

要点三　天麻钩藤饮《中医内科杂病证治新义》

【组成】天麻　钩藤（后下）　石决明（先煎）　山栀　黄芩　川牛膝　杜仲　益母草　桑寄生　夜交藤　朱茯神

【用法】水煎服。

【功用】平肝息风，清热活血，补益肝肾。

【主治】肝阳偏亢，肝风上扰证。头痛，眩晕，失眠多梦，舌红苔黄，脉弦。

【组方原理】本证由肝肾阴虚，肝阳偏亢，火热上扰所致。治宜平肝息风为主，辅以清热活血，补益肝肾。方中天麻、钩藤共为君，平肝阳，息肝风，清肝热。石决明平肝潜阳，山栀、黄芩清热泻火，使肝经之热不致上扰，为臣药。益母草活血利水；川牛膝引血下行，以利肝阳之平降；杜仲、桑寄生补益肝肾；夜交藤、朱茯神安神定志，俱为佐药。

【鉴别】镇肝熄风汤与天麻钩藤饮均具平肝息风之功。但镇肝熄风汤镇潜降逆之力较强，兼能条达肝气，多用于肝阳上亢、肝风内动、气血逆乱之类中风证。天麻钩藤饮镇潜平肝息风之力较缓，但兼有清热活血安神之效，适于肝阳偏亢、肝风上扰之眩晕、头痛等。

要点四　大定风珠《温病条辨》

【组成】生白芍六钱　阿胶三钱　生龟板四钱　干地黄六钱　麻仁二钱　五味子二钱　生牡蛎四钱　麦冬六钱　炙甘草四钱　鸡子黄二枚　鳖甲（生）四钱

【用法】水煎，入阿胶烊化，再入鸡子黄。

【功用】滋阴息风。

【主治】阴虚风动证。手足瘛疭，形消神倦，舌绛少苔，脉气虚弱，时时欲脱者。

【组方原理】本证因温病迁延日久，邪热灼伤真阴，或因误汗、妄攻，重伤阴液，水不涵木，虚风内动所致。治宜滋阴养液以补欲竭之真阴，平肝潜阳以息内动之虚风。方中重用生地、麦冬、白芍滋阴柔肝，壮水涵木，共为君药。臣以龟板、鳖甲、牡蛎滋阴潜阳，平肝息风。阿胶、鸡子黄滋阴润燥，养血息风。麻仁养阴润燥，五味子敛阴生津，与甘草合酸甘化阴，共为佐药；甘草调和药性，为使药。

（王均宁）

第十五单元　治燥剂

细目一　概述

要点一　治燥剂的适用范围

治燥剂适用于燥邪侵袭人体肌表、肺卫，或脏腑津液亏耗所致的燥证。凡秋季外感温燥或凉燥之邪，以及脏腑津液亏耗所致的干咳少痰，口干咽燥，大便干燥，皮肤干燥甚或开裂等，均为治燥剂的适应范围。

要点二　治燥剂的应用注意事项

应分清外燥和内燥。燥邪最易化热伤津耗气，常佐清热泻火或生津益气之品，而辛香耗津、苦寒化燥之品，则非燥病所宜。

细目二　轻宣外燥

要点一　杏苏散《温病条辨》

【组成】苏叶　杏仁　桔梗　枳壳　前胡　半夏　茯苓　陈皮　甘草　生姜　大枣
【用法】水煎服。
【功用】轻宣凉燥，理肺化痰。
【主治】外感凉燥证。头微痛，恶寒无汗，咳嗽痰稀，鼻塞咽干，苔白，脉弦。
【组方原理】本证为凉燥犯表，肺失宣降所致。治宜轻宣凉燥，理肺化痰。方中苏叶辛温不燥，发表散邪，开宣肺气；杏仁苦温而润，宣利肺气，润燥止咳，共为君药。前胡降气化痰，疏风散邪；桔梗、枳壳一升一降，理肺化痰，同为臣药。半夏、橘皮燥湿化痰，理气行滞；茯苓渗湿健脾，以杜生痰之源；生姜、大枣调和营卫，滋脾行津，俱为佐药。甘草调和诸药，合桔梗宣肺利咽，功兼佐使。

要点二　桑杏汤《温病条辨》

【组成】桑叶一钱　杏仁一钱五分　沙参二钱　象贝　香豉　栀皮　梨皮各一钱
【用法】水煎服。
【功用】清宣温燥，润肺止咳。
【主治】外感温燥证。头痛，身热不甚，微恶风寒，口渴，咽干鼻燥，干咳无痰或痰少而黏，舌红，苔薄白而干，脉浮数而右脉大者。

【组方原理】本证由温燥外袭，津液受灼所致。治宜清宣燥热，润肺止咳。方中桑叶清宣燥热；杏仁宣利肺气，润燥止咳，共为君药。豆豉辛凉透散；贝母清化热痰；沙参养阴生津，同为臣药。栀子皮质轻，清泻肺热；梨皮清热润燥，止咳化痰，俱为佐药。

【鉴别】桑杏汤与桑菊饮均可用于外感咳嗽。但桑菊饮为辛凉解表之法，侧重于疏散风热，主治风温初起，津伤不甚之证；桑杏汤辛凉与甘润合法，主治外感温燥，津伤程度相对较甚者。

要点三　清燥救肺汤《医门法律》

【组成】桑叶三钱　石膏二钱五分　甘草一钱　人参七分　胡麻仁一钱　真阿胶八分　麦门冬一钱二分　杏仁七分　枇杷叶一片

【用法】水煎服。

【功用】清燥润肺。

【主治】温燥伤肺。身热头痛，干咳无痰，气逆而喘，咽喉干燥，口渴鼻燥，胸满胁痛，舌干少苔，脉虚大而数。

【组方原理】本证为温燥伤肺之重证。治当清肺润燥，养阴益气。方中重用桑叶轻宣燥热，透邪外出，为君药。臣以石膏清泻肺热；麦冬养阴润肺。君臣相伍，宣中有清，清中有润，祛邪不伤气，清热不碍宣散，滋阴而不留邪。人参、甘草益气生津，培土生金；胡麻仁、阿胶养阴润肺；用少量杏仁、枇杷叶降利肺气，俱为佐药。甘草调和诸药，兼作使药。全方宣、清、润、补、降五法并用，则肺金之燥热得以清宣，肺气之上逆得以肃降。

【鉴别】清燥救肺汤与桑杏汤均可轻宣温燥，养阴润肺，用于温燥伤肺之证。但桑杏汤辛凉甘润合法，长于清宣燥热，润肺止咳，适宜于外感温燥，邪伤肺卫，肺津受灼之轻证；清燥救肺汤宣、清、润、补、降五法并用，长于清燥润肺，养阴益气，适宜于外感温燥，燥热伤肺，气阴两伤之重证。

细目三　滋阴润燥

要点一　增液汤《温病条辨》

【组成】玄参一两　麦冬　细生地各八钱

【用法】水煎服。

【功用】增液润燥。

【主治】阳明温病，津亏便秘证。大便秘结，口渴，舌干红，脉细数或沉而无力者。

【组方原理】本方所治大便秘结为热病耗津，无水而舟停。治当增水行舟，润燥通便。方中重用玄参滋阴润燥，壮水制火，启肾水以润肠燥，为君药。生地、麦冬清热养阴，壮水生津，以增玄参滋阴润燥之力，同为臣药。

【常用加减】若津亏而燥热较甚，服增液汤大便不下者，可加生大黄、芒硝以清热泻下；若胃阴不足，舌质光绛，口干唇燥者，可加沙参、石斛、玉竹以养阴生津。

要点二　麦门冬汤《金匮要略》

【组成】麦门冬七升　半夏一升　人参三两　甘草二两　粳米三合　大枣十二枚

【用法】水煎服。

【功用】清养肺胃，降逆和中。

【主治】

1. 虚热肺痿。咳嗽气喘，咽喉不利，咳唾涎沫，口干咽燥，舌红少苔，脉虚数。
2. 胃阴不足证。呕吐，呃逆，舌红少苔，脉虚数。

【组方原理】本证由肺胃阴亏，虚火上炎，气机上逆所致。治宜润肺益胃，降逆下气。方中重用麦门冬甘寒清润，既养肺胃之阴，又清肺胃虚热，为君药。臣以半夏降逆下气，化其痰涎。半夏虽温燥，但与大剂麦门冬相配，则燥性减而降逆之用存，且能开胃行津以润肺，又使麦门冬滋而不腻。人参益气生津以补肺胃之气。粳米、大枣、甘草益气养胃，"培土生金"，共为佐药。甘草并能润肺利咽，调和药性，为使药。

【鉴别】

1. 麦门冬汤与炙甘草汤均可治疗肺痿。但炙甘草汤功在滋养阴血，益气温阳，为气血阴阳俱补之剂，用治气血阴阳俱虚之虚劳肺痿。麦门冬汤功在清养肺胃，培土生金，降逆下气，属滋阴润燥之剂，用治肺胃阴虚，气火上逆之虚热肺痿。
2. 麦门冬汤与清燥救肺汤均有润肺止咳之功。但麦门冬汤证为肺胃阴虚，气火上逆，重在滋阴润肺，培土生金，兼以降气化痰，主治虚热肺痿证。清燥救肺汤证为外感温燥，耗气伤阴，重在清宣燥热，兼以益气养阴，主治温燥伤肺重证。

要点三　百合固金汤《慎斋遗书》

【组成】生地　熟地　当归身各三钱　麦冬　百合　贝母各一钱半　白芍一钱　桔梗八分　甘草一钱　玄参八分

【用法】水煎服。

【功用】滋养肺肾，止咳化痰。

【主治】肺肾阴亏，虚火上炎证。咳嗽气喘，痰中带血，咽喉燥痛，头晕目眩，午后潮热，舌红少苔，脉细数。

【组方原理】本证由肺肾阴虚，虚火上炎所致。治宜滋养肺肾之阴，清热化痰止咳。方中生熟二地为君，滋补肾阴亦养肺阴，熟地兼能补血，生地兼能凉血。臣以百合、麦冬滋养肺阴，润肺止咳；玄参咸寒滋肾，且能降虚火。佐以贝母清热润肺，化痰止咳；桔梗载药上行，并利咽喉；当归、芍药补血敛肺止咳。诸药相合，肺肾同治，金水相生。

【鉴别】百合固金汤与咳血方均可治咳嗽、痰中带血等症。但百合固金汤主治肺肾阴亏，虚火上炎之咳嗽痰血证，偏于滋肾养肺，并能清热化痰。咳血方主治肝火灼肺之咳血证，偏于清肝宁肺，兼以化痰止咳。

要点四　养阴清肺汤《重楼玉钥》

【组成】大生地二钱　麦冬一钱二分　生甘草五分　元参钱半　贝母八分　丹皮八分　薄荷五分　炒白芍八分

【用法】水煎服。
【功用】养阴清肺，解毒利咽。
【主治】白喉之阴虚燥热证。喉间起白如腐，不易拭去，咽喉肿痛，初期或发热或不发热，鼻干唇燥，或咳或不咳，呼吸有声，似喘非喘，脉数无力或细数。
【组方原理】本证之白喉为素体肺肾阴虚，复感燥气疫毒所致。治宜养阴清肺，兼散疫毒。方中重用生地滋阴壮水，清热凉血，为君药。麦冬养阴润肺清热，玄参滋阴解毒利咽，同为臣药。丹皮散瘀消肿，白芍和营泻热，贝母润肺散结，薄荷散邪利咽，俱为佐药。生甘草清热解毒，调和药性，为使药。本方扶正与攻毒同用，标本兼顾。

（王均宁）

第十六单元 祛湿剂

细目一 概述

要点一 祛湿剂的适用范围

祛湿剂适用于湿邪所致的多种病证，据其成因可分为外湿与内湿两类。外湿者，乃外感湿邪侵袭人体肌肉、经络、筋骨、关节所致，症见恶寒发热，头痛身重，肢节酸痛，或面目浮肿等；内湿者，由脏腑功能失调，湿浊内生而致，症见胸脘痞满，呕恶泄泻，水肿黄疸，癃闭淋浊等。

要点二 祛湿剂的应用注意事项

水湿之生与肺脾肾三脏功能失调密切相关，且湿邪重浊腻滞，易阻气机，故应用祛湿剂须酌情配伍宣降肺气、健脾助运、温肾化气之药以求其本，并注重调理气机，使气化则湿亦化。祛湿剂多由芳香温燥或甘淡渗利之药组成，易伤阴津，有碍胎元，故素体阴虚津亏、病后体弱以及孕妇水肿等慎用。

细目二 燥湿和胃

要点一 平胃散《简要济众方》

【组成】苍术四两　厚朴三两　陈橘皮二两　甘草（炙）一两
【用法】为散。
【功用】燥湿运脾，行气和胃。
【主治】湿滞脾胃证。脘腹胀满，不思饮食，口淡无味，恶心呕吐，嗳气吞酸，肢体沉重，怠惰嗜卧，常多自利，舌苔白腻而厚，脉缓。

【组方原理】本证由湿困中焦，脾失健运，胃失和降，气机不畅所致。治宜燥湿运脾，行气和胃。方中苍术燥湿运脾，为君药。厚朴燥湿行气，为臣药。二药配伍，燥湿之功相得益彰，并使气行则湿化。陈皮理气和胃，燥湿醒脾。甘草补中健脾，调和药性，为佐使药。煎煮时少加生姜、大枣以助调和脾胃。

【常用加减】若湿从热化，口苦，舌苔黄腻者，加黄连、黄芩以清热燥湿；若湿从寒化，脘腹冷痛，手足不温者，加干姜、草豆蔻以散寒除湿；若泄泻较甚者，加茯苓、泽泻以渗利水湿。

【附方】不换金正气散较平胃散多藿香、半夏二味，故燥湿和胃、降逆止呕之力益著，兼可解表。用于湿邪中阻、兼有表寒之证。柴平汤即小柴胡汤与平胃散合方，功在和解少阳，燥湿化痰，用于治疗素多痰湿，复感外邪，寒多热少之湿疟。

要点二　藿香正气散《太平惠民和剂局方》

【组成】大腹皮　白芷　紫苏　茯苓各一两　半夏曲　白术　陈皮　厚朴（姜汁炙）苦桔梗各二两　藿香三两　甘草（炙）二两半

【用法】为末。

【功用】解表化湿，理气和中。

【主治】外感风寒，内伤湿滞证。霍乱吐泻，恶寒发热，头痛，胸膈满闷，脘腹疼痛，舌苔白腻，脉浮或濡缓。以及山岚瘴疟等。

【组方原理】本证由风寒犯表，湿浊中阻，脾胃失和所致。治宜解表化湿，理气和中。方中藿香外散风寒，内化湿滞，辟秽止呕，为治霍乱吐泻之要药，故重用为君。白术、茯苓健脾运湿以止泻；半夏曲、陈皮理气燥湿，和胃降逆以止呕，同为臣药。紫苏、白芷辛温发散，助藿香外散风寒；紫苏尚可醒脾宽中，行气止呕，白芷兼能燥湿化浊；大腹皮、厚朴行气化湿，寓气行湿化之义；桔梗宣肺利膈，既益解表，又助化湿，俱为佐药。甘草调和药性，用为使药。煎加姜枣，内调脾胃，外和营卫。

【鉴别】香薷散与藿香正气散均可治夏月感寒伤湿，脾胃失和之证。香薷散药简力薄，宜于外感于寒，内伤暑湿之证；藿香正气散解表散寒与化湿和中之力皆胜于香薷散，宜于外感风寒，内伤湿滞之重证。此外，香薷散多治夏季之阴暑；藿香正气散则四时感冒皆宜。

细目三　清热祛湿

要点一　茵陈蒿汤《伤寒论》

【组成】茵陈六两　栀子十四枚　大黄二两

【用法】水煎服。

【功用】清热利湿退黄。

【主治】湿热黄疸。一身面目俱黄，黄色鲜明，身热，无汗或但头汗出，口渴欲饮，恶心呕吐，腹微满，小便短赤，大便不爽或秘结，舌红苔黄腻，脉沉数或滑数有力。

【组方原理】本证乃湿热内蕴，熏蒸肝胆，胆汁外溢，发为阳黄。治宜清热利湿退黄。

方中重用茵陈蒿为君药，清利脾胃肝胆湿热，为治黄疸要药。栀子泻热降火，清利三焦湿热，合茵陈蒿使湿热从小便而去，为臣药。大黄泻热逐瘀，通利大便，伍茵陈蒿令湿热瘀滞由大便而去，为佐药。

【常用加减】若湿重于热而身热口渴不甚，食少便溏者，加茯苓、泽泻以利水渗湿；若热重于湿而舌红苔黄燥者，加龙胆草、虎杖以清热祛湿；若肝气郁滞而胁痛明显者，加柴胡、川楝子以疏肝理气。

要点二　八正散《太平惠民和剂局方》

【组成】车前子　瞿麦　萹蓄　滑石　山栀子仁　甘草（炙）　木通　大黄（面裹煨）各一斤

【用法】为散。每服二钱，水一盏，入灯心，煎至七分，温服。

【功用】清热泻火，利水通淋。

【主治】湿热淋证。尿频尿急，溺时涩痛，淋沥不畅，尿色浑赤，甚则癃闭不通，小腹急满，口燥咽干，舌苔黄腻，脉滑数。

【组方原理】本证由湿热蕴于膀胱，水道不利所致。治宜清热泻火，利水通淋。方中滑石、木通清热利水通淋，共为君。萹蓄、瞿麦、车前子助滑石、木通利水通淋，同为臣。山栀子仁清热泻火，除三焦湿热；大黄荡涤邪热，通利肠腑，合诸药令湿热由二便分消，俱为佐。甘草调和诸药，兼以缓急止茎中痛，为佐使药。煎药时加灯心以增利水通淋之效。

【鉴别】八正散与小蓟饮子同具清热通淋之功，均可治疗淋证。八正散集大队寒凉降泄、清利湿热之品，故专于清热利水通淋，主治热淋；小蓟饮子则以凉血止血药与利水通淋之品为伍，故宜于膀胱有热，灼伤血络之血淋。

要点三　三仁汤《温病条辨》

【组成】杏仁五钱　飞滑石六钱　白通草二钱　白蔻仁二钱　竹叶二钱　厚朴二钱　生薏苡仁六钱　半夏五钱

【用法】水煎服。

【功用】宣畅气机，清利湿热。

【主治】湿温初起或暑温夹湿之湿重于热证。头痛恶寒，身重疼痛，面色淡黄，胸闷不饥，午后身热，苔白不渴，脉弦细而濡。

【组方原理】本方是为湿温初起，湿重于热，湿热内蕴，气机失畅之证而设。治宜宣畅气机，利湿清热之法。方中滑石长于清热利湿，为君药。杏仁宣利上焦肺气以通利水道，白蔻仁畅达中焦气机以助祛湿，薏苡仁渗利下焦湿热以健脾。三仁并用，宣上畅中渗下，同为臣药。通草、竹叶渗利下焦湿热，半夏、厚朴理气和胃化湿，俱为佐药。原方以甘澜水煎服药，意在取其益脾胃而不滞邪。

要点四　甘露消毒丹《医效秘传》

【组成】飞滑石十五两　淡黄芩十两　绵茵陈十一两　石菖蒲六两　川贝母　木通各五两　藿香　连翘　白蔻仁　薄荷　射干各四两

【用法】每服三钱，开水调下，或神曲糊丸，开水化服亦可。

【功用】利湿化浊，清热解毒。

【主治】湿温时疫，湿热并重证。发热口渴，胸闷腹胀，肢酸倦怠，颐咽肿痛，或身目发黄，小便短赤，或泄泻淋浊，舌苔白腻或黄腻或干黄，脉濡数或滑数。

【组方原理】本证由湿热疫毒充斥气分，弥漫三焦，湿热并重所致。治宜利湿化浊，清热解毒。方中重用滑石、茵陈、黄芩清热祛湿，泻火解毒，为君药。白豆蔻、石菖蒲、藿香行气化湿，悦脾和中，令气行湿化，助君药祛湿之力；连翘、薄荷、射干、贝母清热解毒，透邪散结，消肿利咽；木通清热通淋，助君药导湿热从小便而去，俱为佐药。

【鉴别】甘露消毒丹与三仁汤均有清热利湿之功，治疗湿温邪留气分之证。三仁汤以滑石配伍三仁、通草、竹叶清利湿热，重在化湿理气，兼以清热，宜于湿重热轻之湿温初起或暑温夹湿证；甘露消毒丹重用滑石、茵陈、黄芩为君，配伍连翘、射干、贝母散结消肿，利湿化浊与清热解毒并举，适宜于湿热并重之疫毒充斥气分证。

要点五　连朴饮《霍乱论》

【组成】制厚朴二钱　川连　石菖蒲　制半夏各一钱　香豉　焦栀各三钱　芦根二两

【用法】水煎服。

【功用】清热化湿，理气和中。

【主治】湿热霍乱。上吐下泻，胸脘痞闷，心烦溺赤，舌苔黄腻，脉濡数。

【组方原理】本方原为湿热内蕴，脾胃升降失调，清浊相干以致霍乱吐泻而设。治宜清热化湿，理气和中。方中芦根用量独重，清热止呕除烦，为君药。黄连清热燥湿，姜制增和胃止呕之功；厚朴宣畅气机，化湿除满，同为臣药。半夏降逆和胃，栀子清热利湿，石菖蒲化湿醒脾，淡豆豉合栀子清宣郁热而除烦，俱为佐药。

要点六　二妙散《丹溪心法》

【组成】黄柏（炒）　苍术（炒）

【用法】上为末，沸汤入姜汁调服。

【功用】清热燥湿。

【主治】湿热下注证。筋骨疼痛，或两足痿软，或足膝红肿疼痛，或湿热带下，或下部湿疮，小便短赤，舌苔黄腻者。

【组方原理】本证由湿热注于下焦所致。治宜清热燥湿。方中黄柏擅清下焦湿热，为君药。苍术长于燥湿健脾助运，为臣药。再入姜汁少许调和药性，藉其辛散以助祛湿，亦防黄柏苦寒伤中。

【附方】三妙丸即二妙散加牛膝以补肝肾，强筋骨，引药下行，故专治下焦湿热之两脚麻木，痿软无力。四妙丸乃三妙丸再加薏苡仁以渗湿健脾，舒筋缓急，故适宜于湿热下注之痿证。

细目四　利水渗湿

要点一　五苓散《伤寒论》

【组成】猪苓十八铢　泽泻一两六铢　白术十八铢　茯苓十八铢　桂枝半两
【用法】为散，以白饮和服，日三服，多饮暖水，汗出愈。
【功用】利水渗湿，温阳化气。
【主治】
1. 蓄水证。小便不利，头痛微热，烦渴欲饮，甚则水入即吐，舌苔白，脉浮。
2. 痰饮。脐下动悸，吐涎沫而头眩，或短气而咳者。
3. 水湿内停证。水肿，泄泻，小便不利，以及霍乱吐泻等。

【组方原理】本方原治外有表证，膀胱气化不利之"蓄水证"。治以淡渗利湿，温阳化气。方中重用泽泻，利水渗湿，为君药。茯苓、猪苓助君药渗利水湿，为臣药。白术补气健脾燥湿，合茯苓健脾制水之效益彰；桂枝温阳化气以助利水，兼以解表，俱为佐药。

【附方】四苓散，即五苓散减去桂枝，重在健脾渗湿，适宜于脾失健运，湿胜泄泻；春泽汤乃五苓散减桂枝，加人参而成，故益气补脾之功较胜，适宜于水湿停蓄而兼神疲乏力、口渴、泄泻等脾虚征象者；胃苓汤系五苓散与平胃散合方，有燥湿和中、行气利水之效，适宜于水湿内盛，气机阻滞之水肿、泄泻、腹胀、舌苔厚腻者；茵陈五苓散为五苓散与倍量茵陈相合而成，具利湿清热退黄之功，适宜于黄疸之湿重热轻证。

【鉴别】猪苓汤与五苓散均含泽泻、猪苓、茯苓三药，为利水渗湿的常用方剂，皆可用于小便不利、身热口渴之证。五苓散证由水湿内盛，膀胱气化不利而致，故配伍桂枝温阳化气兼解太阳未尽之邪，白术健脾燥湿，共成温阳化气利水之剂；猪苓汤治证乃因邪气入里化热，水热互结，灼伤阴津而成里热阴虚，水湿停蓄之证，故配伍滑石清热利湿，阿胶滋阴润燥，共成利水清热养阴之方。

要点二　防己黄芪汤《金匮要略》

【组成】防己一两　甘草（炒）半两　白术七钱半　黄芪一两一分
【用法】加姜枣，水煎服。
【功用】益气祛风，健脾利水。
【主治】气虚受风，水湿内停证。汗出恶风，身重微肿，或肢节疼痛，小便不利，舌淡苔白，脉浮。亦治风水表虚证。

【组方原理】本证由肺脾气虚，风湿外袭，或脾虚失运，水湿内停，复感风邪所致。治宜祛风胜湿，益气固表，健脾利水。方中防己祛风利水以止痛，黄芪益气补虚而固表。二药合用，祛风除湿而不伤正，益气固表而不恋邪，共为君药。白术补气健脾祛湿，助君药祛湿行水，益气固表，为臣药。煎加生姜、大枣以助祛风湿，和营卫，调脾胃，为佐药。甘草补气和中，调和药性，为佐使药。

【鉴别】防己黄芪汤与玉屏风散均有益气固表健脾之功，可治肺卫气虚，自汗恶风之证。防己黄芪汤中又配入祛风利水的防己，宜用于风湿表虚，身重浮肿者；玉屏风散中配防风，宜用于表虚易感风邪或自汗之疾。

细目五　温化寒湿

要点一　苓桂术甘汤《金匮要略》

【组成】茯苓四两　桂枝三两　白术二两　甘草（炙）二两
【用法】水煎服。
【功用】温阳化饮，健脾利水。
【主治】中阳不足，痰饮内停证。胸胁支满，目眩心悸，短气而咳，舌苔白滑，脉弦滑或沉紧。
【组方原理】本证由脾阳不足，健运失职，水津停滞，聚而成饮所致。"病痰饮者，当以温药和之"，治宜温阳化饮，健脾利水。方中茯苓健脾利水，渗湿化饮，为君药。桂枝温阳化气，为臣药。白术健脾燥湿，为佐药。炙甘草合桂枝辛甘化阳，以温补中阳；合白术益气健脾，以崇土制水；兼调和诸药，为佐使药。

要点二　真武汤《伤寒论》

【组成】茯苓三两　芍药三两　白术二两　生姜三两　附子（炮）一枚
【用法】水煎服。
【功用】温阳利水。
【主治】
1. 阳虚水泛证。肢体浮肿或沉重，腰以下为甚，畏寒肢冷，腹痛泄泻，小便不利，或心悸头眩，舌淡胖，苔白滑，脉沉细。
2. 太阳病发汗太过，阳虚水泛证。汗出不解，其人仍发热，心下悸，头眩，身体瞤动，振振欲擗地。

【组方原理】本证由脾肾阳虚，气不化水，水湿泛溢所致。治宜温肾助阳，健脾利水。附子温肾暖脾，化气行水，为君药。茯苓、白术补气健脾，利水渗湿，同为臣药。生姜配附子温阳散寒，伍苓、术辛散水气，又能和胃止呕；白芍之用有三：柔肝缓急以止腹痛，敛阴舒筋以解筋肉瞤动，利小便以行水气，俱为佐药。

【常用加减】若水寒射肺而咳者，加干姜、细辛、五味子以温肺化饮，敛肺止咳；脾肾阳衰而下利甚者，去芍药，加干姜以温中祛寒；水寒犯胃而呕者，加半夏、吴茱萸以温胃降逆止呕。

【附方】附子汤为真武汤中生姜易人参，均主治阳虚湿盛证。然附子汤重用附、术，配伍人参，重在温补脾阳而祛寒湿，适宜于阳虚寒湿内盛的身体骨节疼痛；真武汤中附子与茯苓配伍，佐以白术、生姜，故重在温阳而散水气，适宜于阳虚水泛的水肿。

要点三　实脾散《重订严氏济生方》

【组成】厚朴　白术　木瓜　木香　草果仁　大腹子　附子　白茯苓　干姜各一两　甘草（炙）半两

【用法】加生姜五片、大枣一枚，水煎服。

【功用】温阳健脾，行气利水。

【主治】阳虚水肿。身半以下肿甚，手足不温，口中不渴，胸腹胀满，大便溏薄，舌苔白腻，脉沉迟。

【组方原理】本证由脾肾阳虚，水湿内停，泛溢肌肤所致。治宜温阳健脾，行气利水。方中附子、干姜温肾暖脾，扶阳抑阴，共为君药。茯苓、白术健脾渗湿，利水消肿，同为臣药。木瓜除湿和中，厚朴、木香、大腹子行气利水，草果温中燥湿，俱为佐药。甘草调和药性，为使药。煎时加生姜温散水气，大枣益脾和中。

【鉴别】真武汤与实脾散中均含附子、茯苓、白术等药，具有温补脾肾、利水渗湿之功，可治阳虚水肿。真武汤以附子为君，佐以芍药、生姜，故偏于温肾，并善散水消肿，兼可敛阴缓急，宜于阳虚水肿，伴有腹痛，四肢沉重疼痛，或身瞤动者；实脾散以附子、干姜共为君药，故温脾之力胜于真武汤，且配入木香、厚朴、槟榔等行气除满之品，宜于阳虚水肿兼有胸腹胀满者。

要点四　萆薢分清饮《杨氏家藏方》

【组成】益智　川萆薢　石菖蒲　乌药各等分

【用法】为末。水一盏半，入盐一捻同煎。

【功用】温肾利湿，分清化浊。

【主治】虚寒白浊。小便频数，浑浊不清，白如米泔，凝如膏糊，舌淡苔白，脉沉。

【组方原理】本证由下元虚冷，湿浊下注，清浊不分所致。治宜温暖下元，利湿化浊。方中萆薢利湿分清化浊，为治小便浑浊之要药，为君药。益智仁温暖脾肾，固精缩尿，为臣药。石菖蒲芳香化浊，温肠暖胃；乌药温暖下元，行气散寒，俱为佐药。入盐煎服，取其咸以入肾，引药直达下焦，用以为使。

细目六　祛风胜湿

要点一　羌活胜湿汤《脾胃论》

【组成】羌活　独活各一钱　藁本　防风　甘草（炙）各五分　蔓荆子三分　川芎二分

【用法】水煎服。

【功用】祛风胜湿止痛。

【主治】风湿犯表。头痛身重，肩背、腰脊疼痛，难以转侧，苔白，脉浮。

【组方原理】本证由外感风湿，邪客肌表经络，太阳经气不畅所致。治宜祛风胜湿，通络止痛。方中羌活善祛上部风湿，独活善祛下部风湿，合用祛一身之风湿，通利关节而止痹痛，共为君药。防风祛风胜湿，通痹止痛；川芎祛风散邪，活血行气，同为臣药。藁本、蔓荆子善达头面，疏风胜湿，俱为佐药。甘草缓诸药之辛散，并调和药性，以为佐使。

要点二 独活寄生汤《备急千金要方》

【组成】独活三两 桑寄生 杜仲 牛膝 细辛 秦艽 茯苓 肉桂心 防风 川芎 人参 甘草 当归 芍药 干地黄各二两

【用法】水煎服。

【功用】祛风湿，止痹痛，益肝肾，补气血。

【主治】痹证日久，肝肾两虚，气血不足证。腰膝疼痛、痿软，肢节屈伸不利，或麻木不仁，畏寒喜温，心悸气短，舌淡苔白，脉细弱。

【组方原理】本证由风寒湿痹日久不愈，累及肝肾，耗伤气血所致。治宜祛风散寒胜湿，补益肝肾气血。方中独活祛风散寒胜湿，善治腰膝腿足之痛，为君药。细辛祛风散寒止痛，秦艽祛风胜湿舒筋，桂心温经散寒通脉，防风祛一身风湿，同为臣药。桑寄生、杜仲、牛膝益肝肾，祛风湿，强筋骨；地黄、当归、芍药、川芎养血和血；人参、茯苓、甘草益气健脾，俱为佐药。芍药与甘草相合，有缓急舒筋之功；当归、川芎、牛膝、桂心相伍，有活血通脉之效。甘草调和诸药，兼作使药。

【常用加减】若寒邪偏盛者，酌加附子、干姜以温阳散寒；湿邪偏盛者，去地黄，酌加苍术、防己、薏苡仁以祛湿消肿；疼痛较剧者，可酌加白花蛇、制川乌、制草乌、红花等以助搜风通络，活血止痛。

（樊巧玲）

第十七单元 祛痰剂

细目一 概述

要点一 祛痰剂的适用范围及配伍规律

祛痰剂适用于痰浊留滞于脏腑、经络、肢体而导致的痰病，临床可见于咳喘，头痛，眩晕，胸痹，呕吐，中风，痰厥，癫狂，惊痫，以及痰核、瘰疬等多种疾病。

本类方剂常配伍温里祛寒、清热降火、健脾燥湿、滋阴润肺、疏风散邪或平肝息风，以及疏通经络、软坚散结之品；并配伍理肺、运脾、温肾等药以治生痰之源；注重配伍调理气机之药使气顺痰消。

要点二 祛痰剂的应用注意事项

辨明痰证寒、热、燥、湿之属性。阴虚燥咳，痰中带血者，慎用辛温燥烈之品以防加重出血。表邪未解或痰多者，慎用滋润之品以防壅滞留邪。

细目二　燥湿化痰

要点一　二陈汤《太平惠民和剂局方》

【组成】半夏　橘红各五两　白茯苓三两　甘草（炙）一两半

【用法】加生姜七片、乌梅一个，同煎。

【功用】燥湿化痰，理气和中。

【主治】湿痰证。咳嗽痰多，色白易咯，胸膈痞闷，不欲饮食，恶心呕吐，或头眩心悸，肢体困倦，舌苔白滑，脉滑。

【组方原理】本证由脾失健运，湿聚成痰所致。治宜燥湿化痰，理气和中。方中半夏燥湿化痰，和胃止呕，为君药。橘红理气行滞，使气顺痰消，并助半夏燥湿和胃，为臣药。茯苓渗湿健脾，治生痰之源，为佐药。炙甘草补脾和中，调和药性，为使药。煎煮时加生姜，降逆化痰，制半夏之毒；入乌梅收敛肺气，合半夏、橘红散中有收。

【附方】导痰汤为二陈汤去乌梅，加南星、枳实而成，燥湿行气化痰作用较二陈汤为著，适用于痰湿较甚，痰阻气滞及顽痰胶固的痰厥眩晕，咳喘痞胀等；涤痰汤在导痰汤中加入菖蒲、竹茹、人参，较之导痰汤又增涤痰开窍、益气扶正之力，宜于痰湿壅盛，内迷心窍所致中风，舌强不能言等。

要点二　温胆汤《三因极一病证方论》

【组成】半夏　竹茹　枳实各二两　陈皮三两　甘草（炙）一两　茯苓一两半

【用法】加姜枣煎服。

【功用】理气化痰，清胆和胃。

【主治】胆胃不和，痰热内扰证。胆怯易惊，虚烦不眠，口苦吐涎，或呕吐呃逆，或惊悸不宁，或癫痫，舌苔腻，脉弦滑或略数。

【组方原理】本证由痰热内扰，胆胃不和所致。治宜理气化痰，清胆和胃。方中半夏燥湿化痰，降逆和胃，为君药。竹茹清热化痰，除烦止呕，为臣药。枳实破气消痰，散结除痞；陈皮理气和胃，燥湿化痰；茯苓健脾渗湿，杜生痰之源，俱为佐药。炙甘草调和诸药，为使药。煎加生姜、大枣调和脾胃。

【附方】黄连温胆汤在温胆汤中加入黄连，故清心泻火之效较温胆汤为优，宜于痰热内扰且热邪较甚者。十味温胆汤乃温胆汤减竹茹，加人参、熟地、五味子、酸枣仁、远志而成，故化痰和胃之中兼能益气养血，宁心安神，宜于痰浊内扰，气血不足之心胆虚怯，神志不宁者。

【鉴别】温胆汤与蒿芩清胆汤皆以二陈汤加竹茹、枳实（枳壳）燥湿化痰，清胆和胃，可治疗痰热内蕴，胆胃失和之证。温胆汤重在燥湿化痰，清热力小，宜于痰浊内扰，胆胃失和而热象不显者；蒿芩清胆汤又增青蒿、黄芩、滑石、青黛等药，清热之力较著，兼可透邪，宜于少阳胆热较甚，兼有湿热痰浊者。

细目三 清热化痰

要点一 清气化痰丸《医方考》

【组成】陈皮 杏仁 枳实 黄芩 瓜蒌仁 茯苓各一两 胆南星 制半夏各一两半
【用法】姜汁为丸。
【功用】清热化痰，理气止咳。
【主治】热痰咳嗽。咳嗽痰黄，黏稠难咯，胸膈痞闷，甚则气急呕恶，舌质红，苔黄腻，脉滑数。
【组方原理】本证由痰热壅结于肺所致。治宜清热化痰，理气止咳。方中胆南星清热豁痰，为君药。瓜蒌仁清热化痰，黄芩清泻肺火，半夏化痰散结，降逆止呕，同为臣药。枳实行气消痞，陈皮理气化痰，茯苓健脾渗湿，杏仁降气止咳，俱为佐药。以生姜汁为丸，以制半夏之毒，并增祛痰降逆之效。

要点二 小陷胸汤《伤寒论》

【组成】黄连一两 半夏半升 瓜蒌实一枚
【用法】先煮瓜蒌，后内诸药。
【功用】清热化痰，宽胸散结。
【主治】痰热互结之小结胸证。胸脘痞闷，按之则痛，或咳痰黄稠，口苦，舌苔黄腻，脉滑数。
【组方原理】本方为伤寒表证误下，邪热内陷，痰热结于心下之小结胸证而设。治宜清热化痰，宽胸散结。方中瓜蒌实清热涤痰，宽胸散结，为君药。黄连泻热降火，为臣药。半夏祛痰降逆，开结消痞，为佐药。半夏与黄连相伍，辛开苦降，清热化痰，开郁散结。
【常用加减】痰阻气滞而胸脘胀闷者，加枳实、郁金、柴胡以疏肝行气；痰热甚而痰黄稠者，加胆南星、浙贝母以加强化痰之力。

要点三 滚痰丸（礞石滚痰丸）《泰定养生主论》，录自《玉机微义》

【组成】大黄 片黄芩各八两 礞石（捶碎，同焰硝一两，火煅红）一两 沉香半两
【用法】水丸。
【功用】泻火逐痰。
【主治】实热老痰证。癫狂惊悸，或怔忡昏迷，或不寐或寐怪梦，或咳喘痰稠，或胸脘痞闷，或眩晕耳鸣，或绕项结核，或口眼蠕动，或骨节卒痛难以名状，或噎塞烦闷，大便秘结，舌苔黄厚腻，脉滑数有力。
【组方原理】本证乃实热老痰，久积不去，变生诸疾之象。治宜降火逐痰。方中礞石下气坠痰，镇惊平肝，为君药。大黄荡涤实热，开痰火下行之路，为臣药。黄芩清热泻火，沉香行气开郁，俱为佐药。

细目四　润燥化痰

要点　贝母瓜蒌散《医学心悟》

【组成】贝母一钱五分　瓜蒌一钱　花粉　茯苓　橘红　桔梗各八分
【用法】水煎服。
【功用】润肺清热，理气化痰。
【主治】燥痰咳嗽。咳嗽痰少，咯痰不爽，涩而难出，咽干口燥哽痛，或上气喘促，苔白而干。
【组方原理】本证由燥热伤肺，灼津成痰，肺失清肃所致。治宜润肺清热，理气化痰。方中贝母清热化痰，润肺止咳，为君药。瓜蒌清热化痰，宽胸散结，为臣药。天花粉清热润肺，茯苓健脾渗湿，橘红理气燥湿化痰，桔梗宣肺化痰止咳，俱为佐药。

细目五　温化寒痰

要点　三子养亲汤《皆效方》，录自《杂病广要》

【组成】白芥子　苏子　莱菔子
【用法】上药微炒，击碎。每剂不过三钱，别生绢袋盛之，煮饮代茶，不宜煎太过。
【功用】化痰消食，降气平喘。
【主治】痰壅食滞气逆证。咳嗽喘逆，痰多胸痞，食少难消，舌苔白腻，脉滑。
【组方原理】本证由痰食壅滞，气机不畅，肺失肃降所致。治宜化痰消食，降逆下气，止咳平喘。方中白芥子温肺化痰，利气散结；苏子降气化痰，止咳平喘；莱菔子消食导滞，下气祛痰。临证可视痰壅、气逆、食滞之轻重酌定君药。

细目六　治风化痰

要点一　止嗽散《医学心悟》

【组成】桔梗　荆芥　紫菀　百部　白前各二斤　甘草十二两　陈皮一斤
【用法】上为末。
【功用】止咳化痰，疏表宣肺。
【主治】风邪犯肺之咳嗽。咳嗽咽痒，咯痰不爽，或微有恶风发热，舌苔薄白，脉浮缓。
【组方原理】本证由外感风邪，肺失宣降，津凝为痰所致。治宜疏表宣肺，化痰止咳。方中紫菀、百部润肺止咳化痰，为君药。桔梗宣肺止咳，白前降气化痰，为臣药。荆芥疏风散邪，陈皮理气化痰，为佐药。甘草调和药性，为使药。

要点二　半夏白术天麻汤《医学心悟》

【组成】半夏一钱五分　天麻　茯苓　橘红各一钱　白术三钱　甘草五分

【用法】加姜枣煎服。

【功用】化痰息风，健脾祛湿。

【主治】风痰上扰证。眩晕，头痛，胸膈痞满，痰多，呕恶，舌苔白腻，脉弦滑。

【组方原理】本证由湿痰内盛，肝风夹痰上扰清空所致。治宜化痰息风，健脾祛湿。方中半夏燥湿化痰，天麻平肝息风，二者为治风痰眩晕头痛之要药，共为君药。白术健脾燥湿，茯苓健脾渗湿以治生痰之本，为臣药。橘红理气化痰为佐药。甘草调和药性，为使药。煎加生姜、大枣以调和脾胃。

（樊巧玲）

第十八单元　消食剂

细目一　概述

要点一　消食剂的适用范围

消食剂适用于食积内停之证，常见脘腹胀满、嗳腐吞酸、恶食呕逆、腹痛泄泻等症。

要点二　消食剂的应用注意事项

食积每致伤中、阻气、生湿、化热之变，治疗时需合理遣药配伍组方。不宜长期或过量服用，纯虚无实者禁用。

细目二　消食化滞

要点一　保和丸《丹溪心法》

【组成】山楂六两　神曲二两　半夏　茯苓各三两　陈皮　连翘　莱菔子各一两

【用法】炊饼为丸。

【功用】消食和胃。

【主治】食积证。脘腹痞满胀痛，嗳腐吞酸，恶食呕恶，或大便泄泻，舌苔厚腻微黄，脉滑。

【组方原理】本证乃饮食过量，脾运不及，停滞为积，胃气失和所致。治宜消食化滞，理气和胃。方中重用山楂，消食化滞，尤擅消肉食油腻之积，为君药。神曲消食健脾，尤善化酒食陈腐之积；莱菔子下气消食，长于消谷面之积，同为臣药。君臣配伍，可消一切饮食积滞。半夏和胃降逆，陈皮理气和中，茯苓健脾渗湿，连翘清热散结，俱为佐药。

要点二 枳实导滞丸《内外伤辨惑论》

【组成】大黄一两 枳实 神曲各五钱 茯苓 黄芩 黄连 白术各三钱 泽泻二钱

【用法】汤浸蒸饼为丸。

【功用】消食导滞，清热祛湿。

【主治】湿热食积证。脘腹胀痛，下痢泄泻，或大便秘结，小便黄赤，舌苔黄腻，脉沉有力。

【组方原理】本证由食积停滞，生湿化热，或素有湿热又与食积互结，阻于肠胃所致。治宜消食导滞，清热利湿。方中大黄攻积泻热，为君药。枳实行气消积导滞，神曲消食化滞和胃，同为臣药。黄芩、黄连清热燥湿止痢，茯苓、泽泻利水渗湿止泻，白术益气健脾燥湿，俱为佐药。

细目三 健脾消食

要点一 健脾丸《证治准绳》

【组成】白术二两半 木香 黄连 甘草各七钱半 白茯苓二两 人参一两五钱 神曲 陈皮 砂仁 麦芽 山楂 山药 肉豆蔻（煨去油）各一两

【用法】蒸饼为丸。

【功用】健脾和胃，消食止泻。

【主治】脾虚食积证。食少难消，脘腹痞闷，大便溏薄，倦怠乏力，舌苔腻而微黄，脉虚弱。

【组方原理】本证由脾胃虚弱，食积内停所致。治宜健脾助运，消食和胃。方中人参、白术、茯苓健脾化湿止泻，共为君药。山楂、神曲、麦芽消食化滞和胃，为臣药。肉豆蔻、山药益气健脾止泻，木香、砂仁、陈皮理气醒脾和胃，黄连清热燥湿，俱为佐药。甘草补中益气，调和诸药，为佐使药。

【鉴别】健脾丸与参苓白术散均含人参、白术、山药、茯苓、砂仁、甘草等药，皆具益气健脾、渗湿止泻之功，可治疗脾虚夹湿之证。健脾丸因配入山楂、神曲、麦芽、黄连等药，兼具消食化滞、清热燥湿之功，宜于脾虚食积内停，生湿蕴热之证；参苓白术散因配入莲子、扁豆、薏苡仁、桔梗等药，功擅渗湿止泻，兼可保肺，宜于脾虚生湿，下渗肠道之泄泻。

要点二 枳实消痞丸《兰室秘藏》

【组成】干生姜 炙甘草 麦芽曲 白茯苓 白术各二钱 半夏曲 人参各三钱 厚朴（炙）四钱 枳实 黄连各五钱

【用法】汤浸蒸饼为丸。

【功用】行气消痞，健脾和胃。

【主治】脾虚气滞，寒热互结证。心下痞满，不欲饮食，倦怠乏力，大便不调，苔腻略黄，脉弦无力。

【组方原理】本证乃脾虚气滞，寒热互结而致。治当行气健脾，清热温中。方中枳实行气消痞为君。厚朴下气除满，与枳实相须为用，以增其行气消痞之效，而为臣。黄连清热燥湿；半夏曲散结除痞，降逆和胃；干姜温中散寒。三药配伍，辛开苦降，寒热同调，散结除痞。另取四君子汤方，健脾益气，化湿和中，以复脾运；麦芽消食和胃，共为佐药。甘草调和药性，和中补脾，亦兼使药之用。

（樊巧玲）

第十九单元　驱虫剂

要点　乌梅丸《伤寒论》

【组成】乌梅三百枚　细辛六两　干姜十两　黄连十六两　当归四两　附子六两　蜀椒四两　桂枝六两　人参六两　黄柏六两

【用法】炼蜜为丸。

【功用】温脏安蛔。

【主治】蛔厥证。腹痛时作，手足厥冷，时静时烦，时发时止，得食而呕，常自吐蛔。兼治久利。

【组方原理】本证之蛔厥由寒热错杂，寒重热轻，蛔虫内扰所致。治宜寒热并调，温脏安蛔。因"蛔得酸则静，得辛则伏，得苦则下"，故方中重用乌梅，酸以安蛔，并以苦酒（醋）渍之，为君药。细辛、蜀椒辛可伏蛔，温脏祛寒；黄连、黄柏苦以下蛔，清泻内热，同为臣药。附子、干姜、桂枝合细辛、蜀椒，温里祛寒之功益增，以利蛔虫安伏肠内；人参、当归补养气血，俱为佐药。以蜜为丸，调和诸药。至于久痢、久泻，属寒热错杂，正气虚弱者，本方亦可应用。

（樊巧玲）

中医学基础

中国学界史

第一单元　中医学理论体系的基本特点

中医学理论体系是通过长期对生活现象、生理表现、病理变化，以及临床治疗效应的实践观察，经过反复地综合与归纳、分析与对比，逐渐地升华与抽象而成。中医学理论体系是以精气、阴阳、五行学说为哲学基础，以整体观念为指导思想，以脏腑经络的生理病理为理论基础，以辨证论治为诊疗特点的学术体系。

细目一　整体观念

要点　整体观念的内容

整体观念，是关于人体自身的完整性及人与自然和社会环境统一性的认识，是整体思维方法在中医学理论体系中的体现。

1. 人是一个有机的整体

中医学认为，人体是一个以心为主宰，五脏为中心，通过经络连属脏腑肢节的有机整体。就形体结构而言，任何局部都是整体的一个组成部分，与整体密切相联；就功能活动而言，各个不同的脏腑组织功能活动之间密切相关。彼此之间相互协调，互相制约，共同完成人体的生理活动，从而表现出生命活动的整体联系。

2. 人与自然环境的统一性

（1）与自然环境有着物质的同一性：人体通过内在的调节机能，保持着与自然界的统一。如盛夏天气炎热，人体的气血趋向于体表，故表现为皮肤松弛，汗孔张开而多汗；隆冬天气严寒，人体的气血趋向于里，故表现为皮肤致密，汗孔关闭而少汗。这种适应性的生理变化，既维持了人的体温恒定，也反映了冬夏不同气温，人体气血运行和津液代谢的状况。

（2）与地理环境的相关性：地理环境的差异，区域性气候、人文习俗、生活习惯等的不同，在一定程度上影响着人体的生理机能和心理活动。

3. 人与社会环境的统一性

人生活在社会群体之中，其生命活动受到社会环境的影响。可造成人们身心机能和体质特点上的某些差异。随着社会环境的改变，人们的人生、价值取向和生活方式也会改变，一些新的身心疾病就会产生，如焦虑、头痛、眩晕、失眠、心悸等病证。

细目二　辨证论治

辨证论治是中医学认识疾病和治疗疾病的基本思路，是中医理论体系的基本特点之一。

要点一 症、证、病

1. 症状

症,是症状和体征的总称。指疾病过程中所表现出的个别或孤立的现象,是患者异常的主要感觉或行为表现,亦是医生检查患者时所发现的异常征象。症是判断证候、辨识疾病的主要依据。

2. 证候

证,即证候。是疾病过程中某一阶段或某一类型的病理概括。一般由一组相对固定的、有内在联系的、能揭示疾病某一阶段或某一类型病变本质的症状和体征构成。证候的病理本质包括疾病的原因、病变的部位、性质、邪正关系等多方面的病理特征,反映疾病过程特定阶段的本质。

3. 疾病

病,是疾病的简称,是指有特定的病因、发病形式、病变机理、发病规律和转归的一种病理过程,反映疾病全过程的根本矛盾。

要点二 辨证论治

辨证论治,也叫辨证施治,是中医学认识疾病和处理疾病的基本原则。辨证,即是将四诊所收集的症状和体征等资料,通过分析、综合,辨清疾病的原因、性质、部位、邪正关系,概括、判断为某种性质的证候的过程。论治,是根据辨证结果,确定相应的治疗方法。辨证是确定治疗方法的前提和依据,论治是辨证的目的。

要点三 同病异治和异病同治

1. 同病异治

所谓"同病异治",是指同一种疾病,由于发病的时间、地区,以及患者机体的反应性不同,或处于不同的发展阶段,其病机有所变化,所以表现的证不同,因而治法就各异。

2. 异病同治

所谓"异病同治",是指不同的疾病,在其发展过程中,由于出现了相同的病机和证候,因而就可采取同一方法治疗。因此,"同病异治"或"异病同治",实质上是由于病机变化出现了异同,因而"证异治亦异"、"证同治亦同",即是辨证论治原则的具体体现。

(郭霞珍)

第二单元 阴阳学说

阴阳学说是研究阴阳概念的基本内涵及其运动规律,并用以解释宇宙万物发生、发展和变化的哲学理论。阴阳学说渗透到医学领域,成为中医药学重要而独特的思维方法,深刻地影响着中医学理论的形成和发展，被用于说明人体的生理活动和病理变化，指导疾病的诊断和防治。

细目一 阴阳学说的概念

要点一 阴阳及其特性

1. 阴阳的基本内涵

阴阳，是中国古代哲学的一对范畴，是对自然界相互关联的某些事物或现象对立双方属性的概括，体现了事物的对立统一法则。阴和阳，既可以标示自然界相互关联而又相互对立的事物或现象的属性，也可标示同一事物内部相互对立的两个方面。中医学的阴阳是常识概念、哲学概念和医学概念三者的综合，是事物的属性概念而不是事物的本体概念。

2. 阴阳的特性

（1）相关性：阴阳的相关性，也称为关联性，是指用阴阳所分析的对象，应当是同一范畴、同一层面的事物或现象，只有相关联的事物或同一事物内部的两个方面，才可以用阴阳加以解释和分析。如方位中的上与下、天与地；温度的冷与热等均为同一层面的事物，决不能把上与冷、下与热这样不在同一范畴的事物进行阴阳定性。

（2）普遍性：阴阳学说认为，大到天和地，小到人体性别男女及体内的气血；从抽象的方位之上下、左右、内外，到具体事物的水火、药物的四性五味等，无一不是阴阳的体现。

（3）相对性：是指各种事物或现象以及事物内部对立双方的阴阳属性不是绝对的、一成不变的，而是相对的。其表现：①阴阳的可分性。指属阴或属阳的事物中，还可再分为阴和阳，这种阴阳中还可再分阴阳的特性，是指阴阳双方中的任何一方都蕴含有另一方。如以昼夜言，白昼为阳，黑夜为阴。属阳的白昼又有上午、下午之分，上午为阳中之阳，下午为阳中之阴；属阴的黑夜，前半夜为阴中阴，后半夜为阴中之阳。②事物的阴阳属性，在一定条件下阳可以转化为阴，阴可以转化为阳。例如在人体气化活动过程中，物质可以转化为机能活动，机能活动也可转化为物质，二者的不断转化，维持人体生命运动的正常进行。③划分事物阴阳属性的前提改变时，事物的阴阳属性也随之而改变。例如以五脏部位的上下划分其属性，心、肺位于膈上为阳，肝、脾、肾位于膈下属阴。

（4）规定性：阴阳的规定性体现在两个方面：一是事物阴阳属性的规定性。凡运动着的、兴奋的、上升的、外出的、前进的为阳，静止的、抑制的、下降的、内入的、后退的为阴，阴阳学说对事物属性的这种规定，在前提不变的情况下，已确定的属性是不变的。二是中医学将人体内具有温煦、推动、兴奋作用的物质及其功能规定为阳，而将人体内具有滋润、凝聚、抑制作用的物质及其功能规定为阴。

细目二　阴阳学说的基本内容

要点一　阴阳的对立制约

所谓阴阳的对立，是说自然界中的一切事物，客观上都存在着相互对立相反的阴阳两个方面，这两个方面的属性是相反的、矛盾的。

所谓阴阳的制约，是指相互对立的阴阳双方，大多存在着相互抑制和约束的特性。如《类经附翼·医易》说"动极者镇之以静，阴亢者胜之以阳"，就是说动与静、阴与阳彼此之间存在着相互制约的关系。

要点二　阴阳的互根互用

阴阳互根，是指事物或现象中相互对立的阴阳两个方面，具有相互依存、相互为用的关系；阴和阳任何一方都不能脱离对方而单独存在，且每一方都以另一方作为自己存在的条件或前提。没有阴也就无所谓阳，没有阳也就无所谓阴。《类经》亦指出："孤阴不生，独阳不长"。

阴阳互用，是指阴阳双方具有相互资生、促进和助长的关系。正如《医贯砭·阴阳论》所说"无阳则阴无以生，无阴则阳无以化"。

要点三　阴阳的消长平衡

阴阳的消长，是指事物或现象对立制约、互根互用的阴阳两个方面不是处于静止的状态，而是处于运动变化之中。阴阳消长，主要表现形式：一是阴消阳长或阳消阴长，表现为阴阳双方的你强我弱，我强你弱。二是阴阳皆消，或阴阳皆长，表现为阴阳矛盾统一体的我弱你也弱，你强我也强。

阴阳的平衡，是指在正常的情况下，阴阳双方在彼此消长的运动过程中保持着动态平衡状态。

要点四　阴阳的相互转化

阴阳转化，是指事物对立双方的总体属性，在一定的条件下可以向其相反的方向转化，即属阳的事物可以转化为属阴的事物，属阴的事物可转化为属阳的事物。如一年四季气候的变化或人体病证性质阳热或阴寒的变化。

阴阳的转化一般都出现于事物发展变化的"物极"阶段，即所谓"物极必反"。如果说阴阳消长是一个量变过程，那么阴阳转化是在量变基础上的质变。

细目三　阴阳学说在中医学中的应用

要点一　说明人体的组织结构

人体结构有上下、内外、表里、前后各部分与体内的脏腑的不同。用阴阳学说加以分析和认识，就大体部位而言，上部为阳，下部为阴；体表为阳，体内为阴。就腹背而言，背部为阳，胸腹面为阴。就肢体的内外侧而言，四肢的外侧面为阳，内侧面为阴。就内脏而言，六腑传化物而不藏，故为阳；五脏化生和贮藏精气而不泻，故为阴。

要点二　解释人体的生理活动

人体的生命活动就是阴阳的运动变化过程，可以用阴阳学说来解释和认识。体内物质的代谢过程，就是阴阳运动的过程。人体生命活动所需的各种精微物质（属阴）的补充，是在不断消耗内脏能量（属阳）的情况下完成的；但属阴的精微物质产生以后，又在相关内脏器官中转换为种种不同的能量，在能量产生的同时，精微物质随之消耗。这就是阴长阳消，阳长阴消的过程。生命活动就在阴阳彼此不断的消长过程中维持动态平衡。

要点三　解释人体的病理变化

阴阳失调是疾病的基本病机之一。阴阳学说用以阐释人体的病理变化，主要表现为分析病因的阴阳属性和分析病理变化的基本规律。一般来说，病邪可以分为阴邪和阳邪两大类。然阴阳之中，复有阴阳，故六淫之中，风、暑、热邪为阳，寒与湿邪为阴。阳邪常易伤阴；阴邪常先伤阳。在邪正斗争中，机体阴阳失调会产生偏盛、偏衰、互损、转化、格拒、亡失等种种病理变化。"阴胜则阳病，阳胜则阴病，阳胜则热，阴胜则寒。""阳虚则寒，阴虚则热。""邪气盛则实，精气夺则虚。"这是中医学认识和分析疾病基本病理的理论依据。

要点四　指导疾病的诊断

1. 辨别色泽的阴阳

色泽鲜明者属阳，色泽晦暗者属阴。

2. 辨别声息的阴阳

声音高亢洪亮、多言而躁动者，多属于实证、热证、阳证；声音低弱无力、少言而沉静者，多属于虚证、寒证、阴证。呼吸微弱者属阴；呼吸有力，声高气粗者属阳。

3. 辨别脉象的阴阳

以脉位辨阴阳，寸脉为阳，尺脉为阴；据脉率辨阴阳，则数者为阳，迟者属阴；据脉力辨阴阳，则实脉为阳，虚脉属阴；以脉形辨阴阳，则浮、大、洪、滑属阳，沉、小、细、涩为阴。在疾病的诊察中，如果从疾病的部位、性质等辨其阴阳属性，大凡表证、热证、实证者属于阳证；而里证、寒证、虚证者属阴证。只有在总体上把握了疾病的阴阳属性，才能抓住疾病的本质。

要点五　指导疾病的防治

1. 指导养生

养生的目的在于延年益寿和防病除疾；养生的根本原则是"法于阴阳"（《素问·阴阳应象大论》），即遵循自然界的阴阳变化规律来调理人体的阴阳，使人体阴阳与自然界的阴阳变化协调一致。故《素问·四气调神大论》说："夫四时阴阳者，万物之根本也。所以圣人春夏养阳，秋冬养阴，以从其根，故与万物沉浮于生长之门。"

2. 确定治则治法

（1）阴阳偏盛的治疗原则：针对阴阳偏盛所致的病证，要运用损其有余，"实则泻之"的原则进行治疗。阳偏盛所致的实热证，宜用寒凉药物抑制亢盛之阳，清除其热，此即"热者寒之"的方法，又叫"阳病治阳"；阴偏盛所致的实寒证，可用温热药物消除偏胜之阴，驱逐其寒，此即"寒者热之"，又叫"阴病治阴"。"病"，此指相对偏盛的病理状态。

（2）阴阳偏衰的治疗原则：对阴偏衰或阳偏衰所致的病证，要运用补其不足，"虚则补之"的原则进行治疗。阳虚不能制约阴而致的虚寒证，应当用补阳的药物，扶助不足之阳而达到制约相对偏盛之阴的目的。这种补阳的方法，又叫"阴病治阳"（《素问·阴阳应象大论》），即王冰所说的"益火之源，以消阴翳"的治疗方法。阴虚不能制约阳而致的虚热证，应当用滋阴之品，资助不足之阴，以达到抑制相对偏盛之阳的目的。这种滋阴的方法，又叫"阳病治阴"（《素问·阴阳应象大论》），也即王冰所说的"壮水之主，以制阳光"的治疗方法。对阴阳互损所致的阴阳两虚病证，治宜阴阳双补。由阳损及阴所导致的阴阳两虚证，以阳虚为主，治宜在补阳的基础上兼补其阴；由阴损及阳所导致的阴阳两虚证，以阴虚为主，治宜在补阴的基础上兼以补阳。

3. 归纳药物的性能

（1）药性：药性是指药物的寒、热、温、凉四种性质，又称为"四气"。其中寒、凉属阴，温、热属阳。凡能减轻或消除热证的药物，其性质属于凉性或寒性；凡能减轻或消除寒证的药物，其性质属于温性或热性。

（2）药味：药味是指药物的酸、苦、甘、辛、咸五味。有些药物还具有涩味、淡味，但习惯上称为"五味"。其中辛、甘、淡味属阳，酸、苦、咸、涩味属阴。《素问·至真要大论》所言："辛甘发散为阳，酸苦涌泄为阴；咸味涌泄为阴，淡味渗泄为阳。"

（3）升降浮沉：是指药物进入人体后的作用趋向，升指上升，降指下降，浮指发散，沉指泄利。凡具有升、浮作用的药物属阳，凡具有降、沉作用的药物属阴。

（郭霞珍）

第三单元 五行学说

五行学说是研究事物的性质、归类方法，以及相互之间的调节机制的学说，是研究事物内部和事物之间最一般的功能及结构关系的理论。

细目一 五行学说的概念

要点一 五行特性

五行的特性是古人在长期生产、生活实践中，对事物运动变化观察的基础上，通过归纳和抽象，逐渐形成的理性认识。

1. 木的特性，是升发、条达。古人称"木曰曲直"。曲直，是指树木的生长形态，都是枝干曲直，向上向外周舒展。引申为凡具有生长、升发、条畅、舒达等作用或性质的事物，均属于木。

2. 火的特性，是炎热、向上。古人称"火曰炎上"。炎上，是指燃烧之火，其性温热，其焰上升，引申为凡具有温热、升腾作用或性质的事物，均属于火。

3. 土的特性，是长养、化育。古人称"土爰稼穑"。稼穑，是指土有播种和收获农作物的作用，引申为凡具有生化、养育、承载、受纳作用或性质的事物，均归属于土。

4. 金的特性，是清肃、敛降。古人称"金曰从革"。从革，是指金的可熔铸变革特性。引申为凡具有清洁、肃杀、收敛、下降等作用或性质的事物，均属于金。

5. 水的特性，是滋润、下走。古人称"水曰润下"。润下，指水性湿润，由上向下流行，引申为凡具有寒凉、滋润、向下运行等作用或性质的事物，均属于水。

综上所述，五行的特性已不再是原来所指的具体事物，而具有更广泛、更抽象的涵义，成为表示事物五行属性的标志性符号。

要点二　事物五行属性的归类

五行归类理论将自然界万事万物纳入木、火、土、金、水五行框架之中，构建了五行系统，主要有两种归类方法。

其一，直接的取象比类法。取象，是指通过观察而获取客观事物的感性形象、外在表象，尤其是事物的功能状态。比类，就是以五行的特性为依据，与所要认知的事物的特有征象进行比较，如果所要认知的事物征象与已知的五行中某一行的特性相同或相类似，就可将该事物归属于五行中的某一类。

其二，间接的推演法。是根据已知事物的五行属性，推演至其相关的事物，以求知其五行属性的认知方法。在对人体的五行归类中，大部分事物的属性归类都是根据这一方法求知的。

事物属性的五行归类表

自然界						五行	人体					
五音	五味	五色	五化	五气	五方	五季	五脏	五腑	五官	形体	情志	五声	变动
角	酸	青	生	风	东	春	木	肝	胆	目	筋	怒	呼	握
徵	苦	赤	长	暑	南	夏	火	心	小肠	舌	脉	喜	笑	忧
宫	甘	黄	化	湿	中	长夏	土	脾	胃	口	肉	思	歌	哕
商	辛	白	收	燥	西	秋	金	肺	大肠	鼻	皮	悲	哭	咳
羽	咸	黑	藏	寒	北	冬	水	肾	膀胱	耳	骨	恐	呻	栗

细目二　五行的生克关系

要点一　五行相生与相克

1. 五行相生，是指五行木、火、土、金、水之间存在着有序的递相资生、助长和促进的关系。五行相生的次序是：木生火，火生土，土生金，金生水，水生木。在五行相生关系中，任何一行都存在着"生我"和"我生"两方面关系，《难经》将此关系形象地比喻为"母子"关系。凡属"生我"的一方，被称为"母"；"我生"的一方，被称为"子"，即所谓"生我"者为"母"，"我生"者为"子"。

2. 五行相克，是指五行木、火、土、金、水之间存在着有序的递相克制、制约的关系。五行相克的次序是：木克土，土克水，水克火，火克金，金克木。在五行相克关系中，任何一行都具有"克我"和"我克"的两方面关系。《内经》中把这种关系称之为"所不胜"和"所胜"的关系。凡属"克我"的一方，即为"我"的"所不胜"；凡属"我克"的一方，即为"我"的"所胜"，即所谓"克我"者为"所不胜"，"我克"者为"所胜"。

要点二　五行相乘与相侮

1. 五行相乘，是指五行中的一行对其所胜之行的过度制约和克制。即相克太过，称之为过克。五行相乘的次序与相克相同。导致相乘的原因有"太过"和"不及"两种情况。以木克土为例，太过者如"木亢乘土"；不及者如"木乘土虚"。

2. 五行相侮，是指五行中的一行对其所不胜之行的反向制约和克制。又称"反克"。导致五行相侮的原因，亦有"太过"和"不及"两种情况。仍以木克土为例，则太过者即"木亢侮金"；不及者即"木虚土侮"。

要点三　五行母子相及

1. 母病及子，是指母的一方异常时波及子的一方，导致母子两行皆异常。其顺序和方向与正常调节中的相生关系一致，如木发生异常时影响并波及火，即属于母及于子。

2. 子及于母，是指子的一方异常时就会波及母的一方，导致母子两行皆异常。其顺序和方向与相生关系相反，如水的一方异常时，波及并影响金，即属于子及于母。

细目三　五行学说在中医学中的应用

五行学说渗透应用于中医学领域，不仅促进了中医理论体系的形成，而且对于阐释人体的组织结构、生理功能和病理现象，并指导临床疾病的诊断和治疗均具有重要意义。

要点一　解释五脏系统疾病的传变规律

1. 母子相及的病理传变
母子相及的病理传变是指五脏间的相生关系被破坏所导致的病传现象。

(1) 母病及子：这是指疾病从母脏波及子脏的传变。例如脾胃（土）虚衰日久，患者在长期食欲不振、脘腹疼痛不适、便溏或泄泻的基础上，反复感冒，进而出现咳嗽、咯痰、气喘等肺（金）病，即属于母（脾土）病及子（肺金）的病传过程。

(2) 子病及母：这是指疾病从子脏波及母脏的传变。"子病累母"主要是由于母气不敌子气，因而邪盛病重。如心肝火旺证，即是由于心火亢盛，进而导致肝火上炎所致。再如肝病日久，累及于肾，出现腰膝酸痛、头晕耳鸣、夜梦遗精或月经不调等肾虚之症，这一病理传变过程即属于子（肝木）病及母（肾水）中的"子盗母气"病传过程。

2. 相乘相侮的病理传变

(1) 相乘传变：指疾病从所不胜之脏波及所胜之脏的传变。例如肝病患者，在有胁肋疼痛、口苦、黄疸等症的基础上，又出现了脘腹胀闷不适或疼痛、恶心呕吐、食欲减退的脾胃失健的症状，此即为肝木乘脾土的"相乘"病理传变过程。

(2) 相侮传变：指疾病从所胜之脏波及所不胜之脏的传变，又称为"反侮"、"反克"致病。例如咳嗽、气喘、咯痰的肺病患者，日久常伴有心悸、怔忡、面舌色青紫之心病症状，此即为肺（金）反侮心（火）的病传过程。

要点二 指导五脏系统疾病的治疗

1. 控制五脏疾病的传变

在疾病过程中，一脏有病常会在不同程度上波及其他四脏，因此在治疗时，应根据五行生克乘侮理论，采取相应的措施以控制传变，防止因病传而病情加重。如肝脏有病时可通过相生途径影响心、肾，也可通过乘侮途径波及脾、肺。如肝气过旺，最常发生的病传是木旺乘土，或者木旺侮金，故在肝病未发生乘脾、侮肺之前，消除肝气偏盛的同时，还应兼补脾土，或扶助肺金。以阻断来自于肝的乘袭之邪，或反侮之邪，故有"见肝之病，则知肝当传之与脾，故先实其脾气"（《难经·七十七难》）之论。

2. 确定五脏疾病的治疗原则

(1) 根据五行相生规律确立的治则治法：治疗原则是"虚则补其母，实则泻其子"。所谓"补母"，是针对母子两脏关系失调中虚证的治疗原则，以补母脏之虚为主。所谓"泻子"，是针对母子两脏关系失常中实性病证的治疗原则，以泻子脏之实为主。

滋水涵木法：即通过滋补肾阴以养肝阴，从而达到涵敛肝阳的目的，又叫滋肾养肝法、滋补肝肾法或乙癸同源法。主要适用于肾阴亏损而致肝阴不足，肝阳偏亢之证。

金水相生法：是滋补肺肾阴虚的一种治疗方法，又叫补肺滋肾法、滋养肺肾法。主要适用于肺虚不能输布津液以滋肾，或肾阴不足，阴精不能上荣于肺，以致肺肾阴虚病证。

培土生金法：是指补脾益气而达到补益肺气的方法，又称补养脾肺法。主要适用于脾虚胃弱不能滋养肺气而致肺脾虚弱之证。

(2) 根据相克规律确定治则治法：治疗原则为"抑强、扶弱"。所谓抑强，主要适用于相乘或相侮病证。所谓扶弱，主要适用于相克力量不及，或因虚被乘、被侮所产生的病证。

根据五行相克规律确定的治疗方法：

抑木扶土法：是通过疏肝健脾以治疗肝气亢逆脾虚失运病证的一种方法，又称疏肝健脾法。主要适用肝郁脾虚病证。

培土制水法：是通过健脾温肾方法，用以治疗脾肾阳虚水湿停聚病证的一种方法，又称健脾温肾利水法。

佐金平木法：是通过清肃肺气，以抑制肝火亢盛的一种治疗方法，又称泻肝清肺法。主要适用于肝火亢逆，灼伤肺金，影响肺气清肃之"木火刑金"证候。

泻南补北法：即泻心火，补肾水的一种治疗方法，又称泻火补水法或滋阴降火法。主要适用于肾阴不足，心阳偏亢，水火失济，心肾不交病证。

此外，在针灸疗法中，针灸医家将手足十二经四肢末端的穴位分属于五行，即井、荥、俞、经、合五种穴位，分属于木、火、土、金、水，临床上即可根据不同的病情，运用五行生克乘侮规律而选择穴位，进行治疗。

情志生于五脏，五脏具有五行的属性，所以在生理上人的情志变化也有着相互制约的作用，在病理上和内脏亦有着密切关系，故在临床上即可以运用情志的相互制约关系来达到调整情志治疗疾病的目的。如：

悲为肺志，属金；怒为肝志，属木。金能克木，故悲能胜怒。

恐为肾志，属水；喜为心志，属火。水能克火，故恐能胜喜。

怒为肝志，属木；思为脾志，属土。木能克土，故怒能胜思。

喜为心志，属火；忧为肺志，属金。火能克金，故喜能胜忧。

思为脾志，属土；恐为肾志，属水。土能克水，故思能胜恐。

其他，关于药物的五色、五味入五脏，如色青、味酸的药物属木，归走并作用于肝系统，如白芍、山茱萸味酸滋养肝血；色赤、味苦的药物属火，归走并作用于心系统，如朱砂色赤入心安神；色黄、味甘的药物属土，归走并作用于脾胃系统，如黄芪、白术味甘，入脾补气；色白、味辛的药物属金，归走并作用于肺系统，如石膏入肺以清肺泻热；色黑、味咸的药物，归走并作用于肾系统，如玄参、生地色黑、味咸入肾以滋养肾阴等，则是五行理论在药物归经方面的应用，虽有待于进一步研究，但在临床上亦确有一定的指导意义。

（郭霞珍）

第四单元　藏象

脏腑是人体内脏的总称。按照脏腑不同的生理功能，分为五脏、六腑和奇恒之腑三类。五脏，即心、肺、脾、肝、肾。六腑，即胆、胃、小肠、大肠、膀胱、三焦。奇恒之腑，即脑、髓、骨、脉、胆、女子胞。

细目一　藏象学说的概念和脏腑的特点

"藏象"一词，首见于《内经》。如《素问·六节藏象论》说："藏象何如？"藏，是指藏于躯体内的脏腑组织器官；象，是指内部脏腑组织器官表现于外的各种征象。藏象，指藏于体内的脏腑组织器官及其表现于外的生理和病理现象。

要点一　五脏、六腑功能的共同特点

五脏，即心、肝、脾、肺、肾。五脏形态上多为实质性脏器，其功能特点是化生、贮藏人体精气。人体的各种精微物质，包括精、气、血、津液等，均贮藏于五脏，这些精微物质应经常保持充满而不能过度耗散，故称"藏而不泻"。《素问·五脏别论》说："五脏者，藏精气而不泻也，故满而不能实。"满，指精气的盈满；实，经文原意是指五脏应时时充满精气，而不能像六腑传化水谷那样虚实更替。五脏除贮藏精气外，还藏神，故有"五神脏"之称。

六腑，即胆、胃、小肠、大肠、膀胱、三焦。六腑形态上多为中空性的管腔器官，其功能特点是传化水谷，以通为用。六腑主要功能是受纳、消化饮食物并传导、排泄糟粕。摄入到胃肠道的饮食物，精微物质被吸收后，其糟粕必须及时向下通降并排泄到人体外部，故称其为"泻而不藏"。如《素问·五脏别论》说："六腑者，传化物而不藏，故实而不能满也。"意指虽进食后胃肠道充实着水谷，但应及时传化，虚实有序。

奇恒之腑，即脑、髓、骨、脉、胆、女子胞。因为这一类脏器虽然形态上多为中空而类似于六腑，但其功能特点多为贮藏人体精气而与六腑有别，故将其称为"奇恒之腑"。

要点二　脏腑学说的主要特点

脏腑学说是研究人体各脏腑的部位和结构、生理功能、病理变化及其相互关系的理论，是藏象学说的核心内容。其主要特点表现如下：

一是以五脏为中心的整体观。人体以五脏为核心，在内联络着六腑、奇恒之腑以及各形体诸窍，在外则通过"天人相应"与自然界构成系统联系。在五脏中又以心作为最高主宰，形成了高度调节和自控的系统。

二是注重功能而略于实体，中医学对脏腑器官的认识具有独特的内涵。脏腑不仅指某个形态学的器官，更是概括了人体某一系统的生理和病理的综合概念，并贯穿于生理、病理、诊断、治疗的各个方面，成为中医学最具特色的理论学说之一。

细目二　心

心属于胸中，在五行中属火，为阳中之太阳，与小肠相表里。

要点一　心主血脉

心主血脉，指运行在脉中的血液，依赖于心脏的搏动而循环于周身，发挥其濡养的作用。心、脉、血三者构成一个相对独立的循环系统，这个系统的生理功能，都由心所主，都有赖于心脏的正常搏动。

心脏的正常搏动，中医学认为主要依赖于心气。如果心气不足，或血脉空虚，可见面色无华，唇甲色淡，脉象细弱无力等；若心血瘀滞，血脉受阻，可见面色灰暗，唇舌青紫，心前区憋闷和刺痛，以及脉象结、代、涩等表现。

要点二　心藏神

心藏神，即心主神志，或称心主神明，或称心藏神。神有广义和狭义之分。广义之神，是指整个人体生命活动的外在表现；狭义之神，即是心所主之神志，是指人的精神、意识、思维活动等。

西医学认为人的精神、意识和思维活动，是大脑对外界事物的反映。中医学藏象理论认为人的精神、意识、思维活动分属于五脏，主要归属于心。古人把心称作"五脏六腑之大主"，是与心主神志的功能分不开的。由于血液是神志活动的主要物质基础，故心主神志的功能依赖于心血的营养作用。如心主神志的功能异常，可出现失眠、多梦、健忘、神志不宁，甚至昏迷、谵狂等临床表现。

要点三　心在体合脉

心合脉，即是指全身的血脉都属于心。由于脉管是血液运行的通道，故又称脉为"血府"。心与脉在结构上直接相连，而脉中的血液要依靠心气的推动方能运行不息，故《素问》曰："心主身之血脉。"心的功能正常，则血脉流畅；心的功能异常，则血行障碍。如心气不足，血脉不充，可见脉象细弱无力等。

要点四　心开窍于舌

舌的功能是主司味觉和表达语言。舌的味觉功能和正确地表达语言，均有赖于心主血脉和心主神志的生理功能。舌为心之外候，又称舌为"心之苗"。心的功能正常，则舌体红活荣润，柔软灵活，味觉灵敏，语言流利。如心主血脉功能异常，心阳不足，则舌质淡白胖嫩；心血不足，则舌质淡白；心火上炎则舌红生疮；心血瘀阻，则舌质暗紫或有瘀斑。若心主神志的功能异常，则出现舌卷、舌强、语謇或失语等病证。

要点五　心在液为汗

在液为汗。汗液，是津液通过阳气的蒸腾气化后，从玄府（汗孔）排出的液体。由于汗为津液所化生，血与津液又同出一源，所谓"汗血同源"，而血又为心所主，故有"汗为心之液"之称。

要点六　心在志为喜

心的生理功能与喜有关，喜乐过度则可使心神受伤，精神亢奋可使人喜笑不休，精神萎靡可使人易于悲哀。另外，心为神明之主，不仅喜能伤心，而且五志过极均能损伤心神。

要点七　心其华在面

指心的功能正常与否，可以从面部色泽的变化显露出来，心气旺盛，血脉充盈，则面部红润而有光泽。若心气不足，则面色苍白、晦滞；心血虚弱，则面色无华；心血瘀阻，则面色青紫等。

细目三 肺

肺位于胸腔。在五行中属金,为"阳中之少阴",与大肠相表里。

要点一 肺主气、司呼吸

肺主气,一身之气都归属于肺。首先体现在气的生成,特别是宗气的生成,主要依靠肺吸入的清气与脾胃运化的水谷精气在胸中的结合。因此,肺的呼吸功能直接影响宗气的生成,也影响全身之气的生成。其次,还体现在对全身气机的调节。肺的呼吸运动,即是气的升降出入运动。肺有节律地一呼一吸,对全身之气的升降出入运动起着重要的调节作用。

肺主呼吸之气,指肺是体内外气体交换的场所。通过肺的呼吸,吸入自然界的清气,呼出体内的浊气,吐故纳新,实现体内外气体的交换。与此同时,也促进着气的生成,调节着气的升降出入运动,保证人体新陈代谢的正常进行。因此,肺的呼吸均匀和调,是气的生成和气机调畅的根本条件。反之,呼吸功能失常,必然影响宗气的生成和气的运动,肺主持一身之气的作用也就减弱;如果肺丧失了呼吸功能,清气不能吸入,浊气不能排出,人的生命活动也就终结。

要点二 肺主宣发肃降

所谓"宣发",就是肺气向上的升宣和向外的布散。所谓"肃降",就是肺气向下的通降和使呼吸道保持洁净的作用。主要体现在三个方面:一是通过肺的宣发,呼出体内的浊气;通过肺的肃降,吸入自然界的清气。二是将肺吸入的清气和由脾转输而来的津液和水谷精微,敷布至全身,宣发外达于皮毛,肃降下行而布散。三是通过宣发卫气,调节腠理之开合,将代谢后的津液化为汗液,排出体外;通过肃降将脏腑代谢后产生的浊液下输于肾和膀胱,成为尿液生成之源,并能肃清肺和呼吸道内的异物,以保持呼吸道的洁净。

宣发与肃降正常,则气道通畅,呼吸调匀,体内外气体得以正常交换。如果二者的功能失去协调,就会发生"肺气失宣"或"肺失肃降"的病变,出现呼吸不利、胸闷、咳喘、咯痰、咯血以及鼻塞、无汗等症状。

要点三 肺主通调水道

肺气通过宣发肃降,疏通和调节着全身水液的输布和排泄的作用。表现在两方面:一是肺气宣发,将津液布散至全身以濡润之,而且主司腠理的开合,调节汗液的排泄;二是肺气肃降,将体内的津液不断地向下输送,至其他脏腑以濡养之,并将脏腑代谢所产生的浊液,下输至肾,经过肾和膀胱的气化作用,生成尿液而排出体外。这就是肺通调水道功能在调节水液代谢中所起的作用,所以说"肺主行水","肺为水之上源"。如果肺的通调水道功能减退,就可导致水湿停聚,产生痰饮、尿少、水肿等病变。

要点四 肺朝百脉,主治节

肺朝百脉,指全身的气血均通过经脉朝会于肺。肺朝百脉的生理意义有以下两个方面：一是气体交换。因全身的气血均通过经脉汇聚于肺部，通过肺的呼吸，呼出浊气，吸入清气，清气又随着血液流布全身，维持人体的生命活动。二是助心行血。血液的运行要靠气的推动，肺朝百脉，将肺气散布于血液之中，可以辅佐心脏，推动血液的运行。

肺主治节，主要体现在：一是治理和调节呼吸运动，使呼吸运动平稳有序，有利于气体的交换；二是治理和调节全身气机，通过肺的有节律的呼吸运动，以调节人体气机的升降出入运动。三是治理和调节气血之运行，肺通过宗气，贯心脉以行气血，辅助心脏推动和调节血的运行。四是治理和调节水液代谢，肺为水之上源，主行水，肺气的宣发和肃降，疏通和调节津液的输布、运行和排泄，对人体的水液代谢具有一定的调节作用。

要点五　肺在体合皮，其华在毛

肺与皮肤相关，主要体现在两方面：一是肺具有宣发卫气和津液以营养皮肤的作用。肺气的宣发，将精微物质输送到体表的皮肤。二是汗孔排泄汗液有协助肺排泄废物的作用。皮肤之汗孔排泄废物，与肺之呼出浊气排泄废物，有其共通之处，所以汗孔又被称为"气门"。肺宣发的卫气和津液，也滋养了依附于皮肤的毫毛，故肺气肺阴充足，则毫毛光泽，若肺的气阴不足，可见毫毛萎黄。

要点六　肺开窍于鼻

肺司呼吸，其气与鼻、喉息息相通。肺之气阴充足，肺气通利，则喉之发音正常，鼻之嗅觉灵敏。病理情况下，肺的功能失常，可见鼻塞、流涕、喷嚏、喉痒、喉痛、音哑或失音等鼻与喉的病证。外邪袭肺，也常从口鼻而入。

要点七　肺在志为忧（悲）

悲和忧同属肺志，是肺气在情志方面的生理反应，肺气调和，则遇事悲忧适度。若过度的悲伤和忧愁，则易耗伤肺气，使人意志消沉，可见少气懒言、呼吸气短、体倦乏力等肺气不足之症。反之，在肺虚时，人体对外来非良性刺激的耐受性就会下降，从而产生悲忧的情绪变化。

要点八　肺在液为涕

涕是由鼻腔分泌的黏液，有润泽鼻窍的功能，并能防御外邪，有利于肺的呼吸。鼻为肺窍，生理状态下，鼻涕润泽鼻窍而不外流。若风寒犯肺，则鼻流清涕，风热犯肺，则鼻流黄稠涕，燥邪伤肺，则干而无涕。

细目四　脾

脾位于中焦，在五行中属土，为"阴中之至阴"，与胃相表里。

要点一　脾主运化

脾主运化，是指脾具有把水谷化为精微，并将精微物质转输至全身的生理功能。

1. 运化水谷

即是对饮食物的消化和吸收。饮食入胃后，经过初步的消化，输送至脾，脾对之进一步消化，再吸收其中的精微，然后转输至心肺，化生气血布散于周身。脾运化水谷的功能旺盛，才能为化生精、气、血、津液提供足够的养料，使脏腑、经络等组织得到充分的营养。反之，脾运化水谷的功能减退，亦称脾失健运，则机体的消化吸收功能即因之而失常，气血生化不足，出现腹胀、便溏、食欲不振，以至倦怠、消瘦等病变。所以称脾胃为"后天之本"、"气血生化之源"。

2. 运化水液

是指脾对水液的吸收、转输和布散作用。体现在：一是摄入到人体内的水液，经过脾的运化转输，气化成津液，通过心肺而到达周身脏腑组织器官，发挥其濡养、滋润作用。二是经过代谢后的水液及某些废物，经过脾转输，而至肺、肾，通过肺、肾的气化作用，化为汗、尿等而排出体外。因此，脾气强健，就能防止水液停滞，湿、痰、饮等病理产物的产生。反之，脾运化水液的功能减退，导致水液在体内停滞，聚湿、生痰，甚则引起水肿。

要点二　脾主升清

脾主升清，"清"，指水谷精微等营养物质。"升清"，是指脾将经吸收后的水谷精微等营养物质，上输于心、肺，通过心肺的作用化生气血，以布散全身，营养脏腑组织的功能。另一方面，脾气主升，也是维持人体内脏位置相对恒定的重要因素。若脾气不能升清，则水谷不能运化，气血生化无源，可出现神疲乏力、头目眩晕、腹胀、泄泻等症。

要点三　脾主统血

脾主统血，是指脾能统摄、控制血液正常地循行于脉内，而不溢出于脉外的功能。脾统血的主要机理，实际上是脾气的固摄作用的体现。脾气充足，血液就能循其常道而行。如脾气虚弱，不能控制血液在脉管中流行，则可导致便血、尿血、崩漏等出血病证，也称作"脾不统血"。

要点四　脾在体合肌肉，主四肢

脾具有运化水谷精微，充养肌肉和四肢的功能。脾的运化功能正常，水谷精微充盈，肌肉丰满、壮实，活动强劲有力；若脾失健运，清阳不升，布散无力，四肢的营养不足，则可见四肢倦怠无力，甚则瘦弱不用。这也是《素问·痿论》所说"治痿独取阳明"的主要理论依据。

要点五　脾开窍于口

脾开窍于口，指饮食口味与脾的运化功能密切相关。脾运强健，则口味正常，食欲良好，脾失健运，不仅可见食欲不振，还可见到口味异常，如口淡无味、口腻、口甜等。

要点六　脾在液为涎

涎，为唾液中较清稀者，具有保护口腔黏膜，润泽口腔的作用。在正常情况下，涎液上行于口，但不溢于口外。若脾胃不和，则往往导致涎液分泌急剧增加，而发生口涎自出等现象，故说脾在液为涎。

要点七　脾在志为思

脾在志为思，是指脾的生理功能与思有直接关系。思，即思虑，属人体的情志活动的一种表现形式。思虑过度，或所思不遂，则会影响机体的生理活动，且主要影响气机，导致气滞或气结。最易妨碍脾气的运化功能，致使脾胃之气结滞，脾气不能升清、胃气不能降浊，因而出现不思饮食、脘腹胀闷、头目眩晕等症。

要点八　脾其华在唇

口唇的色泽，与全身的气血是否充盈有关。由于脾为气血生化之源，所以口唇的色泽是否红润，不但是全身气血状况的反映，实际上也是脾胃运化功能的反映。如脾失健运，气血虚少，则口唇淡白无华，或萎黄不泽。

细目五　肝

肝位于腹部，在五行中属木，属"阴中之阳"，与胆相为表里。

要点一　肝主疏泄

肝主疏泄，指肝气具有疏通、条达、升发、畅泄等综合生理功能。

1. 调畅气机

气机，泛指气的升降出入运动。由于肝的生理功能是主升、主动、主疏通，是保证气升降出入有序运动的重要因素。人体的各种生理活动，包括呼吸，饮食物的消化，水液的代谢，血液的运行以及生殖机能等，都依赖于气的推动，受肝主疏泄的调节。肝疏泄太过，肝气亢奋，血随气涌而见面红目赤、头胀头痛、急躁易怒等，甚或血随气逆而见呕血、昏厥。往往采用平肝泻火的方药治疗。若肝疏泄不及，气机郁结，气血不畅而见胸胁两乳胀满不适甚或疼痛等症，多采用疏肝理气的方药予以治疗。

2. 调畅情志

情志活动，除了为心所主外，还依赖气机的调畅，而肝能疏通气机，所以具有调节情志活动的功能。肝的疏泄正常，气机调畅，气血和平，则心情舒畅，情志活动才能正常。反之，肝的疏泄功能障碍，气机失于调畅，可导致精神情志活动的异常。

3. 促进消化吸收

肝的疏泄功能一方面能调畅脾胃气机，使脾胃之气维持正常的升清降浊功能。另外，肝又能促进胆液的生成与排泄。胆液由肝之余气积聚而成，在肝的疏泄作用下，排入肠道，以助消化。

4. 促进血液的运行和津液的代谢

肝主疏泄，调畅气机，是气血运行通畅和利的保证；同时能通利三焦，疏通水道，参与津液代谢。

5. 调节生殖机能

人体生殖机能中，女子的月经和男子的排精与肝疏泄气机的功能密切相关。

要点二　肝主藏血

肝具有贮藏血液，调节血流量及防止出血的功能。生理状态下，肝内必须贮存一定的血量，以制约肝的阳气升腾，维护肝的疏泄功能，使之冲和条达。肝的藏血功能，还能调节人体各部分血量的分配，特别是对外周血量的调节。当机体活动剧烈或情绪激动时，肝就把所贮存的血液向机体的外周输布，以供应机体活动的需要，在人体安静、休息或情绪稳定时，全身活动量少，机体外周的血液需要量相对减少，则部分血液回流于肝而藏之，具有防止出血的作用。

要点三　肝在体合筋，其华在爪

筋即筋膜，是附着于骨而聚于关节，联结关节、肌肉的一种组织，包括肌腱、韧带等。筋有赖于肝血的充分滋养，才能强健有力，活动自如。肝血虚少，血不养筋，可见肢体麻木，屈伸不利，甚则拘挛震颤，若热邪侵袭人体，燔灼肝经，劫夺肝阴，筋膜失养，则可见四肢抽搐、颈项强直、角弓反张等动风之象。

中医认为，爪乃筋之延伸到体外的部分，故称"爪为筋之余。爪甲的荣枯，也就可以反映肝血的盛衰。爪甲依赖于肝血的滋养，肝血充足，则爪甲坚韧明亮，红润光泽，肝血不足，则爪甲软薄，甚则变形脆裂。

要点四　肝开窍于目

目，又称"精明"，具有视物的功能。在结构上，肝的经脉联系到目。肝之藏血与疏泄功能，与目的视觉与生理密切相关。如肝火上炎，则可见两目红肿热痛，肝阴虚而阳亢，可见头目眩晕。

要点五　肝在志为怒

怒，是人们在情绪激动时的一种情志变化，对于人体的生理活动是一种不良的情志刺激。怒可使气血上逆，阳气升泄，由于肝主疏泄，阳气升发，为肝之用，故称肝"在志为怒"。一方面，怒可以伤肝，导致疏泄失常，肝气亢奋，血随气涌，可见面红目赤、心烦易怒，甚则可见吐血、衄血、卒然昏倒、不省人事。另一方面，如肝失疏泄，也可致情志失常，表现为情绪不稳，心烦易怒。

要点六　肝在液为泪

肝开窍于目，泪从目出，具有濡润、保护眼睛的功能。肝的阴血不足，则两目干涩，如肝经风热，则可见两目红赤、羞光流泪，肝经湿热，则可见目眵增多等症

细目六　肾

肾位于腰部，在五行中属水，为"阴中之阴"，与膀胱相为表里。

要点一　肾藏精，主生长发育与生殖

藏精，是说肾对精气具有封藏作用。肾藏的精气是"先天之精"和"后天之精"。所谓"先天之精"，是指禀受于父母的生殖之精，它与生俱来，是构成胚胎发育的原始物质，并具有生殖、繁衍后代的基本功能。所谓"后天之精"，则是指维持人体生命活动的营养物质。来源于摄入的饮食物，通过脾胃运化功能而生成分布于五脏六腑而成为脏腑之精气也成为肾精的组成部分。"先天之精"与"后天之精"的来源虽然不同，同藏于肾，而构成精气。成为人体生长发育及各种功能活动的物质基础，所以肾具有促进机体生长、发育和生殖的能力。

肾精是人体胚胎发育的基本物质，肾精还能化生"天癸"。所谓"天癸"，乃是一种能够促使生殖机能成熟和维持生殖功能的物质，由先天之精所化，在后天之精的滋养下成熟。如肾中精气不足，可导致生长发育不良、生殖机能低下等病变。

由于肾阴和肾阳是各脏阴阳之本，故在肾的阴阳失调时，会因此而导致其他各脏的阴阳失调。反之，其他各脏的阴阳失调，日久也必累及于肾，损耗肾中精气，导致肾的阴阳失调，这即是"久病及肾"的理论依据。

要点二　肾主水

肾主水液，主要指肾中精气的气化功能，对于体内津液的输布和排泄、维持体内津液代谢的平衡，起着极为重要的调节作用。

肾的气化作用有赖于肾阳和肾气，肾之阳气的蒸腾气化，使水液中清者上升，浊者下降。清者上升，是指含有营养物质的津液，在肾阳的蒸腾作用下，经三焦水道而上升复归于肺，布散周身。浊者下降，则指经过代谢后多余的水液，在肾的气化作用下，注于膀胱而为尿。尿液的生成和排泄，在维持体内津液代谢的平衡中又起着极其关键的作用，故说肾主水液。

要点三　肾主纳气

肾主纳气，是指肾有摄纳肺所吸入的清气，防止呼吸表浅，以保证体内外气体正常交换的作用。人体的呼吸功能，虽为肺所主，但吸入之气必须由肾摄纳，才能使人体的呼吸保持一定的深度，肾的纳气功能，实际上就是肾的闭藏作用在呼吸运动中的具体体现。

要点四　肾在体合骨

骨的生长发育及其功能的发挥，均依赖于肾中精气的充养。肾中精气充盈，精气生髓，才能充养骨髓。小儿囟门迟闭，骨软无力，以及老年人骨质脆弱、易于骨折等，都与肾中精气不足、骨髓空虚有关，在治疗骨折时，常用一些补肾药以加速骨折的愈合。髓，有骨髓、脊髓和脑髓之分，这三者均属于肾中精气所化生。"齿为骨之余"。牙齿的生长与脱落，与肾中精气的盛衰密切相关。肾中精气充沛，则牙齿坚固而不易脱落；肾中精气不足，则牙齿易于松动，甚至早脱。

要点五　肾开窍于耳及二阴

听觉的灵敏与否，与肾中精气的盈亏有密切关系。肾中精气充盈，髓海得养，则听觉

灵敏；反之，肾中精气虚衰，髓海失养，则听力减退。如人到老年，肾中精气逐渐衰减，髓海空虚，每多见耳鸣、耳聋，故说肾开窍于耳。

二阴，即前阴和后阴。粪便的排泄，与肾的气化有关，如肾阴不足时，可致肠液枯涸而便秘；肾阳虚损时，气化无权而致阳虚便秘或阳虚泄泻；肾气不固时，可见久泄滑脱等。尿液的排泄，也与肾的气化有关，肾阳虚，气化失职，夜尿多、小便清长；肾气不固，尿后余沥不尽，甚则小便失禁；肾阴虚，尿少而色黄。

要点六　肾在液为唾

唾为肾精所化，是唾液中较黏稠的部分，咽而不吐，有滋养肾中精气的作用。若唾多或久唾，则易耗伤肾中精气。所以，养生家以舌抵上腭，待津唾满口后，咽之以养肾精，称此法为"饮玉浆"。

要点七　肾在志为恐

恐，是人们对事物恐惧的一种精神状态。惊与恐相似，但惊为不自知，事出意外而受惊吓；恐为自知，俗称胆怯。惊恐属肾，但总与心主神志相关。

要点八　肾其华在发

发的生长，全赖于精和血。肾藏精，故说"其华在发"。发的生长与脱落、润泽与枯槁，不仅依赖于肾中精气之充养，而且亦有赖于血液的濡养，故称"发为血之余"。青壮年时，由于精血充盈，则发长而光泽；老年人的肾精虚弱，头发多花白或脱落。所以临床上对于头发枯槁或过早花白脱落，中医往往责之于肾，从肾而治。

细目七　胆

胆居六腑之首，又隶属于奇恒之腑。胆与肝相连，有经脉相互络属而为表里。

要点一　胆贮存胆汁

胆汁味苦，色黄绿，由肝之余气所化生，汇集于胆，泄于小肠，以助饮食物消化，是脾胃运化功能得以正常进行的重要条件。

要点二　胆排泄胆汁

肝的疏泄功能正常，则胆汁排泄畅达。反之，肝失疏泄，导致胆汁排泄不利，影响脾胃的运化功能，可出现胁下胀满疼痛、食欲减退、腹胀、便溏等症；若胆汁上逆，可见口苦、呕吐黄绿苦水；若胆汁外溢，则可出现黄疸。

要点三　胆主决断

胆在精神意识思维活动中，具有判断事务、作出决断的作用。胆的这一功能对于防御和消除某些精神刺激的影响，以维持精气血津液的正常运行和代谢，确保脏腑之间的协调关系，有极其重要的作用。

细目八　胃

胃，又称胃脘，分上、中、下三部。胃的上部称上脘，包括贲门；胃的中部称中脘，即胃体部位；胃的下部称下脘，包括幽门，胃与脾相表里。

要点一　胃主受纳、腐熟水谷

受纳，是接受和容纳的意思。腐熟，是饮食物经过胃的初步消化，形成食糜的意思。饮食入口，经过食管，容纳于胃，故称胃为"太仓"、"水谷之海"。饮食水谷，经过胃的腐熟后，下传于小肠，其精微部分经脾之运化而营养全身。故称脾胃为"后天之本"。脾胃对饮食水谷的消化功能，又常概括称为"胃气"。

要点二　胃主通降

胃为"水谷之海"，饮食物入胃，经胃的腐熟后，必须下行入小肠，进一步消化吸收，所以说胃主通降，以降为和。所以，胃失通降，不仅可影响食欲，而且也因浊气在上而发生口臭、脘腹胀痛以及大便秘结等症状；若胃气不降反而上逆，又可出现嗳气酸腐、恶心、呕吐、呃逆等症。

要点三　胃喜润恶燥

"喜润而恶燥"是胃的重要生理特性。胃的受纳腐熟，不仅依赖胃气的推动和蒸化，亦需胃中津液的濡润。胃中津液充足，则能维持其受纳腐熟的功能和通降下行的特性。胃为阳土，喜润而恶燥，故其病易成燥热之害，可致胃中津液每多受损。

细目九　小肠

小肠位于腹中，其上口在幽门处与胃之下口相接，其下口在阑门处与大肠之上口相连，小肠与心有经脉相互络属，故相为表里。

要点一　小肠主受盛化物

受盛，即是接受、以器盛物的意思。化物，具有变化、消化、化生的意思。小肠的受盛功能主要体现于两个方面：一是小肠能接受经胃初步消化之饮食物；二是指饮食物在小肠内必须停留相当的时间，以利于进一步消化和吸收。

要点二　小肠主泌别清浊

小肠泌别清浊的功能：一是指小肠将消化后的饮食物，分别为水谷精微和食物残渣两个部分。二是将水谷精微吸收，并将食物残渣向大肠输送。三是小肠在吸收水谷精微的同时，也吸收了大量的水液，使无用的水液渗入于膀胱。故又称"小肠主液"。如小肠泌别清浊功能正常，则二便正常；如小肠泌别清浊功能异常，则大便稀薄，而小便短少。因此，临床上就有"利小便即所以实大便"的治法。

细目十 大肠

大肠居腹中,上口在阑门处紧接小肠,其下端紧接肛门,大肠与肺有经脉相互络属,故相为表里。

要点一 大肠传化糟粕

指大肠接受经小肠泌别清浊后所剩下的食物残渣,再吸收其中多余的水液,形成粪便,经肛门而排出体外。

要点二 大肠主津

大肠接受由小肠传下的含有大量水液的食物残渣,将其中的水液吸收,使之形成粪便,即所谓燥化作用。大肠吸收水液,参与体内的水液代谢,反之,则会形成水与糟粕俱下的泄泻,或大肠实热,消烁津液,而致便秘。

细目十一 膀胱

膀胱位于小腹中央,为贮尿器官。膀胱和肾直接相通,又有经脉相互络属,故相为表里。

要点一 膀胱贮存尿液

人体的津液通过肺、脾、肾等脏的作用,布散全身,发挥其滋养濡润机体的作用。其代谢后的浊液则下归于肾,经肾气的蒸化作用,清者重归于体内参与水液代谢,浊者下归于膀胱,由膀胱来贮存。

要点二 膀胱排泄尿液

膀胱中尿液的按时排放,是由肾气和膀胱之气激发和固摄作用调节的。肾气和膀胱之气作用协调,则膀胱开合有度,尿液正常排泄。若肾气和膀胱之气的激发和固摄作用失常,膀胱开合无权。既可出现小便不利,又可出现尿频、尿急、小便失禁等现象。

细目十二 三焦

要点一 三焦的概念

三焦是上焦、中焦、下焦的合称,一般认为,三焦不是单一的形态器官,是对人体某些部位和内脏等生理病理的概括,与五脏无表里配合关系,故有"孤府"之称。三焦的经脉与心包的经脉为表里关系。

要点二　三焦通行元气和水液

1. 通行元气

元气根于肾，通过三焦敷布于五脏六腑，充达于周身，以激发、推动各个脏腑组织器官的功能活动。故三焦是气的升降出入之通道，又是气化的场所。有主持诸气，总司全身气机和气化的功能。

2. 运行水液

三焦有疏通水道、运行水液的作用，是水液升降出入的道路。全身的津液代谢，虽由肺、脾胃和肠、肾、膀胱等许多脏腑的协同作用而完成的，但必须以三焦为水道，才能正常地升降出入。

要点三　三焦的部位划分及功能特点

1. 上焦如雾

上焦是指横膈以上的胸部，即包括了心、肺两脏。其主要生理功能是主气司呼吸，主血脉，将饮食所化生的水谷精气敷布周身，如雾露一样滋养全身脏腑组织。故"上焦如雾"，主气的升发和宣散。在治疗上焦病证时，用药量宜轻，药性须轻清上浮，使药力直达病所，故有"治上焦如羽，非轻不举"之说。

2. 中焦如沤

中焦是指横膈以下，脐以上的腹部。包括了脾胃在内。其主要生理功能是腐熟水谷，运化水谷精微。以"泌糟粕，蒸津液"为主，为升降之枢。故中焦如沤"为气血生化之源。在治疗中焦病证时，用药须着眼于调理脾胃的气机升降，故有"治中焦如衡，非平不安"之说。

3. 下焦如渎

下焦的部位是指胃以下的部位和脏器，如小肠、大肠、肾和膀胱等，均属于下焦。下焦的生理功能，以向外排出糟粕和水液为主，故谓"下焦如渎"。治疗下焦病证时，要用质地沉重下行的药物才能到达下焦病所，故有"治下焦如权，非重不沉"之说。

细目十三　女子胞

要点一　女子胞的主要功能

1. 主持月经

女子胞具有主持月经和孕育胎儿的功能。女子胞为女子月经发生的器官。生殖期妇女在多种因素的共同作用下，子宫会发生周期性变化，约1月左右周期性出血1次，称作"月经"或"月事"、"月信"、"经水"等。

2. 孕育胎儿

女子在其受孕后，女子胞即成为孕育胎儿的场所。此时月经停止，大量气血输送到胞宫以养育胎儿，促进胎儿发育直至分娩。

要点二　女子胞与脏腑经脉的关系

一是肾中精气对女子胞及生殖机能维持有关键的作用。肾中精气的盛衰直接影响生殖器官的发育、成熟，月经的来潮及生殖能力；生殖器官发育异常而患不孕症、肾精虚衰引起的月经紊乱，均可用填补肾精的方法治疗。

二是冲脉和任脉，同起于胞中。冲脉能调节十二经气血，与月经来潮相关，故言"冲为血海"；任脉调节全身阴经，为"阴脉之海"，主胎儿的孕育，故言"任主胞胎"。冲、任气血旺盛，注入胞宫而发生月经。冲、任二脉气血衰少，则可出现月经不调或绝经，影响生殖机能，所以常把女性生殖功能障碍诊为"冲任不调"。

三是女子胞的功能还与心、肝、脾的关系密切。心主血，肝藏血，脾生血统血，月经来潮，胎儿孕育，均依赖于血液，故肝失疏泄，可见月经不调、痛经等症；若肝血亏虚或脾虚气血生化乏源，可见经少、经闭、不孕等病证；脾不统血或肝不藏血，可引起月经过多或崩漏等病证。

另外，将男性生殖器官叫精室，又名精官，它的功能是产生和贮存精液。精室的这种功能，其根源在肾，所以中医称睾丸为外肾。

细目十四　脏与脏之间的关系

要点一　心与肺的生理病理联系

心与肺的关系，在生理上是心主血液运行和肺主呼吸之间的协同调节关系。肺主呼吸，朝百脉，助心行血，肺气正常则是血液正常循行的必要条件。血为气母，心主行血，功能正常方能维持肺呼吸功能的正常进行，故有"呼出心与肺"之说。积于胸中的"宗气"，具有贯心脉而行气血，走息道而司呼吸的生理功能，从而加强了血液循环与呼吸运动之间的相互联系。在病理上心肺相互影响，肺气虚，宗气不足，行血无力，血行受阻；心气虚，心阳不振影响肺的宣降。

要点二　心与脾的生理病理联系

心与脾的关系主要表现在血液的生成和运行的相互协同关系。

在生理上脾能运化水谷精微，以生化血液。脾气旺盛，血液充盛而心有所主。心之阳气可以温养脾土，而使脾阳不衰，从而保证了脾生化血液之正常。心气能够推动血液循环流行，脾气可以统摄血液，使之在脉管内运行而不溢出于外。病理上心阳虚，心血不足，不能荣养脾，可使脾失健运；脾气虚，统摄血液运行和化生气血的功能下降，可使心血不足。

要点三　心与肝的生理病理联系

心与肝的关系主要表现在血液与神志方面的依存与协同。生理上血液生化于脾，贮藏于肝，通过心而运行于全身。心行血功能正常，肝有所藏。心主神志，肝主疏泄。人的精神、意识和思维活动，虽由心所主，但与肝的疏泄功能亦密切相关。病理上肝不藏血，则心无所主，血液的运行必致失常。故在临床上，"心肝血虚"亦常同时出现，心、肝病变亦都可表现为神志活动的异常。

要点四　心与肾的生理病理联系

心与肾在生理上的联系主要表现在，一是心肾阴阳水火的互制互济，二是精血互化，精、神互用。生理上心火必须下降于肾，助肾阳以温肾水，使肾水不寒，肾水必须上济于心，助心阴以使心阳不亢。这种关系为"水火既济"、"心肾相交"。心主血，肾藏精，血化为精，精化为血，这种精血互生关系，体现了心肾之间的相关性。

要点五　肺与脾的生理病理联系

脾与肺的联系，体现在气的生成和津液的输布代谢中两脏的协调关系。

生理上气的生成，主要依赖于肺的呼吸和脾的运化，肺所吸入的清气和脾胃所运化的水谷精气，是组成气的主要物质基础。

津液的输布代谢中两者又相互为用，肺的宣发肃降和通调水道功能，有助于脾的运化水液功能，从而防止内湿的产生；而脾转输津液，散精于肺，不仅是肺通调水道的前提，而且亦为肺的生理活动提供了必要的营养。病理上肺气虚弱，影响脾的运化，反之，脾气虚，生气不足，可致肺气虚，出现食少、腹胀、便溏、咳嗽气喘、少气懒言等症状，形成肺脾气虚证。

要点六　肺与肝的生理病理联系

肺与肝的关系，主要表现于气机的调节方面。生理上肺主降而肝主升，二者相互协调，对于全身气机的调畅是一个重要的环节。病理上肝升太过，或肺降不及，则多致气火上逆，可出现咳逆上气，甚则咯血等病理表现，称之为"肝火犯肺"。

要点七　肺与肾的生理病理联系

肺与肾的联系，生理方面体现在津液代谢上，肾为主水之脏，具有气化的功能，能升清降浊，主持水液的蒸腾气化，维持津液代谢的正常。肺为水之上源，具有宣发肃降功能，能使水道通调，可使上焦之水液下输于肾，变为尿液排出体外。病理上肺失宣降，水道不得通调，必累及肾；肾阳虚，水液内停，上泛于肺。

体现在呼吸运动方面：肺从自然界吸入的清气，须在肺气肃降的作用下，下归于肾，由肾摄纳，才能为人体所用。若肾中精气充盛，摄纳功能正常，则可见呼吸深沉平稳。故有"肺为气之主，肾为气之根"之说。病理上肺失肃降，肾摄纳无权，出现呼吸喘息的肺肾气虚证。

体现在阴液互资方面：肺气清宁，宣降正常，故水能润金；肺阴充足，输精于肾，则肾阴充盛，故金能生水。肾阴为一身阴液之根本，肾阴充盛，上润于肺，则使肺阴不虚。病理上肺阴虚可损及肾阴，反之，肾阴虚亦无以上滋肺阴。

要点八　肝与脾的生理病理联系

肝与脾的联系主要体现在血液的生成、贮藏和运行和消化功能方面的依存关系。生理上脾的运化有赖于肝的疏泄调节。肝疏泄功能正常，则脾的运化功能健旺，饮食方能正常消化。脾气健运，水谷之精微化源充盛，方能滋养肝体，肝木得养，疏泄功能方能正常发挥。肝能藏血，又能调节血量，脾能统血，又为气血生化之源。病理上肝不藏血，脾不统血，可见出血；脾气虚，生血不足，统血无权，可使肝血不足；肝气郁结，肝失疏泄，可致脾失健运；脾虚失运，或湿热内生，可致肝疏泄失常。

要点九　肝与肾的生理病理联系

肝与肾在生理上，肝能藏血，肾能藏精。血的化生，有赖于肾中精气的气化，肾中精气的充盛，亦有赖于血液的滋养。精和血之间相互滋生和相互转化，中医称之为"精血同源"，故又有"肝肾同源"之说。病理上由于肝肾同源，肾阴不足常可引起肝阴不足，阴不制阳而导致肝阳上亢，则称之为"水不涵木"，如肝阴不足，亦可导致肾阴亏虚，从而导致相火上亢。另外，肝火太盛亦可下劫肾阴，从而形成肾阴不足病证。

要点十　脾与肾的生理病理联系

脾与肾在生理上，脾为后天之本，肾为先天之本。脾主运化水谷精微，脾气的健运，须借助肾中阳气的温煦，而肾脏精气的不断充盈和成熟，亦有赖于水谷精微的培育和充养。因此，在生理上，脾与肾，先天促后天，后天养先天，相互滋助和相互促进。

在津液代谢方面：脾主运化，肾主蒸腾气化，脾肾两脏密切配合，方能使津液代谢正常进行。病理上，脾气虚，化生精微功能减弱，可致肾精不足；肾阳虚，火不暖土，可致脾阳虚。脾肾阳虚，可致水液代谢障碍，出现尿少、水肿、痰饮等病证。

细目十五　脏与腑之间的关系

要点一　心与小肠的生理病理联系

心与小肠通过经脉相互联系，心经属心络小肠，小肠经属小肠络心。在生理上小肠分别清浊，其清者可转化为心血，心主血脉，将气血输送于小肠，有利于小肠的受盛和化物。病理上心火炽盛，可以循经下移于小肠，引起小肠泌别清浊的功能失常，出现小便短赤、灼热疼痛甚或尿血等症。中医将此谓之"心火移热于小肠"。反之，小肠有热，也可循经上扰于心，出现心烦、口舌生疮等症。

要点二　肺与大肠的生理病理联系

肺与大肠亦通过经脉的相互络属构成表里相合关系。在生理上，肺主肃降，肺气的下降可以推动大肠的传导，有助于糟粕下行；大肠传导正常，腑气通畅，亦有利于肺气的下降。病理上肺失清肃，津液不能下达，大肠失润，传导失常，可见大便干结难下。若肺气虚弱，推动无力，大肠传导无力，可见大便困难。中医称之为"气虚便秘"。反之，若大肠腑气不通，传导不利，则肺气壅塞而不能下降，出现胸闷、咳喘、呼吸困难等。是谓上窍不通则下窍不利，下窍不利则上窍为之闭塞。故中医常通过通腑泻热治疗肺热咳喘，用宣降肺气治疗大肠腑气不通。

要点三 脾与胃的生理病理联系

1. 脾主运化，胃主受纳，生理上一纳一运，相互协调配合，共同完成饮食物的消化吸收及其精微的转布，以营养全身。病理上胃之受纳失常则脾之运化不利，脾失健运则胃纳失常，出现恶心呕吐、脘腹胀满、不思饮食等，中医称为"脾胃不和"。

2. 脾气主升，胃气主降，生理上一升一降，相互协调。脾气上升，则水谷之精微得以输布，胃气下降，则饮食水谷及其糟粕才得以下行。病理上脾气不升，水谷夹杂而下，出现泄泻甚则完谷不化，胃气不降反而上逆，可见恶心呕吐、呃逆嗳气。

3. 燥湿相合。生理上，脾属阴，喜燥而恶湿；胃属阳，喜润而恶燥。两脏燥湿相合，相互为用而协调共济，方能完成饮食物的腐熟和运化过程。病理上脾阳易损，而导致水湿不运，胃阴易伤，而致消化异常，在临床上亦应注意保护脾阳、胃阴。

要点四 肝与胆的生理病理联系

胆附于肝，有经脉互为络属，肝胆互为表里。生理上胆汁来源于肝之余气，胆汁的正常排泄和发挥作用，又依靠肝的疏泄功能。病理上肝的疏泄功能失常，就会影响胆汁的分泌与排泄。若胆汁排泄不畅，则亦会影响肝的疏泄。临床可见口苦、纳呆、腹胀、胁肋胀痛，甚或可见黄疸。常以疏肝利胆之法以治之。肝胆病变，常引起精神、情志异常，如可见多疑善虑、胆怯易惊等。

要点五 肾与膀胱的生理病理联系

肾与膀胱通过经脉相互络属，构成表里关系。生理上膀胱的贮尿和排尿功能，均依赖肾脏的气化。肾气充足，则固摄有权，膀胱开合有度，从而能维持津液的正常代谢。病理上肾的功能失常，常会影响膀胱。如肾气虚衰，固摄无权，则膀胱开合无度，可见尿频、小便清长、遗尿甚或尿失禁，若肾阳虚衰，肾与膀胱气化不利，可见小便不利甚或癃闭。

细目十六 腑与腑之间的关系

要点一 六腑生理功能的相互联系

六腑的主要生理功能是受盛和传化水谷，故六腑之间的关系主要表现为各腑在饮食物的消化、吸收和糟粕排泄过程中的相互联系和密切配合。饮食物进入人体，首先纳入于胃中，经胃的腐熟进行初步消化，然后下传于小肠。胆贮藏排泄胆汁，助小肠的消化。小肠受盛化物，对饮食物作进一步消化，并泌别清浊，吸收精微，以营养全身，同时在胃的通降作用下将饮食残渣下传大肠。大肠传导变化，进一步吸收饮食残渣中的部分水分，成形粪便经肛门排出体外。膀胱贮存尿液，经气化作用后尿液排出体外。三焦通行元气，达于脏腑，从而推动整个传化功能的正常进行。可见六腑在传化水谷的过程中，其消化功能主要是胃、胆、小肠的作用；其吸收功能关系到小肠、大肠；其排泄功能关系到大肠、膀胱。既有分工，又密切配合，共同完成对饮食物的消化、精微的吸收和糟粕的排泄。

要点二 六腑病理变化的相互影响

六腑传化水谷，需要不断地受纳、消化、传导和排泄，虚实更替，宜通而不宜滞，故六腑的共同生理特点是：泻而不藏，实而不满，以通为用，以降为顺。因此，病理情况下六腑的病变以壅塞不通为多见，且常相互影响，互为因果。如胃有实热，消灼津液，则可致大肠传导不利，大便秘结不通；大肠燥结也可导致胃失和降，胃气上逆而见恶心、呕吐等症；胆失疏泄，常可犯胃，出现胁痛、黄疸、恶心、呕吐苦水、食欲不振等胆胃同病之症；若再影响小肠，可见腹胀、泄泻等症；脾胃湿热，熏蒸于胆，胆汁外溢，则可致口苦、黄疸等症。

（郭霞珍）

第五单元 气血津液

细目一 气

中医学中的气，是指构成人体和维持人体生命活动的、具有很强活力的精微物质；也是构成人体和维持生命活动的最基本物质。中医学认为气具有很强的活力，不停地运动，并以气的运动变化来解释脏腑功能及各种生命活动。

要点一 气的生成

人体的气，禀受父母的先天之精、饮食物中的营养物质（即水谷之精气）和存在于自然界的清气，通过肺、脾胃和肾等脏腑的综合作用，将三者结合而成。先天之精气，先身而生，来源于父母生殖之精，是构成生命形体的物质基础。水谷之精，又称谷气，是人赖以生存的基本物质。自然界的清气，又称天气，依赖肺的呼吸功能而进入人体，并同体内之气在肺内不断地交换，吐故纳新，参与人体气的生成。因此，气的生成与先天禀赋、后天饮食营养，以及自然环境等因素有关，是肾、脾胃、肺等脏腑综合作用的结果。

要点二 气的生理功能

1. 推动作用

气是活力很强的精微物质，能促进人体的生长、发育，激发和推动各脏腑、经络等组织器官的生理活动；能推动血液的生成、运行，以及津液的生成、输布和排泄等。

2. 温煦作用

气的运动是人体热量的来源。气的温煦作用是指气通过运动变化能产生热量，温煦人体。气能维持和调节人体的正常体温，温煦各脏腑组织器官、经络，保证正常的生理活动；促进血和津液在体内不停地运行，所以古人说"血得温则行，得寒则凝"。

3. 防御作用

防御作用是指气具有防御和抵抗各种邪气的功能。一是护卫肌表，防止外邪侵入，二是与侵入体内的各种邪气进行斗争，驱邪外出。故《素问·刺法论》说："正气存内，邪不可干"。气的防御作用还体现在病后脏腑组织的自我修复。气的防御功能正常时，邪气不易侵入，或虽有邪气侵入，但不易发病，即使发病，也易治愈。

4. 固摄作用

固摄作用是指气对于精、血、津液等物质具有防止其无故流失，维护脏腑器官各自位置相对稳定的作用。具体表现在：一是固摄血液，即维持血液在脉管内循行，防止逸出脉外；二是控制汗液、尿液、唾液、胃液、肠液的分泌和排泄，以防止其无故流失；三是固摄精液，防止精液妄泄；四可固摄冲任，维持胎儿在胞宫内的安定和正常发育等。

5. 气化作用

气化，是指通过气的运动而产生的各种变化。具体地说，是指精、气、血、津液等物质的新陈代谢及相互转化。例如，将饮食物转化成水谷之精气，然后再化生为气、血、津液、精等，津液经过代谢，可转化成汗液、尿液、涕、唾、泪、涎等，饮食物经过消化和吸收后，其残渣可转化成糟粕排出体外等，都是气化作用的具体表现。

6. 营养作用

营养作用是指气具有营养全身，为脏腑经络组织器官提供必需营养物质的作用。《灵枢·邪客》说："营气者，泌其津液，注之于脉，化以为血，以荣四末，内注五脏六腑。"《灵枢·本藏》说："卫气者，所以温分肉，充皮肤，肥腠理，司开合者也。"指出了营气、卫气对于全身的营养作用。

要点三　气的运动

人体的气不断地运动，流行于全身内外上下各个组织器官，无处不到，时刻发挥着推动、气化、营养等多种作用，从而产生和维持各种生命活动。气的运动，称作"气机"。虽然不同的气，有不同的运动形式，但"升降出入"则是气运动的基本形式。人体的各脏腑器官都在进行着升降出入的活动，如肺主呼吸，有出有入，有宣有降，肺主呼气（出），肾主纳气（入），心火下降，肾水升腾，以及脾主升清，胃主降浊等。所以，气的升降出入是人体生命活动的一种表现，气的升降出入一旦停止，也就意味着生命活动的停止。

正如《素问·六微旨大论》所说："非出入，则无以生长壮老已；非升降，则无以生长化收藏。"

要点四　气的分类

1. 元气的概念、组成、分布和主要功能

元气，又名"原气"、"真气"，是人体最基本、最重要的气，是人体生命活动原动力的物质基础。元气由肾所藏的先天精气化生，依赖脾胃运化水谷精气的充养和培育。元气根源于肾，通过三焦而布散全身，内而五脏六腑，外而肌肤腠理，无处不到，发挥其生理功能。

元气的主要功能：一是促进人体的生长发育和生殖，二是激发和推动脏腑、经络等组织器官的生理功能活动。所以说元气为人体生命活动原动力的源泉，是维持生命活动的最基本物质。

2. 宗气的概念、组成、分布及主要功能

宗气是积于胸中之气。宗气在胸中积聚之处，称作"气海"，又称"膻中"。宗气是肺吸入的自然界清气和饮食物中的水谷精气在肺的气化作用下生成的。宗气积聚于胸中，贯注于心肺。其向上出于肺，循喉咙而走息道；向下注于丹田（下气海），并注入足阳明之气街而下行于足。

宗气的功能：一是走息道以行呼吸，呼吸的强弱与宗气的盛衰有关。二是贯心脉以行气血，凡气血的运行、心搏的强弱及其节律等，皆与宗气的盛衰有关。三是与人的视、听、言、动等相关。

3. 营气的概念、组成、分布及主要功能

营气是行于脉中具有丰富营养作用的气。营气又称"荣气"。营与血关系极为密切，可分而不可离，故常常"营血"并称，又称营阴。营气自脾胃运化的水谷精气中的精华部分所化生。营气分布于血脉之中，为血液的组成部分而循脉上下，贯五脏络六腑，营运于全身。

营气的主要生理功能：一是营养全身，二是化生血液。水谷精微中的精专部分是营气的主要成分，是脏腑、经络等生理活动所必需的营养物质，同时又是血液的组成部分。

4. 卫气的概念、组成、分布及主要功能

卫气，又称"卫阳"。主要由水谷精气中性质慓悍、运行滑利部分所化生，运行于脉外。卫气活动力特别强，流动迅速，所以它不受脉管的约束，可运行于皮肤、分肉之间，布散于全身内外上下。

卫气的生理功能：一是护卫肌表，防御外邪入侵；二是温养脏腑、肌肉、皮毛等；三是调节控制汗孔的开合和汗液的排泄，以维持体温的相对恒定。

人体的气，除了上述最重要的四种气之外，还有"脏腑之气"、"经络之气"等。所谓"脏腑之气"和"经络之气"，实际上都是元气所派生的，是元气分布于某一脏腑或某一经络，即成为某一脏腑或某一经络之气，它属于元气的一部分，是构成各脏腑、经络的最基本物质，又是推动和维持各脏腑、经络进行生理活动的物质基础。

细目二 血

要点一 血的生成

血，主要由营气、津液和肾藏之精化生而成。营气和津液是血液化生的主要物质基础，在脉内经肺的气化和心阳的温煦和肾精的资生化而为血液。营气和津液来源于饮食水谷，中焦脾胃在消化活动中，将其中的水谷精微分别转化为水谷精气和津液，水谷精气中精专部分就是营气。

要点二 血的生理功能

1. 营养和滋润作用

血液在脉中循行，内至脏腑，外达皮肉筋骨，运行不息，对全身各脏腑组织器官起着

充分的营养和滋润作用,以维持正常的生理活动。

2. 血是精神活动的物质基础

人的精神充沛,神志清晰,感觉灵敏,活动自如而协调,均有赖于血气的充盛和血液运行的调和与流利。神的功能的正常发挥离不开血液对脏腑的充分濡养。

3. 运载作用

脏腑组织所需的清气与水谷精微,通过血脉运载于全身,以发挥其营养作用;同时将体内代谢后所产生的浊气,运载到肺经过清浊交换后,呼出体外。此外,还能运载传递体内各种信息。

细目三 津液

要点一 津液的代谢

1. 津液的生成

津液,是机体一切正常水液的总称。性质较清稀,流动性较大,布散于体表皮肤、肌肉和孔窍,渗注于血脉,起滋润作用的,称为津。性质较稠厚,流动性较小,灌注于骨节、脏腑、脑、髓等组织,起濡养作用的,称为液。

2. 津液的输布

津液,通过肺的宣发作用,输布于全身体表,以发挥津液的营养和滋润作用,津液经过气化形成汗液而排出体外。津液,通过肺的肃降作用,输送到肾和膀胱,最后化为尿液而排出体外。另外,肺的呼气活动,也排出了大量的水分。津液,通过肺脾的宣发输布到全身以滋润和灌溉各组织器官。全身的津液,最后都要通过肾的蒸腾气化、升清降浊来环流。即体内有用的津液(清者)蒸腾上升,向全身布散,多余的津液(浊者)化为尿液下降,注入膀胱。从而对全身津液代谢的平衡起着主导和调节作用。

津液的生成,依赖于脾胃对饮食物的运化功能,津液的输布,则依靠脾的"散精"和肺的"通调水道"功能,津液的排泄则主要通过汗液、尿液和呼气的形式而实现,津液在体内的升降出入,则是在肾的气化蒸腾作用下,以三焦为通道,随着气的升降出入,布散于全身而环流不息。可见津液的代谢过程,依赖于气和许多脏腑一系列生理功能的协调配合,其中尤以肺、脾、肾三脏的生理功能起着主要的调节平衡作用。

要点二 津液的生理功能

1. 滋润和濡养作用

能滋润眼、鼻、口等孔窍,进入体内滋润和濡养脏腑的多为津,如泪、涕、唾、液等。起着滋润作用,流入于关节的能滑利关节,渗入于骨又能充养和濡润骨髓与脑髓的多为液。

2. 化生血液

津液不仅流行敷布于脉外,而且能进入脉内,化生血液,成为血液的组成部分。

3. 运载作用

津液是气的载体之一，代谢过程中，能把机体各部的代谢废料收集起来，通过脉内（血液）或脉外的途径，运输到有关排泄器官，不断地排出体外，以保证各组织器官的正常进行。

细目三　气血津液之间的关系

要点一　气与血的关系

气与血之间相互依存、相互促进，可以概括为"气为血之帅，血为气之母"。

1. 气为血之帅

（1）气能生血：是指血液的生成必须依赖气的推动和气化作用。临床治疗血虚时，常常配伍补气药物，这是气能生血理论的实际应用。

（2）气能行血：是指血液的正常运行必须依靠气的推动作用。血属阴而主静，不能自行，其运行必须有赖于气的推动，气行则血行。临床治疗血行失常的病证时，常分别配合应用补气、行气、降气等药物，这是气能行血理论的实际应用。

（3）气能摄血：是指血液的正常运行必须依赖气的固摄作用。临床治疗气虚引起的出血时，必须配伍补气的药物，补气摄血，达到止血的目的。

2. 血为气之母

（1）血能载气：是指无形之气必须依附于有形之血中，并受血液的滋养才不会散失。气活力很强，易于逸脱，所以气必须依附于有形的血和津液，而存在于体内。在治疗大出血时，因"有形之血不能速生，无形之气所当急固"，往往多用益气固脱之法，其机理就在于此。

（2）血能化气：体现于两方面：一是在机体对气的需求量增加时，血中蕴涵的清气和水谷精气（主要是营气）便从血中释放，以供机体之所需。二是血营养着与气生成的相关内脏（即肺、脾胃、肾），使之化气的功能活跃，不断地化生机体所需之气。

要点二　气与津液的关系

1. 气能生津

是指津液的生成必须依赖气的推动作用和气化作用。津液的生成与脾的散津、胃的游溢精气、小肠主液、大肠主津等脏腑功能活动有关，脾胃、大肠、小肠的功能活动都要依靠气的推动和气化作用。气旺则津生，气虚则津亏。

2. 气能行津

是指津液的运行必须依靠气的推动作用。津液属阴主静，津液的运行必须依靠气的推动，气行则水行。若气虚，无力行水，可引起水液停聚；气滞，不能行水，则水液停留于局部，形成痰饮水湿，引发种种病变。

3. 气能摄津

是指津液的正常运行必须依赖气的固摄作用。津液的输布与排泄必须依靠气的固摄作用的调节，才不会过多流失。若气虚，固摄作用减退，可引起自汗、多尿、流涎等气不摄津的表现。

4. 津能载气

是指无形之气必须要依附于有形的津液中，并受津液的滋养才不会散失。津液也是气的载体之一，若津液大量流失，则随着津液的丢失，气也会脱失，《金匮要略心典·痰饮篇》说："吐下之余，定无完气。"

5. 津液化气

是指津液能促进气的生成，为气的生成提供充分的营养。一方面津液能滋养与气生成的相关内脏（如肺、脾胃、肾），使其化气的功能活跃，不断地产生人体所需之气。另一方面脉外之津液能载气，当机体对气的需求量增加时，蕴涵于津液之中的气（尤其是卫气）便从津液之中游离出来，补充机体所需之气。

要点三　血与津液的关系

血与津液的关系是津血同源。津血同源是指血和津液都来源于水谷精气，并可相互化生。

如在失血过多时，脉外之津液，可渗注于脉中，以补偿脉内血液容量的不足。与此同时，由于脉外津液大量渗注于脉内，则可形成津液的不足，出现口渴、尿少、皮肤干燥等病理现象。反之，在津液大量损耗时，不仅渗入脉内之津液之足，甚至脉内之津液亦可渗出于脉外，形成血脉空虚、津枯血燥等病变。因此，对于失血患者，临床上不宜采用汗法，《伤寒论》有"衄家不可发汗"和"亡血家不可发汗"之诫；对于多汗夺津或津液大亏的患者，亦不可轻用破血、逐血之峻剂，故《灵枢·营卫生会》又有"夺血者无汗，夺汗者无血"之说。这是"津血同源"理论的实际应用。

（郭霞珍）

第六单元　经络

细目一　经络系统的组成

要点一　十二经脉

十二经脉是经脉中的主干部分，分为手足三阴三阳四组，即手三阴经（手太阴肺经、手厥阴心包经、手少阴心经）、手三阳经（手阳明大肠经、手少阳三焦经、手太阳小肠经）、足三阴经（足太阴脾经、足厥阴肝经、足少阴肾经）、足三阳经（足阳明胃经、足少阳胆经、足太阳膀胱经），合称十二经脉。十二经脉又称为"正经"，这是与"奇经"相对而言的。十二经别是从十二经脉分出的最大分支，虽区别于十二经脉，但仍属于正经范围，所以其名称为手太阳之正、足阳明之正等。

要点二　奇经八脉

奇经有八，即督脉、任脉、冲脉、带脉、阴跷脉、阳跷脉、阴维脉、阳维脉，合称奇经八脉。

要点三　十五别络

十五别络是络脉中较大的部分。络脉中还有浮络和孙络。浮络是分布于人体浅表部位的络脉。孙络又叫孙脉，是络脉中最细小的部分。

细目二　十二经脉的循行分布规律

要点一　走向和交接

十二经脉分为手足三阴三阳四组，即手三阴、手三阳、足三阴、足三阳。每组的走向（循行方向）是一致的，并且按次一组接一组，这就形成十二经脉的走向和交接规律。正如《灵枢·逆顺肥瘦》说："手之三阴，从脏走手；手之三阳，从手走头；足之三阳，从头走足；足之三阴，从足走腹。"这是对十二经脉走向规律的概括。其中阴经与阳经相交，是在手足部位；阳经与阳经相交，是在头面部位；阴经与阴经相交，是在胸腹部位走向，与交接规律之间又是密切联系的，把两者结合起来则是：手三阴经，从胸走手，交手三阳经；手三阳经，从手走头，交足三阳经；足三阳经，从头走足，交足三阴经；足三阴经，从足走腹上胸，交手三阴经。这就是十二经脉的走向和交接规律。

要点二　表里相合

十二经脉通过经别和别络互相沟通，组合成六对，又称"六合"，即"表里相合"关系。即：手太阴肺经与手阳明大肠经相表里，手厥阴心包经与手少阳三焦经相表里，手少阴心经与手太阳小肠经相表里；足太阴脾经与足阳明胃经相表里，足厥阴肝经与足少阳胆经相表里，足少阴肾经与足太阳膀胱经相表里。相为表里的两经，分别属络于相为表里的脏腑（如手太阳经属小肠络心，手少阴经属心络小肠）。在治疗上，表里两经的腧穴可互相选取。如取肺经的穴位，可治疗大肠或大肠经的疾病；取大肠经的穴位，可治疗肺脏或肺经的疾病。

要点三　流注次序

十二经脉从手太阴肺经开始，依次流至手阳明大肠经、足阳明胃经、足太阴脾经、手少阴心经、手太阳小肠经、足太阳膀胱经、足少阴肾经、手厥阴心包经、手少阳三焦经、足少阳胆经、足厥阴肝经，再流至手太阴肺经，如此首尾相贯，如环无端。

要点四 体表分布

1. 四肢部位

十二经脉在四肢分布的一般规律是：阴经分布在四肢的内侧面，阳经分布在四肢的外侧面，具体如下：

（1）上肢内侧面是：手太阴经在前缘，手厥阴经在中线，手少阴经在后缘。
（2）上肢外侧面是：手阳明经在前缘，手少阳经在中线，手太阳经在后缘。
（3）下肢内侧面是：足太阴经在前缘，足厥阴经在中线，足少阴经在后缘（注意：内踝上八寸以下，足厥阴肝经在前缘，足太阴脾经在中线；八寸以上，足太阴脾经在前缘，足厥阴肝经在中线）。
（4）下肢外侧面是：足阳明经在前缘，足少阳经在中线，足太阳经在后缘。

2. 头面部位

手、足阳明经行于面部、额部，手、足太阳经行于面颊、头顶及头后部，手、足少阳经行于头侧部。

3. 躯干部位

手三阳经行于肩胛部，手三阴经均从腋下走出。足三阳经则阳明经行于前（胸，腹面），太阳经行于后（背面），少阳经行于侧面。足三阴经均行于腹面。

循行于腹面的经脉，其排列顺序自内向外为足少阴肾经、足阳明胃经、足太阴脾经、足厥阴肝经。

应当指出，十二经脉分布于胸、背、头面、四肢，均是左右对称地分布于人体之两侧，共计二十四条经脉。其中，每一条阴经都同另一条阳经在体内与有关脏腑相互属络，同时在四肢部位则循行于内侧和外侧相对应的部位。

细目三 奇经八脉的循行分布规律

奇经八脉在体表纵横交错分布于十二经脉之间，虽然不像十二经脉那样规则，但在体表的分布还是有其自身的规律。督、任、冲三脉皆起于胞中，同出于会阴，然后别道而行，分布于腰背胸腹等处，所以称此三脉为"一源而三歧"（明·张介宾《类经图翼》）。奇经八脉的分布同脏腑没有直接的相互属络关系；相互之间也没有表里配合关系。

细目四 经络的基本功能和特点

要点一 经络的基本功能

经络是人体内的一个重要系统，其基本功能主要是沟通联系人体的五脏六腑、四肢百骸、皮肉脉筋骨等组织器官，运输渗灌气血营养，感应传导针刺或将其他刺激的感觉传递到体内有关脏腑，调节人体机能，使人体复杂的生理功能互相协调。

要点二　奇经八脉的功能特点

奇经八脉的功能特点是：进一步密切十二经脉之间的联系，调节十二经脉的气血，与肝、肾等脏及女子胞、脑、髓等奇恒之腑直接相关，互为影响。

（郭霞珍）

第七单元　病因

病因，即指引起人体疾病的原因，又称致病因素、病邪。中医学认识病因，除了解可能作为致病因素的客观条件外，主要是以病证的临床表现为依据，通过分析疾病的症状、体征来推求病因，为治疗用药提供依据。此种方法，即"辨证求因"。

细目一　六淫

要点一　六淫及其致病的共同特点

1. 六淫

六淫，是指风、寒、暑、湿、燥、火（热）六种外感病邪的统称。

风、寒、暑、湿、燥、火（热）本义是指六种自然界的正常气候，简称为"六气"。当气候变化异常，人体正气不足、抵抗能力下降、不能适应气候变化时，六气就成为致病因素，导致人体发生疾病，称为"六淫"。

2. 致病的共同特点

（1）外感性：六淫之邪来源于自然界，多从肌表、口鼻侵犯人体而发病，故六淫所致之病为外感病，例如风湿伤于皮腠，温邪自口鼻而入等。

（2）季节性：六淫致病多与季节气候变化密切相关。例如春季多风病，夏季多暑病，长夏多湿病，秋季多燥病，冬季多寒病等。

（3）地域性：六淫致病常与生活、工作的地区和环境有关。例如西北高原地区多寒病、燥病；东南沿海地区多热病、湿病。生活、工作环境过于潮湿，使人多患湿病；高温环境作业者，则易患火、热、燥病。

（4）相兼性：六淫既可单独侵袭人体发病，又可两种以上邪气相兼同时侵犯人体而致病。例如风热感冒、风寒湿痹、寒湿困脾等。

（5）转化性：六淫致病在一定的条件下，其证候的病理性质可发生转化。例如感受风寒之邪一般可表现为风寒表证，但也有的表现为风热表证。在疾病的发展过程中也可以从初起的风寒表证转变为里热证。

要点二 风邪

1. 风邪的性质

风为阳邪，轻扬开泄，善行数变，动摇不定，多兼他邪为基本特性。

2. 风邪的致病特点

（1）易于侵袭阳位：常伤及人体的上部（即头面）、阳经和肌表，使皮毛腠理疏松张开，津气外泄，出现头痛、汗出、恶风等症状。阳位是指病位在上、在表，如头面、咽喉、皮肤、腰背等处。

（2）病位游移不定：风性善行，致病有病位游移、行无定处的特点。如风疹、荨麻疹发无定处，此起彼伏；行痹（风痹）之四肢关节游走性疼痛等症状，均属风邪善行的表现。

（3）发病急骤，变化无常：风邪致病具有变化无常和发病急骤，症状时隐时现的特点。如发病较急的面瘫，小儿风水病短时间会发生头面一身悉肿，均反映了风性数变的特点。

（4）肢体异常运动：风性主动，风邪致病具有动摇不定的特点。如因受外伤再感风邪，出现的四肢抽搐、角弓反张、直视上吊等"破伤风"症状等。

（5）常为外邪致病的先导：六淫之中，风邪居于首位。风邪为患较多，致病广泛，风性开泄，成为外邪致病的先导，故又有"风为百病之长"、"风为百病之始"之称。

要点三 寒邪

寒邪伤于肌表，郁遏卫阳，称为"伤寒"；寒邪直中于里，伤及脏腑阳气，称为"中寒"。

1. 寒邪的性质

寒为阴邪，具有寒凉、凝滞、收引的基本特性。

2. 寒邪的致病特点

（1）易伤阳气，表现寒象：寒属阴邪，"阴盛则阳病"，最易损伤人体阳气。寒邪侵袭肌表，郁遏卫阳，则恶寒。寒邪直中于里，损伤脾阳，则运化升降失常，以致脘腹冷痛、吐泻清稀。若心肾阳虚，寒邪直中少阴，则可见恶寒卧、手足厥冷、下利清谷、精神萎靡、脉微细等。

（2）阻滞气血，多见疼痛：寒性凝滞，侵入人体，阳气受损，经脉气血失于阳气温煦，则凝结阻滞，涩滞不通，不通则痛，故寒邪伤人多见疼痛症状。寒主痛。一般局部的冷痛得温则减，遇寒加重。

（3）腠理、经脉、筋脉收缩拘急：寒性收引，故寒邪侵袭人体，可使气机收敛，腠理闭塞，经脉收缩而挛急。例如寒袭肌表，则毛窍收缩，故无汗；寒舍经脉，则血脉挛缩，可见脉紧；寒客筋脉，则筋脉收引拘急，可使肢体关节屈伸不利，或冷厥不仁。

要点四 暑邪

暑邪致病，有伤暑、中暑及暑厥之别。起病缓慢，病情较轻者为伤暑；发病急骤，病情较重者为中暑；伴有神昏、肢冷、抽搐者为暑厥。暑月受热，即为阳暑；暑月感寒，即为阴暑。

1. 暑邪的性质

暑为阳邪，具有炎热、升散、挟湿的基本特性；具有明显的季节性，纯属外邪。

2. 暑邪的致病特点

（1）表现阳热之象：暑为火热之气，具有炎热之性，故暑邪伤人多表现出一派阳热之象，如出现壮热、心烦、面赤、烦躁、脉象洪大等症状。

（2）上犯头目，扰及心神：暑邪具有炎热、升散之性。升，即暑邪易于上犯头目，热扰心神。伤于暑邪，上犯头目，则头昏目眩；暑热之邪，扰动心神，则心烦闷乱而不宁。

（3）易于伤津耗气：暑性升散，易于发散，故常伤津耗气。暑邪侵犯人体多直入气分，使腠理开泄，津液发散于体表，而致大汗出。大量汗出时，往往气随津泄，而导致气虚。故伤于暑者，常可见到气短乏力，倦怠懒言；甚则出现突然昏倒，不省人事等气随津脱之象。

（4）多见暑湿夹杂：暑多挟湿，故暑邪为病，多合湿邪而弥漫机体。临床除发热、烦渴等暑热表现外，常兼见四肢困倦、胸闷呕恶、大便溏泄不爽等湿阻症状。暑多挟湿，并不是暑中必定有湿，一般暑湿并存，以暑热为多，暑湿次之。

要点五 湿邪

1. 湿邪的性质

湿性类水，水属于阴，故湿为阴邪。湿邪以重浊、黏滞、趋下为基本特性。

2. 湿邪的致病特点

（1）易于损伤阳气：湿为阴邪，湿胜即阴胜，"阴胜则阳病"，故湿邪为害，易伤阳气，而有"湿胜则阳微"之说。脾为阴土，主运化水湿，却又喜燥而恶湿，对湿邪有着特殊的易感性。由湿邪郁遏使阳气不伸者，当用化气利湿、通利小便的方法，使气机通畅，水道通调，则湿邪可从小便而去，湿去则阳气自通。

（2）易于阻遏气机：湿邪侵及人体，由于其黏腻停滞的特性，故湿邪留滞于脏腑经络，最易阻滞气机，导致气机升降失常的病理变化。湿阻胸膈，气机不畅则胸闷；湿困脾胃，脾胃纳运失职，升降失常，则食少纳呆、脘痞腹胀、便溏不爽、小便短涩。

（3）易于侵袭阴位：湿邪有趋下之性，致病具有易于伤及人体下部的特点。例如水湿所致浮肿以下肢水肿较为多见，小便浑浊、泄泻、下痢、妇女带下等，多由湿邪下注所致。

（4）病程缠绵难愈：湿性黏滞，胶着难解，故起病缓慢隐袭，病程较长，反复发作，缠绵难愈，具有明显的病程长、难以速愈的特点。

（5）多见头身肢体困重：湿性重浊，故湿邪致病，其临床症状有沉重的特征，如头身困重，四肢楚沉重等。

（6）排泄物和分泌物秽浊不清、黏滞不爽：湿性重浊黏滞，故湿邪为患，易于出现排泄物和分泌物秽浊不清、黏腻不爽的症状。

要点六　燥邪

1. 燥邪的性质

燥邪具有干燥、涩滞的基本特性。

2. 燥邪的致病特点

（1）易于耗伤津液：燥性干涩，侵犯人体，最易耗伤人体的津液，出现各种干燥、涩滞不利的症状。例如口干唇燥，鼻咽干燥，皮肤干燥，甚则皲裂，毛发干枯不荣，小便短少，大便干结等，故有"燥胜则干"之说。

（2）易于伤肺：燥为秋令主气，与肺相应。肺为娇脏，喜清肃滋润而恶燥。燥邪伤人，多从口鼻而入，故燥邪最易伤肺。燥邪犯肺，使肺津受损，清肃失职，从而出现干咳少痰，或痰黏难咯，或痰中带血，甚则喘息胸痛等症。

初秋伤燥病多温燥；深秋伤燥病多凉燥。

要点七　热（火）邪

1. 热（火）邪的性质

热（火）邪之性，炎热燔灼，蒸腾向上，来势急骤，变化迅速猛烈，故称热（火）邪为阳邪。

2. 热（火）邪的致病特点

（1）表现阳热之象：热（火）为阳邪，其性燔灼，故火热之邪侵犯人体表现为一派阳热之象，可见壮热、面赤、烦躁、舌红、脉洪数等症状。

（2）易于伤津耗气：热（火）邪燔灼蒸腾而消灼煎熬阴津，又逼迫汗液外泄，从而耗伤人体的津液，故热（火）邪致病高热、大汗出、口渴喜饮、咽干舌燥、尿少色黄、大便秘结等津液不足的症状。火热阳邪过盛，易于销蚀人体正气，故《素问·阴阳应象大论》有"壮火食气"之说；火热之邪迫津外泄，也会导致气随津泄而耗气，因此临床上还可见倦怠乏力、少气懒言等气虚的症状。

（3）主要侵犯人体上部：热（火）邪具有上炎的特点，其致病主要在人体上部。例如风热上扰可见头痛、耳鸣、咽喉红肿疼痛；阳明火盛可见牙痛、齿龈红肿等症状。

（4）易致生风动血：火热之邪侵犯人体，易于引起肝风内动和血液妄行的病证。火热之邪燔灼肝经，劫耗阴液，使筋脉失养，运动失常，可致肝风内动，称为"热极生风"。

（5）易扰心神：心在五行中属火，火热之性躁动，与心相应，故火热之邪入于营血，尤易影响心神，轻者心神不宁而心烦失眠，重者可扰乱心神，出现狂躁不安、神昏谵语等症。

（6）易致阳性疮痈：火热之邪入于血分，可聚于局部，腐蚀血肉，形成阳性疮疡痈肿，故《医宗金鉴·痈疽总论歌》曰："痈疽原是火毒生。"其临床表现以疮疡局部红、肿、热、痛为主要特征。

细目二　疫气

要点一　疫气

疫气，是一类具有强烈传染性的外邪。在中医文献记载中，又有"疫气"、"疫毒"、"戾气"、"异气"、"毒气"、"乖戾之气"等名称。

要点二　疫气的致病特点

1. 传染性强，易于流行。疫气具强烈的传染性和流行性，这是疫气有别于其他病邪的最显著特征。处在疫气流行地区的人群无论男女老少，体质强弱，只要接触疫气，都可能发生疫病。当然疫气发病，既可大面积流行，也可散在发生。

2. 特异性强，症状相似。疫气具有很强的特异性，一种疫气只能导致一种疫病发生，所谓"一气一病"；病状相似。

3. 发病急骤，病情危笃，变化多端，病情险恶。

细目三　七情内伤

七情，即喜、怒、忧、思、悲、恐、惊七种情志活动，属精神活动范围，是人们对外在环境各种刺激的不同反映，是正常的生理表现。当突然、强烈或长期持久的精神刺激，超过了人体本身生理调节的范围，使人体气机紊乱，阴阳气血失调，才会使人致病。

要点　七情内伤致病的特点

1. 直接伤及内脏

人体内脏分别具有不同的功能特征，不同的情志刺激，可对各脏产生不同的影响。例如怒伤肝，喜伤心，思伤脾，悲、忧伤肺，惊、恐伤肾。五脏之中，尤以心、肝、脾三脏与情志活动关系密切。

2. 影响脏腑气机

七情内伤致病，常表现为各种情志相关脏腑的气机失调，即所谓"怒则气上，喜则气缓，悲则气消，恐则气下……惊则气乱……思则气结"（《素问·举痛论》）。

怒则气上：过度愤怒伤肝，可使肝气上逆，症见头胀头痛、面红目赤、胸胁气满、呼吸急促等；气迫血升，血随气逆，则呕血，甚则昏厥卒倒。

喜则气缓：暴喜过度，则使心气涣散，轻则心神不宁、心悸失眠、精神不集中；重则神不守舍、失神狂乱。

悲则气消：悲哀过度，耗伤肺气，上焦不通，则见呼吸气短、声低息微、懒言乏力等症状。

恐则气下：过度恐惧则伤肾，致使气陷于下而不升，肾气不固，可见二便失禁、遗精滑泄等症。

思则气结：思虑过度，劳神伤脾，使脾气郁结，中焦不畅，脾失健运，可见食欲不振、脘腹痞满、大便溏泻、倦怠乏力等症状。

惊则气乱：突然受惊，则心气紊乱，气血失调，使心无所倚，神无所归，虑无所定，惊慌失措。

3. 情志波动，影响病情

良性的情志活动，有利于疾病的好转或恢复；不良的情志变化，则能加重病情。剧烈的情绪波动，可使病情急剧恶化，甚至致人猝死。例如患高血压病的患者，由于过于愤怒，常致血压急剧升高，病情危重。

细目四　饮食失宜

要点一　饮食不节

1. 饥饱失常

食量过多、过少均可致病。食量过少，即人体长期处于饥饿状态。由于长期摄入不足，水谷精微缺乏，可导致营养不良，气血衰少。人体正气虚弱，功能减退，抗病能力低下，形体消瘦，易于罹患多种病证。食量过多，饮食停滞，则损伤脾胃，导致消化吸收功能障碍，出现脘腹胀满、嗳腐吞酸、呕吐泄泻等症状，故有"饮食自倍，肠胃乃伤"之说。经常饮食过饱，饮食停滞胃肠，不仅可致消化不良，亦可影响气血运行，经脉郁滞，出现下痢、便血、痔疮等。若过食肥甘厚味，"肥则令人内热，甘则令人中满"，易于化热生痰，出现痈疽疮毒等病证，甚至引起消渴病。

2. 饮食无时

饮食不定时，或朝食暮废，或朝常不食，久之常可损伤脾胃，导致脾胃病变。此外，在疾病过程中，饮食不节还可能使病情复发或迁延，称之为"食复"。如在热性病中，疾病初愈，脾胃尚虚，饮食过量或吃不易消化的食物，常常导致食滞化热，与余热相合，使热邪久羁而引起疾病复发或迁延不愈。

要点二　饮食不洁

饮食不洁是指饮食不清洁卫生，或进食腐败变质有毒的食物或误食毒物等。饮食不洁净会导致多种胃肠道疾病，出现腹痛、吐泻、痢疾等病证；或引起寄生虫病，如蛔虫、蛲虫、绦虫病等，临床表现为时常腹痛、嗜食异物、面黄肌瘦等症。

要点三　饮食偏嗜

1. 饮食偏寒偏热

饮食不应按个人嗜好偏食过寒或过热之品。若偏食生冷寒凉，则可损伤脾胃阳气，致使寒湿内生，发生腹痛、泄泻等病证。偏食辛温燥热，可使胃肠积热，出现口渴、腹满胀痛、便秘痔疮，或口舌生疮、牙痛龈肿等病证。

2. 五味偏嗜

五味与五脏各有其所喜，如酸先入肝，苦先入心，甘先入脾，辛先入肺，咸先入肾。如果长期嗜食某种食物，就会使该脏腑机能偏盛，久之则破坏脏腑间的协调关系，发生脏腑之间的病理传变。例如味过于酸，导致肝盛而乘脾；味过于咸，导致肾盛而乘心；味过于甘，导致脾盛而乘肾；味过于苦，导致心盛而乘肺；味过于辛，导致肺盛而乘肝等。因此饮食五味应当适宜，平时饮食不要偏嗜，病时注意饮食宜忌。

3. 偏嗜饮酒

饮酒适量，可宣通血脉，舒筋活络。但偏嗜饮酒，长期、过量饮酒，可损伤肝脾，导致疾病。酒性既热且湿，偏嗜饮酒，易于内生湿热，甚至引起酒精中毒，危及生命。

细目五　劳逸过度

要点一　过劳

1. 劳力过度

劳力过度，指体力劳动负担过重。劳力过度主要伤气，如《素问·举痛论》说："劳则气耗。"此外，站立、行走、端坐等时间过长，亦可损伤筋骨肌肉而成疾患，即所谓"久立伤骨，久行伤筋，久坐伤肉"。总之，超越个人体力承受强度的劳作、运动，可导致发病，成为致病因素。

2. 劳神过度

劳神过度，指脑力劳动负担过重。长时间的思虑、记忆用脑过度，精神情绪过度紧张，劳神过度损伤心脾，暗耗心血。出现心悸、健忘、失眠、多梦及倦怠、纳呆、腹胀、便溏等症。亦可影响肝疏泄气机的功能，可见头昏目眩、急躁易怒等症状。

3. 房劳过度

房劳过度，指性生活过于频繁，失于节制，耗伤肾中精气，可致腰膝酸软、眩晕耳鸣、精神萎靡、性功能减退等肾虚症状，男子可见遗精滑泄，甚则阳痿。

要点二　过逸

过逸，指因病或生活过于安闲，很少从事各种劳动和运动锻炼。长期形体少动，始则气血运行不畅，筋骨软弱，体弱神倦，发胖臃肿；继则脏腑功能减退，脾胃呆滞，心肺气虚，动则心悸、气喘、汗出乏力等。并可导致其他疾病，例如眩晕、胸痹、中风等。

细目六 痰饮

要点一 痰饮的概念

痰饮多由外感六淫，或饮食及七情内伤等因素，使肺、脾、肾以及三焦等脏腑气化功能失常，导致津液代谢障碍，从而使水湿停滞体内而形成。痰饮是人体水液代谢障碍所形成的病理变化及其病理性产物，又为继发病因。

有形之痰饮，指视之可见、闻之有声、触之可及的实质性的痰浊和水饮等病理性产物，如咳吐之痰液、腹水等。其中稠浊者为痰，清稀者为饮。无形之痰饮，指有痰饮致病的证候表现，而无实质性痰饮可见，但用治疗痰饮的方法能够奏效的一类特殊的病理变化，如眩晕、心悸等。

要点二 痰饮的形成因素

痰饮形成的原因较为复杂，无论是外感病因或者内伤病因，甚至病理产物中的瘀血、结石均可导致津液停聚而成。外感六淫、疫疠之气、内伤七情、饮食劳逸、瘀血、结石等致病因素是形成痰饮的初始病因。肺、脾、肾及三焦主司水液代谢的生理功能失常，是形成痰饮的中心环节。

要点三 痰饮的致病特点

1. 易阻气机，壅塞经络气血

痰饮停滞，易于阻滞气机，使脏腑气机升降出入异常；经络为气血运行之通道，痰饮作祟，易于导致经络壅塞，气血运行受阻。

2. 易扰心神

痰浊内扰，影响及心，扰乱神明，可见一系列神志异常的病证。例如痰浊上蒙清窍，可见头昏目眩、精神不振等症状。痰迷心窍，扰乱神明，可见神昏、痴呆、癫证等病证；痰郁化火，痰火扰心，可见神昏谵语，甚则发狂等病证。

3. 症状复杂，变化多端

痰之为病，无所不至，其病理变化多种多样，临床表现异常复杂，故有"怪病多痰"之说。痰病可表现为胸部胀闷，咳嗽痰多，恶心呕吐，肠鸣腹泻，心悸眩晕，癫狂痫病，皮肤麻木，皮下肿块或溃破流脓，久而不愈。饮之为病，可表现为咳喘、水肿、泄泻等。总之，痰饮在不同的部位临床表现各异，大体可归纳为咳、喘、悸、眩、呕、满、肿、痛八大症状。

4. 病势缠绵，病程较长

痰饮为水液代谢障碍所形成的病理产物，与湿邪类似，具有黏滞的特性，致病缠绵，病程较长，难以速愈。例如咳喘、眩晕、胸痹、癫痫、中风、痰核、瘰疬、瘿瘤、阴疽、流注等，多反复发作，缠绵难愈。

细目七 瘀血

瘀血，指体内血液停滞，包括离经之血停积于体内，以及血运不畅，阻滞于经脉及脏腑之内。瘀血是疾病过程中所形成的病理变化及病理性产物，又为继发病因。

要点一 瘀血的形成因素

1. 气虚致瘀

气虚无力推动血液运行，则致血行迟缓涩滞；气虚无力统摄血液，血逸脉外，不能及时消散或排出体外，则停积体内，而致瘀血。

2. 气滞致瘀

气滞常可导致瘀血。外邪阻气，情志郁结，痰饮壅塞，结石梗阻等，皆可致气机阻滞，影响血液正常运行，使血液迟滞不畅，而致瘀血。

3. 血寒致瘀

外感寒邪，或阳虚内寒伤阳，阳气受损，失去温煦推动之功能，可致血行不畅；寒为阴邪，其性凝滞收引，感寒之后，寒邪使血行涩滞，经脉拘急，皆可导致瘀血。

4. 血热致瘀

热入营血，血热互结；或外感温热之邪，脏腑郁热内发，火热邪气煎熬津血，血液黏滞不畅；热邪灼伤脉络，血逸脉外，积存体内，均可形成瘀血。

5. 津亏致瘀

由于高热、烧伤，或大汗、剧烈吐泻等因素导致津液亏损，血容量不足，血液浓缩黏稠，以致血液运行不畅，亦可形成瘀血。

脏腑主司血液运行功能失常是形成瘀血的中心环节。心气不足，心阳不振，无力推动血行，可见瘀阻心脉；肺气虚损，不能助心行血，则血行涩滞；肝失疏泄，气机郁滞，气滞则血瘀。脾失统摄，肝不藏血，血逸脉外，停积体内，可见皮下瘀血及内脏瘀血。过用误用寒凉，致使离经之血凝而不得温化，未离经之血郁而不畅，均可导致瘀血。叶桂"初病在气，久病在血"之论，说明各种病证久治不愈，由浅入深，势必影响血液运行而致瘀血。

要点二 瘀血的致病特点

1. 疼痛

瘀血所致疼痛的特点多为刺痛、痛处固定、拒按、夜间加重。多因经脉阻滞不通和组织失养而致。

2. 肿块

局部可见青紫肿胀，瘀积脏腑则形成块，按之有形、质地较硬、固定不移。多因瘀血阻滞经脉、组织、脏腑，或外伤而致。

3. 出血

血色多呈紫暗，或夹有瘀块。多因瘀血阻滞，经脉瘀塞不通，血液不得归经，血逸脉外而致。

4. 紫绀

面部、爪甲、肌肤、口唇青紫。多因瘀血停滞，失去正常血液的濡养作用而致。

5. 舌象

舌质紫暗，或有瘀点、瘀斑，或舌下静脉曲张等，为瘀血最常见最敏感的指征。

6. 脉象

常见脉细涩、沉弦，或结代。

（郭霞珍）

第八单元　发病

细目一　发病基本原理

要点一　正气不足是疾病发生的内在根据

人体正气在发病过程中起主导作用，正气充足，卫外固密，病邪难于侵犯人体，疾病无从发生，或虽有邪气侵犯，正气亦能抗邪外出而免于发病。所以说："正气存内，邪不可干"（《素问·刺法论》）。只有在人体正气相对虚弱，卫外不固时，邪气方能乘虚而入，导致病理性损害，从而发生疾病。因此说"邪之所凑，其气必虚"（《素问·评热病论》）。因此，正气不足是疾病发生的内在根据，是矛盾的主要方面。

要点二　邪气是疾病发生的重要条件

邪气的入侵是疾病发生的重要条件，如六淫邪气伤人，就是外感病发生的外在因素。因此在一般情况下，邪气只是发病的条件，并非是决定发病与否的唯一因素。但在某些特殊的情况下，邪气也可以在发病中起主导作用，如疠气是一类具有强烈传染性的邪气，对人体危害较大，不论老幼强弱，均可感染致病。

要点三　正邪斗争的胜负决定发病与否

正气与邪气斗争的胜负，不仅决定疾病的发生与否，而且关系到发病的轻重缓急。

1. 正胜邪却则不病

人生活于自然环境之中，自然界客观地存在着各种各样的致病邪气，但并非所有接触的人都会发病，这是因为正气充足，卫外固密，邪不能侵入的缘故。即使有邪气侵犯人体，若正气强盛，抗邪有力，病邪入侵后亦能被正气及时消除，并不产生病理反应，可以不发病，此即正胜邪却。

2. 邪胜正负则发病

在正邪斗争的过程中，若邪气偏胜，正气相对不足，邪胜正负，便可导致疾病的发生。由于正气不足的程度、病邪的性质、感邪的轻重，以及邪气所中部位的深浅不同，疾病的发生也有轻重缓急之别。如感邪较重，邪气入深，则发病较急、较重；感邪较轻，邪在肌表，则发病较轻；正气不足，感邪较轻，则发病较缓等。

细目三　发病形式

要点一　感而即发

感而即发，又称"卒发"或"顿发"，是指机体感邪后立即发病。这是一种常见的发病形式。

要点二　伏而后发

伏而后发，又称伏邪发病，是指机体感受某些病邪后，病邪潜伏于体内某些部位，经过一段时间之后，或在一定的诱因作用下发病，如破伤风、狂犬病、艾滋病及中医"伏气温病"等。

要点三　徐发

徐发，又称缓发，指徐缓发病。徐发是与感而即发相对而言的。疾病徐发与致病邪气的性质，以及体质因素等密切相关。

要点四　继发

继发是指在原有疾病的基础上继发新的病变。继发病变必然以原发病为前提，二者之间有着密切的病理联系。如肝病胁痛、黄疸，若失治或久治不愈，日久可继发"积"、"臌胀"。又如小儿脾胃虚弱，消化不良或虫积日久，则可继发"疳积"病等。

要点五　复发

疾病的复发是指原病再度发作或反复发作。这是一种特殊的发病形式，也是一定条件下邪正斗争的反映。

1. 疾病复发的主要特点

（1）应是原有疾病的基本病理变化和主要病理特征的重现。
（2）大都较原病有所加重，且复发次数愈多，病情越复杂。
（3）有诱发因素。

2. 复发的因素

（1）食复：疾病初愈，进食过多，或进食不易消化的食物，以致疾病复发。

(2) 劳复：凡病初愈，过早操劳，动极耗气，或房事不节，精气更伤；或劳神思虑，损及气血，使余邪再度猖獗而复发。

(3) 重感致复：疾病将愈而未愈之际，复感外邪亦是导致原病复发的因素之一。

(4) 其他因素致复：情志波动过大，可使人体气血逆乱而导致原病复发。

(5) 自复：指疾病初愈，不因劳损、饮食、药物、情志所致复发，亦不因外感新邪引发，而自行复发者。

（郭霞珍）

第九单元　病机

细目一　邪正盛衰

邪正盛衰是指在疾病过程中，致病邪气与机体抗病能力之间相互斗争所发生的盛衰变化。从一定意义上说，任何疾病的发展演变过程，就是邪正斗争及其盛衰变化的过程。

要点一　邪正盛衰与虚实变化

1. 虚实病机

(1) 实性病机：主要是指邪气亢盛，正气未衰，以邪盛为矛盾主要方面的病理变化。由于邪气虽盛，但正气未衰，尚能积极地与邪抗争，从而形成正邪激烈相争，病理反应强烈，并表现一系列以亢奋、有余、不通为特征的实性病理变化。

(2) 虚性病机：主要是指正气不足，邪不太盛，以正气亏虚为矛盾主要方面的病理变化。由于机体正气衰弱，而且邪亦不盛，邪正相争无力，难以出现剧烈的病理反应，从而表现出一系列以衰退、虚弱、不固等为主要特征的虚性病理变化。如神疲乏力、动则气喘、自汗出、畏寒肢冷、面容憔悴、身体消瘦等。虚性病机多见于疾病后期，以及多种慢性疾病的病理过程之中。

2. 虚实变化

(1) "虚实夹杂"：又称"虚实错杂"。其中以邪实为主，兼有正气不足者，称为"实中夹虚"。如邪热炽盛，消灼津液而致实热伤津，出现以高热、烦渴、尿少、齿舌干燥等为主要表现者即属此类。以正虚为主兼有痰饮、水湿、瘀血、结石、宿食等实邪停留，或复感邪气者，称为"虚中夹实"。如脾阳虚衰，运化无力，水湿内生，而见以食少神疲、四肢不温、腹胀水肿等为主要表现者即属此类。

(2) "虚实转化"：疾病虚实性质的转化，大都是有条件的，如失治、误治，或邪气积聚，或正气严重亏损等，均可以成为病变性质转化的重要因素。其中先有实邪为病，继而耗伤正气，邪气虽去而正气大伤，病变可转化为以正虚为主的虚性病理，称为"由实转虚"。若先有正气不足，因推动、气化无力，而后内生痰饮、水湿、瘀血等病理产物积聚于体内，则可转化为以邪实为主的实性病理，称为"因虚致实"。

（3）"虚实真假"：由于邪正斗争的复杂性，在特殊情况下，人体机能活动和代谢严重紊乱，出现病变的本质和现象不相一致的情况，表现出"虚实真假"的病理。如本质为实性病变，由于邪气深结不散，气血郁积于内，经络阻滞，气血不能通达于外，而出现四肢逆冷、面色不华等似虚非虚的假象，即为"大实有羸状"的"真实假虚"；或本为虚性病变，由于正气虚弱，推动无力，机能活动失于鼓动而出现腹胀、喘满等似实非实的假象，则为"至虚有盛候"的"真虚假实"。因此分析病机的虚实变化，还必须透过现象看本质，才能准确地把握疾病的虚实性质。

要点二　邪正盛衰与疾病转归

1. 正胜邪退

正胜而邪退是在邪正消长盛衰变化过程中，疾病趋于好转和痊愈的一种转归，也是许多疾病最常见的结局。

2. 邪胜正衰

邪胜而正衰是在邪正消长盛衰变化过程中，疾病趋于恶化，甚至死亡的一种转归。这是由于机体的正气衰弱，抗邪无力；或由于邪气过于强盛，严重损伤人体的正气，以致机体抗邪能力日渐低下，不能制止邪气的致病作用，机体受到的病理性损害逐渐加重，则病情日趋恶化。

3. 正虚邪恋

正虚邪恋是疾病后期，正气已虚而邪气未尽，正气一时无力驱邪，邪气留恋不去，病势缠绵的一种转归。这是由于正气素虚，疾病过程中虽奋起抗邪，但正气先已力竭，以致无力驱邪；或因邪气强盛，消耗正气，加之治疗未能彻底，以致正气未复，邪恋不去；或为某些性质缠绵黏着的邪气所伤，病程较长，正气日趋损伤，邪气羁留难去等。

4. 邪去正虚

邪去正虚是疾病后期，病邪已经驱除，但正气耗伤，有待逐渐恢复的一种转归。多见于急、重病的后期。从病理演变的角度来分析，邪正的盛衰不仅关系到疾病虚实性质的变化、病邪的出入和疾病的转归、预后，而且还将进一步影响机体的阴阳平衡、气血的协调、津液的代谢，以及各脏腑器官的功能活动等，从而导致不同的病理改变。因此，邪正盛衰是疾病过程中最基本的病理变化。

细目二　阴阳失调

要点一　阴阳偏胜

阴阳偏胜是指阴邪或阳邪过于亢盛的病理状态，属于"邪气盛则实"的实性病理。

1. 阳偏胜

阳偏胜，即是阳盛，是指机体在疾病过程中所表现的一种以阳气偏盛，机能亢奋，热量过剩的病理状态。其病机特点多表现为阳盛而阴未虚的实热性病理变化。

由于阳是以热、动、燥为特点的,故阳偏胜时即出现一系列与此相关的病理征象,如壮热、面赤、烦躁、口渴、脉数等。故《素问·阴阳应象大论》说:"阳胜则热。""阳胜则阴病"、"重阳必阴"是阳偏胜病变的发展趋势。如病变进一步发展、加重,病变性质由阳(热)转化为阴(寒),"重阳必阴"(热极生寒),出现阴寒性的危重征象。

2. 阴偏胜

阴偏胜,即是阴盛,是指机体在疾病过程中所表现的一种以阴气偏盛,机能障碍或减退,产热不足,以及阴寒性病理产物积聚的病理状态。其病机特点多表现为阴盛而阳未虚的实寒性病理变化。

由于阴是以寒、静、湿为特点,所以阴偏胜时即出现一系列与此相关的病理征象,如形寒肢冷、水肿、身体缩等。故《素问·阴阳应象大论》说:"阴胜则寒。""阴胜则阳病"、"重阴必阳"是阴偏胜病变的发展趋势。如果病变进一步发展,病变性质由阴(寒)转阳(热),"重阴必阳"(寒极生热)。寒郁日久,可转化为阳热病变。

要点二 阴阳偏衰

阴阳偏衰,亦称阴阳亏损,是指阴或阳过于虚衰的状态,属于"精气夺则虚"的虚性病理。

1. 阳偏衰

阳偏衰是指机体在疾病过程中,阳气虚损,机能活动减退或衰弱,温煦功能减退的病理状态。其病机特点多表现为阳气不足,阳不制阴,阴相对偏盛的虚寒性病理变化。

阳气不足以心、脾、肾三脏较为多见,尤其是肾,肾阳虚衰在阳偏衰的病机中占有极其重要的地位。

阳虚则寒与阴胜则寒,尽管在病机上有一定的联系,但其病理特点则各不相同。前者是以阳虚为主的虚寒,后者则是以阴胜为主的实寒。

2. 阴偏衰

阴偏衰是指机体在疾病过程中,精、血、津液等物质亏损,阴不制阳,导致阳气相对偏旺,机能活动虚性亢奋的病理状态。其病机特点多表现为阴液不足,宁静、滋养作用减退,阴不制阳,阳气相对有余的虚热性病理变化。

阴液不足以肺、肝、肾三脏为多见,尤其是肾,肾阴不足在阴偏衰的病机中占有相当重要的地位。阴虚则热与阳胜则热,虽然在病机上有一定的联系,但其病理特点则各不相同。前者是以阴虚为主的虚热,后者则是以阳胜为主的实热。

要点三 阴阳互损

阴阳互损是指在阴或阳任何一方虚损的前提下,影响相对的一方,形成阴阳两虚的病理状态,属于阴阳偏衰病理的进一步发展,是阴阳互根互用关系失常的病理表现。

1. 阴损及阳

阴损及阳是指阴液亏损,致使阳气的生化不足,或者阳气无所依附而耗散,形成以阴虚为主的阴阳两虚病变。

2. 阳损及阴

阳损及阴是指阳气亏损，致使阴液的生成减少，或阳不摄阴而阴液流失等，形成以阳虚为主的阴阳两虚病变。

要点四　阴阳格拒

是由于某些原因引起阴或阳偏盛至极而壅盛阻遏于内，格拒另一方于外；亦可由于一方极度虚弱而导致另一方相对偏盛，双方盛衰悬殊，盛者盘踞于内，将衰弱的一方排斥于外，迫使阴阳之间不相交通维系，从而导致真寒假热或真热假寒。阴阳格拒属于病变的本质与现象不相一致的较为复杂的病理变化。

1. 阴盛格阳

阴盛格阳主要是由于阴寒邪气过盛，壅阻于内，排斥阳气于外，使阴阳之气不相顺接交通，相互格拒，出现内真寒、外假热的病理状态。其病理本质是阴寒内盛，故常见四肢厥冷、下利清谷、小便清长等阴寒表现。但因其格阳于外，所以还表现有与其病变本质不相符的假热症状，如自觉身热，但欲盖衣被；口渴欲饮，但喜热饮且量少等。这种病理改变即属于寒极似热、阴证似阳的真寒假热。此外，临床上还有一种称为"戴阳"的病变，是指下元真阳极度虚弱，阳不制阴，偏盛之阴盘踞于内，逼迫衰极之阳浮越于上，阴阳不相维系的一种下真寒、上假热的病变，亦属于阴盛格阳。由于阳衰阴盛，格阳于上，所以亦可见面颊泛红、口燥咽干等假热表现。

2. 阳盛格阴

阳盛格阴主要是由于阳热邪气过盛，深伏于里，阳气被遏，闭郁于内而不能透达于外，使阴阳之气不相交通，互相格拒，出现内真热、外假寒的病理状态。由于其病理本质是阳热内盛，故多见烦渴饮冷、面红、气粗、烦躁等阳热表现；由于格阴于外，所以还表现有与其病变本质不相符的假寒症状，如手足厥冷，但胸腔灼热等，而且其内热愈盛，则肢冷愈重，即所谓"热深厥亦深"。这种病理变化即属于热极似寒、阳证似阴的真热假寒。

要点五　阴阳亡失

1. 亡阳

亡阳是指在疾病过程中，机体的阳气突然亡脱，而致全身机能活动严重衰竭的病理状态。亡阳使其温煦、推动、振奋、固摄等功能严重衰竭，临床多见面色苍白、四肢逆冷、精神衰惫、大汗淋漓、脉微欲绝等危重征象。

2. 亡阴

亡阴是指在疾病过程中，机体的阴液突然丢失或大量消耗，而致全身机能活动严重衰竭的病理状态。由于亡阴，其滋润、宁静、制阳、内守等功能严重衰竭，临证多见烦躁不安、气喘口渴、手足虽温但大汗欲脱等严重的外脱不守征象。

细目三　气血津液失常

气、血、津液的失常是指在疾病过程中，由于邪正斗争的盛衰，或脏腑功能的失调，导致气、血、津液的不足、运行失常,以及关系失调的病理变化。

要点一　气的失常

1. 气不足

气不足,又称气虚,是指在疾病过程中,气的生化不足或耗散太过而致气的亏损,从而使脏腑组织功能活动减退,抗病能力下降的病理状态。

2. 气机失调

(1) 气滞:气滞是指气运行不畅而郁滞的病理状态。主要是由于情志郁结不舒,或痰湿、食积、瘀血等有形实邪阻滞,或因外邪困阻气机,或因脏腑功能障碍,影响气的正常流通,引起局部或全身的气机不畅或阻滞所致。因此,闷、胀、痛是气滞病变最常见的临床表现。

(2) 气逆:气逆是指气的升降运动失常,当降者降之不及,当升者升之太过,以致气逆于上的病理状态。多由情志所伤,或因饮食寒温不适,或因外邪侵犯,或因痰浊壅滞所致。气逆病变以肺、胃、肝等脏腑最为多见。

(3) 气陷:气陷是在气虚的基础上表现以气的升举无力为主要特征的病理状态,也属于气的升降失常。脾胃居于中焦,为全身气机升降之枢纽,所以气陷病变与脾胃气虚关系密切,通常称气陷为"中气下陷"或"脾气下陷"。

(4) 气闭:气闭是气机郁闭,外出受阻的病理变化。主要是指气机郁闭,气不外达,出现突然闭厥的病理状态。气闭病变大都病情较急,常表现为突然昏厥、不省人事、四肢欠温、呼吸困难、面唇青紫等。

(5) 气脱:气脱是气虚之极而有脱失消亡之危的病理变化。主要是正不敌邪,或正气持续衰弱,气虚至极,气不内守而外脱,出现全身性功能衰竭的病理状态。多表现为面色苍白、汗出不止、口开目闭、全身软瘫、手撒、二便失禁等危重征象。

要点二　血的失常

1. 血虚

指血液不足,濡养功能减退,以致脏腑百脉、形体器官失养的病理状态。

2. 血运失常

(1) 血瘀:指血液循行迟缓,或流行不畅,甚则血液瘀结停滞成积的病理状态。

(2) 出血:指血液逸出血脉的病理状态。

(3) 血热:指血内有热,使血行加速,脉络扩张,或血液妄行而致出血的病理状态。此外,血热则心神被扰,可见心烦,或躁扰不安,甚则神昏、谵语、发狂等症。

要点三　津液代谢失常

1. 津液不足

指津液亏少,导致脏腑、组织官窍失于濡润滋养而干燥枯涩的病理状态。外感阳热病邪,或五志化火,消灼津液;或多汗、剧烈吐泻、多尿、失血,或过用辛燥之物都可引起津液耗伤，可见口、鼻、皮肤干燥的表现。热性病后期，或久病耗阴，可导致脱液，见到形瘦肉脱、舌光红无苔、肌肉瞤动、手足震颤等表现。

2. 津液输布、排泄障碍

指津液在体内的运行、布散和排泄代谢后水液的功能障碍，其结果导致津液在体内停留，成为内生水湿和痰饮的根本原因。

津液的输布和排泄障碍，主要与脾、肺、肾、膀胱、三焦的功能失常有关，并受肝失疏泄病变的影响。其中肾阳的蒸腾气化功能贯穿于整个津液代谢的始终，如果肾阳的气化功能减退，尿液的生成和排泄障碍，则必致水液停留为病。《素问·水热穴论》说："肾者，胃之关也。关门不利，故聚水而从其类也。"

（郭霞珍）

第十单元　诊法

诊法包括望、闻、问、切四法，简称"四诊"，是调查了解疾病不同的四种方法，各有其独特作用，不能相互取代，因此在临床运用时，必须将它们有机地结合起来，也就是"四诊合参"，才能全面而系统地了解病情，作出正确的判断。

细目一　望诊

要点一　望神

1. 得神

指神气充足的表现。凡神识清楚、思维敏捷、言语清晰、目光明亮灵活、精彩内含、面色荣润含蓄、表情自然、体态自如、动作灵活、反应灵敏者，称为"得神"，亦称"有神"。可见于常人，表示精气充足，体健无病；若见于患者，则说明精气未衰，脏腑未伤，病情轻浅，预后良好。

2. 少神

指神气不足的表现。凡患者表现为精神不振、思维迟钝、不欲言语、目光呆滞、肢体倦怠、动作迟缓者，称为"少神"。

3. 失神

指神气衰败之象。在疾病过程中，患者出现精神萎靡、神识朦胧、昏昏欲睡、声低气怯、应答迟缓、目暗睛迷、瞳神呆滞、面色晦暗暴露、表情淡漠呆板、体态异常者，称为"失神"，亦称"无神"。表示正气大伤，精气衰竭，病情深重，预后不良。

4. 假神

假神是垂危患者出现精神暂时好转的假象。如久病、重病精气大衰之人，突然目显光彩、两颧泛红如妆；或数日不能进食，突然欲食等，都属假神的表现。临床通常喻为"回光返照"、"残灯复明"。

5. 神乱

即神志异常，常见于癫、狂、痫的患者。

要点二　望色

望色是通过观察面部与肌肤的颜色和光泽，以了解病情的诊察方法。望色以望面部气色为主，兼顾肌肤、口唇、爪甲等。

1. 常色

指人无病时的面色，光明润泽、含蓄不露，是人体脏腑功能正常、精气血津液充盈的表现。常色分主色与客色。主色是个体一生基本不变的面色。具有种族特征，我国正常人的面色为黄红隐隐、明润含蓄，但有偏白、或偏黑、或偏黄、或偏红、或偏青等差异。客色是指随生活环境以及劳作等因素而发生相应变化的面色，称为客色。

2. 病色

疾病状态下面部色泽的异常变化，观察病色关键在于辨别五色善恶及五色主病。

（1）五色善恶：凡五色光明润泽者为善色，说明虽病而脏腑精气血未衰，预后良好；凡五色枯槁晦暗者为恶色，提示病情深重，脏腑精气衰败，气血阴阳亏虚，胃气已竭，多预后不佳。

（2）五色主病

①青色：主惊风、寒证、痛证、瘀血。为气血不通，经脉瘀阻所致。

②赤色：主热证。为血液充盈于脉络所致。

③黄色：主虚证、湿证。与脾虚气血化源不足，或脾虚湿蕴有关。

面色淡黄无泽，枯槁无华，称为萎黄，是脾胃气虚，气血不足所致。面色黄而虚浮，为脾失健运，水湿泛溢肌肤所致，称为"黄胖"。若面目肌肤俱黄，称为"黄疸"，其黄色鲜明如橘皮者，属"阳黄"，是湿热熏蒸，胆汁外溢所致。黄色晦暗如烟熏者，属"阴黄"，为寒湿郁阻，气血不荣所致。

④白色：主虚证、寒证、失血证。为气血不荣，脉络空虚所致。

⑤黑色：主肾虚、寒证、瘀血和水饮。是阳虚寒盛、气血凝滞或水饮停留所致。

要点三　望形体

1. 望形体

指观患者形体之胖瘦强弱及体质形态等，以诊断疾病的方法。

（1）体强：即形体强壮。表现为筋骨强健、胸廓宽厚、肌肉丰满、皮肤润泽、精力充沛等。

（2）体弱：即形体虚弱。表现为筋骨不坚、胸廓狭窄、肌肉瘦削、皮肤不荣、疲惫乏力等。

（3）体胖：即形体肥胖。若体胖能食、肌肉坚实有力、动作灵活者，为形气俱盛，身体健康的表现。若体胖超常、肌肉松弛、神疲乏力、动作笨拙者，为形盛气衰。

（4）体瘦：即体形瘦削。虽体瘦，但筋骨肌肉坚实，精力充沛、食欲旺盛者，仍属健康。反之，体瘦无力、神疲倦怠等者为病态。

2. 望姿态

望姿态是通过观察患者的动静状态及肢体动作和体位，以诊断疾病的方法。不同疾病可表现出特有的动静姿态或动作体位，望姿态时主要观察患者的行、坐、卧、立时的动作与体态，并应结合其他诊法进行辨证。

要点四 望头项五官

1. 望头面

望头面是指通过对受检者头面形态、头发及囟门的观察，以诊断疾病的方法。小儿头形过大或过小，伴智力低下，为先天不足，肾精亏虚。方颅畸形，多见于佝偻病，肾精不足。如小儿囟门迟闭，骨缝不合，称为"解颅"，多为肾气不足。若囟门下陷者，称为"囟陷"，多属虚证。囟门高突，称为"囟填"，多属实热证，因外感时邪，火毒上攻所致。还可观察头发的疏密与色泽。头发色黑润泽浓密者，是肾气充盛，精血充足的表现。头发稀疏，色黄干枯者，是肾气亏虚，精血不足所致。

2. 望五官

（1）望目

①目色：目眦色赤为心火；白睛赤为肺火；白睛显红络为阴虚火旺；全目赤肿为肝经风热；眼胞红肿湿烂为脾火；白睛变黄为黄疸，目眦淡白则是血亏之征。

②目形：目窠微肿如新卧起之状，是水肿病初起。目窠内陷，为亡阴脱液之征或五脏精气衰竭之象，病重难治。喘而眼睛突起为肺胀；眼突颈肿属瘿病。

③目态：两目上视，白多黑少，不能转动者，为"戴眼"，见于惊风、痉厥及癫痫等；双目凝视前方不能转动，称"瞪目直视"，多属阴血亏损或痰迷心窍；黑睛斜向一侧，称"横目斜视"，为肝风内动的表现之一，亦可见于先天性斜视；瞳仁散大，称"瞳仁扩大"，多属肾精耗竭，为濒死危象，亦可见于中毒患者；瞳仁缩小，则属肝胆火炽，或中毒所致。

（2）望耳

①色泽：色淡白，主寒证或气虚。色白则多见于血虚、血脱。色青白，主慢脾风。色黑者，主肾病，耳轮焦黑干枯，属肾精大亏。

②形态：耳薄小者形亏肾虚，耳肿胀者为邪盛，耳轮甲错者多属久病血瘀。

③耳道分泌物：耳内流脓，称"脓耳"，多因肝胆湿热蕴结所致。

（3）望鼻

①色泽：鼻头色青为虚寒或腹痛；色黄为里有湿热；色白为气虚或失血；色赤为脾肺二经有热；色黑为有水气。

②形态：鼻肿为邪气盛，多因肺经火盛或外伤所致。鼻头色赤有小丘疹，久之色紫变厚或肿大，称"酒渣鼻"，多因肺胃热壅。

③鼻内分泌物：鼻流清涕属外感风寒；鼻流浊涕多为外感风热。涕黄质黏量少，或偶有血丝，多为燥邪所致；若久流浊涕且腥臭者，名为"鼻渊"，属湿热蕴蒸。

(4) 望口唇

①色泽：唇色淡白，主血虚；唇色深红，主实热证；唇红绛而干，是热伤津液或热入营血；唇色淡红，为虚为寒；唇色鲜红者，为阴虚火旺；唇色青紫，为气滞血瘀；环口黑色者，是肾气将绝或水气内停；小儿环口发青为惊风先兆。

②形态：口唇糜烂，多因脾胃湿热上蒸或食积生热；口唇干枯皲裂，为津液耗伤；唇内溃烂，色淡红，为虚火上炎；口开不闭主虚证；口闭不开为"口噤"，主病多实。

(5) 望齿龈

①牙齿：牙齿黄垢，是胃浊熏蒸；牙齿干燥不泽，为阴液耗伤；齿如枯骨，是肾阴枯涸；齿龃肿痛者，属胃火。

②牙龈：龈色红肿者，是胃火盛，若见出血为胃火伤络；龈肿不红者，是虚火上炎，若出血而不红肿者，是虚火灼络或气不摄血。牙龈腐烂，牙齿脱落为"牙疳"。

(6) 望咽喉

咽喉红肿疼痛，为外感风热或肺胃有热；咽红干而痛，是热伤肺津；若红肿溃烂，为热毒深极；咽部嫩红，肿痛不甚，是水亏火灼；咽喉一侧或两侧突起肿块，状如乳突，称"乳蛾"，是邪壅气血；若红赤溃烂，为热毒蕴结；若溃烂出现黄色脓样膜状物或脓点，刮之易去，属"烂乳蛾"或"烂喉痧"，是热毒壅盛，热灼肉腐，搏结成脓所致；咽部有灰白色膜点，擦之不去，重擦出血，随即复生者，是"白喉"，为疫疠毒邪蕴积肺胃，上蒸咽喉所致，极易传染，须隔离治疗。

3. 望颈项

望颈项是通过观察颈项部的外形，以诊察疾病的方法。颈项是连接头与躯干的部分，其前部称颈，后部称项。颈项内有呼吸饮食之路径，又是经脉上达头面必经之处，故观察颈项，对局部及某些全身病证的诊断具有一定意义。颈项部的望诊应注意外形和动态变化。

要点五 望舌

望舌是通过观察舌象变化，以测知体内病变的方法，简称舌诊。舌诊是中医特色诊法之一，在诊断学中占有十分重要的地位。舌诊的原理主要有二：一是舌与脏腑密切相关。人体脏腑通过经络与舌连通，其中心、脾胃、肾与舌的关系最为密切。心开窍于舌，手少阴心经之别系于舌，心主血脉，舌体分布有丰富的脉络，故心的功能正常与否，必然反映于舌；足太阴脾经连舌本、散舌下，舌又为脾胃之外候，舌苔乃胃气上蒸而成，故舌象又可反映脾胃的运化功能状况；肾为先天之本而藏精，足少阴肾经挟舌本，精气盈亏亦会导致舌象变化。二是舌与精气血津液关系密切。舌下"金津"、"玉液"乃是肾液、胃津上潮的孔穴，因此舌体润燥又可反映体内津液多少。

舌象包括舌质和舌苔。舌质又称舌体，指全舌的肌肉脉络组织。舌体的上面称舌背（或舌面），下面称舌底。舌体前 1/5 为舌尖部，候心肺；中 2/5 为舌中部，候脾胃；后 2/5 为舌根部，候肾。舌之两边则候肝胆。舌苔是指舌面上的苔状物，禀胃气而生成。

1. 望舌质

(1) 望舌神

舌质红活荣润，为有神，是脏腑气血充盛，生机旺盛之象，虽病亦属善候；舌体干枯晦暗无华，为无神，是脏腑气血阴阳衰败，邪气壅盛之象，生机受损，病势危重，预后不良。观察舌质的荣枯，是望舌神的关键，也是判断疾病预后的依据。

(2) 望舌色

①淡红舌：是正常舌象。即舌色淡红明润，为脏腑功能正常，气血和调，胃气充盛的表现，见于常人。或疾病初起，病较轻浅，尚未伤及脏腑气血。

②淡白舌：舌色较正常浅淡，由气血不荣所致，主虚证、寒证或气血两虚证。淡白而润，兼舌体胖嫩，多为阳虚证；舌色淡白而舌体瘦薄者，属气血两虚证。

③红绛舌：舌色深于正常，鲜红者，称红舌；深红者，称绛舌。红绛舌的形成机理是体内邪热亢盛，气血涌动，舌络充盈；或热入营血，耗伤营阴，血液浓稠，热壅血滞则舌呈绛红；或阴虚水涸，虚火上灼舌络致舌红。红绛舌主热证。

④青紫舌：舌色淡紫无红者，为青舌；舌色深绛而暗，为紫舌。可全舌青紫，亦可见局部青紫斑点。

(3) 望舌形

①老嫩舌：辨老嫩舌主要观察舌体的纹理。舌体纹理粗糙，形色坚敛者，为苍老舌，不论苔色如何，多主实证。若舌质纹理细腻，形色浮胖娇嫩者，为娇嫩舌，多属虚证或虚中夹实。

②胖大舌：舌体大于正常，伸舌满口，且舌肌呈弛缓状，称胖大舌。主水肿、痰饮为病。舌淡白胖嫩，苔白而水滑，多属脾肾阳虚；若红而胖大，伴黄腻苔，是脾胃湿热，或痰热为病。

③肿胀舌：舌体肿大，盈口满嘴，舌肌呈胀急状，甚者不能闭口，难以缩回，称肿胀舌；主实证、热证。常因心脾热盛，或温热挟酒毒上壅，或中毒，以致气血壅阻舌络而成。若舌鲜红而肿胀，为心脾热盛；青紫肿胀，是酒毒攻心之象。

④瘦薄舌：舌体较正常瘦小而薄者，称瘦薄舌。主阴血亏虚之证。

⑤裂纹舌：舌面有明显的数目不等、形状各异、深浅不一的裂沟，称裂纹舌。其裂沟中一般无舌苔覆盖，多主精血亏虚之证。

⑥点刺舌：点，指舌面上有大小不一的星点。色红者，称"红星舌"，是温毒入血或热毒乘心之征；白点多，为脾胃气虚挟热毒上攻，为将糜烂之兆；黑点为血中热盛。刺，即芒刺，舌面红色颗粒高起如刺，摸之棘手，称"芒刺舌"。主邪热炽盛，芒刺越多，邪热越甚。

⑦齿痕舌：舌体边缘有牙齿挤压的痕迹，称齿痕舌。主脾虚湿盛。正常人舌边也见轻微齿痕，且长期不易消失，但舌体并不胖大，不属病态。

⑧舌下络脉：将舌尖翘起，舌系带两侧金津、玉液穴处，隐隐可见青紫色脉络，即为舌下络脉。若舌下络脉青紫迂曲，主血瘀气滞；若舌下出现许多青紫或紫黑色小疱，多属肝郁血瘀；舌下络脉青紫粗胀，则属痰热内阻，或为寒凝血瘀。

(4) 望舌态

①强硬舌：舌体失其柔和，伸缩不利，或不能转动者，为强硬舌，亦称"舌强"。多见于热入心包或中风病证。

②震颤舌：舌体颤动，或舌体细微颤动，称震颤舌。邪热亢盛，燔灼肝经；或肝郁化火生风等，均可致舌体颤动。若舌质淡白而颤动者，属血虚生风；舌红或绛而颤动，为热

盛生风。

③歪斜舌：伸舌时舌体偏向一侧，称歪斜舌。见于中风或中风先兆或外伤等。

④痿软舌：舌体软弱，一侧或全舌痿软，伸缩无力，言语困难，称痿软舌。舌淡白而渐痿者，属气血两亏；舌红绛而渐痿者，属肝肾阴亏已极；新病舌干红而暴痿者，是热灼津伤。

⑤短缩舌：舌体紧缩不能伸长，甚则伸舌难于抵齿，称为短缩舌，是由舌上筋脉挛急所致。若舌淡紫湿润而短缩，多属寒凝筋脉；舌胖苔腻而短缩，多为痰湿内阻；舌红绛而短缩，属热病伤津。先天性短缩舌，是舌下系带过短，牵拉而使舌不能伸长所致。

2. 望舌苔

望苔色，是通过观察舌苔不同颜色变化，以诊察疾病的方法。

（1）白苔

白苔最为常见，主病也最为复杂。其形成原因：一是由胃气上熏，凝聚于舌而成，为正常之苔；二是因外寒入侵或阳虚内寒，阻遏阳气，寒凝于舌所致，多主表证、寒证。

①薄白苔：苔薄色白，细腻均匀，干湿适中，舌色淡红，为正常舌苔；常见于表证、虚证。

②厚白苔：苔白而厚，多主里证、实证。

（2）黄苔

黄苔一般主里证、热证，也可见于表证、虚证和寒证。

①淡黄苔：苔色淡黄，或黄白相兼，多由薄白苔转变而来，见于外感病里热不甚，津液未伤。

②黄厚腻苔：苔色黄而厚腻湿润，多见于湿温病，或湿热内结，或饮食积滞，或为痰热内盛。

③黄干苔：苔色黄干而少津，多属邪热伤津。若呈黄厚干苔，为里热实证；若色黄干枯不润为老黄，甚至为焦黄色，为热积于内，胃液干枯。

④舌苔黄滑而润，但舌质淡胖而嫩者，则为阳气虚衰，水湿不化所致。

（3）灰黑苔

苔色呈浅黑色为灰苔，深灰色即为黑苔。灰苔与黑苔主病同类而有轻重程度的差别，常并称为灰黑苔。

灰苔可见于里热证，亦主里寒证。苔灰而润，主痰湿内停或寒湿中阻；苔灰而干燥，常兼见舌质红，是热炽伤津或阴虚火旺；若为由白而黄转灰者，为外感后传经邪热所致。

黑苔多由灰苔或焦黄苔转化而来，主里证、热证，又主寒证，多见于病情较重者。苔黑而滑润、舌质色淡者，主虚寒，多为阳虚阴寒内盛；苔黑厚腻而粘、舌红者，是痰湿挟热伏于中焦；苔黑而干燥、舌质红者，主热证，多属邪热伤津。若舌中焦黑，四周无苔，为津液受伤，虚火所致；苔黑燥而生芒刺，是热极津涸之实热证；若苔黑生刺，望之虽燥，但渴不多饮、边有白苔、舌质淡白而嫩者，为真寒假热证。

3. 望苔质

指通过观察舌苔质地的厚薄、润燥、腻腐、剥脱等变化，以诊察疾病的方法。

（1）薄厚苔：薄苔察胃气，厚苔辨邪气。薄苔主病初起在表，邪浅病轻。苔薄色白主表寒证，苔薄色黄主表热证。苔厚主病邪在里，病情较重。苔厚而黄腻主湿热或痰热，或食积化热。舌苔由薄变厚，多为邪盛病进，舌苔由厚变薄，则提示正胜邪退，或邪气消散外达。

（2）润燥苔：舌苔润泽有津，干湿适中者为润苔；若苔面湿润而滑，甚则流涎欲滴为滑苔；苔面干燥少津，望之枯涸者为燥苔；舌苔干而粗糙，扪之涩手者为糙苔；舌苔干而有裂纹者是裂苔。舌红苔润为热入营血；滑苔多为寒湿内蕴，或阳虚水饮不化。燥、糙苔，为热盛津伤；或湿浊内郁。裂苔因火热伤津，苔失津润而致。

（3）腐腻苔：舌面覆盖一层苔垢，苔质疏松，颗粒较大、松软，形如豆渣堆积舌面，刮之易去，称为腐苔；若苔质致密，颗粒细腻，如油腻覆盖舌面，刮之难去，为腻苔。腐苔主食积、痰浊，多因阳热有余，蒸腾胃中腐浊邪气上泛，聚集于舌而成。腻苔多见于湿浊、痰饮等浊邪阻滞，胃气不降的病证，因湿浊内阻，阳气被遏，湿浊停积舌面而成。

（4）剥落苔：舌苔在病程中全部或部分剥脱者称剥落苔，简称剥苔。剥落苔的形成是因胃气匮乏不得上蒸于舌，或胃阴枯涸不能上潮于口所致。

（5）真假苔：辨舌苔真假，以有根、无根为标准。舌苔坚敛着实，紧贴舌面，刮之不脱者，为有根苔，称真苔。真苔多为实证，是胃气尚存，夹食积浊气上蒸所致。若苔不着实，似涂浮舌上，刮之即去，为无根苔，称假苔。假苔多见于虚证。

要点六 望排出物

1. 望痰涎涕唾

（1）望痰：痰白而清稀，或有灰黑点者为寒痰；痰色白清稀而多泡沫者为风痰；痰白滑量多易咯者为湿痰；痰少而黏难咯出者，甚则干咳少痰属燥痰；痰中带有血丝，血色鲜红，是肺中血络受损；咯吐脓痰腥臭或脓血者，为热毒蕴肺，肉腐血败酿脓成痈，多见于肺痈。

（2）望涎：小儿口流清涎量多，称"滞颐"，是脾胃虚寒所致。若口角清涎淋漓，睡则流出更甚，是脾虚不能摄津之故。成人特别是老年人口角流涎，多是肾虚不摄所致。

（3）望涕：鼻塞流清涕，为外感风寒；鼻流黄涕或浊涕，是外感风热；鼻流清涕，喷嚏不止，遇冷即发作，称"鼻鼽"；涕稠似脓血，腥臭难闻，或流黄水，反复发作，经久不愈，称"鼻渊"，是湿热邪毒蕴阻肺窍所致。

（4）望唾：多唾而稀，为肾阳气化失司，水液上泛所致；唾多而黏，多因胃中积冷、宿食、湿停等，致胃气上逆而多唾。

2. 望呕吐物

呕吐痰涎，其质清稀者，属于寒饮。呕吐物清稀而挟有食物、无酸臭味者，多为胃气虚寒。呕吐物色黄味苦，多属肝胆有热，胃失和降。呕吐物秽浊酸臭，多因胃热或食积所致。吐血鲜红或暗红，夹有食物残渣，多因肝火犯胃或瘀血内停。呕吐脓血，味腥臭者，多为内痈。

3. 望二便

（1）大便：稀溏如糜，色深黄而黏，多属肠中有湿热。便稀薄如水样，夹有不消化食物，多属寒湿。便如黏冻，夹有脓血，是为痢疾，色白者为病在气分，色赤者为病在血分，赤白相杂者多属气血俱病。先便后血，其色黑褐的是远血，先血后便，其色鲜红的是近血。

（2）小便：清澈而量多者，多属虚寒，量少而黄赤者，多属热证。小便混浊不清，或为湿浊下注，或为脾肾气虚。尿血者，多是热伤血络，尿有砂石者为石淋，尿如膏脂者为膏淋。

细目二　闻诊

闻诊，包括听声音和嗅气味两个方面。听声音，主要是听患者语言气息的高低、强弱、清浊、缓急等变化，以及呃逆、嗳气、喘哮、太息等音响的异常，以分辨病情的寒热虚实。嗅气味，主要是嗅患者的口气、分泌物与排泄物的异常气味，以鉴别疾病。

要点一　听声音

1. 语声

（1）语声强弱：语声高亢洪亮，多言而躁动的，属实证、热证，语声低微无力，少言而沉静的，属虚证、寒证。若发不出音，称为"失音"，见于外感风寒、风热，或感邪后又伤于饮食，或妊娠末期气道受阻者，多属实证；见于内伤，肺肾阴虚，津液不能上承，表现为慢性或反复发作的，多属虚证。语声重浊，常见于外感和湿浊阻滞。

（2）语言错乱："言为心声"，语言错乱多属于心的病变。若神识昏糊，胡言乱语，声高有力的，是谵语，常见于热扰心神的实证。神志不清，语言重复，时断时续，声音低弱的，是郑声，属于心气大伤，精神散乱的虚证。若言语粗鲁，狂妄叫骂，失却理智控制的为狂言，常见于狂证，是痰火扰心所致。喃喃自语，讲话无对象，见人便停止的是独语，常见于癫证，多是心气虚，精不养神的表现。而语言謇涩，则多属于风痰上扰的病变。

2. 呼吸

（1）气微与气粗：呼吸微弱，多是肺肾之气不足，属于内伤虚损；呼吸有力，声高气粗，多是热邪内盛，气道不利，属于实热证。

（2）哮与喘：呼吸困难，短促急迫，甚则鼻翼扇动，或张口抬肩不能平卧的称为喘。喘气时喉中有哮鸣声的称为哮。喘息气粗，声高息涌，惟以呼出为快的，属实喘。喘声低微息短，呼多吸少，气不得续的，属虚喘。

（3）少气与叹息：呼吸微弱，气少不足以息的，称为"少气"，多因气虚所致。胸中郁闷不舒，发出长叹的声音，称为"叹息"（古称太息），多因情志抑郁，肝不疏泄所致。

3. 咳嗽

咳声重浊，多属实证，咳声低微气怯，多属虚证。呈阵发性，咳而气急，连声不绝，终止时作鹭鸶叫声的，称为顿咳（百日咳）。咳声如犬吠，多为白喉。干咳无痰，或只有少量稠痰，多属燥邪犯肺或阴虚肺燥。咳嗽有痰，则应分清痰色、痰量、痰质的变化，以辨别病证的性质。

4. 呃逆

呃逆见于新病，呃声有力者，属实证、热证，多因寒邪或热邪客于胃。若呃声沉缓有力，是因寒邪阻遏胃阳；呃声频频，连续有力，高亢而短，则是肝火犯胃所致。呃逆见于久病，呃声低怯者，属虚证、寒证，多因脾胃气衰或脾胃虚寒。若呃声低沉而长，气弱无力，是脾虚胃弱，中焦气机不畅所致。若呃声低弱，连续不断，则是脾胃阳衰，中焦虚寒。久病胃气衰败者，突然呃逆，其声低弱，不连续，良久一声，是病情转危之兆。

5. 嗳气

多见于饱食后，虚者其声多低弱无力，后腹满可暂减，倾刻如故；实者其声多高亢有力，气腹满得减。食后嗳出酸腐气味，多为宿食停积，或消化不良，无酸腐气味的，则为肝胃不和或胃虚气逆所致。

6. 太息

又称叹息，是患者自觉胸闷不畅，一声长吁或短叹后，则胸中略舒的一种表现，是因气机不畅所致，以肝郁为多见。

7. 肠鸣

又称腹鸣，是指腹中辘辘作响而言，是腹中气机不和，胃肠中的气体随着胃肠的蠕动与水液相互激荡而产生。根据其发生的部位、声响可辨病位和病性。鸣声在脘部，如囊裹水，振动有声，起立行走或以手按抚，其声辘辘下行，为痰饮停聚于胃。肠鸣声在脘腹，辘辘如饥肠，得温、得食则减，受寒、饥饿时加重，多因久病不愈，或过用寒凉药物，损伤胃阳，胃肠气机不和。腹中肠鸣如雷，脘腹痞满，大便濡泄，属风、寒、湿邪所致。

要点二　嗅气味

1. 病体之气

（1）口气：口有臭气，多属消化不良，或有龋齿，或口腔不洁。口出酸臭之气的，是内有宿食。口出臭秽之气的，是胃热。口出腐臭之气的，多是内有溃腐疮疡。

（2）汗气：汗有腥膻气，是风湿热久蕴于皮肤，津液受到蒸变的缘故。腋下汗出臭秽，令人不可接近者，称"狐臭"，因湿热郁蒸或遗传所致。

（3）鼻臭：鼻出臭气，经常流浊涕，是"鼻渊"，多因肺热或脾胃湿热内盛所致。

（4）身臭：身发腐臭气，应考虑有无溃腐疮疡。

（5）排泄物之气味：咳吐浊痰脓血，有腥臭气的为肺痈。大便臭秽为热，有腥气为寒。小便黄赤浊臭，多是湿热。呕吐物气味酸臭，多是宿食停滞。妇女经带有腥气的是寒，有臭气的是热，秽臭不堪的当是重证恶候。

2. 病室之气

瘟疫病开始即有臭气触人，轻则盈于床帐，重的充满一室。病室有腐臭或尸臭气的，是脏腑败坏，病属危重；病室有血腥臭，患者多患失血症。还有病室特殊气味，如尿臊气（氨气味），多见于水肿病晚期患者；烂苹果气（酮体气味），多见于消渴病患者，均属危重证候。

细目三 问诊

要点一 问寒热

问寒热，首先要问患者有没有恶寒发热的症状。如有寒热，就必须问清恶寒与发热是同时出现，还是单独出现，问清寒热的轻重，出现的时间，寒热的特点，以及寒热的兼症等。

1. 恶寒发热

恶寒发热同时并见，多见于外感表证，是外邪客于肌表，卫阳与邪气相争的反映。寒邪束表伤阳则恶寒；卫阳郁闭不宣则发热。由于外邪性质不同，恶寒与发热有轻重不同。外感风寒常表现为恶寒重发热轻。外感风热常表现为发热重恶寒轻。

2. 但寒不热

在疾病过程中，患者唯感畏寒而不发热，多属虚寒证。寒邪直中脏腑，阳气被伤，也可见畏寒或病变部位冷痛，此即所谓"阴盛则寒"。

3. 但热不寒

患者只觉发热恶热，没有怕冷的症状。临床常见有以下几种情况：

（1）壮热：患者高热不退，不恶寒反恶热，称为壮热，多见于风寒入里化热，或风热内传的里实热证。

（2）潮热：发热如潮有定时，按时而发或按时而热更甚的（一般多在下午），即为潮热。临床常见有三种情况：

①阴虚潮热：每当午后或入夜即发热，属于"阴虚生内热"，且以五心烦热为特征，甚至有热自深层向外透发的感觉，故又称"骨蒸潮热。"常兼见盗汗、颧赤、口咽干燥、舌红少津等症。

②湿温潮热：以午后热甚，身热不扬为特征。其病多在脾胃，因湿遏热伏，热难透达，所以身热不扬，初扪之不觉很热，扪之稍久则觉灼手。多伴有胸闷呕恶、头身困重、大便溏薄、苔腻等症。

③阳明潮热：是由于胃肠燥热内结所致，因其常于日晡阳明旺时而热甚，故又称"日晡潮热"，常兼见腹满痛拒按，大便燥结，手足汗出，舌苔黄燥、甚则生芒刺等症。

（3）长期低热：指发热日期较长，而热度仅较正常体温稍高（一般不超过38℃），或仅患者自觉发热而体温并不高者。如"疰夏"，都可能表现为长期低热不止。气虚发热，除表现为发热日久不止和热度不高以外，还伴见气虚的表现。

4. 寒热往来

恶寒与发热交替而作，称为寒热往来，是半表半里证的特征。为邪气虽不太盛，正气确也不强，邪气既不能侵入于里，正气也不能祛邪使之出表，正邪交争，两不相下的表现。若寒战与壮热交替，发有定时，一日一次或二、三日一次者，则为疟疾。

要点二 问汗

1. 汗出有无

（1）表证有无汗出：在外感病表证阶段，若无汗出者，多为外感寒邪所致的表寒实证。若有汗出者，常属外感风邪的表虚证或外感风热的表热证。

（2）里证有无汗出：里证无汗常见于津亏、失血阴伤与里寒证。若里证有汗，则有寒热虚实的不同。

2. 汗出性质

（1）自汗：经常汗出不止，活动后尤甚者，称为自汗。多缘于阳气虚弱，腠理不密，津液无以固摄而外泄，常伴有神疲乏力、气短懒言等症。

（2）盗汗：入睡时出汗，醒后则汗止者，谓之盗汗。多因阴虚不能制阳而阳偏盛，虚热蒸发津液外出为汗，常伴有潮热、颧红及舌红少苔等症。

（3）战汗：当病势沉重时，患者先全身战栗抖动，继而汗出者，称为战汗。若汗出热退、脉静身凉，是邪去正安的好转现象；若汗出后仍烦躁不安、脉来疾急，则为邪盛正衰的危候。

（4）绝汗：在病情危重的情况下大量出汗者为绝汗，又称"脱汗"，往往见于亡阴、亡阳的证候。若汗出如油，热而黏手，同时兼见高热烦渴、脉细疾数之症，属亡阴之汗；若汗出淋漓、清稀而冷，同时伴有身凉肢厥、脉微欲绝之症，则属亡阳之汗。

临床上除应辨别以上各种汗症外，还应注意辨别汗的冷热和颜色。冷汗者多因阳气虚弱，肌表失固；热汗者多由外感风热或里热蒸迫所引起。若汗出色黄如柏汁者，名曰"黄汗"，多因风湿热邪交蒸所致；若汗出色偏红者，名曰"红汗"或"汗血"，常为胆经郁热所致。

要点三 问疼痛

1. 问疼痛部位

（1）头痛：实者常起病急而痛剧，虚者常病久而痛缓。前额痛属阳明经，头侧痛属少阳经，枕项痛属太阳经，头顶痛属厥阴经等。

（2）胸痛：胸痛多为心肺功能异常所致。阳气不足、寒邪乘袭、瘀血阻滞、痰浊郁遏、火热伤络等，均可导致胸部气机不畅，而发生疼痛。

（3）胁痛：胁痛一般与肝胆疾病有关，肝失疏泄、肝胆火旺、肝胆湿热、气滞血瘀，以及悬饮等病变，都可引起胁痛。

（4）脘：胃失和降，气机不利而引起胃脘疼痛。进食后疼痛加剧者，多属实证；进食后疼痛缓解者，多属虚证。

（5）腹痛：脐以上的腹部统称大腹，属脾胃及肝胆；脐周围称脐腹，属脾和小肠；脐以下为小腹，属膀胱、大小肠及胞宫；小腹两侧为少腹，是肝经所过之处。因此腹痛的范围较广，可根据疼痛发生的不同部位来察知其所属的不同脏腑。因寒凝、热结、气滞、血瘀、食滞、虫积等所致者多为实证，其疼痛较剧而拒按；因气虚、血虚、阳虚等所致者多属虚证，其疼痛较缓而喜按。

(6) 腰痛：虚证，肾中精气阴阳虚损，不能温煦、滋养而致。若属实证，常由风寒湿邪阻滞经脉，或瘀血阻络所产生。

(7) 四肢痛：多因风寒湿邪或风湿热邪侵袭，以致气血阻滞，运行不畅所引起。亦有因脾胃虚损，水谷精微不能敷布于四肢而致。若疼痛独见于足跟者多属肾虚。

2. 问疼痛性质

(1) 胀痛：胀痛指痛有胀感，多由气滞引起，常具有时发时止、气泄得缓的特点。

(2) 刺痛：刺痛即疼痛如针刺状，特点是痛处固定而拒按，为瘀血作痛的表现。

(3) 冷痛：痛处有冷感，得温则痛缓为冷痛，常见于阴气偏盛的寒证。

(4) 灼痛：由火邪窜络，或阴虚热盛所引起的热证疼痛，多为灼痛，其特点是疼痛有灼热感而喜凉。

(5) 绞痛：疼痛剧烈如刀绞，称为绞痛。多因有形实邪，如瘀血、结石、蛔虫等闭阻气机，或寒盛而气机滞塞所致。

(6) 隐痛：隐痛是疼痛不剧烈却绵绵不休，多由气血不足，失却充养，或阳虚生寒，无以温煦而致，多属虚证。

(7) 重痛：疼痛并有沉重的感觉，称为重痛。由于湿性重浊，湿邪客于经络，气机阻遏，则令人有重痛之感。如头沉痛、四肢困重疼痛、腰重坠而痛者，多属湿证。

(8) 掣痛：痛处有抽掣感，或痛时牵引他处者，即为掣痛，亦称"引痛"。

(9) 空痛：疼痛而有空虚的感觉，谓之空痛。多因气血衰少，精髓亏虚，脏腑、髓海、胞宫失养之故。多见于虚证。

(10) 走窜痛：疼痛部位游走不定，或走窜攻痛，称走窜痛。常见于风邪阻络所致的肢体关节疼痛而游走不定，或气机阻滞引起的胸胁脘腹疼痛而窜扰不宁。

要点四 问饮食口味

1. 口渴与饮水

(1) 口不渴与渴不多饮：一般反映体内津液未伤，往往见于寒证、湿证。

(2) 口渴多饮：常见于热证、燥证，亦可见于汗、吐、下太过津伤的患者。若大渴引饮，伴有小便量多、能食易饥，是为消渴疾病。

2. 食欲与食量

(1) 不欲食与厌食：不想进食，或进食时无欣快感、食量减少，称不欲食，又称"食欲不振"。厌食，指厌恶食物，或恶闻食味，又称"恶食"。

(2) 多食与偏嗜：患者食欲过于旺盛，且多食易饥，并伴有口渴喜饮、尿黄便秘等症，往往是因胃火炽盛，腐熟太过所引起。若久病、重病之人，本不能食，突然食欲大振，甚至暴食，称为"除中"，是脾胃之气将绝的危兆。偏嗜生米或泥土之类的异物，常属虫积之象，多见于儿童。

3. 口味异常

口淡乏味，脾胃虚寒；口甜而腻，脾胃湿热；口中泛酸，肝胃蕴热；食积内停，口中酸馊。肝胆火旺等热证，多见口苦；阳虚水泛或阴虚火旺等肾病，可见口咸。

要点五 问大小便

1. 问大便

(1) 便次异常：

①便秘：是指便次减少，质地干燥，排解艰难的病证。有热秘、冷秘、气秘、虚秘之分。热秘，为热结肠道，消灼津液；冷秘，为阴寒内盛，传导失司；气秘，因气机闭阻，腑气不通；虚秘，因阳气虚弱，无力排便或津血亏虚，肠道失润所致。

②泄泻：是指便次增多，大便稀软不成形，或呈水样的病证。常见有湿热泻、食积泻、脾虚泻、肾虚泻和肝郁脾虚泻等，可根据大便的性状及其兼症来鉴别。一般新病急泻者多实；久病缓泻者多虚。暴注下泄，便如黄糜，兼腹痛肛门灼热者，为大肠湿热；腹痛泄泻，泻后痛减，兼脘闷嗳腐吞酸者，为伤食泄泻。脾虚不运，常于食后腹痛泄泻，兼面色萎黄而纳少；脾肾阳虚，多在黎明时腹痛泄泻、下利清谷，兼形寒肢冷、腰膝酸软，又称为"五更泻"或"黎明泄"。如泄泻与情志变化有关，每当情志不舒，则腹痛泄泻、泻后痛减的为气滞泄泻，乃肝郁脾虚之故。

(2) 便质异常：脾肾阳虚不能腐谷消食，或伤食积滞，可见大便中夹有未消化的食物，称"完谷不化"。大便中夹杂有脓血黏液，常是湿热蕴结，脉络瘀滞受损的痢疾病证。若大便溏结不调，时干时稀，多因肝郁脾虚所致；大便先干后稀，则为脾虚运化无力的表现。

(3) 排便感异常：排便时有滞涩难挣而不通畅的感觉，称为排便不爽，多见于大肠湿热、伤食泄泻、肝郁乘脾等。排便时肛门有灼热感，是湿热下注，热迫大肠所致。腹痛窘迫，时时欲泻，肛门重坠，便出不爽的，称为"里急后重"，多因湿热内阻，肠道气滞引起，是痢疾病的主症之一。若久病体虚或年老体衰，导致脾肾阳虚，肛门失约，还可出现大便不能自控而排出的"大便失禁"，或排便时失控呈滑出之状的"滑泄"等状况。

2. 问小便

(1) 尿量：小便清长而尿量增多，常见于虚寒证；尿量减少，可由阳热内盛耗津及汗、吐、下过多伤津所引起。

(2) 尿次：小便次数增多，称"小便频数"。若兼尿少色黄而急迫者，属膀胱湿热；若兼小便清长，甚至入夜尿次增多者，为肾气不固或肾阳虚衰。小便不畅，点滴而出为"癃"；小便不通，点滴不出为"闭"，统称为"癃闭"。

(3) 排尿感异常：小便涩痛，并伴有尿频尿急，尿少色黄，多是湿热下注膀胱的表现，常见于淋证。若小便后余沥不尽，或小便不能随意控制而失禁，或睡中不自主地排尿等，都是肾气不足，固摄无权，膀胱失约的表现。

要点六 问睡眠

1. 失眠

又称"不寐"，其表现为经常难以入睡，或睡后易醒，或睡而易惊，或彻夜难眠，常伴有多梦，是阳不入阴，神不守舍的病理反映。

2. 嗜睡

又称"多寐",指精神困乏,睡意很浓,经常不由自主地入睡。嗜睡多见于痰湿困脾,或脾虚不运的病证,表现为肢体困重、头目昏沉而嗜睡,或食少乏力,饭后困倦而嗜睡等症状。

要点七 问耳目

1. 问耳

"耳鸣",为耳内鸣响;"耳聋",为听力减退,或听觉丧失;"重听",为听音不清,声音重复。突发耳聋,耳鸣如雷,为风、火、痰所致的实证。耳聋渐生,耳鸣声小时止,兼重听者,肾虚精亏所致。

2. 问目

目痛多属实证,肝阳上亢、肝火上炎、风热侵袭等都可引起眼目疼痛。目眩,指眼前发黑、发花,甚则视物旋转,可由肝阳上亢或痰湿上蒙清窍引起,也可因气血阴精亏虚,目失濡养使然。

目昏,为视物昏暗模糊;雀盲,为暗时视物不清;歧视,为视一物为几物,三者病因病机基本相同,均由肝肾虚损,精血不足而致。

细目四 切诊

要点一 切脉部位

切脉的部位古有遍诊法、二部诊法、三部诊法和寸口诊法四种,目前临床常用寸口诊脉法。寸口,又名气口、脉口,即是腕后桡动脉搏动处。寸口分寸、关、尺三部,以腕后高骨(桡骨茎突)内侧为关部,关前一指为寸部,关后一指为尺部,两手共六部脉。

要点二 正常脉象

健康人的脉象称为正常脉象,又称平脉、常脉。平脉的形象:脉位,不浮不沉,中取即得。强度从容和缓,应指有力。形态,不大不小,不滑不涩。节律,均匀无歇止。

要点三 常见病脉

1. 浮脉

脉象:轻取即得,重按稍减。
主病:表证。亦可见于内伤久病。

2. 沉脉

脉象:轻取不应,重按始得。
主病:里证。有力为里实,无力为里虚。

3. 迟脉

脉象:脉来迟慢,一息不足四至(每分钟脉搏在60次以下)。

主病：寒证。有力为实寒，无力为虚寒。

4. 数脉

脉象：脉来快数，一息六至（每分钟脉搏在90次以上）。
主病：热证。有力为实热，无力为虚热。

5. 虚脉

脉象：三部脉举之无力，重按空虚。
主病：虚证，多为气血两虚。

6. 实脉

脉象：三部脉举按皆有力。
主病：实证。

7. 滑脉

脉象：往来流利，应指圆滑如按滚珠。
主病：痰饮、食积、实热。

8. 涩脉

脉象：往来不畅，应指艰涩如轻刀刮竹。
主病：精伤、血少、气滞、血瘀。

9. 洪脉

脉象：脉体大而有力，如波涛汹涌，来盛去衰。
主病：热盛。

10. 细脉

脉象：应指细小如线，但起落明显。
主病：虚证，多见于阴虚、血虚证，又主湿病。

11. 濡脉

脉象：浮而细软。
主病：主虚证，也主湿证。

12. 弦脉

脉象：端直以长，挺然指下，如按琴弦。
主病：肝胆病、痛证、痰饮。

13. 紧脉

脉象：劲急有力，左右弹指，状如牵绳转索。
主病：寒、痛、宿食。

14. 缓脉

脉象：一息四至，来去怠缓。
主病：湿病、脾胃气虚。

15. 结脉

脉象：缓而时止，止无定数。

主病：结而有力主寒、痰、瘀血、癥瘕积聚；结而无力主虚，见于气血亏虚。

16. 代脉

脉象：时有一止，止有定数，良久方来。
主病：主脏气衰微，或跌打损伤、痛证、惊恐。

17. 促脉

脉象：数而时止，止无定数。
主病：促而有力主阳热亢盛、气血壅滞、痰食停积等实证；促而无力多为脏腑虚衰，多见于虚脱之证。

18. 相兼脉的主病规律

浮数脉，主风热袭表的表热证。浮缓脉，主太阳中风的表虚证。浮紧脉，主外感寒邪之表寒。沉紧脉，主里寒证。沉细脉，主阴虚或血虚。沉弦脉，主肝郁气滞。滑数脉，主痰热、痰火，或内热食积。洪数脉，主气分热盛。弦数脉，主肝火、肝热。弦细脉，主肝肾阴虚，或血虚肝郁。沉细数脉，主阴虚内热。弦滑数脉，主肝火夹痰、肝风痰热内扰。

要点四　按肌肤

1. 察寒热

邪热盛，肌肤热；阳气衰，肌肤寒。身热初按热甚，久按热反转轻的，是热在表；如久按其热反甚，有热自内向外的蒸发感，为热在里，可见于湿热病或虚劳病。

2. 察润燥

皮肤滋润的多属津液未伤；湿润的，身已汗出。若皮肤干燥，则为汗尚未出；干瘪者，多属津液耗伤较重。皮肤甲错，摸之棘手者，多见于伤阴或内有瘀血。

3. 诊肿胀

按肌肤肿胀处可以诊知水肿和气肿。凡按之凹陷没指，举手不能即起的是水肿；按之凹陷，举手即起的是气肿。

4. 审痈疡

按压痈疡病灶可审察属阴属阳和是否成脓。凡痈疡按之肿硬而不热，根盘平塌漫肿的，多属阴证；按之高肿灼手，根盘紧缩的，多属阳证。按之坚硬而热不甚的，为无脓；按之边硬顶软而热甚的多为有脓。轻按即痛的，为脓在浅表；重按而痛的，为脓在深部。已成脓肿的，可用两手指平放在脓肿部位，一指轻微加压推动，以另一指所感到的波动，来测知脓液的多少。

要点五　按手足

1. 辨手足冷热

疾病初起，手足俱冷的是阴寒盛；久病或体弱者，手足常冷不温，是阳虚有寒。壮热者，其手足俱热的，多属阳热炽盛的病证。若见胸腹灼热而四肢厥冷，则属热深厥深的"热厥"，是阳热壅结于内郁而不达所致。

2. 辨手掌冷热

外感发热，多见掌背热盛；内伤阴虚发热，多见掌心热盛而其他部位的皮肤按之不热。若小儿掌心发热多属饮食积滞。小儿壮热而手指尖冷，须防动风抽搐。麻疹患儿，中指尖独冷，是发疹的征象。

要点六 按脘腹

1. 辨满痛

满与痛是患者的自觉症状，可在腹部任何一个部位呈现。凡按之充实，应手有抵抗感，或满痛加剧、拒按，叩之呈浊音的，属实证。若按之空虚，应手柔软，压痛不甚，或满痛反而减轻、喜按，叩之呈空声的，属虚证。

2. 辨肿胀

以手分置腹之两侧，一手轻扣腹壁，如贴于对侧腹壁的手掌有波动感的，表示腹中有积水，同时若用手按之如囊裹水，且腹壁有凹痕者，为水肿又称水臌；若无波动感，无凹痕，叩之如鼓者，为气胀又称气臌。

3. 辨肠痈

右少腹疼痛，具有由胃脘部痛转移而来的病史，伴恶寒发热，按之有包块应手，且除了局部压痛外，当缓慢地由浅至深按压患处时，患者疼痛不甚，突然抬手放松时，疼痛明显加剧（反跳痛）者，是肠痈。

4. 辨积聚

腹中有肿块称为积聚，又称癥瘕。按之坚硬，推之不移，痛有定处的，为积为癥，多属血瘀；按之无形，聚散不定，痛无定处的为聚为瘕，多属气滞。若是有形的积聚，按诊时尚须诊察其位置、大小、硬软、形状、表面情况、压痛程度、能否移动等。

5. 辨蛔虫

小儿脐周疼痛，时作时止，按之硬块且有移动感，多是蛔虫聚集成块的征象。一般有三大特征：一是形如筋结，久按会转移；二是细心诊察，觉指下如蚯蚓蠢动；三是腹壁凹凸不平，按之起伏聚散，往来不定。

（郭霞珍）

第十一单元 辨证

辨证就是在中医基础理论指导下，将四诊（望、闻、问、切）所收集的各种症状、体征等临床资料进行分析、综合，对疾病当前的病理本质做出判断，并概括为具体证名的诊断过程。

细目一　八纲辨证

要点一　表里辨证

1. 表证

[临床表现]　恶寒（或恶风）发热，头身疼痛，鼻塞流涕，咽喉痒痛，咳嗽，舌苔薄白，脉浮。

[辨证要点]　为外感病的初期阶段，起病急、病程短。以恶寒发热并见、苔薄白、脉浮为辨证依据。

2. 里证

[临床表现]　因病在里，或病起于里，故其基本特点是无新起之寒热并见，以脏腑气血阴阳等失调的症状为其主要表现，如高热，恶热，或微热，潮热，烦躁神昏，口渴引饮，或畏寒肢冷卧，身倦乏力，口淡多涎，腹痛，便秘，或泄泻，呕吐，尿少色黄或清长，苔厚，脉沉等。

[辨证要点]　病邪已深入于里，以脏腑气血阴阳等失调的症状为其辨证依据。但寒不热或但热不寒或无寒热，脉不浮的属里证。

要点二　寒热辨证

1. 寒证

[临床表现]　各类寒证临床表现不尽一致，常见的有：恶寒喜暖，面色白，肢冷卧，口淡不渴，痰、涎、涕清稀，小便清长，大便稀溏，舌苔白而润滑，脉迟或紧等。

[辨证要点]　阴寒内盛或阳气不足为主，以恶寒喜暖、肢冷卧、面色白、分泌物及排泄物清稀、舌苔白滑等症状为辨证依据。

2. 热证

[临床表现]　各类热证表现不尽一致，常见的有：恶热喜冷，口渴喜冷饮，面红目赤，烦躁不宁，痰、涕黄稠，吐血，衄血，大便干，尿少色黄，舌红苔黄而干，脉数等。

[辨证要点]　阳热亢盛或阴虚内热为主，以发热、恶热喜凉、面红、舌红苔黄、脉数等症状为辨证依据。

要点三　虚实辨证

1. 虚证

[临床表现]　各种虚证的表现不尽一致，常见的有：面色淡白或白或萎黄，精神萎靡，身倦乏力，形寒肢冷，自汗，大便稀溏或滑脱，小便清长或失禁，舌淡胖嫩，脉虚，沉迟无力或弱，或形体消瘦，颧红，五心烦热，盗汗，潮热，舌红少苔或无苔，脉细数无力。

[辨证要点]　以正气不足，机体功能衰退为主，具有起病缓，病程长的特点，多见于

慢性消耗性疾病。

2. 实证

[临床表现] 实证的临床表现各不相同，常见的有：高热，胸闷烦躁，甚至神昏谵语呼吸气粗，痰涎壅盛，腹胀痛拒按，大便秘结或下利里急后重，小便不利或涩痛、色黄量少，舌质苍老，舌苔厚腻，脉实有力等。

[辨证要点] 邪实而正气未虚，正邪剧争，有起病急、病程短的特点。因病邪性质各异，临床表现复杂。

要点四 阴阳辨证

1. 阳证

[临床表现] 不同的疾病，表现出来的阳性证候不尽相同，常见的有：恶寒发热，或壮热，面红目赤，心烦，躁动不安，或神昏谵语，呼吸气粗而快，语声高亢，喘促痰鸣，痰、涕黄稠，口渴喜冷饮，大便秘结或热结旁流，尿少色黄而涩痛，舌红绛起芒刺，苔黄、灰黑而干，脉实、洪、数、浮、滑等。

[辨证要点] 凡急性的，兴奋的、功能亢进的、明亮的均属阳证。

2. 阴证

[临床表现] 不同的疾病，所表现的阴性证候不尽相同，常见的有：面色白或晦暗，少气懒言，倦怠无力，精神萎靡，身重，畏寒肢冷，语言低怯，呼吸微而缓，口淡不渴，大便溏而腥臭，痰、涕、涎清稀，小便清长，舌淡胖嫩苔白滑，脉沉迟或细涩或微弱等。

[辨证要点] 凡慢性的，抑郁的、静而不躁的、清冷的、功能衰退的、晦暗的均属阴证。

细目二 脏腑辨证

要点一 心病的辨证与鉴别要点

1. 心气虚证

[临床表现] 心悸或怔忡，动则尤甚，伴见精神疲惫，气短，身倦乏力，自汗，面色淡白，舌淡苔白，脉虚弱或结代。

[辨证要点] 以心气不足，鼓动无力为主，以心悸和气虚症状并见为辨证依据。

2. 心阳虚证

[临床表现] 心悸或怔忡，动则尤甚，伴见心胸憋闷，疼痛，气短，自汗，形寒肢冷，面色白或面唇青紫，舌质淡胖，苔白滑，脉弱或结代。

[辨证要点] 以心阳虚衰，虚寒内生为主，以心气虚和寒象症状并见为辨证依据。

3. 心阳暴脱证

[临床表现] 在心阳虚证临床表现的基础上，突然冷汗淋漓，四肢厥冷，呼吸微弱，面色苍白，或心痛剧烈，口唇青紫，神志昏糊，或昏迷不醒，舌淡紫，脉微欲绝。

［辨证要点］ 以心阳衰极，突然外脱为主，以心阳虚和亡阳症状并见为辨证依据。

4. 心血虚证

［临床表现］ 心悸，失眠多梦，健忘，面色淡白而无华，或萎黄不泽，头晕目眩，唇舌淡白，脉细无力。

［辨证要点］ 以心血不足，心神失养为主，以心悸、失眠多梦、健忘和血虚症状并见为辨证依据。

5. 心阴虚证

［临床表现］ 心悸，心烦，失眠多梦，形体消瘦，口燥咽干，颧红盗汗，午后潮热，五心烦热，舌红少津，脉细数。

［辨证要点］ 以心阴耗损，虚热内扰心神为主，以心悸、心烦、失眠多梦和虚热症状并见为辨证依据。

6. 心火亢盛证

［临床表现］ 心烦，失眠，甚则狂躁谵语，或口舌生疮，或吐血、衄血，伴发热，口渴喜冷，尿少色黄或灼痛，大便秘结，面色红赤，舌尖红赤，舌苔黄，脉数有力。

［辨证要点］ 以心火内炽为主，以心的常见症状与实热证的一般表现共见为辨证依据。

7. 心脉痹阻证

［临床表现］ 心悸怔忡，心胸憋闷疼痛，痛引肩背内臂，时作时止。或见痛如针刺，舌紫暗，或有瘀斑、瘀点，脉涩或结代；或见心胸闷痛，体胖多痰，身重困倦，舌胖苔厚腻，脉沉滑；或见心胸剧痛，得温痛减，畏寒肢冷，舌淡苔白润，脉沉迟或沉紧；或见心胸胀痛，因情志波动而加重，喜太息，舌淡红或暗红，脉弦。

［辨证要点］ 以心脏脉络痹阻不通为主，以心悸怔忡、心胸憋闷疼痛为辨证依据。

8. 痰蒙心神证

［临床表现］ 神志模糊，甚则昏不知人；或精神抑郁，表情淡漠，神志痴呆，喃喃独语，举止失常；或突然仆倒，不省人事，四肢抽搐，目睛上视，口吐涎沫，喉中痰鸣，伴见面色晦滞，胸脘满闷，呕恶，舌苔白腻，脉滑。

［辨证要点］ 以痰浊内盛，蒙闭心神为主，以痰浊内盛和神志失常并见为辨证依据。

9. 痰火扰神证

［临床表现］ 心烦失眠，重则神昏谵语或语言错乱，哭笑无常，狂躁妄动，打人毁物，伴见发热气粗，面红目赤，口渴喜冷，吐痰黄稠或喉中痰鸣，舌红苔黄腻，脉滑数。

［辨证要点］ 以痰火搏结，扰乱心神为主，以痰火内盛和神志失常并见为辨证依据。

要点二 肺病的辨证与鉴别要点

1. 肺气虚证

［临床表现］ 咳喘无力，气短，动则益甚，咳痰清稀，语声低微，神疲乏力，懒言，自汗，易感冒，面色淡白，舌淡苔白，脉弱。

［辨证要点］ 以肺气不足，宣降无力为主，以咳喘无力、吐痰清稀和气虚症状并见为

辨证依据。

2. 肺阴虚证

［临床表现］ 干咳无痰，或痰少而黏，不易咯出，甚或痰中带血，胸痛，声音嘶哑，口干咽燥，形体消瘦，颧红，盗汗，五心烦热，舌红少苔或无苔，脉细数，或伴见气短乏力，神疲倦怠等症状。

［辨证要点］ 以肺阴亏耗，虚热内扰为主，以干咳无痰或痰少而黏和虚热症状并见为辨证依据。

3. 风寒束肺证

［临床表现］ 咳嗽，痰清稀色白，甚或胸闷气喘，喉痒，恶寒，微有发热，鼻塞流清涕，或身痛无汗，舌苔薄白，脉浮紧。

［辨证要点］ 以风寒外袭，肺卫失宣为主，以咳嗽、痰液清稀和风寒在表之象并见为辨证依据。

4. 风热犯肺证

［临床表现］ 咳嗽，痰稠色黄，鼻塞流黄浊涕，咽喉肿痛，发热，微恶风寒，口微渴，舌边尖红，苔薄黄，脉浮数。

［辨证要点］ 以风热外袭，肺卫失常为主，以咳嗽、痰黄稠和风热在表之象并见为辨证依据。

5. 燥邪犯肺证

［临床表现］ 干咳无痰或少痰，痰黏难咯，甚则胸痛，痰中带血，口、唇、鼻、咽干燥，小便短少，大便干结，或身热微恶风寒，少汗或无汗，苔薄而干燥少津，脉浮数或浮紧。

［辨证要点］ 以燥邪侵袭，肺卫受伤为主，以肺系症状和干燥少津之象并见为辨证依据。

6. 热邪壅肺证

［临床表现］ 咳嗽，痰稠色黄，气喘息粗，鼻翼扇动，或胸痛，咳吐脓血腥臭痰，或衄血咳血，伴见壮热，口渴饮冷，烦躁不安，面赤，大便干燥，尿少色黄，舌红苔黄，脉滑数。

［辨证要点］ 以热邪炽盛，内壅于肺为主，以里热炽盛和肺病症状并见为辨证依据。

7. 寒痰阻肺证

［临床表现］ 咳嗽气喘，痰稀色白量多，胸闷，或喘哮痰鸣，形寒肢冷，舌淡苔白，脉濡缓或滑。

［辨证要点］ 以寒痰交阻，壅滞于肺为主，以咳喘痰多突然发作和寒象并见为辨证依据。

8. 痰湿阻肺证

［临床表现］ 咳嗽痰多，色白而黏，易于咯出，胸闷，甚则气喘痰鸣，舌淡苔白腻，脉滑。

［辨证要点］ 以痰湿阻塞于肺，肺气上逆为主，以咳嗽痰多色白、易咯出、而寒热之

象不明显为辨证依据。

要点三　脾病的辨证与鉴别要点

1. 脾气虚证

［临床表现］　纳少，腹胀，饭后尤甚，大便溏薄，肢体倦怠，少气懒言，面色萎黄无华，形体消瘦，或浮肿，舌淡苔白，脉缓弱。

［辨证要点］　以脾气不足，运化失常为主，以纳少、腹胀、便溏和气虚症状并见为辨证依据。

2. 脾气下陷证

［临床表现］　脘腹重坠作胀，便意频数，或久泄不止，或脱肛，子宫下垂，胃下垂，或小便如米泔。伴见纳少，少气乏力，肢体倦怠，声低懒言，头晕目眩，舌淡苔白，脉弱。

［辨证要点］　以脾气虚，升举无力而陷下为主，以脾气虚和下陷症状并见为辨证依据。

3. 脾不统血证

［临床表现］　便血，尿血，崩漏，或月经量多，或皮下出血。伴见纳少，便溏，神疲乏力，少气懒言，舌淡苔白，脉细弱。

［辨证要点］　以脾气不足，统血无权为主，以出血和脾气虚症状并见为辨证依据。

4. 脾阳虚证

［临床表现］　腹胀纳少，腹痛喜温喜按，大便稀溏，畏寒肢冷，面白无华，或肢体困倦，或周身浮肿，小便不利，或白带量多清稀，舌淡胖，苔白滑，脉沉迟无力。

［辨证要点］　以脾阳虚衰，中焦阴寒内盛为主，以脾气不足和虚寒性症状并见为辨证依据。

5. 脾阴虚证

［临床表现］　不饥不食，涎少，腹胀，消瘦，伴见五心烦热，口唇干燥，大便秘结，小便短少，倦怠乏力，舌红无苔或光剥，脉细数。

［辨证要点］　以脾阴不足，运化失常为主，以不饥不食、腹胀、大便秘结和阴虚之象并见为辨证依据。

6. 寒湿困脾证

［临床表现］　脘腹胀满疼痛，纳呆，恶心，呕吐，大便溏泄，肢体困重，或浮肿，小便不利；面目肌肤发黄，色泽晦暗如烟熏，舌体胖苔白腻，脉濡缓。

［辨证要点］　以寒湿内盛，中阳困阻为主，以脾运失健和寒湿中阻症状并见为辨证依据。

要点四　肝病辨证与鉴别要点

1. 肝气郁结证

［临床表现］　胸胁、少腹胀痛或窜痛，胸闷善太息，情志抑郁或易怒，或咽喉如梗，

吞之不下，吐之不出；或瘿瘤；或妇女乳房胀痛，或月经不调，痛经或闭经；或形成块；舌苔薄白，脉弦或涩。

［辨证要点］ 以肝失疏泄，气机郁滞为主，以情志抑郁、胸胁、少腹胀痛或窜痛、脉弦为辨证依据。

2. **肝火上炎证**

［临床表现］ 头晕胀痛，耳鸣如潮，或突然耳聋，耳内流脓肿痛，或两目赤肿，急躁易怒，胁肋灼痛，口苦，不寐，或噩梦纷纭，面红目赤，或吐血、衄血，大便秘结，尿少色黄，舌红苔黄，脉弦数。

［辨证要点］ 以肝火炽盛，气火上逆为主，以肝经循行部位实火炽盛为辨证依据。

3. **肝血虚证**

［临床表现］ 头晕目眩，面白无华或萎黄，爪甲不荣，视物模糊，或夜盲；或肢体麻木，关节拘急不利，手足震颤；或妇女月经量少，色淡，甚则闭经，舌淡，脉细。

［辨证要点］ 以血液不足，肝失所养为主，以筋脉、头目、爪甲失养和血虚症状并见为辨证依据。

4. **肝阴虚证**

［临床表现］ 头昏耳鸣，两目干涩，胁肋灼痛，或手足蠕动，形体消瘦，口咽干燥，五心烦热，潮热盗汗，面部烘热，舌红少苔或无苔，脉细弦数。

［辨证要点］ 以肝阴不足，虚热内扰为主，以筋脉、头目失养和阴虚虚热症状并见为辨证依据。

5. **肝阳上亢证**

［临床表现］ 眩晕耳鸣，头目胀痛，面红目赤，急躁易怒，心悸失眠，头重脚轻，步履不稳，腰膝酸软，舌红，脉弦有力或弦细数。

［辨证要点］ 以肝肾阴虚，肝阳偏亢为主，以头目眩晕胀痛、腰膝酸软、头重脚轻、病程较长为辨证依据。

肝火上炎证、肝阴虚证、肝阳上亢证的鉴别：三证都有热象，但肝火上炎证属于实热证，以肝经火热内盛为主要病机；肝阴虚证属于虚热证，以肝阴不足，阴不制阳，虚热内扰为主要病机；肝阳上亢证为本虚标实证，以肝肾阴虚，阴不制阳而致肝阳偏亢为主要病机。肝火上炎证进一步发展可致肝阴虚证，肝阴虚证日久可演变为肝阳上亢证。肝阴虚证和肝阳上亢证的过程中，均可出现肝火上炎。

6. **肝风内动证**

（1）肝阳化风证

［临床表现］ 眩晕欲仆，头摇，头痛，肢体震颤，项强，步履不正，手足麻木，语言謇涩或突然昏倒，不省人事，口眼歪斜，半身不遂，喉中痰鸣，舌红苔白腻，脉弦细有力或弦滑。

［辨证要点］ 以肝阳升发太过而亢逆无制为主，以平素即有头晕目眩等肝阳上亢症状，又突见动风之象，甚或突然昏倒、半身不遂等症为辨证依据。

（2）热极生风证

［临床表现］ 高热，心烦，或躁扰如狂，或神昏，手足抽搐，颈项强直，牙关紧闭，两目上视，角弓反张，舌质红绛苔黄燥，脉弦数。

［辨证要点］ 以热伤阴津，筋脉失养而风动为主，以高热和动风之象并见为辨证依据。

（3）阴虚动风证

［临床表现］ 手足蠕动，眩晕耳鸣，潮热颧红，口咽干燥，形体消瘦，舌红无苔，脉细数。

［辨证要点］ 以阴液亏虚，筋脉失养而风动为主，以阴虚和动风之象并见为辨证依据。

（4）血虚生风证

［临床表现］ 手足震颤，肌肉瞤动，肢体麻木，眩晕耳鸣，爪甲、口唇色淡，面白无华，舌质淡白，脉细弱。

［辨证要点］ 以血虚而致风动为主，以血虚和动风之象并见为辨证依据。

肝风内动四证鉴别：均以眩晕欲仆、抽搐、震颤等动摇症状为主症。但肝阳化风证为本虚标实证，在肝阳上亢证的基础上发病；热极生风证为实热证，有高热等实热征象；阴虚生风证属虚证，继发他证之后，有虚热特点；血虚生风证也为虚证，有明显的血虚特征。

7. 肝胆湿热证

［临床表现］ 胁肋灼热胀痛或胁下痞块，腹胀，厌食，口苦，恶心呕吐，大便不调，小便短黄；或身目发黄，黄色鲜明，或寒热往来，或身热不扬；或阴部瘙痒，带下色黄味臭；或阴部湿疹，灼热瘙痒；或睾丸肿胀热痛。舌红苔黄腻，脉弦数或滑数。

［辨证要点］ 以湿热蕴结肝胆，疏泄失常为主，以胁肋胀痛、厌食腹胀、身目发黄、阴部瘙痒和湿热内蕴症状并见为辨证依据。

8. 寒滞肝脉证

［临床表现］ 少腹牵引睾丸坠胀冷痛，或阴囊收缩引痛，得温则减，遇寒加重，形寒肢冷，舌淡苔白润，脉沉紧或弦紧。

［辨证要点］ 以寒邪凝滞肝脉为主，以少腹、睾丸、阴囊坠胀冷痛为辨证依据。

要点五 肾病的辨证鉴别要点

1. 精不足证

［临床表现］ 小儿发育迟缓，身体矮小，囟门迟闭，智力低下，骨骼萎软；或成人早衰，发脱齿摇，耳鸣耳聋，失眠健忘；或男子精少不育或女子经闭不孕，性机能减退，舌淡脉细弱。

［辨证要点］ 以肾精亏虚，功能低下为主。以小儿发育迟缓。成人生殖机能低下及早衰之象为辨证依据。

2. 肾阴虚证

［临床表现］ 眩晕耳鸣，腰膝酸软，健忘，发脱齿摇，男子遗精，阳强易举，女子经

少、经闭，或见崩漏，五心烦热，颧红盗汗，骨蒸潮热，形体消瘦，尿少色黄，舌红无苔，脉细数。

［辨证要点］ 以肾阴亏虚，虚热内生为主。以肾的常见症状和虚热之象并见为辨证依据。

3. 肾阳虚证

［临床表现］ 腰膝冷痛，畏寒肢冷，尤以下肢为甚，面色白，或黧黑，神疲乏力，小便清长或夜尿多；或男子阳痿，精冷不育；或女子宫寒不孕，或性欲减退；或大便久泄不止，或五更泄泻；或浮肿（腰以下为甚），按之凹陷不起，甚则腹部胀满，心悸久喘，舌淡胖苔白滑，脉沉迟无力。

［辨证要点］ 以肾阳亏虚，温煦、气化失常为主，以性与生殖机能减退与畏寒肢冷、腰膝冷痛等虚寒之象并见为辨证依据。

4. 肾气不固证

［临床表现］ 腰膝酸软，神疲乏力，耳鸣，小便频数而清，或尿后余沥不尽，或夜尿多，或遗尿，或小便失禁；或男子滑精，早泄；或女子带下清稀，胎动易滑，舌淡脉沉弱。

［辨证要点］ 以肾气不足，固摄无力为主，以肾和膀胱不能固摄的症状为辨证依据。

5. 肾不纳气证

［临床表现］ 久喘不止，呼多吸少，动则喘甚，腰膝酸软，自汗，神疲，声音低怯，舌淡苔白，脉沉弱。喘息严重时，突然出现冷汗淋漓，肢冷面青，脉浮大无根；或气短息促，颧红盗汗，心烦，五心烦热，舌红无苔，脉细数。

［辨证要点］ 以肾气亏虚，纳气无力为主，以久病咳喘、呼多吸少、动则喘甚为辨证依据。

要点六 小肠病的辨证

小肠实热证

［临床表现］ 心烦，口舌生疮，小便涩痛色黄，尿道灼热，或尿血，口渴，舌尖红赤苔黄，脉数。

［辨证要点］ 以心火炽盛，下移小肠为主，以心烦、口舌生疮、尿赤、尿道灼热等症状为辨证依据。

要点七 大肠病的辨证

1. 大肠湿热证

［临床表现］ 腹痛，下痢脓血，里急后重，或暴注下泻，气味秽臭，肛门灼热，尿少色黄，或口渴，或发热，舌红苔黄腻，脉濡数或滑数。

［辨证要点］ 以湿热阻滞大肠，传导失司为主，以下痢或泄泻和湿热之象并见为辨证依据。

2. 大肠液亏证

［临床表现］ 大便秘结干燥，难以排出，常数日一行，或伴见口臭，头晕，口咽干

燥，舌红少津，脉细涩。

[辨证要点] 以津液不足，大肠失润为主，以大便燥结、难以排出和津亏失润之象并见为辨证依据。

3. 肠虚滑脱证

[临床表现] 泻下无度，或大便滑脱失禁，甚则脱肛，腹痛隐隐，喜温喜按，形寒肢冷，舌淡苔白滑，脉沉弱。

[辨证要点] 以大肠阳衰，滑脱不禁为主，以泻下无度和虚寒之象并见为辨证依据。

要点八 胃病的辨证

1. 胃湿热证

[临床表现] 脘腹胀满，肢体困倦，尿少色黄，大便溏泄不爽，纳少厌食，恶心呕吐，或面目肌肤发黄，色泽鲜明如橘子色，皮肤发痒；或身热起伏，汗出热不解；舌红苔黄腻，脉濡数。

[辨证要点] 以湿热蕴阻中焦，脾胃失常为主要病机。以脾运失健和湿热内阻症状并见为辨证依据。

2. 胃气虚证

[临床表现] 胃脘隐痛，或胀痛，食后胀甚，按之觉舒，食欲减退，时作嗳气，气短神疲，倦怠懒言，舌质淡苔薄白，脉虚弱。

[辨证要点] 以胃气不足，纳降失常为主，以气虚和胃失和降症状并见为辨证依据。

3. 胃阴虚证

[临床表现] 胃脘隐隐灼痛，饥不欲食，或食而甚少，或胃脘嘈杂，脘痞不舒，或干呕呃逆，伴见口咽干燥，大便干结，小便短少，舌红少苔或无苔，脉细而数。

[辨证要点] 以胃阴不足，纳降失常为主，以胃失和降与阴虚之象并见为辨证依据。

4. 胃阳虚证

[临床表现] 胃脘绵绵冷痛，时发时止，喜温喜按，泛吐清水，食少脘痞，口淡不渴，倦怠乏力，畏寒肢冷，舌质淡嫩或淡胖，脉沉迟无力。

[辨证要点] 以胃阳不足，失于和调为主，以胃失和降和虚寒症状并见为辨证依据。

5. 胃热（火）证

[临床表现] 胃脘灼痛，拒按，或消谷善饥，或见口臭，或牙龈肿痛溃烂，齿衄，渴喜冷饮，大便秘结，尿少色黄，舌红苔黄，脉滑数。

[辨证要点] 以火热炽盛，胃气失和为主。以胃脘灼痛及实火内炽症状并见为辨证依据。

6. 胃寒证

[临床表现] 胃脘冷痛，痛势剧烈，拒按，得温稍减，遇冷痛剧，或恶心呕吐，畏寒肢冷，口淡不渴，舌淡苔白润，脉弦或沉紧。

[辨证要点] 以寒邪犯胃，或胃阳不足为主。以胃脘冷痛、遇冷痛剧为辨证依据。

7. 食滞胃肠证

[临床表现] 腹胀闷疼痛，拒按，厌食，嗳腐酸馊；或呕吐酸腐食臭，吐后胀痛减轻；或肠鸣矢气，大便溏泄，泻下物酸腐臭秽，舌苔厚腻，脉滑。

[辨证要点] 以饮食停滞，胃肠失调为主。以脘腹胀满疼痛、呕吐酸腐食臭为辨证依据。

8. 胃脘气滞证

[临床表现] 胃脘胀满疼痛，拒按，嗳气，呃逆，恶心，呕吐，不思饮食，大便秘结，或腹胀肠鸣，舌苔白，脉弦涩。

[辨证要点] 以胃气壅滞，失于和降为主。以胃脘胀满疼痛、脉弦涩为辨证依据。

9. 胃脘血瘀证

[临床表现] 胃脘疼痛如针刺，或如刀割，固定不移，痛处拒按，进食后加剧，伴有食少，消瘦，或吐血，或大便色黑，面色紫暗，舌紫暗，或有瘀斑、瘀点，脉涩。

[辨证要点] 以胃脘血行瘀阻为主，以胃脘疼痛和瘀血之象并见为辨证依据。

10. 胃肠实热证

[临床表现] 高热，或日晡热甚，腹部硬满疼痛，拒按，大便秘结，或热结旁流，气味恶臭，汗出口渴，甚则神昏谵语，狂乱，尿少色黄，舌红苔黄燥，或焦黑起芒刺，脉沉实有力。

[辨证要点] 以胃肠实热炽盛为主，以腹部硬满疼痛、大便秘结和里热炽盛之象并见为辨证依据。

要点九　胆病的辨证

1. 胆郁痰扰证

[临床表现] 胆怯易惊，惊悸不宁，失眠多梦，烦躁不安，胸胁闷胀，头晕目眩，口苦，恶心，呕吐，舌苔黄腻，脉弦数或滑数。

[辨证要点] 以痰热内扰，胆气郁滞不畅为主，以惊悸心烦失眠、眩晕、舌苔黄腻为辨证依据。

要点十　膀胱病的辨证

膀胱湿热证

[临床表现] 尿频，尿急，尿道灼痛，尿血，尿有砂石，或尿浊，尿短赤，小腹胀痛急迫，或见发热，腰胀痛，舌红苔黄腻，脉滑数。

[辨证要点] 以湿热蕴结膀胱，气化失常为主，以尿急、尿痛、尿频和湿热症状并见为辨证依据。

（郭霞珍）

第十二单元　防治原则

细目一　预防

预防，是指采取一定的措施，防止疾病的发生与发展，中医称之为"治未病"。

要点一　未病先防

1. 调养正气，提高机体抗病能力。人体正气的强弱与抗病能力密切相关。《素问·刺法论》说："正气存内，邪不可干。"正气充足，精气血阴阳旺盛，脏腑功能健全，则机体抗病力强；正气不足，气血阴阳亏乏，脏腑功能低下，则机体抗病力弱。所以调养正气是提高抗病能力的关键。

（1）重视精神调养：一要做到心情舒畅，精神愉快安定，少私心而不贪欲，修德养性保持良好的心理状态。二是要尽量避免外界环境对人体的不良刺激

（2）注意饮食起居：饮食有节、起居有常、劳逸适度，培养有规律的起居习惯，注意劳逸适度。

（3）加强身体锻炼，坚持运动，坚持锻炼。

2. 外避病邪，防止邪气侵害，注意避免各种邪气的侵害。

要点二　既病防变

1. 早期诊治

疾病的发展和演变有一个过程，往往是由表入里，由浅入深，逐步加重。因此，必须抓住时机，尽早控制病情，有利于机体早日痊愈。

2. 控制病传

人体是个有机的整体，内脏之间在功能上互相协调配合，在病理上也必然会互相影响，互相传变。如张机《金匮要略·脏腑经络先后病脉证》所曰："见肝之病，知肝传脾，当先实脾。"即指临床上治疗肝病时，可配合健脾和胃之法，使脾气旺盛而不致受邪。

细目二　治则

治则，即治疗疾病的法则。治则与治法不同，治则是用以指导治疗方法的总则，而治疗方法则是治则的具体化。

要点一　扶正祛邪

1. 扶正与祛邪的概念

扶正，即扶助正气。扶正多用补虚方法，适用于各种虚证。

祛邪，即祛除病邪，使邪去而正安。祛邪多用泻实的方法，适用于各种实证。

2. 扶正祛邪的运用原则

（1）单用扶正，适用于以正气虚为主要矛盾而邪气不盛的虚性病证。

（2）单用祛邪，适用于以邪盛为主要矛盾而正气未衰的实性病证。

（3）扶正与祛邪兼用，适用于正虚邪盛，单扶正则易留邪，单祛邪则易伤正的病证。

（4）先祛邪后扶正，适用于虽然邪盛正虚，但正气尚能耐攻，或同时兼顾扶正反而会助邪的病证。

（5）先扶正后祛邪，适用于正虚邪盛，以正虚为主的患者。因正气过于虚弱，兼以攻邪，则反而更伤正气，故应先扶正后祛邪。

要点二　标本先后

1. 急则治标

指标病急重，甚则影响本病的治疗，则当先治其标病。如肝病基础上的臌胀腹水，则当先治标病腹水；又如大出血而危及生命，不论何种原因所形成，均应紧急止血以治标，待血止再缓治其本。

2. 缓则治本

指在病情缓和、病势迁延、暂无急重病状情况下，即应着眼于疾病本质的治疗。如肺痨咳嗽，其本多为肺肾阴虚，故治疗应滋养肺肾之阴以治其本。又如在急性热病中后期，则应养胃滋肾等。

3. 标本兼治

指标病本病并重，或标本均不太急时，则当标本兼顾。

要点三　调整阴阳

1. 损其有余

损其有余是对阴邪或阳邪过盛有余病证的治法。如阳热亢盛的实热证，应"治热以寒"，即用"热者寒之"的方法，以清泻其阳热；阴寒内盛的实寒证，则应"治寒以热"，即用"寒者热之"的方法，以温散其阴寒。

2. 补其不足

补其不足是对阴液或阳气的一方虚损、不足病证的治法，如阴虚、阳虚或阴阳两虚等，应采用"补其不足"的方法治之。如阴虚不能制阳，常表现为阴虚阳亢的虚热证，应滋阴以制阳，唐代的王冰则称之为"壮水之主，以制阳光"；因阳虚不能制阴而致阴寒偏盛者，应补阳以制阴，王冰则称之为"益火之源，以消阴翳"。

要点四　正治反治

1. 正治

正治是指治疗用药的性质、作用趋向逆病证表象而治的一种常用治则。这一治则采用与病证性质相反的方药进行治疗，故又称为"逆治"，适用于本质与现象相一致的病证。

常用的正治法主要有以下四种。

(1) 寒者热之

寒性病证出现寒象,用温热性质的方药进行治疗,就称为"寒者热之",如表寒证用辛温解表法,里寒证用辛热散寒法等。

(2) 热者寒之

热性病证出现热象,用寒凉性质的方药进行治疗,就称为"热者寒之",如表热证用辛凉解表法,里热证用苦寒清热法等。

(3) 虚则补之

虚性病证出现虚象,用补益扶正的方药进行治疗,如阳气虚弱证用温阳益气法,阴血不足证用滋阴养血法等。

(4) 实则泻之

实性病证出现实象,用攻逐祛邪的方药进行治疗,如痰热壅滞证用清热化痰法,瘀血内阻证用活血化瘀法等。

2. 反治

反治是指所用药物的性质、作用趋向顺从病证的某些表象而治的一种治则。这一治则采用与病证表现的假象性质相一致的方药进行治疗,故又称为"从治",适用于本质与现象不完全一致的病证。常用的反治法主要有以下四种:

(1) 热因热用

用温热性质的方药治疗具有假热现象病证的治法,又称以热治热法。适用于阴寒内盛,格阳于外的真寒假热证,例如患者四肢厥冷、下利清谷、脉微欲绝等,病证本质属阳衰阴寒,但同时又见身热不恶寒、口渴面赤、脉大等阳气浮越于外的假热症状,应用温热的方药顺从假热属性治其真寒,假热自然消失。

(2) 寒因寒用

用寒凉性质的方药治疗具有假寒现象病证的治法,即以寒治寒法。适用于阳热极盛,格阴于外的真热假寒证,例如患者渴喜冷饮、烦躁不安、便干尿黄、舌红苔黄。病证本质属里热炽盛,但同时又见四肢厥冷、脉沉等阳气被遏不能外达的假寒症状,故用寒凉的方药顺从假寒属性治其真热,假寒便会随之解除。

(3) 塞因塞用

用补益的方药治疗具有闭塞不通症状之虚性证候的治法,即以补开塞法。适用于真虚假实证。一般实邪内阻时,往往会出现闭塞不通的症状,但在人体气血津液不足,脏腑功能低下时,也会出现因虚而闭塞不通的现象,例如脾气虚运化无力,可出现脘腹胀满;肠腑阴液不足,可导致便秘;胞宫精血亏虚,易引起闭经等,这些病证的本质皆为虚,所以运用"塞因塞用"的反治法,分别给予补气健脾,滋阴润肠以及充养精血等补益的方法治疗,闭塞不通的症状便能缓解。

(4) 通因通用

用通利祛邪的方药治疗具有通泄症状之实性证候的治法,即以通治通法。一般气虚无力固摄时,往往会出现通利的症状,但当实邪阻滞,气化失司时,也可出现通泄下利的现象。例如饮食积滞引起的腹泻,瘀血内停出现的崩漏,膀胱湿热导致的尿频等,这些病证的本质皆为实,故运用"通因通用"的反治法,分别给予消导泻下,活血化瘀和清利湿热等祛邪的方法治疗，通泄的症状即会痊愈。

要点五　因人、因时、因地制宜

1. 因人制宜

因人制宜，是根据患者的年龄、性别、体质等不同特点，来制订适宜的治法、选用适宜的方药。人的年龄不同，生理状况和气血盛衰有别，病理变化各异，故在治疗用药也需有所区别。特别是小儿，老人和孕妇，要注意用药的宜忌。比如，少年慎补，老年慎泻即是。

2. 因时制宜

因时制宜，是根据不同季节的气候特点，来制订适宜的治法、选用适宜的方药。《素问·六元正纪大论》指出："用寒远寒，用凉远凉，用温远温，用热远热，食宜同法。"指出治疗用药或选择食物必须根据四季气候变化来加以调整。如春夏季节，气候由温较热，阳气生发，人体腠理疏松开泄，即使外感风寒致病，也不宜过用，辛温发散之品，以免开泄太过耗伤气阴，秋冬季节，气候由凉较寒，阴盛阳衰，人体腠理致密，此时若非大热之证，应当慎用寒凉，以免过用伤阳。如"用寒远寒"，即是指运用寒性药物应避开寒凉的季节，饮食调摄也应遵循此理。

3. 因地制宜

因地制宜，是根据不同地区的地理环境特点，来制订适宜的治法、选用适宜的方药。不同的地区，由于地势高下、物产差异、气候寒热以及居民饮食习惯不同等因素，导致人的体质和发病后的病理变化不尽相同，因此治疗用药也应有所区别。例如我国西北地区，地处高原，气候寒冷少雨，病多风寒或凉燥，治疗宜温热或润燥；东南地区，地势低下，气候温暖潮湿，病多温热或湿热，治疗宜清热或化湿，即使出现相同的病证，在具体的治疗用药方面，亦应考虑不同地区的特点。如外感风寒表证，西北地区气候严寒，人们腠理多致密，可重用辛温解表药；东南地区气候温热，人们腠理多疏松，选用辛温解表药较轻。

中药药理学

中醫內科學

第一单元 中药药理学的基本理论与基础知识

细目一 中药药性理论的现代研究

中药药性理论是中药理论的核心,也是中药学的主要特色,主要包括四性(四气)、五味、归经、升降浮沉,以及有毒和无毒。

要点一 中药四性(四气)的现代研究

中药的四性(四气),即中药寒热温凉四种不同的药性。四性中温热与寒凉属于两类不同的性质。而寒和凉、热与温只是程度上的不同。药性寒热温凉是从药物作用于机体所发生的反应概括出来的,能减轻或消除热证的药物,其药性属于寒性或凉性。反之,能减轻或消除寒证的药物,其药性属于温性或热性。关于中药四性的现代研究,主要从药物对中枢神经系统、植物神经系统、内分泌系统、代谢功能等的影响进行研究。

1. 对植物神经系统功能的影响

寒证或热证病人常有植物神经功能紊乱的症状。寒证病人交感神经-肾上腺系统功能偏低,植物神经平衡指数偏低,表现为唾液分泌量多、心率减慢、基础体温偏低、血压偏低、呼吸频率减慢。而热证病人交感神经-肾上腺系统功能偏高,植物神经平衡指数偏高。寒证或热证病人经分别应用温热药和寒凉性药物为主的方剂治疗后,随着临床症状的好转,其植物神经平衡指数也逐渐转向正常化。动物长期服用寒凉药或温热药后,也出现类似的植物神经功能紊乱的症状。如大鼠长期饲喂寒凉药后心率减慢、尿中儿茶酚胺排出量减少、血浆中和肾上腺内多巴胺 β-羟化酶活性降低,尿中 17-羟皮质类固醇排出量减少、耗氧量降低。"甲低"阳虚证模型动物的体温降低、心率减慢,同时,体温和心率出现峰值时间的昼夜节律发生明显的异常变化。温热性的温肾助阳方药能纠正"甲低"阳虚证模型大鼠的低体温、慢心率和昼夜节律异常变化。

机理研究表明,中药四性对植物神经的递质、受体以及环核苷酸水平有明显的影响。寒证、阳虚证病人副交感神经-M 受体-cGMP 系统的功能亢进,分别服用温热药和助阳药后,能提高细胞内 cAMP 含量,使失常的 cAMP/cGMP 比值恢复正常。相反,热证、阴虚证病人的交感神经-β 受体-cAMP 系统的功能偏高。分别服用寒凉药和滋阴药后能提高细胞内 cGMP 水平,恢复失常的 cAMP/cGMP 含量比值。甲状腺功能亢进及肾上腺皮质功能亢进的两种阴虚证模型大鼠脑、肾 β-受体的最大结合点位数值均显著升高,M-受体的变化与 β-受体变化相反。滋阴药知母或生地、龟甲均可使阴虚证模型动物升高的 β-受体的最大结合点位数值降低,而使降低的 M-受体最大结合点位数值升高,呈现双向调节作用。"甲减"阳虚证模型小鼠副交感神经-M 受体-cGMP 系统功能亢进,温热药附子、肉桂能减少"甲减"阳虚证模型小鼠脑内 M-受体数,降低 cGMP 系统的反应性并使之趋于正常。

2. 对内分泌系统功能的影响

中药四性可明显影响机体的内分泌系统功能。大多数温热药对内分泌系统功能具有一定的促进作用，如温热药鹿茸、肉苁蓉、人参、刺五加、黄芪、白术、熟地黄、当归、何首乌可兴奋下丘脑－垂体－肾上腺轴功能；温热药附子、肉桂、紫河车、人参、黄芪、何首乌能兴奋下丘脑－垂体－甲状腺轴功能；温热药附子、肉桂、鹿茸、紫河车、补骨脂、冬虫夏草、淫羊藿、蛇床子、仙茅、巴戟天、肉苁蓉、海马、蛤蚧、人参、刺五加、五味子对下丘脑－垂体－性腺轴功能具有兴奋作用。而寒凉药则使内分泌功能受到抑制。

3. 对基础代谢的影响

寒凉药或温热药可通过影响垂体－甲状腺轴功能和细胞膜钠泵（Na^+，K^+-ATP酶）活性，而纠正热证（阴虚证）或寒证（阳虚证）异常的能量代谢。临床研究表明寒证或阳虚证病人基础代谢偏低，热证或阴虚证病人基础代谢偏高。阴虚证病人和阳虚证病人血清T_3和T_4的含量均显著低于正常人，而阳虚证病人又极大程度低于阴虚证病人。"甲低"阳虚证模型动物体温降低，产热减少，温热药附子、肉桂等具有兴奋下丘脑－垂体－甲状腺轴功能的作用，可纠正其低体温变化。"甲亢"阴虚证模型，动物产热增加，出现饮水量增加、尿量减少、血浆黏度增高，能量消耗增加致使体重减轻。用寒凉性的滋阴药龟甲能纠正"甲亢"阴虚证大鼠的上述症状，并使血清中升高的T_3和T_4值明显下降。

热证（阴虚证）或寒证（阳虚证）异常的能量代谢与细胞膜钠泵活性有密切关系。温热药淫羊藿等可通过兴奋红细胞膜钠泵活性、调整细胞糖代谢，提高细胞贮能和供能物质ATP含量，纠正寒证（阳虚证）病人的能量不足。相反，寒凉药生地黄、知母、黄连、黄柏、大黄、栀子等都具有抑制红细胞膜钠泵活性的作用，可抑制热证（阴虚证）病人的产热。目前已知，知母菝葜苷元是细胞膜钠泵抑制剂，地黄梓醇为生地黄抑制钠泵活性的主要有效成分。

4. 对中枢神经系统功能的影响

许多寒凉药具有抗惊厥、解热、镇痛等中枢抑制作用，如钩藤、羚羊角等具有抗惊厥作用；黄芩、栀子、苦参等具有镇静作用；金银花、板蓝根、连翘、穿心莲、知母、栀子、柴胡、葛根等具有解热作用。而温热药中部分药如五味子、麻黄、麝香等具有中枢兴奋作用。

热证病人常伴有中枢兴奋症状如烦躁失眠、语言声粗，小儿高热时甚至可致惊厥，甲状腺机能亢进症病人常有情绪激动等症状。相反，寒证病人表现为中枢受抑状态，表现为精神倦怠、安静、声不高亢等。寒证病人经温热性药物治疗或热证病人经寒凉性药物治疗后，可明显改善其包括中枢神经系统症状在内的多种临床症状。

由寒凉药或温热药引起的寒证或热证模型动物，也可见到类似于寒证或热证病人的中枢神经系统功能的异常变化。寒证和热证模型动物给予电刺激后，寒证大鼠痛阈值和惊厥阈值升高，表明动物中枢处于抑制状态，而热证大鼠痛阈值和惊厥阈值降低，表明动物中枢兴奋功能增强。同时寒证或热证模型动物脑内神经递质含量也发生相应变化，热性药使动物脑内兴奋性递质NA含量增加，抑制性递质5－HT含量显著降低，表现出中枢兴奋状态。寒性药抑制酪氨酸羟化酶，使动物脑内NA、DA合成减少，同时寒性药也使大鼠脑内抑制性神经递质 5-HT 含量明显增高，表现出中枢抑制状态。

5. 寒凉药的抗感染及抗肿瘤作用

清热药、辛凉解表药的药性多属寒凉，是中医广泛用于治疗热证的药物，其中许多药物都具有一定的抗感染疗效。如清热解毒药金银花、连翘、大青叶、板蓝根、野菊花、白头翁、贯众等以及辛凉解表药菊花、柴胡、葛根、薄荷、桑叶等具有抗菌、抗病毒、抗炎、解热等多种与抗感染相关的药理作用。

许多寒凉性的清热解毒药对动物实验性肿瘤有抑制作用。在临床治疗恶性肿瘤的中草药中，以药性寒凉的清热解毒药所占的比例最大。主要的中药及其有效成分有：喜树（喜树碱、羟基喜树碱）、野百合（野百合碱）、鸦胆子（鸦胆子油乳剂）、三尖杉（三尖杉酯碱）、长春花（长春新碱）、青黛（靛玉红）、冬凌草（甲素、乙素）、山豆根（苦参碱）、肿节风（挥发油、总黄酮）、藤黄（藤黄酸）、斑蝥（斑蝥酸钠）、山慈菇（秋水仙酰胺）、龙葵（龙葵碱）、穿心莲、七叶一枝花、白花蛇舌草、白英（白毛藤）、半枝莲等。

要点二 中药五味的现代研究

中药五味是指药物具有辛、酸、甘、苦、咸五种不同的味道。主要是根据人们用味觉器官辨别出来的，但也有的药味是依据中药功能和药效确定的。中药的五味与其所含的化学成分、药理作用间存在一定的规律性。

1. 辛味药

辛味药主入肝、脾、肺经。主要含挥发油，其次为苷类、生物碱等。辛味药主要分布于芳香化湿药、开窍药、温里药、解表药中。辛味药能行能散，具有解表化湿、开窍、行气健胃等功效。如解表药绝大多数含有挥发油，如麻黄、桂枝、紫苏、细辛、防风、生姜等均有发汗、解热作用；理气药如枳实、陈皮、佛手、厚朴、木香、香附、乌药等也含挥发油，能影响胃肠平滑肌活动，以疏通气机，消除气滞，健胃祛风；常用的开窍药也均为辛味药，除蟾酥外主要含挥发油，具有辛香走窜之性，能使神志昏迷的病人苏醒。

2. 酸味药

酸味药主入肝、脾、肺经。酸味药一般有酸味或涩味（涩味也归于酸味），含有机酸和鞣质。酸味药有收敛、固涩之功效，可抗菌、抗炎或使组织蛋白沉淀凝固，在创面形成保护膜，起到收敛止泻、止血，治疗虚汗、泄泻、尿频、滑精、出血等滑脱不禁证候。

3. 甘味药

甘味药主入肝、脾、肺经。甘味药大部分含有机体代谢所需要的营养物质，如糖类、蛋白质、氨基酸、苷类等。甘味药有补益、和中、缓急的作用，如大枣、党参、熟地、甘草等，能补养机体，提高人体免疫功能和抗病能力，治疗虚证及拘急疼痛证候。

4. 咸味药

咸味药主入肝、肾经。主要分布在化痰药和温肾壮阳药中且多为矿物类和动物类药材。咸味药含有碘和钠、钾、钙、镁等无机盐，有软坚散结、软坚润下之功效，多用以治疗痰核、痞块及大便燥结。如昆布、海藻含碘，可治疗瘿瘤，芒硝含硫酸钠可泻下通便。53 种温肾壮阳药中有咸味药 19 种（占 35.9%），多为动物药如鹿茸、海马、蛤蚧、紫河车等。咸味与温热性相合，具有补肾温阳的功效。其作用规律还有待于进一步研究。

5. 苦味药

苦味药主入肝经。以含生物碱和苷类成分为主。常用的清热燥湿药和攻下药多是苦味药。如清热药中的黄连、黄芩、黄柏、北豆根、苦参等主要含生物碱，皆具有抗菌、抗炎、解热等作用；而栀子、知母等主要含苷类成分而具有抗菌、解热、利胆等作用；苦寒泻下药大黄和番泻叶均因含番泻苷而具有泻下、抗菌和止血作用。值得注意的是在毒性方面，50种有毒药中有苦味药23种，占有毒药总数的46%，这在五味药物中占有较高的比例。

要点三　中药归经的现代研究

归经理论是中药药性理论的重要组成部分。"归"是指药物作用的归属，即指药物作用的部位。"经"是指经络及其所属脏腑。归经就是药物作用选择性地归属于一定的脏腑经络。是药物的作用所及或药物效应的定向、定位，是药物药理作用部位的综合。关于归经的现代研究主要从药物的药理作用和药动学的关系进行研究。

1. 归经与药理作用的关系

对429种常用中药的药理作用与归经进行分析，认为两者之间存在着明显的规律性联系。如中医理论认为"肝主筋"、"诸风掉眩，皆属于肝"，具有抗惊厥作用的钩藤、天麻、羚羊角、地龙、牛黄、全蝎、蜈蚣等22种中药均入肝经，入肝经率达100%；具有止血作用的仙鹤草、白及、大蓟等21种中药入肝经率85.3%，也符合"肝藏血"的中医理论；53种壮阳中药全部入肾经，符合"肾病用肾药"的药性理论；具有泻下作用的大黄、芒硝、番泻叶等18种中药都入大肠经，这符合大肠是传导之腑的中医理论；具有止咳作用的杏仁、百部、贝母等18种中药，有祛痰作用的桔梗、前胡、远志等23种中药，有平喘作用的麻黄、地龙、款冬花等13种中药，入肺经率分别为100%、100%和95.5%，符合"肺主呼吸"、"肺为贮痰之器"的中医理论。

2. 归经与药动学的关系

中药的有效成分在体内的分布情况与归经也存在相关性。对23种中药的有效成分在体内的分布与中药归经进行分析，发现其中20种中药归经所属的脏腑与其有效成分分布最多的脏腑基本一致和大致相符。

要点四　对中药毒性的现代认识

中药的有毒、无毒也是药性的组成部分。可表现为以下几种类型。

1. 急性毒性反应

对中枢神经系统的毒性反应：常见的中毒症状为唇舌和肢体发麻、头痛、眩晕、烦躁不安、意识模糊、抽搐、惊厥、昏迷、瞳孔缩小或放大、牙关紧闭，甚至死亡。可发生上述反应的中药有：马钱子、川乌、草乌、附子、雪上一枝蒿、细辛、生天南星、黄药子、苦豆子等。

对心血管系统的毒性反应：常见的中毒症状有心悸、胸闷、心律失常、血压升高或降低、循环衰竭，甚至死亡。可引起心血管毒性的中药有：含乌头碱类药物如川乌、草乌、附子、雪上一枝蒿等；含强心苷的药物如蟾酥、罗布麻叶、万年青、黄花夹竹桃、北五加皮等。

对呼吸系统的毒性反应：常见的中毒症状有呼吸困难、咳嗽咳血、急性肺水肿、呼吸肌麻痹、呼吸衰竭，甚至窒息死亡。可致中毒的中药有：苦杏仁、桃仁、李子仁、枇杷仁、白果、商陆等。

对消化系统的毒性反应：常见的毒性症状有恶心、呕吐、食欲不振、腹痛、腹胀、腹泻、消化道出血、黄疸、肝肿大、肝炎、肝细胞坏死等。寒凉性的中药大剂量口服后常有胃肠道刺激作用。黄芩、芒硝、柴胡、茵陈等可引起胃部不适；黄连、苦参、青蒿、秦艽、茵陈等可引起恶心；鸦胆子、苦参、青蒿、生大黄、秦艽等可引起呕吐；生大黄、生地黄、番泻叶、芫花、常山等可引起腹痛；巴豆、黄芩、黄连、苦参、生地黄、常山、北豆根等可引起腹泻。苍耳子、黄药子、苦楝子、雷公藤以及独活中所含花椒毒素、青黛中所含靛玉红等可引起肝脏损害。

对泌尿系统的毒性反应：常见的毒性症状有腰痛、尿频、浮肿、尿少、尿闭、尿毒症、肾功衰竭等。对肾脏有毒性的中药有：斑蝥、木通、马兜铃、粉防己、延胡索以及钩藤中所含的钩藤碱等。

对造血系统的毒性反应：常见的毒性症状有白细胞减少、粒细胞缺乏、溶血性贫血、紫癜、再生障碍性贫血，甚至死亡等。对造血系统有毒性的中药有洋金花、芫花、斑蝥、狼毒、雷公藤等。穿琥宁注射液较长时间（10日以上）静脉滴注后可能致血小板减少症。

2. 长期毒性反应

长期服用或重复多次服用中药或中成药所引起的毒性反应称为慢性毒性或长期毒性。根据103种中药的动物长期毒性试验组织病理学检查结果，有44种中药可检出病理损害变化，检出率为42.7%。这44种中药长期毒性损伤的"靶器官"中，以肝、肾、胃肠的发生率最高，分别为22.2%、22.2%和10.3%。其次是心肌、骨髓、肺、中枢神经、内分泌腺体。

3. 过敏反应

过敏体质的病人对某些具有免疫原性的中药容易发生过敏反应。轻者表现为皮疹、荨麻疹、红斑、皮肤黏膜水泡，严重者出现剥脱性皮炎、过敏性休克等。有150余种中药口服后可能引起过敏反应，如僵蚕、蜈蚣、全蝎、蝉蜕、斑蝥、土鳖虫、狼毒、鸦胆子、天花粉、黄药子等。有20余种中药注射剂可能引起过敏反应，如复方地龙注射液、鹿茸精注射液、天花粉注射剂等。

4. 致畸胎、致突变及致癌作用

有些中药能干扰胚胎的正常发育引起畸胎。有些中药可引起细胞突变和癌变。雷公藤、槟榔、款冬花、千里光、石菖蒲、广防己、关木通、马兜铃、细辛、土荆芥、雄黄、砒霜、土贝母、野百合等均有致突变作用或致癌作用。雷公藤为免疫抑制中药，在治疗中观察到雷公藤对人体外周淋巴细胞染色体有损伤作用，长期接触可使细胞染色体畸变。雷公藤也可使小鼠细胞染色体畸变。槟榔和大腹皮均含有槟榔碱，水解后成为水解槟榔碱，对大鼠、田鼠和小鼠均有致癌作用。款冬花含类似克氏千里光碱，以含款冬花花粉的饲料饲喂大鼠，可引起肝血管内皮瘤。千里光含千里光碱，也可诱发大鼠产生肝癌。广防己、青木香、马兜铃、关木通含马兜铃酸，该成分具有抗癌和抗感染作用。但马兜铃酸又是一种致突变剂，能引起染色体损害，对啮齿类动物有较强的致癌作用。

细目二 影响中药药理作用的因素

要点一 影响中药药理作用的药物因素

1. 品种与产地

中药材品种混乱现象比较突出，由于来源不同，品种混淆，所含有的化学成分、药理作用有很大差异。产地不同对药物质量的影响也很大。不同地区的土壤、气候、日照、雨量等自然环境条件有差异，对动植物的生长发育有着不同程度的影响，特别是土壤对植物药内在成分的影响更大。同一味中药产地不同，质量就有差异。许多名贵药材，都有特定的产地，故历史上早已形成了"道地药材"的概念。如四川的贝母、附子、黄连，内蒙的甘草，云南的三七、茯苓、木香，山西的黄芪、党参，吉林的人参等，都是道地药材。

2. 采收季节

中药品质的优劣，与采收季节密切相关。植物的根、茎、叶、花、果实、种子或全株的生长和成熟期各不相同，故中药材的采收时节也就随入药部位的不同而异。

3. 贮藏条件

贮藏保管对中药质量的优劣，也有着直接的影响。贮藏不当会造成中药材霉烂、虫蛀、走油等现象，从而影响中药药理作用及临床疗效的发挥。中药贮藏保管通常应以干燥、低温、避光为好。

4. 炮制

中药炮制可从以下几方面影响药理作用：

（1）消除或降低药物毒性，如附子经过炮制使乌头碱转化为乌头原碱而降低饮片毒性。

（2）增强疗效，通过炮制可从两种形式上增强疗效，一方面是增加有效成分的溶出率，如醋制延胡素，可使生物碱溶出量增加。另一方面是加强或突出某一作用，如制大黄泻下作用减弱，抗感染作用增强。

5. 制剂与煎煮方法

药物由于剂型和制剂因素上的差别而有不同的释放性，可影响体内药物的吸收时间和吸收率，从而影响药物的作用。一般而言，口服液体剂型如汤剂、口服液吸收快；口服固体剂型如冲剂、散剂、片剂、胶囊剂等，其崩解速度直接影响有效成分的吸收和药效。

煎煮药物的方法与药效密切相关。煎煮汤剂所用水量的多少，火候的大小及时间的长短等，都会直接影响药物有效成分溶出和药效。药物性质、质地及用药目的不同，煎煮的方法和条件应不同。复方中药的共同煎煮和各药分别煎煮后混合使用，在某些药物的药效上是有区别的。煎煮方法除影响药物有效成分的溶出外，药物在共煎的过程中还可能有新的成分产生。

6. 配伍和禁忌

中药配伍是中医用药的主要形式，即按病情的需要和药物性能选择两种以上药物配合应用，以达到增强药物的疗效，调节药物的偏胜，减低毒性或副作用。中药配伍的基本内容是"七情"，即单行、相须、相使、相畏、相杀、相恶、相反。相须、相使配伍，在药效上发挥了增效协同作用，相畏、相杀配伍能减低或消除毒性，以上均为用药之所求；相恶配伍在药效上产生拮抗作用，相反配伍则出现较多的不良反应或增强毒性，这两种配伍为用药之所忌。为了用药安全，避免毒性副作用的发生，七情中的相反、相恶是复方配伍禁忌中应当遵循的原则。

用药安全还必须注意妊娠禁忌。根据药物对孕妇和胎儿危害程度不同，可分为禁用和慎用两类。禁用药大多是毒性较大或药性峻烈的药物，例如水蛭、虻虫、三棱、莪术等。慎用药大多是破气、行滞、通经、活血以及辛热、滑利、沉降的药物，如桃仁、大黄、附子、肉桂等。

要点二 影响中药药理作用的机体因素

1. 生理状况

生理状况包括体质、年龄、性别、情志、遗传等，对药物药理作用的发挥均有影响。体质虚弱、营养不良者对药物的耐受性较差，用攻、泻、祛邪药物时宜适当减量。

年龄不同对药物的反应也不同。婴幼儿处于发育阶段，各器官系统尚未发育完善，而老年人的肝肾等器官系统功能逐渐减退，都会影响药物有效成分的吸收、代谢和排泄，对药物的耐受性较差，用药量应相对减少。另外老年人体质多虚弱，祛邪攻泻之品，不宜多用，而幼儿稚阳之体，不可峻补，滋补药不宜多用。

性别不同对药物的反应也有差异。女性在月经期、怀孕、分娩、哺乳等时期，对不同药物的敏感性不同。情志、精神状态等也会影响药物作用的发挥。病人的精神状况与药物的疗效密切相关。

2. 病理状况

机体所处的病理状况不同，对药物的作用也有影响，如肝病患者的肝脏功能低下，药物容易积蓄中毒。肾功能低下的患者排泄功能减弱，药物或其代谢产物不易排出体外，也可致蓄积。此外，机体的机能状态不同，药物的作用可能也不同。

要点三 影响中药药理作用的环境因素

环境有时辰节律，机体的生理活动也随昼夜交替，四时变更而呈现周期性变化。药物的效应和毒副反应也常随之变化而有所差异。药物效应与时间的关联是和药物在体内的代谢变化分不开的，而药物在体内的代谢又主要与肝微粒体单氧酶系统有关。不少研究结果表明，这些酶的活性具有昼夜节律性变化。因此研究药物的择时使用具有积极意义。

细目三 中药药理作用的特点

要点一 中药作用的两重性

中药对机体既可产生治疗作用又可产生不良反应。中药之有毒无毒、十八反、十九畏、禁忌等,强调了中药的不良反应和毒性。中药传统口服给药方法显示中药具有毒性低,不良反应少的特点。但某些中药的毒性严重影响了其临床应用,如朱砂长期应用引起慢性汞中毒,雷公藤长期应用引起生殖系统损伤等。

要点二 中药作用的差异性

中药作用的差异性表现在种属差异和个体差异。大多数中药对人和动物的作用基本一致,然而,种属差异性也同样存在,由此动物实验结果尚不能完全显示中药对人的作用。此外中药作用的个体差异除与年龄、性别、精神状态等因素有关外,人的体质对用药也有影响,如阳盛或阴虚之体,慎用温热之剂,而阳虚或阴盛之体,慎用寒凉之药。

要点三 中药作用的量效关系

中药药理作用存在量效关系。然而,由于方法学等问题,大多数中药尤其是粗制剂的有效剂量的范围往往比较窄,量效关系很难表现。

要点四 中药作用的时效关系

中药药理作用存在时效关系,某些中药有效成分或注射剂,可通过药代动力学的研究,显示其时效关系(时量关系)。但尚无理想方法去揭示中药粗制剂时效关系。

要点五 中药作用的双向性

中药的双向调节作用是指某一中药既可使机体从机能亢进状态向正常转化,也可使机体从机能低下状态向正常转化,因机体所处病理状态之不同而产生截然相反的药理作用,最终使机体达到平衡状态。中药作用的双向性与所用剂量大小和所含不同化学成分有关。

要点六 中药药理作用与中药功效的关系

中药药理作用与中药功效大部分是一致的。但也有部分中药药理作用与中药功效之间还存在差异性,如葛根有扩血管、改善心肌血氧供应作用;小檗碱有抗心律失常作用;枳实注射给药有升压作用,这些作用是现代药理研究的成果,其扩展了临床应用,是十分有意义的。

(孙建宁)

第二单元 解表药

细目一 基本知识

要点 解表药的主要药理作用

凡以发散表邪、解除表证为主要作用的药物，称为解表药。
解表药的主要药理作用涉及以下几个方面。

1. 发汗和促进发汗作用

辛温解表药服用后身体有温热感，属温热性发汗。麻黄及其有效成分麻黄碱、麻黄挥发油能促使实验动物出汗，并且在周围环境温度偏高时，有促进汗腺分泌的作用。桂枝、生姜有促进发汗作用，解表药的发汗作用机制是多环节的：麻黄通过抑制汗腺导管对钠离子的重吸收而促进汗液分泌，该作用与中枢状态、外周神经有关；桂枝、生姜通过扩张血管，促进血液循环而促进发汗。

2. 解热作用

本类药物大多有不同程度的解热作用，使实验性发热动物模型体温降低，以柴胡作用最显著，桂枝、荆芥、防风、葛根、紫苏、浮萍等均有一定的解热作用。解表药中柴胡挥发油、柴胡皂苷、葛根素、桂皮油、荆芥油等为解热作用有效成分。解表药解热机制是多方面作用的结果：通过发汗，促进发汗而增加散热，通过抗炎、抗病原体等作用而消除病因，促使体温下降。

3. 抗病原微生物作用

体外实验研究显示，麻黄、桂枝、防风、细辛、生姜、柴胡、薄荷、牛蒡子等对多种细菌及某些致病性皮肤真菌均具有不同程度的抑制作用；麻黄、桂枝、柴胡、桂枝汤等对某些病毒亦有一定的抑制作用。

4. 镇痛、镇静作用

多数解表药具有镇痛作用。镇痛作用部位多数在外周，部分药物（如细辛）通过作用于中枢发挥效应。多数解表药均具有程度不等的镇静作用，可使动物自主活动减少或者能加强中枢抑制药的作用。

5. 抗炎作用

柴胡、麻黄、生姜、辛夷、细辛、桂枝汤、银翘散、桑菊饮等对多种实验性炎症模型动物均有明显的抑制作用。本类药抗炎作用机制可能与下述有关：抑制花生四烯酸代谢；抑制组胺或其他炎性介质生成或释放；增强肾上腺皮质内分泌轴功能；清除自由基等。

6. 调节免疫作用

柴胡、葛根、苏叶、麻黄汤、麻杏石甘汤、桂枝汤等均可通过提高机体的非特异性免疫功能，有利于解除表证；部分药物尚可提高特异性免疫功能发挥作用。部分药物或方药（麻黄、桂枝、小青龙汤、葛根汤等）对变态反应具有抑制作用，可缓解和治疗过敏性疾病。

细目二　常用药物

麻　黄

要点一　功效

发汗解表，宣肺平喘，利尿消肿。

要点二　主要有效成分

主要成分为生物碱和挥发油，生物碱中以 L-麻黄碱、D-伪麻黄碱为主。

要点三　药理作用

1. 发汗

麻黄水煎剂、挥发油、麻黄碱等均有发汗作用。人体处于温热环境时，麻黄碱促进汗腺分泌的作用更加显著，配伍桂枝后此作用明显增强，麻黄发汗作用机制可能与以下环节有关：由于其阻碍汗腺导管对钠离子的重吸收，呈现汗液分泌增加；兴奋汗腺α受体，使汗腺分泌增加；通过兴奋中枢神经系统有关部位而产生效应。

2. 平喘

麻黄碱、伪麻黄碱、麻黄挥发油是其平喘的有效成分，麻黄碱平喘作用特点为：其化学性质稳定，口服有效；起效较慢，作用温和，作用维持时间持久。麻黄平喘作用机制主要通过以下环节：

（1）可直接兴奋支气管平滑肌的β受体，使平滑肌松弛。

（2）尚可直接兴奋支气管黏膜血管平滑肌的α受体，使血管收缩，降低血管壁通透性，减轻支气管黏膜水肿。

（3）促进肾上腺素能神经末梢和肾上腺髓质嗜铬细胞释放递质而间接发挥拟肾上腺素作用。

（4）阻止过敏介质释放。麻黄水提取物和乙醇提取物能抑制过敏介质的释放。

3. 利尿

麻黄的多种成分均具有利尿作用，以 D-伪麻黄碱作用最显著。麻黄生物碱静脉注射给药利尿作用明显，而口服用药作用较弱，其利尿作用机制可能是通过扩张肾血管增加肾血流量，使肾小球滤过率增加，或影响肾小管重吸收功能，阻碍肾小管对钠离子的重吸收。

4. 解热、抗炎

麻黄挥发油对多种实验性发热模型动物有解热效果，对正常小鼠体温有降低作用。麻黄的多种成分、多种制剂（麻黄水提取物、醇提取物）均有抗炎作用。

5. 镇咳、祛痰

麻黄碱、麻黄水提取物可明显抑制二氧化硫和机械刺激所致的咳嗽反射，萜品烯醇是镇咳有效成分之一。麻黄挥发油灌胃具有一定的祛痰作用。

6. 兴奋中枢神经系统

治疗剂量麻黄碱即能兴奋大脑皮层和皮层下中枢，引起精神兴奋、失眠等症状。

7. 强心、升高血压

麻黄碱能直接和间接兴奋肾上腺素能神经受体，对心脏具有正性肌力、正性频率作用；能收缩血管，使血压升高。其升压作用特点为作用缓慢、温和、持久，反复应用易产生快速耐受性。

要点四　现代应用

1. 感冒。
2. 支气管哮喘。
3. 低血压状态。
4. 鼻塞。

要点五　不良反应

人服用过量麻黄碱（治疗量的 5~10 倍）可引起中毒，出现头晕、耳鸣、烦躁不安、心悸、血压升高、瞳孔散大、排尿困难等，甚至心肌梗死或死亡。心脏病、精神病患者、孕妇应避免使用麻黄碱；麻黄碱不得与咖啡因配伍使用。

柴　胡

要点一　功效

疏散退热，舒肝解郁，升阳透疹。

要点二　主要有效成分

主要含柴胡皂苷、甾醇、挥发油和多糖等。

要点三　药理作用

1. 解热

柴胡煎剂、柴胡注射液、柴胡醇浸膏、挥发油及粗皂苷等对多种实验性发热动物模型，均有明显的解热作用。解热主要成分为柴胡皂苷、皂苷元 A 和挥发油。柴胡皂苷与挥发油的解热作用相比较，后者具有用量少、作用强及毒性小的特点。柴胡总挥发油中的丁香酚、己酸、γ-十一酸内酯和对-甲氧基苯二酮是其解热的主要成分。柴胡挥发油可能作用于下丘脑体温调节中枢，抑制该部位 cAMP 的产生或释放，从而抑制体温调定点的上移，使体温下降。

2. 抗病原微生物

柴胡注射液对单纯疱疹病毒性角膜炎有效，对流行性出血热病毒有一定作用。柴胡水提取物可显著降低实验性病毒性肺炎小鼠的肺指数和死亡率。

3. 抗炎

柴胡粗皂苷、柴胡皂苷、柴胡挥发油均有抗炎作用。柴胡皂苷对正常或去肾上腺大鼠由多种致炎剂引起的炎症反应均有抑制作用，并且口服或注射给药均有效。其抗炎作用涉及多个环节：降低毛细血管通透性；抑制白细胞游走；抑制肉芽组织增生。柴胡抗炎机制比较复杂，柴胡皂苷能兴奋下丘脑-垂体-肾上腺皮质内分泌轴，促进垂体分泌ACTH，增强糖皮质激素的抗炎作用。此外，可能还有直接抑制致炎物质释放的作用。

4. 促进免疫功能

柴胡多糖、柴胡热水提取物（高分子组分）等能促进机体免疫功能。

5. 镇静、镇痛、镇咳

柴胡煎剂、总皂苷、柴胡皂苷元对中枢神经系统具有明显抑制作用，可使动物的自发活动减少，延长巴比妥类药物的睡眠时间，拮抗中枢兴奋剂（苯丙胺、咖啡因等）的作用。正常人服用柴胡粗制剂后也可出现嗜睡等中枢抑制现象。

柴胡煎剂、柴胡皂苷对多种实验性疼痛模型动物呈现镇痛作用。柴胡皂苷可提高实验动物的痛阈值，并且该作用可部分被纳洛酮所拮抗。

柴胡、柴胡粗皂苷、柴胡皂苷元有较好的镇咳作用。柴胡总皂苷的镇咳强度略低于可待因。柴胡皂苷元注射给药，镇咳效果良好。

6. 保肝、利胆、降血脂

柴胡、柴胡皂苷、柴胡醇、α-菠菜甾醇具有保肝作用，对多种原因引起的动物实验性肝损伤有一定的防治作用。柴胡保肝机制可能在于：柴胡皂苷对生物膜（如线粒体膜）有直接保护作用；柴胡皂苷促进脑垂体分泌ACTH，进而升高血浆皮质醇；拮抗外源性甾体激素对肾上腺的萎缩作用，提高机体对非特异性刺激的抵抗能力；促进肝细胞DNA合成，抑制细胞外基质的合成。

柴胡水浸剂和煎剂具有明显的利胆作用，可使实验动物的胆汁排出量增加，降低胆汁中胆酸、胆色素和胆固醇的含量。醋炙柴胡的利胆作用最强。

柴胡影响脂质代谢的主要成分为柴胡皂苷、皂苷元a和b、柴胡醇、α-菠菜甾醇。柴胡皂苷可使实验性高脂血症动物的胆固醇、甘油三酯和磷脂水平降低，其中降低甘油三酯的作用最为明显；还可加速^{14}C—胆固醇及其代谢产物从粪便排泄。柴胡醇、α-菠菜甾醇可降低高胆固醇血症动物的胆固醇水平。柴胡对正常动物的血脂水平无明显影响。

要点四　现代应用

1. 发热。
2. 病毒性肝炎。
3. 咳嗽。
4. 高脂血症。

5. 流行性腮腺炎。

要点五 不良反应

柴胡毒性较小。柴胡煎剂、柴胡皂苷有溶血作用，口服时此效应不甚明显。柴胡注射液注射给药可能引起过敏反应，严重者可发生过敏性休克，应给予充分注意。

桂 枝

要点一 功效

发汗解肌，温通经脉。

要点二 主要有效成分

有效成分为挥发油（桂皮油），油中主要成分为桂皮醛。

要点三 药理作用

1. 扩张血管促发汗

桂枝能扩张血管，增加和调节血液循环，促使血液流向体表，从而有利于发汗和散热，与麻黄伍用，则发汗力增强。

2. 解热、镇痛

桂枝煎剂对实验性发热家兔具有解热作用。其作用可能在于扩张皮肤血管，使机体散热增加以及促进发汗的结果。桂枝煎剂及桂枝水提取物加总挥发油给小鼠灌服，能提高动物痛阈值。

3. 抗炎、抗过敏

桂枝煎剂、挥发油对多种致炎物质所致的急性炎症具有抑制作用，可明显降低血管通透性。挥发油尚能抑制小鼠棉球肉芽肿。

4. 抗病原微生物

体外实验显示，桂枝醇提取物对金黄色葡萄球菌、大肠杆菌、肺炎球菌、炭疽杆菌、霍乱弧菌等有抑制作用；桂皮油、桂皮醛对结核杆菌、变形杆菌有抑制作用，并对亚甲型流感病毒京科68-1株和孤儿病毒（$ECHO_{11}$）均有抑制效果。

要点四 现代应用

1. 预防流行性感冒。
2. 风湿性关节炎。
3. 低血压症。

葛 根

要点一 功效

升阳解肌，透疹止泻，除烦止渴。

要点二　主要有效成分

主要为黄酮类化合物，有大豆苷、大豆苷元、葛根素等。

要点三　药理作用

1. 解热

葛根所含黄酮类物质是其解热作用的成分。葛根煎剂、葛根乙醇浸膏、葛根素等对实验性发热模型动物均有解热作用，葛根素作用较突出。葛根解热机制可能与以下环节有关：葛根使皮肤血管扩张，促进血液循环而增加散热。葛根素通过阻断中枢有关部位的β受体而使 cAMP 生成减少产生解热效应。

2. 降血糖

葛根煎剂有轻度降低血糖的作用，葛根素是葛根降糖有效成分。此外葛根素对大鼠晶体醛糖还原酶有抑制作用，对防治糖尿病并发症有积极意义。

3. 抗心肌缺血

葛根的多种制剂均能对抗垂体后叶素引发的动物心肌缺血。葛根总黄酮、葛根素是影响心脏功能的成分。研究认为葛根素是一种β受体阻断剂，对缺血心肌及缺血再灌注心肌有保护作用，可减少心肌乳酸生成，降低耗氧量和肌酸激酶释放量，保护心肌超微结构，改善微循环障碍，减少 TXA_2 生成。

4. 抗心律失常

葛根乙醇提取物、黄豆苷元灌胃后能明显对抗氯化钡、乌头碱所致大鼠心律失常，预防氯化钙所致大鼠室颤，降低氯仿所致小鼠室颤发生率，缩短大鼠结扎冠脉后室颤发作时间。葛根素灌胃及静脉注射能明显对抗乌头碱、氯化钡所致心律失常，此外静脉注射能显著对抗氯仿－肾上腺素诱发的兔心律失常，提高哇巴因所致豚鼠室性早搏、室性心动过速、室颤阈值。

5. 扩血管、降血压

葛根总黄酮、葛根素静脉注射后，对外周血管具有一定的扩张作用，可使麻醉犬脑血管阻力下降，脑血流量增加，脑循环改善。葛根素静脉注射对去甲肾上腺素引起的微循环障碍具有对抗作用，可增加血管运动的振幅，加快血流速度。葛根、葛根素尚可改善视网膜微循环。葛根能减弱乙酰甲胆碱所致的脑内动脉扩张和去甲肾上腺素所致的脑内动脉收缩，使处于异常状态的脑血管功能恢复至正常水平。葛根素、大豆苷元能降低血浆肾素及血管紧张素水平，葛根素尚可减少血浆儿茶酚胺含量。葛根水煎剂、醇浸膏、葛根总黄酮、葛根素、大豆苷元对高血压模型动物均有一定的降压效果。

要点四　现代应用

1. 偏头痛。
2. 突发性耳聋。
3. 冠心病、心绞痛。

4. 高血压病。
5. 感冒、头痛、发热。
6. 麻疹初起、疹出不畅。

要点五 不良反应

临床少数患者口服葛根片后有头胀感，减量后可消失。个别病人静脉滴注葛根素后出现皮疹、皮肤瘙痒症状，对症处理即可。

细 辛

要点一 功效

祛风散寒，行水开窍。

要点二 主要有效成分

其成分主要含挥发油，细辛的辛味成分主要是异丁基十二烷四酰胺。

要点三 药理作用

1. 解热

细辛挥发油对多种原因引起的家兔实验性发热及人工发热大鼠有明显的解热效应。

2. 镇静、镇痛

细辛挥发油可使小鼠、豚鼠自主活动减少，行走稍有不稳，呼吸轻度减慢。随剂量加大，中枢抑制加强，最后可因呼吸停止而死亡。细辛挥发油与阈下催眠剂量的戊巴比妥钠和水合氯醛均有协同催眠作用。细辛挥发油对动物物理性或化学性疼痛反应均有显著对抗作用。

3. 抗炎

细辛挥发油有明显的抗炎作用，可抑制炎症发生过程的渗出、白细胞游走及肉芽组织增生。对正常及切除肾上腺大鼠均有抗炎效应。

4. 抗变态反应

细辛水及乙醇提取物均使速发型变态反应中过敏介质释放量减少。细辛乳剂给小鼠灌胃，可使胸腺萎缩，脾脏指数降低，T 细胞数和溶血空斑数减少。细辛煎剂灌服可明显降低豚鼠 α-醋酸萘酯酶（ANAE）阳性 T 细胞的百分率。该作用与影响淋巴细胞亚群的分布有关。

5. 对呼吸系统作用

细辛挥发油、甲基丁香酚、细辛醚均可松弛支气管平滑肌而产生平喘作用。细辛挥发油可对抗组胺、乙酰胆碱引起的支气管痉挛。细辛醚有一定的祛痰作用。细辛醇浸剂能使离体肺灌流量先有短暂降低，而后持续增加。

要点四 现代应用

1. 头痛。

2. 慢性支气管炎。
3. 心绞痛。
4. 缓慢型心律失常。
5. 局部麻醉。

要点五　不良反应

细辛挥发油所含黄樟醚毒性较大，将其掺入饲料中，两年后28％大鼠出现肝癌。细辛少量长时间喂饲猫及家畜，可引起动物肝肾脂肪性变。细辛每日用量超过20克时，可有口唇、舌尖和趾指发麻感，停药后可以恢复。细辛对肾脏有一定毒性，肾功能不全者应慎用。

（孙建宁）

第三单元　清热药

细目一　基本知识

要点　清热药的主要药理作用

凡以清解里热为主要功效的药物，称清热药。
清热药的主要药理作用如下：

1. 抗病原微生物

清热药对多种细菌、病毒、真菌、螺旋体、原虫等有不同程度的抑制作用。特点是抗菌谱较广，不易产生耐药。目前已知的抗菌有效成分有小檗碱（黄连、黄柏）、黄芩素（黄芩）、绿原酸、异绿原酸（金银花）、秦皮乙素（秦皮）、苦参碱（苦参、山豆根）、连翘酯苷（连翘）、色胺酮（板蓝根、青黛）、癸酰乙醛（鱼腥草）等。

2. 抗毒素

许多清热药具有抗细菌内毒素作用，提高机体对内毒素的耐受能力。其拮抗方式主要有直接作用和间接作用两种。直接作用表现为降解内毒素，拮抗外毒素，间接作用表现为降低细菌毒力。

3. 抗炎

大多数清热药具有抑制急性炎症反应作用。如大青叶、板蓝根、银花等对多种实验性炎症均有一定的抑制作用。

4. 解热

多数清热药有明显的解热作用。对多种实验性发热模型均有解热作用。栀子醇提物和青蒿水提物还能使动物的正常体温降低，产生降温作用。

5. 对免疫功能的影响

清热药对免疫功能的影响较为复杂。一方面，多数清热药能提高机体的免疫功能，增强机体的抗病能力。另一方面，某些清热药又可抑制异常的免疫反应，如黄芩、黄连、穿心莲等能对抗过敏反应，产生免疫抑制作用。

6. 抗肿瘤

清热药对恶性肿瘤具有一定治疗效果。

细目二　常用药物

黄　芩

要点一　功效

清热燥湿，泻火解毒，止血安胎。

要点二　主要有效成分

有效成分主要是黄酮类化合物。主要化学成分为黄酮类，包括黄芩苷、黄芩素（黄芩苷元）、汉黄芩苷、汉黄芩素等。

要点三　药理作用

1. 抗菌、抗病毒

黄芩抗菌、抗病毒范围较广，体外对多种革兰阳性菌、革兰阴性菌有抑制作用；另外对多种致病性皮肤真菌亦有一定的抑制作用。抗菌有效成分是黄芩素和汉黄芩苷元。黄芩有抗病毒的作用，对流感病毒及乙型肝炎病毒有抑制作用。

2. 抗炎

黄芩对急、慢性炎症反应均有抑制作用。黄芩抗炎作用与其抑制组胺释放及抗花生四烯酸代谢有关，黄芩新素Ⅱ、汉黄芩素、汉黄芩苷、黄芩素等均能抑制大鼠腹膜肥大细胞释放组胺（HA）。黄芩素、黄芩苷等通过多种环节影响花生四烯酸代谢，不同程度地抑制前列腺素E（PGE）和白细胞三烯（LT）的生成，从而减轻炎性介质扩张血管、增加血管壁通透性及白细胞的趋化作用。

3. 对免疫功能的影响

黄芩对免疫功能有不同的影响，一方面具有抗免疫反应作用，尤其对Ⅰ型变态反应（过敏反应）作用显著。黄芩免疫抑制作用的环节包括：

（1）稳定肥大细胞膜，减少炎性介质释放。

（2）影响花生四烯酸代谢，抑制炎性介质的生成。

另一方面黄芩也具有提高机体免疫功能作用。黄芩苷锌络合物能明显提高小鼠腹腔巨噬细胞吞噬百分率和吞噬指数，并使血清溶菌酶含量及红细胞补体 C_3bR 酵母花环形成百分率也明显提高。黄芩苷及黄芩苷元均能抑制免疫缺陷病毒（HIV-1）及免疫缺陷病毒逆转录酶（HIV-1 RT）的活性，黄芩苷元作用强于黄芩苷。

4. 解热
黄芩苷腹腔或静脉注射对发热大鼠也有明显的解热作用，并呈一定的量-效关系。

5. 保肝、利胆
黄芩及黄芩提取物等对多种实验性肝损伤模型有保护作用。黄芩的保肝作用可能与抗氧自由基损伤有关。黄芩及其有效成分黄芩素等可促进实验动物胆汁分泌，显示利胆作用。

6. 镇静
黄芩有中枢抑制作用，能减少小鼠自发活动，协同阈下催眠量的戊巴比妥钠催眠作用。

7. 对血液系统影响
黄芩有止血功效，黄芩素、千层纸素、黄芩新素Ⅱ等能不同程度地抑制胶原、ADP、花生四烯酸诱导的血小板聚集，抑制凝血酶诱导的纤维蛋白原转化为纤维蛋白，产生抗凝血作用。

8. 降血脂、抗动脉粥样硬化
汉黄芩素，黄芩新素Ⅱ对实验性高脂血症大鼠，可升高血清高密度脂蛋白胆固醇（HDL-C）水平，黄芩新素Ⅱ还能降低血清总胆固醇（TC）水平，黄芩素、黄芩苷能降低血清甘油三酯（TG）含量。

9. 抗氧化
黄芩苷、黄芩素、汉黄芩素、汉黄芩苷等对过氧化脂质（LPO）的生成均有显著的抑制作用。黄芩苷锌和黄芩苷铜对超氧自由基有明显的清除作用。

要点四　现代应用

1. 上呼吸道感染。
2. 急性菌痢。
3. 病毒性肝炎。

要点五　不良反应

黄芩水煎剂口服不良反应较少，黄芩苷注射可引起少数人胃部不适或腹泻。

黄　连

要点一　功效

清热燥湿，泻火解毒。

要点二　主要有效成分

黄连根茎含有多种生物碱，其中以小檗碱含量最高。

要点三　药理作用

1. 抗病原体

黄连及小檗碱具有广谱抗菌作用，对多种细菌、结核杆菌及真菌等有抑制或杀灭作用。小檗碱对多种流感病毒及新城鸡瘟病毒均有抑制作用。黄连低浓度抑菌，高浓度杀菌，抗菌作用环节可能是：

（1）破坏细菌结构。

（2）抑制细菌糖代谢，黄连能抑制酵母菌及细菌糖代谢的中间环节丙酮酸的氧化脱羧过程。

（3）抑制核酸、蛋白质合成。

2. 抗细菌毒素、抗腹泻

黄连和小檗碱能对抗多种病原微生物的毒素，提高机体对细菌内毒素的耐受能力。黄连及小檗碱能对抗大肠杆菌引起的腹泻，小檗碱能对抗霍乱毒素引起的腹泻，并减轻小肠绒毛的水肿、分泌亢进等炎症反应，降低死亡率。此外小檗碱对非感染性腹泻也有对抗作用。

3. 抗炎、解热

小檗碱对急、慢性炎症均有抑制作用。小檗碱抗炎作用与其抑制炎症过程的某些环节有关，如黄连和小檗碱在体内外均能增强白细胞的吞噬功能，小檗碱可明显降低炎症组织中前列腺素 E_2（PGE_2）的含量以及中性粒细胞中磷脂酶 A_2（PLA_2）的活性，减少炎性介质的生成。黄连可通过抑制中枢发热介质的生成或释放产生解热作用，如解热黄连注射液对实验性发热有明显的解热作用，并能降低脑脊液中 cAMP 含量。

4. 镇静催眠

黄连具有中枢抑制作用。小檗碱可使小鼠自发活动减少，协同戊巴比妥钠的催眠作用。小檗碱、黄连碱均为季铵类的生物碱，不易透过血脑屏障而中枢抑制作用较弱，叔胺类生物碱，如四氢小檗碱、四氢黄连碱因易透过血脑屏障而使中枢抑制作用增强。

5. 降血糖

黄连煎剂和小檗碱灌服能使正常或高血糖动物的血糖降低，并且有一定量效关系。小檗碱的降血糖作用是通过抑制糖原异生和/或促进葡萄糖酵解作用产生的。

6. 抗溃疡

黄连及小檗碱具有抗实验性胃溃疡作用。作用机制与其抗幽门螺杆菌和抑制胃酸分泌有关。

7. 抗肿瘤

黄连及黄连复方对裸鼠鼻咽肿瘤移植瘤有明显治疗作用。小檗碱体外对艾氏腹水癌及淋巴瘤 NK/LY 细胞有一定抑制作用。黄连杀伤鼻咽癌细胞的作用主要表现为细胞毒作用，而盐酸小檗碱抗胃癌的作用与促进癌细胞分化有关。小檗碱还能通过抑制癌细胞呼吸，阻碍癌细胞嘌呤和核酸的合成，干扰癌细胞代谢等途径产生抗癌作用。

8. 对心血管系统的影响

（1）正性肌力作用：小檗碱在一定剂量范围内，对动物离体心脏及整体心脏均显示出正性肌力作用。其正性肌力作用的机理与增加心肌细胞内 Ca^{2+} 浓度有关。

（2）负性频率作用：小檗碱静脉注射，使清醒大鼠心率先加快而后缓慢持久地减慢。对肾上腺素引起的心率加快有非竞争性拮抗作用。

（3）抗心律失常：小檗碱具有显著的抗心律失常作用，对多种原因诱发的实验性心律失常有对抗作用。其抗心律失常的机制可能与降低心肌自律性、延长动作电位时程及有效不应期，消除折返冲动有关。小檗碱能选择性地对抗哇巴因诱发的动物室性心律失常，提示其抗心律失常作用可能与抑制心肌 Na^+ 内流作用有关。大剂量小檗碱可显示 Ca^{2+} 通道阻滞作用。

（4）降压：小檗碱有明显的降压作用，对麻醉及清醒动物都有显著的降压作用，降压同时伴后负荷和心率下降，而左室心肌收缩力加强，其降压主要是通过竞争性阻断 α-肾上腺素受体、减慢心率及降低外周血管阻力所致。

（5）抗心肌缺血：小檗碱对缺血性心肌具有保护作用，能显著缩小大鼠冠脉结扎后的心肌梗死范围，抑制血清游离脂肪酸的增高，降低梗死后病理性 Q 波的发生率。

9. 抗脑缺血

小檗碱能扩张麻醉小鼠脑膜血管，增加局部血流量。对缺血再灌引起的脑组织损伤有明显的保护作用，小檗碱抗脑缺血作用与抗氧自由基作用及抑制神经细胞内游离钙浓度（$[Ca^{2+}]_i$）的异常升高有关。

10. 抗血小板聚集

小檗碱对多种诱导剂如 ADP、花生四烯酸、胶原 II 及钙离子载体诱发的血小板聚集和 ATP 释放均有不同程度的抑制作用。小檗碱抗血小板聚集作用与升高血小板内 cAMP 水平及 Ca^{2+} 拮抗作用有关。

要点四 现代应用

1. 感染性疾病。
2. 心脑血管性疾病。
3. 糖尿病。
4. 烧伤。
5. 胃及十二指肠溃疡、萎缩性胃炎。

要点五 不良反应

小檗碱口服治疗心律失常，14% 患者可出现上腹部不适、便秘或腹泻等胃肠道症状，肝功能、血常规及尿常规均无异常改变。口服小檗碱片或肌内注射小檗碱偶可引起过敏性反应，出现药疹、皮炎、血小板减少症，曾报道肌肉注射出现过敏性休克。

金银花

要点一 功效

清热解毒，疏风散热。

要点二　主要有效成分

主要化学成分为绿原酸类化合物，即绿原酸和异绿原酸。另外还含有黄酮类化合物。

要点三　药理作用

1. 抗病原微生物

金银花体外抗菌范围广，金银花于体内也有抗菌作用，能降低绿脓杆菌感染小鼠死亡率，减轻大肠杆菌引起的实验性腹膜炎。金银花与连翘、青霉素等合用，抗菌作用互补或增强。绿原酸和异绿原酸是金银花重要的抗菌成分。金银花水提物体内外均有明显的抗病毒活性。

2. 抗内毒素

金银花可减少内毒素引起的小鼠死亡数，对内毒素引起的发热有解热作用。

3. 抗炎、解热

金银花既能抑制炎症的渗出，又能抑制炎性增生。金银花及其复方制剂银翘散、银黄注射液等具有一定解热作用，对实验性动物发热模型有明显的退热作用。

4. 增强免疫

金银花能提高机体的非特异性免疫功能。

要点四　现代应用

1. 急性上呼吸道感染。
2. 小儿肺炎。
3. 急性扁桃体炎。

要点五　不良反应

金银花不良反应较少，但有报道金银花注射液可引起过敏性休克，银黄注射液也可引起过敏反应，因此使用含金银花的注射剂应注意过敏反应。

大青叶（板蓝根）

要点一　功效

清热解毒，凉血消斑。

要点二　主要有效成分

大青叶的主要化学成分有菘蓝苷（大青素B）、靛蓝、靛玉红、色胺酮，以及挥发油等。板蓝根主要化学成分为靛蓝、靛玉红。

要点三　药理作用

1. 抗病原微生物

大青叶、板蓝根煎剂的体外抗菌范围广，靛蓝、靛玉红可能是其抗病原微生物的有效成分。大青叶、板蓝根抗病毒作用比较显著，对乙型脑炎病毒、腮腺炎病毒、流感病毒、乙型肝炎表面抗原均有抑制作用。

2. 提高机体免疫功能

板蓝根多糖能明显增加正常小鼠脾重，提高白细胞总数及淋巴细胞数，提高网状内皮系统的吞噬能力，对抗氢化可的松的免疫抑制作用，能显著增强免疫抑制小鼠的迟发型过敏反应，促进外周淋巴细胞转化及抗体形成。

3. 保肝

大青叶与板蓝根具有显著的保肝作用，靛蓝混悬液对四氯化碳引起的动物肝损伤有明显保护作用，对乙型肝炎病毒表面抗原 HBsAg、HBeAg 及乙型肝炎病毒 DNA（HBV－DNA）转阴和滴度下降有一定作用。

要点四　现代应用

1. 上呼吸道感染。
2. 扁桃体炎、咽炎。
3. 急性传染性肝炎。
4. 流行性乙型脑炎及流行性脑脊髓膜炎。
5. 带状疱疹、单纯疱疹、疱疹性口腔炎等病毒感染性疾病。

要点五　不良反应

大青叶与板蓝根口服不良反应较少，偶有胃肠道反应。板蓝根注射液可引起过敏反应，常见为皮肤过敏反应。

青　蒿

要点一　功效

清热解毒，除蒸，截疟。

要点二　主要有效成分

主要含倍半萜类的青蒿素、青蒿甲、乙、丙、丁、戊素、青蒿酸、青蒿酸甲酯、青蒿醇。

要点三　药理作用

1. 抗病原体

（1）抗疟原虫：青蒿素是青蒿的抗疟有效成分，具有高效、速效、低毒等特点。青蒿素的衍生物蒿甲醚、青蒿酯钠也具有良好抗疟作用。体内试验证明，青蒿素对疟原虫红细胞内期有直接杀灭作用，但对红细胞前期和外期无影响。其抗疟机理主要是影响疟原虫的膜结构，首先是抑制疟原虫表膜、胞膜、线粒体膜，其次是核膜、内质网膜；并对核内染色物质有一定的影响。其作用方式主要是影响了表膜－线粒体的功能，阻断以宿主红细胞浆为营养供给。青蒿素分子结构中所独有的过氧基是产生抗疟作用的必要基团。

（2）抗菌、抗病毒：青蒿醇提物、醚提物、青蒿酯钠对金黄色葡萄球菌的抑制作用最强，对痢疾杆菌、大肠杆菌等亦有一定的抑制作用；青蒿挥发油对多种皮肤癣菌有抑杀作用。青蒿素对流行性出血热病毒、流感病毒有抑制作用。

2. 抗炎

青蒿水提物对大、小鼠蛋清性、酵母性关节肿胀和二甲苯所致小鼠耳壳肿胀有明显的抑制作用。莨菪亭是其抗炎成分之一。

3. 解热、镇痛

青蒿有明显的解热作用，以花前期采的青蒿解热作用强，使实验性发热动物的体温下降。对化学刺激法和热刺激法引起的疼痛反应，青蒿水提物有明显的抑制作用。

4. 对免疫功能的影响

青蒿素对皮质激素所致免疫功能低下的动物，青蒿素可使降低的淋巴细胞转化率增高，又可使升高的血浆 cAMP 降低；在高疟原虫血症时，又可使低下的血浆 cAMP 升高。青蒿琥酯可促进 Ts 细胞增殖，抑制 Th 细胞产生，阻止白细胞介素和各类炎症介质的释放，从而起到免疫调节作用。

5. 抗癌

青蒿琥酯对小鼠肝癌、肉瘤 S_{180} 有抑制作用，青蒿酸和青蒿 B 衍生物对小鼠白血病细胞、人肝癌细胞 SMMC-7721 有明显的杀伤作用，对人胃癌细胞 SGC-7901 克隆形成有非常明显的抑制作用。

要点四 现代应用

1. 疟疾。
2. 高热。
3. 皮肤真菌病和神经性皮炎。

要点五 不良反应

青蒿毒性低，其浸膏片口服少数病人可出现恶心、呕吐、腹痛、腹泻等消化道症状。青蒿注射液偶可引起过敏反应。青蒿琥酯能诱发孕鼠骨髓细胞微核，抑制骨髓造血，而且能通过胎盘屏障损伤胎肝有核细胞。青蒿酯钠还有明显的胚胎毒作用。

栀 子

要点一 功效

泻火除烦，清热利尿，凉血解毒。

要点二 主要有效成分

有效成分为苷类，如栀子苷，去羟栀子苷（京尼平苷）及其水解产物京尼平等。

要点三　药理作用

1. 抗炎

栀子醇提物、水提物、乙酸乙酯部分和京尼平苷均有一定的抗炎作用。

2. 镇静、镇痛

栀子有镇静作用,熊果酸是其镇静作用有效成分之一。栀子醇提物及京尼平苷有镇痛作用,明显抑制醋酸诱发的小鼠扭体反应。

3. 降温和解热

栀子醇提物能使正常大、小鼠体温下降,作用持久,熊果酸是降温有效成分之一。

4. 利胆、保肝

栀子水煎剂口服能使小鼠胆囊收缩;栀子浸出液能抑制结扎胆管家兔血中胆红素含量;栀子醇提物和栀子苷、栀子素均可促进胆汁分泌。栀子具有显著保肝作用,对四氯化碳所致小鼠急性肝损伤、半乳糖胺引起的大鼠暴发性肝炎、异硫氰酸、α-萘酯所致肝组织灶性坏死、胆管周围炎和片状坏死均有明显保护作用,以生品作用为强,炒炭无效。

5. 促进胰腺分泌

栀子及其提取物能促进大鼠胰腺分泌,降低胰酶活性,能使胰腺细胞膜结构、功能趋于正常。促进胰腺分泌以京尼平作用最强,降低胰酶活性以京尼平苷作用最显著。

要点四　现代应用

1. 急性黄疸型肝炎。
2. 扭挫伤。
3. 急性卡他性结膜炎。

要点五　不良反应

大剂量栀子及其有效成分对肝脏有一定毒性作用。山栀乙醇提取物 4g/kg 或京尼平苷 250mg/kg 给大鼠灌胃,每日 1 次,共 4 日,肝微粒体酶 P450 含量以及对硝基苯甲醚脱甲基酶活性明显下降,给药组大鼠肝脏呈灰绿色。

鱼腥草

要点一　功效

清热解毒,消痈排脓,利尿通淋。

要点二　主要有效成分

主要化学成分为挥发油和黄酮。主要化学成分为挥发油和黄酮。挥发油成分含癸酰乙醛(鱼腥草素)及月桂醛等,鱼腥草的特殊气味与癸酰乙醛有关。癸酰乙醛性质不稳定,易聚合,人工合成了其亚硫酸氢钠加成物,即合成鱼腥草素。

要点三 药理作用

1. 抗病原微生物

鱼腥草具有广谱抗菌作用。鱼腥草素是鱼腥草中具有抗菌活性的主要成分。

2. 抗炎

鱼腥草素是鱼腥草抗炎有效成分之一,能抑制巴豆油和二甲苯引起的小鼠耳肿胀及皮肤毛细血管通透性增加,以及醋酸引起的小鼠腹腔毛细血管通透性增加。

3. 对免疫功能的影响

鱼腥草水煎剂于体外能增强人外周血中性粒细胞吞噬金黄色葡萄球菌的能力,增加大鼠肺巨噬细胞的吞噬率,以及外周血 ANAE 阳性淋巴细胞百分率。鱼腥草又具有抗过敏作用。

要点四 现代应用

1. 急性呼吸道感染。
2. 妇科炎症及不孕症。
3. 外科术后感染、皮肤病、细菌性痢疾。

要点五 不良反应

鱼腥草口服毒性较小,有刺激性,肌内注射可引起疼痛,阴道给药可引起黏膜充血。曾有报道,鱼腥草注射液可引起过敏性紫癜、剥脱性皮炎,甚至过敏性休克,使用时应注意。

苦 参

要点一 功效

清热燥湿,杀虫,利尿。

要点二 主要有效成分

主要成分为生物碱和黄酮类。目前认为具有药理活性的 5 种主要生物碱是苦参碱、氧化苦参碱、槐果碱、槐胺碱及槐定碱。

要点三 药理作用

1. 抗病原体

苦参及苦参总碱对柯萨奇 B_3 组病毒引起的细胞病变有抑制作用;醇浸膏能杀灭阴道滴虫。苦参及苦参总碱在体内可抑制病毒在心肌中的增殖。苦参水煎液能抑制多种皮肤真菌的生长。

2. 抗炎

苦参水煎液及苦参碱均有显著的抗炎作用。

3. 抗过敏

苦参有免疫抑制作用。苦参碱的免疫抑制作用较强,而槐果碱作用较弱。

4. 抗肿瘤

多种苦参生物碱对小鼠移植性肿瘤、鼠肉瘤 S_{180}、小鼠实体性宫颈癌(U_{14})有不同程度的抑制作用,显示有抗肿瘤作用。

5. 解热

苦参注射液或氧化苦参碱给家兔静脉注射,对四联菌苗引起的体温升高有明显的解热作用。给正常大鼠腹腔注射,可使体温显著降低,产生降温作用。

6. 抗心肌缺血

苦参水煎醇沉液、苦参总碱能减轻垂体后叶素引起的急性心肌缺血,抑制 ST 段下降和 T 波低平等心电图缺血性变化。苦参总碱能对抗垂体后叶素引起的犬和兔冠脉流量降低。

7. 抗心律失常

苦参碱对乌头碱、哇巴因、氯化钡、肾上腺素诱发的实验性心律失常模型有一定的对抗作用。苦参碱及氧化苦参碱的作用比槐定碱、槐胺碱及槐果碱大。

要点四　现代应用

1. 急慢性肠炎。
2. 滴虫性阴道炎。
3. 皮肤病。
4. 心律失常。
5. 肿瘤。
6. 肝病。

知　母

要点一　功效

清热泻火,生津润燥。

要点二　主要有效成分

根茎主含多种甾体皂苷。

要点三　药理作用

1. 解热

知母对大肠杆菌所致的家兔高热有明显的预防和治疗作用。

2. 抗炎

知母所含芒果苷有显著抗炎作用,对鹿角菜胶所致大鼠足跖水肿及棉球肉芽肿有显著抑制作用。

3. 对交感神经和β受体功能的影响

知母及其皂苷元降低阴虚病人血、脑、肾上腺中多巴胺、β-羟化酶活性，使 NA 合成和释放减少；抑制过快的β受体蛋白质合成，下调过多的β受体。知母及其皂苷元还能使阴虚模型动物脑、肾中β受体功能下降，减少血中 cAMP 含量，从而降低交感神经和β受体功能。此外，知母还能调节失调的β受体和 M 受体功能，使之恢复正常。

4. 降血糖

知母水提物和多糖对正常家兔有降血糖作用，对四氧嘧啶致糖尿病家兔、小鼠以及胰岛素抗血清致糖尿病鼠有更明显的降血糖作用。

5. 改善学习记忆

知母和知母皂苷元改善衰老早期小鼠学习记忆能力，也能促进老年大鼠学习记忆能力，但对东莨菪碱所致青年小鼠记忆障碍却无明显影响，对脑胆碱酯酶活力也无明显影响。

要点四 现代应用

1. 急性传染、感染性疾病。
2. 糖尿病。
3. 肺结核潮热或肺热咳嗽。

（孙建宁）

第四单元 泻下药

细目一 基本知识

要点一 泻下药的分类

凡能引起腹泻或滑润大肠、促进排便的药物，称为泻下药。根据本类药物作用程度不同，分为润下药、攻下药、峻下逐水药三类。

要点二 泻下药的主要药理作用

泻下药主要药理作用如下：

1. 泻下作用

根据药物的作用特点，分为刺激性泻药、容积性泻药及润滑性泻药。大黄、番泻叶、芦荟等药物的致泻成分均为结合型蒽苷，口服抵达大肠后在细菌酶的作用下水解为苷元，刺激大肠黏膜下神经丛，使肠管蠕动增加而排便。牵牛子中所含牵牛子苷，巴豆所含巴豆油以及芫花中芫花酯均能强烈刺激肠黏膜,产生剧烈的泻下作用。这些均为刺激性泻药。芒硝主要成分为硫酸钠,口服后在肠腔内不能吸收,发挥高渗作用,使肠腔保留大量水分,肠容积增大,刺激肠壁,促进肠蠕动而泻下,为容积性泻药。火麻仁、郁李仁等含有大量的脂肪油,使肠道润滑,粪便软化,同时脂肪油在碱性肠液中能分解产生脂肪酸,可对肠壁产生温和的刺激作用,而具有润肠通便作用。

2. 利尿作用

芫花、甘遂、牵牛子、商陆等均有较强的利尿作用。这些药临床应用时,有明显利尿消肿效果,大黄中所含蒽醌亦有轻度利尿作用,其机制与抑制肾小管上皮细胞 Na^+,K^+ - ATP 酶有关。

3. 抗病原体

大黄、芦荟中所含大黄酸、大黄素、芦荟大黄素,对多种致病菌、某些真菌、病毒及阿米巴原虫有抑制作用。商陆的煎剂,芫花的水、醇提取物以及番泻叶、巴豆等对肺炎球菌、流感杆菌、痢疾杆菌及某些皮肤真菌分别具有不同程度的抑制作用。

4. 抗炎作用

大黄和商陆均有明显的抗炎作用,能抑制炎症早期的水肿及后期的肉芽组织增生。商陆皂苷能兴奋垂体-肾上腺皮质系统,从而发挥抗炎作用。大黄的抗炎机制可能与抑制花生四烯酸代谢有关。

5. 抗肿瘤作用

大黄、芦荟、商陆、芫花、大戟均有抗肿瘤作用。大黄酸、大黄素及芦荟大黄素能抑制小鼠黑色素瘤、乳腺癌和艾氏腹水癌。芫花酯甲对小鼠白血病 P_{388}、商陆对小鼠肉瘤 S_{180} 均有抑制作用。

细目二 常用药物

大 黄

要点一 功效

泻热通肠,凉血解毒,逐瘀通经。

要点二 主要有效成分

大黄根、根茎主要含蒽醌衍生物。蒽醌类以两种形式存在,大部分与葡萄糖结合成蒽苷,其中的蒽醌苷和二蒽酮苷为大黄主要泻下成分。少部分为游离形式的苷元如大黄酸、大黄酚、大黄素、芦荟大黄素和大黄素甲醚。

要点三 药理作用

1. 泻下

大黄泻下作用确切,作用部位主要在大肠,口服后,6~8小时发生泻下作用,排出软泥状便。致泻的主要成分为结合型蒽苷，其中以番泻苷 A 作用最强。大黄泻下作用可能包括如下环节：

（1）大黄口服后，结合型蒽苷大部分未经小肠吸收而抵达大肠，在大肠被细菌酶（主要为 β 葡萄糖苷酶）水解生成苷元，苷元刺激肠黏膜及肠壁肌层内的神经丛，促进肠蠕动而发挥致泻作用。

（2）蒽酮具有胆碱样作用，可兴奋平滑肌上 M 胆碱受体，加快肠蠕动。

（3）大黄抑制肠平滑肌上 Na^+、K^+-ATP 酶，抑制 Na^+ 从肠腔转移至细胞内，使肠腔内渗透压升高，肠腔容积增大，机械性刺激肠壁，使肠蠕动加快。

（4）部分原型蒽苷自小肠吸收后，经过肝脏转化，还原成苷元，由血液或胆汁运至大肠而发挥泻下作用。

2. 保肝、利胆

大黄有保肝的作用，其作用环节包括：促进肝细胞 RNA 合成及肝细胞再生；刺激干扰素产生，抑制病毒的繁殖；促进肝脏血液循环，改善微循环等。大黄利胆作用表现在疏通肝内毛细胆管，改善胆小管内胆汁瘀积，促进胆囊收缩，松弛胆囊奥狄氏括约肌，促进胆汁分泌和胆红素排泄。

3. 保护胃黏膜、抗急性胰腺炎

大黄促进胃黏膜前列腺素生成，具有胃黏膜保护作用。大黄鞣质减少实验性胃溃疡大鼠胃液分泌量，降低胃液游离酸度；大黄素、芦荟大黄素、大黄酚、大黄酸等对幽门螺旋杆菌均有抑制作用。大黄在临床上治疗急性胰腺炎，疗效迅速可靠，其有效成分对多种胰酶胰蛋白酶、胰弹性蛋白酶、胰糜蛋白酶、胰激肽释放酶和胰淀粉酶活性有明显的抑制作用。

4. 改善肾功能

大黄素、大黄酸、芦荟大黄素有利尿作用，其作用与抑制肾髓质 Na^+、K^+-ATP 酶有关。大黄明显降低氮质血症和慢性肾功能衰竭病人血中非蛋白氮，延缓慢性肾衰的发展。大黄治疗氮质血症的机理可能是：

（1）大黄泻下作用使肠内氨基酸吸收减少。

（2）血中必需氨基酸增高使蛋白质合成增加。

（3）大黄抑制体蛋白分解从而减少 BUN 的来源。

（4）促进尿素和肌酐随尿液排泄。

（5）抑制肾代偿性肥大、缓解高代谢状态。

5. 对血液系统的作用

（1）止血：大黄能缩短出血时间，作用确切，见效快。所含 α-儿茶素，没食子酸为其有效成分。止血作用环节为：促进血小板的黏附和聚集功能，有利于血栓形成；使血小板数和纤维蛋白原含量增加，凝血时间缩短；降低抗凝血酶Ⅲ活性；收缩损伤局部血管，降低毛细血管通透性。

（2）改善血液流变性：大黄能改善血液流变性，使血液黏度及红细胞压积均降低。大黄抑制细胞膜 Na^+、K^+-ATP 酶活性，提高血浆渗透压、使组织内的水分向血管内转移，使血液稀释，从而降低血液黏度、改善微循环障碍。

(3) 降血脂：大黄可使高脂模型动物血清和肝脏总胆固醇、甘油三酯、低密度脂蛋白、极低密度脂蛋白及过氧化脂质明显降低，有效成分为蒽醌类、儿茶素等化合物。

要点四　现代应用

1. 便秘。
2. 急慢性肾功能衰竭。
3. 急性感染性疾病及菌痢肠炎、急性胰腺炎、急性胆囊炎、肠梗阻。
4. 各种出血性疾病。
5. 胃溃疡、高脂血症、病毒性肝炎、子宫内膜异位症、慢性前列腺炎。

要点五　不良反应

大鼠长期服用可出现肝脏毒性。大黄所含鞣质有收敛止泻作用，停药后可引起继发性便秘。另外，近期研究资料表明，长期服用大黄，引起肌间丛神经及肌间丛 Cajal 间质细胞变性，导致结肠肌电慢波频率减慢，引起所谓"泻剂结肠"（肠黏膜、平滑肌和肠内神经病变）。

芒　硝

要点一　功效

泻热通便，润燥软坚，清火消肿。

要点二　主要有效成分

主要成分为硫酸钠（$Na_2SO_4 \cdot 10H_2O$）。

要点三　药理作用

1. 泻下

芒硝主要成分为硫酸钠，口服后硫酸钠水解产生大量硫酸根离子，不易被肠壁吸收，使肠内渗透压升高，阻止肠腔内水分吸收，致肠容积扩大，肠腔扩张，刺激肠壁引起肠蠕动增加而致泻。同时硫酸钠本身对肠壁也有刺激作用。

2. 利胆

口服小剂量芒硝，可刺激小肠壶腹部，反射性地引起胆囊收缩，胆道括约肌松弛，故能促进胆汁排出。

3. 抗肿瘤

玄明粉可使致癌剂促癌和诱癌率明显下降。

4. 抗炎作用

硫酸钠外敷可加快淋巴循环，增强网状内皮细胞的吞噬功能，而具有抗炎作用。

要点四　现代应用

1. 便秘。

2. 急性乳腺炎。
3. 肛肠病。
4. 泌尿科病可作为利尿剂治疗无尿症和尿毒症。

要点五　不良反应

口服芒硝时，浓度过高，可引起幽门痉挛，产生胃不适感，影响胃排空。芒硝含钠离子多，故水肿患者慎用。孕妇忌用。

番泻叶

要点一　功效

泻热行滞，通便，利水。

要点二　主要有效成分

含蒽醌衍生物及二蒽酮类衍生物，主要成分为番泻苷A、B、C、D、E、F，并含大黄酸、大黄酚、大黄素、芦荟大黄素等。

要点三　药理作用

1. 泻下

本品含蒽醌衍生物，主要有效成分为番泻苷A、B，作用机制同大黄。

2. 止血

番泻叶可使血小板及纤维蛋白原增多，缩短凝血时间、血浆复钙时间、凝血活酶时间及血块收缩时间，有助于止血。

要点四　现代应用

1. 便秘。
2. 急性机械性肠梗阻。
3. 急性胰腺炎。
4. 上消化道出血。

要点五　不良反应

少数病人服用大剂量后可出现腹痛，但排便后自行缓解。本品可刺激盆神经，并使盆腔器官充血，故月经期及妊娠妇女慎用或忌用。

芫花

要点一　功效

泻下逐水。

要点二　主要有效成分

主要含黄酮类芫花素和二萜原酸酯类芫花酯等化合物，另含12-苯甲酰瑞香素为抗白血病活性成分。

要点三 药理作用

1. 对胃肠道的影响

生芫花与醋芫花醇浸剂能轻度致泻,生芫花与醋芫花的水煎剂、水浸剂、醇浸剂均可兴奋兔离体回肠,使肠蠕动增加,张力增高,但加大剂量则呈抑制作用。

2. 心血管系统作用

芫花叶提取液给予麻醉猫静脉注射可产生短暂而明显的降压作用,芫花总黄酮静脉注射对乌头碱引起的大鼠心律失常有对抗作用,对氯化钡引起的心律失常有预防作用。

3. 镇静、镇痛及抗惊厥

芫花对中枢神经系统有明显的镇静、镇痛及抗惊厥作用。

4. 兴奋子宫,抗生育

芫花根的碳酸钠提取液能兴奋小鼠离体子宫,并能引起怀孕小鼠流产;芫花酯甲、乙具有前列腺素样作用,能直接兴奋子宫平滑肌。

要点四 现代应用

1. 肝病。
2. 终止妊娠。
3. 闭经。

要点五 不良反应

芫花根注射液和芫花萜醇剂的毒性较强,能引起全身各个脏器不同程度的损害,芫花酯甲引产对胎盘、脐带毒性较大,对胎儿脏器和母体的毒性较小。宫腔给药的毒性小,能随羊水、胎儿而排出。

(孙建宁)

第五单元 祛风湿药

细目一 基本知识

要点 祛风湿药的主要药理作用

凡以祛除风湿、解除痹痛为主要功效的药物称为祛风湿药。祛风湿药具有以下主要药理作用:

1. 抗炎

常用祛风湿药对多种实验性急慢性炎症模型均有不同程度的抑制作用。已知抗炎的主要有效成分有秦艽碱甲、清风藤碱、粉防己碱、甲氧基欧芹酚、雷公藤总苷、雷公藤内酯等。

2. 镇痛

川乌、青风藤、独活、秦艽、五加皮、防己有不同程度的镇痛作用，提高动物对热刺激、电刺激、化学刺激所致疼痛反应的阈值，也可减少小鼠醋酸扭体次数。

3. 对免疫功能的影响

雷公藤、五加皮、独活、豨莶草、青风藤对机体免疫功能有明显抑制作用。本类药中少部分成分对免疫功能有促进作用，细柱五加总皂苷和多糖可提高小鼠网状内皮系统的吞噬功能和小鼠血清抗体滴度。

细目二 常用药物

秦 艽

要点一 功效

祛风湿，清湿热，止痹痛。

要点二 主要有效成分

秦艽主要成分为龙胆苦苷，在提取过程中遇氨转变成生物碱，有秦艽碱甲（即龙胆碱）、秦艽碱乙（即龙胆次碱）、秦艽碱丙。

要点三 药理作用

1. 抗炎

秦艽有明显的抗炎作用。可明显抑制角叉菜胶所致大鼠足跖肿胀及巴豆油引起的小鼠耳肿胀，在抗炎的同时能降低大鼠肾上腺内维生素 C 的含量。而对于切除垂体或戊巴比妥钠麻醉的大鼠则无抗炎作用。说明秦艽碱甲抗炎作用是通过兴奋下丘脑、垂体，使 ACTH 分泌增多，从而增加肾上腺皮质的功能而起抗炎作用的。

2. 镇痛

秦艽水提物和醇提物可明显抑制醋酸所致小鼠扭体反应，降低热板或光热刺激所致小鼠和大鼠的疼痛反应，且随剂量增加，镇痛作用增强。但作用持续时间短暂，与延胡索和草乌配伍可增强其镇痛作用。

3. 抗过敏

秦艽碱甲能明显减轻豚鼠对组织胺所致的哮喘、抽搐症状，对抗组胺和乙酰胆碱引起的豚鼠离体回肠收缩作用；对组胺所致的豚鼠休克有保护作用。

4. 镇静、解热

秦艽碱甲小剂量有镇静作用，能显著延长戊巴妥钠所致大鼠、小鼠的睡眠时间，但较大剂量可引起小鼠中枢兴奋，最后导致麻痹而死亡。秦艽碱甲对酵母所致大鼠发热有解热作用。

要点四 现代应用

1. 风湿性关节炎和类风湿性关节炎。
2. 流行性脑脊髓膜炎。
3. 肩关节周围炎。
4. 小儿急性黄疸型传染性肝炎。

要点五 不良反应

秦艽碱甲口服治疗风湿性关节炎，病人可出现恶心，呕吐，心悸，心率减慢等反应。

独 活

要点一 功效

祛风除湿，通痹止痛。

要点二 主要有效成分

主要化学成分为香豆素，包括东莨菪素、二氢鸥山芹醇、二氢欧山芹醇乙酸酯、花椒毒素等。独活还含挥发油，主要成分有 α-蒎烯和 L-柠檬酸烯。

要点三 药理作用

1. 抗炎

甲氧基欧芹酚腹腔给药可抑制角叉菜胶所致大鼠足趾肿胀。

2. 镇痛、镇静

小鼠热板法实验证明独活煎剂可明显提高痛阈。甲氧基欧芹酚腹腔注射可减轻小鼠扭体反应。独活煎剂、醇浸膏可使小鼠、大鼠自主活动减少，也可对抗士的宁所致蛙的惊厥作用。当归酸、伞形花内酯有明显镇静作用，为其镇静作用主要有效成分。

3. 抑制血小板聚集和抗血栓形成

独活醇提物可明显抑制大鼠动静脉环路血栓的形成，也可抑制大鼠体外血栓形成并延长。独活水浸出物、乙醇浸出物、甲醇浸出物对 ADP 诱导的大鼠及家兔血小板聚集有明显抑制作用，其有效成分为二氢欧山芹醇、二氢欧山芹醇乙酸酯、二氢欧山芹素、欧芹酚甲醚，独活抑制血小板聚集的作用是其抗血栓形成的主要环节。

4. 对心血管系统作用

欧芹酚甲醚具扩血管、降压作用。从独活中分离出 γ-氨基丁酸可对抗多种实验性心律失常。独活能抑制血管紧张素 II 受体和 α-肾上腺素受体，可能与其降压和抗心律失常作用有关。

要点四 现代应用

1. 风湿性关节炎。
2. 坐骨神经痛和三叉神经痛。
3. 腰椎间盘突出症及腰椎骨质疏松症。
4. 慢性支气管炎。
5. 银屑病。

要点五 不良反应

大鼠肌注花椒毒素的 LD_{50} 为 160mg/kg。花椒毒素 200mg/kg～300mg/kg 可引起豚鼠肝细胞混浊、脂肪性变及急性出血性坏死、肾脏严重充血坏死。

独活煎剂治疗气管炎时，病人曾出现舌麻木、恶心、呕吐、胃不适等不良反应。

独活中香豆素类化合物为"光活性物质"，进入机体后受到日光或紫外线照射，可使受照射处皮肤发生日光性皮炎，发生红肿、色素增加、表皮增厚现象。

五 加 皮

要点一 功效

祛风湿，补肝肾，强筋骨。

要点二 主要有效成分

刺五加糖苷 B_1、紫丁香苷、五加苷 A、B、C、D。

要点三 药理作用

1. 抗炎

五加皮的抗炎作用主要通过减少炎症介质的释放及抑制其致炎作用所致。

2. 对免疫功能的影响

细柱五加皮对免疫功能有抑制作用，五加皮总皂苷和多糖则有提高机体免疫功能的作用，能促进小鼠网状内皮系统吞噬功能，并增加小鼠血清抗体的浓度。

3. 镇静、镇痛

细柱五加皮醇浸膏协同戊巴比妥钠催眠作用。其正丁醇提取物及短梗五加醇提物均能提高痛阈，具有明显镇痛作用。

4. 性激素样作用

细柱五加多糖有性激素样作用，能促进未成年大鼠副性器官的发育，使睾丸、前列腺、精囊腺的重量增加。红毛五加水提物也可以促进幼鼠睾丸发育。

要点四 现代应用

1. 风湿性和类风湿性关节炎。

2. 关节痛。
3. 小儿行迟。
4. 浮肿。

要点五　不良反应

五加皮品种较多，临床不良反应差别较大，细柱五加大剂量可出现中枢抑制，下肢软弱无力。北五加有一定毒性，中毒可致严重心律失常，并引起中毒性视神经炎及多发性神经炎。

防　己

要点一　功效

利水消肿，祛风止痛。

要点二　主要有效成分

粉防己根含十余种生物碱。有粉防己碱（汉防己甲素）、防己诺林碱（汉防己乙素）、汉防己丙素、轮环藤酚碱等。

要点三　药理作用

1. 抗炎

粉防己碱、防己诺林碱有抗炎作用。

2. 免疫抑制和抗过敏

粉防己碱对细胞免疫和体液免疫均有抑制作用。粉防己碱的免疫抑制作用和抗过敏作用与钙通道的阻滞有关。

3. 镇痛

热板法证明防己水煎剂有镇痛作用，与川乌合用可使作用持续时间延长至24小时以上。

4. 对心血管系统作用

（1）抑制心脏和抗心律失常：粉防己碱能对抗乌头碱、哇巴因、氯仿等所致动物心律失常，对窦房传导功能和自律性有抑制作用。

（2）降压：粉防己碱对麻醉猫、家兔有降压作用，并伴有心率减慢。

（3）抗心肌缺血：粉防己碱扩张冠状动脉，增加冠脉血流量，可对抗垂体后叶素引起的大鼠冠脉痉挛，减轻冠状动脉结扎犬的心脏损伤程度。粉防己碱对利血平化兔仍有增加冠脉流量作用，故其扩张冠脉的作用为对血管的直接作用。

5. 抗肝纤维化

粉防己碱可显著改善肝功能，减轻肝脏病理性损伤，肝内胶原沉积减少。

6. 防治矽肺

粉防己碱可使大鼠实验性矽肺模型肺内阳性物明显减少，肺泡间隔蛋白多糖荧光强度减弱，矽结内胶原纤维以及蛋白多糖松解断裂，矽结节中心填充物减少。

要点四　现代应用

1. 高血压病。
2. 心绞痛。
3. 矽肺。
4. 神经性疼痛。
5. 慢性肝病及肝纤维化。

雷公藤

要点一　功效

祛风湿，止痹痛。

要点二　主要有效成分

主要成分有生物碱类、二萜类、三萜类和倍半萜类。生物碱有：雷公藤春碱、雷公藤晋碱和雷公藤辛碱；二萜类有雷公藤甲素、雷公藤乙素、雷公藤丙素等；三萜类有雷公藤内酯甲、雷公藤红素等；倍半萜类有雷藤碱等。

要点三　药理作用

1. 对免疫功能的影响

雷公藤中多种成分均有免疫抑制作用。雷公藤甲素对单向混合淋巴细胞反应（MLR）、迟发型超敏反应（DTH）、体外诱导的抑制性 T 细胞（Ts 细胞）活性、T 淋巴细胞亚群的影响中均表现抑制作用；雷公藤红素也能抑制 ConA、PHA、PWM 及 LPS 诱导的小鼠脾细胞和淋巴细胞的增生，雷公藤红素腹腔注射可明显减轻小鼠胸腺重量，降低脾脏溶血空斑形成细胞数，同时能提高血清补体含量；雷公藤生物碱对小鼠体液免疫和细胞免疫也有不同程度的抑制。雷公藤对免疫功能的抑制效应，用于预防移植物排斥反应收到良好效果。雷公藤总生物碱及总二萜内酯对小鼠心肌移植的存活时间有显著延长作用，能显著延长小鼠尾皮移植的存活时间。

2. 抗炎

雷公藤、雷公藤乙酸乙酯提取物、雷公藤总苷对各种急、慢性实验性炎症模型有较好的抗炎作用；雷公藤多苷可减少致敏豚鼠支气管-肺泡灌流液中炎性细胞、嗜酸性粒细胞总数及其分类计数；雷公藤甲素、雷公藤内酯对巴豆油诱发的小鼠耳肿胀、对醋酸所致小鼠腹腔毛细血管通透性增高也有抑制作用；雷公藤红素对大鼠实验性棉球肉芽肿有明显抑制作用，呈一定量效关系。

3. 对血管和血液系统的作用

雷公藤乙酸乙酯降低佐剂性关节炎大鼠全血和血浆黏度、减少红细胞压积以及纤维蛋白原含量，可使血小板最大聚集率明显下降；雷公藤多苷可使大鼠胸主动脉剥脱术后内皮损伤的大鼠内膜增生减轻。

4. 其他药理作用

（1）对生殖系统的影响：雷公藤制剂及其多种成分具有抗生育作用。雄性大鼠长期灌服雷公藤总苷，8 周后均失去生育能力，作用的靶细胞主要是精母细胞和精子细胞，能降低初级精母细胞核内 DNA 含量，也可在精子细胞成熟过程中干扰其圆形向镰刀形转变，而非作用于精原细胞遗传基因所致。临床报道使用雷公藤的女性病人出现闭经，发生率及持续时间与用药剂量成正比。男性病人的精子浓度和活性指数达不育水平。雷公藤的抗生育作用与棉酚有相似之处。这种作用是可逆的，停止给药后 6~8 个月生育功能可以恢复。

（2）抗肿瘤：雷公藤甲素、乙素和雷公藤内酯有抗癌作用。雷公藤甲素和乙素腹腔注射对小鼠淋巴细胞白血病（L_{1210}）、P_{388} 及 L_{615} 白血病瘤株均有抑制作用，雷公藤内酯腹腔注射可明显延长网织细胞白血病小鼠存活期，延长率为 140%。目前认为，雷公藤的抗肿瘤作用与其具有烷化作用而抑制了肿瘤细胞 DNA 合成。

要点四　现代应用

1. 类风湿性关节炎。
2. 肾小球肾炎和肾病综合征。
3. 结缔组织病。
4. 银屑病、神经性皮炎、湿疹和过敏性紫癜。
5. 慢性支气管炎和小儿喘息型支气管炎。

要点五　不良反应

雷公藤毒性较大，对机体多个器官和系统均呈现毒副作用，雷公藤微囊大鼠35mg/kg、犬 15mg/kg 连续灌胃给药 3 个月，大鼠血糖、血尿素氮及犬的碱性磷酸酶活性显著提高，犬血总蛋白及白蛋白含量显著下降，病理组织学检查也表明大鼠及犬的心、肝、肾等多种脏器有明显损害。但上述毒性停药后基本可恢复。临床也可见多系统的毒副作用，消化系统可见恶心呕吐、食欲减退、腹胀腹泻及便秘便血；神经系统可见头晕、乏力、嗜睡等；血液系统可表现为白细胞及血小板减少，个别发生粒细胞缺乏和再生障碍性贫血；生殖系统的毒性可使男性病人表现为少精、弱精或无精，进而造成不育，育龄女性可以出现月经紊乱或闭经；心血管系统可见心悸、胸闷、甚至引起心律失常，严重中毒时可使血压急剧下降，甚至出现心源性休克而死亡；少数病人出现肾功能损害、肌苷清除率下降，严重可致急性肾功能衰竭而死亡。此外，部分病人可出现过敏反应。

（孙建宁）

第六单元 芳香化湿药

细目一 基本知识

要点 芳香化湿药的主要药理作用

凡是气味芳香，具有化湿运脾作用的药物，称为芳香化湿药。

芳香化湿药的主要药理作用如下：

1. 调整胃肠运动功能

芳香化湿药均含有挥发油，具有健胃祛风，刺激胃肠运动的作用，有利于胃肠内容物的排空或积气的排出。芳香化湿药对胃肠运动的不同影响，与机体的机能状态有关，如苍术煎剂既能对抗乙酰胆碱所致小肠痉挛，又能对抗肾上腺素所致平滑肌抑制。此外，药物作用的不同与剂量也有一定关系，如厚朴煎剂对小鼠和豚鼠离体肠管，在小剂量下表现为兴奋，而大剂量则为抑制。

2. 促进消化液分泌

厚朴、广藿香、白豆蔻、草豆蔻、草果等均含有挥发油，通过刺激嗅觉、味觉感受器，或温和地刺激局部黏膜，反射性地增加消化腺分泌。

3. 抗溃疡

苍术、厚朴、砂仁等芳香化湿药，具有较强的抗溃疡作用。其主要作用环节包括：

（1）增强胃黏膜保护作用：从苍术中提取的氨基己糖具有促进胃黏膜修复作用。关苍术提取物还能增加氨基己糖在胃液和黏膜中的含量。砂仁能促进胃黏膜细胞释放前列腺素，保护胃黏膜免遭许多外源性因素的损伤。

（2）抑制胃酸分泌过多：厚朴酚能明显对抗四肽胃泌素及氨甲酰胆碱所致胃酸分泌增多，茅苍术所含β-桉叶醇有抗H_2受体作用，能抑制胃酸分泌，并对抗皮质激素对胃酸分泌的刺激作用。

4. 抗病原微生物

芳香化湿药具有不同程度的抗病原微生物作用。体外实验研究表明，厚朴酚、苍术提取物、广藿香酮对金黄色葡萄球菌、溶血性链球菌、肺炎球菌、百日咳杆菌、大肠杆菌、枯草杆菌、变形杆菌、痢疾杆菌、绿脓杆菌等具有抑制或杀灭作用。苍术对黄曲霉菌及其他致病性真菌，藿香的乙醚及乙醇浸出液对白色念珠菌、许兰氏黄癣菌、趾间及足跖毛癣菌等多种致病性真菌有抑制作用。厚朴、苍术、广藿香、砂仁、白豆蔻对腮腺炎病毒、流感病毒等有抑制作用。

综上所述，与芳香化湿药疏畅气机、宣化湿浊、健脾醒胃等功效相关的药理作用为调整胃肠运动功能、促进消化液分泌、抗溃疡、抗病原微生物等。

细目二 常用药物

厚 朴

要点一 功效

燥湿，消积，行气，平喘。

要点二 主要有效成分

厚朴主要含木脂素类、生物碱类及挥发油等成分。木脂素类成分主要有厚朴酚、四氢厚朴酚、异厚朴酚及和厚朴酚，生物碱类成分主要为木兰箭毒碱，挥发油主要为 β-桉叶醇。

要点三 药理作用

1. 调整胃肠运动功能

离体试验表明，厚朴煎剂对兔肠肌有兴奋作用；对小鼠肠管在一定剂量范围内具有兴奋作用，但加大剂量则产生抑制作用；对豚鼠肠管的作用与小鼠基本一致，但兴奋作用不明显，而抑制作用更显著。厚朴酚对组织胺所致十二指肠痉挛有一定的抑制作用。

2. 促进消化液分泌

厚朴所含挥发油，通过刺激嗅觉、味觉感受器，或温和地刺激局部黏膜，能反射性地增加消化腺分泌。

3. 抗溃疡

生品厚朴煎剂、姜炙厚朴煎剂、厚朴酚及和厚朴酚对多种实验性胃溃疡动物模型均有明显的抑制作用，厚朴抗溃疡作用与其抑制胃酸分泌过多有关。

4. 保肝

厚朴对小鼠病毒性肝炎、急性肝损伤、免疫性肝纤维化损伤有一定保护作用，可减轻肝细胞变性坏死。厚朴酚为主要有效成分。

5. 抗菌，抗病毒

厚朴酚对革兰氏阳性菌、耐酸性菌、炭疽杆菌、类酵母菌丝状真菌、变形链球菌、乳酸杆菌均有显著的抗菌活性。厚朴的酚性成分、乙醚及甲醇提取物，对牙病中致龋齿的变形链球菌有十分显著的抗菌作用。厚朴对小鼠实验性病毒性肝炎有一定程度的抑制作用，可减轻细胞变性坏死等实质性病理损害。

6. 抗炎镇痛

厚朴乙醇提取物对醋酸引起的小鼠腹腔毛细血管通透性升高、二甲苯所致耳壳肿胀、角叉菜胶引起的足肿胀均有明显的抑制作用。对小鼠醋酸所致扭体反应及热痛刺激甩尾反应也呈现抑制作用。表明乙醇提取物具有较好的抗炎和镇痛作用。

7. 中枢抑制和肌松

厚朴酚、和厚朴酚及厚朴乙醚提取物有明显的中枢抑制作用，明显减少小鼠自主活动，并能对抗甲基苯丙胺或阿扑吗啡所致的中枢兴奋。厚朴提取物对脑干网状结构激活系统及丘脑下前部的觉醒中枢有抑制作用。厚朴酚能显著抑制中枢兴奋性氨基酸谷氨酸的作用而产生脊髓抑制。

厚朴酚及和厚朴酚具有中枢性肌松作用，能强烈抑制脊髓反射，作用可被大剂量的士的宁所拮抗，认为它们属于非箭毒样的肌松剂。厚朴碱静脉注射能阻断动物神经运动终板的传递功能，使横纹肌松弛，且无快速耐受现象，此作用与静脉注射筒箭毒碱相似，静脉注射新斯的明可对抗其肌松反应，因而推测，厚朴碱可能属非去极化型骨骼肌松弛剂，具有筒箭毒碱样肌松作用。

要点四　现代应用

1. 细菌性痢疾。
2. 防治龋齿。
3. 肌强直。

要点五　不良反应

厚朴中有毒成分主要是木兰箭毒碱，其在肠中吸收缓慢，吸收后即经肾脏排泄，血中浓度较低，故口服毒性较小。厚朴在一般肌松剂量下，对实验动物心电图无影响，大剂量可致呼吸肌麻痹而死亡。

广藿香

要点一　功效

芳香化浊，开胃止呕，发表解暑。

要点二　主要有效成分

主要含挥发油，油中主要成分是广藿香醇以及广藿香酮。

要点三　药理作用

1. 促进胃液分泌

藿香含挥发油可刺激胃黏膜，促进胃液分泌，增强消化能力。

2. 抗病原微生物

体外试验表明，藿香具有较强的抗菌作用。广藿香酮可抑制金黄色葡萄球菌、肺炎双球菌、溶血性链球菌、大肠杆菌、痢疾杆菌、绿脓杆菌；藿香煎剂、水浸出液、醚、醇浸出液对许兰氏黄癣菌、趾间及足跖毛癣菌等多种致病性真菌有抑制作用；藿香黄酮类物质有抗病毒作用，可抑制消化道、上呼吸道鼻病毒生长繁殖。藿香煎剂对钩端螺旋体有低浓度抑制，高浓度杀灭作用。

要点四　现代应用

1. 急慢性胃肠炎、消化不良、胃肠过敏、夏日感冒。

2. 早孕反应。

3. 霉菌性阴道炎。

要点五　不良反应

藿香正气水可能造成过敏性药疹，甚至休克。

苍　术

要点一　功效

燥湿健脾，祛风湿。

要点二　主要有效成分

主要含挥发油，油中主要成分是苍术醇，为β-桉叶醇和茅术醇的混合物，此外，还含有苍术酮、苍术素等。

要点三　药理作用

1. 调整胃肠运动功能

苍术煎剂、苍术醇提物在一定剂量范围内能明显缓解乙酰胆碱所致家兔离体小肠痉挛，而对肾上腺素所致小肠运动抑制，则有一定的对抗作用。苍术醇提物还能对抗乙酰胆碱、氯化钡所致大鼠离体胃平滑肌痉挛，而对正常大鼠胃平滑肌则有轻度兴奋作用。

2. 抗溃疡

苍术有较强的抗溃疡作用。苍术抗溃疡作用机理主要有两个方面。

（1）抑制胃酸分泌：北苍术挥发油中的苍术醇能抑制甾体激素的释放，减轻甾体激素对胃酸分泌的刺激。茅苍术所含β-桉叶醇有抗H_2受体作用，能抑制胃酸分泌，并对抗皮质激素对胃酸分泌的刺激作用。

（2）增强胃黏膜保护作用：北苍术可使胃黏膜组织血流量增加，从苍术中提取的氨基己糖具有促进胃黏膜修复作用，关苍术还能明显增加氨基己糖在胃液和黏膜中的含量，从而增强胃黏膜保护作用。

3. 保肝

苍术及β-桉叶醇、茅术醇、苍术酮对CCl_4及D-氨基半乳糖诱发的培养鼠肝细胞损害均有显著的预防作用。此外，苍术煎剂对小鼠肝脏蛋白质合成有明显促进作用。

4. 对血糖的影响

苍术可使正常家兔血糖水平升高，但对四氧嘧啶性糖尿病家兔则有降血糖作用。苍术水提物可使链脲霉素诱发的大鼠高血糖水平降低。

5. 抗缺氧

对氰化钾所致小鼠缺氧模型，苍术丙酮提取物能明显延长小鼠的存活时间，并降低小鼠相对死亡率。苍术抗缺氧的主要活性成分为β-桉叶醇。

6. 中枢抑制

茅苍术、北苍术、β-桉叶醇、茅术醇对小鼠有镇静作用,能抑制小鼠自发活动。茅苍术提取物和挥发油,小剂量使脊髓反射亢进,较大剂量则呈抑制作用,终致呼吸麻痹而死。茅苍术和北苍术的提取物能增强巴比妥睡眠作用,其药理活性成分主要是β-桉油醇和茅术醇。

要点四　现代应用

1. 小儿腹泻。
2. 急性胃肠炎。

（孙建宁）

第七单元　利水渗湿药

细目一　基本知识

要点一　利水渗湿药的分类

凡能通利水道,渗泄水湿,治疗水湿内停病证为主要作用的药物,称利水渗湿药。本类药物分为三类,即利水消肿药,主要有茯苓、猪苓、泽泻、苡仁、半边莲、冬瓜皮、赤小豆、玉米须等;利水通淋药,主要有木通、滑石、通草、金钱草、石韦、海金砂、车前子、瞿麦等;利湿退黄药,主要有茵陈、垂盆草等。

要点二　利水渗湿药的主要药理作用

利水渗湿药的主要药理作用为:

1. 利尿

本类药物中的大多数如茯苓、猪苓、泽泻、玉米须、半边莲、车前子、通草、木通、萹蓄、瞿麦、金钱草、茵陈等均具有不同程度的利尿作用。其中猪苓、泽泻作用较强。利水渗湿药的利尿作用机理不尽相同,如猪苓、泽泻抑制肾小管对钠离子的重吸收;茯苓素抗醛固酮;泽泻增加心钠素的含量等。本类药物利尿作用受药材采收季节、炮制方法、药用部位、药物提取、动物种属、给药途径及机体机能状态的影响。文献报道,药物利尿效果不一,可能与诸因素有关。

2. 抗病原微生物

本类药物中的多数药物具有抗病原微生物作用。

3. 利胆保肝

本类药物中茵陈、半边莲、玉米须、金钱草等均具有明显的利胆作用。泽泻、茵陈、猪苓、垂盆草等有保肝作用。

4. 抗肿瘤、增强免疫功能

茯苓多糖和猪苓多糖具有显著的抗肿瘤作用，还能提高机体的非特异性及特异性免疫功能。

细目二 常用药物

茯 苓

要点一 功效

利水渗湿，健脾宁心。

要点二 主要有效成分

主要含有 β-茯苓聚糖。另含三萜类茯苓酸、茯苓素等化学成分。

要点三 药理作用

1. 利尿

茯苓具有一定程度的利尿作用，其利尿作用受动物种属、给药途径等因素影响。茯苓对健康人利尿作用不明显，但对肾性和心性水肿病人利尿作用显著。关于茯苓利尿机理，与其所含钾盐无关。近年研究发现，茯苓素具有和醛固酮及其拮抗剂相似的结构，可与大鼠肾小管细胞浆膜的醛固酮受体结合，在体内可拮抗醛固酮活性，提高尿中 Na^+/K^+ 比值，产生利尿作用。

2. 免疫调节

茯苓多糖显著增强机体免疫功能。提高非特异性免疫功能、特异性免疫功能。茯苓素对免疫功能具有调节作用。茯苓素能提高机体的非特异性免疫功能。但对 PHA、LPS 和 ConA 诱导的淋巴细胞转化及对小鼠血清抗体及脾细胞抗体产生能力均有显著抑制作用。

3. 抗肝硬化

茯苓醇明显减轻实验动物肝硬化，肝内胶原含量降低，尿羟脯氨酸排出量增多。

4. 对胃肠功能的影响

茯苓对家兔离体肠管有直接松弛作用，对大鼠幽门结扎所形成的溃疡有预防作用，并能降低胃酸。

5. 抗肿瘤

茯苓多糖与茯苓素有明显的抗肿瘤作用。茯苓多糖抗肿瘤作用机制包括提高宿主的免疫系统功能及直接的细胞毒作用两个方面。茯苓素抗肿瘤作用机制可能是通过抑制肿瘤细胞的核苷转运而抑制肿瘤细胞 DNA 合成，并提高巨噬细胞产生肿瘤坏死因子（TNF）的能力，增强杀伤肿瘤细胞作用。

要点四　现代应用

1. 水肿。
2. 婴幼儿腹泻。
3. 精神分裂症。
4. 失眠。

泽　泻

要点一　功效

利小便，清湿热。

要点二　主要有效成分

泽泻主要含有泽泻萜醇 A、B，泽泻萜醇 A、B、C 的醋酸酯，表泽泻萜醇 A，泽泻醇、泽泻素等化学成分。

要点三　药理作用

1. 利尿

泽泻对多种动物及人具有显著利尿作用，使尿量和排钠量增加。泽泻利尿作用的强弱因采集季节，药用部位及炮制方法的不同而异。利尿作用机理可能包括：

(1) 直接作用于肾小管的集合管，抑制 K^+ 的分泌，同时抑制 Na^+ 的重吸收。
(2) 增加血浆心钠素的含量。
(3) 抑制肾脏 Na^+，K^+ – ATP 酶的活性，减少 Na^+ 重吸收等。

2. 抗炎

泽泻水煎剂能明显减轻二甲苯引起的小鼠耳郭肿胀，抑制大鼠棉球肉芽组织增生而呈现对急、慢性炎症均有抑制作用。

3. 抗实验性肾结石

泽泻水提液能明显抑制乙二醇与活性维生素 D_3 诱导的大鼠实验性肾结石的形成。

4. 降血脂及抗动脉粥样硬化

泽泻有降低实验性高脂血症动物（家兔、大鼠）的血清胆固醇、甘油三酯和低密度脂蛋白（LDL）的作用。作用机制可能为降低小肠胆固醇的吸收率及抑制小肠胆固醇的酯化。泽泻具有抗实验性动脉粥样硬化作用。使实验性动脉粥样硬化家兔的动脉内膜斑块明显变薄，内膜下泡沫细胞层数和数量明显减少，血管平滑肌细胞增生及炎细胞浸润减轻。泽泻抗动脉粥样硬化的机理与其降血脂、升高密度脂蛋白（HDL），调节 PGI_2/TXA_2 的动态平衡，抗氧化，抑制动脉壁内钙异常升高，以及改善血液流变性等多种作用有关。

5. 保肝

泽泻有抗脂肪肝作用。泽泻的水提物可改善高脂、低蛋白饲养所致动物脂肪肝病变及肝脏脂质含量降低。对由 CCl_4 引起的大鼠损伤性脂肪肝有保护作用。泽泻所含胆碱、卵磷脂、不饱和脂肪酸是其抗脂肪肝的有效成分。

6. 抗血小板聚集和抗血栓

泽泻的水提液在体外对 AA 或 ADP 诱导的血小板聚集均有抑制作用。泽泻可使正常大鼠和实验性动脉粥样硬化家兔的血栓长度明显缩短，血栓干重明显减轻。

7. 降压

泽泻醇口服或腹腔给药对肾型高血压和原发性高血压大鼠均有持久的降压作用。

要点四　现代应用

1. 高脂血症。
2. 美尼尔氏病。
3. 高血压。

要点五　不良反应

泽泻含有刺激性物质，内服可引起胃肠炎，贴于皮肤引起发泡。另有临床报道，服用、接触泽泻可出现过敏反应。

茵　陈

要点一　功效

清湿热，退黄疸。

要点二　主要有效成分

茵陈主要含有香豆素类如 6，7 - 二甲氧基香豆素；色原酮类如茵陈色原酮；黄酮类如茵陈黄酮、蓟黄素；香豆酸及其他有机酸类如茵陈香豆酸 A、B，绿原酸和挥发油类如茵陈二炔等化学成分。

要点三　药理作用

1. 利胆

茵陈可使胆石症病人胆汁流量明显增加，胆汁中胆固醇含量降低，可预防胆固醇结石的形成。无论对正常实验动物，还是对 CCl_4 所致肝损伤大鼠，均有促进胆汁分泌和排泄作用。茵陈利胆作用的有效成分主要有茵陈香豆酸 A、B、6，7 - 二甲氧基香豆素、茵陈色原酮、茵陈黄酮、茵陈二炔、茵陈二炔酮、茵陈炔内酯、绿原酸、咖啡酸、对羟基苯乙酮等。

2. 保肝

茵陈煎剂对 CCl_4 所致动物实验性肝损伤有保护作用，降低血清转氨酶活性，减轻肝细胞肿胀、气球样变、脂肪变和坏死程度。茵陈色原酮、6，7 - 二甲氧基香豆素、茵陈黄酮等成分均有保肝作用。保肝作用机理可能为：诱导肝药酶，增强肝脏的解毒功能，保护肝细胞膜的完整和促进肝细胞的再生。

3. 抗病原微生物

茵陈有较强的抗病原微生物作用，在体外对金黄色葡萄球菌有明显的抑制作用，对痢疾杆菌、溶血性链球菌、肺炎双球菌、白喉杆菌、牛型及人型结核杆菌、大肠杆菌、伤寒杆菌、绿脓杆菌、枯草杆菌、病原性丝状体，以及黄曲霉菌、杂色曲霉菌等皮肤真菌有一定的抑制作用。茵陈抗菌活性成分主要是茵陈炔酮、对羟基苯乙酮和其他挥发油成分。

4. 降血脂与抗动脉粥样硬化

茵陈能使高血脂动物血清胆固醇和 β-脂蛋白降低，主动脉壁中胆固醇含量明显降低，动脉壁粥样硬化斑块病变减轻。

5. 解热、镇痛、抗炎

茵陈对伤寒混合菌苗所致家兔体温升高均有明显解热作用，茵陈中 6,7-二甲基七叶苷元对热板法和醋酸扭体法致小鼠疼痛模型有一定程度的镇痛作用，并对角叉菜胶所致大鼠足趾关节肿胀程度有抑制作用。

6. 抗肿瘤

茵陈水煎剂对小鼠艾氏腹水癌细胞和移植 Meth A 细胞有抑杀作用，能延长荷瘤小鼠的存活时间。茵陈中茵陈色原酮和蓟黄素具有显著抑制 Hela 细胞和 Ehrlich 腹水癌细胞增殖作用。另外，茵陈水煎剂对致癌剂——黄曲霉毒素 B_1（AFB_1）的致突变作用有显著抑制作用，并呈剂量效应关系。茵陈水煎剂还对亚硝酸钠和 N-甲基苄胺诱导的 SD 大鼠食道上皮的增生性病变和骨髓微核突变有抑制作用，并能减少实验性食道肿瘤大鼠病变组织 P53 和周期素依赖激酶 CDK_2 的表达。

要点四 现代应用

1. 高胆固醇血症。
2. 胆石症。
3. 胆道蛔虫症。
4. 痤疮。

要点五 不良反应

少数病人服用茵陈后有头昏、恶心、上腹饱胀和灼热感，个别出现腹泻及短暂心慌等反应。

猪 苓

要点一 功效

利水渗湿。

要点二 主要有效成分

猪苓主要含有猪苓多糖、猪苓酸 A、C、角甾醇等化学成分。

要点三　药理作用

1. 利尿

猪苓增加健康人的尿量与尿中氯化物,在 6 小时内不明显增加雄性家兔的总尿量,但尿中氯化物增加。目前认为其利尿作用机制主要是抑制了肾小管对水及电解质,特别是钠、钾、氯的重吸收。

2. 增强免疫功能

猪苓多糖是猪苓增强免疫功能作用的主要有效成分,能提高荷瘤小鼠及化疗小鼠腹腔巨噬细胞吞噬能力;直接促进小鼠 B 细胞有丝分裂;明显促进小鼠 T 细胞对 ConA 和 B 细胞对细菌脂多糖的增殖反应;增强小鼠异型脾细胞诱导的迟发型超敏反应;并明显增强小鼠异型脾细胞激活的细胞毒 T 细胞(CTL)对靶细胞的杀伤活性。

3. 抗肿瘤

猪苓多糖为猪苓抗肿瘤作用有效成分。猪苓多糖对小鼠肝癌、肉瘤 S_{180}、移植性肉瘤 S_{180} 具有明显的抑制作用,能降低 N-丁基-N(4-羟丁基)亚硝胺(BBN)诱发的大鼠膀胱癌发生率,并使大鼠肿瘤数、肿瘤直径和恶性程度均显著降低。

4. 保肝

猪苓多糖能减轻 D-半乳糖胺、CCl_4 对小鼠肝脏损伤,表现为肝组织病理损伤减轻、血清谷丙转氨酶活力下降,防止肝 6-磷酸葡萄糖磷酸酶和结合磷酸酶活力降低。

要点四　现代应用

1. 各种类型肝炎。
2. 银屑病。
3. 恶性肿瘤。

要点五　不良反应

猪苓多糖注射液可引起药物性皮炎、血管神经性水肿、过敏性休克等过敏反应。另有报道,猪苓多糖可致系统性红斑狼疮。

(孙建宁)

第八单元 温里药

细目一 基本知识

要点 温里药的主要药理作用

凡以温里祛寒、治疗里寒证为主要作用的药物，称为温里药，又称祛寒药。

温里药的主要药理作用如下。

1. 对心血管系统的影响

（1）强心：温里药对心脏的作用主要表现为正性肌力、正性频率和正性传导作用。附子强心的主要成分——消旋去甲乌药碱，是 β 受体部分激动剂。肉桂的强心作用与其促进交感 N 末梢释放儿茶酚胺有关，干姜的醇提液有直接兴奋心肌作用。

（2）抗心肌缺血：附子、肉桂、吴茱萸等能扩张冠脉，增加冠脉流量，对垂体后叶素及结扎冠状动脉所致的大鼠或犬急性心肌缺血有改善作用。附子和干姜等还能提高耐缺氧能力，延长动物在缺氧条件下的存活时间。

（3）改善循环：部分温里药所含的挥发油或辛辣成分可使体表血管、内脏血管扩张，改善循环，使周身产生温热感。如附子、肉桂扩张冠脉，增加冠脉流量，改善心肌缺血状态；扩张脑血管，增加脑血流量；改善垂体后叶素及结扎冠状动脉所致大鼠、犬急性心肌缺血模型的缺血状态。

（4）抗休克：附子、肉桂、干姜等及其复方对失血性、内毒素性、心源性及肠系膜上动脉夹闭性等休克均能提高动脉压，延长实验动物存活时间和提高存活百分率。此外，对单纯缺氧性、血管栓塞性休克等亦有明显的防治作用。温里药抗休克的作用机理主要与其强心、扩张血管、增加血流、改善微循环有关。

2. 对消化系统的影响

（1）对胃肠运动的影响：温里药大多具有增强胃肠功能，健胃祛风的作用。干姜、肉桂、吴茱萸、丁香、胡椒等性味辛热，含有挥发油，对胃肠道有温和的刺激作用，能使肠管兴奋，增强胃肠张力，促进蠕动，排出胃肠积气。另一方面，附子、丁香、小茴香等能抑制小鼠的胃排空，吴茱萸、干姜、肉桂能缓解胃肠痉挛性收缩。

（2）促消化：干姜的芳香和辛辣成分能直接刺激口腔和胃黏膜引起局部血液循环改善，胃液分泌增加，胃蛋白酶活性和唾液淀粉酶活性增加，有助于提高食欲和促进消化吸收。丁香、高良姜、草豆蔻可增加胃酸排出量，提高胃蛋白酶活力。

（3）利胆、止吐、抗溃疡：干姜、肉桂、高良姜等还能促进胆汁分泌。干姜浸膏可抑制硫酸铜所致犬的呕吐。吴茱萸、丁香亦有止吐作用。干姜、吴茱萸等还有抗胃溃疡作用。

3. 对肾上腺皮质系统功能的影响

附子、肉桂、干姜对垂体－肾上腺皮质系统有兴奋作用，可使肾上腺中维生素 C、胆固醇含量降低，促进肾上腺皮质激素合成。附子可兴奋下丘脑，使促肾上腺皮质激素释放激素（CRH）释放增加。

4. 对神经系统的影响

附子、肉桂、吴茱萸等有镇静作用。附子、乌头、花椒有局部麻醉作用。温里药能通过影响植物神经系统及内分泌功能，改善物质代谢，产生热量。如附子、肉桂、干姜能兴奋交感神经，使产热增加。

5. 抗炎、镇痛

附子、乌头、肉桂、干姜、吴茱萸等有不同程度的镇痛作用。附子、乌头、干姜、丁香、高良姜等均具有抗炎作用。

细目二 常用药物

附 子

要点一 功效

回阳救逆，补火助阳，散寒止痛。

要点二 主要有效成分

附子中含有多种生物碱，其中以乌头碱、中乌头碱、次乌头碱等为主。此外，还分离出具有药理活性的消旋去甲乌药碱、氯化甲基多巴胺、去甲猪毛菜碱等。

要点三 药理作用

1. 强心

附子能增强心肌收缩力，加快心率，增加心输出量，增加心肌耗氧量。对离体心脏、在体心脏及实验性衰竭心脏均有明显的强心作用。去甲乌药碱（DMC）是附子强心的主要成分，正性肌力作用显著，呈量效关系。氯化甲基多巴胺、去甲猪毛菜碱也有强心作用。目前研究认为，去甲乌药碱是β受体部分激动剂，其强心作用与兴奋β受体有关。

2. 对血管和血压的影响

附子有扩张血管，增加血流，改善血液循环作用。附子注射液或去甲乌药碱静脉注射均可使麻醉犬心排出量、冠状动脉血流量、脑血流量及股动脉血流量明显增加，血管阻力降低，此作用可被心得安所阻滞。附子对血压的影响既有升压又有降压效应，与其所含成分有关。研究证明去甲乌药碱是降压有效成分，具有兴奋β受体及阻断α1受体的双重作用。氯化甲基多巴胺为α受体激动剂，去甲猪毛菜碱对β受体和α受体均有兴奋作用，二者是升压作用有效成分。

3. 抗休克

附子及其复方制剂对失血性休克、内毒素性休克、心源性休克、缺氧性、肠系膜动脉夹闭性休克等均有明显保护作用，提高平均动脉压，延长其存活时间及存活百分率。附子抗休克作用，与其强心，收缩血管，升高血压，以及扩张血管，改善循环等作用有关。抗休克的有效成分除与其强心的有效成分去甲乌药碱相关外，去甲猪毛菜碱对β受体和α受体均有兴奋作用，能兴奋心脏，加快心率，收缩血管，升高血压；氯化甲基多巴胺为α受体激动剂，亦有强心升压作用。

4. 抗心律失常

附子有显著的抗缓慢型心律失常作用。附子对氯仿所致小鼠室颤有预防作用并可对抗乌头碱所致大鼠心律失常。去甲乌药碱对异搏定所致小鼠缓慢型心律失常有明显防治作用，能改善房室传导，加快心率，恢复窦性心律。对甲醛所致家兔窦房结功能低下症有一定的治疗作用，使窦房结与房室结功能趋于正常。

5. 心肌保护作用

附子注射液静脉注射，能显著对抗垂体后叶素所引起的大鼠急性实验性心肌缺血。附子水煎剂对大鼠心肌有保护作用，减轻冰水应激状态引起的应激性损伤。去甲乌药碱具有扩张冠状动脉和增加心肌血流量的作用，附子抗心肌缺血作用可能与增加心肌血氧供应有关。

6. 抗寒冷、提高耐缺氧能力

附子能抑制寒冷引起的鸡和大鼠的体温下降，此作用与附子强心、扩张血管、增加血流量等作用有关。附子能显著提高小鼠对常压缺氧的耐受能力，提示其对心、脑有保护作用。

7. 抗炎、镇痛

附子对急性炎症模型有明显抑制作用，显著抑制巴豆油所致小鼠耳部炎症，对甲醛、蛋清、组织胺、角叉菜胶等所致大鼠足跖肿胀均有抑制作用。乌头碱类生物碱也有抗炎作用。附子的抗炎作用可能是通过多途径实现的。除兴奋垂体－肾上腺皮质系统发挥抗炎作用外，本身可能还具有皮质激素样作用。

生附子及乌头碱能抑制醋酸所致的小鼠扭体反应。生附子能明显提高小鼠尾根部加压致痛法的痛阈值。附子液腹腔注射和附子水煎醇沉液对热刺激所致小鼠疼痛有显著的镇痛作用。乌头碱既是附子毒性的成分，又是镇痛作用的有效成分。

8. 对阴虚、阳虚样动物模型的影响

附子可使阴虚证进一步恶化，使阳虚证得到改善。减少甲状腺机能减退阳虚证模型动物的M受体数量，降低cGMP系统反应性，使之趋于正常。而对甲亢和氢化可的松所致的阴虚模型动物，可使β受体数量增加，提高cAMP系统的反应性。另外，附子还可通过影响中枢神经的递质来调整机体的平衡状态，如附子可使虚寒证动物脑中的NA、DA和5－HT的含量呈反向变化。

9. 对消化系统的影响

附子煎剂可抑制胃排空，但能兴奋离体空肠自发收缩活动，而具有胆碱样、组胺样的作用。生附子、乌头碱对大鼠离体回肠肌则有收缩作用，此作用可被阿托品阻断。附子水煎剂还能抑制小鼠水浸应激型和大鼠盐酸损伤性胃溃疡的形成。

要点四　现代应用

1. 休克。
2. 缓慢型心律失常。
3. 风湿性关节炎、关节痛、腰腿痛、神经痛。
4. 偏头痛。

要点五　不良反应

附子为毒性较大的中药，其毒性主要由乌头碱类生物碱引起。人口服乌头碱 0.2mg 即可引致中毒，乌头碱的致死量为 3~4mg。常见的中毒症状主要以神经系统、循环系统和消化系统的表现为主，常见恶心、呕吐、腹痛、腹泻、头昏眼花、口舌、四肢及全身发麻，畏寒。严重者出现瞳孔散大，视觉模糊，呼吸困难，手足抽搐，躁动，大小便失禁，体温及血压下降等。乌头碱对心脏毒性较大，心电图表现为一过性心率减慢，房性、室性期外收缩和心动过速，以及非阵发性室性心动过速和心室颤动等。附子经过炮制，乌头碱类生物碱含量大大降低，毒性也明显降低。附子通过合理的配伍，可明显降低其毒性和不良反应，如四逆汤。

肉　桂

要点一　功效

补火助阳，引火归源，散寒止痛，活血通经。

要点二　主要有效成分

肉桂中含挥发油（桂皮油），其主要成分为桂皮醛，桂皮酸。

要点三　药理作用

1. 对心血管系统的影响

（1）强心：桂皮醛能增强豚鼠离体心脏的收缩力，增加心率。

（2）对血管和血压的影响：肉桂、桂皮醛等扩张动物外周血管，增加冠脉和脑血流量，血压下降。

（3）改善心肌血液供应：肉桂水提物和肉桂油能明显改善大鼠心肌血液供应，提高左室舒张压和冠脉压，促进心肌侧支循环开放。

2. 对消化系统的影响

（1）抗溃疡：肉桂对大鼠应激性溃疡、消炎痛、乙酸、5-羟色胺、幽门结扎性溃疡均有抑制作用。其抗溃疡作用环节包括抑制胃液分泌和胃蛋白酶活性，增加胃黏膜氨基己糖的含量，促进胃黏膜血流量。

（2）健胃、祛风：桂皮油对胃黏膜有直接、缓和的刺激作用，能使消化道分泌增加，增强消化机能，有助于消化道积气排出。

3. 对内分泌的影响

肉桂能使幼年小鼠胸腺萎缩，使肾上腺中维生素 C 含量下降，可使阳虚模型小鼠肾上腺中胆固醇含量降低，提示肉桂对肾上腺皮质功能有明显的促进作用。肉桂水煎液具有改善性功能的作用，能提高血浆睾丸酮水平和降低血浆三碘甲状腺原氨酸（T_3）水平。

4. 抗血小板聚集、抗凝血

肉桂提取物、桂皮醛在体内外对 ADP 诱导的大鼠血小板聚集均有抑制作用。肉桂水煎剂及水溶性甲醇部分在体外还能延长大鼠血浆复钙时间，而有抗凝血作用。

5. 抗炎作用

肉桂提取物对角叉菜胶致大鼠足肿胀、二甲苯致小鼠耳郭肿胀和棉球致大鼠肉芽组织增生均有显著抑制作用。

6. 镇痛

肉桂水煎液对热刺激、化学刺激及压尾刺激引起的动物疼痛反应均有抑制作用。

要点四　现代应用

1. 支气管哮喘、慢性支气管炎。
2. 腰痛。
3. 面神经麻痹。
4. 银屑病、荨麻疹。
5. 小儿流涎。

干　姜

要点一　功效

温中散寒，回阳通脉，燥湿消痰。

要点二　主要有效成分

干姜含挥发油，主要成分为姜烯、姜醇、姜烯酮等，辣味成分有姜辣素、姜烯酮、姜酮、姜酚等。

要点三　药理作用

1. 对消化系统的影响

干姜对应激性溃疡、吲哚美辛加乙醇性、盐酸性和结扎幽门性胃溃疡均有明显抑制作用。干姜含芳香性挥发油，对消化道有轻度刺激作用，可使肠张力、节律及蠕动增强，从而促进胃肠的消化机能。给犬灌服生姜煎剂能使胃液分泌和游离酸分泌增加，脂肪分解酶的活性加强。干姜还能增强唾液分泌，加强对淀粉的消化力。干姜浸膏能抑制硫酸铜的催吐作用，但对家鸽由洋地黄，犬由阿扑吗啡诱发的呕吐无抑制作用，提示干姜镇吐作用是末梢性的。姜酮及姜烯酮的混合物是镇吐的有效成分。

2. 对心血管系统的影响

干姜可使离体豚鼠心房自主运动增强，其强心成分为姜酚和姜烯酮。含干姜大鼠血清对培养乳鼠心肌细胞缺氧缺糖性损伤有较好的保护作用。姜烯酚静脉注射，可使大鼠血压呈三相性变化。生姜挥发油、姜酚及姜烯酚能使血管扩张，促进血液循环。姜烯酚能抑制去甲肾上腺素（NA）对肠系膜静脉的收缩作用。

3. 抗炎

干姜的水、醚提取物都有明显的抗炎作用，均能抑制二甲苯引起的耳肿胀以及角叉菜胶引起的大鼠足跖肿胀，姜烯酮能明显抑制组胺和醋酸所致小鼠毛细血管通透性增加，抑制肉芽增生。干姜水提物、干姜挥发油或干姜酚酸性部位，抗炎的同时显著降低大鼠肾上腺中维生素C的含量，说明干姜的抗炎作用可能是通过促进肾上腺皮质的功能产生的。

4. 镇痛

干姜醚提物、水提物都有镇痛作用，能减少乙酸致小鼠扭体反应次数，且呈量效关系。同时还能延长小鼠热刺激反应潜伏期。

5. 抗血栓

干姜水提物对ADP、胶原酶诱导的血小板聚集有明显的抑制作用，延迟实验性血栓形成，姜烯酮还对家兔血小板环氧化酶活性和TXA_2的生成有抑制作用。干姜挥发油亦具有抗血栓形成的作用，并能明显延长白陶土凝血活酶时间。

要点四　现代应用

1. 呕吐。
2. 冠心病。
3. 晕船。

（孙建宁）

第九单元　理气药

细目一　基本知识

要点　理气药的主要药理作用

凡以疏畅气机，调整脏腑功能，消除气滞、气逆为主要作用的药物，称为理气药。

理气药主要的药理作用如下：

1. 调节胃肠运动

理气药对胃肠运动显示兴奋和抑制双向作用，这与胃肠机能状态、药物剂量及动物种类等有关。

（1）抑制胃肠运动：大多数理气药具有松弛胃肠平滑肌的作用，如降低离体家兔肠管的紧张性，使收缩幅度减小、节律减慢。对抗乙酰胆碱、毛果芸香碱、氯化钡等引起的肠肌痉挛性收缩。此作用以枳实、枳壳、青皮、陈皮作用最强。在阿托品降低肠管紧张性的基础上，枳实、青皮、陈皮可使肠肌的紧张性进一步降低。理气药的解痉作用机制可能主要是阻断M胆碱受体及直接抑制肠肌所致，部分药物的作用与兴奋α受体有关。理气药解痉作用的有效成分可能为对羟福林和N-甲基酪胺。理气药抑制胃肠运动作用为其降逆、止吐、止泻、镇痛提供了药理学依据。

（2）兴奋胃肠运动：部分理气药如枳实、枳壳、乌药、大腹皮等能兴奋胃肠平滑肌，增强其运动。枳实、枳壳、乌药对麻醉动物在体肠肌，胃瘘、肠瘘动物的胃肠运动，可使其收缩节律加快、收缩幅度增强、张力增大，胃肠蠕动加快。

2. 调节消化液分泌

理气药对消化液分泌呈促进和抑制双向作用，这与药物含不同成分以及机体所处状态有关。许多理气药性味芳香，含挥发油，对胃肠黏膜具有轻度刺激作用，可促进消化液分泌，呈现健胃和助消化作用。但部分理气药又可对抗病理性胃酸分泌增多，如甲基橙皮苷对病理性胃酸分泌增多有降低作用，具有抗溃疡作用。

3. 利胆

肝的疏泄作用与胆汁排泄功能有关。青皮、陈皮、香附、沉香均有不同程度的促进实验动物和人的胆汁分泌，使胆汁流量增加作用。青皮和陈皮能显著增加胆汁中胆酸盐含量。

4. 松弛支气管平滑肌

枳实、陈皮、甘松、香橼、沉香等均有松弛支气管平滑肌作用；青皮、陈皮、香附、木香能对抗组胺所致的支气管痉挛性收缩，可使支气管扩张，肺灌流量增加。其作用机制可能与直接松弛支气管平滑肌、抑制亢进的迷走神经功能、抗过敏介质释放、兴奋支气管平滑肌的β受体有关。另外，陈皮、青皮、香橼中所含挥发油尚有祛痰止咳作用。

5. 调节子宫机能

枳实、枳壳、陈皮对动物子宫平滑肌有兴奋作用，香附可使子宫平滑肌张力降低，使痉挛的子宫松弛，张力减小。

6. 对心血管系统作用

枳壳、枳实、青皮、陈皮均含对羟福林，枳实、枳壳尚含N-甲基酪胺，这些理气药静脉给药，对心血管系统有显著的药理活性。枳实注射液能明显升高麻醉犬及休克病人的血压。青皮、陈皮注射液对猫、兔、大鼠亦有明显升压效应。青皮对各种实验性休克有治疗作用，使休克状态的低血压迅速回升。枳实、枳壳、青皮、陈皮尚能兴奋心脏，使心脏收缩力加强，心输出量及冠脉流量增加。

细目二 常用药物

青 皮

要点一 功效

疏肝破气，消积化滞。

要点二 主要有效成分

主要含有挥发油、黄酮苷类有效成分。其中，挥发油主要为柠檬烯和枸橼醛等，黄酮苷主要有橙皮苷、枸橼苷、柚皮苷等。

要点三 药理作用

1. 松弛胃肠平滑肌

与其他理气药相比，青皮松弛胃肠平滑肌的作用最强。青皮的解痉作用可能是通过阻断 M 受体，兴奋 α 受体及直接抑制肠平滑肌而产生的。

2. 利胆

青皮注射液对豚鼠胆囊的自发收缩及氨甲酰胆碱引起的胆囊紧张收缩均有明显的抑制作用。青皮注射液显著增加正常大鼠胆汁流量，口服给药对 CCl_4 肝损伤大鼠的胆汁分泌也具有促进作用，并能保护大鼠肝细胞功能。

3. 祛痰、平喘

青皮挥发油中的有效成分柠檬烯具有祛痰作用，青皮醇提物及对羟福林溶液，对组胺引起的支气管收缩具有对抗作用，对豚鼠离体气管也有较强的松弛作用。

4. 升压

青皮注射液静脉注射对猫、兔及大鼠均有升压作用，维持时间较长，且能兴奋呼吸。其升压的主要有效成分为对羟福林，通过兴奋 α 受体而实现的。

5. 抗休克

青皮注射液静脉注射对犬、猫、兔及大鼠等多种动物的各种休克，均具有显著的疗效，对豚鼠和家兔的急性过敏性休克及组织胺性休克，具有较好的预防和保护作用。

6. 兴奋心脏

青皮注射液静脉注射对蟾蜍在体心肌的兴奋性、收缩性、传导性和自律性均有明显的正性作用。

要点四 现代应用

1. 慢性结肠炎。
2. 休克。
3. 阵发性室上性心动过速。

陈 皮

要点一　功效

理气健脾，燥湿化痰。

要点二　主要有效成分

主要含有挥发油、黄酮类、生物碱、肌醇等成分。挥发油中主含柠檬烯，γ-松油烯、β-月桂烯等；黄酮类主要为橙皮苷、新橙皮苷等。此外，陈皮中尚含对羟福林。

要点三　药理作用

1. 对胃肠平滑肌的作用

陈皮提取物能抑制动物离体胃肠平滑肌运动。陈皮水浸液对电刺激引起的豚鼠离体回肠平滑肌收缩有明显的抑制作用。对兔离体肠管平滑肌也具有抑制作用。预先用阿托品使胃肠平滑肌紧张性降低时，陈皮可使其进一步舒张。陈皮还可对抗毛果芸香碱、氯化钡引起的肠痉挛。陈皮对肠平滑肌的作用是双向的，除前述对离体肠肌抑制外，如橙皮苷对离体肠肌先有短暂的兴奋作用，而后抑制。对在体肠肌，陈皮呈抑制效应，作用弱于肾上腺素，但较持久。陈皮抑制胃肠平滑肌的作用机制可能为阻断 M 受体和直接抑制作用所致。

2. 助消化

陈皮挥发油对胃肠道有温和的刺激作用，能促进消化液分泌和排除肠内积气，陈皮还能缩短绵羊小肠的移行性综合肌电的周期，改善小肠的消化功能。

3. 抗胃溃疡

甲基橙皮苷皮下注射能明显抑制实验性胃溃疡，而且能抑制病理性胃液分泌增多。

4. 利胆、保肝

皮下注射甲基橙皮苷，可使麻醉大鼠胆汁及胆汁内固体物排出量增加，呈现利胆作用。橘油（陈皮挥发油）具有极强的溶解胆固醇、结石的作用。陈皮的甲醇提取物对 α-萘异硫氰酸酯（ANIT）引起的大鼠肝损伤有保护作用，可降低肝损伤大鼠的血清 ALT 及 AST。

5. 祛痰、平喘

陈皮水提物对电刺激引起的离体豚鼠气管平滑肌收缩有明显抑制作用，其醇提物可完全对抗组胺所致的豚鼠离体支气管痉挛收缩，川陈皮素可抑制蛋清所致的离体豚鼠支气管收缩。陈皮煎剂用于兔气管灌流，可轻度扩张气管，使灌流速度加快。陈皮挥发油中有效成分柠檬烯具有刺激性祛痰作用。

6. 对子宫平滑肌的作用

陈皮煎剂对小鼠离体子宫有抑制作用。陈皮煎剂静注，对麻醉兔在体子宫则先呈强直性收缩，经 15 分钟后恢复正常。甲基橙皮苷可完全抑制大鼠离体子宫活动，并对乙酰胆碱所致子宫肌痉挛有对抗作用。

7. 对心脏的作用

陈皮对心脏具有兴奋作用。陈皮水提物静注可显著增加实验动物的心输出量和收缩幅度，增加脉压差和每搏心排出量，提高心脏指数、心搏指数、左室作功指数，并可短暂地增加心肌耗氧量。

8. 抗氧化

陈皮水提液有明显清除氧自由基的作用，对离体大鼠肝脏脂质过氧化反应、小鼠心肌匀浆组织过氧化作用、大鼠肾组织匀浆过氧化物生成具有较强的抑制作用，橙皮苷对羟自由基有明显的清除作用，显示陈皮有较强的抗氧化作用。

9. 抗炎

橙皮苷及甲基橙皮苷注射或口服给药均具有抗炎作用，能降低毛细血管的通透性，防止微血管出血，橙皮苷对大鼠巴豆油性肉芽囊肿性炎症反应也有抑制作用。

要点四 现代应用

1. 消化不良。
2. 胆结石。
3. 支气管炎。
4. 急性乳腺炎。

要点五 不良反应

少数病人服用陈皮可致过敏及便血。

枳实与枳壳

要点一 功效

破气消积，化痰散痞。

要点二 主要有效成分

主要含有挥发油、黄酮类成分，分离出新的有效成分有 N-甲基酪胺和对羟福林。

要点三 药理作用

1. 对胃肠平滑肌的作用

枳实和枳壳对胃肠平滑肌呈双向作用。既可兴奋胃肠道平滑肌，又可降低胃肠平滑肌张力。枳实、枳壳对胃肠作用的不同，可能与动物种属差异，机体或脏器机能状态，药物浓度等因素有关。枳实和枳壳煎液促进胃瘘及肠瘘犬的胃肠运动，使胃肠收缩节律增加。枳实水煎液兴奋兔胃平滑肌，使胃电图幅值、胃电频率明显增高，可增强绵羊在体回肠、空肠平滑肌的电活动，缩短移行性综合肌电的周期。枳壳煎液能使正常人肠鸣音脉冲幅度增大，在 X 线下可观察到小肠蠕动加强，蠕动波明显加深。

枳实、枳壳对小鼠、豚鼠和家兔离体肠平滑肌皆呈抑制效应，且能对抗乙酰胆碱、氯化钡、磷酸组胺的兴奋肠平滑肌作用。此外，枳实在高浓度时抑制肠平滑肌，低浓度则在短暂抑制后出现兴奋作用。

枳实兴奋胃肠平滑肌的作用是临床用以治疗胸腹痞满、胃扩张、胃下垂、胃肠无力性消化不良、脱肛等机体功能低下疾病的药理学基础；而在病理性机能亢进时（如胃肠痉挛、泄泻等），枳实、枳壳表现出抑制效应，解痉止痛止泻。

2. 抗胃溃疡

枳实热水提取物对乙醇和阿司匹林大鼠溃疡模型有抑制作用。枳实、枳壳挥发油能预防大鼠幽门结扎溃疡形成，具有显著减少胃液分泌量及降低胃蛋白酶活性的作用。

3. 对子宫平滑肌的作用

枳实、枳壳对不同种属动物子宫有不同影响。如家兔子宫（离体或在体、未孕及已孕）均呈现兴奋作用，但对小鼠离体子宫，不论未孕或已孕，皆呈抑制效应，文献记载，家兔与人的子宫对药物的反应，在许多方面最为接近。

4. 镇痛

枳实挥发油能显著减少醋酸引起的小鼠扭体反应次数，表现出一定的镇痛作用。

5. 心血管系统作用

枳实注射液静注有明显心血管药理活性。现知其发挥作用的有效成分是对羟福林和N-甲基酪胺（MT）。前者是α受体兴奋剂，后者通过促进内源性CA释放，间接兴奋α、β受体。

（1）对心脏作用：枳实注射液、对羟福林及N-甲基酪胺对动物离体和在体心脏均有兴奋作用，可增强心肌收缩力，增加心输出量，改善心脏泵血功能。此外，低浓度N-甲基酪胺静脉灌注，可显著降低冠脉阻力，增加冠脉流量，心率轻度加快，心肌耗氧量降低，也可使休克缺氧状态的T波改善，表明本品可改善心肌代谢。β受体阻滞剂烯丙洛尔能拮抗N-甲基酪胺增强心肌收缩力作用，α受体阻滞剂酚妥拉明与妥拉苏林可减弱N-甲基酪胺及对羟福林的强心作用，表明枳实兴奋心脏的作用与激动α及β受体有关。

（2）收缩血管和升高血压：枳实注射液静脉注射可使麻醉犬血压明显升高。升压特点为作用迅速，持续时间较长，呈双峰形上升，然后徐缓下降，连续用药无快速耐受性，无肾上腺素升压时出现的"后降压"现象，心率无明显加快。其升压作用机理主要与兴奋α受体，使血管收缩，提高总外周阻力有关。兴奋心脏β受体，增强心肌收缩力，增加心输出量，也参与升压作用。

要点四 现代应用

1. 休克。
2. 胃下垂、子宫脱垂、脱肛。

要点五 不良反应

麻醉犬静脉注射剂量过大升压过高过快，可见暂时性异位节律及无尿。

香 附

要点一 功效

行气解郁，调经止痛。

要点二 主要有效成分

主要含有挥发油，油中主要成分为香附子烯Ⅰ和Ⅱ、香附子醇、异香附醇、柠檬烯等。

要点三 药理作用

1. 对平滑肌作用

香附挥发油可松弛兔肠平滑肌，丙酮提取物可对抗乙酰胆碱、钾离子所致肠肌收缩。对组胺喷雾所致的豚鼠支气管平滑肌痉挛也有保护作用。

2. 利胆

香附水煎液给麻醉大鼠十二指肠给药，可明显增加胆汁流量及胆汁中固体物含量。对CCl_4所致肝损伤大鼠的胆汁分泌也有明显的促进作用。

3. 抑制子宫及雌激素样作用

香附流浸膏对犬、猫、兔、豚鼠离体子宫，不论有孕及未孕均有抑制作用，香附挥发油皮下注射或阴道给药可促进阴道上皮细胞完全角质化，其中香附烯Ⅰ作用最强，香附酮则无作用。

4. 镇痛、抗炎

香附醇提物能明显提高小鼠的痛阈，抑制角叉菜胶和甲醛引起大鼠足肿胀。

5. 解热

香附醇提物对注射酵母菌引起的大鼠发热有解热作用。香附挥发油腹腔给药可明显降低大鼠正常体温。

要点四 现代应用

1. 月经不调和痛经。
2. 胃炎和胃肠绞痛。
3. 尿路结石。

木 香

要点一 功效

行气止痛，健脾消食。

要点二 主要有效成分

主要含有挥发油、木香碱、菊糖等。

要点三 药理作用

1. 调节胃肠运动

木香具有促进胃排空的作用及促进胃消化液分泌的作用。木香水煎液、挥发油和总生物碱对大鼠离体小肠先有轻度兴奋作用,随后紧张性与节律性明显降低。木香提取液能明显增强离体兔肠的蠕动幅度和肌张力。总生物碱、挥发油能对抗乙酰胆碱、组胺与氯化钡所致肠肌痉挛作用。

2. 抗消化性溃疡

木香丙酮提取物能抑制盐酸、乙醇、氢氧化钠、氨水诱发的大鼠胃溃疡。

3. 促进胆囊收缩

木香煎剂口服有促进胆囊收缩的作用,能缩小空腹时的胆囊体积。

4. 对呼吸系统的作用

木香对支气管平滑肌具有解痉作用。离体实验表明,云木香水提液、醇提液、挥发油、总生物碱可对抗组胺、乙酰胆碱致气管、支气管痉挛性收缩。木香水提液、醇提液、挥发油、去内酯挥发油与总生物碱静注对麻醉犬呼吸有一定的抑制作用,可减慢频率,降低幅度,其中挥发油作用较强。

5. 其他药理作用

(1) 对心血管系统的作用:木香对心脏的作用因成分不同而异。木香挥发油及各内酯成分对离体蛙心、豚鼠与兔心脏有抑制作用,对在体猫心则呈现兴奋作用。木香水提液与醇提液对在体蛙心与犬心小剂量使其兴奋,大剂量则为抑制。对血管离体研究表明:去内酯挥发油、总内酯、12-甲氧基二氢木香内酯可使离体兔耳及大鼠后肢血管扩张,灌流量明显增加。在体研究,木香多种成分如总内酯、去内酯挥发油、木香内酯、二氢木香内酯等静注,可使麻醉犬血压中度降低,降压作用较持久,其降压作用部位主要在外周,与心脏抑制、扩张血管有关。

(2) 抗菌:体外试验表明,木香挥发油可抑制链球菌、金黄色葡萄球菌及白色葡萄球菌的生长。对多种致病性皮肤真菌也有抑制作用。

(3) 抑制血小板聚集:木香水溶性成分对兔血小板聚集有明显抑制作用,对已聚集的血小板也有一定的解聚作用。

要点四 现代应用

1. 消化不良。
2. 痢疾。

(孙建宁)

第十单元 消食药

细目一 基本知识

要点 消食药的主要药理作用

凡以消食化积为主要功效的药物,称消食药。

消食药的主要药理作用如下。

1. 助消化

(1) 补充消化酶:山楂、神曲含有脂肪酶,有利于脂肪的消化;麦芽、谷芽中淀粉酶活性较高,能促进碳水化合物的消化;山楂含有机酸、柠檬酸等多种有机酸,能提高胃蛋白酶活性,促进蛋白质的消化。

(2) 促进消化液分泌:鸡内金含胃激素,可促进人体消化液分泌,增加胃液酸度和胃蛋白酶含量。山楂也有明显的促进胃液和胃酸分泌的作用。

(3) 维生素作用:本类药物多含有多种维生素,可促进食欲,对维持正常消化机能有一定作用。如麦芽、谷芽含有维生素 B;山楂含有大量维生素 C;神曲含有丰富的复合维生素 B;鸡内金含维生素 B_1、维生素 B_2、烟酸及维生素 C。

2. 调节胃肠运动

消食药对胃肠运动有不同的影响。消食药增强胃肠运动有利于消除胃肠积气,改善胀满症状。此外山楂能对抗乙酰胆碱、钡离子引起的家兔离体十二指肠痉挛性收缩,促进大鼠松弛状态的胃平滑肌收缩活动,显示对胃肠活动的调节作用。

细目二 常用药物

山楂

要点一 功效

消食健胃,行气散瘀。

要点二 主要有效成分

山楂的主要有效成分为黄酮类化合物及有机酸。

要点三 药理作用

1. 助消化

山楂含柠檬酸、山楂酸、熊果酸等多种有机酸,口服后能促进胃液的分泌,增加胃液酸度，提高胃蛋白酶活性，促进蛋白质的消化。山楂中所含的脂肪酶能促进脂肪的消化。山楂对胃肠运动功能具有一定调节作用，能增强大鼠松弛胃平滑肌的收缩，但对乙酰胆碱及钡离子引起兔、鼠离体胃肠平滑肌收缩具有明显抑制作用。

2. 对心血管系统的作用

（1）抗心肌缺血：山楂流浸膏对垂体后叶素、异丙肾上腺素所致急性心肌缺血均有保护作用；山楂聚合黄酮对实验性兔急性心肌缺血有保护作用且能缩小心肌梗死范围；山楂浸膏及总黄酮苷可使犬冠脉血流量增加；山楂黄酮、水解产物或浸膏能增加小鼠心肌营养性血流量，降低心肌耗氧量，提高氧利用率。

（2）抗心律失常：山楂黄酮能对抗乌头碱引起的家兔心律失常，山楂提取物能够延长离体灌流心脏的不应期，并延长豚鼠乳突肌动作电位时程。山楂抗心率失常作用类似Ⅲ型抗心律失常药物，即能延长动作电位时程和有效不应期。

（3）强心：山楂提取物对离体和在体蟾蜍心脏有强心作用，作用维持时间较长。山楂中黄酮类化合物3'，4'，5，7-四羟基黄酮-7-葡萄糖苷和芦丁，具有正性肌力作用，推测其正性肌力作用与抑制磷酸二酯酶有关。

（4）降压：山楂乙醇浸出物使麻醉兔血压缓缓下降；山楂总黄酮能使猫血压下降；其总提取物对小鼠、兔、猫亦有较为明显的中枢性降压作用。山楂降压作用与其扩张外周血管作用有关。

3. 调节脂质代谢

山楂及山楂黄酮能显著抑制高脂高胆固醇喂饲大鼠血清总胆固醇（TC）、低密脂蛋白-胆固醇（LDL-C）和ApoB浓度，显著升高高密度脂蛋白-胆固醇（HDL-C）和ApoA1浓度，但对甘油三酯（TG）影响不大，对该模型大鼠肝脏低密度脂蛋白受体（LDLR）mRNA表达水平显著提高，但对受体亲和力影响不明显。山楂对肝细胞微粒体及小肠黏膜的胆固醇合成的限速酶（HMG-CoA还原酶）有抑制作用，但对肝脏胆固醇分解限速酶（7α-羟化酶）无明显影响，说明山楂调节脂质代谢作用与抑制肝脏胆固醇的合成有关。山楂对兔实验性动脉粥样硬化有治疗作用，可使主动脉斑块面积减少，眼球脂质斑块沉着明显减轻，主动脉、冠状动脉病变也减轻。

要点四 现代应用

1. 消化不良。
2. 冠心病、心绞痛。
3. 高脂血症、动脉粥样硬化。

要点五 不良反应

胃切除患者食用山楂偶致肠梗阻，山楂偶可导致胃结石。

莱菔子

要点一 功效

消食除胀，降气化痰。

要点二 主要有效成分

莱菔子含有芥子碱、芥子碱硫酸氢盐和脂肪油。另含莱菔子素。

要点三 药理作用

1. 对消化功能的影响

莱菔子有收缩离体胃、十二指肠平滑肌作用,加入 M 受体阻滞剂阿托品后莱菔子对十二指肠平滑肌的收缩作用消失,但加入 α、β 受体阻滞剂对莱菔子的作用无影响。提示莱菔子促进家兔十二指肠平滑肌收缩可能是通过作用于 M 受体。

2. 镇咳、祛痰、平喘

炒莱菔子水提醇沉液对浓氨水引起的小鼠咳嗽有明显镇咳作用;对小鼠酚红排泌试验有增强作用;对豚鼠离体气管有松弛作用。实验证明,莱菔子的提出物 β-谷甾醇有一定的镇咳、祛痰作用。

要点四 现代应用

1. 便秘、腹胀。
2. 高血压。
3. 老年性高脂血症。

(孙建宁)

第十一单元 止血药

细目一 基本知识

要点 止血药的主要药理作用

凡能促进血液凝固,制止体内外出血的药物称为止血药。

止血药的主要药理作用环节如下。

1. 作用于局部血管

槐花收缩局部小血管,降低毛细血管通透性,增强毛细血管对损伤的抵抗性;三七、小蓟、紫珠收缩局部小血管;白茅根降低毛细血管通透性。

2. 促凝血因子生成

大蓟促进凝血酶原激活物生成,小蓟含有凝血酶样活性物质;三七增加凝血酶含量;白茅根促进凝血酶原生成;艾叶、茜草等通过促进凝血过程而止血。

3. 作用于血小板

三七增加血小板数，提高血小板的黏附性，促进血小板释放、聚集；白及增强血小板因子Ⅲ的活性；地榆增加血小板功能；蒲黄、小蓟、紫珠、仙鹤草增加血小板数而止血。

4. 抗纤维蛋白溶解

白及、紫珠、小蓟、艾叶抗纤维蛋白溶解而止血。

细目二 常用药物

三 七

要点一 功效

散瘀止血，消肿定痛。

要点二 主要有效成分

主要成分有三七皂苷、黄酮苷等。三七皂苷为达玛烷系四环三萜皂苷，所含单体以人参皂苷 Rb_1 和 Rg_1 为主。三七总皂苷水解所得苷元为人参二醇和人参三醇，但因无齐墩果酸而与人参不同。黄酮苷中有三七黄酮 A（槲皮素）、三七黄酮 B。止血有效成分为三七氨酸。

要点三 药理作用

1. 止血

三七不同制剂，不同给药途径，对不同动物均显示明显止血作用。三七止血活性成分为三七氨酸。三七止血作用主要通过增加血小板数量、增强血小板功能，还与收缩局部血管、增加血液中凝血酶含量有关。三七氨酸加热易被破坏，故三七止血宜生用。

2. 抗血栓

三七能抗血小板聚集，抗血栓形成。有效成分是三七皂苷，主要是人参三醇苷 Rg_1。三七抗血栓形成作用环节包括了抗血小板聚集、抗凝血酶和促进纤维蛋白溶解过程。三七能提高血小板内 cAMP 的含量，减少血栓素 A_2 的合成，从而抑制 Ca^{2+}、5-HT 等促血小板聚集的活性物质释放，发挥抗血小板聚集作用。

3. 促进造血

三七具有补血作用。明显促进 $^{60}Co-\gamma$ 照射小鼠多能造血干细胞的增殖，增加脾脏重量。对环磷酰胺引起的小鼠白细胞减少也有促进恢复作用。三七注射液显著促进急性失血性贫血大鼠的红细胞、网织红细胞、血红蛋白的恢复。

4. 对心血管系统的作用

（1）对心脏的影响：三七总皂苷（PNS）具有降低心肌收缩力，减慢心律，扩张外周血管，降低外周阻力的作用。

（2）对血压的影响：三七及三七总皂苷（PNS）对狗、猫、家兔、自发性高血压大鼠等多种动物具有降血压作用，尤以降低舒张压作用明显。PNS 对不同部位血管具有选择性扩张作用，对大动脉，如胸主动脉、肺动脉扩张作用弱，而对肾动脉、肠系膜动脉、门静脉、下腔静脉等小动脉和静脉扩张作用强，并能显著降低冠脉阻力（CR），增加冠脉血流量（CBF）。三七扩血管、降血压作用主要与阻止 Ca^{2+} 内流有关。

（3）抗心肌缺血：三七、三七总黄酮及三七总皂苷有不同程度抗心肌缺血作用。三七总皂苷抗心肌缺血作用机理为：扩张冠脉，促进实验性心肌梗死区侧支循环的形成，增加冠脉血流量，改善心肌血氧供应；抑制心肌收缩力，减慢心率，降低外周血管阻力，降低心肌耗氧量；抗脂质过氧化，提高超氧化物歧化酶（SOD）活力，减少丙二醛（MDA）的生成。

（4）提高耐缺氧能力，明显延长小鼠在常压缺氧条件下的存活时间。

（5）抗脑缺血：三七抗脑缺血作用，除与扩张脑血管，增加局部血流量有关外，尚与延缓缺血组织 ATP 的分解，改善能量代谢，以及抑制脂质过氧化，提高脑组织中 SOD 活性，清除氧自由基等作用有关。

（6）抗心律失常：三七总皂苷、三七二醇苷（PDS）、三七三醇苷（PTS）对乌头碱、$BaCl_2$ 及冠脉结扎诱发的大鼠心律失常，均有明显的对抗作用。PNS、PTS、PDS 抗心律失常作用机理包括：降低自律性，减慢传导；延长动作电位时程（APD）和有效不应期（ERP），消除折返激动；阻滞慢钙通道，使慢内向电流（Isi）峰值显著降低。

（7）抗动脉粥样硬化：PNS 能显著抑制实验性动脉粥样硬化兔动脉内膜斑块的形成，其机制可能是 PNS 升高动脉壁前列腺素 I_2，降低血小板血栓素 A_2 含量，从而纠正前列腺素 I_2—血栓素 A_2 之间的失衡，从而稳定血管内环境。三七甲醇提取物对喂饲高胆固醇食物的雄性大鼠能抑制 β-脂蛋白、总脂、磷脂及游离脂肪酸的升高，且呈量效关系。

5. 抗炎

PNS 对组胺、醋酸、二甲苯、5-羟色胺、缓激肽等引起的毛细血管通透性升高具有明显的抑制作用。对蛋清、甲醛、右旋糖酐、5-羟色胺、角叉菜胶引起的大鼠足跖肿胀、巴豆油和二甲苯所致的小鼠耳肿胀均有显著的抑制作用。对大鼠棉球肉芽肿的形成也有明显的抑制作用。抗炎的主要有效成分为皂苷，以人参二醇皂苷为主。抗炎作用与垂体-肾上腺系统有一定的关系。但对摘除肾上腺的大鼠仍有明显的抗炎作用，说明 PNS 的抗炎作用不完全依赖于垂体-肾上腺系统。

6. 保肝

三七具有抗肝损伤作用。PNS 对 CCl_4 肝损伤小鼠可显著降低血清谷丙转氨酶（ALT）。甲醇提取物显著降低 CCl_4、D-半乳糖胺致肝损伤大鼠血清中谷丙转氨酶、谷草转氨酶（AST）及乳酸脱氢酶（LDH）活性，使肝细胞变性坏死减轻。三七也具有抗肝纤维化作用，使二甲基亚硝胺中毒大鼠肝细胞变性坏死减少，肝细胞间胶原纤维减少。对 CCl_4 中毒肝纤维化大鼠，三七粉能减轻肝脏脂肪变性、炎症细胞浸润、肝细胞变性坏死，减少成纤维细胞和胶原的增生。三七具有一定的利胆和促进肝脏蛋白质合成作用。

7. 抗肿瘤

人参皂苷 Rh_1 对离体肝癌细胞有抑制作用。人参皂苷 Rh_2 可抑制小鼠黑色素瘤（B_{16}）

的生长，作用呈浓度依赖关系。三七皂苷在与刀豆蛋白（ConA）或植物血凝素（PHA）同时存在时，其诱导的小鼠脾细胞具有较强的抗瘤活性，可能是 PNS 增强被激活的免疫细胞的杀伤能力。

8. 镇痛

三七为治疗跌打损伤的常用药，有确切的镇痛作用。对小鼠扭体法、热板法及大鼠光辐射甩尾法等多种疼痛模型有镇痛作用。镇痛有效成分为人参二醇皂苷。

9. 对免疫功能的影响

三七影响免疫功能的主要成分是 PNS 和三七多糖。三七注射液可使经 $^{60}Co-\gamma$ 射线照射小鼠脾脏结构恢复正常，脾中央动脉周围淋巴细胞增多，脾小结明显，并出现生发中心，免疫母细胞的细胞器密度明显增高。PNS 口服或注射均可对抗因 $^{60}Co-\gamma$ 射线照射引起的小鼠白细胞减少。三七总皂苷可增加小鼠溶血空斑数，提高小鼠腹腔巨噬细胞的吞噬率和吞噬指数。对抗干扰素诱导剂乙氨易酮对迟发型超敏反应的抑制作用。三七多糖对中华眼镜蛇毒抗补体因子（CNF）处理后引起的豚鼠补体低下有促进恢复作用。

要点四　现代应用

1. 上消化道出血。
2. 眼前房出血。
3. 脑血栓。
4. 高胆固醇血症。
5. 肝炎。

要点五　不良反应

少数病人出现胃肠道不适及出血倾向，如痰中带血，齿龈出血，月经增多等。如剂量较大，一次口服生三七粉 10g 以上，可引起房室传导阻滞。个别患者可引起过敏性药疹。

白　及

要点一　功效

收敛止血，消肿生肌。

要点二　主要有效成分

主要化学成分为白及胶、菲类衍生物、苄类化合物等。

要点三　药理作用

1. 止血

白及胶液可缩短凝血时间及凝血酶原时间，加速红细胞沉降率。

2. 保护胃黏膜

白及煎剂能减轻由盐酸引起的胃黏膜损伤，但对胃液分泌量，胃液总酸度均无明显影响。

要点四 现代应用

1. 上消化道出血。
2. 肛裂。
3. 口腔黏膜病变。

蒲 黄

要点一 功效

止血，化瘀，通脉。

要点二 主要有效成分

主要成分为黄酮类，如槲皮素、山柰酚、异鼠李素、柚皮素等。

要点三 药理作用

1. 止血

蒲黄具有促进血液凝固而止血的作用。其止血有效成分可能是黄酮类化合物，能明显缩短凝血时间，作用显著而持久。

2. 抗血小板聚集

蒲黄煎剂及其总黄酮、有机酸、多糖对 ADP、花生四烯酸和胶原诱导的家兔体内、外血小板聚集均有明显的抑制作用，而以总黄酮作用最强。蒲黄水浸液增加实验性颈静脉血栓形成家兔 24 小时血栓溶解率。

3. 对心血管系统的作用

（1）扩张血管，降血压：蒲黄具有扩张血管、改善微循环作用，注射蒲黄醇提物，可使麻醉犬股动脉外周血管阻力系数下降，股动脉血流量增加。蒲黄煎剂、醇提取物等静脉注射，均可使麻醉兔、猫、犬血压下降，心率减慢。

（2）抗心肌缺血：蒲黄水提醇沉液对离体兔心脏有明显增加冠脉流量作用。结扎家兔冠脉形成的急性心肌梗死，蒲黄可使梗死的范围缩小，病变减轻，心电图 T 波改善。蒲黄还能提高小鼠低压耐缺氧的能力，延长小鼠存活时间。

（3）降血脂抗动脉粥样硬化：对实验性高脂血症及动脉粥样硬化家兔，蒲黄显著降低 TC 和 LDL-C 含量，使 TC/HDL-C、LDL-C/HDL-C 比值降低，减少过多胆固醇在主动脉壁内的堆积，抑制粥样硬化斑块形成。

4. 抗炎

蒲黄对大鼠蛋清性足肿及小鼠腹腔毛细血管通透性增高均具有抑制作用。大鼠桡骨骨折断端注射蒲黄注射液，可加速血肿吸收、机化、骨痂形成，促进愈合。

要点四 现代应用

1. 高脂血症。

2. 冠心病。
3. 特发性溃疡性结肠炎。

(孙建宁)

第十二单元 活血化瘀药

细目一 基本知识

要点 活血化瘀药的主要药理作用

活血化瘀药是指能疏通血脉、祛除血瘀，治疗血瘀证的药物。活血化瘀药的基本药理作用可归纳如下：

1. 改善血流动力学

活血化瘀药一般都有扩张外周血管，增加器官血流量，降低血管阻力的作用。各种活血化瘀药扩张血管的主要部位不同。有实验观察了22味活血化瘀中药对狗股动脉血流量和血管阻力的影响，结果证明，对狗股动脉以破血散结药的扩张血管作用最强，可降低血管阻力，增加股动脉血流量，其中以穿山甲、水蛭、益母草、莪术、桃仁的作用较突出；对冠状动脉以养血活血类药作用较强，以川芎、丹参、延胡索、红花、当归、赤芍等对冠状动脉的扩张作用最为突出，可增加冠脉血流量，改善心肌血流量。一些诸如冠心病、慢性肝炎、肝硬化、缺血性中风、血栓闭塞性脉管炎、慢性阻塞性肺病等具有血瘀表现的疾病，经活血化瘀药治疗后，病变器官或组织血流量增加，循环改善。

2. 改善血液流变学和抗血栓形成

（1）抑制血小板聚集：活血化瘀药可改善血液流变学特性，减少血小板黏附与聚集，还可降低血小板表面活性，抑制血小板聚集。如赤芍、鸡血藤、当归能显著抑制血小板聚集，有的药物能使已聚集的血小板发生解聚，如川芎。活血化瘀药抑制血小板聚集的机制与前列腺素和环核苷酸系统的代谢有关。

（2）增加纤溶酶活性：某些活血化瘀药还可通过增加纤溶酶活性，促进已形成的纤维蛋白溶解而发挥其抗血栓形成作用。如益母草、红花及有效成分红花黄素等都有这种作用。

3. 改善微循环

川芎、丹参、蒲黄、姜黄、红花、当归、益母草等都有不同程度改善微循环的作用。活血化瘀药改善微循环表现在以下几个方面：

（1）改善微血流，促进血液流动。
（2）解除微血管痉挛，减少微血管襻顶瘀血，使微血管形态改善并趋向正常。
（3）降低毛细血管通透性，减少微血管周围渗血或使之消失。

细目二 常用药物

丹 参

要点一 功效

祛瘀止痛，凉血消痈，活血通经，清心除烦。

要点二 主要有效成分

丹参化学成分分脂溶性和水溶性两类。脂溶性成分有丹参酮Ⅰ、丹参酮ⅡA、丹参酮ⅡB、隐丹参酮、二氢丹参酮等；水溶性成分有原儿茶醛及丹参素。

要点三 药理作用

1. 对心血管系统的作用

（1）强心和扩血管：丹参能使心功能不良的心肌收缩力增强而不增加心肌耗氧量。丹参酮ⅡA、磺酸钠、丹参素具有扩张冠状血管，增加冠脉流量，促进侧支循环的作用。此外，丹参也能扩张肢体血管，增加血流量，此作用可用于治疗冠心病和血栓闭塞性脉管炎。

（2）改善微循环：丹参和丹参素可使瘀滞的微循环得到改善，血流加速，流态趋向正常，毛细血管开放数增加。冠心病人使用丹参制剂静脉滴注后也可观察到外周微循环障碍明显改善。丹参能减少脑血流量，同时也能改善脑组织微循环，故对缺血性脑病仍有一定治疗作用。

2. 对血液系统作用

（1）改善血液流变学，提高红细胞变形能力：丹参能改善血瘀证患者血液流变学。丹参及其有效成分丹参酮ⅡA和丹参素均能抑制血小板内磷酸二酯酶的活性，增加cAMP含量，减少TXA_2的合成与释放，最终抑制血小板聚集。

（2）抗血栓形成：丹参有抗血液凝固作用，延长出、凝血时间。丹参还具有激活纤溶酶原作用，促进纤维蛋白转化为裂解产物，产生纤溶作用，促进血栓溶解。

3. 抗动脉粥样硬化

丹参素可抑制细胞内源性胆固醇形成，抑制动脉粥样硬化斑块形成。

4. 调节组织的修复与再生

丹参能使实验性心肌梗死的心肌坏死区清除较快。减轻骨折局部瘀血，缩短骨折愈合时间，但对过度增生的纤维母细胞有抑制作用。

5. 保肝

丹参可抑制或减轻肝细胞坏死及炎症反应，对急、慢性肝损伤有防治作用。还可抑制肝内纤维增生，防止肝硬化的发生发展。

要点四　现代应用

1. 冠心病。
2. 慢性肝炎和早期肝硬化。
3. 脑缺血。
4. 肺心病。

要点五　不良反应

丹参制剂注射可引起过敏反应，如荨麻疹、过敏性哮喘、过敏性休克。还可见头晕、月经过多等现象，停药后即可消失。

川　芎

要点一　功效

活血行气，祛风止痛。

要点二　主要有效成分

生物碱四甲基吡嗪（川芎嗪），酚性成分阿魏酸，挥发油藁本内酯等。

要点三　药理作用

1. 扩张血管

川芎及其有效成分川芎嗪、阿魏酸能较明显地扩张冠脉，增加冠脉血流量，改善心肌供氧状况。川芎煎剂、川芎嗪及酚性成分均可对抗垂体后叶素引起的心肌缺血，川芎嗪对结扎兔冠脉前降支所致的心肌梗死，可减轻其病变程度，缩小梗死范围。另外，川芎嗪可迅速透过血脑屏障，有利于在脑部发挥扩血管作用，改善脑的血液循环。川芎嗪对肢体血管也有扩张作用。

2. 抗血栓形成

川芎及其有效成分川芎嗪、阿魏酸可抑制血小板聚集。其作用机制为：降低血小板表面活性；抑制血小板内磷酸二酯酶，提高 cAMP 含量，从而抑制 TXA_2 的合成。川芎还可抑制红细胞聚集，降低血小板黏附和白细胞黏附，抑制血液凝固。上述作用，可使血栓长度缩短，重量减轻，表现出明显抗血栓形成作用。

3. 解痉

川芎嗪对血管平滑肌有解痉作用，可拮抗肾上腺素或氯化钾引起的主动脉收缩；阿魏酸对 α 受体有阻滞作用，可抑制主动脉收缩；藁本内酯可明显解除乙酰胆碱、组胺、氯化钡引起的气管平滑肌痉挛；阿魏酸和川芎嗪对子宫平滑肌有明显的协同解痉作用。

要点四　现代应用

1. 缺血性脑血管疾病。
2. 头痛。

3. 冠心病。

4. 月经不调、痛经、闭经、产后瘀阻腹痛。

要点五　不良反应

川芎可以引起过敏反应，表现为皮肤瘙痒、丘疹、胸闷气急。大剂量引起剧烈头痛。

益母草

要点一　功效

活血调经，利尿消肿。

要点二　主要有效成分

生物碱，其中有效成分为益母草碱和水苏碱等。

要点三　药理作用

1. 扩张血管、抗心肌缺血

益母草能扩张冠状动脉，增加冠脉流量和心肌营养性血流量；扩张外周血管，降低血管阻力，增加股动脉血流量。益母草还可减少结扎冠脉引起的心肌梗死的梗死范围，减轻病变程度，减少心肌细胞坏死量，特别是对线粒体具有一定保护作用。

2. 改善血液流变学

（1）降低血液黏度：益母草注射液及其主要成分益母草碱和水苏碱均有降低血液黏度的作用。

（2）抗血小板聚集：体内、体外实验都观察到益母草具有显著的抑制血小板聚集作用。

（3）抗血栓形成：益母草可使大鼠血栓形成时间延长，血栓长度缩短，重量减轻。这一抗血栓形成的作用与益母草减少血小板数、抑制血小板凝血功能和促进纤溶等多个环节作用有关。

3. 改善微循环

益母草可改善异丙肾上腺素造成的小鼠肠系膜微循环障碍，对肾上腺素造成的小鼠肠系膜微循环障碍，益母草有促进微动脉血流恢复的作用。

4. 兴奋子宫

益母草煎剂、水浸膏、醇浸膏及益母草碱对子宫平滑肌均有明显兴奋作用，对各种动物（小鼠、兔、猫、豚鼠、犬）不同状态（已孕及未孕）的子宫模型（离体、在体及瘘管）均有兴奋作用。其兴奋子宫的成分是益母草碱，它可使子宫不规则自发性收缩变成有规律的收缩，且使收缩幅度增大。

要点四　现代应用

1. 冠心病。
2. 产后调理。

3. 急性肾炎。

要点五　不良反应

益母草毒性很低，但可兴奋子宫，易致流产，故孕妇忌用或慎用。

延 胡 索

要点一　功效

活血散瘀，理气止痛。

要点二　主要有效成分

内含20多种生物碱，如延胡索甲素、延胡索乙素（四氢巴马汀）、延胡索丙素、延胡索丁素、延胡索戊素、延胡索庚素、延胡索丑素及去氢延胡索甲素（去氢延胡索碱）等。它们分别属于原小檗碱型和原阿片碱型，其中原小檗碱型尤为重要，该型生物碱又可分为季铵碱和叔胺碱两类，叔胺碱类中延胡索乙素生物活性最强，其左旋体即颅痛定；季铵类中去氢延胡素作用较突出。

要点三　药理作用

1. 对中枢神经系统的作用

（1）镇痛：延胡索的多种制剂均有镇痛作用，总碱中甲素、乙素、丙素、丑素的镇痛作用均较明显，尤以乙素的作用最强。延胡索乙素镇痛强度虽较吗啡弱，但无成瘾性，又无呼吸抑制、便秘等副作用；与复方阿司匹林镇痛作用相比，乙素100mg镇痛效果超过复方阿司匹林。对钝痛作用优于锐痛。其左旋体颅痛定（左旋四氢巴马汀）有较强的镇痛作用，其镇痛作用与脑内阿片受体无关，为非麻醉性镇痛药；不抑制脑内前列腺素的生物合成，不直接影响前列腺素的释放，也不属消炎解热镇痛药。它可能通过抑制网状结构的激活系统及脑内多巴胺系统的功能而发挥镇痛作用，也可能与钙通道有关。

（2）镇静、催眠：颅痛定可对抗咖啡因、苯丙胺的中枢兴奋作用，抑制刺激皮肤诱发的惊醒脑电波及中枢网状结构和下丘脑的诱发电位，能明显降低小鼠的自发活动，增强环己巴比妥的催眠作用。研究结果表明，颅痛定可使清醒状态的脑电波减少，轻度慢波睡眠明显增加，快波睡眠和深度慢波睡眠消失，表明颅痛定具有镇静、安定作用，但即使是其大剂量引起的睡眠状态也易被惊醒。可使猴驯化。颅痛定与脑内多巴胺 D_1 和 D_2 受体均有亲合力，并可起阻滞作用，从而发挥镇静催眠作用。初步认为，其镇静催眠作用主要是由于阻滞了中枢多巴胺系统的功能。

2. 对心血管系统的作用

（1）抗心律失常：延胡索总生物碱对乌头碱诱发的大鼠心律失常有明显的治疗作用。延胡索乙素能对抗实验性室速和房性室颤的发生，抑制电刺激下丘脑诱发的心律失常。其抗心律失常作用与拮抗 Ca^{2+} 有关。

（2）抗心肌缺血：延胡索及去氢延胡索甲素可扩张冠状血管，增加冠脉血流量和心肌营养性血流量，提高机体耐缺氧能力，对垂体后叶素或异丙肾上腺素引起的心肌缺血有保护作用。

3. 抗溃疡

延胡索具有一定的抗实验性溃疡作用。

要点四　现代应用

1. 各种疼痛。
2. 镇静、催眠。
3. 心律失常。
4. 缺血性心脏病。
5. 溃疡病。

要点五　不良反应

临床应用颅痛定偶有嗜睡、眩晕、乏力等症状，大剂量使用可抑制呼吸。

水　蛭

要点一　功效

破血，逐瘀，通经。

要点二　主要有效成分

主含蛋白质，在新鲜水蛭唾液腺中含有抗凝血物质水蛭素、肝素、抗血栓素及组胺样物质。

要点三　药理作用

1. 抗血栓

水蛭煎煮提取物能延长小鼠凝血时间和出血时间，减轻大鼠静脉血栓的湿重和干重，延长大鼠颈总动脉血栓形成时间，减轻大鼠血小板血栓的湿重。去头水蛭醇提物对胶原蛋白-肾上腺素诱导的小鼠体内血栓和大鼠动-静脉旁路血栓形成也具有显著抑制作用。有效成分水蛭素对实验性血栓形成有明显的抑制作用，在较低浓度时就能抑制静脉血栓与弥散性血管内凝血（DIC），高浓度也抑制动脉血栓。水蛭及水蛭素抗血栓作用与抑制血小板聚集、抗凝血、促进纤溶过程有关。

（1）抗血小板聚集：水蛭及水蛭唾液，能明显降低血小板表面活性，抑制血小板聚集，也能抑制胶原、ADP、肾上腺素或花生四烯酸等诱导的血小板聚集，降低血小板黏附性。其抗血小板聚集作用机制，可能与增强血小板膜腺苷酸环化酶活性，增加血小板内cAMP含量有关。水蛭素能抑制凝血酶对血小板的诱导作用，抑制凝血酶与血小板结合，抑制血小板接受凝血酶的刺激，并促使凝血酶与血小板解离，从而有效地降低血小板聚集率。水蛭还是一种作用较强的TXA_2合成抑制剂。

（2）抗凝：水蛭素与凝血酶以非共价的形式紧密结合成可逆复合物，阻止凝血酶催化的凝血反应及凝血酶诱导的血小板激活反应，达到抗凝血的目的。

（3）促纤溶：体外实验发现水蛭醇提取物具有活化纤溶系统作用。水蛭水提取物能降低纤溶酶原抑制剂（PAI）的活性，使纤溶酶原激活剂（t-PA）的活性提高。水蛭素在尿激酶诱发的纤溶过程中具有间接的促进纤溶作用，这与水蛭素能有效抑制血小板的活化及抑制结合在纤维蛋白或血小板表面的凝血酶有关。

2. 改善血液流变学

水蛭提取物可显著改善急性血瘀模型大鼠的血液流变学异常，降低高、中、低切变率下的全血黏度、血浆黏度及血清黏度。水蛭粉可降低缺血性中风病人的血细胞比容、血浆比黏度、全血比黏度、红细胞电泳时间、纤维蛋白原含量。

3. 降血脂、抗动脉粥样硬化

水蛭能抑制高脂膳食家兔血脂的上升，降低血清总胆固醇和甘油三酯的含量；降低高脂血症小白鼠血清胆固醇的含量；延缓高脂血症与内皮损伤共同导致的动脉粥样硬化斑块的形成，减轻粥样斑块引起的动脉炎管腔狭窄。

要点四　现代应用

1. 脑血管疾病。
2. 高脂血症。
3. 冠心病心绞痛。
4. 肾病。

要点五　不良反应

毒性反应主要表现为心血管系统损害，因水蛭中组织胺样物质可扩张毛细血管而增加出血，故大量服用水蛭可使毛细血管过度扩张、出血，最后致肺、肾、心脏瘀血，最终因呼吸衰竭、心力衰竭而死亡。水蛭也可引起血小板减少性紫癜，有致畸和堕胎作用。

桃　仁

要点一　功效

活血祛瘀，润肠通便。

要点二　主要有效成分

主含苦杏仁苷、挥发油。

要点三　药理作用

1. 扩张血管

桃仁能扩张血管，降低血管阻力，增加组织血流量。

2. 抗血栓

实验表明，桃仁能提高血小板中 cAMP 水平，可抗血小板聚集，抑制血液凝固，有抗血栓形成的作用。其作用强于当归、红花、赤芍、益母草等活血化瘀药。

3. 抗肝纤维化

桃仁可增加肝脏血流量，提高实验性肝纤维化动物肝组织中胶原酶的活性，抑制胶原等基质成分的合成代谢，促进其分解代谢，降低肝组织胶原的含量，使肝脏增生的结缔组织降解，肝组织结构趋于正常。

4. 抗炎

桃仁煎剂、桃仁蛋白（PR-A 和 PR-B）对角叉菜胶引起的足趾肿胀均有显著的抑制作用，其煎剂和 PR-A 对大鼠肉芽肿也有明显的抑制作用，提示桃仁及其所含蛋白对急、慢性炎症都有对抗作用。

5. 润肠缓泻

桃仁含 45% 脂肪油，可提高肠内容物与肠黏膜间的润滑性，使干粪易于排出。另外，脂肪油在碱性肠液中能分解产生脂肪酸，对肠壁产生温和的刺激作用，使肠蠕动增加，从而解除排便困难。

6. 镇咳

桃仁中苦杏仁苷水解后能生成氢氰酸和苯甲酸，氢氰酸对呼吸中枢有一定的抑制作用，使呼吸运动趋于安静而止咳。

要点四　现代应用

1. 妇科病。
2. 外伤疼痛。
3. 眼底病。
4. 肝硬化。
5. 便秘。

要点五　不良反应

临床用量一般无不良反应。由于本品含有苦杏仁苷，过量可抑制呼吸；因有兴奋子宫作用，孕妇慎用。

红　花

要点一　功效

活血通经，散瘀止痛。

要点二　主要有效成分

内含红花黄色素。红花的籽中含红花油，为多种不饱和脂肪酸的甘油酯类。

要点三　药理作用

1. 对心血管系统的作用

红花"善通利经脉"，对心脏有轻度兴奋作用，可降低冠脉阻力，增加冠脉流量及心肌营养性血流量，对垂体后叶素诱发的心肌缺血、结扎冠脉形成的心肌梗死和乌头碱所致的心律失常均有不同程度的保护作用。

2. 抗血栓

红花及红花黄色素均能抑制血小板聚集和实验性血栓的形成。有效成分红花黄色素不仅可抑制血小板聚集，而且对已聚集的血小板有非常明显的解聚作用。抗血栓作用与其抑制血小板聚集，增强纤维蛋白溶解作用有关。

3. 兴奋子宫

红花对多种动物的子宫平滑肌有明显的兴奋作用。小剂量可使张力提高或使之发生节律性收缩，大剂量则使收缩力加强甚至痉挛，对已孕子宫的作用尤其明显。

4. 降血脂

红花油可降低高脂血症动物（家兔、小鼠）的血清胆固醇、甘油三酯的含量，提示本品具有防止主动脉及冠状动脉粥样硬化斑块形成的作用。

5. 镇痛

红花黄色素有明显的镇痛作用，对热及化学刺激引起的疼痛有抑制作用。

要点四　现代应用

1. 冠心病。
2. 脑栓塞。

要点五　不良反应

红花煎剂对妊娠大鼠母体及胚胎均有明显的毒性，可导致流产，升高胚胎死亡率和宫内生长迟缓发生率。并见明显致突变作用。

莪　术

要点一　功效

行气破血，消积止痛。

要点二　主要有效成分

挥发油中主要成分为多种倍半萜类，其中有莪术酮、莪术醇、莪术双酮、β-榄香烯等。

要点三　药理作用

1. 抗肿瘤

莪术制剂及多种成分对多种肿瘤细胞有不同程度的抑制作用。莪术抗癌作用机制，初步认为有几个方面：

（1）直接抑制或破坏癌细胞。
（2）增强或改变瘤细胞的免疫原性，诱发或促进机体对肿瘤的免疫排斥反应。

2. 对心血管系统的作用

莪术能明显扩张外周血管，用药后使股动脉血管阻力降低，血流量增加。对肾上腺素造成的肠系膜微循环障碍有显著的拮抗作用，可减轻微动脉收缩的程度，促进微动脉血流的恢复，从而改善微循环。

3. 改善血液流变性，抗血栓形成

实验表明，莪术水提液可降低全血黏度，抑制血小板聚集；莪术水煎醇沉液可显著抑制体内血栓形成，其总黄酮静脉注射也可明显抑制血栓形成。

4. 抗早孕

莪术挥发油、醇浸膏及分离出来的萜类和倍半萜类化合物对大鼠、小鼠及家兔有不同程度的抗早孕作用，对狗也有一定的抗着床作用。

要点四　现代应用

1. 宫颈癌。
2. 宫颈糜烂。
3. 冠心病。
4. 缺血性脑血管病。
5. 霉菌性阴道炎。

要点五　不良反应

莪术油葡萄糖注射液临床应用可发生过敏反应，多见心悸、呼吸困难，给药后应观察30min。莪术油和鲜莪术油注射液体内外试验均见溶血反应。小鼠灌胃莪术浸剂15mg/kg，连续4天和7天两组，镜检见肝肾有明显损害，可致肝坏死，以停药后3周左右坏死较明显，肾脏充血，肾小管上皮细胞明显肿胀。

银杏叶

要点一　功效

益心养肺，化湿止泻。

要点二　主要有效成分

主要含有黄酮类、内酯类等有效成分。

要点三　药理作用

1. 扩张血管

银杏叶所含的黄酮类化合物能使离体豚鼠冠状动脉扩张，冠脉流量增加，并能使大鼠、豚鼠后肢血管和兔耳血管扩张。银杏叶还能扩张脑血管，降低脑血管阻力，显著增加狗、猫的脑血流量。对实验性脑缺血损伤有良好的保护作用，可促进缺血脑电图较快恢复，并能延长结扎颈总动脉后小鼠的存活时间。

2. 改善学习记忆

银杏叶提取物能改善小鼠的记忆功能。对亚硝酸钠和东莨菪碱造成的记忆损害有明显的改善作用，对正常成年小鼠也有促进记忆的作用。

3. 抗血栓、改善微循环

银杏叶能抑制家兔体外血栓形成，使血栓长度缩短、湿重、干重减轻，凝血时间延长。银杏叶制成的注射液对内毒素引起的微循环障碍有拮抗作用，可减轻细动脉痉挛，改善细静脉血流速度。银杏叶总黄酮也可降低大鼠的血液黏度。

4. 降血脂

银杏叶制剂能明显降低血中甘油三酯、胆固醇水平，提高高密度脂蛋白水平。

5. 解痉

银杏叶的提取物能松弛支气管平滑肌，并能对抗组胺、乙酰胆碱引起的支气管平滑肌痉挛。银杏叶中的银杏内酯和黄酮类成分均有扩张支气管平滑肌的作用。银杏内酯可抑制血小板活化因子（PAF）和卵清蛋白诱导的支气管收缩和高反应性，阻止抗原所致的支气管收缩痉挛。银杏黄酮类成分对离体肠管也有一定的解痉作用，能对抗组胺、乙酰胆碱、氯化钡所致的痉挛。

要点四　现代应用

1. 帕金森氏病。
2. 脑血管病。
3. 冠心病。
4. 高胆固醇血症。

要点五　不良反应

银杏叶提取物能引起人胃肠不适、头痛、头晕、心悸和皮肤过敏反应。大剂量能引起坐立不安、腹泻、恶心、呕吐、肌肉张力缺乏和虚弱。静脉注射银杏叶提取物可引起皮肤过敏反应、循环障碍和静脉炎。

（许惠琴）

第十三单元　化痰、止咳、平喘药

细目一　基本知识

要点　化痰、止咳、平喘药的主要药理作用

凡能祛痰、消痰、缓和或制止咳嗽、喘息的药物，称为化痰止咳平喘药。其主要药理

作用如下：

1. 祛痰

含有皂苷的中草药如桔梗、远志、紫菀、天南星、白前等口服后，由于刺激胃黏膜，反射性地兴奋延脑呕吐中枢，引起轻度恶心，促使气管、支气管黏膜分泌增加，使痰液变稀，易于咳出。满山红所含杜鹃素可直接作用于呼吸道黏膜，促进气管黏液－纤毛运动，增加呼吸道清除异物的功能，并使呼吸道分泌物中酸性黏多糖断裂，唾液酸含量降低，痰液黏稠度下降，易于咳出，从而发挥祛痰作用。

2. 止咳

半夏、苦杏仁、浙贝母等镇咳作用与抑制咳嗽中枢有关。紫菀能作用于外周神经末梢。苦杏仁含苦杏仁苷，在体内缓缓分解后可产生微量的氢氰酸而抑制呼吸中枢，使呼吸运动趋于平静而达到止咳、平喘作用。

3. 平喘

浙贝母中因含浙贝母碱，对猫、家兔离体肺灌流呈现显著的支气管松弛作用。款冬花醚提取物对组胺引起的支气管痉挛有解痉作用。

细目二　常用药物

桔　梗

要点一　功效

宣肺利咽，祛痰排脓。

要点二　主要有效成分

主要成分为桔梗皂苷、远志酸、桔梗多糖等。

要点三　药理作用

1. 祛痰、止咳

桔梗祛痰效果与氯化铵相当，其作用主要由于皂苷对咽喉黏膜的刺激，反射性地使支气管黏膜分泌增加，痰液稀释，使滞留于支气管和气管中的痰液易于咳出。

2. 抗炎

桔梗皂苷可以降低毛细血管通透性，抑制角叉菜胶所致的大鼠足肿胀，对棉球肉芽肿及佐剂性关节炎也有抑制作用，说明桔梗皂苷对炎症早、中、晚三期均有一定的抑制作用，其机制与兴奋垂体－肾上腺皮质功能有关。桔梗皂苷对皮肤局部有刺激作用，能使炎症部位的血液循环得到改善；其对黏膜的刺激，引起分泌物增加，保护黏膜，能防止黏膜受到外界损伤性刺激，从而促使炎症过程的吸收。

3. 解热、镇静、镇痛

桔梗粗皂苷对正常小鼠有降温作用，对人工引起发热小鼠有解热作用。桔梗粗皂苷能抑制小鼠自发性活动，延长环己巴比妥钠引起的睡眠时间。对醋酸扭体法及尾部机械压迫法所致的小鼠疼痛均有明显的抑制作用。

4. 抗溃疡

桔梗皂苷十二指肠给药，对结扎幽门的大鼠可使胃液分泌减少，胃蛋白酶的活性部分受到抑制，可预防消化性溃疡的形成，其作用与阿托品相似。

要点四　现代应用

1. 痰多咳嗽。
2. 肺脓疡。
3. 急性扁桃体炎、急性咽炎、喉炎和其他原因所致的声音嘶哑。
4. 排尿困难。

要点五　不良反应

桔梗皂苷有局部刺激作用，皮下注射，可引起浮肿及坏死。桔梗皂苷静脉注射溶血作用比远志皂苷强2倍。大剂量口服时，可引起恶心、呕吐，系由于反射性兴奋呕吐中枢所致。

半　夏

要点一　功效

燥湿化痰，降逆止呕，消痞散结。

要点二　主要有效成分

主要成分为生物碱、3，4-二羟基苯甲醛葡萄糖苷、葡萄糖醛酸苷、甲硫氨酸、半夏蛋白等。

要点三　药理作用

1. 镇咳、祛痰

生半夏、姜半夏、姜浸半夏和明矾半夏的煎剂对碘液注入猫胸腔或电刺激喉上神经所致之咳嗽有镇咳作用，其作用部位初步认为系抑制咳嗽中枢。发挥作用有效成分为生物碱。

2. 催吐和镇吐

生半夏及其未经高温处理的流浸膏有催吐作用。但生半夏经高温处理后，可除去催吐成分，保留镇吐作用。其催吐作用与其所含3，4-二羟基苯甲醛葡萄糖苷有关。半夏加热炮制或加明矾、姜汁炮制的各种制剂，对去水吗啡、洋地黄、硫酸铜引起的呕吐都有一定的镇吐作用。

3. 抗肿瘤

半夏的稀醇或水浸出液对动物实验性肿瘤 S_{180}、HCA、U14 和 Hela 细胞均有明显的抑制作用。

4. 其他作用

（1）抗早孕：半夏对小鼠、家兔有抗早孕作用。半夏抗早孕的有效成分为半夏蛋白。

（2）对胃肠功能的影响：半夏有显著抑制胃液分泌的作用，亦能抑制胃液酸变。半夏对家兔有促进胆汁分泌作用，能显著增强肠道蠕动。

（3）降低眼内压：半夏对家兔眼内压有轻度降低作用，为中医用半夏治白内障（急性青光眼）提供了依据。

要点四　现代应用

1. 多种呕吐。
2. 呼吸道炎症引起的咳嗽、痰多。
3. 子宫颈癌。

要点五　不良反应

人误服生半夏，对口腔、喉头和消化道黏膜有强烈刺激性，发生肿胀、疼痛、失音、流涎、痉挛、呼吸困难，甚至窒息死亡。炮制后可降低毒性。生半夏灌胃对妊娠母鼠及胚胎有显著毒性。生半夏、姜半夏、法半夏的水煎剂腹腔注射均有致畸作用。

苦杏仁

要点一　功效

降气止咳平喘，润肠通便。

要点二　主要有效成分

主要含苦杏仁苷和脂肪油。

要点三　药理作用

1. 镇咳、平喘

苦杏仁中苦杏仁苷在体内慢慢分解，逐渐产生微量氢氰酸，服用少量杏仁，能起到轻度抑制呼吸中枢，而达镇咳、平喘作用。

2. 润肠通便

苦杏仁富含脂肪油，可润肠通便，具有缓泻作用。

要点四　现代应用

1. 咳嗽、支气管炎。
2. 便秘。

要点五　不良反应

人误服过量杏仁（儿童10～20粒，成人40～60粒）后，因苦杏仁苷分解产生大量氢氰酸抑制细胞色素氧化酶，使细胞氧化反应停止，引起组织窒息，甚至死亡。中毒症状有：眩晕、头痛、呼吸急促、恶心、呕吐、昏迷、惊厥等，甚至死亡。

（许惠琴）

第十四单元　安神药

细目一　基本知识

要点　安神药的主要药理作用

安神药具有安定神志的功效，主要用于心气虚、心血虚或心火旺盛等引起的心神不宁、烦躁、失眠、癫痫等证。其主要药理作用如下。

1. **镇静、催眠**

本类药有明显的镇静催眠作用。如小鼠、大鼠、兔、猫、狗等多种动物给药后动物自发活动明显减少，呈现安静嗜眠状态；酸枣仁、远志能使戊巴比妥钠阈下催眠剂量所致的小鼠入睡、潜伏期缩短和戊巴比妥钠睡眠量所致的小鼠的睡眠时间延长，表现为协同作用；琥珀的主要成分琥珀酸，亦能减少小鼠的自发活动，明显延长戊巴比妥钠引起的小鼠睡眠时间；茯神煎剂给小鼠腹腔注射，也能使小鼠自发活动明显减少，并能对抗苯甲酸钠咖啡因引起的小鼠过度兴奋。

2. **抗惊厥**

酸枣仁、远志能对抗士的宁或戊四氮所致的惊厥。琥珀酸对大鼠听源性惊厥、小鼠电惊厥及士的宁等引起的药物性惊厥均有对抗作用。

3. **降温**

琥珀酸可使正常小鼠的体温降低。酸枣仁煎剂对大鼠及猫均有降低体温的作用。其降温作用有利于心火旺盛或肝阳上亢者"安神"。

细目二　常用药物

酸枣仁

要点一　功效

补肝，宁心，敛汗，生津。

要点二　主要有效成分

主要含有脂肪油类、皂苷类、黄酮类、生物碱类、三萜类等，其中皂苷类、黄酮类为其主要有效成分。

要点三　药理作用

1. 对中枢神经系统的作用

（1）镇静催眠：酸枣仁对多种动物有明显的镇静催眠作用。其有效成分为酸枣仁皂苷和黄酮类化合物。酸枣仁长期反复应用可产生耐受性，但停药一周，该耐受性可自行消失。

（2）安定：酸枣仁煎剂能对抗吗啡所致猫的狂躁现象。

（3）抗惊厥：酸枣仁可对抗士的宁、戊四氮所致的惊厥，并能降低死亡率。但对家兔咖啡因惊厥则无明显的保护作用。

（4）镇痛、降温：小鼠热板法表明，酸枣仁有明显的镇痛作用。对正常大鼠也有降温作用，且持续时间较长。

2. 对心血管系统的作用

（1）抗心律失常：酸枣仁对乌头碱、氯仿、氯化钡诱发的小鼠、大鼠心律失常有明显的对抗作用，尤其对乌头碱所致的心律失常既有预防又有治疗作用。

（2）改善心肌缺血、提高耐缺氧能力：酸枣仁对垂体后叶素引起的大鼠心肌缺血有明显的对抗作用。

（3）降血压：酸枣仁可使麻醉狗、猫等动物的血压下降，并能抑制大鼠肾性高血压的形成。酸枣仁降压机制可能与其减慢心率和直接作用于外周血管平滑肌，扩张血管有关。其降压成分为酸枣仁总皂苷和黄酮类。

3. 对血液系统的作用

（1）降血脂、抗动脉粥样硬化：酸枣仁总皂苷能降低正常大鼠的胆固醇（TC）和低密度脂蛋白（LDL），提高高密度脂蛋白（HDL）和高密度脂蛋白第2亚型（HDL_2）的含量；对高脂饲料喂养的大鼠血清甘油三酯（TG）能明显降低，HDL_2显著升高。酸枣仁总皂苷和酸枣仁油可通过调节血脂和血脂蛋白，抑制动脉粥样硬化的形成和发展。

（2）抗血小板聚集：酸枣仁油可明显抑制ADP诱导的大鼠血小板聚集反应。

4. 提高免疫功能

酸枣仁醇提取物可明显提高小鼠单核巨噬细胞的吞噬功能，促进淋巴细胞转化，增强迟发性超敏反应，并可促进抗体的生成。

要点四　现代应用

1. 神经衰弱、失眠。
2. 体虚、自汗、盗汗。
3. 预防急性高原反应。

要点五　不良反应

酸枣仁中含三萜类物质，服用后可出现口唇麻木、咽喉堵塞感、舌僵、流涎、四肢麻木、心律失常等症状。

远 志

要点一 功效

安神益志，祛痰，消肿。

要点二 主要有效成分

远志皂苷。

要点三 药理作用

1. 镇静、抗惊厥

远志有明显的镇静作用。使小鼠自发活动减少，甚至出现嗜睡。与催眠药有协同作用，能使阈下剂量的戊巴比妥钠小鼠入睡。对戊四氮所致惊厥有对抗作用。

2. 祛痰

远志有明显的祛痰作用。其祛痰机制是由于口服后所含的皂苷刺激胃黏膜，反射性引起支气管分泌液增加所致。

3. 其他

（1）兴奋子宫平滑肌：远志流浸膏可使豚鼠、家兔、猫、狗的已孕和未孕子宫收缩力增强，肌张力增加。

（2）溶血：远志皂苷体外试验有较强的溶血作用。

要点四 现代应用

1. 失眠。
2. 癫痫。
3. 慢性支气管炎。

要点五 不良反应

大量服用可致恶心，呕吐。远志引起全身燥热发痒，皮肤出现红色丘疹，鼻塞不通等过敏反应，停服后症状逐渐消退。

（许惠琴）

第十五单元 平肝息风药

细目一 基本知识

要点 平肝息风药的主要药理作用

凡具有平肝潜阳、息风止痉作用的药物称为平肝息风药。现代研究表明，平肝息风药主要有以下药理作用。

1. 镇静、抗惊厥

本类药物大多具有不同程度的镇静、抗惊厥作用。如天麻、钩藤、羚羊角、地龙、僵蚕、全蝎等，能减少动物的自主活动，增强戊巴比妥、硫喷妥、水合氯醛等的中枢抑制作用，对抗戊四氮、咖啡因、士的宁或电刺激所引起的惊厥。

2. 降压

天麻、钩藤、羚羊角、地龙、蜈蚣、全蝎、白蒺藜等均有不同程度的降压作用。对天麻、钩藤、地龙等进行的降压机制分析表明，这些药物的降压作用或多或少有中枢抑制作用。

3. 解热、镇痛

天麻、蜈蚣、全蝎、羚羊角等均有不同程度的镇痛作用；羚羊角、地龙还具有较好的解热作用。

细目二 常用药物

天麻

要点一 功效

平肝息风，止痉。

要点二 主要有效成分

含天麻苷（天麻素）、天麻苷元、香荚兰醇、香荚兰醛、琥珀酸等。

要点三 药理作用

1. 镇静和抗惊厥

天麻水煎剂、合成天麻素、天麻及其苷元、香荚兰醇及蜜环菌发酵液均能减少小鼠自发活动，显著延长戊巴比妥钠或环乙烯巴比妥钠引起的小鼠睡眠时间，且能对抗咖啡因引起的兴奋。正常人口服天麻素或天麻苷元，脑电波出现嗜睡波型。研究发现天麻苷元与脑内抑制性递质 γ-氨基丁酸（GABA）结构相似，其作用机制与竞争性地结合脑内苯二氮䓬受体有关。

天麻注射液、天麻素及其苷元、蜜环菌发酵液、香荚兰醇、香荚兰醛均能显著对抗戊四氮所致的小鼠惊厥，可延长惊厥潜伏期，降低死亡率或提高半数惊厥量。但对士的宁所致惊厥作用不明显。天麻醇提物皮下注射可抑制豚鼠实验性癫痫发作，作用较苯妥英钠缓慢，但有效时间持续较长。

2. 降压

天麻、天麻素对多种动物均有降低血压作用。天麻的降压作用与扩张血管有关。天麻素在增强中央动脉顺应性方面优于其他扩血管药，降低收缩压比舒张压和平均压更明显。此作用为天麻治疗头目眩晕、高血压病提供了理论依据。

3. 调整脑血管功能

天麻、天麻素对兔脑基底动脉收缩有拮抗作用。天麻注射液腹腔或静脉注射可不同程度增加小鼠或家兔的脑血流量，降低脑血管阻力。但对血管神经性头痛患者，能使已扩张的脑血管收缩，降低脑血流量图波幅。初步认为天麻有调整血管功能作用。

4. 提高耐缺氧能力

天麻注射液能提高小鼠在低压及异丙肾上腺素增加心肌耗氧情况下的耐缺氧能力。

5. 改善学习记忆

天麻对自然衰老及 D-半乳糖形成亚急性衰老模型大鼠均有改善其学习、记忆功能的作用。天麻可使老龄大鼠血清脂质过氧化物明显降低，其改善老龄大鼠记忆功能的作用可能与促进氧自由基的清除有关。

要点四　现代应用

1. 高血压。
2. 神经衰弱。
3. 眩晕。
4. 血管性头痛。
5. 惊厥、癫痫。
6. 老年痴呆。

要点五　不良反应

用单味天麻或天麻制剂时，可出现头晕、胸闷气促、恶心呕吐、心跳及呼吸加快、皮肤瘙痒等。

钩　藤

要点一　功效

清热平肝，息风定惊。

要点二 主要有效成分

含多种吲哚类生物碱,包括钩藤碱、异钩藤碱、去氢钩藤碱、异去氢钩藤碱等。

要点三 药理作用

1. 降压

钩藤煎剂、钩藤总碱、钩藤碱对正常或高血压动物,能引起明显的降压效应。静脉注射钩藤总碱或钩藤碱,血压呈三相变化,先降压,继回升,而后又持续下降。重复给药无快速耐受现象。钩藤的降压作用温和而持久。降压机制与抑制血管运动中枢,阻滞交感神经和神经节,拮抗 Ca^{2+},扩张外周血管,抑制心脏等有关。

2. 抗心律失常

钩藤碱有减慢心率,抑制心肌收缩力,降低心肌耗氧量的作用。麻醉大鼠静注钩藤总碱可对抗乌头碱、氯化钙诱发的心律失常。麻醉兔静注异钩藤碱呈剂量依赖性减慢心率,延长窦房传导时间及心房-希氏束,希氏束-心室及心电图的 P-R 间期。钩藤碱及异钩藤碱能抑制离体豚鼠左心房的自发频率和收缩力,抑制肾上腺素诱发的异位节律,延长功能性不应期和降低兴奋性。

3. 镇静、抗癫痫

钩藤能抑制小鼠的自发活动,并随剂量增加,抑制作用增强。也能对抗咖啡因兴奋中枢引起的活动增加。钩藤能使大鼠大脑皮层兴奋性降低,使冲动综合能力减弱,部分阳性条件反射消失。钩藤醇提液能抑制毛果芸香碱致痫家兔大脑皮层电活动,减少癫痫发作次数,缩短发作持续时间,延长发作间隔时间。

4. 抑制血小板聚集和抗血栓

静注钩藤碱能明显抑制花生四烯酸、胶原及 ADP 诱导的大鼠血小板聚集,抑制胶原诱导的血栓素 A_2 生成,但对花生四烯酸诱导的血栓素 A_2 生成无明显影响,钩藤碱还能抑制血小板生成丙二醛,抑制血小板因子Ⅳ的释放,对正常血小板内 cAMP 浓度无影响,但可阻止血小板聚集剂作用后血小板内 cAMP 浓度下降。

5. 解痉

钩藤能舒张肠、支气管及子宫平滑肌,拮抗组织胺引起的收缩,但对烟碱和 5-HT 引起的痉挛无明显作用。

要点四 现代应用

1. 高血压。
2. 惊痫抽搐。

地 龙

要点一 功效

清热定惊,通络,平喘,利尿。

要点二　主要有效成分

含蚯蚓解热碱、蚯蚓素、蚯蚓毒素。

要点三　药理作用

1. 解热

地龙对各种原因发热均有明显退热作用，尤其对感染性发热疗效较好，优于阿司匹林，但起效较慢。解热作用主要系通过体温调节中枢，使散热增加。其退热有效成分为解热碱等。

2. 镇静、抗惊厥

地龙的热浸液、醇提液对小鼠均有镇静作用，对戊四氮及咖啡因引起的惊厥有对抗作用，但不能拮抗士的宁引起的惊厥，故认为其抗惊厥的作用部位在脊髓以上的中枢。

3. 降压

地龙多种制剂具有确切降压作用。降压特点是起效慢，作用持久，其主要作用部位在脊髓以上的中枢部位。

4. 抗凝、抗血栓

地龙提取液可使血液黏度和血小板聚集性降低。地龙的抗血栓作用是通过抗凝、抑制血小板聚集、促进纤维蛋白溶解等因素而实现的。

5. 平喘

地龙醇提液可明显增加大鼠和家兔气管肺灌流量，对抗组织胺和毛果芸香碱引起的支气管收缩，提高豚鼠对组胺反应的耐受力。平喘有效成分主要是琥珀酸。

要点四　现代应用

1. 高血压。
2. 高热神昏、惊痫抽搐。
3. 哮喘。

要点五　不良反应

常规剂量毒性小，过量使用可出现头痛、头昏，血压先升后降、腹痛、呼吸困难、消化道出血。肌肉注射地龙针剂可出现过敏反应，表现为口唇发麻、皮疹、脸色苍白、大汗、呼吸困难、血压下降。

（许惠琴）

第十六单元　开窍药

细目一　基本知识

要点　开窍药的主要药理作用

凡以开窍醒神为主要作用的药物称开窍药。开窍药主要药理作用如下：

1. 对中枢神经系统的作用

麝香对中枢有兴奋和抑制双重作用，小剂量缩短，大剂量则延长戊巴比妥钠睡眠时间。此外，麝香能增加中枢耐缺氧能力。冰片有一定的中枢兴奋作用。多数开窍药如石菖蒲、安宫牛黄丸等有镇静作用，并能拮抗戊四氮、苯丙胺所致的惊厥。

2. 对心血管系统的作用

麝香、苏合香、冰片可增加心肌血流量，降低心肌耗氧量。苏冰滴丸等能延长小鼠耐缺氧时间、降低心肌耗氧量。开窍方药的上述作用是其临床治疗急性心肌缺血、心绞痛的药理学基础，与中医"温通开窍"可治心痛的理论相符。

3. 抗炎

本类药物大多具有抗炎作用。麝香既能抑制炎症早期毛细血管通透性、白细胞游走，减轻局部水肿，又能抑制炎症后期肉芽组织增生。抗炎作用是开窍药"消肿止痛"的药理学基础。

细目二　常用药物

麝　香

要点一　功效

开窍醒神，活血通经，消肿止痛。

要点二　主要有效成分

主要含麝香酮，还含 $5-\beta-$ 雄甾酮、胆甾醇类化合物、多肽物质。

要点三　药理作用

1. 对中枢神经系统的影响

对 CNS 表现为兴奋和镇静的双重作用。麝香与麝香酮小剂量可缩短戊巴比妥钠所致小鼠睡眠时间，大剂量则使睡眠时间延长，即小剂量兴奋、大剂量抑制。麝香在中枢缺氧的情况下，能延长脑电波的存在时间，说明麝香有增强中枢耐缺氧能力。

2. 对心血管系统的作用

麝香能扩张冠脉，增加冠脉流量，降低心肌耗氧量。麝香还有强心作用，麝香乙醚提取物静注有明显的降压作用，大剂量使心率减慢，其降压作用系通过扩张外周血管所致。此外，麝香还有抑制血小板聚集和抗凝血酶的作用。

3. 抗炎

麝香对炎症病理的三个阶段——血管通透性增加、白细胞游走和肉芽肿形成均有抑制作用。其中多肽类物质可能是抑制前两阶段的有效成分。

要点四　现代应用

1. 冠心病心绞痛。
2. 流脑、乙脑、肺性脑病等热性病高热昏迷、惊厥抽搐。
3. 咽喉肿痛、跌打损伤等。

要点五　不良反应

麝香对心肌细胞有一定的损伤。麝香酮长期毒性试验，可致动物肝脾肿大。临床有报道，麝香中毒致急性肾衰竭。故临床应用以少量、短期为宜。肝、肾功能不全者慎用。

石菖蒲

要点一　功效

化湿开胃，开窍豁痰，醒神益智。

要点二　主要有效成分

含挥发油，油中主要成分是 β - 细辛醚，α - 细辛醚。

要点三　药理作用

1. 中枢抑制

石菖蒲能减少小鼠自发活动，增强戊巴比妥钠的催眠作用；对抗戊四氮所致小鼠惊厥；其挥发油能对抗麻黄碱的中枢兴奋作用，解除独居小鼠的攻击行为并降低体温。石菖蒲中枢镇静作用的有效成分主要是 β - 细辛醚，反 - 4 - 丙烯基藜芦醚亦有一定的中枢抑制作用。

2. 改善学习记忆、耐缺氧

用石菖蒲水提醇沉液给小鼠灌服，可明显改善东莨菪碱、亚硝酸钠、乙醇所致记忆获得、记忆巩固及记忆再现的障碍。也能改善亚硝酸钠、氯化钾和结扎两侧颈总动脉所致的小鼠缺氧状态。

3. 解痉

石菖蒲水煎剂对胃肠平滑肌的痉挛有弛缓作用，其挥发油对乙酰胆碱、组胺、5 - 羟色胺所致离体豚鼠气管和回肠痉挛亦有缓解作用。其解痉作用以 α-细辛醚较强。

要点四 现代应用

1. 癫痫。
2. 肺性脑病与脑炎等昏迷。
3. 支气管哮喘。

要点五 不良反应

大鼠灌服 α-细辛醚致骨髓染色体的畸变，提示其对染色体有断裂效应。

冰 片

要点一 功效

开窍醒神，清热止痛。

要点二 主要有效成分

天然冰片的主要化学成分为右旋龙脑，艾片主要为左旋龙脑，合成冰片为外消旋体，除龙脑外，尚含有大量的异龙脑。

要点三 药理作用

1. 调节中枢神经系统

小鼠灌服冰片能显著缩短戊巴比妥钠所致的睡眠时间、延长苯巴比妥钠的入睡时间，表现出中枢兴奋作用；冰片对长时间连续作业的大鼠具有增加活动量、提高觉醒功能和认知能力的作用；冰片还能对抗粉防己毒素兴奋中枢神经系统的作用，延长惊厥潜伏期，减少惊厥死亡率，起镇静抗惊厥作用；龙脑能显著延长戊巴比妥引起的小鼠睡眠时间，异龙脑的这一作用尤为显著。

2. 镇痛、抗炎

龙脑或异龙脑、合成冰片能延长热刺激致小鼠的舐足时间。龙脑或异龙脑乳剂对巴豆油合剂涂耳所致小鼠炎症反应有抑制作用，其中异龙脑作用显著。龙脑或异龙脑乳剂腹腔注射对大鼠蛋清性足跖肿胀均有显著抑制作用，其中异龙脑作用较强。异龙脑抗炎作用比龙脑强。

3. 促进渗透

（1）促进药物透过血脑屏障：冰片是小分子脂溶性单萜类物质，易透过血脑屏障，可在中枢神经系统中定位蓄积并滞留较长时间。冰片还可以促进某些亲水性物质如伊文氏蓝、泛影葡胺、庆大霉素、顺铂等，亲脂性物质如磺胺嘧啶、川芎嗪等透过血脑屏障，增加其脑内的浓度。

（2）促进药物透过皮肤黏膜：冰片能促进曲安缩松、双氯灭痛、甲硝唑等的透皮吸收，其促渗作用部位主要在角质层，当除去角质层后，冰片没有促透作用；冰片能明显促进胰岛素透过口腔黏膜的吸收，也能有效促进川芎嗪从鼻黏膜吸收。

（3）促进药物从消化道吸收：大鼠合用冰片后能明显提高四甲基吡嗪和利福平的血药浓度，显著增加药时曲线下面积，提高生物利用度，增加磺胺嘧啶在大鼠体内分布相的 $t_{1/2}$。

5. 其他

（1）龙脑和异龙脑能明显延长常压缺氧小鼠的存活时间，具有抗缺氧作用。

（2）对急性心肌梗死的麻醉犬，冰片能使冠状窦血流量回升，减慢心率，降低心肌耗氧量；冰片注射液可降低不完全脑缺血小鼠的脑指数及脑梗死体积，延长双侧颈总动脉及迷走神经结扎、氰化钾致小鼠急性脑缺血后的存活时间，具有心肌保护和脑保护作用。

（3）局部应用，冰片对感觉神经有轻微刺激及某些止痛和防腐作用。

（4）抗生育作用。

要点四 现代应用

1. 外敷抗炎止痛。
2. 头痛、眩晕、失眠。
3. 溃疡性口腔炎。
4. 咽喉肿痛。

要点五 不良反应

冰片对感觉神经末梢有刺激性，外用偶可致敏。孕妇禁用。

（许惠琴）

第十七单元 补虚药

细目一 基本知识

要点一 补虚药的分类

凡能滋补气、血、阴、阳之不足，消除虚弱证候，增强机体抗病能力的药物称为补虚药，亦称补益药或补养药。虚证有气虚、血虚、阴虚和阳虚四种类型。补虚药也可相应分为补气药、补血药、补阴药和补阳药四类。

要点二 补虚药的主要药理作用

补虚药主要药理作用如下：

1. 对机体免疫功能的影响

（1）对非特异性免疫功能的影响：①升高外周白细胞数。人参、黄芪、党参、刺五加、灵芝、女贞子、甘草等均可升高外周白细胞数。应用环磷酰胺等造成小鼠外周血液白细胞减少时，上述药物有拮抗作用。②增强网状内皮系统的吞噬功能。党参、黄芪、白术、灵芝等均有增强巨噬细胞功能的作用。体内巨噬细胞功能受 cAMP 及 cGMP 比值变化的影响，补益药多数通过升高血浆内 cAMP 含量，降低 cGMP 含量，从而使巨噬细胞功能增强。

（2）对特异性免疫功能的影响：①促进或调节体液免疫功能。黄芪可使正常人血中 IgM、IgE 含量增加；党参、白术也能使血清 IgG 含量显著上升。②增强或调节细胞免疫功能。人参、党参、冬虫夏草等能明显促进 T 淋巴细胞增殖反应。

2. 健脑益智

人参、党参、何首乌、黄芪、枸杞子、刺五加等能对化学药品所致记忆获得不良、记忆巩固和再现障碍有改善作用，能提高学习和记忆的功能。此外，如当归能有效地改善脑循环，增加脑血流量，从而有利于提高大脑的血氧和能量供应；不少补虚药含有丰富的蛋白质、激素、多种维生素及微量元素，起到营养细胞，促进大脑发育和延缓大脑衰退作用，从而达到改善记忆、健脑益智的目的。

3. 对物质代谢的影响

（1）调节核酸及蛋白质的代谢：人参、黄芪能促进蛋白质、DNA、RNA 的合成，提高血清白蛋白、球蛋白含量。

（2）调节糖代谢：人参对注射肾上腺素、葡萄糖或用四氧嘧啶、链脲霉素所引起的高血糖有明显的降血糖作用，但对胰岛素所致低血糖动物，可使血糖升高。白术、五味子、刺五加和阿胶等也有此双向调节作用。

（3）调节脂质代谢：人参、甘草、何首乌、女贞子及补骨脂等补益药均能降低高脂血症病人的胆固醇和三酰甘油含量，并能减轻和防止动物实验性动脉粥样硬化斑块的形成。对正常动物，人参皂苷能促进脂质代谢，使肝内胆固醇及血中脂蛋白合成增加。

4. 对内分泌系统的影响

（1）增强下丘脑－垂体－肾上腺皮质系统功能：人参可通过下丘脑或垂体分泌 ACTH 而增加肾上腺皮质的 cAMP 含量，刺激皮质类固醇激素在肾上腺内的合成与分泌；甘草的有效成分甘草次酸，化学结构与皮质激素相似，而且对切除肾上腺皮质和切除垂体的动物，仍能产生皮质激素样作用，说明甘草本身具有肾上腺皮质激素样作用。

（2）调节下丘脑－垂体－甲状腺系统功能：某些补虚药如温补肾精、肾阳及补益气血的龟龄集及温补肾阳的右归丸对甲状腺机能减退模型大鼠甲状腺有一定保护作用，使甲状腺滤泡增生，葡萄糖氧化增强，甲状腺激素合成及分泌增多。

（3）增强下丘脑－垂体－性腺系统功能：许多补虚药能兴奋下丘脑－垂体－性腺系统，分泌促性腺激素，加速性成熟过程，加快性器官的发育，提高血中雄激素和雌激素水平。补气药人参、黄芪及甘草均能提高雌激素及孕激素水平，显示雌激素样作用，人参、淫羊藿、枸杞子等具有雄激素样作用。

5. 对心血管的作用

补虚药对心血管功能的影响比较广泛。补气药在一定剂量范围内可产生强心、升压、抗休克的作用，如人参、党参、黄芪等，其中人参还显示双向调节血压作用，升压或降压作用与剂量及机体状态有关；黄芪、淫羊藿、当归等有扩张血管和降低血压的作用；人参、党参、当归、淫羊藿等有抗心肌缺血作用，能增加冠脉血流量、改善心肌血氧供应，提高心肌抗缺氧能力，缩小心肌梗死面积。

6. 调节消化系统功能

人参、党参、白术、甘草等能缓解消化道平滑肌痉挛或调节消化道平滑肌运动，并有抗溃疡作用。

7. 促进或改善造血功能

补气药人参、黄芪、党参、刺五加，补血药当归、阿胶，补阳药鹿茸均可促进骨髓造血功能，使血液中白细胞、红细胞、血小板数量增多，血红蛋白含量增加。

细目二　常用药物

人　参

要点一　功效

大补元气，复脉固脱，补脾益肺，生津，安神。

要点二　主要有效成分

人参皂苷以及人参多糖是人参生理活性的主要物质基础。

要点三　药理作用

1. 对中枢神经系统的作用

（1）对中枢神经系统的双向调节：人参对神经系统有兴奋也有抑制作用，其作用的不同与所含成分和用量有关。人参皂苷 Rg 类有兴奋作用，Rb 类有抑制作用。小剂量为兴奋，大剂量则为抑制。实验证明，人参能使 CNS 的兴奋和抑制过程得到平衡。

（2）益智：人参对大鼠和小鼠的学习与记忆均有改善作用。人参能促进脑内 Ach 的合成和释放，提高脑内 DA 和 NA 的含量，促进脑内 DNA 和蛋白质的合成及提高脑的供血、供氧等。

2. 对免疫系统的作用

人参对免疫功能具有促进和调节作用。其活性成分主要是皂苷和多糖。人参皂苷对多种动物均能增强网状内皮系统对炭粒、细菌、鸡红细胞等的吞噬廓清能力。人参多糖在体外可增强小鼠 NK 细胞活性。人参皂苷可促进小鼠血清 IgG、IgA、IgM 的生成及淋巴细胞的转化。在免疫功能低下时（如环磷酰胺所致），人参多糖和皂苷可使白细胞回升，巨噬细胞等恢复正常。

3. 对心血管系统的作用

（1）强心：人参对多种动物心脏均有兴奋作用。心功能不全时，强心作用更明显，大剂量时则减弱心肌收缩力。人参强心机制主要为抑制心肌细胞膜上 Na^+、K^+-ATP 酶活性，使细胞内 Na^+ 增加，从而促进 Na^+-Ca^{2+} 交换，使 Ca^{2+} 内流增加而加强心肌收缩力。

此外，人参还能促进儿茶酚胺释放，产生肾上腺素样强心作用。人参强心作用的有效成分是人参皂苷，其中人参三醇型皂苷的作用较强。

(2) 抗心肌缺血：口服人参总皂苷对异丙肾上腺素造成的大鼠心肌缺血的心电图及血清酶学均有明显的改善作用，其作用与心得安相类似。人参抗心肌缺血的机理主要有：扩张冠脉；促进细胞对葡萄糖的摄取与利用，提高糖酵解和有氧分解能力，增强能量供应，降低小鼠在严重缺氧情况下大脑和心肌的乳酸含量；抑制氧自由基产生，保护缺血心肌中SOD酶及降低心肌脂质过氧化物的含量；降低心肌梗死犬磷酸肌酸激酶和TXA_2值，增加PGI_2值，升高PGI_2/TXA_2比值。

(3) 扩张血管、调节血压：人参对整体动物的冠状动脉、脑血管、椎动脉、肺动脉均有扩张作用，改善这些器官的血液循环。人参扩张血管的主要成分是人参皂苷Re、Rg_1、Rb_2、Rc。人参对血压有双向调节作用，并与剂量和机体机能状态有关，小剂量可使麻醉动物的血压升高，大剂量则下降；对高血压患者降压，低血压或休克患者升压。

4. 对血流与造血系统的影响

人参皂苷可防止血液凝固，并促进纤维蛋白溶解，改善血液流变学的各项指标，抑制血小板和红细胞的聚集。人参提取物能促进骨髓造血功能，使血中红细胞、白细胞、血红蛋白及骨髓中有核细胞数显著增加。人参对骨髓细胞的RNA、DNA及蛋白质合成有促进作用。

5. 对内分泌系统的影响

(1) 兴奋下丘脑-垂体-肾上腺皮质轴：人参无肾上腺皮质激素样作用，但适量的人参可兴奋下丘脑-垂体-肾上腺皮质轴，使肾上腺重量增加，肾上腺抗坏血酸及胆固醇等肾上腺皮质激素前体含量降低，血中皮质酮含量增加，尿17-酮类固醇排出量增加。人参促皮质激素样作用的有效成分是人参皂苷Rb_1、Rb_2、Rc、Rd、Re等。这一作用被认为与其增强人体抗应激作用有关。

(2) 兴奋下丘脑-垂体-性腺轴：人参皂苷Rb_1和Rg_1可使垂体前叶的促性腺激素释放增加。对雄性动物能加速其性成熟，使动情间期缩短，动情期延长，子宫和卵巢重量增加，黄体激素分泌增多；也可使已成熟的小鼠动情期明显延长。对雌性幼年动物，可使睾丸及副睾丸的重量增加，输精管直径扩大，使家兔睾丸中精子增多，且活动力增强，体外生存期延长。

(3) 对其他内分泌腺的影响：人参短时大量应用，可提高兔的甲状腺功能。人参皂苷肌注使老龄大鼠血清中T_3水平显著升高，其机制可能是人参通过兴奋中枢神经系统(CNS)，使垂体前叶促甲状腺激素释放增加的结果。人参总皂苷还可刺激离体大鼠胰岛释放胰岛素，并能促进葡萄糖引起的胰岛素释放，这种作用与增加胰岛的cAMP含量有关。

6. 对物质代谢的影响

(1) 调节糖代谢：人参对血糖有调节作用，对正常血糖及注射肾上腺素、四氧嘧啶等引起的高血糖均有降血糖作用，目前认为人参多糖是降血糖的主要成分。人参对胰岛素过量所致的低血糖又有升高血糖作用。

(2) 促进蛋白质及核酸合成：人参总皂苷及蛋白质合成促进因子能促进蛋白质、DNA、RNA的生物合成，增加细胞质核糖体，提高血清蛋白合成率及蛋白与γ-球蛋白含量。

(3) 调节脂质代谢：人参皂苷有降血脂作用，对高脂血症模型动物和患者，可降低血中低密度脂蛋白和胆固醇含量，改善脂肪肝，并促进胆固醇排泄，防止高胆固醇血症和动脉粥样硬化的形成。

7. 延缓衰老

人参皂苷可明显延长动物寿命和细胞寿命；抑制老年动物脑干中 MAO–B 活性，使大脑皮层 NA 水平接近青年动物水平；减少老年大鼠心肌、脑、肝组织脂褐素及血清过氧化脂质含量，提高 SOD 活性；清除体内导致衰老的自由基，保护生物膜。

8. 增强机体适应性

人参具有抗应激作用。提高机体对不良刺激（如物理、化学、生物学等各种有害刺激）的非特异性抵抗力，即具有"适应原样"作用。如人参具有明显的抗缺氧、抗高温、抗低温及抗辐射作用，能增加小鼠对 X 线照射的存活率，减少对高温、低温及缺氧的死亡率。这种抗应激的能力与垂体肾上腺皮质系统有关。通过皮质激素调节代谢，稳定细胞膜和溶酶体膜，因而能减轻机体在应激反应中所受的伤害。

要点四　现代应用

1. 抢救危重症病人。
2. 心血管系统疾病。
3. 肿瘤。
4. 糖尿病。
5. 消化系统疾病。
6. 衰老症状。

要点五　不良反应

人参毒性很小，人内服 3% 人参酊剂 100ml 后，仅感轻度不安和兴奋，内服 200ml，可出现中毒症状，全身玫瑰疹、瘙痒、晕眩、头痛、体温升高及出血。出血是人参急性中毒的特征。长期服用人参，可能发生"人参滥用综合征"，表现为头痛、失眠、欣快感、心悸、血压升高和体重减轻等症状。少数则表现为抑郁。

黄　芪

要点一　功效

补气升阳，益卫固表，托毒生肌，利水消肿。

要点二　主要有效成分

主要含黄芪多糖 A、B、C、D，黄芪皂苷甲、乙、丙，生物碱，葡萄糖醛酸及微量元素硒等。

要点三　药理作用

1. 对免疫系统的作用

（1）增强非特异性免疫功能：黄芪可使血液中细胞总数及多核白细胞数显著增加，能激活网状内皮系统，增强巨噬细胞吞噬功能和自然杀伤细胞（NK）的活性。黄芪还能提高机体诱生干扰素的能力，可促进小鼠对病毒诱生干扰素的作用，从而在一定程度上抑制病毒的复制。黄芪的上述作用是其益气固表，对感染性疾病中的虚证疗效较好的药理学基础之一。

（2）增强特异性免疫功能：黄芪能明显提高 T 淋巴细胞功能，增强植物血凝素（PHA）、刀豆素（ConA）和商陆素（PWM）引起的淋巴细胞增殖，促进淋巴细胞的转化，提高恶性肿瘤病人淋巴细胞引起的大鼠局部移植物抗宿主反应。黄芪增强细胞免疫的机制是其降低 T 抑制细胞（Ts 细胞）的功能，从而解除 Ts 细胞对免疫反应的抑制作用。黄芪对正常机体的抗体生长有明显的促进作用。黄芪促进免疫功能的有效成分主要是多糖和皂苷。

2. 对心血管系统的作用

（1）强心：黄芪有强心作用，使心脏收缩振幅增大，排血量增加，对衰竭心脏作用更明显。其机制现认为系黄芪抑制了心肌细胞内钙调蛋白的活性，使磷酸二酯酶的活性降低，从而使 cAMP 含量增加所致。

（2）扩张血管：黄芪有明显扩张外周血管、冠脉以及脑、肾血管和肠血管作用。黄芪还可改善微循环，增加毛细血管抵抗力，防止理化因素所致毛细血管脆性和通透性增加。

（3）降压：黄芪静脉注射，可使兔、犬、猫血压下降。其降压特点是迅速、短暂，连续给药有快速耐受性。其降压成分是 γ-氨基丁酸和黄芪皂苷甲。其降压机制认为与直接扩张外周血管作用有关。

3. 对血液系统的作用

黄芪能明显抑制血小板的聚集，其机理是通过抑制血小板钙调蛋白而使磷酸二酯酶的活性下降，使血小板内 cAMP 含量增加所致。黄芪能促进骨髓造血，促进各类血细胞的生成、发育和成熟过程，使大鼠低下的 RBC 和 WBC 数恢复至正常水平。

4. 对物质代谢的作用

黄芪多糖可增加小鼠脾脏与肝脏的 DNA、RNA 和蛋白质含量。对糖代谢呈双向调节作用，对正常血糖无明显影响，但能显著降低葡萄糖负荷小鼠的血糖水平，既能对抗肾上腺致高血糖，又能对抗苯乙双胍致小鼠实验性低血糖。

5. 延缓衰老

黄芪能延长家蚕和果蝇的平均寿命，增加人胎肾和乳鼠肾细胞与人胎肺二倍体细胞体外培养的传代数，并使每代细胞的存活时间延长。黄芪能明显降低中老年小鼠脑中单胺氧化酶-B 活性，减轻因衰老所致该酶活性增高，提高中枢儿茶酚胺水平。黄芪多糖具有升高大鼠下降的超氧化物歧化酶（SOD）水平，降低血浆过氧化脂质含量，减少脂褐质形成，黄芪还能减少自由基生成，促进自由基消除。

6. 其他作用

黄芪还具有利尿、改善肾功能、抗菌、抗病毒、抗炎、保肝等作用。

要点四 现代应用

1. 病毒性疾病。

2. 心血管疾病。
3. 衰老。
4. 消化系统疾病。
5. 肾炎。
6. 免疫力低下。

要点五 不良反应

黄芪注射液可引起药疹、急性荨麻疹、迟发性严重静脉炎、肌痛、溶血性贫血、过敏性休克等过敏反应。

甘 草

要点一 功效

补脾益气，祛痰止咳，清热解毒，缓急止痛，调和诸药。

要点二 主要有效成分

主要含甘草甜素，为三萜类皂苷，水解生成甘草次酸和二分子葡萄糖醛酸。甘草还含有多种黄酮类化合物，主要有甘草苷、甘草素（甘草苷元）。尚含多糖类成分。

要点三 药理作用

1. 肾上腺皮质激素样作用

（1）盐皮质激素样作用：甘草浸膏、甘草粉、甘草甜素和甘草次酸对人和动物均可使水、钠潴留，钾排出增加，表现出去氧皮质酮样作用。

（2）糖皮质激素样作用：甘草和甘草甜素能使大鼠胸腺萎缩及肾上腺重量增加，血中嗜酸性粒细胞和淋巴细胞数量减少，尿中游离型 17－羟皮质类固醇含量增加。同时甘草还有抗炎和抗变态反应等类似糖皮质激素样作用。甘草的皮质激素样作用机理：降低肾上腺中维生素 C 含量，促进皮质激素的合成；甘草次酸在结构上与皮质激素相似，能竞争性地抑制皮质激素在肝内的代谢失活，从而间接提高皮质激素的血药浓度；二者结构相似而有直接作用。

2. 抗炎和抗变态反应

甘草抗炎作用的有效成分是甘草甜素和甘草次酸。甘草次酸对角叉菜胶、甲醛所致大鼠关节肿胀以及棉球肉芽肿炎症等均有抑制作用。其抗炎效价约为氢化可的松的1/10。甘草抗炎机制主要为：

（1）降低细胞对前列腺素和非特异性巨噬细胞移动抑制因子等活性因子的反应性。

（2）甘草的黄酮类成分明显抑制白细胞和血小板花生四烯酸代谢物的生成，抑制白细胞释放溶酶，提高 cAMP 浓度，从而阻止组胺等活性物质释放，并抑制脱颗粒反应。

甘草有抗变态反应作用。甘草甜素可对抗过敏活性物质（如组胺、慢反应物质等）引起的兔离体回肠和豚鼠离体气管平滑肌的收缩，也能明显抑制小鼠的被动皮肤过敏反应。甘草提取物 Lx（非甘草次酸的苷元糖蛋白）对小鼠过敏性休克有保护作用。甘草抗过敏

作用与其抑制 PGE_2 生成，阻止过敏物质释放以及抑制抗体生成等因素有关。

3. 对消化系统作用

（1）抗消化性溃疡：甘草的多种制剂及甘草次酸、甘草苷、甘草苷元等成分对大鼠多种实验性溃疡都有抑制作用。甘草抗溃疡机制是多方面的，现认为主要是通过抑制磷酸二酯酶活性，增加胃黏膜细胞 cAMP 含量而抑制胃酸分泌，又可在胃内直接吸收胃酸，降低胃液酸度，还可增加胃黏膜细胞的己糖成分，保护胃黏膜使之不受损害，促进溃疡愈合。

（2）解痉：甘草浸膏给家兔灌肠，可使胃运动减弱。甘草煎剂、甘草素和 FM100 等黄酮类成分对离体肠管有抑制作用，可降低收缩幅度，并能解除乙酰胆碱、氯化钡、组胺所致的肠痉挛。甘草苷元（甘草素）的解痉作用最强。

（3）保肝：甘草制剂和甘草甜素对四氯化碳、甲基偶氮苯、扑热息痛等所致肝损伤有明显保护作用。保肝原理初步认为是甘草次酸有抗氧化和抑制 Ca^{2+} 流入细胞内，减轻肝细胞损害作用；甘草甜素能抑制磷酯酶 A_2 活性，诱导类似皮质激素的抗炎作用和膜保护作用。甘草甜素还有抗病毒作用，可抑制肝炎病毒。

4. 解毒

甘草对药物中毒、动物毒素中毒、细菌毒素中毒及机体代谢产物中毒等多种因素中毒均有一定的解毒作用。主要有效成分为甘草甜素。其机制是：

（1）甘草甜素在体内水解产生葡萄糖醛酸，该物质能与含羟基或羧基的毒物结合而解毒。

（2）具有皮质激素样抗应激作用，能提高抗体对毒物的耐受力。

（3）生甘草可明显提高肝细胞色素 P_{450} 的含量，对肝药酶产生诱导作用。该作用可加速有毒药物的代谢。

（4）甘草甜素有吸附作用，能吸附某些毒物，减少其吸收而解毒。

5. 镇咳、祛痰

甘草浸膏口服后能覆盖在发炎的咽部黏膜上，缓和炎性刺激而镇咳。甘草次酸胆碱盐对豚鼠吸入氨水和电刺激猫喉上神经引起的咳嗽都有明显抑制作用，故认为其镇咳作用为中枢性的。甘草还能促进咽部和支气管黏膜分泌，使痰易于咳出。

要点四　现代应用

1. 肾上腺皮质功能低下症（阿狄森病）。
2. 胃及十二指肠溃疡。
3. 病毒性肝炎。
4. 呼吸系统疾病。
5. 皮肤炎症。

要点五　不良反应

甘草有皮质激素样水钠潴留作用，大量或长期用药后，约有 20% 的病人可能出现水肿、血压升高、低血钾等。故水肿、高血压患者应避免长期使用。

淫羊藿

要点一 功效

补肾阳，强筋骨，祛风湿。

要点二 主要有效成分

含多种黄酮类化合物如淫羊藿苷、异槲皮素和金丝桃苷等。

要点三 药理作用

1. 增强免疫功能

淫羊藿多糖和淫羊藿总黄酮是促进机体免疫功能的主要有效成分。淫羊藿多糖能增加外周血白细胞数，增加腹腔巨噬细胞的吞噬功能。淫羊藿苷对绵羊红细胞诱导的 T 细胞有抑制作用，从而促进 T 淋巴细胞的转化率。淫羊藿总黄酮可使"阳虚"小鼠抗体形成细胞功能及抗体滴度趋于恢复，促进淋巴细胞刺激指数，使之接近正常动物。表明淫羊藿对特异性和非特异性免疫功能均有促进作用。

2. 增强性腺功能

淫羊藿能增强下丘脑-垂体-性腺轴功能。其流浸膏对犬精液分泌有促进作用，能增加小鼠前列腺、精囊、提肛肌的重量，表明有雄激素样作用。淫羊藿提取液对雌性大鼠，能提高垂体对黄体生成释放激素（LRH）的反应性及卵巢黄体生成素的反应性，明显增加正常大鼠垂体前叶、卵巢、子宫重量。

3. 对心血管系统的作用

（1）抗心肌缺血：淫羊藿多种制剂及淫羊藿苷可扩张冠脉，增加冠脉流量，对垂体后叶素引起的大鼠心肌缺血有一定的保护作用，并能抑制心肌收缩力而使心脏作功减少，降低耗氧量，故可用于治疗冠心病或心绞痛。

（2）降压：淫羊藿有降压作用，其降压作用主要与交感神经节阻滞有关。

4. 延缓衰老

淫羊藿黄酮灌胃能显著恢复 D-半乳糖致亚急性衰老模型小鼠 T、B 淋巴细胞增殖反应的功能，明显提高肝脏总 SOD 的活性，减少肝脏脂质过氧化物及心、肝组织脂褐素的形成。

5. 促进核酸合成

淫羊藿可提高羟基脲致"阳虚"动物耐寒能力，减少死亡率，促进"阳虚"动物体内 DNA 的合成。

要点四 现代应用

1. 性功能减退。
2. 神经衰弱。
3. 血液病。
4. 心血管疾病。

5. 慢性肝炎。

当 归

要点一　功效

补血活血,调经止痛,润肠通便。

要点二　主要有效成分

主含挥发油。油中主要成分为藁本内酯、正丁烯酰内酯、当归酮等。水溶性成分主要为阿魏酸。此外还含有当归多糖及人体必需的多种微量元素。

要点三　药理作用

1. 对血液及造血系统的影响

(1) 促进造血:当归能促进血红蛋白及红细胞的生成,当归多糖对正常小鼠的红细胞、血红蛋白和股骨有核细胞总数无明显影响,但可使白细胞和网织细胞数增加,对贫血小鼠的红细胞、血红蛋白、白细胞和股骨有核细胞数恢复有显著促进作用。

(2) 降血脂、抗动脉粥样硬化:当归对实验性高脂血症有降低血脂作用,当归及其成分阿魏酸具有抑制肝合成胆固醇、抗氧化并抑制脂质沉积于血管壁,从而产生抗动脉粥样硬化的作用。

(3) 抑制血小板聚集及抗血栓:阿魏酸体外或体内给药都能抑制各种诱导剂所引起的兔和大鼠的血小板聚集和释放反应。阿魏酸抑制血小板聚集作用机制:抑制磷脂酶 A_2,阻止膜上花生四烯酸从磷脂中游离,从而阻断 TXA_2 生成;抑制磷酸二酯酶,升高血小板 cAMP 水平而抑制血小板聚集。当归及阿魏酸有明显抗血栓作用。其机制还可能与增加纤维蛋白溶解酶活性有关。

2. 对心血管系统的影响

(1) 抗心肌缺血:当归水提物及阿魏酸能显著增强小鼠心肌对 86Rb 摄取能力,提示能增加对心肌的血液供应。

(2) 扩张血管:当归水提物静脉注射,可使麻醉犬冠脉、脑和外周血管扩张,血流量增加。当归挥发油及其成分藁本内酯、正丁烯酰内酯能拮抗血小板释放 TXA_2 引起血管收缩。阿魏酸具有抑制 TXA_2 生成的作用。当归还能改善微循环。

(3) 抗心律失常:当归有奎尼丁样作用,能降低心肌兴奋性,延长离体兔心不应期,对乙酰胆碱、肾上腺素等引起的心律失常有拮抗作用。当归醇提液静注可明显对抗哇巴因引起的室颤。

3. 促进免疫功能

(1) 增强非特异性吞噬功能:当归、当归多糖及阿魏酸钠均能显著提高小鼠单核吞噬细胞对染料的廓清率和腹腔巨噬细胞吞噬能力,并对环磷酰胺所致巨噬细胞吞噬功能降低有明显的对抗作用。

(2) 增强细胞免疫和体液免疫:当归能促进 ConA 活化的脾淋巴细胞的 DNA 和蛋白质的生物合成,并能促进 IL-2 的产生,提高血清抗 SRBC 抗体的效价。当归煎剂、多糖能增强牛血清白蛋白所致 DTH 反应。

4. 对平滑肌的影响

（1）对子宫平滑肌的作用：当归含有兴奋子宫和抑制子宫平滑肌的两种成分。抑制成分主要为挥发油及阿魏酸，兴奋成分为水溶性或醇溶性的非挥发性物质。当归对子宫的作用根据子宫的机能状态可以产生抑制或兴奋效应，呈现双向调节。

（2）对其他平滑肌的作用：当归挥发油能明显对抗乙酰胆碱引起大鼠肠平滑肌痉挛，藁本内酯亦能松弛平滑肌。正丁烯酰内酯和藁本内酯体外实验有松弛气管平滑肌作用。

5. 保肝利胆

当归有保护肝细胞和促进肝功能恢复的作用，对 CCl_4 引起的肝损伤，当归可使炎症反应减轻，血清转氨酶活性下降，减少肝组织胶原量，减轻硬化程度。当归水提物、挥发油或阿魏酸钠对大鼠胆汁分泌有明显促进作用。

要点四　现代应用

1. 心血管系统疾病。
2. 妇科病。
3. 支气管哮喘、支气管炎。
4. 突发性耳聋。
5. 小儿病毒性肺炎。

党　参

要点一　功效

补中益气，健脾益肺。

要点二　主要有效成分

主要含多糖、皂苷、植物甾醇、生物碱、挥发油和黄酮类等。

要点三　药理作用

1. 增强机体的免疫功能

党参多种途径给药均可使小鼠巨噬细胞数明显增加，增强其吞噬作用。党参对环磷酰胺处理的免疫抑制小鼠则能明显促进其淋巴细胞的转化，提高抗体滴度。

2. 对消化系统作用

（1）抗胃溃疡和胃黏膜损伤：党参及其提取物有明显抗多种动物实验性胃溃疡和胃黏膜损伤的作用。如党参正丁醇中性提取物对大鼠应激性、幽门结扎、阿司匹林和消炎痛实验性胃溃疡均有明显预防和保护作用。党参抗溃疡作用机制，目前认为与减少胃液分泌，促进胃黏液合成，减少总酸排出量，抑制胃蛋白酶以及增强胃黏膜屏障功能等多方面有关。党参多糖是党参抗溃疡和胃黏膜损伤的主要成分，但除去多糖的提取物仍有抗胃液分泌作用。说明还有其他抗胃溃疡成分存在。

(2) 调整胃肠运动，改善消化功能：党参对应激状态下大鼠胃电活动的电节律紊乱有调整作用，能部分拮抗应激引起的胃运动增加和胃排空加快，但对豚鼠离体回肠段却有抑制和兴奋两种作用，说明党参存在着影响肠管运动的多种成分。

3. 对血液系统作用

党参能明显增加 RBC 数、Hb 含量及因化疗及放疗而下降的白细胞数。党参水溶性提取物对 ADP 所致血小板聚集有明显的抑制作用，其机理与抑制钙调蛋白和磷酸二酯酶活性，增加血小板内 cAMP 含量及抑制 TXA_2 酶活性有关。党参还可显著降低大鼠全血黏度和血栓最大弹力度等。上述作用可能是党参益气行血的药理学基础。党参皂苷是其有效部位之一。

4. 增强学习记忆

党参能增进和改善小鼠学习记忆过程，党参提取物正丁醇萃取部分对樟柳碱所致小鼠记忆获得障碍，环乙酰亚胺造成的记忆巩固障碍均有改善作用。

5. 抗应激

党参可提高机体抗应激能力，增强机体对环境温度变化和化学品等不良刺激的抵抗力。

要点四　现代应用

1. 冠心病。
2. 高脂血症。
3. 功能性子宫出血。
4. 急性高山反应。

熟 地 黄

要点一　功效

滋阴补血，益精填髓。

要点二　主要有效成分

熟地黄化学成分与生地黄基本相同，主要含梓醇、益母草苷、桃叶珊瑚苷、地黄苷、地黄素等环烯醚萜类成分。

要点三　药理作用

1. 抗甲状腺作用

用三碘甲状腺原氨酸（T_3）造成阴虚模型大鼠，熟地黄水煎液灌胃给予该模型大鼠后可明显降低血浆 T_3、升高醛固酮（AD）和甲状腺素（T_4）水平，使饮水量和尿量减少，体重减轻也得到缓解。

2. 降血糖

地黄低聚糖对葡萄糖及肾上腺素引起的高血糖有对抗作用，也能明显降低四氧嘧啶糖尿病大鼠的血糖水平，增加肝糖原含量。

3. 止血、补血

熟地黄能缩短凝血时间，有促进凝血作用。生、熟地黄制成1∶1水煎剂灌胃给药，对失血性小鼠有明显的升高红细胞（RBC）数和血红蛋白（Hb）含量，促进造血干细胞的增殖和分化及骨髓红系造血红细胞的生成作用，说明地黄补血作用与骨髓造血系统密切相关。

4. 抗氧化

熟地黄水煎液可增强小鼠血中谷胱甘肽过氧化物酶（GSH-Px）活性和降低过氧化脂质（LPO）的含量。皮下注射D-半乳糖制成的衰老模型小鼠，熟地黄氯仿提取液、乙醇提取液和水提取液，均能显著提高脑组织中SOD活力，氯仿提取液还能显著降低MDA含量。熟地黄水提液还能显著降低心脏GSH-Px活性和降低LPO的含量，具有抗氧化作用。

5. 其他作用

熟地黄还具有提高机体免疫功能、改善学习记忆、降压、抗溃疡、抑制上皮细胞增生等作用。

要点四 现代应用

1. 贫血。
2. 糖尿病。
3. 银屑病。

何首乌

要点一 功效

生首乌具有解毒、消痈、润肠通便的功效。制首乌具有补肝肾、益精血、乌须发的功效，生首乌长于润肠通便。

要点二 主要有效成分

主要有效成分为磷脂、蒽醌类、葡萄糖苷类。磷脂中以卵磷脂为主。蒽醌类主要有大黄酚、大黄素、大黄素甲醚、大黄酸等，其中以大黄酚和大黄素含量为最多。葡萄糖苷主要为二苯乙烯苷。

要点三 药理作用

1. 增强机体免疫功能

何首乌煎剂能增加小鼠胸腺重量，对抗免疫抑制剂强的松龙和环磷酰胺引起的老年小鼠脾、胸腺萎缩，明显提高脾巨噬细胞的吞噬率和吞噬指数。何首乌水煎醇提物能增强小鼠T淋巴细胞及B淋巴细胞的免疫功能。

2. 降血脂、抗动脉粥样硬化

何首乌能明显降低高脂血症大鼠血清TC及TG水平，降低高脂血症鹌鹑血清TC水平，提高HDL/TC比值。何首乌可明显减轻高脂血症模型家兔动脉粥样硬化斑块的形成。

3. 延缓衰老

何首乌粉能明显延长老年鹌鹑半数死亡时间，延长果蝇二倍体细胞的生长周期。何首乌对老年大鼠、小鼠中枢神经系统功能具有明显的改善作用，增强脑和肝组织中 SOD 的活性，降低 MDA 含量，降低 MAO-B 活性，增加脑内单胺类神经递质的水平。何首乌还可明显促进物质代谢，何首乌水煎液可明显增加老年或青年小鼠脑和肝中蛋白质含量，提高机体 DNA 修复能力，其醇提物及水提物尚能增加老年大鼠胸腺胞浆蛋白和核酸含量。

4. 泻下

生何首乌具有较强的润肠通便作用，其有效成分为蒽醌类成分。生首乌经炮制后结合型蒽醌转变为游离型蒽醌，泻下作用减弱而补益作用增强。

5. 保肝

何首乌所含的二苯乙烯苷成分可对抗过氧化玉米油所致大鼠脂肪肝和肝功能损害，降低血清 ALT、AST、游离脂肪酸及肝脏 LPO 水平。

6. 促进骨髓造血功能

何首乌提取液可使小鼠骨髓造血干细胞及外周血网织红细胞数目明显增加，粒-单系祖细胞产生率明显升高。

7. 对内分泌系统的作用

何首乌具有肾上腺皮质激素样作用，可提高摘除双侧肾上腺小鼠的抗应激能力。何首乌水煎液长期灌服可明显增加小鼠肾上腺重量，并使老年雄性大鼠血中 T_4 含量增加。

要点四　现代应用

1. 高脂血症。
2. 失眠。
3. 多种皮肤病。

要点五　不良反应

何首乌的主要不良反应以消化道症状为主，部分患者出现大便稀薄或伴有腹痛、恶心呕吐等。个别患者服用大量何首乌后出现肢体麻木感、皮疹等。有报道患者每日服用何首乌粉约 10g，连续 3 个月，可致急性肝炎伴黄疸症状。

枸杞子

要点一　功效

滋补肝肾，益精明目。

要点二　主要有效成分

主要含枸杞多糖、甜菜碱、胡萝卜素等。

要点三 药理作用

1. 调节免疫功能

枸杞多糖能增加白细胞和嗜中性粒细胞数目。增加正常小鼠巨噬细胞的 C_3b 受体和 Fc 受体的数量和活力,并能对抗醋酸可的松对两受体的抑制作用。枸杞还可促进 ConA 引起的脾淋巴细胞 DNA 和蛋白质的生物合成,促进 IL-2 的产生。

2. 促进造血

枸杞煎剂对正常和环磷酰胺引起白细胞减少小鼠的造血功能都有促进作用。

3. 抗肿瘤

枸杞多糖对 S_{180} 荷瘤小鼠有明显抑瘤作用。其抗瘤机理为抑制瘤细胞 DNA 合成,干扰细胞分裂。

4. 保肝

枸杞子水提液或甜菜碱,对四氯化碳引起的肝损伤有明显的保护作用,抑制血清和肝脂质过氧化,并有轻微的抑制脂肪在肝细胞内的沉积和促进肝细胞新生的作用。

要点四 现代应用

1. 慢性肝病。
2. 生殖系统疾病。
3. 老年体虚。
4. 银屑病、湿疹、神经性皮炎、带状疱疹。

要点五 不良反应

枸杞子不良反应有过敏反应(致药疹)、恶心、呕吐、血尿、自发性鼻出血等。枸杞子含烟酸,过量使用可致肝脏损害,故肝脏功能不全及有出血倾向者,服用枸杞子要慎重。

冬虫夏草

要点一 功效

补肺益肾,止血化痰。

要点二 主要有效成分

含有 18 种氨基酸、多种维生素和 20 余种无机元素。另含虫草多糖、尿嘧啶、甘露醇等。

要点三 药理作用

1. 对免疫功能的影响

虫草水提液可提高正常人及白血病患者 NK 细胞活性。虫草多糖和虫草菌均可提高单核巨噬细胞系统的作用,增加小鼠腹腔巨噬细胞吞噬能力,亦可使血清 IgG 含量明显增加，溶血空斑数值增大。

2. 对肾功能的影响

虫草煎剂对慢性肾功能不全的大鼠可降低死亡率，改善贫血状况，降低血中尿素氮及肌酐水平。虫草水提液对庆大霉素和卡那霉素造成的大鼠急性肾功能衰竭有明显保护作用，可减轻急性肾小管损伤程度，促使肾功能恢复。

3. 对心血管系统的作用

（1）抗心肌缺血：虫草菌发酵液静注可对抗垂体后叶素引起的家兔心肌缺血时心电图的改变，对大鼠由于甲状腺素引起的应激性心肌梗死也有保护作用。

（2）抗心律失常：虫草醇提物可明显对抗乌头碱和氯化钡诱发的大鼠心律失常，能显著提高豚鼠心脏对哇巴因中毒的耐受量。

4. 对内分泌系统的影响

虫草或虫草菌液可使肾上腺重量、血浆皮质醇、醛固酮及肾上腺内胆固醇含量等增加，表明其能促进肾上腺皮质的功能。虫草及虫草菌水提液有雄激素样作用，可使去肾幼年雄性大鼠精囊增重。

5. 对呼吸系统的影响

虫草和虫草水提液能明显扩张支气管，并可明显增强肾上腺素扩张支气管平滑肌的作用。可增加小鼠气管酚红分泌量，有祛痰作用，对乙酰胆碱引起的豚鼠哮喘有保护作用。

要点四　现代应用

1. 慢性肾炎及肾功能衰竭。
2. 慢性活动性肝炎、肝硬化。
3. 呼吸系统疾病。
4. 高脂血症。

（许惠琴）

第十八单元　收涩药

细目一　基本知识

要点　收涩药的主要药理作用

凡以收敛固涩为主要作用的药物，称为收涩药，又称固涩药。主要药理作用如下：

1. 收敛

本类药物如五倍子、石榴皮、金樱子、山茱萸等，含有大量的鞣质，与黏膜、创面接触后，可使局部蛋白质沉淀、凝固，在表面形成薄膜，将患部覆盖，有助于局部创面愈合或保护局部免受刺激。

2. 抗菌

本类药物中的诃子、五倍子、乌梅、金樱子、石榴皮、山茱萸等对多种致病菌和真菌均有较强的抑制作用。

3. 止血

收涩药中的鞣质成分能使局部血管收缩，并能使血液中的蛋白质凝固，堵塞损伤小血管，发挥止血作用。一些含钙类药物如海螵蛸可减轻毛细血管通透性，促进血液凝固，亦起止血作用。

4. 抑制腺体分泌

收涩药中的鞣质与分泌液接触，能使表面分泌细胞的蛋白质凝固，导致分泌细胞的分泌功能减弱或丧失。

5. 止泻

石榴皮、肉豆蔻、金樱子、诃子、赤石脂、禹余粮等有较明显的止泻作用，并且其收敛作用可减轻肠内容物对神经丛的刺激，使肠蠕动减弱，有利于止泻。赤石脂、禹余粮等能吸附于胃肠黏膜起保护作用，还能吸附细菌、毒素及其代谢产物，减轻刺激作用。

细目二　常用药物

五味子

要点一　功效

收敛固涩，益气生津，补肾宁心。

要点二　主要有效成分

主要有联苯环辛烯类木脂素化合物，其中有五味子甲素、乙素、丙素，五味子醇甲、醇乙及五味子酯甲、乙、丙、丁、戊，五味子酚等。此外还含有挥发油、多种有机酸等。

要点三　药理作用

1. 对中枢神经系统的作用

适量五味子口服，可使大脑皮层兴奋和抑制过程趋于平衡。也能改善人的智力活动，提高工作效率。五味子醇甲能减少小鼠自发活动，延长巴比妥类的睡眠时间，抑制动物的攻击行为，对抗电休克和化学性惊厥，表明醇甲有广泛中枢抑制作用，又有安定药作用的特点。五味子醇甲可使大鼠纹状体及下丘脑多巴胺含量明显增加，提示醇甲的中枢抑制作用与脑内多巴胺系统有关。

2. 对心血管系统的作用

五味子粉能增强家兔心血管功能，扩张血管，降低血压，加强心肌细胞的能量代谢，改善心肌的营养和功能。五味子水提物可抑制心脏收缩，减慢心率，降低心肌耗氧量。五味子素对由 $PGF_2\alpha$ 和 $CaCl_2$ 引起的离体狗肠系膜动脉收缩具有缓解作用，并能增加豚鼠离体心脏及麻醉犬冠脉流量。

3. 保肝

五味子醇提物能保护化学毒物如四氯化碳（CCl_4）、硫代乙酰胺（TAA）、对乙酰氨基酚等引起的动物肝脏细胞损伤，减轻肝细胞的坏死，防止脂肪性变，抗纤维化，并能使血清谷氨酸转氨酶（ALT）活性降低。五仁醇、五味子乙素等能降低血清 ALT 和天冬氨酸转氨酶（AST）水平。保肝机制为：

(1) 诱导肝药酶，增强肝脏解毒功能；
(2) 促进肝细胞蛋白质合成和糖原生成，从而促进肝细胞修复与再生；
(3) 稳定肝细胞膜，降低其通透性；
(4) 抗氧化作用；
(5) 促进肾上腺皮质功能，使肝细胞炎症反应减轻。

上述作用为五味子治疗肝炎，提供了药理学依据。

4. 抗氧化

五味子乙素、五味子酚均具有抗氧化作用，能清除自由基，抑制过氧化脂质形成。

5. 调节免疫功能

五味子对免疫功能有双向调节作用。五味子油乳剂促进 ^3H-胸腺嘧啶核苷掺入淋巴细胞，对 DNA 合成有促进作用，使淋巴母细胞生成增多，并能促进脾免疫功能，而五味子醇能增强肾上腺皮质激素的免疫抑制作用，能对抗同种异体组织移植排斥反应。

要点四　现代应用

1. 急慢性肝炎。
2. 神经衰弱。

要点五　不良反应

口服五味子乙醚提取物后胃部有烧灼感，泛酸及胃痛，并有打嗝、困倦、肠鸣等不良反应。五味子酸偶有过敏反应。

山茱萸

要点一　功效

补益肝肾，涩精固脱。

要点二　主要有效成分

主要成分为环烯醚萜苷类、有机酸类、多糖类和鞣质类。

要点三 药理作用

1. 调节免疫功能

山茱萸对机体免疫系统具有广泛的药理作用。对小鼠免疫早期反应阶段的脾脏抗原结合细胞,能促进其增生,对巨噬细胞吞噬功能有促进作用。山茱萸水煎液可升高小鼠血清溶血素抗体含量,使血清IgG含量明显升高,但使小鼠胸腺明显萎缩,抑制SRBC所致迟发性超敏反应。山茱萸总苷能明显抑制小鼠淋巴细胞转化,抑制IL-2的产生,具有免疫抑制作用。

2. 降血糖及抗糖尿病血管病变

山茱萸醇提取物对肾上腺素、四氧嘧啶、柳氮磺胺及链脲佐菌素(STZ)诱发的大鼠糖尿病模型,均能提高其血清胰岛素水平,增加其肝糖原含量,具有降血糖作用。山茱萸环烯醚萜总苷能降低四氧嘧啶糖尿病小鼠糖化血清蛋白(GSP)的含量。熊果酸和齐墩果酸可提高糖尿病模型大鼠的糖耐量,保护其胰岛β细胞或促进受损β细胞修复,增加肝糖原合成,降低血糖。环烯醚萜总苷对实验性糖尿病大鼠胸主动脉血管内皮、视网膜血管、肾脏等组织和器官的病理损伤具有较好的保护作用。

3. 抗氧化

山茱萸多糖可提高衰老小鼠血浆中超氧化物歧化酶(SOD)、过氧化氢酶(CAT)、谷胱甘肽过氧化物酶(GSH-PX)的活力并降低丙二醛(MDA)含量;降低血浆、肝匀浆及脑匀浆中的脂质过氧化物(LPO)含量。

4. 抗休克、抗心律失常

山茱萸注射液静脉给药,能升高失血性休克大鼠和家兔的颈动脉血压,增强心肌收缩力和心脏泵血功能,延长其生存时间。山茱萸水提液能延长乌头碱诱发的大鼠心律失常的潜伏期,提高乌头碱诱发的离体心脏左室节律失常的阈剂量,降低氯化钙诱发的大鼠室颤的发生率和死亡率,且对乌头碱和氯化钙诱发的大鼠左室乳头肌收缩节律失常有明显逆转作用。山茱萸水提液的抗心律失常作用可能与其延长心肌动作电位、增大静息电位绝对值和降低窦房结自律性有关。

5. 其他作用

山茱萸还具有抗炎、抗菌、抗应激、增强记忆、保护神经元等作用。

要点四 现代应用

1. 糖尿病及糖尿病肾病。
2. 咳血、吐血、功能性子宫出血。
3. 呕吐腹泻。

(许惠琴)

第十九单元 驱虫药

细目一 基本知识

要点一 驱虫药的主要药理作用

凡以驱除或杀灭人体寄生虫为主要作用的药物，称为驱虫药。本类药物主要用于肠内寄生虫（如蛔虫、钩虫、绦虫、蛲虫等）所引起的疾患。患者常见腹胀腹痛、呕吐涎沫、厌食，或善饥多食、面黄、消瘦等。可以根据寄生虫的种类选择合适的药物，通过麻痹或杀死虫体，使之排出体外，从而达到治疗目的。此外，部分驱虫药尚能用于肠外寄生虫，如血吸虫、阴道滴虫、疟原虫等。其药理作用如下：

1. 驱蛔虫

蛔虫病是常见的肠道寄生虫病。许多驱虫药如苦楝皮、使君子、雷丸、鸦胆子等在体内或体外对蛔虫都有不同程度的杀死或麻痹作用。如苦楝皮驱虫的有效成分苦楝皮素使虫体麻痹，而不能附着肠壁，被排出体外；使君子中的使君子酸钾虽不能杀死虫体，但对蛔虫的头部有麻痹作用。

2. 驱绦虫

南瓜子和槟榔对绦虫有麻痹作用。南瓜子的作用主要在绦虫的中段和后段；槟榔的作用主要在绦虫的头和未成熟节片，也就是绦虫的前段。合用时发挥协同作用。

3. 其他作用

一些驱虫药对蛲虫、鞭虫、姜片虫、血吸虫、阿米巴原虫、疟原虫、阴道滴虫等也有不同程度的抑制作用。

要点二 驱虫谱

驱虫药主要药理作用总括表

	蛔虫	绦虫	蛲虫	鞭虫	姜片虫	血吸虫	其他作用
使君子	+		+				抗皮肤真菌、抗肠道滴虫
苦楝皮	+	+	+	+		+	抗阴道滴虫、抗钩虫、抗真菌、抑制呼吸、抗肉毒中毒
川楝子	+						利胆、抗炎、抗菌、抗癌、抑制呼吸、抗肉毒中毒
槟榔	+	+	+		+	+	抗钩虫、抗肝吸虫、抗疟原虫、抗真菌、抗病毒、拟胆碱作用
南瓜子	+	+				+	升压

（许惠琴）

第二十单元 中药新药（医院制剂）药效学和毒理学研究基本知识

细目一 中药新药主要药效学研究基本知识

要点一 受试药与实验动物的要求

受试药物是药效学研究的对象和物质基础，故应符合一定要求，否则各项实验资料不能反映受试药物的情况。因此，处方、生产工艺、质量标准及剂型等尚未固定者，不宜开展正式药理学研究，其试验结果也不能用作新药药效学或毒理学的评价。对受试药的要求为：处方固定，制备工艺、药品质量标准应基本稳定，剂型和质量标准应与临床用药基本相同，可选用不含赋形剂的中药提取物。

动物的选择，首先根据实验目的和要求，以及动物本身的特点，再参考是否经济、容易获得，饲养和管理是否方便可行等情况。尤其要注意动物的种类、品系及质量、健康状态等。

选择动物既要考虑对药效学检测指标的敏感性，更要注意与临床病人反应的一致性。在可能条件下，尽量选择功能、结构与人类相似的实验动物，使其对药物的反应接近人类。药理学研究广泛采用的动物种系有：昆明种小鼠、Wistar 大鼠、SD 大鼠、青紫蓝兔、新西兰白兔、豚鼠等。

实验动物应选用符合等级要求的健康动物，并附有供应单位的合格证书。目前我国的药理学研究大多采用清洁级动物或 SPF 级动物。

不同性别的动物对同一药物的敏感性有时差异较大。研究工作一般优选雄性动物或雌雄各半做实验，雌者应未孕。特定的实验，如为了观察药物的避孕作用、保胎作用以及对生殖期和围产期的毒性等，则应选用雌性动物。

要点二 实验设计的基本要求

在进行主要药效学研究工作之前，首先应该在查阅和熟悉文献的基础之上，制定试验设计或方案，拟定开展药效学实验的范围和方法，观察指标，确定阳性对照药，选择动物和动物模型，确定分组、给药剂量和给药途径等。

实验设计的根据和原则可依据新药的组方、剂型、给药途径，特别是功能主治，临床经验及有关科研和文献资料，实事求是，体现高水平，坚持中药特色及有新意。研究工作要遵循"随机、对照、重复"三大原则，以及准确使用统计学处理方法等。

各类新药主要药效试验至少应设 3 个剂量组。大动物（犬与猴等）可设 2 个剂量组。小动物如小鼠和大鼠每组动物数至少 10~14 只，大动物每组动物数不少于 6 只。

1. **给药剂量**

合理的剂量设计在药效设计中占有重要的地位，剂量设计可按下列估算方法进行：

（1）按动物体重估算临床等效剂量：中药新药一般来源于临床，已知其临床人日用量可推算出动物每公斤体重用量。在药效学试验的3个剂量组中，其中1个剂量应相当于临床的等效剂量［指根据体表面积折算法换算的在同等体表面积（m^2）单位时的剂量］。实验时常常以等效剂量作为中剂量，大、中、小剂量差为2~3的等比级数为宜。

（2）根据预试验：一般不论用何种方法选择有效剂量均应通过预试验找出最小有效量，再做正式试验。

（3）根据急毒试验结果：凡能测出LD_{50}，可用其1/20~1/10作为有效剂量的参考。

（4）考虑长毒剂量设计：药效试验高剂量组应明显低于长期毒性试验的中剂量组，为此药效试验的高剂量组，不宜超过人用量的20倍（指大鼠试验）。

2. 给药途径

对于1、5类中药新药，一般采用两种给药途径，其中主要途径应与临床相同，6类中药复方新药，可仅用一种与临床一致的给药途径。溶解性好的可注射给药，注射给药能保证药物的吸收。口服给药，吸收不规则，生物利用度较低，量效关系常常不明显。

特殊情况，给药途径难以保持与临床一致，如静脉注射剂，在进行大鼠长期毒性试验时，可采用腹腔注射或皮下注射方法给药，但如制剂有刺激性，则不宜使用。

要点三　实验结果的处理与资料的整理

实验结束后，对结果要进行数据处理和分析，目的主要是证实结果是否符合实验设计的假说，判断结果的可靠性及准确性等；并且经过归纳、综合找出内在规律。

实验数据处理大多求助于统计，中医药实验研究中所观察或测量的数据：计数资料或定性资料的显著性检验一般采用X_2检验；计量资料或定量资料，两组间实验结果比较常用t检验，多组间的实验结果用方差分析；等级资料用等比差值法、等级序值法、秩和法及Ridit法等非参数统计分析。

实验研究中，对实验数据应保持真实性，不能轻易废弃。如果实验者随意挑选数据，那就毫无科学性了。除非实验失败，如操作失误、动物死亡等，资料已失去正确性，可以废弃不用。对个别严重偏离的数据，即超过3个标准差，分析可能的原因后，为排除个体对实验结果的干扰，可考虑废弃不用。

细目二　中药新药一般药理研究基本知识

一般药理学研究是指主要药效学作用以外广泛的药理学研究。通过一般药理学研究，确定受试物可能关系到人的安全性的非期望出现的药物效应；评价受试物在毒理学和/或临床研究中观察到的药物不良反应和/或病理生理作用；研究所观察到的和/或推测的药物不良反应机制，可为临床研究和安全用药提供信息，也可为长期毒性试验设计和开发新的适应证提供参考。

要点一　实验动物的选择

为了获得科学有效的一般药理学信息，应选择最合适的动物。实验动物常用小鼠、大鼠、犬等。常用清醒动物进行试验。如果使用麻醉动物，应注意麻醉药物的选择和麻醉深度的控制。

要点二 观察指标

1. 中枢神经系统

动物的一般行为表现、姿势、步态、有无流涎、肌颤及瞳孔变化等；定性和定量评价给药后动物的自发活动、机体协调能力及与镇静药物的协同/拮抗作用。如出现明显的中枢兴奋、抑制或其他中枢系统反应时，应进行相应的体内或体外试验进一步研究。

2. 心血管系统

给药前后血压（包括收缩压、舒张压和平均动脉压）、心电图（包括 QT 间期、PR 间期、ST 段和 QRS 波等）和心率等的变化。治疗剂量出现明显血压或心电图改变时，应进行相应的体内或体外试验进一步研究。

3. 呼吸系统

给药前后的呼吸频率、节律和呼吸深度等。治疗剂量出现明显的呼吸兴奋或抑制时，应进行相应的体内或体外试验的进一步研究。

细目三 中药新药毒理学研究基本知识

中药毒理学研究是预测中药安全性的重要手段，通过毒理试验了解中药的毒性反应、毒性程度、毒性发展过程及毒性作用是否可逆，这是新药审批不可缺少的环节。

根据给药时间长短和目的，中药毒理研究通常分为：急性毒性试验、长期毒性试验、特殊毒性试验，以前两种为常用。

要点一 毒理实验基本要求

1. 受试药物

受试药物在剂型、制备工艺和药品质量方面，除可以不含赋形剂外，应与推荐临床实验的药物完全一致。

中药固体制剂灌胃给药，如片剂、丸剂、浸膏粉、固体提取物，胶囊中的粉末等实验需加适量水配成一定浓度的水溶液备用。不溶于水的制剂可用 1% 羧甲基纤维素钠（CMC）或 10% 阿拉伯胶等制成混悬液备用。

2. 实验动物

对实验动物的种类、品系年龄、性别、体重、健康状况、饲养条件应有详细报告。写明供应单位，有生产合格证者，应写明其合格证号。

动物品种应符合实验要求，对急性毒性实验常规首选小鼠，长期毒性实验常采用大鼠和犬。

毒性实验的动物应为同一来源、同一品系的同一群体。除特定情况外，一般宜雌雄各半。受试动物年龄一般宜用刚达到性成熟的动物。

3. 动物饲养条件

应在 GLP 实验室进行。

要点二 毒性实验研究内容

1. 急性毒性试验

急性毒性试验是指受试动物在一次大剂量给药后所产生的毒性反应和死亡情况。药物的急性毒性常用半数致死量（LD_{50}）表示。LD_{50}愈小，药物毒性愈大。在测定致死量的同时，还应注意观察和报告毒性反应的症状，如动物是否出现耸毛、蜷卧或充血、突眼、步履蹒跚、肌肉瘫痪、呼吸困难、惊厥、昏迷、大小便失禁等毒性反应。许多中药的毒性很小，不能求出LD_{50}，可改用最大给药量（MTD）来表示。

（1）半数致死量（LD_{50}）（50% of Lethal dose）实验：LD_{50}是指引起半数动物死亡所需的药物一次给药剂量，是定量地反应药物毒性大小的基本参数，且对于设计长期毒性试验，或药效学试验的剂量都有重要的参考价值。

①动物选择：一般用小鼠，小鼠年龄一般以6~8周龄，18~22g为宜。性别以雌雄各半为宜。雌雄分笼饲养。给药途径和受试药物容积应一致，给药途径与推荐临床研究的给药途径一致。试验给药前要求禁食12小时，以控制条件一致。

②实验分组和观察时间：实验时，将动物按体重随机分为4~5组，每组至少10只动物（雌雄各半）。最大剂量组应达到或接近100%动物死亡，最小剂量组死亡率为0或接近0，各剂量组和死亡率之间应呈较好的线性关系，不能偏离过远，组间剂量比以0.65~0.85为宜。给受试药后立即观察动物反应情况，一般观察14天。记录动物毒性反应情况和死亡动物分布情况。死亡动物应及时进行尸检，记录病变情况，若有肉眼可见变化则需进行病理检查。

③环境条件：室温宜控制在20℃左右，一般宜控制在10℃~28℃之间。

④计算方法：LD_{50}的计算方法很多，目前被推荐使用的为加权回归几率单位法（Bliss氏法）。

报告LD_{50}实验结果时，应详细具体，如实验日期、动物品种、性别、数量、受试物来源、实验方法、给药途径、观察时间及计算方法等。

（2）最大给药量（MTD）实验：最大给药量，是指动物能够耐受的最大给药体积和浓度而不引起死亡的受试药物用量。方法：选用体重18~22g的小白鼠20只，雌雄各半，以动物能给药的最大浓度、最大容积的药量一次或一日内连续2~3次给予动物，给药后连续观察14天，动物不产生死亡，并详细记录动物反应情况，计算出总给药量（g/kg，系折合生药量计算），此时的用药量即为小白鼠对该药的最大给药量。然后计算出最大给药量为用量的倍数。实验应设空白对照组。

2. 长期毒性实验

长期毒性实验的目的，主要是观察连续给予受试药物后，由于蓄积而对机体产生的毒性反应及其严重程度，找出毒性反应的靶器官及其损害的可逆性，确定无毒反应剂量，为拟定人用安全剂量提供参考。

（1）动物选择：应写明动物品系如wistar、SD或其他品系动物。试验周期在3个月之内的，宜用6~8周龄大鼠，试验周期在3个月以上的，宜用5~6周龄大鼠，试验开始时，体重差异应在20%范围内。雌雄各半，按性别、体重随机分组。每组动物数量不少于

20~40只。

（2）剂量组的设置：根据毒理学要求，原则上长期毒性试验应设三个或三个以上的剂量组。高剂量组应有少部分动物出现明显毒性反应；低剂量组应略高于药效学试验的有效剂量，此剂量下动物应不出现毒性反应；在高低两个剂量组之间再设一个中剂量组。高、中、低三个剂量宜以等比关系安排，因中药一般毒性低，在具体作法上可作不同要求。

（3）对照组：如采用不含赋形剂的制剂（如中药浸膏）作为受试药物，对照组可用水或其溶媒，如受试药物采用临床试验所用的制剂，则对照组应给等溶剂的赋形剂。

（4）给药途径和方法：应与临床试验的途径一致，口服药类应采用灌胃法，每天1次，每周7天连续给予。如试验周期超过90天，可考虑每周给药6天，每天给药时间应相同。给药剂量应根据动物体重不断调整。给药容积大鼠灌胃量一般是每100g体重1~2ml。

（5）观测指标：原则上，除了一般的观察指标外，还应根据受试物的特点、在其他试验中已观察到的某些改变，或其他的相关信息（如方中组成成分有关毒性的文献），增加相应的观测指标。

①一般状况观察：在试验期间，应观察动物外观体征、行为活动、腺体分泌、呼吸、粪便、摄食量、体重、给药局部反应，非啮齿类动物还应进行眼科检查、尿检、心电图检查等。

②血液学指标：一般应观察红细胞计数、血红蛋白、血细胞比容、平均血细胞比容、平均红细胞血红蛋白、平均红细胞血红蛋白浓度、网织红细胞计数、白细胞计数及其分类、血小板计数、凝血时间等。当发现对造血系统有影响时，应进一步进行骨髓涂片的检查。

③血液生化学指标：天冬氨酸转氨酶（AST）、丙氨酸转氨酶（ALT）、碱性磷酸酶（ALP）、γ-谷氨酰转移酶、尿素氮（BUN）、肌酐（Crea）、总蛋白（TP）、白蛋白（ALB）、血糖（Glu）、总胆红素（T-BIL）、总胆固醇（TC）、甘油三酯、钠离子浓度、钾离子浓度、氯离子浓度，以上指标均采用国际法定单位表示。

（6）系统尸解和病理组织学检查：①系统尸解：应对所有动物进行尸解，尸解应全面细致，为病理组织学检查提供参考。啮齿类动物需进行病理组织学检查的组织：脑（大脑、小脑、脑干）、脊髓（颈、胸、腰段）、垂体、甲状腺、食管、胃、肝脏、肾脏、脾脏、小肠和大肠、胰腺、肾上腺、心脏、肺、膀胱、骨髓、气管、主动脉、雄性动物睾丸、附睾、前列腺、雌性动物子宫、卵巢、坐骨神经、给药局部、淋巴结（包括给药局部淋巴结、肠系膜淋巴结）、胸腺、甲状旁腺、唾液腺。非啮齿类动物需进行病理组织学检查的组织：脑（大脑、小脑、脑干）、脊髓（颈、胸、腰段）、垂体、胸腺、甲状腺、甲状旁腺、食管、唾液腺、胃、小肠和大肠、肝脏、胆囊、胰腺、肾脏、肾上腺、脾脏、心脏、气管、肺、主动脉、雄性动物睾丸、附睾、前列腺、雌性动物子宫、卵巢、乳腺、膀胱、坐骨神经、视神经、骨髓、给药局部、淋巴结（包括给药局部淋巴结、肠系膜淋巴结）。

②脏器系数：应对脏器和组织进行称重，并计算脏器系数，具体脏器、组织有脑、心脏、肝脏、肾脏、肾上腺、胸腺、脾脏、雄性动物睾丸、附睾、雌性动物卵巢、子宫。

脏器系数 = （脏器重量/体重）× 100%

③组织病理检查：当所用动物为非啮齿类动物时，因所用动物数较少，应对所有剂量组、所有动物的器官和组织进行病理学检查。当所用动物为啮齿类动物时，应对高剂量组和对照组的器官和组织进行病理学检查，若在尸检时发现器官和组织有肉眼可见的病理变

化时，应对更低剂量组进行病理组织学检查。如果高剂量组出现组织病理学变化时，更低剂量组也应进行病理组织学检查以确定剂量－毒性关系。

根据受试药的类型用途和作用特点，必要时增减相应指标。

（7）恢复性观察：在做长期实验最后一次给药后 24 小时对各组的以上各项指标做一次全面检查，留下 1/3 动物停药观察 2～4 周，做恢复期检查，以了解毒性反应的可逆程度和可能出现的延迟性毒性反应。

（8）资料整理要求：对各项指标的实验数据进行统计学处理；尸检及病理学检查应客观描述；实验负责人的姓名、职称、主要参加者、承担单位、资料保存单位和联系人。

（许惠琴）

药事管理

第一单元 药事与药事管理

细目一 药事管理概况

18世纪以来,自然科学得到了很大发展,在物理学、生物学和化学各领域都有许多重大发现和发明创造。19世纪自然科学中三个决定意义的伟大发现——能量不灭与转化法则、有机细胞的发现、达尔文关于物种起源和发展,开创了现代科学的新纪元。药学随着自然科学的发展,逐渐形成了以生物学、化学、医学、药物学为其自然科学基础的近代药学科学体系,并不断分化形成了药理学、药剂学、药物化学、生物工程学等分支学科。同时,自然科学的研究成果也有力地推动了中国传统医药学,使中药学得到了极大的进步和发展。现代药学与传统的中药学,形成了具有中国特色的社会主义药学事业,获得了法定的地位,《中华人民共和国药品管理法》(以下简称《药品管理法》)第三条明确:"国家发展现代药和传统药,充分发挥其在预防、医疗和保健中的作用。"这一规定为中国药学事业的发展奠定了重要法律基础。

1. 药事

药事是指人类生活中一切与药(药物、药品)有关的活动事项和遇到的社会现象。

中共中央国务院1997年1月17日《关于卫生改革与发展的决定》中明确规定了我国药事的范围和主要内容是:

"加强药品管理,促进医、药协调发展。""药品是防病治病、保护人民健康的特殊商品,必须依法加强药品研制、生产、流通、价格、广告及使用等各个环节的管理,严格质量监督,切实保障人民用药安全、有效。国家建立并完善基本药物制度、处方药与非处方药分类管理制度和中央与省两级医药储备制度。积极探索药品管理体制改革,逐步形成统一、权威、高效的管理体制。"

"中医药是中华民族优秀的传统文化,是我国卫生事业的重要组成部分,独具特色和优势。我国传统医药与现代医药互相补充,共同承担保护和增进人民健康的任务。"

"各民族医药是中华民族传统医药的组成部分,要努力发掘、整理、总结、提高,充分发挥其保护各民族人民健康的作用。"

"要建立医师、药师等专业技术人员执业资格制度。不断完善城乡卫生技术职称评定和职务聘任工作。"

"加强职业道德教育,开展创建文明行业活动。教育广大医药卫生人员弘扬白求恩精神,树立救死扶伤、忠于职守、爱岗敬业、满腔热忱、开拓进取、精益求精、乐于奉献、文明行医的行业风尚。"

2. 药学事业

《现代汉语词典》对"事业"的解释是指:由人所从事的具有一定目标、规模和系统

而对社会发展具有影响的经常活动。(商务印书馆.1983年1月)

按照上述解释,我们把药学事业定义为:由人所从事的以药学为对象,按一定的组合,具有一定的目标、规模和系统,组织起来开展对社会发展具有影响的经常性药学活动完整的社会大系统。

这个完整的社会大系统由药物研究机构、药学教育单位、药品生产企业、药品经营企业、医疗机构药房(药学部)、药品检验机构、药品监督管理部门、药品生产经营行政管理部门、药学社会团体等单位、部门和行业构成。作为社会体系的组成部分,它以为人类防病治病提供安全有效药品、增进人类健康为目标而开展各项药事活动。

要点　药事管理的主要内容

1. 药事管理的内涵

药事管理是指药事(活动)主体依法对药学事业中与药品相关环节的活动事项和药学实践的社会现象进行的综合管理,包括对药品研制、生产、流通、广告、价格、使用、合理用药、药品(质量)监督管理、药品监督检验以及药学教育等的系统管理。

(1) 药事管理的定义:药事管理具有狭义和广义之分。

狭义的药事管理是指国家对药品及药事活动中有关质量的监督管理。即国家依照法律、行政法规、规章对药品及药事活动中有关重要环节和行政组织体制的监督管理,即"依法加强药品研制、生产、流通、价格、广告及使用等各个环节的管理,严格质量监督,切实保证人民用药安全有效"。"维护人民身体健康和用药的合法权益"。

广义的药事管理是指:

①国家对药品及药事活动中有关质量的监督管理:国家对药品及药事活动中研制、生产、流通、价格、广告及使用等各环节的管理,严格质量监督。

②国家制定医药发展规划的行业宏观管理。

③国家对医疗器械、卫生材料、制药机械、药用包装材料的监督管理。

④药学事业大系统中各子系统自身经营与发展的管理。

(2) 药事管理的核心:对药事活动的依法管理。

(3) 药事管理的目的:通过对药学事业中各分支系统活动过程的科学化、规范化、法制化管理,保证药品质量,保障人体用药安全、有效,维护人民身体健康和用药的合法权益,促进药学事业发展。

2. 药事管理学

药事管理学是运用现代管理科学的基本原理,以及社会学、法学、经济学、行为科学的理论方法对药学事业各分部(分系)的活动进行研究,总结药事管理活动基本规律,并丰富《药事法》的内容,实现依法管理药事活动,指导药学事业健康、合理发展的科学。

药事管理活动实践对药事法学发展具有重大的影响。药事管理学是从社会角度探讨药品和药学事业发展规律,以人为核心、以药品为物质对象开展全面的药学服务。

3. 药事管理学研究的主要内容

(1) 药事法律体系:依法管理药学事业,是现代药学发展的重要特征,世界各国都非常重视通过立法程序，加强药品和药事活动的管理。20世纪60年代以来，各国的药事法律体系建设在总结历史经验教训的过程中得到很大的发展。以国家药事管理法律为主要内容的全面系统控制各类药事工作的配套法律法规立法活动已经得到逐步完善，药事法律体系已经初步形成。我国2001年修订的《药品管理法》立法内容进一步成熟。GMP、GSP、GLP、GCP、GAP颁布实施，使药品管理和药事活动实践中的执法成为药事管理学研究中重要的内容。

（2）药事体制与药事组织：药学事业中各子系统目标的实现，是由组织的运转来完成的，组织是实现目标的工具。为了实现目标，就必须设计和维持一种职务结构。在这个结构里，把为达到目标所必需的各种业务活动进行组合分类，把监督每一类业务活动所必需的职权授予主管这类工作的人员，并规定上下左右的关系协调。为了有效地实现目标，还必须不断地对这个结构进行调整。

药事管理学中的药事组织，是以提供合格药品，保证质量，维护人民身体健康和合法权益为目标所形成的权责角色结构。国家医药卫生体制改革要求在大卫生体制的观念下，把药事体制与药事组织作为药事管理学的重要研究内容，它涉及宏观和微观的药事组织工作。

（3）药品监督管理：药品监督管理是政府采用法律的、行政的手段对药品及与药品有关的事项依法实施的严格的监督管理，以保证药品质量。由国家立法授权政府的卫生行政部门（药品监督管理部门）行使药品监督管理的职权。

在我国，政府有关部门根据《药品管理法》及有关法律、法规和规章，对药品质量、药学服务质量和所有从事与药品有关活动的药事机构、人员为保证药品质量所具备的条件进行监督管理。因此，药品监督管理的实质是药品质量的监督管理。

（4）药品质量管理：质量管理已进入全面质量管理的新阶段。质量管理的发展与科学技术与生产力发展密切相关。在经历了质量检验阶段（1920～1940年）、统计质量管理阶段（1940～1960）后现已进入全面质量管理的新阶段。

①药品质量管理是重要中心工作内容：药品质量管理直接关系到人们的健康和生命，同时，药品质量也是衡量一个国家制药工业和医药卫生事业水平的重要标志。加强药品质量管理，保证和提高药品质量，是药品研究、生产、经营和使用各环节的中心工作。目前在药品质量管理和药品质量监督管理中已广泛运用全面质量管理的理论和方法，药品全面质量管理的理论和实践已突破企业管理的范畴，向高深层次发展，成为药事管理学科中的分支系统，成为药事管理的重要职能。

②药品质量管理的内容：药品质量管理包括制定药品质量标准、执行药品质量标准、制定影响药品质量工作的标准规范（如GLP、GCP、GMP、GSP）等；国家药品监督管理部门对药品质量监督管理的体制、职能、制度及立法的建立和制定，人员的配备和培训；药品使用中影响使用质量的因素；合理用药以及新技术在药品质量管理与监督控制中的应用等，涉及药学、统计学、管理学、法学、行为科学等诸多方面。

药品质量管理的目的已从保证符合药品质量标准，发展成为保证药品安全、有效、经济和合理用药等方面，因为药品质量的好坏最终体现在对症合理使用上，目的是防治和诊断疾病，实现健康长寿。

（5）药品生产、经营（企业）管理：药品生产、经营企业是药学事业中的基本单位和国家产业经济重要的行业。面对我国目前庞大的药品生产、经营行业，由于药品是防病治病、维护人民身体健康的特殊商品，所以必须加强管理。在管理的内容和特点上，药品生产、经营（企业）的管理与一般企业管理不同，它以严格药品质量管理、切实保证人民用药安全为出发点。

药品生产、经营（企业）管理包括国家对医药企业的管理和医药企业自身的科学管理两大部分。

①国家依法对医药企业的管理：国家对医药企业的体制、规划、政策、方法进行宏观管理。"制定医药发展规划，使医药产业与卫生事业协调发展。加强宏观管理，调整医药企业结构和产品结构"。对医药生产、经营企业进行经济运行宏观调控，规范生产流通秩序。

②医药企业自身的科学管理：医药生产、经营企业制定自身管理计划，明确组织结构，合理人员配备，实施科学管理。诸如医药生产企业建立现代企业制度，形成规模经济；按照GMP、GSP生产经营药品；加快企业技术改造；研究开发新药，增强医药产品在国内外市场的竞争力；自觉抵制各种不正当竞争等。

（6）药房管理

①药房是直接为病人服务的部门，专门负责调配和发售药物。世界各国通常将药房分为社会药房和医院药房。社会药房又称作药店，根据我国特点，以调配中药饮片和中成药为主的药房称之为中药房（店），但现多兼营。发达国家多以社会药店为分发销售药品的主要途径，形成医、药职业上的分工，现被称之为"医药分业"。我国绝大多数的药品由医院门诊药房调配后发出，供病人使用。药房管理研究是药事管理学的主要内容，包括现代药房的作用、地位；门诊药房的发展；药房的组织、机构职能；业务运转；医药护关系、临床药学等等。

②药房管理的核心是保证合理用药：随着社会的发展，研究的课题已由单纯的调配分发药品向药房管理的核心问题——保证合理用药的管理方向发展。要求药房向患者提供全面的药学服务，制定用药方案，提供用药信息，保证合理用药。

③药品分类管理制度推动社会药房的发展：我国现已实施药品分类管理制度，非处方药（OTC）在社会药房中具有潜在的市场前景，社会药房在公众保健中将发挥很大的作用，医疗保险制度的改革，将推动社会药房的发展。因此，医院药房和社会药房的发展及其作用的变化，都将成为药事管理学研究的重点。

（7）药品市场：药物市场研究的主要内容有：药物市场特点、社会对产品的需求、消费者用药行为、药品广告宣传、产品设计等。如在产品设计中要注意产品规格、质量；产品销售地点、渠道；药品价格定位、推销策略；消费者的购买心理、需要；周围环境（政治、经济、科学技术等）、国家政策等对药物市场发展的影响。我国的药物市场随着市场经济发展、医药卫生体制改革等正在发生深刻的变化，在药事管理学中研究药物市场，应结合国情特点，以国内市场为主，积极研究开拓国际医药市场。

（8）中药管理：中药管理即是对中药的综合管理，作为药品，在国家法律、法规等管理上有共同的方面，也有不同的管理措施，其种养栽培、生产管理、研究、使用，科技与教育管理等方面已经形成独特的领域，受到国内外普遍的重视。加强中药管理，保护药材资源和合理利用，提高中药质量，积极发展中药产业，推进中药现代化已成为我国医药产业和科技进步的重要任务。研究中药管理，对加速中医药事业发展、提高中医药整体管理水平具有重要意义。

（9）药品知识产权保护与药品贸易：药品的研究创新，投资大、风险大，作为高技术密集型的高科技、高附加值产品，研究时期长，投资风险巨大，一旦开发成功，在知识产权保护期内可获丰厚的回报。药品知识产权保护有利于新药的创新，对我国药学事业的发展有着重大的影响。

药品知识产权保护是20世纪90年代初期引起我国政府和药品行业管理部门、医药企业和教育界极大重视的新问题。我国于1993年1月1日起实施对药品专利的保护。加入世贸组织和签署WTO《与贸易有关的知识产权协议》（TRIPS0）后，要求我国在药品知识产权保护方面，按照国际惯例和公约，维护所有者权益，使我国医药发展从仿制向自主创新发展，使创制新药的能力和水平得到提高。建立保护药品知识产权法律体系，实施药品的知识产权保护战略等，成为药事管理学科研究内容中的新领域。

（10）社会与行为药学：社会与行为药学的研究是美国药事管理学的主题，从20世纪60年代起改为以"社会科学"为研究主题。自90年代以来，心理学、社会学、市场学、管理学等构成了药事管理学的主题基础。这种变化要求药学技术人员（药师）要掌握社会学的知识和技能，适应社会发展对药学人员职能、角色的变化，由过去面向药品转变到面向病人，药师要对病人和药品消费者负责，积极开展社会与行为药学研究与探讨。

社会与行为药学的实践性很强，在研究中要与临床药学密切配合。

（11）药学情报评价和药学信息管理：掌握药品信息，加强管理，成为发达国家依法管理药品，并实施上市药品重新评价的法案出台的重要原因，同时也为医生和药师临床用药和调配药物提供了信息指导。药学情报评价和药学信息管理在药事管理学科中成为重要的研究内容之一。它运用研究和评价的原理方法、现代电子计算机信息技术，对如何评价、管理、使用药学情报进行研究；对药品信息的接受、处理、正确运用和有效性进行研究，使医生和医师及时了解有关药品的信息及其情报评价，以达到指导临床及时、正确、合理地使用药品。

（刘新社）

第二单元　药品与药品标准、药师职责

细目一　药品与药品标准

现代药事管理的物质对象是药品，而药品的定义与药物概念不同，药物的内涵比药品广得多，一般认为，凡具有预防保健和治疗作用的物质都可以称作为药物。我国传统医药学中的许多药物并非药品，如李时珍著《本草纲目》中收载的药物达1892种，但并非都是药品。有关药品的性质、研究、作用机理、生产制造等内容，是药学学科的主要研究内容，药事管理学根据国家药物政策和法律法规，确定药品的含义与药品管理上的分类。

药品是防病治病、保护人民健康的特殊商品，世界各国都通过法律对药品的定义作出明确的说明，同时根据国家药物政策对药品在管理上进行分类，并且提出管理措施和要求。

要点一　药品的法律含义

为了加强对药品的管理，有效地界定药品与食品等其他物质的界限，大多数国家在药品管理中给药品作了法定的定义。同时由于对药品管理的角度、观点以及药品的使用对象不同，各国对药品的定义解释也不尽相同。

1. 药品的法律含义

《中华人民共和国药品管理法》（以下简称《药品管理法》）第十章"附则"第102条对药品含义明确规定：药品，是指用于预防、治疗、诊断人的疾病，有目的地调节人的生理机能并规定有适应证或者功能主治、用法和用量的物质，包括中药材、中药饮片、中成药、化学原料药及其制剂、抗生素、生化药品、放射性药品、血清、疫苗、血液制品和诊断药品等。

2. 药品含义的特征

根据《药品管理法》，药品具有以下4个特征：

（1）药品有法定的专指含义的物质（《药品管理法》第102条）。

（2）药品必须符合法定药品标准；"药品必须符合国家药品标准"（《药品管理法》第10条、第32条）。

（3）药品生产要有国家主管部门批准发给的生产批准文号（中药饮片生产有特定要求；《药品管理法》第31条）。

（4）有药品质量检验合格证（《药品管理法》第12条、第17条、第32条）。

3. 药品含义确定的重要性

（1）明确人是药品的使用对象：我国药品的法定含义明确人是药品的使用对象，即"用于预防、治疗、诊断人的疾病……的物质"，因而不包括动物疾病的用药。

（2）界定了药品的有关内涵：由于药品与食品、保健功能食品及化妆品等概念易产生混淆，我国药品的法定含义不但明确了药品的使用对象，而且明确药品要"规定有适应证或者功能主治、用法和用量"。药品必须符合国家药品标准。《药品管理法》规定，"所标明的适应证或者功能主治超出规定范围的"，按照假药论处。

（3）体现了药品要严格质量管理的思想：药品是"有目的地调节人的生理机能并规定有适应证、用法和用量的物质"，这就决定了需要制定一系列的对药品管理的具体办法，加强对药品质量各环节的管理。"药品必须符合国家药品标准"（《药品管理法》第32条）。

通过科学的方法来确定该物质针对的使用对象、使用目的而制定服用剂量、服用方法，经国家药品监督管理部门审批，才能按规定要求生产、经营、使用及宣传。

（4）明确了药品的范围：法定药品含义明确规定药品包括中药材、中药饮片、中成药、化学原料药及其制剂……这不仅符合我国《宪法》规定和《药品管理法》体现的发展药品的宏观政策，更重要的是可以促进传统药的大力发展，加强传统药规范化、现代化和法制化的科学管理，提高传统药的质量管理水平。

要点二　药品的质量特性

药品质量合格与否，直接与人的健康和生命有关，合格的药品和合理的使用可以保障人体用药安全、有效。实施对药品的监督管理，是保证药品质量的重要措施。

《药品管理法》总则第一条所明确的立法宗旨，体现了药品监督管理的重要性。"为加强药品监督管理，保证药品质量，保障人体用药安全，维护人民身体健康和用药的合法权益，特制定本法"。运用法律手段和行政手段，实施对药品及与药品有关事项的严格管理，是世界各国普遍采用的管理措施。

1. 药品质量

药品质量是只能满足规定要求的需要的特征总和。广义的质量包括产品质量、工序质量和工作质量三个方面。

（1）产品质量：产品质量有狭义和广义之分。狭义的产品质量是指产品本身所固有的使用功能（如药品的有目的地调节人的生理机能，并规定有适应证或者功能主治、用法和用量）。产品本身的这种使用功能又决定于产品要符合特定标准的技术条件。药品质量通常是以国家药品标准——《中华人民共和国药典》、部颁标准或者以省级中药饮片炮制规范所规定的技术条件衡量的。

广义的产品质量是指产品的使用价值及其属性能满足社会需要的程度，包括使用价值质量、产品成本质量、为用户服务质量、社会需要的质量责任以及产品满足需要的程度等。

（2）工序质量：工序质量是指药品生产（经营）企业为保证药品生产（经营）质量符合技术要求的产品，所具备的全部手段和条件实际达到的质量水平（如GMP、GSP）。包括人、机、料、法、环、检等6个方面。

（3）工作质量：工作质量是指药事单位（如药品生产与经营企业、医院药房）全体成员的生产、经营、药学服务管理工作、技术工作、组织工作等全部活动，对达到和提高药品质量的保证程度。各项工作都存在质量问题，这些工作质量的好坏，最终都将对药品质量产生直接或间接影响。要保证药品质量，就必须保证工作质量。

2. 药品质量的特性

药品质量的特性表现在以下5个方面：

（1）有效性：有效性是指在规定的适应证、用法和用量的条件下，能满足预防、治疗、诊断人的疾病，有目的地调节人的生理机能的性能。有效性是药品的基本特征，若对防治疾病无效，则不能成为药品。

（2）安全性：安全性是指药品在按规定的适应证、用法和用量使用的情况下，对服药者生命安全的影响程度，即人体产生毒副反应的程度，大多数药品有不同程度的不良反应。药品只有在衡量有效性大于不良反应的情况下才能使用。安全性也是药品的基本特征。

（3）稳定性：稳定性是指药品在规定的条件下保持其有效性和安全性的能力，规定的条件包括药品的有效期限，以及药品生产、贮存、运输和使用的要求。稳定性是药品的重要特征。

（4）均一性：均一性是指药品的每一单位产品（制剂的单位产品，如一片药、一支注射剂等；原料药的单位产品，如一箱药、一袋药等）都必须符合有效性、安全性的规定要求。

（5）经济性：经济性是指药品生产、流通过程中形成的价格水平。药品的经济性对药品价值的实现有较大影响。若成本价格过高，超过人们健康水平的承受力，则不能作为药品供普通病人使用，而只能供少数人使用。

要点三　药品的特殊性

药品具有与其他商品的一般属性，是通过交换渠道进入市场消费领域的。特别是在药品生产、流通过程中，基本经济规律发挥着主导作用。由于药品是"防病治病，保护人们健康的特殊商品"，与人们的生老病死密切相关，关系到民族繁衍健康和社会生产力的发展，所以人们不能完全按照一般商品的经济规律来对待药品。国家通过制定法律法规，依法加强对"药品研制、生产、流通、价格、广告及使用等各个环节的管理，严格质量监督，切实保证人民用药安全、有效"。

药品作为特殊商品具有以下5方面的特殊性：

1. 专属性

药品的专属性表现在药品使用的针对性，患什么病，用什么药。处方药必须在执业医师或执业助理医师的检查、诊断后开具处方，凭处方才可调配、购买和使用。非处方药根据病情，患者可自行判断购买，按药品使用说明书使用。使用药品应正确合理，不能滥用，不能互相替代。中医临床治疗中强调辨证用药，反映了用药的专属性。

2. 两重性

药品的两重性主要体现在用药后果。药品既有防病治病、维护健康的一面，又有可能发生不良反应、危害人体健康与安全的一面。使用合理，对症性强就能达到预防、诊断和治疗疾病的目的；使用不合理，管理措施不力会危害人体健康，影响人的生命质量。近年来，国内外发生的由于不合理使用药品导致的药源性疾病时有发生。如抗生素近年来的不合理使用，导致大量耐药菌株出现；细菌的感受性增加，导致自身感染，患者抵抗力降低。其结果既影响了治疗效果，也促使抗生素药物提前被淘汰。许多儿童的聋哑就是用药不当造成的；社会上麻醉药品、精神药品的滥用成为毒品的又一来源，使一些人成瘾癖，社会危害极大。所以药品如果用之不当，失之管理，不但不能发挥其有效的预防和治疗疾病作用，还可能危害人类，对个人、家庭以至社会造成严重危害，对此必须要有清醒的认识。

3. 限时性

药品只有在人们为了预防、治疗、诊断疾病时才可使用。所以药品的限时性主要体现在需要用药时，时间就是生命，切不可耽误用药的及时。在特殊情况下，如天灾、人祸、战争等情况下，一般普通药品可能因一时短缺，决定了药品的无价性。这就决定了任何时候必须保证药品的及时供应，才能达到及时治疗、治病救人的目的。这就要求药品生产、经营、使用部门保证生产、供应和适当的药品储备。国家应建立药品储备制度，以备特殊情况下的使用。

限时性的另一方面体现是，药品保存时间有限，即药品有一定的有效期限。有些药品的稳定性较差，在贮存期易发生变化，致药效降低。所以药品只能在规定的时间使用，超过规定有效期的药品就不能再销售、使用，否则按劣药论处。

4. 质量的严格性

只有符合国家药品标准的合格药品，才能保证人民用药的安全、有效。不符合质量标准要求的药品，其安全性和疗效得不到保证。所以进入流通领域的药品，只有合格品，根本不存在优质品、一极品、等外品等划分。《药品管理法》第12条规定："药品生产企业必须对其生产的药品进行质量检验；不符合国家药品标准或者不按照省、自治区、直辖市人民政府药品监督管理部门制定的中药饮片炮制规范炮制的，不得出厂。"

为了严格控制药品质量，保证安全有效，国家依法制定了一系列药品质量监督管理办法，在药品研究、生产、流通、使用及药材种植各环节实行GLP、GCP、GMP、GSP、GDP、GAP等质量管理规范，规定了严格的药品质量检验制度，并逐步向质量控制的科学化、规范化、法制化管理方向发展。

5. 社会责任性

医药卫生行业是特殊的行业，其提供的产品和服务关系到公众的身体健康和生命安全。公众（患者）对用药的需求大多是依医师诊断后处方购买使用，公众（患者）自身无法挑选和判断药品质量优劣，医师在一定程度上还要承担安全用药风险。因此，药品生产的质量责任、安全责任更表现为一种社会责任。

要点四 药品标准

《中华人民共和国标准化法》第7条规定："国家标准、行业标准分为强制性标准和推荐性标准。保障人体健康，人身财产安全的标准和法律、行政法规规定强制执行的标准是强制性标准。"

"强制性标准，必须执行。"（第14条）

1. 药品标准的相关概念

（1）药品标准的概念：药品标准是药品生产、经营、使用、监督管理、监督检验等单位共同遵守的法定依据。药品标准的内容包括质量指标、检验方法以及生产工艺等技术要求。

（2）药品标准属于国家强制性标准：《标准化法实施条例》第18条规定："药品标准、食品卫生标准、兽药标准；产品及产品生产、储运和使用中的安全、卫生标准、劳动安全、卫生标准、运输安全标准；环境保护的污染物排放标准和环境质量标准；重要的通用技术术语、符号、代号和制图方法等共八项属于国家强制性标准。"

2. 药品标准的法定要求

（1）药品必须按照国家药品标准和批准的生产工艺进行生产：《药品管理法》第10条规定："除中药饮片的炮制外，药品必须按照国家药品标准和国务院药品监督管理部门批准的生产工艺进行生产，生产记录必须完整准确。药品生产企业改变影响药品质量的生产工艺的，必须报原批准部门审核批准。"

（2）中药饮片必须按照规定的药品标准炮制：《药品管理法》第10条第二款规定：

"中药饮片必须按照国家药品标准炮制；国家药品标准没有规定的，必须按照省、自治区、直辖市人民政府药品监督管理部门制定的炮制规范炮制。省、自治区、直辖市人民政府药品监督管理部门制定的炮制规范应当报国务院药品监督管理部门备案。"

（3）药品必须符合国家药品标准：《药品管理法》第32条规定："药品必须符合国家药品标准。中药饮片依照本法第10条第二款的规定执行。"

"国务院药品监督管理部门颁发的《中华人民共和国药典》和药品标准为国家药品标准。"

"国务院药品监督管理部门组织药典委员会，负责国家药品标准的制定和修订。"

"国务院药品监督管理部门的药品检验机构负责标定国家药品标准品、对照品。"

《药品管理法》第12条规定："药品生产企业必须对其生产的药品进行质量检验；不符合国家药品标准或者不按照省、自治区、直辖市人民政府药品监督管理部门制定的中药饮片炮制规范炮制的，不得出厂。"

3. 药品标准的分类

按照《药品管理法》的规定，我国的"药品标准"分为国家药品标准和炮制规范。

（1）国家药品标准的分类：国务院食品药品监督管理部门2007年7月发布的《药品注册管理办法》第136条规定："国家药品标准，是指国家食品药品监督管理局颁布的《中华人民共和国药典》、药品注册标准和其他药品标准，其内容包括质量指标、检验方法以及生产工艺等技术要求。"

①《中华人民共和国药典》（简称《中国药典》）：《中国药典》包括凡例、正文及附录，药品研制、生产、经营使用和监督管理等均应遵循的法定依据。所有国家药品标准应当符合《中国药典》凡例、正文及附录的相关要求。

《中国药典》是国家为保证药品质量、保证人民用药安全有效、质量可控而制定的法典，是国家药品质量控制的技术法规。

②国务院药品监督管理部门颁布的药品标准：这类药品标准通常也称"部颁标准"（即过去由卫生部颁布的标准），主要是指未列入《中国药典》而由国家药品监督管理部门颁布的药品标准和药品卫生标准、药品新辅料标准等。

③药品注册标准：《药品注册管理办法》第136条规定："药品注册标准，是指国家食品药品监督管理局批准给申请人特定药品的标准，生产该药品的药品生产企业必须执行该注册标准。药品注册标准不得低于《中国药典》的规定。"

（2）中药饮片炮制规范（简称炮制规范）：《药品管理法》第32条规定："药品必须符合国家药品标准。中药饮片依照本法第10条第二款的规定执行。"第10条规定："中药饮片必须按照国家药品标准炮制；国家药品标准没有规定的，必须按照省、自治区、直辖市人民政府药品监督管理部门制定的炮制规范炮制。省、自治区、直辖市人民政府药品监督管理部门制定的炮制规范应当报国务院药品监督管理部门备案。"

因此，炮制规范也是药品标准，对没有国家药品标准的中药饮片品种，各省级药品监督管理部门可根据当地中药临床应用特点和实际制定中药饮片炮制规范。省级制定的"炮制规范应当报国务院药品监督管理部门备案。"

4. 国家药品标准的制定

（1）国家药品标准制定的法定机构是国家药典委员会：《药品管理法》第32条第三

款明确规定了国家药品标准制定、修订、颁布的法定部门为"国务院药品监督管理部门组织药典委员会，负责国家药品标准的制定和修订。"

国家药典委员会是依法负责制定和修订国家药品标准的专业技术管理机构。我国自1950年起由卫生部负责成立第一届卫生部药典委员会到1996年成立第七届药典委员会，一直由卫生部负责组建并归口领导，负责《中国药典》和部颁标准的制定与修订。1998年我国政府机构改革和行政管理职能调整中成立了国务院药品监督管理部门——国家药品监督管理局。原卫生部药典委员会成建制划归国家药品监督管理局（2003年机构改革中组建成立"国家食品药品管理局"）领导，并经中编办批准，更名为国家药典委员会。第八届国家药典委员会组织编制2005年版《中国药典》。

由第九届国家药典委员会组织编制的《中国药典》（2010年版），于2010年1月正式出版发行。2010年7月1日起正式执行，是现行版《中国药典》。

(2)《中国药典》内容构成：自2005年版《中国药典》起，《中国药典》将分三部出版，一部为中药；二部为化学药；三部为生物制品。各部均由凡例、正文、附录及索引构成。

细目二　药师

要点一　药师的职责

1. 药师的定义

各国对药师的定义，由于法律法规及政策管理的不同，有广义与狭义之分。

(1) 广义的药师：泛指受过高等药学专业学历教育，毕业后从事药学工作的各类高级药学人员，按规定取得相应的药师专业技术职务。

上海辞书出版社出版的《辞海》对药师的解释是：药师，亦称药剂师。指受过高等药学专业教育或在医疗预防机构、药事机构和制药企业中，长期从事药物调剂、制备、检定和生产等工作并经卫生部门审查合格的高级药学人员。

根据国家发展现代药与传统药的政策特点，我国的药师因接受高等药学教育专业门类的不同，又分为（西）药师、中药师。

(2) 狭义的药师：系指执业药师。它是实行《药师法》管理的国家和地区，实行统一的药师资格考试，合格后按规定要求注册并执业的药师，亦称作执照药师或注册药师。

我国20世纪80年代起，在医药卫生系统药师实行卫生技术人员聘任制度；1994年起，逐步推行执业药师制度，要求在药品经营领域应当配备执业药师。

这两种药师管理制度，均属《药品管理法》规定的"依法经过资格认定的药学技术人员"。

2. 药师专业技术资格

我国于1979年在医药卫生系统试行"卫生技术人员职务及晋升条例"，评审技术职称，符合国家规定条件的药学、中药学人员，晋升相应的技术职称（职务）。

中药、西药人员卫生技术职称（职务）分为三级四类（见表2-1）。

表2-1　　　　　　　　中药、西药人员卫生技术职称（职务）分级

职称	初级	中级	高级	
药士	药师	主管药师	副主任药师	主任药师
中药士	中药师	主管中药师	副主任中药师	主任中药师

药师技术职称在技术职称中的对应关系（见表2-2）。

表2-2　　　　　　　　药师技术职称在技术职称中的对应关系

	初级		中级	高级	
卫生技术人员	（中）药士	（中）药师	主管（中）药师	副主任（中）药师	主任（中）药师
	（中）医士	（中）医师	主治（中）医师	副主任（中）医师	主任（中）医师
	护士	护师	主管护师	副主任护师	主任护师
	技士	技师	主管技师	副主任技师	主任技师
教学人员		助教	讲师	副教授	教授
研究人员		研究实习员	助理研究员	副研究员	研究员
工程技术人员	技术员	助理工程师	工程师	高级工程师	

3. 人事部、卫生部对卫生技术等专业技术资格实行考试制度

进入21世纪，我国卫生专业技术资格制度全面改革，启动新的卫生专业人才评价体系。为落实人事部、卫生部《关于加强卫生专业技术职务评聘工作的通知》（人发〔2000〕114号）精神，人事部、卫生部印发了《预防医学、全科医学、药学、护理、其他卫生技术等专业技术资格考试暂行规定》及其《考试实施办法》（卫人发〔2001〕164号）。明确对经过国家有关部门批准的医疗卫生机构内从事"预防医学、全科医学、药学、护理及其他卫生技术专业工作人员实行全国统一组织、统一考试时间、统一考试大纲、统一考试命题、统一合格标准的考试制度，原则上每年进行一次"。

通过考试取得专业技术资格表明其已具备担任卫生系列相应级别专业技术职务的水平和能力，用人单位根据工作需要，从获得资格证书的人员中择优聘任。

经考试取得初级、中级资格人员，根据有关规定，并符合条件的，可聘任相应的初级、中级专业技术职务。高级资格的取得均实行考评结合方式。

要点二　执业药师管理

1. 执业药师的定义

执业药师是指经全国统一考试合格，取得《执业药师资格证书》并经注册登记，在药品生产、经营、使用单位中执业的药学技术人员。执业药师英文译为：Licensed Pharmacist。

2. 中国推行执业药师制度

（1）职业资格：1994年劳动部、人事部联合发文正式颁布《职业资格证书规定》。该规定指出：职业资格是对从事某一职业所必备的学识、技术和能力的基本要求。职业资格包括从业资格和执业资格。

①从业资格：是指从事某一专业（工种）学识、技术和能力的起点标准。

②执业资格：是指政府对某些责任较大、社会通用性较强、关系公共利益的专业（工

种）实行准入控制，是依法独立开业或从事某一特定专业（工种）学识、技术和能力的必备标准。

（2）执业药师资格制度：药品是防病治病、保护人民健康的特殊商品。加强药品管理，提高药品质量，保障人体用药安全、有效，是关系维护人民身体健康和合法权益的大事。因此，从1994年起，人事部和药品行业主管部门决定在药品生产、流通领域实施执业药师、执业中药师资格制度，以加强药学专业技术人员的职业准入控制。2003年国务院机构改革中成立的国家食品药品监督管理局承担实施执业药师（含执业中药师）资格认定制度工作职能。人事部、国家药品监督管理局重新修订印发了《执业药师资格制度暂行规定》和《执业药师考试实施办法》，明确规定："为了加强对药学技术人员的职业准入控制，确保药品质量，保障人民用药安全有效。""国家实行执业药师资格制度"。《暂行规定》要求"凡从事药品生产、经营、使用单位均应配备相应的执业药师，并以此作为开办药品生产、经营、使用单位的必备条件之一。"

3. 执业药师管理

国家食品药品监督管理局负责对需由执业药师担任的岗位作出明确规定并进行检查。随后，国家食品药品监督管理局陆续印发了配套的管理文件，如《执业药师注册管理暂行办法》、《执业药师继续教育管理办法》、《执业药师资格考试补充规定》等，力图加大推行执业药师资格制度的力度。

由于我国目前还未实施《药师法》，推行执业药师制度的法律地位还不能明确保证，2001年修订颁布的《药品管理法》中对开办药品生产、经营企业和医疗机构要求：必须具有或配备"依法经过资格认定的药学技术人员"。这样，"依法经过资格认定的药学技术人员"，应包括获得药师专业技术资格或执业药师资格的药学技术人员。

《药品管理法实施条例》也明确规定："经营处方药、甲类非处方药的药品零售企业，应当配备执业药师或其他依法经过资格认定的药学技术人员"。所以推行执业药师制度并使其得到发展，必须提高执业药师的法律地位，尽快制定《药师法》。

（刘新社）

第三单元　药事组织

细目一　药事组织概况

药事组织作为实现药学目标的工具，在药事管理中具有重要作用。随着社会的发展，药事组织被赋予管理的职能，成为推动药学发展的重要力量，它运用现代管理的科学理论，依照国家政策和法律、法规，建立药事组织体系，监督药事管理的活动过程，使药事组织系统中承担不同具体目标的子系统（组织）及其药学技术人员和管理者共同组织起来，相互依存、相互协调，围绕药学的共同目标和宗旨，适应社会发展与大众需求，开展活动，推动药学事业的健康发展。

要点一　药事组织的分类

1. 药学社会任务是药事组织分类的基础

（1）药学的社会功能：药学的社会功能主要有专业技术和商业供应两个方面。药学的主要作用是：为人类健康实施全面的药学服务，从而研制新药、生产供应药品、保证合理用药、培养药师和科学家、医药企业家、管理并组织药学力量。

（2）药学的共同任务：药学的共同任务是以药品为物质对象，以病人为中心，加强药品管理，为人民防病治病提供安全、有效、经济、合理的合格药品。

药学专业技术和商业供应两个方面所表现的社会功能作用与任务，又同时体现在药事组织系统中各子系统每项具体任务中，成为药事组织分类的基础。

2. 药事组织的分类类型

在现实社会中，各国药事组织同时受到政治、社会、经济、文化、体制变化与发展等因素的影响，与卫生组织、经济组织、国家行政管理组织等有密切关系。基本的药事组织类型有下列5类：

（1）药品生产、经营组织：我国通常把药品生产、经营组织称作"药品生产企业"（即药厂、制药公司）及"药品经营企业"（即药品批发或零售企业、药店）。欧美称作制药公司、社会药房；日本称为制药株式会社、药品经营株式会社、社会药局等。这类药事组织虽名称各异，但其主要功能是制造生产药品或商业销售药品。

（2）事业性药房组织：主要是指医疗机构内以服务病人为中心，临床药学为基础，促进临床科学、合理用药的药学技术服务和相关的药品管理工作的药学部门，常称作药剂科，现普遍称为"药学部"。这类组织有特定的功能、职责和工作模式，在药事组织中占有重要地位，具体负责医疗机构内药事管理工作，负责组织管理本机构临床用药和各项药学技术服务，是药师人数最多的组织，是医疗工作的重要技术组成部分。

（3）药学教育和科研组织：药学教育组织的主要功能是教育培养人才。为维持和发展药学事业，培养药师、药学家、药学工程师、药学企业家和药事管理的专门技术人才。这类组织以大学高等教育组织为主体，培养各类高级药学专业技术人才。同时它以价值为中心，发挥高校人才技术优势，实现其双重目标，在培养人才的同时，开展药学科研工作。

药学科研组织的主要功能是开展药物研究、研制开发新药、改进现有药品，以及围绕药品和药学的发展进行基础研究，提高创新能力，发展药学事业。

药学教育组织一般比较稳定，它的子系统基本上按学科专业划分。药学科研组织与药品生产组织联系紧密，发展变化较大，特别是随着我国市场经济体制的确立，科研组织模式、组织形式和内容都在发生变化，为此项目、经费来源要适应市场变化，以市场为导向开展科研，产、学、研结合，以及企业成为科研开发的主体将成为今后发展的方向。

（4）药品管理的行政组织：药品管理的行政组织是指政府机构中管理药品和管理药学企事业组织的行业规划管理行政机构。其功能是代表国家对药品和药学事业组织进行监督控制；制定宏观政策，对药事组织引导，以保证国家意志的执行。这类行政组织又分为药品监督管理行政组织和药品行业规划管理行政组织。

政府管理药政的组织——药品监督管理组织是药事管理中药事组织主要研究的对象。它主要功能作用是以法律授予的权力，对药品运行全过程的质量进行严格监督管理，保证药品质量,并依法处理违反药品管理法律、法规的行为。

(5) 药事社会团体、学术组织:药学学术组织、行业协会在药事兴起和形成过程中,发挥了统一行为规范、监督管理、联系与协调的积极作用,推动了药学事业的发展。20世纪以来,政府依法加强对药品管理和药事活动的控制后,药事社团组织——学会、行业协会等成为药学企事业组织与政府机构联结的纽带,协助政府管理一些药事活动,特别是在繁荣学术方面发挥了重要作用。近年来,随着政府机构改革,政府职能的转变,许多原由政府管理的事务职责将下放由社团、学术组织协助政府办理,为政府进行决策咨询、参谋提供建议。这类组织的功能作用是实施行业、职业规范管理,繁荣学术活动。

要点二 药事组织管理的必要性及特征

1. 药事组织管理的必要性

药事组织的行为规范、监督管理与公众的生命和健康密切相关。如果没有或放松对这些药事组织的控制与监督,将严重危及公众的生命和健康安全。因此,各国药品机构对药事组织管理都给予了高度重视。

2. 药事组织管理的特征

(1) 以维护公众的健康为根本目的:以保证公众用药安全、有效、方便、及时,维护公众的健康为根本目的。

(2) 形成基本的药事组织分类管理的模式:为达到上述根本目的,针对不同的药事组织采取不同的管理方式、管理措施。虽然管理方式、管理措施不同,但是却形成了基本的药事组织分类管理的模式。

(3) 国家依法严格规定必要的市场准入条件:对药品生产、批发、零售采取市场准入前置管理方式——许可证制度,严格规定必要的市场准入条件、市场准入程序,同时重视药品生产、批发、零售行为的规范,如《药品生产质量管理规范》(GMP)、《药品经营质量管理规范》(GSP)。

(4) 加强药事组织行为方面的规范和监督检查:对药品研究与开发组织不采取市场准入前置性管理方式,而侧重于条件与行为方面的规范和监督检查。如《药物非临床研究质量管理规范》(GLP)、《药物临床试验质量管理规范》(GCP),对药品生产、批发、零售经营和使用过程加强监督检查。

细目二 药事管理组织

要点一 药品监督管理系统的组织机构

药品管理的法律明确了政府药品监督管理的主管部门,依法授予其作为药品监督执法主体的权力、职责,并对机构设置及权责的划分作出规定。

2008年3月十一届全国人大一次会议关于国务院机构改革方案明确:国家食品药品监督管理局改由卫生部管理,省级以下食品药品监督管理部门由地方政府分级管理,要理顺食品药品监管体制,并对机构设置管理及权责的划分作出调整的规定,使药品监管体制发生重大变化。

根据第十一届全国人民代表大会第一次会议批准的国务院机构改革方案和《国务院关于机构设置的通知（国发〔2008〕11号）》（"三定"方案），设立卫生部，为国务院组成部门，管理国家食品药品监督管理局和国家中医药管理局。

"三定"方案明确了食品药品安全管理的组织及监管职责，明确规定：卫生部牵头建立食品安全综合协调机制，负责食品安全综合监督；农业部负责农产品生产环节的监管；国家质量监督检验检疫总局负责食品生产加工环节和进出口食品安全的监管；国家工商行政管理总局负责食品流通环节的监管；国家食品药品监督管理局负责餐饮业、食堂等消费环节食品安全监管；卫生部承担食品安全综合协调、组织查处食品安全重大事故的责任。国务院要求，各部门要密切协同，形成合力，共同做好食品安全监管工作。此次改革强化了卫生部对卫生事业的宏观管理、法制建设、综合协调，以及对医疗服务、医疗机构的监管职责，将餐饮环节食品安全、保健食品、化妆品的市场监管职责交由国家食品药品监督管理局，负责药品监督管理工作。

1. 国务院卫生行政部门的职责与机构设置

卫生部在原有内设司局的基础上，增设"医疗服务监管司"和"药物政策与基本药物制度司"，并将"卫生监督局"调整为"食品安全综合协调与卫生监督局"。

药物政策与基本药物制度司：承担建立国家基本药物制度并组织实施的工作，组织拟订药品法典和国家基本药物目录；组织拟订国家药物政策；拟订国家基本药物的采购、配送、使用的政策措施，会同有关方面提出国家基本药物目录内药品生产的鼓励扶持政策，提出国家基本药物价格政策的建议。

2. 国务院食品药品监督管理部门的职责与机构设置

2008年7月，国务院办公厅《关于印发国家食品药品监督管理局主要职责内设机构和人员编制规定的通知（国办发〔2008〕100号）》（"三定方案"）明确：根据《国务院关于部委管理的国家局设置的通知》（国发〔2008〕12号），设立国家食品药品监督管理局（副部级），为卫生部管理的国家局（称为国务院食品药品监督管理部门），将卫生部食品卫生许可、餐饮业、食堂等消费环节（以下简称消费环节）食品安全监管和保健食品、化妆品卫生监督管理的职责，划入国家食品药品监督管理局。

国务院食品药品监督管理部门的主要职责：

（1）负责（餐饮业、食堂等）消费环节食品卫生许可和食品安全监督管理。

（2）负责保健食品、化妆品卫生许可、卫生监督管理和有关化妆品的审批工作。

（3）负责药品、医疗器械行政监督和技术监督，负责制定药品和医疗器械研制、生产、流通、使用方面的质量管理规范，并监督实施。

（4）负责药品、医疗器械注册和监督管理，拟订国家药品、医疗器械标准并监督实施，组织开展药品不良反应和医疗器械不良事件监测，负责药品、医疗器械再评价和淘汰，参与制定国家基本药物目录，配合有关部门实施国家基本药物制度，组织实施处方药和非处方药分类管理制度。

（5）负责制定中药、民族药监督管理规范并组织实施，拟订中药、民族药质量标准，组织制定中药材生产质量管理规范、中药饮片炮制规范并监督实施，组织实施中药品种保护制度。

（6）监督管理药品、医疗器械质量安全，监督管理放射性药品、麻醉药品、毒性药品及精神药品，发布药品、医疗器械质量安全信息。

（7）组织查处消费环节食品安全和药品、医疗器械、化妆品等的研制、生产、流通、使用方面的违法行为。

（8）拟订并完善执业药师资格准入制度，指导监督执业药师注册工作。

（9）承办国务院及卫生部交办的其他事项。

3. 国务院药品监督管理部门直属技术机构与职责

药品监督管理工作的技术性很强，在实施行政监督的过程中，必须有技术监督的支撑。为此，国务院编制办对国务院食品药品监督管理部门所属技术机构的设置和职责也做出了规定，这些技术机构主要是：中国药品生物制品检定所、国家药典委员会、国家中药品种保护评审委员会、药品评审中心、药品评价中心、药品认证管理中心、保健食品评审中心等。

（1）中国药品生物制品检定所：《药品管理法》第6条规定："药品监督管理部门设置或确定的药品检验机构，承担依法实施药品审批和药品质量监督检查所需的药品检验工作"。据此，药品检验机构是法定的技术机构。

中国药品生物制品检定所是行使国家对药品和生物制品的质量实行审批检验和监督检验职能的法定机构，是全国药品检验的最高技术仲裁机构和全国药品检验所业务指导中心。

（2）国家药典委员会：原卫生部药典委员会于1998年机构改革中成建制划归国家药品监督管理局，更名为国家药典委员会，为国家药品监督管理局直属事业单位。

国务院药品监督管理部门依据《药品管理法》第32条第三款规定："国务院药品监督管理部门组织药典委员会，负责国家药品标准的制定和修订。"因此，国家药典委员会是国家药品标准化管理的法定机构。

负责组织编纂《中华人民共和国药典》及制定、修订国家药品标准，是法定的国家药品标准工作专业管理机构。

（3）药品审评中心：药品审评中心是国家食品药品监督管理局药品注册技术审评的技术职能机构，为药品注册提供技术支持。按照国家食品药品监督管理局颁布的药品注册管理有关规章，负责组织对药品注册申请进行技术审评，包括对化学药品、生物制品、体外诊断试剂的新药申请、中药新药申请、进口药品申请、已有国家标准药品申请进行技术审评。

（4）药品评价中心：药品评价中心是国务院药品监督管理部门对已批准生产上市的药品进行再评价的技术职能部门，是国家食品药品监督管理局直属事业单位。承担药品再评价和淘汰药品的技术工作及其相关业务组织工作；承担全国药品不良反应监测的技术工作及其相关业务组织工作，对省、自治区、直辖市药品不良反应监测中心进行技术指导；承担全国医疗器械上市后不良事件监测和再评价的技术工作及其相关业务组织工作。

国家药品不良反应监测中心设在该药品评价中心，负责全国药品、医疗器械产品不良反应监测工作。

（5）国家中药品种保护评审委员会：1992年10月14日，国务院发布《中药品种保护条例》。依据该条例1993年10月成立了国家中药品种保护评审委员会。委员会由中医药方面的医疗、科研、检验及经营、管理专家100余人组成，负责对申请保护的中药品种进行审评,是国家审批中药保护品种的专业技术审查和技术咨询机构。

(6) 保健食品审评中心:保健食品审评中心设在国家中药品种保护审评委员会办公室内,实行一套机构、两块牌子管理,负责保健食品、化妆品行政审批的技术审评工作。负责组织保健食品的技术审查和审评工作。

(7) 药品认证管理中心:药品认证管理中心作为国务院药品监督管理部门直属的事业单位,负责承办药品认证的具体工作。

对依法向国家食品药品监督管理局申请 GMP 认证的药品、医疗器械生产企业、GAP 认证的企业(单位)和 GCP 认定的医疗机构实施现场检查等相关工作,受国家食品药品监督管理局委托,对药品研究机构组织实施 GLP 现场检查等相关工作,对有关取得认证证书的单位实施跟踪检查和监督抽查。

4. 地方政府(省及省以下)责任的药品监督管理体制改革

2008 年 11 月 10 日国务院办公厅印发了《关于调整省级以下食品药品监督管理体制有关问题的通知(国办发〔2008〕123 号)》。通知明确:根据党中央、国务院关于地方政府机构改革的要求,为进一步理顺省级以下食品药品监督管理体制,强化地方各级政府食品药品安全综合监督责任,国务院决定对省级以下食品药品监督管理体制进行调整。

调整食品药品监督管理体制总的要求是:按照精简统一效能的原则,理顺权责关系,整合管理职能,落实地方责任,完善体制机制,提高监管水平。主要内容是:

(1) 将现行食品药品监督管理机构省级以下垂直管理改为由地方政府分级管理,业务接受上级主管部门和同级卫生部门的组织指导和监督。

(2) 对省、市、县三级食品药品监督管理机构与同级卫生部门职能进行整合,以切实加强食品药品安全监管,落实地方各级政府食品药品安全综合监督责任。

省级食品药品监督管理机构作为省级政府的工作机构,由同级卫生部门管理。食品药品监督管理局调整为卫生厅的部门管理机构,实行分级管理,不再实行省以下垂直管理体制。

市、县食品药品监督管理机构作为同级政府的工作机构,在调整有关职能的基础上,保持队伍和人员相对稳定,保证其相对独立地依法履行职责,保证其对消费环节食品安全和药品研究、生产、流通、使用全过程的有效监管。

北京、天津、上海、重庆四直辖市食品药品监督管理局从原先市政府的直属部门转变为由卫生局管理后,其现有的垂直管理体制保持不变,仍保持市食品药品监督管理局对区(县)食品药品监督管理局的垂直管理体系。

将食品药品监督管理机构省级以下垂直管理改为由地方政府分级管理,从 2008 年 12 月 1 日开始实行。从 2009 年 1 月 1 日起,市、县食品药品监督管理机构作为同级政府的工作机构。各市、县政府承担各自行政区域内食品药品安全的综合监督责任。

要点二 药品生产、经营行业管理组织

医药行业管理是指承担国家医药行业管理职责的政府部门对包括化学制药(原料及制剂)、中药材、中药饮片、中成药、生化制药、医疗器械、制药机械及医药包装材料等生产、经营(企业)方面的工商业活动进行宏观经济管理、规划、调控和政策指导。

承担药品生产、经营行业管理组织职责的政府部门主要有:

1. 国家发展和改革委员会

十一届全国人民代表大会第一次会议批准的国务院机构改革方案和《国务院关于机构设置的通知》（国发〔2008〕11号），设立国家发展和改革委员会，为国务院组成部门。其与医药行业管理相关的主要职责是：组织拟订综合性产业政策；承担重要商品总量平衡和宏观调控的责任；拟订国家战略物资储备规划。

在国家发改委内设机构中由价格司和价格监督司负责药品价格的监督管理工作；负责拟订并组织实施价格政策；监督检查价格政策的执行；负责组织制定和调整少数由国家管理的重要商品价格和重要收费标准，依法查处价格违法行为和价格垄断行为等。

2. 工业和信息化部

十一届全国人民代表大会第一次会议批准的国务院机构改革方案和《国务院关于机构设置的通知》（国发〔2008〕11号），设立工业和信息化部，为国务院组成部门。

工业和信息化部职责主要包括：研究提出工业发展战略，拟订工业行业规划和产业政策并组织实施；负责国家医药储备管理的工作，指导工业行业技术法规和行业标准的拟订；负责高技术产业中涉及生物医药、新材料等的规划、政策和标准的拟订及组织实施；工业日常运行监测；对中小企业的指导和扶持。

工业和信息化部内部设置消费品工业司，承担轻工、纺织、食品、医药、家电等行业管理工作；中药材生产扶持项目管理；负责国家药品储备管理工作。

3. 商务部

2003年成立的商务部是国务院组成部门，是国务院负责国内外贸易和国际经济合作发展的国家部门。2009年国务院明确，商务部是药品流通行业的管理部门，负责研究制定药品流通行业发展规划、行业标准和有关政策，配合实施国家基本药物制度，提高行业组织化程度和现代化水平，逐步建立药品流通行业统计制度，推进行业信用体系建设，指导行业协会实行行业自律，开展行业培训。

4. 国家中医药管理局

2003年4月，国务院颁布的《中医药条例》第6条规定："国务院中医药管理部门负责全国中医药管理工作。"1986年成立的国家中医药管理局是国务院中医药管理部门。1998年国务院机构改革对国家中医药管理局进行调整，"三定方案"明确：按照国家医药卫生管理体制改革的总体规划，国家中医药管理局集中力量，加强中医药科技研究和人才培养，指导和管理各类（包括个体）中医医疗及保健机构，促进中医中药与中西医结合，提高中医医疗与保健质量，振兴中医药事业，推动中医药科学的国际传播。

国家中医药管理局科教司内设中药科研处，行使中药行业科研管理职责；拟订中医、中药基础研究发展规划和计划，确定重点发展领域；拟定中医、中药应用与开发研究发展规划和计划，确定重点发展领域。

5. 国家工商行政管理总局

根据《国务院关于机构设置的通知》（国发〔2008〕11号），设立国家工商行政管理总局（正部级），是国务院主管市场监督管理和有关行政执法工作的直属机构，是市场监督管理和行政执法主管部门。国家工商行政管理总局与医药行业管理有关的主要职责是：

（1）负责各类（医药）企业和从事经营活动的单位、个人以及外国（地区）企业常驻代表机构等市场主体的登记注册（核定注册单位名称，审定、批准、颁发有关证件）并监督管理，承担依法查处取缔无照经营的责任。

（2）承担依法规范和维护各类市场经营秩序的责任，依法组织实施合同行政监管，负责监督管理市场交易行为。

（3）承担监督管理流通领域商品质量和流通环节食品安全的责任，负责食品流通环节的监管；组织开展有关服务领域消费维权工作，按分工查处假冒伪劣等违法行为，保护经营者、消费者合法权益。

（4）承担查处违法直销和传销案件的责任；依法查处不正当竞争、商业贿赂、走私贩私等经济违法行为。

（5）指导广告业发展，负责广告活动的监督管理工作，查处违法行为。

（6）负责商标注册和管理工作，依法保护商标专用权和查处商标侵权行为，处理商标争议事宜，加强驰名商标的认定和保护工作。负责特殊标志、官方标志的登记、备案和保护。

（7）依法组织监管个体工商户、个人合伙和私营企业的经营行为。

（刘新社）

第四单元　中药管理

细目一　中药的地位

中药属于我国传统医药的范畴。中药和我国各民族医药共同组成中国传统药。中药的认识和使用是以中医理论为基础，具有独特的理论体系和形式，充分反映了我国历史、文化、自然资源等方面的特点。

要点　中药的法律地位

1. 中药的概念

中药是指以中医药学理论体系的术语表述药物性能、功效和使用规律，并在中医药理论指导下所应用的药物。

"中药是指在我国传统医药理论指导下使用的药用物质及其制剂"（《药品注册管理办法》）。

在中医辨证理论指导下应用，是中药最本质的特点。

中药不是单纯的天然药物。中药具有自己完整的科学理论体系和实践，它不同于一般的天然药物的概念。所谓天然药物是指自然界具有一定药理活性的植物、动物或矿物，从广义上讲，中药也属于天然药物的范畴。

"天然药物是指在现代医药理论指导下使用的天然药用物质及其制剂"（《药品注册管理办法》）。

2. 中药享有法律的地位

(1)《宪法》第 21 条规定:"国家发展医疗卫生事业,发展现代医药和中国传统医药。"这是我国政府发展中医药的根本法律依据。

(2)《药品管理法》总则中明确规定:"国家发展现代药和传统药,充分发挥其在预防、医疗和保健中的作用。"这为中医药卫生事业重要组成的中药发展开辟了广阔的前景,并奠定了法律基础。

我国的中药研究、生产、流通、使用、监督管理都应遵循这一法律规定。

(3) 2003 年 4 月,国务院发布了《中华人民共和国中医药条例》(自 2003 年 10 月 1 日起施行)。《中医药条例》制定的目的是"为了继承和发展中医药学,保障和促进中医药事业发展,保护人身健康。"(第 1 条)

在中华人民共和国境内从事中医医疗、预防、保健、康复服务和中医药教育、科研、对外交流以及中医药事业管理活动的单位或者个人,应当遵守本条例。(第 2 条)

中药的研制、生产、经营、使用和监督管理依照《中华人民共和国药品管理法》执行。

《中医药条例》总则中明确规定:"国家保护、扶持、发展中医药事业,实行中西医并重的方针,鼓励中西医相互学习、相互补充、共同提高,推动中医、西医两种医学体系的有机结合,全面发展中医药事业。"(第 3 条)

"中医药科学研究应当注重运用传统和现代方法开展中医药基础理论研究和临床研究,运用中医药理论和现代科学技术开展对常见病、多发病和疑难病的防治研究。"

"民族医药的管理参照本条例执行。"

细目二 中药管理的基本内容

要点一 中药管理的特殊性

1. 中药材、中药饮片、中成药是中药的组成部分

传统中药通常包括中药材、中药饮片和中成药三大部分。

(1) 中药材是临床应用的中药汤剂和中成药制药工业的起始原料药:中药材是指药用植物、动物、矿物的药用部分采收后经产地初加工形成的原料药材和部分人工制成品,大多是来自自然界的天然药用物质。这些植物药、动物药、矿物药和部分人工制成品,绝大多数是我国历代本草著作中收载的药物,是几千年来中医药宝库中的历史文化遗产。根据中医药理论指导和临床要求,中药材既可切制成饮片,供调配中药处方煎煮(汤剂)服用;或磨成细粉服用或调敷外用;又是供中药企业生产中成药制剂或制药工业提取有效成分的起始原料药。

中药材生产应以提高生产水平和药材质量为目标发展道地药材。道地药材是指传统中药材中具有特定的种质、特定的产区或特定的生产技术和加工方法所生产的中药材。道地药材历史悠久,品种良好,生产及加工技术成熟。道地药材的确定与药材产地、品种、质量等多种因素有关,而临床疗效则是其关键因素。

(2) 中药饮片生产是以中医药理论为指导的我国特有制药技术,既可根据中药处方,

直接调配煎汤（剂）服用，又可作为中成药生产的原料，供制药厂使用。其质量好坏，直接影响中医临床疗效。

中药饮片的概念：2010年新版《中国药典》首次明确了中药饮片的定义——药材经过炮制后可直接用于中医临床或制剂生产使用的处方药品。中药饮片的明确界定，既解决了中医临床配方和中成药生产投料用的究竟是药材还是饮片的问题，也理清了中药材和饮片的监管思路。国家药品标准明确了直接入药者均为饮片。

"饮片入药，生熟异治"。由此可见，中药饮片的概念是指在中医药理论指导下，根据辨证论治和调剂、制剂的需要，对中药材进行特殊加工炮制后的制成品。中医临床用以治病的药物是中药饮片和中成药，而中成药的原料亦是中药饮片，并非中药材。所以严格地讲，中药的性味归经及功效实为中药饮片的属性。

药材炮制：《中华人民共和国药典》（2005年版）"药材炮制通则"规定："药材炮制系指经净制、切制、炮炙处理，制成一定规格的饮片，以适应医疗要求及调配、制剂的需要，保证用药安全和有效。"

药材炮制分为净制、切制和炮炙。原药材饮片系指经净制或者切制的饮片，通常又称"生品"。炮炙饮片系指经炮炙技术加工的饮片。传统中药饮片炮制技术的应用指的是炮炙技术的应用。

(3) 中成药的生产必须经国务院药品监督管理部门批准：中成药一词的发明人系晋代葛洪（公元261~341年）。他在《肘后备急方》中第一次提出"成药剂"一词，主张药物按处方配好，加工成一定剂型以备临床急需。所以说，成药系指在中医药理论指导下，根据临床疗效确切、应用范围广泛的处方、验方或秘方组成方剂，具备一定质量、规格、剂型，经国务院药品监督管理部门批准，发给批准文号，可以批量生产供应的药物。在成药生产中，为有别于西药，故称之为中成药。

中成药的特点：中成药大多数给以特定的名称，以显示其特殊疗效，适当加以包装、标明适应证或者功能主治、用法、用量等，可不经医生处方直接购买使用。按照我国推行药品分类管理制度，许多中成药都可经遴选，作为非处方药供患者使用。

中成药的生产必须经国务院药品监督管理部门批准，发给药品批准文号。

2. 中药的生产、流通、使用和科研管理的特殊性

(1) 中药生产、流通管理的特殊性：在中药材、中药饮片和中成药三大部分中，除中药饮片、中成药外，中药材仍属于农副产品，但它又不同于一般的农副产品，是特殊商品。为此，国家有专门的药材商业系统来组织中药材的生产收购、加工和供应，这一环节作为中药产品的源头，必须保证安全、有效，方便及时；保证人民防病治病的需要，满足中医临床用药的需求。

(2) 使用管理的特殊性

①重点加强对医疗机构使用中药饮片和配制中药制剂的管理。中药是我国使用比较广泛的传统药物，是在中医理论指导下发挥效用。中药的特色，除了它独特的理论体系和源于实践之外，在使用方面也有突出特色："随证合药，全面兼顾"、"饮片入药，生熟异治"、"方药之秘，在于剂量"等等体现的是中药饮片的辨证论治特色，既增加或综合了药物的作用，又扩大了药物的治疗范围，充分体现了中医用药、方剂组成的原则性和灵活性，也使得中药在使用上存在着复杂性和多样性的特点。

在中药的使用管理方面重点加强对医疗机构使用中药饮片和配制中药制剂的管理，鼓励和支持医疗机构研制和应用特色中药制剂。

②使用管理的重点是合理用药。长期以来，人们对中药（特别是有毒中药）存在的不良反应缺乏正确认识，使其管理较之西药管理更加广泛和复杂。应当完善中药医疗使用标准，加强中药管理机构的建设和医疗使用的管理。随着我国药品分类管理制度的实施，很多中成药列入非处方药目录，社会药店购药行为越来越多，加强对药店中药人员的业务培养已经成为中药管理的新课题，正确认识中药使用管理特点，才能充分发扬中医防病治病的优势。

（3）中药科研管理的特殊性：中药科学研究包括新药研究、药剂学研究，以及中药材研究、中药炮制学研究、中药药理学研究、中成药质量标准研究、中药基本理论研究等，研究的内容十分广泛，特别是中药药理学研究应从对单味中药的研究向以复方药为主的方向发展。因为中药临床治疗，是以复方发挥疗效的。它要求中药科学研究既要运用科学研究的一般原理和方法，又要运用现代科学技术的手段。

"正确处理继承与创新的关系，既要认真继承中医药的特色和优势，又要勇于创新，积极利用现代科学技术，促进中医药理论和实践的发展，实现中药现代化。坚持'双百'方针，繁荣中医药学术"。

要点二　中药品种保护

为了提高中药品种的质量，保护中药生产企业的合法利益，促进中药事业的发展，国务院于1992年10月发布了《中药品种保护条例》，自1993年1月1日起施行（以下简称《条例》）。

1. 《中药品种保护条例》保护的对象

《条例》第2条规定："本条例适用于中国境内生产制造的中药品种，包括中成药、天然药物的提取物及其制剂和中药人工制成品。"

《条例》规定："依照本条例受保护的中药品种必须是列入国家药品标准的品种。"

2. 中药品种保护的条件

《条例》规定："国家鼓励研制开发临床有效的中药品种，对质量稳定、疗效确切的中药品种实行分级保护制度。"申请保护的中药品种不要求新，但要求质量合格、稳定，重在疗效特点确切。

3. 中药品种保护的目的、作用

（1）中药品种保护的目的：提高中药品种质量，保护中药生产企业合法权益，促进中药事业的发展。

（2）中药品种保护的作用：提高产品质量；规范市场，淘汰落后、劣质产品，扩大优质品种市场；维护中药生产企业合法利益，制止不正当竞争；保障临床用药安全、有效；用行政手段保护中药知识产权。

4. 中药品种的分级保护

《条例》规定："受保护的中药品种分为一、二级。"

（1）一级保护中药品种：《条例》第6条规定：符合下列条件之一的中药品种，可以申请一级保护：对特定疾病有特殊疗效的；相当于国家一级保护野生药材物种的人工制成品；用于预防和治疗特殊疾病的。

（2）二级保护中药品种：《条例》第 7 条规定：符合下列条例之一的中药品种，可以申请二级保护：符合本条例第 6 条规定的品种或者已经解除一级保护的品种；对特定疾病有显著疗效的；从天然药物中提取的有效物质及特殊制剂。

5. 保护期限及保护措施

（1）中药保护品种的保护期限：中药一级保护品种保护期限分别为 30 年、20 年和 10 年。中药二级保护品种的保护期限为 7 年。

（2）中药保护品种的保护措施：违反《条例》规定，擅自仿制生产中药保护品种的，由县级以上药品监督管理部门以生产假药依法处理；违反条例规定，造成泄密的责任人员，由其单位或者上级机关给予行政处分；构成犯罪的，依法追究刑事责任。

6.《中药品种保护条例》的制定

《药品管理法》第 36 条明确："国家实行中药品种保护制度。具体办法由国务院制定"。依据《药品管理法》规定，结合中药品种保护制度实施以来的实际情况，在总结经验的基础上，国务院将适时修订《中药品种保护条例》。

要点三　野生药材资源保护管理

1.《野生药材资源保护管理条例》

《药品管理法》规定："国家保护野生药材资源，鼓励培育中药材。"为保护和合理利用野生药材资源，适应人民医疗保健事业的需要，1987 年 10 月 30 日，国务院发布了《野生药材资源保护管理条例》，明确了对野生药材资源保护的原则、物种三级分类管理、采收、经营及违反条例应承担的责任等具体规定；列出了国家重点保护野生药材物种名录，《条例》要求，在中华人民共和国境内采猎、经营野生药材的单位或个人必须遵守。

（1）野生药材资源保护的原则：国家对野生药材资源实行保护、采猎相结合的原则，并创造条件开展人工种养。

（2）国家重点保护的野生药材物种：共分为以下三级：

一级：濒临灭绝状态的稀有珍贵野生药材物种（简称一级保护野生药材物种），名录中收载了 4 种。

二级：分布区域小、资源处于衰竭状态的重要野生药材物种（简称二级保护野生药材物种），名录中收载了 27 种。

三级：资源严重减少的主要常用野生药材物种（简称三级保护野生药材物种），名录中收载了 45 种。

（3）《野生药材资源保护管理条例》中国家重点保护野生药材物种名录收载野生药材物种 76 种，包含中药材 42 种。

42 种国家重点保护的野生动植物药材品种为：

一级：虎骨、豹骨、羚羊角、梅花鹿茸。

二级：马鹿茸、麝香、熊胆、穿山甲片、蟾酥、哈士蟆油、金钱白花蛇、乌梢蛇、蕲蛇、蛤蚧、甘草、黄连、人参、杜仲、厚朴、黄柏、血竭。

三级：川（伊）贝母、刺五加、黄芩、天冬、猪苓、龙胆（草）、防风、远志、胡黄连、肉苁蓉、秦艽、细辛、紫草、五味子、蔓荆子、诃子、山茱萸、石斛、阿魏、连翘、羌活。

2.《中华人民共和国野生动物保护法》

1998年第七届全国人大常委会四次会议通过了《中华人民共和国野生动物保护法》。该法规定："在中华人民共和国境内从事野生动物的保护、驯养繁殖、开发利用活动，必须遵守本法。"本法规定保护的野生动物是指珍贵、濒危的陆生、水生野生动物和有益的或者有重要经济、科学研究价值的陆生野生动物。

国家对野生动物实行加强资源保护、积极驯养繁殖、合理开发利用的方针，鼓励开展野生动物科学研究。在野生动物资源保护、科学研究和驯养繁殖方面成绩显著的单位和个人，由政府给予奖励。

3. 禁止犀牛角和虎骨贸易

1993年5月29日，国务院发出"关于禁止犀牛角和虎骨贸易的通知"。通知指出：犀牛和虎骨是国际上重点保护的濒危野生动物，被列为我国已签署了的《濒危野生动植物种国际贸易公约》附录一物种。为保护世界珍稀物种，根据《中华人民共和国野生动物保护法》、《中华人民共和国陆生野生动物保护实施条例》和《濒危野生动植物种国际贸易公约》的有关规定，重申禁止犀牛角和虎骨的一切贸易活动。明确：取消犀牛角和虎骨药用标准，不得再用犀牛角和虎骨制药。国家鼓励犀牛角和虎骨代用品药用的研究开发，积极宣传推广研究成果。

4. 加强麝、熊资源保护及其产品入药的管理

2004年12月，国家林业局、卫生部、国家工商行政管理总局、国家食品药品监督管理局、国家中医药管理局等五部门联合印发了《关于进一步加强麝、熊资源保护及其产品入药管理的通知》。通知要求，自2005年7月1日起，含天然麝香、熊胆成分的产品须统一贴"中国野生动物经营利用管理专用标识"后方可进入流通领域。

5. 甘草、麻黄草专营和许可证管理

为了加强甘草、麻黄草野生资源保护管理，保护生态环境，制止乱采滥挖甘草和麻黄草，合理利用甘草、麻黄草资源，保障市场供应，原国家经贸委于2001年3月20日印发了《甘草、麻黄草专营和许可证管理办法》（以下简称《办法》）。《办法》规定："国家对甘草和麻黄草收购、加工和销售实行专营和许可证制度。未取得甘草、麻黄草收购许可证的企业和个人不得从事甘草和麻黄草收购、加工和销售活动。"

"对肉苁蓉、雪莲、冬虫夏草等野生中药材的收购、加工、销售和出口管理，参照本办法执行。"

要点四 中药材生产质量管理规范（GAP）

国务院药品监督管理部门于2002年4月发布了《中药材生产质量管理规范》（GAP），于2002年6月1日起正式实施。

GAP制订目的：第1条：为规范中药材生产，保证中药材质量，促进中药标准化、现代化，制订本规范。

第2条：本规范是中药材生产和质量管理的基本准则，适用于中药材生产企业（以下

简称生产企业）生产中药材（含植物、动物药）的全过程。

GAP 与 GLP、GCP、GMP、GSP 共同形成较为完备的药品质量规范化管理体系。GAP 目前在欧共体、美国、日本等国家受到广泛的重视，并成为国际共识，是中药材、植物药质量管理发展的方向。

GAP 规范所用（主要）术语：

中药材：指药用植物、动物的药用部分采收后经产地初加工形成的原料药材。

中药材生产企业：指具有一定规模、按一定程序进行药用植物栽培或动物养殖、药材初加工、包装、储存等生产过程的单位。

地道药材：传统中药材中具有特定的种质、特定的产区或特定的生产技术和加工方法所生产的中药材。

要点五　中药材专业市场管理

1. 中药材专业市场的设立

中药材专业市场主要是指我国历史上形成的中药材主要品种的集中产地或者传统的中药材集散地，专门（流通）销售中药材，并反映地域中药材特色的商业流通市场。

（1）申请设立中药材专业市场：各地区设立中药材专业市场，必须依据国务院药品生产经营行业主管部门的总体规划，由国务院有关主管部门审批，建在中药材主要品种的集中产地或者传统的中药材集散地，交通便利，布局合理。

地方各级人民政府及其他部门均无权审批开办中药材专业市场。

（2）经过批准的中药材专业市场：目前，经国务院有关主管部门整顿、验收批准的中药材专业市场有 17 家。未经国务院有关主管部门批准，各级地方一律不得开办中药材专业市场。

17 家中药材专业市场分布如下：

哈尔滨：三棵树中药材专业市场

河北：安国中药材专业市场

河南：禹州中药材专业市场

山东：鄄城县舜王城中药材专业市场

安徽：亳州中药材专业市场

江西：樟树中药材专业市场

湖北：蕲州中药材专业市场

湖南：邵东县廉桥中药材专业市场

湖南：岳阳市花板桥中药材专业市场

广东：清平中药材专业市场

广东：普宁中药材专业市场

广西：玉林中药材专业市场

四川：成都荷花池中药材专业市场

重庆：重庆解放西路中药材专业市场

云南：昆明菊花园中药材专业市场

陕西：西安万寿路中药材专业市场

甘肃：兰州黄河中药材专业市场

2. 严禁进入市场交易的中成药及有关药品

按照国务院"整顿和规范中药材专业市场"的规定，国务院药品管理有关部门明确，中药材专业市场严禁下列中药材、中药饮片、中成药及有关药品进入市场交易：

中药材专业市场需要经过炮制加工的中药饮片；中成药；化学原料药及其制剂；抗生素；生化药品；放射性药品；血清疫苗；血液制品；诊断用药和有关医疗器械；罂粟壳；28种毒性中药材品种；国家重点保护的42种野生动植物药材品种（家种、家养除外）；国家法律、法规明令禁止上市的其他药品。

3. 药品生产企业、医疗机构严禁从中药材市场采购中药饮片

2011年1月5日国家食品药品监督管理局、卫生部、国家中医药管理局联合发出《关于加强中药饮片监督管理的通知》（国食药监安［2011］25号2011年1月5日），以加强中药饮片的监督管理。

（1）严禁生产企业外购中药饮片半成品或成品进行分包装或改换包装标签等行为。严禁经营企业从事饮片分包装、改换标签等活动；严禁从中药材市场或其他不具备饮片生产经营资质的单位或个人采购中药饮片。

（2）严禁医疗机构从中药材市场或其他没有资质的单位和个人，违法采购中药饮片调剂使用。

（刘新社）

第五单元　麻醉药品和精神药品管理条例

细目一　总则

为加强麻醉药品和精神药品的管理，保证麻醉药品和精神药品的合法、安全、合理使用，防止流入非法渠道，根据药品管理法和其他有关法律的规定，2005年7月26日国务院第100次常务会议通过了《麻醉药品和精神药品管理条例》（国务院令第442号），自2005年11月1日起施行。

麻醉药品药用原植物的种植，麻醉药品和精神药品的实验研究、生产、经营、使用、储存、运输等活动以及监督管理，适用本条例。

麻醉药品和精神药品的进出口依照有关法律的规定办理。

要点　麻醉药品和精神药品分类与管制要求

1. 麻醉药品和精神药品的含义

（1）麻醉药品：指连续使用后易产生生理依赖性，能够成瘾癖的药品，包括阿片类、可卡因类、大麻类、合成麻醉药类及卫生部指定的其他易成瘾的药品、药用原植物及其制剂。

（2）精神药品：指直接用于中枢神经系统，使之兴奋或抑制，连续使用能产生依赖性的药品。

2. 麻醉药品、精神药品目录的制定和精神药品的分类

（1）麻醉药品、精神药品目录的制定：麻醉药品、精神药品目录由国务院药品监督管理部门会同国务院公安部门、国务院卫生主管部门制定、调整并公布。

上市销售但尚未列入目录的药品和其他物质或者第二类精神药品发生滥用，已经造成或者可能造成严重社会危害的，国务院药品监督管理部门会同国务院公安部门、国务院卫生主管部门应当及时将该药品和该物质列入目录，或者将该第二类精神药品调整为第一类精神药品。

（2）麻醉药品和精神药品的分类：其指列入麻醉药品目录、精神药品目录（以下称目录）的药品和其他物质。精神药品分为第一类精神药品和第二类精神药品。

3. 麻醉药品和精神药品的管制

（1）国家对麻醉药品药用原植物以及麻醉药品和精神药品实行管制。除条例另有规定的外，任何单位、个人不得进行麻醉药品药用原植物的种植，以及麻醉药品和精神药品的实验研究、生产、经营、使用、储存、运输等活动。

（2）麻醉药品和精神药品的相关管理机构：

①国务院药品监督管理部门负责全国麻醉药品和精神药品的监督管理工作，并会同国务院农业主管部门对麻醉药品药用原植物实施监督管理。

②国务院公安部门负责对造成麻醉药品药用原植物、麻醉药品和精神药品流入非法渠道的行为进行查处。

③国务院其他有关主管部门在各自的职责范围内负责与麻醉药品和精神药品有关的管理工作。

麻醉药品和精神药品生产、经营企业和使用单位可以依法参加行业协会。县级以上人民政府卫生主管部门对执业医师开具麻醉药品和精神药品处方的情况进行监督检查。

细目二 种植、实验研究和生产

麻醉药品药用原植物种植企业由国务院药品监督管理部门和国务院农业主管部门共同确定，其他单位和个人不得种植麻醉药品药用原植物。

开展麻醉药品和精神药品实验研究活动应当具备规定的条件，并经国务院药品监督管理部门批准：

麻醉药品和第一类精神药品的临床试验，不得以健康人为受试对象。

国家对麻醉药品和精神药品实行定点生产制度。

要点　麻醉药品和精神药品的标签规定

麻醉药品和精神药品的标签应当印有国务院药品监督管理部门规定的标志《药品管理法》第54条第三款规定："麻醉药品、精神药品、医疗用毒性药品、放射性药品、外用药品和非处方药的标签，必须印有规定的标志。"

细目三 使用

要点一 科研、教学使用的审批

1. 开展麻醉药品和精神药品实验研究的条件

开展麻醉药品和精神药品实验研究应当具备下列条件，并经国务院药品监督管理部门批准：

（1）以医疗、科学研究或者教学为目的。
（2）有保证实验所需麻醉药品和精神药品安全的措施和管理制度。
（3）单位及其工作人员2年内没有违反有关禁毒的法律、行政法规规定的行为。

2. 科研、教学使用麻醉药品和精神药品的审批

科学研究、教学单位需要使用麻醉药品和精神药品开展实验、教学活动的，应当经所在省、自治区、直辖市人民政府药品监督管理部门批准，向定点批发企业或者定点生产企业购买。

需要使用麻醉药品和精神药品的标准品、对照品的，应当经所在省、自治区、直辖市人民政府药品监督管理部门批准，向国务院药品监督管理部门批准的单位购买。

麻醉药品目录中的罂粟壳只能用于中药饮片和中成药的生产以及医疗配方使用，具体管理办法由国务院药品监督管理部门另行制定。

3. 科研使用麻醉药品和精神药品的管理

麻醉药品和第一类精神药品的临床试验，不得以健康人为受试对象。

麻醉药品和精神药品的实验研究单位申请相关药品批准证明文件，应当依照药品管理法的规定办理；需要转让研究成果的，应当经国务院药品监督管理部门批准。

要点二 处方管理

1. 印鉴卡管理

根据《麻醉药品和精神药品管理条例》，为加强对医疗机构购用麻醉药品和第一类精神药品的管理，防止麻醉药品和第一类精神药品流入非法渠道，保证医疗需求，卫生部2005年制定了《〈麻醉药品、第一类精神药品购用印鉴卡〉管理规定》。

医疗机构需要使用麻醉药品和第一类精神药品的，应当经所在地设区的市级人民政府卫生主管部门批准，取得麻醉药品、第一类精神药品购用印鉴卡（以下称印鉴卡）。医疗机构应当凭印鉴卡向本地（省、自治区、直辖市）行政区域内的定点批发企业购买麻醉药品和第一类精神药品。

2. 处方权

医疗机构应当按照国务院卫生主管部门的规定，对本单位执业医师进行有关麻醉药品和精神药品使用知识的培训、考核，经考核合格的，授予麻醉药品和第一类精神药品处方资格。执业医师取得麻醉药品和第一类精神药品的处方资格后，方可在本医疗机构开具麻醉药品和第一类精神药品处方，但不得为自己开具该种处方。

3. 处方限量的规定

执业医师应当使用专用处方开具麻醉药品和精神药品,单张处方的最大用量应当符合国务院卫生主管部门的规定。

《处方管理办法》规定:为门(急)诊患者开具的麻醉药品注射剂,每张处方为1次常用量;控缓释制剂,每张处方不得超过7日常用量;其他剂型,每张处方不得超过3日常用量。

第一类精神药品注射剂,每张处方为1次常用量;控缓释制剂,每张处方不得超过7日常用量;其他剂型,每张处方不得超过3日常用量。哌甲酯用于治疗儿童多动症时,每张处方不得超过15日常用量。

第二类精神药品一般每张处方不得超过7日常用量;对于慢性病或某些特殊情况的患者,处方用量可以适当延长,医师应当注明理由。

要点三 医疗机构借用及配制的规定

1. 医疗机构借用的管理

医疗机构抢救病人急需麻醉药品和第一类精神药品而本医疗机构无法提供时,可以从其他医疗机构或者定点批发企业紧急借用;抢救工作结束后,应当及时将借用情况报所在地设区的市级药品监督管理部门和卫生主管部门备案。

2. 医疗机构配制的管理

对临床需要而市场无供应的麻醉药品和精神药品,持有医疗机构制剂许可证和印鉴卡的医疗机构需要配制制剂的,应当经所在地(省、自治区、直辖市)人民政府药品监督管理部门批准。

医疗机构配制的麻醉药品和精神药品制剂只能在本医疗机构使用,不得对外销售。

细目四 储存

要点 储存管理

1. 设立专库或者专柜管理

麻醉药品和第一类精神药品的使用单位应当设立专库或者专柜储存麻醉药品和第一类精神药品。专库应当设有防盗设施并安装报警装置;专柜应当使用保险柜。专库和专柜应当实行双人双锁管理。

2. 配备专人负责管理工作

麻醉药品储存单位以及麻醉药品和第一类精神药品的使用单位,应当配备专人负责管理工作,并建立储存麻醉药品和第一类精神药品的专用账册。药品入库双人验收,出库双人复核,做到账物相符。专用账册的保存期限应当自药品有效期期满之日起不少于5年。

第二类精神药品经营企业应当在药品库房中设立独立的专库或者专柜储存第二类精神药品,并建立专用账册,实行专人管理。专用账册的保存期限应当自药品有效期期满之日起不少于5年。

细目五 运输

要点 运输管理

1. 托运、承运和自行运输的管理

托运、承运和自行运输麻醉药品和精神药品的,应当采取安全保障措施,防止麻醉药品和精神药品在运输过程中被盗、被抢、丢失。

通过铁路运输麻醉药品和第一类精神药品的,应当使用集装箱或者铁路行李车运输。没有铁路需要通过公路或者水路运输麻醉药品和第一类精神药品的,应当由专人负责押运。

托运或者自行运输麻醉药品和第一类精神药品的单位,应当向所在地(省、自治区、直辖市)人民政府药品监督管理部门申请领取运输证明。运输证明有效期为1年。运输证明应当由专人保管,不得涂改、转让、转借。

承运人在运输过程中应当携带运输证明副本,以备查验。

2. 邮寄管理

邮寄麻醉药品和精神药品,寄件人应当提交所在地(省、自治区、直辖市)人民政府药品监督管理部门出具的准予邮寄证明。省、自治区、直辖市邮政主管部门指定符合安全保障条件的邮政营业机构负责收寄麻醉药品和精神药品。

邮政营业机构应当查验、收存准予邮寄证明;没有准予邮寄证明的,邮政营业机构不得收寄。

(刘新社)

第六单元 医疗用毒性药品管理办法

为加强医疗用毒性药品的管理,防止中毒或死亡事故的发生,根据《中华人民共和国药品管理法》的规定,1988年11月15日国务院第二十五次常务会议通过了《医疗用毒性药品管理办法》(中华人民共和国国务院令第23号)。

医疗用毒性药品(以下简称毒性药品),系指毒性剧烈、治疗剂量与中毒剂量相近,使用不当会致人中毒或死亡的药品。

细目 医疗用毒性药品的生产、经营、使用管理

要点一 生产、加工、收购、经营、配方用药的规定

1. 根据医疗需要制订计划

毒性药品年度生产、收购、供应和配制计划,由省、自治区、直辖市药品监督管理部

门根据医疗需要制定，并下达给指定的毒性药品生产、收购、供应单位。生产单位不得擅自改变生产计划，自行销售。

2. 生产企业负责质量检验，并建立严格的管理制度

（1）毒性药品生产企业负责质量检验，并建立严格的管理制度：毒性药品生产企业必须由医药专业人员负责生产、配制和质量检验，并建立严格的管理制度，严防与其他药品混杂。每次配料，必须经2人以上复核无误，并详细记录每次生产所用原料和成品数，经手人要签字备查。所有工具、容器要处理干净，以防污染其他药品。标示量要准确无误，包装容器要有毒药标志。

（2）必须严格执行生产工艺操作规程：生产毒性药品及其制剂，必须严格执行生产工艺操作规程，在本单位药品检验人员的监督下准确投料，并建立完整的生产记录，保存5年备查。在生产毒性药品过程中产生的废弃物，必须妥善处理，不得污染环境。

药品生产企业（含医疗机构制剂室）涉及毒性药品的，要建立严格的管理制度，每次配料必须经两人以上复核签字。

3. 毒性药品的收购与经营管理

毒性药品的收购和经营，由药品监督管理部门指定的药品经营企业承担；配方用药由有关药品零售企业、医疗机构负责供应。其他任何单位或者个人均不得从事毒性药品的收购、经营和配方业务。

4. 药品经营企业供应和调配规定

药品经营企业（含医疗机构药房）要严格按照GSP或相关规定的要求，毒性药品应专柜加锁并由专人保管，做到双人、双锁，专账记录；必须建立健全保管、验收、领发、核对等制度，严防收假、发错，严禁与其他药品混杂。

药品零售企业供应毒性药品，须凭盖有医生所在医疗机构公章的处方。医疗机构供应和调配毒性药品，须凭医生签名的处方。每次处方剂量不得超过2日极量。

科研和教学单位所需的毒性药品，必须持本单位的证明信，经所在地县级以上药品监督管理部门批准后，供应单位方能发售。

要点二　保管、领发、核对制度

收购、经营、加工、使用毒性药品的单位必须建立健全保管、验收、领发、核对等制度；严防收假、发错，严禁与其他药品混杂，做到划定仓间或仓位，专柜加锁并由专人保管。毒性药品的包装容器上必须印有毒药标志，在运输毒性药品的过程中，应当采取有效措施，防止发生事故。

要点三　医疗单位供应和调配规定

1. 凭医生签名的正式处方

医疗单位供应和调配毒性药品，凭医生签名的正式处方。每次处方剂量不得超过2日极量。

2. 调配处方管理

调配处方时，必须认真负责，计量准确，按医嘱注明要求，并由配方人员及具有药师

以上技术职称的复核人员签名盖章后方可发出。对处方未注明"生用"的毒性中药,应当付炮制品。如发现处方有疑问时,须经原处方医生重新审定后再行调配。处方一次有效,取药后处方保存2年备查。

附:

毒性药品管理品种

一、毒性中药品种

砒石(红砒、白砒)　砒霜　水银　生马钱子　生川乌　生草乌　生白附子　生附子　生半夏　生南星　生巴豆　斑蝥　青娘虫　红娘虫　生甘遂　生狼毒　生藤黄　生千金子　生天仙子　闹羊花　雪上一枝蒿　白降丹　蟾酥　洋金花　红粉　轻粉　雄黄

二、西药毒药品种

去乙酰毛花苷丙　阿托品　洋地黄毒苷　氢溴酸后马托品　三氧化二砷　毛果芸香碱升汞　水杨酸毒扁豆碱　亚砷酸钾　氢溴酸东莨菪碱　士的宁

三、A型肉毒毒素

2008年7月国家食品药品监督管理局、卫生部发布了(国食药监办[2008]405号)《关于将A型肉毒毒素列入毒性药品管理的通知》。通知规定:"为加强对A型肉毒毒素的监督管理,卫生部、国家食品药品监督管理局决定将A型肉毒毒素及其制剂列入毒性药品管理。"根据《医疗用毒性药品管理办法》的相关规定,进一步加强A型肉毒毒素及其制剂生产、经营和使用管理,医疗机构应当向经药品生产企业指定的A型肉毒毒素经销商采购A型肉毒毒素制剂;对购进的A型肉毒毒素制剂登记造册、专人管理,按规定储存,做到账物相符;医师应当根据诊疗指南和规范、药品说明书中的适应证、药理作用、用法、用量、禁忌、不良反应和注意事项开具处方,每次处方剂量不得超过两日用量,处方按规定保存。

(刘新社)

第七单元　国家基本药物管理

细目　关于建立国家基本药物制度的实施意见的主要内容

要点一　国家基本药物制度的发展

1. 基本药物制度

(1)基本药物制度的历史沿革:基本药物制度是一个全球化概念,是一个国家药物政策的核心,是国家为保障基本药物的公平可及、安全有效与合理使用,对基本药物遴选、生产、流通、使用、定价、筹资等多环节实施有效管理的制度。

制定并推行基本药物，是在世界卫生组织（WHO）的积极倡导下，在全世界得以广泛开展的。WHO 自 1975 年提出制订并推行基本药物，并将"基本药物行动规划"作为该组织药物政策的战略任务。WHO 的倡导在全世界得到了广泛的响应。

（2）基本药物制度的发展：WHO 和国际上许多国家把推行基本药物制度作为"国家药物政策"的核心部分。WHO 为推行这一"基本药物行动规划"，设立了基本药物专家委员会，1981 年建立"基本药物行动委员会"，期望通过制订基本药物，使其成员国，特别是发展中国家大部分人口在得到基本药物的同时，降低医疗费用，促进合理用药。

2. 国家基本药物的概念

（1）国家基本药物的概念：国家基本药物系指从国家目前临床应用的各类药品中，经过科学评价遴选出的同类产品中具有代表性的药品品种，是基本医疗卫生临床使用的疗效确切、安全、有效、经济，适合国情的首选药物。

基本药物是适应基本医疗卫生需求，剂型适宜，价格合理，能够保障供应，公众可公平获得的药品。

国家基本药物推行，依靠国家制定政策和基本药物目录而实现其目标，即制定《国家基本药物目录》。

（2）制定实施国家基本药物的目的：基本药物制度作为国家推行其国家药物政策的核心部分，《国家基本药物目录》的制定应当与基本公共卫生服务体系、基本医疗服务体系、基本医疗保障体系相衔接，是"四位一体"的基本医疗卫生制度在药品供应保障体系的具体实施。

制定国家基本药物的目的是为了加强国家对药品研制、生产、经营、使用、监管环节的科学管理和宏观调控，合理配置资源，保证满足社会公众的健康要求。

3. 国家基本药物的遴选原则与目录品种来源

2009 年国务院九部门联合制定印发的《国家基本药物目录管理办法（暂行）》对国家基本药物的遴选原则与目录品种来源、遴选范围等管理作出规定。

（1）国家基本药物的遴选原则：国家基本药物遴选应当按照防治必需、安全有效、价格合理、使用方便、中西药并重、基本保障、临床首选和基层能够配备的原则，结合我国用药特点，参照国际经验，合理确定品种（剂型）和数量（第 4 条）。

①防治必需：基本药物必须是保障群众的基本用药需求，即能够满足广大人民群众基本医疗保健的预防与临床治疗需要。

②安全、有效：安全性和有效性是药品上市的最基本条件。国家基本药物遴选要求的"安全、有效"是指有明确的疗效资料和临床使用证据证明该药品疗效确切、不良反应较小。

③价格合理：必须考虑总成本与效益的药物经济学因素，确保基本药物零售价格有所降低，减轻群众看病负担。

④使用方便：要有合适的品种、剂型和合理的包装，方便医患双方，同时有利于运输和储存。

⑤中西药并重：中药和西药摆在同等重要的地位。国家基本药物目录中的药品包括化学药品、生物制品、中成药。

⑥基本保障：基本药物全部纳入基本医疗保障药品报销目录，报销比例明显高于非基本药物。

⑦临床首选：政府举办的基层医疗卫生机构全部配备和使用国家基本药物。医师在临床治疗某种疾病时，基本药物作为首选药品。

⑧基层能够配备：国家实行基层医疗卫生机构全部配备使用基本药物，这是建立国家基本药物制度的关键环节，在制度建立初期尤为重要。

（2）国家基本药物目录品种遴选来源：由卫生部负责组织建立国家基本药物专家库，报国家基本药物工作委员会审核。专家库主要由医学、药学、药物经济学、医疗保险管理、卫生管理和价格管理等方面专家组成，负责国家基本药物的咨询和评审工作。

遴选品种来源：国家基本药物目录中的药品包括化学药品、生物制品、中成药。国家基本药物目录中的化学药品、生物制品、中成药，应当是《中华人民共和国药典》收载的，卫生部、国家食品药品监督管理局颁布药品标准的品种。除急救、抢救用药外，独家生产品种纳入国家基本药物目录应当经过单独论证（第5条）。

中药饮片的基本药物管理暂按国务院有关部门关于中药饮片定价、采购、配送、使用和基本医疗保险给付等政策规定执行（第13条）。

（3）遴选范围与调整：我国基本药物的遴选，既参照WHO的基本药物示范目录，又根据我国的具体情况和临床用药特点，明确下列药品不纳入国家基本药物目录遴选范围（第6条）：

①含有国家濒危野生动植物药材的；
②主要用于滋补保健作用，易滥用的；
③非临床治疗首选的；
④因严重不良反应，国家食品药品监督管理部门明确规定暂停生产、销售或使用的；
⑤违背国家法律、法规，或不符合伦理要求的；
⑥国家基本药物工作委员会规定的其他情况。

国家基本药物目录在保持数量相对稳定的基础上，实行动态管理，原则上3年调整一次。必要时，经国家基本药物工作委员会审核同意，可适时组织调整（第9条）。

国家基本药物目录对于保证临床合理用药，确保人民用药安全有效具有不可替代的作用。在制定和调整基本药物目录过程中，除了临床治疗各种疾病所必需的药品外，还包括预防接种用的疫苗、菌苗，以及消毒、诊断、放射和计划生育用药等，基本包括了临床用药的主要品种。

要点二　国家基本药物使用和销售的规定

1. 基本药物使用

（1）基本药物在基层医疗卫生机构全部配备使用：在基本药物使用环节，国家要求基本药物在基层医疗卫生机构全部配备使用，其他各类医疗卫生机构须按规定使用，并确定使用比例。

（2）基本药物在基层实行零差率销售：基本药物在基层医疗卫生机构实行零差率销售，取消药品加成；各地应根据医疗卫生机构的诊疗范围和确保服务功能在目录内配备药品。

（3）采取有效措施，规范基层医疗卫生机构用药行为，确保基本药物的合理配备使用。卫生部于2009年8月17日发布中华人民共和国卫生部令第69号，《国家基本药物目录（基层医疗卫生机构配备使用部分）》(2009版)，自2009年9月21日起施行。

2. 国家要求基本药物全部纳入《国家基本医疗保险药品目录》用药范围管理

《中共中央 国务院关于深化医药卫生体制改革的意见》（2009年3月17日）明确：加快建设医疗保障体系。加快建立和完善以基本医疗保障为主体，其他多种形式补充医疗保险和商业健康保险为补充，覆盖城乡居民的多层次医疗保障体系。城镇职工基本医疗保险、城镇居民基本医疗保险、新型农村合作医疗和城乡医疗救助共同组成基本医疗保障体系，分别覆盖城镇就业人口、城镇非就业人口、农村人口和城乡困难人群。

加快推进基本医疗保障制度建设。基本医疗保障制度全面覆盖城乡居民，3年内城镇职工基本医疗保险、城镇居民基本医疗保险和新型农村合作医疗参保（合）率均达到90%以上；城乡医疗救助制度覆盖到全国所有困难家庭。

基本药物全部纳入基本医疗保障药物报销目录，报销比例明显高于非基本药物。

《国家基本医疗保险药品目录》是国家为了保障职工基本医疗用药，合理控制药品费用，规范基本医疗保险用药范围管理而制定的。《城镇职工基本医疗保险用药范围管理暂行办法》（劳社部发〔1999〕15号）自1999年5月12日起实施。

基本医疗保险用药范围通过制定《国家基本医疗保险药品目录》进行管理，由国务院人力资源和社会保障部门负责《国家基本医疗保险药品目录》的组织制定。

3. 基本药物销售实行零差率销售

列入首批国家基本药物目录的有307种药物，实行省级统一集中招标采购，全省统一配送。

（1）实行零差率销售：政府举办的基层医疗卫生机构要全部配备、使用国家基本药物，并实行零差率销售。

未实施国家基本药物制度的医疗机构也要将基本药物作为首选药物提供给患者，并达到一定使用比例。

（2）集中招标采购、统一配送、全部配备使用：推进政府举办的基层医疗卫生机构集中招标采购、统一配送、全部配备使用，保障基本药物的生产供应和质量安全。

（3）国家发改委制定基本药物全国零售指导价格：国家发改委制定、核定并公布基本药物零售指导价，政府举办的医疗卫生机构配备使用的基本药物实行零差率销售。基层医疗机构中实行基本药物按购入价格实行零差率销售。

（刘新社）

第八单元 处方药与非处方药分类管理

细目一 处方药与非处方药分类管理概述

要点 药品分类管理制度

处方药与非处方药分类管理制度，是国际上通行的药品管理模式。《中华人民共和国药品管理法》第 37 条规定：国家对药品实行处方药与非处方药分类管理制度。

1. 处方药与非处方药的概念

（1）处方药（Prescription drug）：处方药通常是指那些需凭医生处方才能从医院药房或社会药店购取的药品，在医疗专业人员（医师或药师）指导下使用。根据法律规定，除医生外，他人不能决定病人使用此类药品。处方药一般作用性强或副作用大。

我国《药品管理法实施条例》规定：处方药是指凭执业医师和执业助理医师处方方可购买、调配和使用的药品。

列入处方药管理的药品一般是：①毒性药品和国际公约规定的管制药品，即毒、麻、精、放特殊管理的药品；②抗生素类药品；③非肠道给药的药品制剂，如大、小针剂、输液用制剂等；④新药。

（2）非处方药（Non-Prescription drug）：我国《药品管理法实施条例》规定：非处方药是指由国务院药品监督管理部门公布的，不需要凭执业医师和执业助理医师处方，消费者可以自行判断、购买和使用的药品。

这类药品强调应具备安全、有效、质优价廉、使用方便的特点。根据药品的安全性，非处方药分为甲、乙两类。乙类安全性较高。

由于购买使用这类药品不需要处方，故通常称为 over-the-counter，柜台购买的药品，简称 OTC，所以世界各国现都把非处方药简称为 OTC。

2. 药品分类管理的主要内容

（1）药品分类管理的原则：原则是药品安全有效，使用方便，合理经济。对药品划分为处方药与非处方药，是对药品从管理方面作出的界定。

（2）药品分类管理的特点：处方药与非处方药在管理特点上有所不同，处方药实行严格管理，非处方药实行规范管理。

（3）严格管理处方药：分步骤逐步加大对处方药的监管力度：①2001 年 10 月 1 日起，零售药店所有注射剂必须凭医生处方销售；②2004 年 7 月 1 日起，未列入非处方药目录的各种抗菌药在全国零售药店需凭医生处方才能销售，包括 5 类抗菌药物：抗生素类、磺胺类、喹诺酮类、抗结核药、抗真菌药制剂；③2006 年 1 月 1 日起明确规定《药品零售企业不得经营的药品名单》中，全国范围内药店禁止销售的药品有 8 类；④《凭处方销售的药品名单》要求，在全国范围内药店须凭处方销售的药品有 11 类。

细目二　处方药与非处方药分类管理的内容

要点一　处方药管理的内容

1. 经营

经营处方药的批发企业和零售企业必须具有《药品经营企业许可证》。处方药不得采用开架自选销售方式。

2. 广告

处方药只准在专业性医药报刊进行广告宣传。

3. 警示语

处方药的警示语为：凭医师处方销售、购买和使用！

要点二 非处方药管理的内容

1. 非处方药目录的遴选

国务院药品监督管理部门作为主管全国药品监督管理的机构，负责非处方药目录的遴选、审批、发布和调整工作。遴选非处方药的指导思想是：安全有效、慎重从严、结合国情、中西药并重。遴选非处方药的原则是：应用安全、疗效确切、质量稳定、使用方便。

2. 经营

经营非处方药的批发企业和经营甲类非处方药的零售企业必须具有《药品经营企业许可证》。经省级药品监督管理部门或其授权的药品监督管理部门批准的其他商业企业可以零售乙类非处方药。

零售乙类非处方药的商业企业必须配备专职的具有高中以上文化程度，经专业培训后，由省级药品监督管理部门或其授权的药品监督管理部门考核合格并取得上岗证的人员。

3. 广告

非处方药经审批可以在大众传播媒介进行广告宣传。

4. 警示语

非处方药的警示语为：请仔细阅读药品使用说明书，并按说明使用或在药师指导下购买和使用。

5. 标签和说明书

非处方药标签和说明书除符合规定外，用语应当科学、易懂，便于消费者自行判断、选择和使用。非处方药的包装必须印有国家指定的非处方药专有标识，必须符合质量要求，方便储存、运输和使用。每个销售基本单元包装必须附有标签和说明书。

（刘新社）

第九单元 医疗机构药事管理

医疗机构药事管理是指医疗机构以病人为中心，以临床药学为基础，对临床用药全过程进行有效的组织实施与管理，以促进临床科学、合理用药的药学技术服务和相关的药品管理工作。当前我国医疗机构药事管理的主要法律依据是卫生部 2011 年颁布的《医疗机构药事管理规定》。自 2011 年 3 月 1 日起施行。制定《医疗机构药事管理规定》的目的是为了加强医疗机构的药事管理，促进药物合理应用，保障公众身体健康。制定的主要依据是《中华人民共和国药品管理法》、《医疗机构管理条例》和《麻醉药品和精神药品管理条例》等有关法律和行政法规。

细目一 《医疗机构药事管理规定》

要点一 《医疗机构药事管理规定》的主要特点

1. 明确医疗机构药事管理的规范，即药物临床应用管理、药剂管理及药学专业技术人员配置与管理。
2. 规定医疗机构药事管理和药学工作是医疗工作的重要组成部分，医疗机构应当设置药事管理组织和药学部门。
3. 强调依法取得相应资格的药学专业技术人员方可从事药学专业技术工作。
4. 医疗机构药事管理应突出以病人为中心，保障人民身体与用药合法权益。
5. 医疗机构药事管理应突出临床药学工作，建立临床药师制。
6. 规定医院药学是以病人为中心，临床药学为基础，促进临床科学、合理用药的药学技术服务性工作。

要点二 《医疗机构药事管理规定》的主要内容

1. 医疗机构药事管理的组织机构

（1）医疗机构药事管理组织机构的法定要求：医疗机构医务部门应当指定专人，负责与医疗机构药物治疗相关的行政事务管理工作。二级以上医院应当设立药事管理与药物治疗学委员会，其他医疗机构应当成立药事管理与药物治疗学组。二级以上医院药事管理与药物治疗学委员会委员由具有高级技术职务任职资格的药学、临床医学、护理和医院感染管理、医疗行政管理等人员组成。成立医疗机构药事管理与药物治疗学组的医疗机构由药学、医务、护理、医院感染、临床科室等部门负责人和具有药师、医师以上专业技术职务任职资格人员组成。医疗机构负责人任药事管理与药物治疗学委员会（组）主任委员，药学和医务部门负责人任药事管理与药物治疗学委员会（组）副主任委员。

诊所、卫生所、医务室、卫生保健所和卫生站可不设药事管理组织机构和药学部门，由机构负责人指定医务人员负责药事工作。中医诊所、民族医诊所可不设药事管理组织机构和药学部门，由中医药和民族医药专业技术人员负责药事工作。

（2）药事管理与药物治疗学委员会（组）的职责：药事管理与药物治疗学委员会（组）应当建立健全相应工作制度，日常工作由药学部门负责。它的主要职责有：

①贯彻执行医疗卫生及药事管理等有关法律、法规、规章。审核制定本机构药事管理和药学工作规章制度，并监督实施。

②制定本机构药品处方集和基本用药供应目录。

③推动药物治疗相关临床诊疗指南和药物临床应用指导原则的制定与实施，监测、评估本机构药物使用情况，提出干预和改进措施，指导临床合理用药。

④分析、评估用药风险和药品不良反应、药品损害事件，并提供咨询与指导。

⑤建立药品遴选制度，审核本机构临床科室申请的新购入药品、调整药品品种或者供应企业和申报医院制剂等事宜。

⑥监督、指导麻醉药品、精神药品、医疗用毒性药品及放射性药品的临床使用与规范

化管理。

⑦对医务人员进行有关药事管理法律法规、规章制度和合理用药知识教育培训；向公众宣传安全用药知识。

（3）医疗机构药学部门的职责要求：医疗机构根据本机构功能、任务、规模设置相应的药学部门，配备和提供与药学部门工作任务相适应的专业技术人员、设备和设施。三级医院设置药学部，并可根据实际情况设置二级科室；二级医院设置药剂科；其他医疗机构设置药房。药学部门具体负责药品管理、药学专业技术服务和药事管理工作，开展以病人为中心、以合理用药为核心的临床药学工作，组织药师参与临床药物治疗，提供药学专业技术服务。药学部门建立健全相应的工作制度、操作规程和工作记录，并组织实施。

二级以上医院药学部门负责人应当具有高等学校药学专业或者临床药学专业本科以上学历，及本专业高级技术职务任职资格；除诊所、卫生所、医务室、卫生保健所、卫生站以外的其他医疗机构药学部门负责人应当具有高等学校药学专业专科以上或者中等学校药学专业毕业学历，及药师以上专业技术职务任职资格。

2. 药物临床应用管理的法定要求

药物临床应用管理是对医疗机构临床诊断、预防和治疗疾病用药全过程实施监督管理。其主要内容有：

（1）医疗机构的用药原则：医疗机构应遵循安全、有效、经济的合理用药原则，尊重患者对药品使用的知情权和隐私权。

（2）促进医疗机构合理用药的主要制度：医疗机构依据国家基本药物制度、《抗菌药物临床应用指导原则》和《中成药临床应用指导原则》，制定本机构基本药物临床应用管理办法，建立并落实抗菌药物临床应用分级管理制度。医疗机构遵循有关药物临床应用指导原则、临床路径、临床诊疗指南和药品说明书等合理使用药物，对医师处方、用药医嘱的适宜性进行审核。医疗机构建立临床用药监测、评价和超常预警制度，对药物临床使用安全性、有效性和经济性进行监测、分析、评估，实施处方和用药医嘱点评与干预。医疗机构建立药品不良反应、用药错误和药品损害事件监测报告制度。医疗机构临床科室发现药品不良反应、用药错误和药品损害事件后，应当积极救治患者，立即向药学部门报告，并做好观察与记录。医疗机构按照国家有关规定向相关部门报告药品不良反应，用药错误和药品损害事件应当立即向所在地县级卫生行政部门报告。

3. 药学专业技术人员配备与管理

（1）医疗机构配置药学专业技术人员的总体要求：医疗机构药学专业技术人员按照有关规定取得相应的药学专业技术职务任职资格。医疗机构药学专业技术人员不得少于本机构卫生专业技术人员的8%。建立静脉用药调配中心（室）的，医疗机构应当根据实际需要另行增加药学专业技术人员数量。

（2）医疗机构药学专业技术人员的管理：医疗机构应当加强对药学专业技术人员的培养、考核和管理，制订培训计划，组织药学专业技术人员参加毕业后规范化培训和继续医学教育，将完成培训及取得继续医学教育学分情况，作为药学专业技术人员考核、晋升专业技术职务任职资格和专业岗位聘任的条件之一。医疗机构直接接触药品的药学人员，应当每年进行健康检查。患有传染病或者其他可能污染药品的疾病的，不得从事直接接触药品的工作。

(3) 医疗机构药师工作职责

①负责药品采购供应、处方或者用药医嘱审核、药品调剂、静脉用药集中调配和医院制剂配制,指导病房(区)护士请领、使用与管理药品。

②参与临床药物治疗,进行个体化药物治疗方案的设计与实施,开展药学查房,为患者提供药学专业技术服务。

③参加查房、会诊、病例讨论和疑难、危重患者的医疗救治,协同医师做好药物使用遴选,对临床药物治疗提出意见或调整建议,与医师共同对药物治疗负责。

④开展抗菌药物临床应用监测,实施处方点评与超常预警,促进药物合理使用。

⑤开展药品质量监测,以及药品严重不良反应和药品损害的收集、整理、报告等工作。药品损害是指由于药品质量不符合国家药品标准造成的对患者的损害。

⑥掌握与临床用药相关的药物信息,提供用药信息与药学咨询服务,向公众宣传合理用药知识。

⑦结合临床药物治疗实践,进行药学临床应用研究;开展药物利用评价和药物临床应用研究;参与新药临床试验和新药上市后安全性与有效性监测。

⑧开展其他与医院药学相关的专业技术工作。

要点三 临床药师管理

1. 概述

临床药师是指以系统药学专业知识为基础,并具有一定医学和相关专业基础知识与技能,直接参与临床用药,促进药物合理应用和保护患者用药安全的药学专业技术人员。临床药师是医疗团队中不可或缺的重要人员,这一职业群体在临床药学发展的背景下应运而生。

临床药学是指药学与临床相结合,直接面向患者,以病人为中心,研究与实践临床药物治疗,提高药物治疗水平的综合性应用学科。

2. 医疗机构临床药师管理的主要内容

《医疗机构药事管理规定》确立了临床药师制,它规定医疗机构应当根据本机构性质、任务、规模配备适当数量临床药师,三级医院临床药师不少于5名,二级医院临床药师不少于3名。临床药师应当具有高等学校临床药学专业或者药学专业本科毕业以上学历,并应当经过规范化培训。医疗机构结合临床和药物治疗,开展临床药学和药学研究工作,并提供必要的工作条件,制订相应管理制度,加强领导与管理。医疗机构应建立由医师、临床药师和护士组成的临床治疗团队,开展临床合理用药工作。临床药师应当全职参与临床药物治疗工作,对患者进行用药教育,指导患者安全用药。

细目二 医疗机构中药饮片管理办法

要点 医疗机构中药饮片管理办法的主要内容

1. 实施目的

为了加强医院中药饮片管理,保障人体用药安全、有效,根据《药品管理法》及其

《实施条例》等法律、行政法规的有关规定，国家中医药管理局和卫生部于2007年3月颁布了《医院中药饮片管理规范》。

2. 《医院中药饮片管理规范》的主要内容

该规范共9章44条，主要内容有总则、人员要求、采购、验收、保管、调剂与临方炮制、煎煮、处罚管理。医院中药饮片管理应以质量管理为核心，制定严格的规章制度，实行岗位责任制。

（1）人员要求

①二级以上医院的中药饮片管理由单位的药事管理委员会监督指导，药学部门主管、中药房主任或相关部门负责人具体负责。药事管理委员会的人员组成和职责应当符合《医疗机构药事管理办法》的规定。一级医院应当设专人负责。

②直接从事中药饮片技术工作的，应当是中药学专业技术人员。三级医院应当至少配备一名副主任中药师以上专业技术人员，二级医院应当至少配备一名主管中药师以上专业技术人员，一级医院应当至少配备一名中药师或相当于中药师以上专业技术水平的人员。

③负责中药饮片验收的，二级以上医院应当是具有中级以上专业技术职称和饮片鉴别经验的人员；在一级医院应当是具有初级以上专业技术职称和饮片鉴别经验的人员。

④负责中药饮片临方炮制工作的，应当是具有3年以上炮制经验的中药学专业技术人员。

⑤中药饮片煎煮工作由中药学专业技术人员负责，具体操作人员应经过相应的专业技术培训。

（2）调剂与临方炮制

①中药饮片调剂室有与调剂量相适应的面积，配备通风、调温、调湿、防潮、防虫、防鼠、除尘设施，工作场地、操作台面应当保持清洁卫生。

②中药饮片调剂室的药斗等储存中药饮片的容器排列合理，有品名标签。药品名称符合《中华人民共和国药典》或省、自治区、直辖市药品监督管理部门制定的规范名称。标签和药品要相符。

③中药饮片装斗时要清斗，认真核对，装量适当，不得错斗、串斗。

④医院调剂用计量器具按照质量技术监督部门的规定定期校验，不合格的不得使用。

⑤中药饮片调剂人员在调配处方时，按照《处方管理办法》和中药饮片调剂规程的有关规定进行审方和调剂。对存在"十八反"、"十九畏"、妊娠禁忌、超过常用剂量等可能引起用药安全问题的处方，由处方医生确认（"双签字"）或重新开具处方后方可调配。

⑥中药饮片调配后，必须经复核后方可发出。二级以上医院由主管中药师以上专业技术人员负责调剂复核工作，复核率应当达到100%。

⑦医院定期对中药饮片调剂质量进行抽查并记录检查结果。中药饮片调配每剂重量误差应当在±5%以内。

⑧调配含有毒性中药饮片的处方，每次处方剂量不得超过2日极量。对处方未注明"生用"的，应给付炮制品。如在审方时对处方有疑问，必须经处方医生重新审定后方可调配。处方保存两年备查。

⑨罂粟壳不得单方发药，必须凭有麻醉药处方权的执业医师签名的淡红色处方方可调配，每张处方不得超过3日用量，连续使用不得超过7天，成人1次的常用量为每天3~6

克。处方保存3年备查。

⑩医院进行临方炮制，应当具备与之相适应的条件和设施，严格遵照国家药品标准和省、自治区、直辖市药品监督管理部门制定的炮制规范炮制，并填写"饮片炮制加工及验收记录"，经医院质量检验合格后方可投入临床使用。

(3) 煎煮

①医院开展中药饮片煎煮服务，有与之相适应的场地及设备，卫生状况良好，具有通风、调温、冷藏等设施。

②医院建立健全中药饮片煎煮的工作制度、操作规程和质量控制措施，并严格执行。

③中药饮片煎煮液的包装材料和容器无毒、卫生、不易破损，并符合有关规定。

细目三 医疗机构配制制剂的管理

要点一 医疗机构配制制剂的许可证管理制度

1. 《医疗机构制剂许可证》管理的法定原则

医疗机构配制制剂，须经所在省、自治区、直辖市人民政府卫生行政部门审核同意，由省、自治区、直辖市人民政府药品监督管理部门批准，发给《医疗机构制剂许可证》。无《医疗机构制剂许可证》的，不得配制制剂。

2. 《医疗机构制剂许可证》应当标明有效期，到期重新审查发证。

要点二 医疗机构配制制剂的品种限制性规定

1. 医疗机构配制制剂品种批准文号的限制性规定

①医疗机构配制制剂品种应当是本单位临床需要而市场上没有供应的品种，并须经所在省、自治区、直辖市人民政府药品监督管理部门批准后方可配制。

②市场上有供应或者已取得批准文号的品种不得配制。

2. 医疗机构配制制剂和使用的限制性规定

医疗机构配制制剂和使用必须依法管理。必须做到：

①配制制剂必须按规定进行质量检验。

②凭医师处方在本医疗机构内使用。医疗机构的制剂不得在市场上销售或者变相销售。发生灾情、疫情、突发事件或者临床急需而市场没有供应时，经国务院或者省、自治区、直辖市人民政府药品监督管理部门批准，在规定期限内，医疗机构配制的制剂可以在指定的医疗机构之间调剂使用。另外，法律规定，任何单位和个人不得发布医疗机构制剂广告。

要点三 医疗机构配制制剂的品种审批及批准文号管理

1. 医疗机构配制制剂品种审批管理

（1）医疗机构配制制剂品种审批的具体程序

①申请医疗机构制剂，应当进行相应的临床前研究，包括处方筛选、配制工艺、质量

指标、药理、毒理学研究等。

②申请人应当对其申请注册的制剂或者使用的处方、工艺、用途等，提供申请人或者他人在中国的专利及其权属状态说明；他人在中国存在专利的，申请人应当提交对他人的专利不构成侵权的声明。

③申请配制医疗机构制剂，申请人应当填写《医疗机构制剂注册申请表》，向所在省、自治区、直辖市（食品）药品监督管理部门或者其委托的设区的市级（食品）药品监督管理机构提出申请，报送有关资料和制剂实样。

④省、自治区、直辖市（食品）药品监督管理部门收到全部申报资料后40日内组织完成技术审评，做出是否准予许可的决定。符合规定的，应当自做出准予许可决定之日起10日内向申请人核发《医疗机构制剂注册批件》及制剂批准文号，同时报国家食品药品监督管理局备案；不符合规定的，应当书面通知申请人并说明理由，同时告知申请人享有依法申请行政复议或者提起行政诉讼的权利。

（2）医疗机构制剂品种审批的限制性规定：有下列情形之一的，不得作为医疗机构制剂申报：

①市场上已有供应的品种。
②含有未经国家食品药品监督管理局批准的活性成分的品种。
③除变态反应原外的生物制品。
④中药注射剂。
⑤中药、化学药组成的复方制剂。
⑥麻醉药品、精神药品、医疗用毒性药品、放射性药品。
⑦其他不符合国家有关规定的制剂。

2. 医疗机构制剂的批准文号管理

制剂品种经批准，取得批准文号后方可配制。根据《医疗机构制剂注册管理办法（试行）》，医疗机构制剂批准文号的格式为：X药制字H（Z）+4位年号+4位流水号。X为省、自治区、直辖市简称，H表示化学制剂，Z表示中药制剂。

要点四　医疗机构配制制剂的法定条件

《药品管理法》第24条规定："医疗机构配制制剂，必须具有能够保证制剂质量的设施、管理制度、检验仪器和卫生条件。"

医疗机构配制制剂的过程实际上就等同于药品生产的过程。由于医疗机构配制制剂与药品生产企业批量生产药品的特点不同，目前我国法律并未要求医疗机构配制制剂必须完全具备药品生产企业的生产条件，实施同样的《药品生产质量管理规范》。为了保证制剂质量，保证患者使用制剂的安全有效，对医疗机构配制制剂，法律要求其具备能够保证制剂质量的硬件和软件条件。医疗机构配制制剂应当具备具有能够对配制的制剂进行质量检验的各种仪器、设备等相关设施；制剂室的卫生条件，配制制剂所用的物料、仪器、容器、衡器、量具、包装材料的卫生条件必须符合规定的要求。医疗机构还应当建立健全有关保证制剂质量的管理制度，如制剂原辅料的管理制度、制剂的生产工艺规程、制剂的质量检验制度、卫生制度、保管制度等。

细目四 《处方管理办法》

为规范处方管理,提高处方质量,促进合理用药,保障医疗安全,卫生部根据《执业医师法》、《药品管理法》、《医疗机构管理条例》、《麻醉药品和精神药品管理条例》等有关法律、法规于2007年2月14日颁布了《处方管理办法》,自2007年5月1日起施行。

处方是指由注册的执业医师和执业助理医师(以下简称医师)在诊疗活动中为患者开具的、由取得药学专业技术职务任职资格的药学专业技术人员(以下简称药师)审核、调配、核对,并作为患者用药凭证的医疗文书。处方包括医疗机构病区用药医嘱单。

要点 《处方管理办法》的主要内容

(一)处方书写管理的规定

1. 处方书写的规则

处方书写应达到下列要求:

(1)患者一般情况、临床诊断填写清晰、完整,并与病历记载相一致。

(2)每张处方限于一名患者的用药。

(3)字迹清楚,不得涂改;如需修改,应当在修改处签名并注明修改日期。

(4)药品名称应当使用规范的中文名称书写,没有中文名称的可以使用规范的英文名称书写;医疗机构或者医师、药师不得自行编制药品缩写名称或者使用代号;书写药品名称、剂量、规格、用法、用量要准确规范,药品用法可用规范的中文、英文、拉丁文或者缩写体书写,但不得使用"遵医嘱"、"自用"等含糊不清字句。

(5)患者年龄应当填写实足年龄,新生儿、婴幼儿写日、月龄,必要时要注明体重。

(6)西药和中成药可以分别开具处方,也可以开具一张处方,中药饮片应当单独开具处方。

(7)开具西药、中成药处方,每一种药品应当另起一行,每张处方不得超过5种药品。

(8)中药饮片处方的书写,一般应当按照"君、臣、佐、使"的顺序排列;调剂、煎煮的特殊要求注明在药品右上方,并加括号,如布包、先煎、后下等;对饮片的产地、炮制有特殊要求的,应当在药品名称之前写明。

(9)药品用法用量应当按照药品说明书规定的常规用法用量使用,特殊情况需要超剂量使用时,应当注明原因并再次签名。

(10)除特殊情况外,应当注明临床诊断。

(11)开具处方后的空白处画一斜线以示处方完毕。

(12)处方医师的签名式样和专用签章应当与院内药学部门留样备查的式样相一致,不得任意改动,否则应当重新登记留样备案。

2. 处方中药品剂量书写的要求

药品剂量与数量用阿拉伯数字书写。剂量应当使用法定剂量单位:重量以克(g)、毫克(mg)、微克(μg)、纳克(ng)为单位;容量以升(L)、毫升(ml)为单位;国际单位（IU）、单位（U）；中药饮片以克（g）为单位；片剂、丸剂、胶囊剂、颗粒剂分别以片、丸、粒、袋为单位；溶液剂以支、瓶为单位；软膏及乳膏剂以支、盒为单位；注射剂以支、瓶为单位，应当注明含量；中药饮片以剂为单位。

（二）处方权管理

1. 医师处方权的获得

经注册的执业医师在执业地点取得相应的处方权。经注册的执业助理医师在医疗机构开具的处方，应当经所在执业地点执业医师签名或加盖专用签章后方有效。经注册的执业助理医师在乡、民族乡、镇、村的医疗机构独立从事一般的执业活动，可以在注册的执业地点取得相应的处方权。医师应当在注册的医疗机构签名留样或者专用签章备案后方可开具处方。

2. 特殊管理药品的处方权管理

医疗机构应当按照有关规定，对本机构执业医师和药师进行麻醉药品和精神药品使用知识和规范化管理的培训。执业医师经考核合格后取得麻醉药品和第一类精神药品的处方权，药师经考核合格后取得麻醉药品和第一类精神药品调剂资格。医师取得麻醉药品和第一类精神药品处方权后，方可在本机构开具麻醉药品和第一类精神药品处方，但不得为自己开具该类药品处方。药师取得麻醉药品和第一类精神药品调剂资格后，方可在本机构调剂麻醉药品和第一类精神药品。

（三）处方开具的管理

1. 开具处方的基本原则

医师应当根据医疗、预防、保健需要，按照诊疗规范、药品说明书中的药品适应证、药理作用、用法、用量、禁忌、不良反应和注意事项等开具处方。医师开具处方应当使用经药品监督管理部门批准并公布的药品通用名称、新活性化合物的专利药品名称和复方制剂药品名称。医师开具院内制剂处方时应当使用经省级卫生行政部门审核、药品监督管理部门批准的名称。医师可以使用由卫生部公布的药品习惯名称开具处方。

医师利用计算机开具、传递普通处方时，应当同时打印出纸质处方，其格式与手写处方一致；打印的纸质处方经签名或者加盖签章后有效。药师核发药品时，应当核对打印的纸质处方，无误后发给药品，并将打印的纸质处方与计算机传递处方同时收存备查。

2. 处方的有效期和用量限制

处方开具当日有效。特殊情况下需延长有效期的，由开具处方的医师注明有效期限，但有效期最长不得超过3天。处方一般不得超过7日用量；急诊处方一般不得超过3日用量；对于某些慢性病、老年病或特殊情况，处方用量可适当延长，但医师应当注明理由。

3. 特殊管理药品的处方开具的限制

（1）开具特殊管理药品处方的一般规定：医师应当按照卫生部制定的麻醉药品和精神药品临床应用指导原则，开具麻醉药品和第一类精神药品处方。门（急）诊癌症疼痛患者和中、重度慢性疼痛患者需长期使用麻醉药品和第一类精神药品的，首诊医师应当亲自诊查患者，建立相应的病历，要求其签署《知情同意书》。除需长期使用麻醉药品和第一类精神药品的门（急）诊癌症疼痛患者和中、重度慢性疼痛患者外，麻醉药品注射剂仅限于医疗机构内使用。

(2) 特殊管理药品的处方开具的用量限制

①为门(急)诊患者开具的麻醉药品注射剂每张处方为1次常用量;控缓释制剂每张处方不得超过7日常用量;其他剂型每张处方不得超过3日常用量。第一类精神药品注射剂,每张处方为1次常用量;控缓释制剂每张处方不得超过7日常用量;其他剂型每张处方不得超过3日常用量。哌甲酯用于治疗儿童多动症时,每张处方不得超过15日常用量。

②第二类精神药品一般每张处方不得超过7日常用量;对于慢性病或某些特殊情况的患者,处方用量可以适当延长,医师应当注明理由。

③为门(急)诊癌症疼痛患者和中、重度慢性疼痛患者开具的麻醉药品、第一类精神药品注射剂,每张处方不得超过3日常用量;控缓释制剂每张处方不得超过15日常用量;其他剂型每张处方不得超过7日常用量。为住院患者开具的麻醉药品和第一类精神药品处方应当逐日开具,每张处方为1日常用量。

④对于需要特别加强管制的麻醉药品,盐酸二氢埃托啡处方为一次常用量,仅限于二级以上医院内使用;盐酸哌替啶处方为一次常用量,仅限于医疗机构内使用。医疗机构应当要求长期使用麻醉药品和第一类精神药品的门(急)诊癌症患者和中、重度慢性疼痛患者,每3个月复诊或者随诊一次。

(四) 处方的调剂管理

1. 处方调剂权的获得

取得药学专业技术职务任职资格的人员方可从事处方调剂工作。药师在执业的医疗机构取得处方调剂资格。药师签名或者专用签章式样应当在本机构留样备查。具有药师以上专业技术职务任职资格的人员负责处方审核、评估、核对、发药以及安全用药指导;药士从事处方调配工作。

2. 处方调剂的一般要求

①药师应当凭医师处方调剂处方药品,非经医师处方不得调剂。

②药师应当按照操作规程调剂处方药品:认真审核处方,准确调配药品,正确书写药袋或粘贴标签,注明患者姓名和药品名称、用法、用量、包装;向患者交付药品时,按照药品说明书或者处方用法,进行用药交代与指导,包括每种药品的用法、用量、注意事项等。

③药师应当认真逐项检查处方前记、正文和后记书写是否清晰、完整,并确认处方的合法性。

④药师调剂处方时必须做到"四查十对":查处方,对科别、姓名、年龄;查药品,对药名、剂型、规格、数量;查配伍禁忌,对药品性状、用法用量;查用药合理性,对临床诊断。

⑤药师在完成处方调剂后,应当在处方上签名或者加盖专用签章。

3. 处方审核的要求

药师应当对处方用药适宜性进行审核,审核内容包括:

①规定必须做皮试的药品,处方医师是否注明过敏试验及结果的判定。

②处方用药与临床诊断的相符性。

③剂量、用法的正确性。
④选用剂型与给药途径的合理性。
⑤是否有重复给药现象。
⑥是否有潜在临床意义的药物相互作用和配伍禁忌。
⑦其他用药不适宜情况。药师经处方审核后，认为存在用药不适宜时，应当告知处方医师，请其确认或者重新开具处方。药师发现严重不合理用药或者用药错误，应当拒绝调剂，及时告知处方医师，并应当记录，按照有关规定报告。

4. 特殊管理药品的处方调剂要求

药师应当对麻醉药品和第一类精神药品处方，按年、月、日逐日编制顺序号。除麻醉药品、精神药品、医疗用毒性药品和儿科处方外，医疗机构不得限制门诊就诊人员持处方到药品零售企业购药。

（田侃）

第十单元　药品不良反应监测报告制度与药品召回制度

细目一　药品不良反应报告制度概述

要点一　药品不良反应的含义与类别

1. 药品不良反应的含义

药品不良反应是指合格药品在正常用法用量下出现的与用药目的无关的或意外的有害反应。

2. 药品不良反应的类别

药物不良反应有多种分类方法，通常按其与药理作用有无关联而分为两类：A型和B型。A型药品不良又称为剂量相关的不良反应。该反应为药理作用增强所致，常与剂量有关，可以预测，发生率高而死亡率低，如苯二氮䓬类引起的瞌睡、抗血凝药所致出血等。B型药品不良反应，又称剂量不相关的不良反应。它是一种与正常药理作用无关的异常反应，一般与剂量无关联，难于预测，发生率低而死亡率高，如氟烷引致的恶性高热、青霉素引起的过敏性休克。

根据药品不良反应的可预测性、严重程度和危害性，又可将药品不良反应分为新的药品不良反应、严重的药品不良反应和药品群体不良事件。

新的药品不良反应是指药品说明书中未载明的不良反应，说明书中已有描述，但不良反应发生的性质、程度、后果或者频率与说明书描述不一致或者更严重的，按照新的药品不良反应处理。严重的药品不良反应是指因服用药品引起以下损害情形之一的反应：

①导致死亡。
②危及生命。
③致癌、致畸、致出生缺陷。
④导致显著的或者永久的人体伤残或者器官功能的损伤。
⑤导致住院或住院时间延长。
⑥导致其他重要医学事件，如不进行治疗可能出现上述所列情况的。

药品群体不良事件是指同一药品在使用过程中，在相对集中的时间、区域内，对一定数量人群的身体健康或者生命安全造成损害或者威胁，需要予以紧急处置的事件。

要点二　药品不良反应报告制度的发展

药品不良反应报告和监测是指药品不良反应的发现、报告、评价和控制的过程。我国药品的不良反应监测报告制度起步于上世纪80年代。1989年，卫生部成立了药品不良反应监测中心，并在一些省、市推广，建立了区域性的药品不良反应监测中心。与此同时，相关政府部门还在不断完善药品不良反应报告制度的立法工作。1999年11月，卫生部和原国家药品监督管理局联合发布了《药品不良反应监测管理办法（试行）》，将药品不良反应监测工作作为药品生产、经营企业、药品使用单位和药品监督管理部门的法定义务。

2001年《药品管理法》第71条规定：在我国实行药品不良反应报告制度，将药品不良反应报告制度以法律的形式确定下来。《药品管理法》还要求药品生产企业、药品经营企业和医疗机构必须经常考察本单位所生产、经营、使用的药品质量、疗效和反应；如发现可能与用药有关的严重不良反应，必须及时向当地省、自治区、直辖市人民政府药品监督管理部门和卫生行政部门报告。2004年3月4日，卫生部、国家食品药品监督管理局审议通过发布了《药品不良反应报告和监测管理办法》（局令第7号）。2011年5月4日，卫生部发布了新修订的《药品不良反应报告和监测管理办法》（中华人民共和国卫生部令81号），自2011年7月1日起施行。

细目二　药品不良反应报告制度

药品不良反应报告制度的主要内容包括药品不良反应报告制度的监督主体及其职责、药品不良反应报告制度的法定报告主体及其职责、药品不良反应报告与处置的程序和要求、药品不良反应报告的信息管理和药品不良反应报告制度的法律责任。

要点　药品不良反应报告制度的主要内容

（一）药品不良反应报告制度的监督主体及其主要职责

国家食品药品监督管理局主管全国药品不良反应报告和监测工作，地方各级药品监督管理部门主管本行政区域内的药品不良反应报告和监测工作。各级卫生行政部门负责本行政区域内医疗机构与实施药品不良反应报告制度有关的管理工作。地方各级药品监督管理部门应当建立健全药品不良反应监测机构，负责本行政区域内药品不良反应报告和监测的技术工作。

1. 国家食品药品监督管理局的主要职责

国家食品药品监督管理局负责全国药品不良反应报告和监测的管理工作，其主要职责包括：

①与卫生部共同制定药品不良反应报告和监测的管理规定和政策，并监督实施。

②与卫生部联合组织开展全国范围内影响较大并造成严重后果的药品群体不良事件的调查和处理，并发布相关信息。

③对已确认发生严重药品不良反应或者药品群体不良事件的药品依法采取紧急控制措施，作出行政处理决定，并向社会公布。

④通报全国药品不良反应报告和监测情况。

⑤组织检查药品生产、经营企业的药品不良反应报告和监测工作的开展情况，并与卫生部联合组织检查医疗机构的药品不良反应报告和监测工作的开展情况。

2. 省级药品监督管理部门的主要职责

省级药品监督管理部门负责本行政区域内药品不良反应报告和监测的管理工作。

3. 国家药品不良反应监测中心的主要职责

国家药品不良反应监测中心负责全国药品不良反应报告和监测的技术工作，履行的主要职责为：

①承担国家药品不良反应报告和监测资料的收集、评价、反馈和上报，以及全国药品不良反应监测信息网络的建设和维护。

②制定药品不良反应报告和监测的技术标准和规范，对地方各级药品不良反应监测机构进行技术指导。

③组织开展严重药品不良反应的调查和评价，协助有关部门开展药品群体不良事件的调查。

④发布药品不良反应警示信息。

⑤承担药品不良反应报告和监测的宣传、培训、研究和国际交流工作。

4. 省级药品不良反应监测机构的主要职责

省级药品不良反应监测机构负责本行政区域内的药品不良反应报告和监测的技术工作，履行的主要职责为：

承担本行政区域内药品不良反应报告和监测资料的收集、评价、反馈和上报，以及药品不良反应监测信息网络的维护和管理。

(二) 药品不良反应报告制度的法定报告主体及其职责

药品不良反应报告制度的法定报告主体是药品生产、经营企业和医疗机构。同时，国家鼓励公民、法人和其他组织报告药品不良反应。《药品不良反应报告和监测管理办法》要求药品生产、经营企业和医疗机构建立药品不良反应报告和监测管理制度。药品生产企业应当设立专门机构并配备专职人员，药品经营企业和医疗机构应当设立或者指定机构并配备专（兼）职人员，承担本单位的药品不良反应报告和监测工作。从事药品不良反应报告和监测的工作人员应当具有医学、药学、流行病学或者统计学等相关专业知识，具备科学分析评价药品不良反应的能力。

（三）药品不良反应报告的要求、报告与处置程序

1. 药品不良反应报告的总体要求

药品生产、经营企业和医疗机构获知或者发现可能与用药有关的不良反应，应当通过国家药品不良反应监测信息网络报告；不具备在线报告条件的，应当通过纸质报表报所在地药品不良反应监测机构，由所在地药品不良反应监测机构代为在线报告。报告内容应当真实、完整、准确。各级药品不良反应监测机构应当对本行政区域内的药品不良反应报告和监测资料进行评价和管理。药品生产、经营企业和医疗机构应当配合药品监督管理部门、卫生行政部门和药品不良反应监测机构对药品不良反应或者群体不良事件的调查，并提供调查所需的资料。药品生产、经营企业和医疗机构应当建立并保存药品不良反应报告和监测档案。

新药监测期内的国产药品应当报告该药品的所有不良反应；其他国产药品报告新的和严重的不良反应。进口药品自首次获准进口之日起 5 年内，报告该进口药品的所有不良反应；满 5 年的，报告新的和严重的不良反应。

2. 个例药品不良反应的报告与处置程序

药品生产、经营企业和医疗机构应当主动收集药品不良反应，获知或者发现药品不良反应后应当详细记录、分析和处理，填写《药品不良反应/事件报告表》并报告。药品生产、经营企业和医疗机构发现或者获知新的、严重的药品不良反应应当在 15 日内报告，其中死亡病例须立即报告；其他药品不良反应应当在 30 日内报告。有随访信息的，应当及时报告。设区的市级、县级药品不良反应监测机构应当对收到的药品不良反应报告的真实性、完整性和准确性进行审核。严重药品不良反应报告的审核和评价应当自收到报告之日起 3 个工作日内完成，其他报告的审核和评价应当在 15 个工作日内完成。省级药品不良反应监测机构应当在收到下一级药品不良反应监测机构提交的严重药品不良反应评价意见之日起 7 个工作日内完成评价工作。

药品生产企业应当对获知的死亡病例进行调查，详细了解死亡病例的基本信息、药品使用情况、不良反应发生及诊治情况等，并在 15 日内完成调查报告，报药品生产企业所在地的省级药品不良反应监测机构。设区的市级、县级药品不良反应监测机构应当对死亡病例进行调查，详细了解死亡病例的基本信息、药品使用情况、不良反应发生及诊治情况等，自收到报告之日起 15 个工作日内完成调查报告，报同级药品监督管理部门和卫生行政部门，以及上一级药品不良反应监测机构。对死亡病例，事件发生地和药品生产企业所在地的省级药品不良反应监测机构均应当及时根据调查报告进行分析、评价，必要时进行现场调查，并将评价结果报省级药品监督管理部门和卫生行政部门，以及国家药品不良反应监测中心。国家药品不良反应监测中心应当及时对死亡病例进行分析、评价，并将评价结果报国家食品药品监督管理局和卫生部。

3. 药品群体不良事件的报告与处置程序

药品生产、经营企业和医疗机构获知或者发现药品群体不良事件后，应当立即通过电话或者传真等方式报所在地的县级药品监督管理部门、卫生行政部门和药品不良反应监测机构，必要时可以越级报告；同时填写《药品群体不良事件基本信息表》，对每一病例还应当及时填写《药品不良反应/事件报告表》，通过国家药品不良反应监测信息网络报告。

个人发现新的或者严重的药品不良反应,可以向经治医师报告,也可以向药品生产、经营企业或者当地的药品不良反应监测机构报告,必要时提供相关的病历资料。

获知药品群体不良事件后药品生产企业应当立即开展调查,详细了解药品群体不良事件的发生、药品使用、患者诊治以及药品生产、储存、流通、既往类似不良事件等情况,在7日内完成调查报告,报所在地省级药品监督管理部门和药品不良反应监测机构;同时迅速开展自查,分析事件发生的原因,必要时应当暂停生产、销售、使用和召回相关药品,并报所在地省级药品监督管理部门。药品经营企业发现药品群体不良事件应当立即告知药品生产企业,同时迅速开展自查,必要时应当暂停药品的销售,并协助药品生产企业采取相关控制措施。医疗机构发现药品群体不良事件后应当积极救治患者,迅速开展临床调查,分析事件发生的原因,必要时可采取暂停药品的使用等紧急措施。

设区的市级、县级药品监督管理部门获知药品群体不良事件后,应当立即与同级卫生行政部门联合组织开展现场调查,并及时将调查结果逐级报至省级药品监督管理部门和卫生行政部门。省级药品监督管理部门与同级卫生行政部门联合对设区的市级、县级的调查进行督促、指导,对药品群体不良事件进行分析、评价,对本行政区域内产生的影响较大的药品群体不良事件,还应当组织现场调查,评价和调查结果应当及时报国家食品药品监督管理局和卫生部。对全国范围内影响较大并造成严重后果的药品群体不良事件,国家食品药品监督管理局应当与卫生部联合开展相关调查工作。药品监督管理部门可以采取暂停生产、销售、使用或者召回药品等控制措施。卫生行政部门应当采取措施积极组织救治患者。

4. 药品重点监测的法定要求

药品生产企业应当经常考察本企业生产药品的安全性,对新药监测期内的药品和首次进口5年内的药品,应当开展重点监测,并按要求对监测数据进行汇总、分析、评价和报告;对本企业生产的其他药品,应当根据安全性情况主动开展重点监测。省级以上药品监督管理部门根据药品临床使用和不良反应监测情况,可以要求药品生产企业对特定药品进行重点监测;必要时,也可以直接组织药品不良反应监测机构、医疗机构和科研单位开展药品重点监测。

细目三 药品召回制度

要点 药品使用单位在药品召回中的义务

1. 药品召回

是指药品生产企业(包括进口药品的境外制药厂商)按照规定的程序收回已上市销售的存在安全隐患的药品。2007年12月6日,国家食品药品监督管理局颁布了《药品召回管理办法》,该办法自颁布之日起施行。根据该办法,药品使用单位在药品召回中的义务主要为协助召回义务。

2. 召回义务的内容

(1)药品使用单位应当协助药品生产企业履行召回义务,按照召回计划的要求及时传达、反馈药品召回信息,控制和收回存在安全隐患的药品。

（2）药品使用单位发现其经营、使用的药品存在安全隐患的，应当立即停止销售或者使用该药品，通知药品生产企业或者供货商，并向药品监督管理部门报告。

（3）药品使用单位应当建立和保存完整的购销记录，保证销售药品的可溯源性。

（4）药品使用单位应当配合药品生产企业或者药品监督管理部门开展有关药品安全隐患的调查，提供有关资料。

（田侃）

第十一单元　药品注册管理办法

药品注册，是指国家食品药品监督管理局根据药品注册申请人的申请，依照法定程序，对拟上市销售药品的安全性、有效性、质量可控性等进行审查，并决定是否同意其申请的审批过程。2007年7月，国家食品药品监督管理局颁布了现行《药品注册管理办法》（局令第28号），自2007年10月1日起施行。

细目　主要内容

要点一　药品注册程序

药品注册申请包括新药申请、仿制药申请、进口药品申请及其补充申请和再注册申请。

1. 新药注册程序

新药是指未曾在中国境内上市销售的药品。新药申请是指未曾在中国境内上市销售的药品的注册申请。对已上市药品改变剂型、改变给药途径、增加新适应证的药品注册按照新药申请的程序申报。

新药申请注册的程序主要包括以下几个步骤：

（1）新药临床试验申请

①资料申报：申请人完成临床前研究后，应当填写《药品注册申请表》，向所在省、自治区、直辖市药品监督管理部门如实报送有关资料。

②省级药品监督管理部门的形式审查：省、自治区、直辖市药品监督管理部门应当对申报资料进行形式审查，符合要求的，出具药品注册申请受理通知书；不符合要求的，出具药品注册申请不予受理通知书，并说明理由。

③初审和现场核查：省、自治区、直辖市药品监督管理部门应当自受理申请之日起5日内组织对药物研制情况及原始资料进行现场核查，对申报资料进行初步审查，提出审查意见。申请注册的药品属于生物制品的，还需抽取3个生产批号的检验用样品，并向药品检验所发出注册检验通知。

④省级药品监督管理部门报送相关资料：省级药品监督管理部门应当在规定的时限内将审查意见、核查报告以及申报资料送交国家食品药品监督管理局药品审评中心，并通知

申请人。

⑤技术审评：国家食品药品监督管理局药品审评中心收到申报资料后，应在规定的时间内组织药学、医学及其他技术人员对申报资料进行技术审评，必要时可以要求申请人补充资料，并说明理由。完成技术审评后，提出技术审评意见，连同有关资料报送国家食品药品监督管理局。

⑥批准新药临床试验：国家食品药品监督管理局依据技术审评意见作出审批决定。符合规定的，发给《药物临床试验批件》；不符合规定的，发给《审批意见通知件》，并说明理由。

改变剂型但不改变给药途径，以及增加新适应证的注册申请获得批准后不发给新药证书；靶向制剂、缓释、控释制剂等特殊剂型除外。

（2）新药生产申请

①资料申报：申请人完成药物临床试验后，应当填写《药品注册申请表》，向所在地省、自治区、直辖市药品监督管理部门报送申请生产的申报资料，并同时向中国药品生物制品检定所报送制备标准品的原材料及有关标准物质的研究资料。

②省级药品监督管理部门的形式审查：省级药品监督管理部门应当对申报资料进行形式审查，符合要求的，出具药品注册申请受理通知书；不符合要求的，出具药品注册申请不予受理通知书，并说明理由。

③初审和现场核查：省级药品监督管理部门应当自受理申请之日起5日内组织对临床试验情况及有关原始资料进行现场核查，对申报资料进行初步审查，提出审查意见。除生物制品外的其他药品，还需抽取3批样品，向药品检验所发出标准复核的通知。

④报送相关资料：省级药品监督管理部门、药品检验所应当在规定的时限内将审查意见、核查报告及申报资料送交国家食品药品监督管理局药品审评中心，并通知申请人。

⑤第一次技术审评：国家食品药品监督管理局药品审评中心收到申报资料后，应当在规定的时间内组织药学、医学及其他技术人员对申报资料进行审评，必要时可以要求申请人补充资料，并说明理由。

⑥申请生产现场检查：经审评符合规定的，国家食品药品监督管理局药品审评中心通知申请人向国家食品药品监督管理局药品认证管理中心申请生产现场检查。

⑦生产现场检查：国家食品药品监督管理局药品认证管理中心在收到生产现场检查的申请后，应当在30日内组织对样品批量生产过程等进行现场检查，确认核定的生产工艺的可行性，同时抽取1批样品（生物制品抽取3批样品），送进行该药品标准复核的药品检验所检验。

⑧报送现场检查和药品检验报告：国家食品药品监督管理局药品认证管理中心应在完成现场检查后10日内将生产现场检查报告送交国家食品药品监督管理局药品审评中心。药品检验所应当依据核定的药品标准对抽取的样品进行检验，并在规定的时间内将药品注册检验报告送交国家食品药品监督管理局药品审评中心。

⑨第二次技术审评：国家食品药品监督管理局药品审评中心依据技术审评意见、样品生产现场检查报告和样品检验结果，形成综合意见，连同有关资料报送国家食品药品监督管理局。

⑩批准生产：国家食品药品监督管理局依据综合意见，作出审批决定。符合规定的，

发给新药证书,申请人已持有《药品生产许可证》并具备生产条件的,同时发给药品批准文号。

2. 仿制药注册

仿制药是指已有国家药品标准的药品。仿制药应当与被仿制药具有同样的活性成分、给药途径、剂型、规格和相同的治疗作用。已有多家企业生产的品种,应当参照有关技术指导原则选择被仿制药进行对照研究。仿制药注册是指生产国家食品药品监督管理局已批准上市的已有国家标准的药品的注册申请,但是生物制品按照新药申请的程序申报。

3. 进口药品注册程序

进口药品申请是指境外生产的药品在中国境内上市销售的注册申请。申请进口的药品,应当获得境外制药厂商所在生产国家或者地区的上市许可;未在生产国家或者地区获得上市许可,但经国家食品药品监督管理局确认该药品安全、有效而且临床需要的,可以批准进口。

申请进口的药品其生产应当符合所在国家或者地区药品生产质量管理规范及中国《药品生产质量管理规范》的要求。

要点二 药品批准文号的格式

现行《药品注册管理办法》规定:

药品批准文号的格式为:国药准字 H(Z、S、J)+4 位年号+4 位顺序号,其中 H 代表化学药品,Z 代表中药,S 代表生物制品,J 代表进口药品分包装。

《进口药品注册证》证号的格式为:H(Z、S)+4 位年号+4 位顺序号。

《医药产品注册证》证号的格式为:H(Z、S)C+4 位年号+4 位顺序号,其中 H 代表化学药品,Z 代表中药,S 代表生物制品。对于境内分包装用大包装规格的注册证,其证号在原注册证号前加字母 B。

新药证书号的格式为:国药证字 H(Z、S)+4 位年号+4 位顺序号,其中 H 代表化学药品,Z 代表中药,S 代表生物制品。

(田侃)

第十二单元 药品经营质量管理规范

为加强药品经营质量管理,保障人体用药安全,依据《中华人民共和国药品管理法》及其实施条例等有关法律、法规,国务院药品监督管理部门于 2000 年 4 月 30 日颁布了《药品经营质量管理规范》(Good Supply Practice,GSP),即我国现行 GSP。该规范自 2000 年 7 月 1 日起施行。

细目一　药品批发的质量管理

要点一　仓库设施、设备要求

我国现行 GSP 对药品批发企业仓库设施、设备的要求

（1）药品批发企业应有与经营规模相适应的仓库。仓库应具备的设施、设备有：
①保持药品与地面之间有一定距离的设备；
②避光、通风和排水的设备；
③检测和调节温、湿度的设备；
④防尘、防潮、防霉、防污染以及防虫、防鼠、防鸟等设备；
⑤符合安全用电要求的照明设备；
⑥适宜拆零及拼箱发货的工作场所和包装物料等的储存场所和设备。

（2）GSP 对专营中药材、中药饮片批发企业仓库设施、设备的要求：应有适合中药材、中药饮片储存的仓库，有专用的养护工作场所，并设置中药标本室（柜）。

要点二　药品质量验收的要求

质量验收是控制入库药品质量的关键环节，应符合以下要求：
（1）严格按照法定标准和合同规定的质量条款对购进药品、销后退回药品的质量进行逐批验收。
（2）验收时应同时对药品的包装、标签、说明书以及有关要求的证明或文件进行逐一检查。
（3）验收抽取的样品应具有代表性。
（4）验收应按有关规定做好验收记录，验收记录应保存至超过药品有效期 1 年，但不得少于 3 年。
（5）验收首营品种，还应进行药品内在质量的检验。
（6）验收应在符合规定的场所进行，在规定时限内完成。

仓库保管员凭验收员签字或盖章收货。对货与单不符、质量异常、包装不牢或破损、标志模糊等情况有权拒收，并报告企业有关部门处理。

要点三　药品储存的要求

药品应按规定的储存要求专库、分类存放。储存中应遵守以下几点：
①药品按温、湿度要求储存于相应的库中。
②在库药品均应实行色标管理；搬运和堆垛应严格遵守药品外包装图式标志的要求，规范操作。怕压药品应控制堆放高度，定期翻垛。
③药品与仓间地面、墙、顶、散热器之间应有相应的间距或隔离措施。
④药品应按批号集中堆放。有效期的药品应分类相对集中存放，按批号及效期远近依次或分开堆码并有明显标志。
⑤药品与非药品、内用药与外用药、处方药与非处方药之间应分开存放；易串味的药

品、中药材、中药饮片以及危险品等应与其他药品分开存放。

⑥麻醉药品、一类精神药品、医疗用毒性药品、放射性药品应当专库或专柜存放，双人双锁保管，专账记录。

细目二 药品零售的质量管理

要点一 营业场所和仓库设备的要求

药品零售企业应有与经营规模相适应的营业场所和药品仓库，并且环境整洁、无污染物。企业的营业场所、仓库、办公生活等区域应分开。

药品零售企业营业场所和药品仓库应配置的设备包括：便于药品陈列展示的设备；特殊管理药品的保管设备；符合药品特性要求的常温、阴凉和冷藏保管的设备；必要的药品检验、验收、养护的设备；检验和调节温、湿度的设备；保持药品与地面之间有一定距离的设备；药品防尘、防潮、防污染和防虫、防鼠、防霉变等设备；经营中药饮片所需的调配处方和临方炮制的设备。

要点二 药品购进和验收

1. 企业购进药品的要求

企业购进药品应以质量为前提，从合法的企业进货。对首营企业应确认其合法资格，并做好记录。购进药品应有合法票据，并按规定建立购进记录，做到票、账、货相符，购进票据和记录应保存至超过药品有效期1年，但不得少于两年。购进药品的合同应明确质量条款。购进首营品种，应进行药品质量审核，审核合格后方可经营。

2. 企业验收药品的要求

验收人员对购进的药品应根据原始凭证，严格按照有关规定逐批验收并记录。必要时应抽样送检验机构检验。验收药品质量时，应按规定同时检查包装、标签、说明书等项内容。

（田侃）

第十三单元 中医药条例

为了继承和发展中医药学，保障和促进中医药事业的发展，保护人体健康，国务院于2003年4月7日颁布了《中华人民共和国中医药条例》。该条例自2003年10月1日起施行。

细目一 中医医疗机构与从业人员

要点一 中医医疗机构的管理与要求

1. 中医医疗机构的开办要求

开办中医医疗机构，应当符合国务院卫生行政部门制定的中医医疗机构设置标准和当地区域卫生规划，并按照《医疗机构管理条例》的规定办理审批手续，取得医疗机构执业许可证后，方可从事中医医疗活动。

2. 中医医疗机构的运行特色

中医医疗机构从事医疗服务活动，应当充分发挥中医药特色和优势，遵循中医药自身发展规律，运用传统理论和方法，结合现代科学技术手段，发挥中医药在防治疾病、保健、康复中的作用，为群众提供价格合理、质量优良的中医药服务。

3. 基层卫生服务机构提供中医医疗服务的要求

依法设立的社区卫生服务中心（站）、乡镇卫生院等城乡基层卫生服务机构，应当能够提供中医医疗服务。

要点二 中医从业人员的要求

1. 中医从业人员的资格准入

中医从业人员，应当依照有关卫生管理的法律、行政法规、部门规章的规定通过资格考试，并经注册取得执业证书后，方可从事中医服务活动。以师承方式学习中医学的人员以及确有专长的人员，应当按照国务院卫生行政部门的规定，通过执业医师或者执业助理医师资格考核考试，并经注册取得医师执业证书后，方可从事中医医疗活动。

2. 中医从业人员的从业要求

中医从业人员应当遵守相应的中医诊断治疗原则、医疗技术标准和技术操作规范。全科医师和乡村医生应当具备中医药基本知识以及运用中医诊疗知识、技术，处理常见病和多发病的基本技能。

细目二 中医药发展的保障措施

要点一 政府、单位、组织和个人的作用

县级以上地方人民政府应当根据中医药事业发展的需要以及本地区国民经济和社会发展状况，逐步增加对中医药事业的投入，扶持中医药事业的发展。任何单位和个人不得将中医药事业经费挪作他用。国家鼓励境内外组织和个人通过捐资、投资等方式扶持中医药事业发展。非营利性中医医疗机构，依照国家有关规定享受财政补贴、税收减免等优惠政策。县级以上地方人民政府劳动保障行政部门确定的城镇职工基本医疗保险定点医疗机构，应当包括符合条件的中医医疗机构。获得定点资格的中医医疗机构，应当按照规定向

参保人员提供基本医疗服务。

要点二　加强中医药资源管理

县级以上各级人民政府应当采取措施加强对中医药文献的收集、整理、研究和保护工作。有关单位和中医医疗机构应当加强重要中医药文献资料的管理、保护和利用。国家保护野生中药材资源，扶持濒危动植物中药材人工代用品的研究和开发利用。县级以上地方人民政府应当加强中药材的合理开发和利用，鼓励建立中药材种植、培育基地，促进短缺中药材的开发、生产。

要点三　与中医药有关的评审或者鉴定活动的法定要求

与中医药有关的评审或者鉴定活动，应当体现中医药特色，遵循中医药自身的发展规律。中医药专业技术职务任职资格的评审，中医医疗、教育、科研机构的评审、评估，中医药科研课题的立项和成果鉴定，应当成立专门的中医药评审、鉴定组织或者由中医药专家参加评审、鉴定。

（田侃）

第十四单元　中药知识产权保护

细目一　知识产权保护概述

要点　知识产权保护的概要内容

1. 知识产权的含义

知识产权（Intellectual Property）是指人们基于自己的智力活动创造的成果和经营管理活动中的经验而依法享有的一系列民事权利的总称。它是依照各国法律赋予符合条件的著作者、发明者或成果拥有者在一定期限内享有的独占权利，一般认为它包括著作权和工业产权。1986年，我国在《民法通则》中正式确立了知识产权的法律概念。知识产权有广义和狭义之分，广义的知识产权是指著作权（又称版权）、专利权、商标权、发明权、发现权、商业秘密、商号、地理标记等科学技术成果权在内的一类民事权利的统称，其中，专利权、商标权和商业秘密又可称为工业产权。狭义的知识产权就是指的著作权和工业产权。

2. 知识产权保护的意义

随着知识产权在国际经济竞争中的作用日益上升，越来越多的国家都已经制定和实施了知识产权保护与发展战略。采用法律手段对知识产权进行保护对一个国家科学技术的发展有着特殊的意义，知识产权保护法律制度的完善与否决定了一个国家科学技术事业能否具备强劲的发展动力。

3. 知识产权的特征

(1) 专有性：知识产权的专有性亦称独占性，是指权利人对其智力成果享有独占权。独占权的性质是使权利人能够垄断自己的智力成果，排斥非权利人对其智力成果进行不法仿制、假冒或剽窃，即除权利人以外的任何其他人。如果法律没有除外规定，在未经权利人许可的情况下，都不得使用权利人的智力成果。知识产权的专有性还意味着对于同一项智力成果不允许有两个以上的知识产权并存。比如，同样的商标在相同或相近的商品类别上只能有一个商标权，在我国，申请在先的商标才能获得商标权。

(2) 时间性：与以动产、不动产为客体的有形财产权利不同，知识产权具有时间性，即药品知识产权权利人的权利是有时间限制的，这种财产权利仅在法律规定期限内受到法律的保护，一旦超过法律规定的有效期限，这一权利就自行消失，就不再受法律保护了。但是知识产权的客体——智力成果仍然能够继续存在并且发挥效用，只是此知识产品却由"私人领域"进入了"公有领域"而成为整个社会的共同财富，为全人类所共同所有和使用。比如，我国《著作权法》规定，著作权的保护期限为作者的有生之年及其死后的50年，超出法定期限的与药品有关的论著进入公有领域，任何人都可以使用，无须征得原著作权人继承人的同意，也不必支付报酬。

(3) 地域性：知识产权的地域性是法律对知识产权权利人行使权利设定的一种空间限制，即知识产权只有在授予该权利的国家范围内有效，超出这个国家范围便不再受到法律保护。这是由知识产权的客体——无形资产的性质所决定的。任何一个国家或地区所授予的知识产权，仅在该国或该地区的范围内有法律效力，其他国家没有必要也没有义务承认另一个国家授予的知识产权，这些国家的任何人均可以在自己的国家内自由使用该知识产品，不存在侵权问题。如果权利人希望在其他国家或地区也享有知识产权，则应依照其他国家的法律另行提出申请。当然，如果两国之间签有知识产权的双边互惠协定或共同加入某个知识产权国际公约组织，那么知识产权是具有域外效力的。知识产权的地域性并不有利于权利人保护自己的权利，如权利人欲在别国主张权利则会陷入申请程序上的繁琐与不便，客观上加大了权利人维护自身权益的成本，同时也阻碍了科学文化的国际交流。为了解决这个矛盾，各国先后签订了一些保护知识产权的国际公约，成立了一些全球性或地区性的保护知识产权的国际组织，从国际层面上对各国知识产权保护法律制度进行协调，形成了一套国际知识产权保护法律制度。比如《保护工业产权巴黎公约》、《伯尔尼公约》、世界贸易组织（WTO）的《与贸易有关的知识产权协定》（TRIPS）、《专利合作条约》（PCT）等等。

(4) 无形性：知识产权的无形性是指作为知识产权客体的智力成果，是一种不具备物质形态，不占据一定的空间，人们看不见，摸不着，无法被权利人实际占有和控制的精神财产。因为智力成果不可能被实际控制，所以它可以在不产生冲突的情况下被多个主体同时使用或多次反复使用，而实质上并不减少其使用的效果。也就是说，权利人可以在不影响自己使用智力成果的情况下，同时向其他多个主体有偿转让使用权。

4. 我国的知识产权保护的现状

我国对知识产权保护法律制度的构建开始于上世纪80年代初，经过20几年的时间，逐步建立了完备的知识产权保护法律制度。1992年、2000年和2008年我国先后3次修改专利法，进一步明确了促进科技进步和创新的立法宗旨，强化了专利司法和行政执法力度。1997年3月14日全国人大通过了《中华人民共和国刑法（修正案）》，修订后的《中华人民共和国刑法》于1997年10月1日生效。该法分则第三章专门增设了侵犯知识产权罪一节，在《刑法》层面上对知识产权形成了有力的法律保护。

细目二 中药知识产权保护

要点 中药知识产权保护的形式和内容

中医药是我国的瑰宝。我国立法机关和政府机构除了通过制定《专利法》、《商标法》、《著作权法》、《反不正当竞争法》以及《刑法》等普通法律、法规来保护中药知识产权外，还在《药品管理法》等药事法律、法规体系中制定了保护中药知识产权的专门法规或规定。比如为了提高中药品种的质量，保护中药生产企业的合法权益，促进中药事业的发展，国务院于1992年10月14日颁布了《中药品种保护条例》。2001年，《中华人民共和国药品管理法》修订案第36条明文规定："国家实行中药品种保护制度，具体办法由国务院制定。"

中药知识产权保护的法律措施多种多样，知识产权人可以利用专利、商标、行政保护以及商业秘密等多种法律保护手段对中药提供全方位的、立体的保护，其中专利保护和行政保护是当前我国中药知识产权最重要、最有效的保护形式与内容。

中药知识产权保护的形式见图14-1。

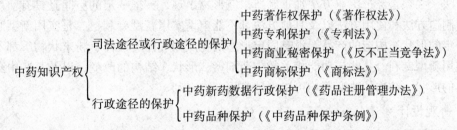

图14-1 中药知识产权保护的形式

（一）中药专利保护

中药专利保护是指运用专利法律制度保护中药领域内的智力活动的成果。专利是对知识产权最全面和最高级别的保护，是国际通行的知识产权保护法律制度，专利保护的范围最广，既可以保护产品本身，又可以保护产品的生产方法、制备工艺和用途。中药专利保护主要依靠行使专利权利来实现。专利权利主要包括专利申请权和专利权。

专利申请权是指自然人、法人或者其他组织依据法律规定或者合同约定享有的就发明创造向国务院专利行政部门申请专利的权利。

专利权指依法批准的发明人或其权利受让人对其发明成果在一定年限内享有的独占权或专用权。专利权主体是指依法享有专利权并承担相应义务的发明创造人。

专利类型是指《专利法》所保护的客体，即发明创造，包括发明、实用新型和外观设计3种。中药专利的类型包括以下3种：

1. 发明

发明是指对产品、方法及其改进所提出新的技术方案。发明因最终的物质表现形式的不同，可以分为产品发明和方法发明。产品发明是指经过人工制造，以有形物品形式出现的发明。方法发明是指为解决某一问题所采用的手段与步骤。

（1）中药产品发明：主要包括：①新的中药有效成分（指国家药品标准未收载的从植物、动物、矿物等物质中提取的有效成分及其制剂）；②新发现的药材（指未被国家药品标准收载的中药材）、药材新的药用部位及其制剂、新的中药材代用品、新的有效部位（指从国家药品标准中未收载的植物、动物、矿物等物质中提取的一类或数类成分组成的有效部位及其制剂）、新的中药复方制剂、改变给药途径的中药制剂、改变剂型的中药制剂。

（2）中药方法发明：包括生产方法发明和用途发明。

①生产方法发明：主要包括：中药饮片的制备方法（指中药材的加工和炮制工艺以及相关产品的生产方法，如果其方法和步骤与现有的技术相比具有《专利法》上所规定的新颖性、创造性和实用性，均可以申请方法专利）、中药提取物的制备方法（指从单味中药材或复方制剂中将某种有效部分提取分离的方法）和新的制剂工艺。

②用途发明：包括新发现的中药材在制备药品中的新用途、已有中药材或者其提取物的第二医疗用途、已知中药提取物在制备药品中的新用途等。

2. 实用新型

实用新型是指对产品的形状、构造或者其结合所提出的适于实用的新的技术方案。

实用新型有两个显著特征：一是可以申请实用新型专利的技术方案必须是一种产品而不是方法，必须是经过工业方法加工制造以有形物出现，占据一定的空间且具有实用性的物品，制造方法和使用方法以及其他方法都不能申请实用新型专利；二是实用新型必须是具备一定的形状、构造的产品，没有固定形态的物质如气体、液体、粉末状物等都不可以申请实用新型专利。某些与功能相关的中药剂型、形状、结构的改变，以及某些中药的包装容器的形状、结构的改变等均可以申请实用新型专利。

3. 外观设计

外观设计是指对产品的形状、图案、色彩或者其结合所作出的富有美感并适于工业上应用的新设计。外观设计是使产品增加美感，并不增加或改进产品的功能，属于只改变外观不改变实质功能的专利。中药的包装容器外观等，可以通过外观设计专利给予保护，如包装盒等不受他人仿制，知名中药产品还可以通过保护与其相关的外观设计进而保护该药品本身。

（二）中药行政保护

中药行政保护是指运用行政法规对与中药相关智力成果加以保护，保护的法律依据是国务院颁布的行政法规。1993年国务院颁布的《中药品种保护条例》是目前我国中药知识产权保护的重要形式。

《中药品种保护条例》适用于中国境内生产制造的中药品种，包括中成药、天然药物的提取物及其制剂和中药人工制成品。国务院药品监督管理部门负责全国中药品种保护的监督管理工作。（详见第四单元——中药管理内容）

细目三　与贸易有关的知识产权协议（TRIPS）

要点一　TRIPS 重申的保护知识产权的基本原则

1. TRIPS 的基本知识

随着世界经济、贸易格局的巨大变化，知识产权保护在世界范围内受到了越来越多的关注，TRIPS 就在这种形势下产生。《与贸易有关的知识产权协定》（Agreement On Trade – related Aspects of Intellectual Property Right，TRIPS）是知识产权保护的国际标准之一。TRIPS 在 WTO 所有协议中占有重要地位。TRIPS 的主要内容共有以下 8 个方面：著作权及其相关权利、商标、地理标记、工业品外观设计、专利、集成电路布图设计、对未公开信息的保权和对许可合同中限制竞争行为的控制。任何国家或地区要加入世界贸易组织，在《知识产权法》协调方面必须遵守 TRIPS 所有条款。1995～2005 年之间，共有超过 100 个世贸组织成员签署了世贸组织的《TRIPS 协定》。《TRIPS 协定》是有关知识产权问题中最重要的协定，该协定推动了知识产权全球化的步伐。

2. TRIPS 重申的保护知识产权的基本原则

（1）国民待遇原则：国民待遇原则是 WTO 的基本法律原则之一，是指一个国家在民事权利方面给予在其国境内的外国公民和企业与其本国国内公民、企业同等的待遇。国民待遇原则是最惠国待遇原则的重要补充。在实现所有世贸组织成员平等待遇基础上，世贸组织成员的商品或服务进入另一成员领土后，也应该享受与该国的商品或服务相同的待遇，这正是世贸组织非歧视贸易原则的重要体现。在知识产权方面，TRIPS 重申："每一成员在知识产权方面对其他成员的国民所提供的待遇不得劣于对于本国国民所提供的待遇。"

（2）保护公共秩序、社会公德、公众健康原则：这是在知识产权领域立法、执法的基本原则之一，TRIPS 条款对此进一步作了明确的强调。

（3）对权利合理限制原则：知识产权如同其他权利一样，是相对的，不是绝对的，应该有合理的、适当的限制。TRIPS 第 8 条第 2 款明确规定："为了防止权利所有人滥用知识产权，或者采用不合理的限制贸易或对技术的国际转让有不利影响的做法，可以采取适当的措施，但以这些措施符合本协议的规定为限。"

（4）权利的地域性原则：TRIPS 第 1 条第 1 款强调：知识产权具有地域性，各国的知识产权法是相对独立的。

（5）专利、商标申请的优先权原则：《巴黎公约》中首先提出专利、商标申请的优先权原则，TRIPS 再次对此原则加以强调和肯定。

（6）版权自动保护原则：《伯尔尼公约》首先提出："作者依国民待遇原则在其他同盟成员国享有和行使其作品的著作权，不需要履行任何手续。"即作者著作权的获得不以履行公约某成员国规定的程序为条件。该原则在 TRIPS 中再次加以强调和肯定。

要点二 TRIPS 新提出的保护知识产权的基本原则

1. 最惠国待遇原则

其含义为:"就知识产权保护而言,任何成员给予另一成员国民的优惠、特权与豁免,应立即无条件地给予所有其他成员国民"。

2. 争端解决原则

WTO 解决贸易争端的程序适用于有关知识产权争端的咨询和调解,它把关贸总协定中关于解决贸易争端的规范程序直接引入解决知识产权争端,即可以利用贸易手段,甚至交叉报复手段确保知识产权得以实施。

3. 透明度原则

TRIPS 协议第 63 条要求各成员的法律、条例、可普遍适用的司法终审判决及相关终局决定,以及成员政府之间的协议,只要与知识产权有关的都要有透明度。

该条第 1 款规定了对司法判决等的本国文字的颁布或者能够被公众获得。第 3 款规定,当某一成员有理由相信知识产权某一具体案件影响了其在本地区的权益,可书面请求告知该司法判决的详细内容,即除了法律、法规的透明度要求外,对法院的裁决也要求一定的透明度。

4. 承认知识产权为私权的原则

TRIPS 协议规定,知识产权本质上是一种私人所专有的具体的、特定的财产权。

5. 对行政终局决定的司法审查和复审原则

TRIPS 明确,对于知识产权有关程序的行政终局决定,均应接受司法或准司法当局审查,或者诉讼当事方均有机会提交司法当局复查。

(田侃)

第十五单元 药品包装、标签和说明书的管理

为规范药品说明书和标签的管理,根据《药品管理法》和《药品管理法实施条例》,国家食品药品监督管理局于 2006 年颁布了《药品说明书和标签管理规定》(局令第 24 号),该部门规章自 2006 年 6 月 1 日起施行。

细目一 药品名称管理

要点 药品的通用名称与商品名称

1. 药品的通用名称

列入国家药品标准的药品名称为药品通用名称,药品通用名称需要经过国务院药品监

督管理部门注册批准使用。《药品管理法》第 50 条规定："列入国家药品标准的药品名称为药品通用名称。已经作为药品通用名称的，该名称不得作为药品商标使用。"

2. 药品的商品名称

药品商品名称是指药品的生产、经营企业在药品法定通用名称之外给自己企业所生产的药品命名的名称，又称专有名称。商品名经过注册之后就成为商标名称，是特定厂家为自己生产的特定配方的药品进行商标注册的名称，有区别商品的功能，它属于商标范畴，必须在国家工商总局商标局核准注册。

3.《药品说明书和标签管理规定》中对药品名称和注册商标使用的规定

（1）药品说明书和标签中标注的药品名称必须符合国家食品药品监督管理局公布的药品通用名称和商品名称的命名原则，并与药品批准证明文件的相应内容一致。

（2）药品通用名称应当显著、突出，其字体、字号和颜色必须一致，并符合以下要求：

①对于横版标签，必须在上三分之一范围内显著位置标出；对于竖版标签，必须在右三分之一范围内显著位置标出。

②不得选用草书、篆书等不易识别的字体，不得使用斜体、中空、阴影等形式对字体进行修饰。

③字体颜色应当使用黑色或者白色，与相应的浅色或者深色背景形成强烈反差。

④除因包装尺寸的限制而无法同行书写的，不得分行书写。

（3）药品商品名称不得与通用名称同行书写，其字体和颜色不得比通用名称更突出和显著，其字体以单字面积计，不得大于通用名称所用字体的二分之一。

（4）药品说明书和标签中禁止使用未经注册的商标，以及其他未经国家食品药品监督管理局批准的药品名称。药品标签使用注册商标的，应当印刷在药品标签的边角；含文字的，其字体以单字面积计，不得大于通用名称所用字体的四分之一。

细目二 药品包装管理

要点 药品包装管理的主要内容

1. 直接接触药品的包装材料和容器，必须符合药用要求，符合保障人体健康、安全的标准，并由药品监督管理部门在审批药品时一并审批。药品生产企业不得使用未经批准的直接接触药品的包装材料和容器。对不合格的直接接触药品的包装材料和容器，由药品监督管理部门责令停止使用。

2. 药品包装必须适合药品质量的要求，方便储存、运输和医疗使用。发运中药材必须有包装。在每件包装上，必须注明品名、产地、日期、调出单位，并附有质量合格的标志。

3. 药品包装必须按照规定印有或者贴有标签，并附有说明书。标签或者说明书上必须注明药品的通用名称、成分、规格、生产企业、批准文号、产品批号、生产日期、有效期、适应证或者功能主治、用法、用量、禁忌、不良反应和注意事项。麻醉药品、精神药品、医疗用毒性药品、放射性药品、外用药品和非处方药的标签，必须印有规定的标志。

细目三　药品标签和说明书管理

要点　药品标签和说明书管理的主要内容

（一）药品标签管理

1. 药品的标签是指药品包装上印有或者贴有的内容，分为内标签和外标签。药品内标签指直接接触药品的包装的标签。外标签指内标签以外的其他包装的标签。

2. 药品的内标签应当包含药品通用名称、适应证或者功能主治、规格、用法用量、生产日期、产品批号、有效期、生产企业等内容。包装尺寸过小无法全部标明上述内容的，至少应当标注药品通用名称、规格、产品批号、有效期等内容。

3. 药品外标签应当注明药品通用名称、成分、性状、适应证或者功能主治、规格、用法用量、不良反应、禁忌、注意事项、贮藏、生产日期、产品批号、有效期、批准文号、生产企业等内容。适应证或者功能主治、用法用量、不良反应、禁忌、注意事项不能全部注明的，应当标出主要内容，并注明"详见说明书"字样。

4. 用于运输、贮藏的包装的标签，至少应当注明药品通用名称、规格、贮藏、生产日期、产品批号、有效期、批准文号、生产企业，也可以根据需要注明包装数量、运输注意事项或者其他标记等必要内容。

5. 原料药的标签应当注明药品名称、贮藏、生产日期、产品批号、有效期、执行标准、批准文号等。

6. 同一药品生产企业生产的同一药品，药品规格和包装规格均相同的，其标签的内容、格式及颜色必须一致；药品规格或者包装规格不同的，其标签应当明显区别或者规格项明显标注。同一药品生产企业生产的同一药品，分别按处方药与非处方药管理的，两者的包装颜色应当明显区别。

7. 对贮藏有特殊要求的药品，应当在标签的醒目位置注明。

8. 药品标签中的有效期应当按照年、月、日的顺序标注，年份用四位数字表示，月、日用两位数表示。其具体标注格式为"有效期至××××年××月"或者"有效期至××××年××月××日"；也可以用数字和其他符号表示为"有效期至××××.××.××"，或者"有效期至×××/××/××"等。预防用生物制品有效期的标注按照国家食品药品监督管理局批准的注册标准执行，治疗用生物制品有效期的标注自分装日期计算，其他药品有效期的标注自生产日期计算。有效期若标注到日，应当为起算日期对应年、月、日的前1天。若标注到月，应当为起算月份对应年、月的前1月。

（二）药品说明书管理

1. 药品说明书应当包含药品安全性、有效性的重要科学数据、结论和信息，用以指导安全、合理使用药品。药品说明书的具体格式、内容和书写要求按国家食品药品监督管理局制定发布的要求执行。

2. 药品说明书对疾病名称、药学专业名词、药品名称、临床检验名称和结果的表述，应当采用国家统一颁布或规范的专用词汇，度量衡单位应当符合国家标准的规定。

3. 药品说明书应当列出全部活性成分或者组方中的全部中药药味。注射剂和非处方药还应当列出所用的全部辅料名称。药品处方中含有可能引起严重不良反应的成分或者辅料的，应当予以说明。

4. 药品生产企业应当主动跟踪药品上市后的安全性、有效性情况，需要对药品说明书进行修改的，应当及时提出申请。根据药品不良反应监测、药品再评价结果等信息，国家食品药品监督管理局可以要求药品生产企业修改药品说明书。

5. 药品说明书获准修改后，药品生产企业应当将修改的内容立即通知相关药品经营企业、使用单位及其他部门，并按要求及时使用修改后的说明书和标签。

6. 药品说明书应当充分包含药品不良反应信息，详细注明药品不良反应。药品生产企业未根据药品上市后的安全性、有效性情况及时修改说明书或者未将药品不良反应在说明书中充分说明的，由此引起的不良后果由该生产企业承担。

7. 药品说明书核准日期和修改日期应当在说明书中醒目标识。

（田侃）

第十六单元 《药品管理法》

《中华人民共和国药品管理法》（以下简称《药品管理法》）于1984年9月20日由第六届全国人民代表大会常务委员会第七次会议通过，2001年2月28日第九届全国人民代表大会常务委员会第二十次会议修订，并于2001年12月1日起施行。

细目一 药品经营企业管理

要点一 药品经营企业开办条件

根据《药品管理法》，开办药品经营企业的法定要求有：
1. 具有依法经过资格认定的药学技术人员。
2. 具有与所经营药品相适应的营业场所、设备、仓储设施、卫生环境。
3. 具有与所经营药品相适应的质量管理机构或者人员。
4. 具有保证所经营药品质量的规章制度。

要点二 药品经营活动的管理

根据《药品管理法》，对药品经营活动的法定要求有：
1. 药品经营企业购进药品，必须建立并执行进货检查验收制度，验明药品合格证明和其他标识；不符合规定要求的，不得购进。
2. 药品经营企业购销药品，必须有真实、完整的购销记录。购销记录必须注明药品的通用名称、剂型、规格、批号、有效期、生产厂商、购（销）货单位、购（销）货数量、购销价格、购（销）货日期及国务院药品监督管理部门规定的其他内容。
3. 药品经营企业销售药品必须准确无误，并正确说明用法、用量和注意事项；调配处方必须经过核对，对处方所列药品不得擅自更改或者代用。对有配伍禁忌或者超剂量的处方，应当拒绝调配；必要时，经处方医师更正或者重新签字，方可调配。药品经营企业销售中药材，必须标明产地。

细目二　医疗机构的药剂管理

要点一　医疗机构配备药学技术人员的规定

医疗机构必须配备依法经过资格认定的药学技术人员。非药学技术人员不得直接从事药剂技术工作。

要点二　医疗机构药品采购、保存及调配处方的管理

1. 医疗机构购进药品，必须建立并执行进货检查验收制度，验明药品合格证明和其他标识；不符合规定要求的，不得购进和使用。
2. 医疗机构必须制定和执行药品保管制度，采取必要的冷藏、防冻、防潮、防虫、防鼠等措施，保证药品质量。
3. 医疗机构的药剂人员调配处方必须经过核对，对处方所列药品不得擅自更改或者代用。对有配伍禁忌或者超剂量的处方，应当拒绝调配；必要时，经处方医师更正或者重新签字，方可调配。

细目三　药品管理

要点一　特殊管理的药品

《药品管理法》第35条规定："国家对麻醉药品、精神药品、医疗用毒性药品、放射性药品，实行特殊管理。"即我国实行特殊管理的药品包括：麻醉药品、精神药品、医疗用毒性药品和放射性药品。

要点二　进出口药品的管理

1. 进出口药品管理的总体要求

禁止进口疗效不确切、不良反应大或者其他原因危害人体健康的药品。药品进口须经国务院药品监督管理部门组织审查，经审查确认符合质量标准、安全有效的方可批准进口，并发给进口药品注册证书。医疗单位临床急需或者个人自用进口的少量药品，按照国家有关规定办理进口手续。对国内供应不足的药品，国务院有权限制或者禁止出口。

2. 进口药品的程序要求

药品必须从允许药品进口的口岸进口，并由进口药品的企业向口岸所在地药品监督管理部门登记备案。海关凭药品监督管理部门出具的《进口药品通关单》放行。无《进口药品通关单》的，海关不得放行。口岸所在地药品监督管理部门应当通知药品检验机构按照国务院药品监督管理部门的规定对进口药品进行抽查检验，并依照本法规定收取检验

费。允许药品进口的口岸由国务院药品监督管理部门会同海关总署提出,报国务院批准。

3. 进口药品的强制检验

国务院药品监督管理部门对下列药品在销售前或者进口时,指定药品检验机构进行检验;检验不合格的,不得销售或者进口:
(1) 国务院药品监督管理部门规定的生物制品。
(2) 首次在中国销售的药品。
(3) 国务院规定的其他药品。

4. 进口药品的再评价

国务院药品监督管理部门对已经批准生产或者进口的药品,应当组织调查;对疗效不确切、不良反应大或者其他原因危害人体健康的药品,应当撤销批准文号或者进口药品注册证书。已被撤销批准文号或者进口药品注册证书的药品,不得生产或者进口、销售和使用;已经生产或者进口的,由当地药品监督管理部门监督销毁或者处理。

5. 特殊管理药品的进出口规定

进口或出口麻醉药品和国家规定范围内的精神药品,必须持有国务院药品监督管理部门发给的《进口准许证》或《出口准许证》。

要点三 假药与劣药管理

《药品管理法》第48条和49条规定:"禁止生产(包括配制)、销售假药"和"禁止生产、销售劣药"。假劣药的法律界定包括假药的界定、按假药论处的界定、劣药的界定和按劣药论处的界定。

1. 假药的界定

有下列情形之一的为假药:
(1) 药品所含成分与国家药品标准规定的成分不符的。
(2) 以非药品冒充药品或者以他种药品冒充此种药品的。

2. 按假药论处的界定

有下列情形之一的药品,按假药论处:
(1) 国务院药品监督管理部门规定禁止使用的。
(2) 依照本法必须批准而未经批准生产、进口,或者依照本法必须检验而未经检验即销售的。
(3) 变质的。
(4) 被污染的。
(5) 使用依照本法必须取得批准文号而未取得批准文号的原料药生产的。
(6) 所标明的适应证或者功能主治超出规定范围的。

3. 劣药的界定

药品成分的含量不符合国家药品标准的,为劣药。

4. 按劣药论处的界定

有下列情形之一的药品,按劣药论处:

（1）未标明有效期或者更改有效期的。
（2）不注明或者更改生产批号的。
（3）超过有效期的。
（4）直接接触药品的包装材料和容器未经批准的。
（5）擅自添加着色剂、防腐剂、香料、矫味剂及辅料的。
（6）其他不符合药品标准规定的。

细目四 药品价格和广告的管理

要点一 药品价格管理

根据《药品管理法》，我国药品价格管理的措施分为政府定价和市场自主定价两种方式。

1. 药品政府定价的管理措施

依法实行政府定价、政府指导价的药品，政府价格主管部门应当依照《中华人民共和国价格法》规定的定价原则，依据社会平均成本、市场供求状况和社会承受能力合理制定和调整价格，做到质价相符，消除虚高价格，保护用药者的正当利益。药品的生产企业、经营企业和医疗机构必须执行政府定价、政府指导价，不得以任何形式擅自提高价格。

2. 药品市场自主定价的管理措施

依法实行市场调节价的药品，药品的生产企业、经营企业和医疗机构应当按照公平、合理和诚实信用、质价相符的原则制定价格，为用药者提供价格合理的药品。药品的生产企业、经营企业和医疗机构应当遵守国务院价格主管部门关于药价管理的规定，制定和标明药品零售价格，禁止暴利和损害用药者利益的价格欺诈行为。

3. 药品价格管理中相关主体的法定义务

药品的生产企业、经营企业和医疗机构应当依法向政府价格主管部门提供其药品的实际购销价格和购销数量等资料。药品生产企业应当依法向政府价格主管部门如实提供药品的生产经营成本，不得拒报、虚报、瞒报。医疗机构应当向患者提供所用药品的价格清单。医疗保险定点医疗机构还应当按照规定如实公布其常用药品的价格，加强合理用药的管理。

要点二 药品广告管理

1. 药品广告的审批与监督管理

我国法律对药品广告实施"送审制"，即药品广告须经企业所在地（省、自治区、直辖市）人民政府药品监督管理部门批准，并发给药品广告批准文号；未取得药品广告批准文号的，不得发布药品广告。省级药品监督管理部门应当对其批准的药品广告进行检查，对于违反本法和《中华人民共和国广告法》的广告，应当向广告监督管理机关通报并提出处理建议，广告监督管理机关应当依法作出处理。

2. 药品广告的限制性规定

处方药可以在国务院卫生行政部门和国务院药品监督管理部门共同指定的医学、药学专业刊物上介绍，但不得在大众传播媒介发布广告或者以其他方式进行以公众为对象的广告宣传。药品广告的内容必须真实、合法，以国务院药品监督管理部门批准的说明书为准，不得含有虚假的内容。药品广告不得含有不科学的表示功效的断言或者保证；不得利用国家机关、医药科研单位、学术机构或者专家、学者、医师、患者的名义和形象作证明。非药品广告不得有涉及药品的宣传。

细目五 法律责任

要点 医疗机构相关违法行为的法律责任

1. 医疗机构无证配制制剂的法律责任

未取得《医疗机构制剂许可证》配制药品的，依法予以取缔，没收违法生产、销售的药品和违法所得，并处违法生产、销售的药品（包括已售出的和未售出的药品）货值金额两倍以上5倍以下的罚款；构成犯罪的，依法追究刑事责任。

2. 医疗机构配制、销售假劣药的法律责任

生产、销售假药的，没收违法生产、销售的药品和违法所得，并处违法生产、销售药品货值金额两倍以上5倍以下的罚款；有药品批准证明文件的予以撤销，并责令停产、停业整顿；情节严重的，吊销《医疗机构制剂许可证》；构成犯罪的，依法追究刑事责任。生产、销售劣药的，没收违法生产、销售的药品和违法所得，并处违法生产、销售药品货值金额1倍以上3倍以下的罚款；情节严重的，责令停产、停业整顿或者撤销药品批准证明文件，吊销《医疗机构制剂许可证》；构成犯罪的，依法追究刑事责任。

3. 医疗机构违反进货渠道规定的法律责任

医疗机构从无《药品生产许可证》、《药品经营许可证》的企业购进药品的，责令改正，没收违法购进的药品，并处违法购进药品货值金额两倍以上5倍以下的罚款；有违法所得的，没收违法所得；情节严重的，吊销《医疗机构执业许可证书》。

4. 医疗机构违法使用药品批准证明文件的法律责任

伪造、变造、买卖、出租、出借许可证或者药品批准证明文件的，没收违法所得，并处违法所得1倍以上3倍以下的罚款；没有违法所得的，处2万元以上10万元以下的罚款；情节严重的，并吊销卖方、出租方、出借方的《医疗机构制剂许可证》或者撤销药品批准证明文件；构成犯罪的，依法追究刑事责任。

5. 医疗机构违法配制和使用制剂的法律责任

提供虚假的证明、文件资料样品或者采取其他欺骗手段取得《医疗机构制剂许可证》或者药品批准证明文件的，吊销《医疗机构制剂许可证》，或者撤销药品批准证明文件，5年内不受理其申请，并处1万元以上3万元以下的罚款。医疗机构将其配制的制剂在市场销售的，责令改正，没收违法销售的制剂，并处违法销售制剂货值金额1倍以上3倍以下的罚款；有违法所得的，没收违法所得。

6. 医疗机构在药品购销活动中违法行为的法律责任

医疗机构的负责人、药品采购人员、医师等有关人员收受药品生产企业、药品经营企

业或者其代理人给予的财物或者其他利益的,由卫生行政部门或者本单位给予处分,没收违法所得;对违法行为情节严重的执业医师,由卫生行政部门吊销其执业证书;构成犯罪的,依法追究刑事责任。

7. 医疗机构的民事赔偿责任

医疗机构违反《药品管理法》的规定,给药品使用者造成损害的,依法承担赔偿责任。

第十七单元 医疗机构从业人员行为规范

细目一 医疗机构从业人员行为规范总则

要点 总则

1. 为规范医疗机构从业人员行为,根据医疗卫生有关法律法规、规章制度,结合医疗机构实际,制定本规范。

2. 本规范适用于各级各类医疗机构内所有从业人员,包括:

(1) 管理人员。指在医疗机构及其内设各部门、科室从事计划、组织、协调、控制、决策等管理工作的人员。

(2) 医师。指依法取得执业医师资格或执业助理医师资格,经注册在医疗机构从事医疗、预防、保健及临床科研教学等工作的人员。

(3) 护士。指经执业注册取得护士执业证书,依法在医疗机构从事护理工作的人员。

(4) 医技人员。指医疗技术人员,主要包括医疗机构内各种检验检查科室技术人员、口腔技师、康复理疗师、医学物理工程师和医疗器械检验、维护人员等。

(5) 药学技术人员。指依法取得药学专业技术职称,在医疗机构从事药学工作的药师及技术人员。

(6) 其他人员。指除以上五类人员外,在医疗机构从业的其他人员,主要包括物资、总务、设备、信息、统计、财务、基本建设、后勤等部门工作人员。

3. 医疗机构从业人员,既要遵守本文件所列基本行为规范,又要遵守与职业相对应的分类行为规范。

细目二 医疗机构从业人员基本行为规范

要点 基本行为规范

1. 以人为本,践行宗旨。坚持救死扶伤、防病治病的宗旨,以病人为中心,全心全意为人民健康服务。

2. 遵纪守法,依法执业。自觉遵守国家法律法规,遵守医疗卫生行业规章和纪律,严格执行所在医疗机构各项制度规定。

3. 尊重患者，关爱生命。遵守医学伦理道德，尊重患者的知情同意权和隐私权，为患者保守医疗秘密，维护患者合法权益；尊重患者被救治的权利，不因种族、宗教、地域、贫富、地位、残疾、疾病等歧视患者。

4. 优质服务，医患和谐。言语文明，举止端庄，认真践行医疗服务承诺，加强与患者的交流与沟通，自觉维护行业形象。

5. 廉洁自律，恪守医德。弘扬高尚医德，严格自律，不索取和非法收受患者财物，不利用执业之便谋取不正当利益；不收受医疗器械、药品、试剂等生产、销售企业或人员以各种名义、形式给予的回扣、提成，不参与其提供的各类娱乐活动；不违规参与医疗广告宣传和药品医疗器械促销，不倒卖号源。

6. 严谨求实，精益求精。热爱学习，钻研业务，努力提高专业素养，抵制学术不端行为。

7. 爱岗敬业，团结协作。忠诚职业，尽职尽责，正确处理同行同事间关系，互相尊重，互相配合，和谐共事。

8. 乐于奉献，热心公益。积极参加上级安排的指令性医疗任务和社会公益性的扶贫、义诊、助残、支农、援外等活动，主动开展公众健康教育。

细目三 药学技术人员行为规范

要点 具体行为规范

1. 严格执行药品管理法律法规，科学指导用药，保障用药合理、安全。
2. 认真履行处方审核调配职责，坚持查对制度，不得对处方所列药品擅自更改或代用。
3. 配合医师做好患者用药使用禁忌、不良反应、注意事项和使用方法的解释说明，详尽解答用药疑问。
4. 严格执行药品采购、验收、保管、供应等各项制度规定，不得私自销售、使用非正常途径采购的药品。
5. 加强药品不良反应监测，自觉执行药品不良反应报告制度。

（田侃）

中药炮制学

第一单元　炮制与临床疗效

细目一　炮制与临床疗效

要点一　净制与临床疗效的关系

净制去除药材中掺夹的泥土、虫蛀品、霉烂品及混入的有毒物质等杂质及非药用部位，以保证用药的剂量准确。如黄芪中混入狼毒，若不拣出，则可能导致中毒甚至死亡。巴戟天不去木心则可能达不到治疗效果。

要点二　切制与临床疗效的关系

在饮片切制过程中，水处理软化的程度、片型规格、干燥方式等都直接影响着饮片质量，进而影响到临床疗效。

要点三　加热炮制与临床疗效的关系

加热炮制可从多方面影响临床用药的安全和有效。如水蛭经滑石粉烫制纠正了不良气味，降低毒性，质脆易碎；马钱子砂烫，毒性降低；栀子炒焦缓和苦寒之性；黄芩蒸制可杀酶保苷等。

要点四　加辅料炮制与临床疗效的关系

中药经辅料制后，在性味、功效、作用趋向、归经和毒副作用方面都会发生某些变化，从而能最大限度地发挥疗效。如大黄酒炙可缓和苦寒之性，藉酒升腾之性引药上行，善清上焦之热。蜜炙增强止咳药或补气药的作用。黄柏盐炙可引药入肾经，增强泻相火之力。

细目二　炮制对药性的影响

要点一　炮制对药物四气五味的影响

1. 通过炮制，纠正药物过偏之性

如栀子苦寒之性甚强，经过用辛温的姜汁制后，能降低苦寒之性，以免伤中，即所谓以热制寒，称为"反制"。

2. 通过炮制，增强药物的性味

如以苦寒的胆汁制黄连，更增强黄连苦寒之性，所谓寒者益寒；以辛热的酒制仙茅，增强仙茅温肾壮阳作用，所谓热者益热，称为"从制"。

3. 通过炮制，改变药物性味，扩大药物的用途

如生地甘寒，具有清热凉血、养阴生津作用；制成熟地后，则转为甘温之品，具有滋阴补血的功效。天南星辛温，善于燥湿化痰、祛风止痉；制成胆南星，则性味转为苦凉，具有清热化痰、息风定惊的功效。

要点二　炮制对药物升降浮沉的影响

炮制可改变药物作用于机体的趋向，尤以具有双向调节作用的药物更为明显。如生莱菔子，能升能散，可涌吐风痰；炒莱菔子，功专沉降，下气化痰，消食除胀。生黄柏，功在沉降，清下焦湿热；酒黄柏，藉酒的甘、辛、温升浮之性，使之清上焦之热。

要点三　炮制对药物毒性的影响

1. 改变毒性成分的结构

如川乌、草乌所含的剧毒双酯型生物碱乌头碱，经蒸煮后，可使其水解为乌头次碱及乌头原碱，毒性显著降低。

2. 降低毒性成分的含量

如巴豆、千金子所含的脂肪油，是峻泻及毒性成分，经去油制霜后，毒性降低；斑蝥经米炒后，可降低其毒性成分斑蝥素的含量而降毒。

3. 利用某些辅料的解毒作用

如半夏、天南星经白矾、生姜制，芫花、商陆经醋制均能降低其毒性。

要点四　炮制对药物归经的影响

药物加入辅料炮制后，或改变归经，或可以引导药力直达病所，更好地发挥疗效。一般醋制入肝经、蜜制入脾经、盐制入肾经等。如知母归肺、胃、肾经，具有清肺、凉胃、泻肾火的作用，盐炙后则主要作用于肾经，可增强滋阴降火的功效。

细目三　炮制与方剂疗效的关系

要点一　提高疗效

1. 增强方剂中药物的作用

如三子养亲汤中的紫苏子、白芥子、莱菔子炒黄应用，利于成分溶出使疗效增强。

2. 保证方中各药比例准确，充分发挥配伍后的综合疗效

如二妙散由黄柏和苍术组成，其中黄柏需除去粗皮（栓皮），否则就等于减少了黄柏的实际用量，两药的比例发生了变化，造成全方燥湿之力甚强，清热之力不足。

3. 增强对病变部位的作用

如缩泉丸中益智仁、山药和乌药三药合用，温肾祛寒，健脾运湿，使全方作用侧重于肾，兼能顾脾。益智仁主入脾经，兼入肾经，选用盐炙品则引药入肾经，为方中君药，具有温肾纳气、固涩小便的作用。

4. 突出临床需要的药效，提高全方的临床疗效

如柴胡在小柴胡汤中宜生用，且用量较大，取其生品气味俱薄，轻清升散，和解退热之力胜；在补中益气汤中，柴胡升阳举陷，不但用量宜小，且宜生用，取其轻扬而升或助它药升提；在柴胡疏肝散中，柴胡以醋炙为宜，取其升散之力减弱，而疏肝止痛之力增强。

要点二 消减不良反应

1. 消除药物本身不利于治疗的因素

如在四逆汤中用干姜生品，取其能守能走，力猛而速，功专温脾阳而散里寒，助附子破阴回阳，以迅速挽救衰微的肾阳。在生化汤中则需用炮姜，这是因为生化汤主要用于产后受寒，恶露不行，小腹冷痛等，若用生品，则因辛燥，耗气伤阴，于病不利。

2. 调整辅助药物的药性，制约方中主药对机体的不利影响

如调胃承气汤，为治热结阳明的缓下剂，然而芒硝、大黄均系大寒之品，易伤脾阳；又因二物下行甚速，足以泄热，方中甘草不是泻火解毒，是为了缓和大黄、芒硝速下之性，兼顾脾胃，所以甘草原方要求炙用，取其甘温，善于缓急益脾。

要点三 扩大应用范围

如四物汤，由当归、川芎、白芍、熟地黄组成，是补血调血的基础方，方中地黄选用不同的炮制品，可改变其适应证。血虚血热者，可用生地，取其甘凉，清热滋阴凉血之效。血虚无热者，可用熟地，滋阴补血。血虚腹痛者，除加炙甘草外，白芍改为酒制品，以防其酸寒之性损伤脾阳，特别是产后血虚腹痛，用酒白芍效果更好。血虚兼瘀滞者，除加桃仁、红花外，当归、川芎改为酒炙可增强其活血祛瘀的作用。

要点四 适应剂型要求

方剂需要做成制剂才能供病人应用，而每一个制剂又都属于某一剂型，剂型不同则制备方法不同，故对药物的炮制要求亦不同。如做藿香正气丸需用制半夏，做藿香正气水则可用生半夏。汤剂通常用炮制后的饮片配方，但制备黄芪注射液或延胡索乙素片时，则常选用相应的生品提取某种成分。

（孙秀梅）

第二单元 中药炮制的目的及对药物的影响

细目一 中药炮制的目的

要点 结合具体药物认识炮制的目的

1. 降低或消除药物的毒性或副作用

有的药物虽有较好的疗效，但因毒性或副作用较大，临床应用能影响人的安危，通过炮制，可以降低其毒性或副作用。如剧毒的川乌（草乌）、附子，历代有许多解毒的方法，或浸渍，或漂洗，或清蒸，或单煮，或加入辅料共同蒸、煮。现代研究表明，乌头炮制后可使剧毒的乌头碱水解或分解成毒性低的乌头次碱和乌头原碱而降低毒性，且不影响其强心、解热、镇痛、镇静等作用。又如苍耳子、蓖麻子等有毒中药，经过加热炮制后，其中所含毒性蛋白因受热变性而达到降低毒性的目的。

炮制也可除去或降低药物的副作用。如临床上遇到失眠、心神不安而又大便稀溏的病人，此时需用柏子仁宁心安神。但生柏子仁有滑肠通便的副作用，服后可使病人发生腹泻，此时可将柏子仁压去油脂制成柏子仁霜应用，以消除其副作用。

2. 改变或缓和药性

如生甘草性味甘凉，长于清热解毒、清肺化痰，经蜜炙为炙甘草后，性味转为甘温，善于补脾益气、缓急止痛，可见甘草经炮制后，其药性由凉转温，功能由清转补，改变了原有的药性。又如麻黄生用，辛散解表作用较强，经蜜制后，具辛散解表作用的挥发油减少，辛散作用缓和，加之蜂蜜的协同作用，使止咳平喘作用增强。再如黄连生用过于苦寒，易伤脾胃，经姜炙后，不仅缓和其苦寒之性，而且还增强和胃止呕作用。

3. 增强药物疗效

一般来说，炮制提高中药疗效方法有增加溶出、提高疗效，辅料协同、增强疗效，制备新药、扩大疗效，减少损失、保存疗效等几种。如果实种子类药物，炒制后表皮爆裂，有效成分易于溶出，这便是"逢子必炒"的根据和用意；动物药鳖甲砂烫醋淬后，其蛋白质溶出率大大高出生品；延胡索醋炙后，其所含的难溶于水的游离生物碱延胡索乙素变成能溶于水的生物碱盐，大大提高了其镇痛效果。又如黄芩用蒸法处理后，可破坏黄芩苷分解酶，从而利于黄芩苷的保存，使其入药后发挥治疗作用。再如血余、棕榈等，生品不作药用，经制成炭药后，则为止血散瘀之良药；黑豆生用滋补肝肾、养血祛风、解毒，经干馏制成黑豆馏油，则主要外用，以消炎、抗菌、收敛见长，使黑豆一药多用。

4. 改变或增强药物作用的趋向

中医对药物作用的趋向以升、降、浮、沉来表示。中药通过炮制，可以改变其作用趋向。如莱菔子，辛甘平，偏温，作用升浮。古人认为，该药能升能降。生莱菔子，升多于降，用于涌吐风痰；炒莱菔子，降多于升，用于降气化痰，消食除胀。

5. 改变药物作用的部位或增强对某部位的作用

中医对于疾病的部位通常以经络脏腑来归纳，通过炮制可引药入经，改变药物作用部位。柴胡、香附等经醋制后有助于引药入肝，更有效地治疗肝经疾病。小茴香、益智仁、橘核等经过盐制后，有助于引药入肾，更好地发挥治疗肾经疾病的作用。

6. 便于制剂和调剂

来源于植物类根、茎、藤、木、花、果、叶、草等的中药材，经水制软化，切制成一定规格的片、丝、段、块后，既便于制剂及调剂配方，又利于提高药物的生物利用度。质地坚硬的矿物类、甲壳类及动物化石类药材很难粉碎，不便制剂和调剂，在短时间内也不易煎出其药效成分，因此必须经过加热等处理，使之质地酥脆而便于粉碎、便于煎出。如砂烫醋淬鳖甲，砂烫马钱子，蛤粉烫阿胶，火煅醋淬自然铜、代赭石等。

7. 洁净药物，利于贮藏保管

中药在采收、仓贮、运输过程中常混有泥沙杂质，并有残留的非药用部位和霉败品，因此必须经过严格的分离和洗刷，使其达到所规定的纯净度，以保证临床用药的卫生和剂量的准确。例如根类药物的芦头（根上部之根茎部分）、皮类药材的粗皮（栓皮）、昆虫类药物的头足翅等常应除净。有的虽是同一种植物，但由于部位不同，其作用也不同，故须分别入药，如麻黄的根与茎。同时，药物经过炒制、烘烤等加热炮制处理，可达到除去水分、杀灭虫害和微生物的作用，使药物在贮存期中不致因霉败或虫害而影响疗效。如桑螵蛸经蒸制可以杀死虫卵利于贮藏而保存药效；含苷类成分的药物黄芩、苦杏仁等，经蒸制可起杀酶保苷作用。

8. 矫臭矫味，利于服用

动物类药物（如紫河车、蕲蛇），树脂类药物（如乳香、没药）或其他有特殊不快气味的药物，往往为病人所厌恶，难以口服，或服后有恶心、呕吐等不良反应。为了利于服用，常将此类药物采用漂洗、麸炒、酒制、醋制、蜜制等方法处理以达到矫臭、矫味的效果。

细目二　炮制对药物化学成分的影响

药物的化学成分是药物发挥临床作用的物质基础。中药经过炮制后，由于加热、水浸及酒、醋、药汁等辅料处理其性质产生了不同程度的变化，有的成分易于溶出；有的成分反而难于溶出；有的成分被水解或转化成新的成分，产生质的变化；有的毒性成分或无效成分被除去。所有这些炮制而引起的变化都与疗效有密切的关系，直接影响着中药的临床效果，因此，炮制对中药成分的影响及理化性质的变化，对中药的疗效具有重要意义。现根据药物所含的成分性质，从安全有效的角度，来分析一下炮制与成分的关系，以加深理解。

要点一　对含生物碱类药物的影响

大多数生物碱均具有较复杂的含氮环状结构，有似碱的性质，且有较强的生理活性，根据需要可分别处理如下：

1. 生物碱为有效成分，应尽量减少损失，提高其溶出率

游离生物碱除季铵类生物碱和一些分子量较低或含极性基团较多的生物碱外，一般都不溶或难溶于水，能溶于弱酸、乙醇。根据这一性质，炮制时常常选用醋、黄酒、白酒等辅料进行加工处理。因为醋是弱酸，不仅可使游离生物碱转化为生物碱盐而溶于水，还可使药材中的生物碱与鞣质或草酸结合成不溶性盐，转换成醋酸盐而易溶于水，从而提高煎出率或溶出率。如以生物碱为主要有效成分的止痛要药延胡索，就常用醋炙法进行炮制。炮制后，延胡索中的生物碱溶出率较生品高出近一倍，大大提高了其镇痛效果。而酒则具有稀醇性质，是一种良好的溶剂，不论是游离生物碱或其盐类，都能溶解，便于浸出有效成分，提高药物的疗效。

对不耐热或少数易溶于水的生物碱，炮制时宜少加热或不加热，或尽量减少与水接触

的时间，以免有效成分损失。如山豆根、石榴皮、龙胆草等中的生物碱，性质不稳定，受热易破坏，故应避免加热，宜软化切片生用。又如槟榔碱是槟榔驱虫的有效成分，黄连中的小檗碱等，这些生物碱易溶于水，在软化处理时应少泡多润，药透水尽，尽量避免生物碱流失，影响疗效。

2. 生物碱为毒性成分，应减少其含量或转化其化学结构，降低毒性

各种生物碱都有不同的耐热性，有的在高温情况下不稳定，可产生水解或分解变化。因此，对某些毒性生物碱常采用水漂、加热等方法处理，使毒性成分含量减少或结构发生变化，以降低其毒性，保证药物的安全有效。如乌头碱在高温条件下可水解成毒性小得多的乌头次碱或乌头原碱，士的宁在加热条件下可转变为异士的宁或其氮氧化合物等降低毒性。

3. 同植物不同药用部位所含生物碱生物活性不同，应区分不同的药用部位

如麻黄茎含有较多的麻黄碱和伪麻黄碱，具有升高血压作用。而麻黄根所含麻根碱则具有降低血压作用，在净选加工时应严格区分不同药用部位，以确保疗效。

要点二 对含苷类药物的影响

苷系糖分子中环状半缩醛上的羟基与非糖分子中的羟基（或酚基）失水缩合而成环状缩醛衍生物。根据需要，对含苷类药物，可作如下炮制：

1. 苷为有效成分，应尽量减少损失，提高其溶出率

含有苷类成分的药物通常同时含有相应专一的分解酶，在一定的温度和湿度条件下容易被相应的酶所水解，但其酶性质不稳定，易受高温的影响而被破坏，故炮制时常采用炒、烘、蒸、燀等加热的方法处理药物，以破坏酶，保存苷的完整性。如槐花、苦杏仁、黄芩等含苷药物，采收后若长期放置，相应的酶便可分解芦丁、苦杏仁苷、黄芩苷，从而使这些药物疗效降低，常用加热法处理，以杀酶保苷。

苷一般能溶于酒和水中，所以含苷类药物常选择黄酒作为炮制辅料，以提高其溶出率。如黄芩用酒炮制。而甘草、陈皮等药物，因其中所含的苷易溶于水，故水制时应尽量少泡多润，以避免其苷溶解于水或发生水解而受损失，影响药效。苷在酸性条件下容易水解，不但减低了苷的含量，还增加了成分的复杂性，故炮制时一般不用或少用醋处理。

2. 苷为无效或有副作用的成分时，应破坏其苷

何首乌功主补肝肾、益精血，但同时还有通大便的功效，通大便的主要成分就是蒽醌苷。如将何首乌用于肝肾虚弱、精血不足的虚弱患者时，其具泻下作用的蒽醌苷就变成无效成分，甚至会带来副作用，欲补其虚反致泻下，故入药前，必须通过加热等方法破坏其苷，消除泻下的副作用。

要点三 对含挥发油类药物的影响

挥发油是指水蒸气蒸馏所得到的挥发性油状成分的总称，也是一种具有治疗作用的活性成分。挥发油大多具有芳香气味，在常温下可以自行挥发不留任何油迹，大多数比水轻，易溶于多种有机溶剂及脂肪油中，在70%以上的乙醇中能全溶，在水中的溶解度极小，呈油状液体。根据需要，此类药物可分别进行如下处理：

1. 挥发油是有效成分，应尽量减少损失

由于含挥发性成分的药物在炮制过程中常因加热等处理，致使其挥发油含量显著减少，故这类药物不宜加热处理。在软化切片过程中，要抢水洗，尽量缩短药物与水接触的时间，以免香气走失，切片后也宜低温干燥，不能曝晒，若用人工方法干燥，其温度必须在50℃以下，如荆芥、薄荷等。又因挥发油对空气、日光、温度都较敏感，故凡含挥发油类的药物应及时加工处理并密封，在阴凉干燥处保存。

2. 使挥发油减量，以缓和药性

如苍术含挥发油较多，具有刺激性，即"燥性"。苍术通过炮制后，挥发油含量明显降低，达到了缓和燥性的目的。麻黄蜜炙具发汗作用的挥发油可减少1/2以上，而具有平喘作用的麻黄碱含量则基本未受影响，再加上蜂蜜的辅助作用，可使炙麻黄辛散发汗作用缓和，更适用于喘咳的治疗。

3. 使挥发油发生质变，以改变药性

有的药物炮制后挥发油既有量变又有质变，因而药理作用也发生了改变。如荆芥炒炭后，从其所含挥发油中检出9种生荆芥油所没有的新成分，并具有止血作用。

要点四　对含无机化合物类药物的影响

无机成分大量存于矿物、动植物化石和甲壳类药物中，在植物药中也含有较多的无机盐类，如钠、钾、钙、镁盐等，他们大多与组织细胞中的有机酸结合成盐而存在。在炮制时，应根据临床需要进行处理。

炮制过程中，有时水处理时间过长，可使所含水溶性无机盐类成分流失而降低疗效。如夏枯草中含有大量钾盐，若经长时间水处理，会大大降低其降压、利尿作用。

矿物类药物通常采用煅烧或煅烧醋淬的方法，除了可改变其物理性状，使之易于粉碎，有利于有效成分溶出外，也有利于药物在胃肠道的吸收，从而增强疗效，如磁石、自然铜、礞石等。某些含结晶水的矿物药，经煅制后失去结晶水而改变药效，如石膏、明矾、寒水石等。在加热炮制过程中，还可改变某些药物的化学成分，产生新的治疗作用。如炉甘石原来的主要成分为碳酸锌（$ZnCO_3$），煅后变为氧化锌（ZnO），具有解毒、明目退翳、收湿止痒、敛疮的作用。有的药物中所含无机成分在加热后可转化为有毒物质，如雄黄（As_2S_2）经加热后可生成剧毒的As_2O_3，故有"雄黄见火毒如砒"之说。

要点五　对含其他成分类药物的影响

1. 对含鞣质类药物的影响

鞣质具有收敛止血、止泻、抑菌、保护黏膜等作用。由于鞣质易溶于水，特别是热水，故此类药物在水处理时，应少泡多润，尤其不能用热水浸泡，以免鞣质损失。鞣质为强的还原剂，暴露于日光和空气中易被氧化，颜色加深，如中药槟榔、白芍等切片时露置空气中有时色泽泛红，就是这些药物所含的鞣质被氧化所致。鞣质能与铁产生化学反应，生成鞣酸铁盐，而产生沉淀，如何首乌含有一定量的鞣质，故不能用铁质容器炮制。鞣质较耐高温，槐花经高温炮制后可增加其含量，涩性增加，增强止血作用。

2. 对含有机酸类药物的影响

低分子的有机酸大多数能溶于水，如地龙平喘的主要成分丁二酸、夏枯草利尿的主要成分熊果酸等，此类药物在水处理时宜少泡多润，以防止成分损失。五味子、乌梅中的有机酸为与金属离子结合生成盐或与醇结合生成酯的结合态，往往较难溶于水，经醋制后，使其所含的有机酸游离出来，发挥疗效。过多的有机酸对胃有刺激性，不利于胃病患者，尤其是溃疡病，同时对牙齿也会带来损伤，所以应用加热的炮制方法除去部分有机酸。如山楂炒焦后，部分有机酸被破坏，酸性降低，从而减少了对胃肠道的刺激。

3. 对含油脂类药物的影响

油脂通常有润肠通便的作用，如活血化瘀的桃仁、养心安神的柏子仁等种子类药物均含有油脂。若润肠通便为药物的治疗作用之一，则应尽量保存其油脂的含量，宜直接捣碎入药；若药物不需此润下作用，或患者平素便溏，则应将其去油制成霜应用，以免产生滑肠等副作用。

有的油脂有毒，有的油脂泻下作用峻烈，有的油脂有令人呕吐的副作用。对这些药物，炮制时应尽量减少或控制其油脂的含量。如瓜蒌仁经去油制霜法炮制，可除去令人恶心呕吐之弊，使之更适应脾胃虚弱患者；巴豆的油脂既是有效成分，又是有毒成分，则宜用去油制霜法，控制其巴豆油的含量在 18%～20%，使之适中，不致中毒。

4. 对含树脂类药物的影响

树脂是一类复杂的混合物，多有一定的生理活性。树脂一般不溶于水，而溶于乙醇等有机溶媒。炮制含树脂类成分的药物时，可用辅料酒、醋等处理，以提高其溶解度，增强疗效。如乳香、没药醋炙，能增强活血止痛作用，但若炒制温度过高，可促使树脂变性，反而影响疗效。若树脂作用峻猛或有毒性，应尽量降低其含量。如牵牛子中的树脂苷，具峻泻作用，易伤正气，炮制时应采用炒法等处理来破坏部分树脂苷，以缓和峻泻或毒性。

5. 对含蛋白质、氨基酸类药物的影响

蛋白质为有效成分时，应尽量保存其蛋白质的活性。因蛋白质能溶于水，生成胶体溶液，故这类药材在软化处理时，不宜用水浸泡，也不能加热，否则会使蛋白质损失或凝固变性而失去药效。如蜂王浆、雷丸、天花粉等以生用为宜。蛋白质能和许多蛋白质沉淀剂，如鞣酸、重金属盐产生沉淀，故一般不宜和鞣质类的药物在一起加工炮制。此外，酸碱度对蛋白质和氨基酸的稳定性、活性影响很大，加工炮制时应根据药物的性质妥善处理。蛋白质经过加热后，往往能产生新的物质，有一定的治疗作用，如鸡蛋黄、黑豆、大豆等经干馏能产生含氮的吡啶类、卟啉类衍生物而具抗真菌、抗过敏和镇痉作用。氨基酸还能在少量水分存在的条件下与单糖产生化学反应，生成具有特异香味的环状化合物。如缬氨酸和糖能生成味香可口的褐色类黑素，亮氨酸和糖类能产生强烈的面包香味。所以麦芽、稻芽等炒后变香而具健脾消食作用。

因蛋白质加热会凝固变性，故凡药物中的蛋白质为毒性成分时，常采用加热的方法，凝固毒性蛋白，降低或消除毒性。如扁豆，其含有对人红细胞非特异性凝集素，具有某些球蛋白的特性，生用可抑制大白鼠的生长，甚至引起肝脏区域性坏死，经煮后即可破坏，使其毒性大为减弱。

6. 对含糖类药物的影响

单糖及小分子寡糖易溶于水,在热水中溶解度更大;多糖难溶于水,但能被水解成寡糖、单糖。因此在炮制含糖类成分的药物时,要尽量少用水处理,必须用水泡时要少泡多润,尤其要注意与水共同加热的处理。糖与苷元可结合成苷,故一些含糖苷类药物在加热处理后,可分解出大量糖。如生地制成熟地后甜度增加;何首乌制后还原糖含量随之增加,这都与糖类成分变化有关。

(孙秀梅)

第三单元 中药炮制的辅料

炮制辅料是指在炮制过程中应用的除主药以外的一切附加物料的总称。其性质、成分对所炮制的药物有一定的影响,与中药炮制品的临床疗效也有一定的关系。炮制辅料的作用在于以下两个方面:一是具有中间传热体作用,另一个是发挥药性作用(协同或拮抗)。炮制辅料依照其应用时的形态分为"固体辅料"和"液体辅料"。

要点一 液体辅料的种类

液体辅料主要有酒、醋、蜂蜜、食盐水、生姜汁、甘草汁、黑豆汁、米泔水、胆汁、麻油等。

要点二 液体辅料的炮制作用

1. 酒

制药用酒有白酒和黄酒两大类,黄酒为粮食酿造而成,含乙醇15%~20%,白酒为酿造后经蒸馏而成,含乙醇50%~70%。炮制用酒以黄酒为主,用于酒炙、酒蒸、酒炖、酒浸淬等;白酒多用于浸泡药物。酒的性味甘辛、大热,能活血通络、祛风散寒、行药势、矫臭矫味。药物经酒制后有助于有效成分的溶出,而增强疗效。动物的腥膻气味为三甲胺、氨基戊醛类等成分,酒制时它能随酒挥发而除去,酒有酯类等醇香物质,可以矫臭矫味。常用酒制的药物有黄连、黄芩、大黄、白芍、白花蛇、山茱萸、女贞子等。

2. 醋

制药多用米醋等食用醋,含醋酸4%~6%。醋制的方法有醋炙、醋蒸、醋煮、醋浸淬等。醋味酸苦,性温。具有引药入肝、理气、止血、行水、消肿、解毒、散瘀止痛、矫味矫臭等作用。药物经醋制后,能与药物中所含的游离生物碱结合成盐,从而增加其溶解度而易煎出有效成分,提高疗效;醋能使大戟、芫花等药物的毒性降低;醋能和具腥膻气味的三甲胺类成分结合成盐而无臭气,故可除去药物的腥臭气味而矫臭矫味。此外醋还具有杀菌防腐作用。常用醋制的药物有延胡索、甘遂、商陆、大戟、芫花、莪术、香附、柴胡等。

3. 蜂蜜

蜂蜜为蜜蜂采集花粉酿制而成。主要成分为果糖、葡萄糖，两者约占蜂蜜的70%，尚含少量蔗糖、麦芽糖、矿物质、蜡质、含氧化合物、酶类、氨基酸、维生素等物质。炮制常用的是炼蜜。其性味甘平，能补中润燥，止痛，解毒，矫味矫臭。蜜能与药物起协同作用，增强其润肺止咳、补脾益气作用。还能矫味，缓和药性及降低药物的副作用等。常用蜂蜜制的药物有黄芪、甘草、桑白皮、枇杷叶、款冬花、紫菀、麻黄、马兜铃等。蜂蜜不得用金属容器贮藏，因为铁与蜂蜜中的糖类化合物作用，锌与蜂蜜中的有机酸作用，均可生成有毒物质。

4. 食盐水

食盐水为食盐的结晶体加水溶解，经过滤而得的澄明的液体。主要成分为 NaCl，尚含少量的硫酸盐、镁、钡、氟、砷、铅等。其性味咸寒，能强筋骨、软坚散结、清热凉血、解毒、防腐，并能矫臭矫味。药物经盐制后，能改变药性，增强滋补肝肾、滋阴降火、疗疝止痛等作用。常以食盐水制的药物有杜仲、小茴香、益智仁、橘核、车前子等。

5. 生姜汁

姜汁为姜科植物鲜姜的根茎经捣碎榨取的汁液，或以干姜加适量的清水共煎去渣而得的黄白色液体，有姜的香辣气味。姜味辛，性温。有发汗解表、温中散寒、降逆止呕、温肺化痰、解毒等功效。经姜汁制后能抑制药物的寒性，增强疗效，降低毒性。常以姜汁制的药物有黄连、半夏、竹茹、厚朴等。

6. 甘草汁

甘草汁为甘草饮片经水煮后去渣而得的黄棕色至深棕色的液体。甘草味甘，性平。有补脾润肺、缓急止痛、调和诸药、解毒等功效。药物用甘草汁制主要为缓和药性，降低药物毒性。常以甘草汁制的药物有半夏、远志、吴茱萸等。

7. 黑豆汁

黑豆汁为大豆的黑色种子，加适量清水煮熬去渣而得的黑色混浊液体。黑豆味甘，性平。有滋补肝肾、养血祛风、活血、利水、解毒等功效。应用黑豆汁炮制的药物主要能增强滋补肝肾的疗效，降低药物毒性或副作用等。常以黑豆汁制的药物有何首乌等。

8. 米泔水

米泔水为淘米时第二次滤出之灰白色混浊液体，实为淀粉与水的混悬液。米泔水味甘，性寒。功能清热凉血、利小便，对油脂有吸附作用，常用来浸泡含油脂较多的药物，用以除去部分油脂，降低药物辛燥之性，增强补脾和中作用。用米泔水制的药物有苍术等。

9. 胆汁

胆汁系牛、猪、羊的新鲜胆汁，以牛胆汁为佳。胆汁味苦，大寒。有清肝明目、利胆通肠、解毒消肿、润燥等功效。主要用于制备胆南星，可降低天南星的毒性，改变天南星的性能。

10. 麻油

麻油为胡麻科植物芝麻的干燥成熟种子，经冷压或热压所得的油脂。麻油味甘，性微寒。能清热、润燥、生肌。因沸点较高，常用作炮制坚硬或有毒药物，使之酥脆，降低毒性。凡混入杂质或酸败者不可用。常以麻油制的药物有马钱子、蛤蚧、地龙、豹骨等。

其他的液体辅料还有吴茱萸汁、萝卜汁、羊脂油、食用油、鳖血、石灰水等。根据临床需要而选用。

要点三　固体辅料的种类

固体辅料主要有稻米、麦麸、白矾、豆腐、土、蛤粉、滑石粉、河砂、朱砂等。

要点四　固体辅料的炮制作用

1. 稻米

稻米为禾本科植物稻的种仁，主要成分为淀粉、蛋白质、脂肪、矿物质。尚含少量的B族维生素、多种有机酸类及糖类。中药炮制多选用大米或糯米。其性味甘平，能补中益气，健脾和胃，除烦止咳，止泻。与药物共制，可增强疗效，如党参。降低刺激性和毒性，如斑蝥、红娘子。

2. 麦麸

麦麸为小麦的种皮，呈褐黄色，主含淀粉、蛋白质及维生素等。其性味甘淡，能和中益脾。与药物共制能缓和药物的燥性，去除药物的不良气味，增强疗效。常以麦麸制的药物有枳壳、枳实、僵蚕、苍术、白术等。

3. 白矾

白矾为三方晶系明矾矿石经提炼而成的不规则结晶体。主要成分为含水硫酸铝钾。白矾味酸，性寒。有解毒杀虫、收敛燥湿、祛痰、防腐的功效，与药物共制后，可防止药物腐烂，降低毒性，增强疗效。常用白矾制的药物有半夏、天南星、白附子等。

4. 豆腐

豆腐为大豆种子经粉碎加工而成的乳白色固体。主含蛋白质、维生素、淀粉等。豆腐味甘，性平。有益气和中、清热解毒、生津润燥等功效，与药物共制，可解药物毒性，去除污垢。常与豆腐共制的药物有藤黄、硫黄、珍珠（指做过装饰品的花珠）等。

5. 土

中药炮制常用的是灶心土（伏龙肝），也有应用黄土或赤石脂的。灶心土即柴灶内久经柴草熏烧的土，取出刮去焦黑的外层，研细备用。灶心土味辛，性温。有温中和胃、止呕止血、涩肠止泻等功效，与药物共制后，可降低药物的刺激性，增强药物的补脾安胃、止呕、止泻的疗效。常以土制的药物有白术、山药、当归等。

6. 蛤粉

蛤粉为帘蛤科动物文蛤或青蛤的贝壳经煅制粉碎后的灰白色粉末。蛤粉味咸，性寒。有清热化痰、软坚散结等功效，与药物共制后，可除去药物腥味，增强疗效。主要用于烫制阿胶。

7. 滑石粉

滑石粉为硅酸盐类矿物滑石族滑石。色白而带绿。经水飞或研细干燥而得。滑石味甘，性寒。有利水通淋、清热祛暑的功效，一般作中间传热体，用以拌炒药物，能使药物受热均匀，质变松脆，易于粉碎和煎出有效成分，并可杀死一些动物药表面的微生物及虫卵。常用滑石粉拌炒的药物有鱼鳔、水蛭、刺猬皮等。

8. 河砂

中药炮制常用河砂作中间传热体拌炒药物，主要取其温度高、传热快的特点，可使坚硬的药物受热均匀，经砂炒后药物质地变松脆，利于粉碎和煎出有效成分。另外砂烫炒还可以破坏药物毒性成分，易于除去非药用部位。常以砂烫炒的药物有穿山甲、骨碎补、狗脊、龟甲、鳖甲、马钱子等。

9. 朱砂

朱砂为三方晶系硫化物类矿物辰砂，主要成分为硫化汞。中药炮制用的朱砂，系取去净杂质的朱砂研细或水飞成细粉备用。朱砂味甘，性微寒。具有镇惊、安神、解毒等功效。常用朱砂拌制的药材有麦冬、茯苓、茯神、远志等。

（李飞）

第四单元　炮制品的质量要求

中药炮制品，即中药饮片，其质量的优劣直接影响药物的临床疗效，因此对炮制品均有一定的质量要求。

要点一　炮制品质量要求的项目

包括净度、片型及粉碎粒度、色泽、气味、水分、灰分、浸出物、显微及理化鉴别、有效成分、有毒成分、有害物质、卫生学检查、包装检查等。

要点二　各项目的标准

1. 净度

净度指炮制品的纯净度。即炮制品中杂质和非药用部位的限度。中药炮制品的净度要求是：炮制品不应夹带泥沙、灰屑、杂质、霉烂品、虫蛀品，应去除非药用部位，以保证调配剂量的准确。

2. 片型及粉碎粒度

炮制品的片型厚度应符合《中华人民共和国药典》（以下简称《中国药典》）或《全国中药炮制规范》的规定，并且片型平整均匀。不合格饮片应在一定限量范围之内；炮制品不得混有破碎的渣屑或残留辅料。《中药饮片质量标准通则（试行）》规定：异形片不得超过10%；极薄片不得超过该片标准厚度0.5mm，薄片、厚片、丝、块不得超过该片标准厚度1mm；段不得超过该标准厚度2mm。粉碎粒度同样也应粉粒均匀，无杂质，粉末的分等应符合《中国药典》的要求。

3. 色泽

炮制品的色泽是其内在质量的重要标志之一。生品饮片有其固有的色泽，不应有明显的变异。如白芍变红，黄芩变绿，说明药物内在成分发生了变化。在炮制操作中，常以饮片表面或断面的色泽变化作为判断炮制程度的标准。经炮制后，有的熟片比生品的颜色加深，如甘草生品黄色，蜜炙后则变为老黄色。有的改变了原来的颜色，如药物炒炭后表面变为黑色或黑褐色等。

4. 气味

炮制品应具其固有的气味，不应有变异或明显的散失。有些药物用辅料制后，除了具有药物原来的气味外，还应带有所用辅料的气和味。如醋炙品有醋香味。如果药物气味散失或者变淡薄，都会影响药性，降低疗效。因此，含挥发性成分的药物以及用酒、醋、姜、蜜等辅料炮制的中药饮片，均应密闭贮存，且不宜久贮。有些有异味的药物则可用适当的方法炮制以矫臭矫味，如马兜铃蜜炙矫味免吐，动物药炮制可矫正腥臭气味等。

5. 水分

炮制品中的含水量应控制在规定的范围内，一般在7%~13%，各类炮制品的含水量，《中药饮片质量标准通则（试行）》中规定：蜜炙品不得超过15%；酒炙品、醋炙品、盐炙品、姜汁炙品、米泔水炙品、蒸制品、煮制品、发芽制品、发酵制品均不得超过13%；烫制后醋淬制品不得超过10%。

6. 灰分

灰分是将药材或饮片在高温下灼烧、灰化，所剩残留物的重量。将干净而又无任何杂质的合格炮制品高温灼烧，所得之灰分称为"生理灰分"。如果在总灰分中加入稀盐酸滤过，将残渣再灼烧，所得之灰分为"酸不溶性灰分"。两者都是控制中药材及其炮制品的质量，特别是纯净度的指标。如《中国药典》2010版规定：干姜总灰分不得过6.0%；炮姜总灰分不得过7.0%。药材或饮片质量稳定时这两者都在一定范围之内。若饮片中混入泥沙或炮制时处理不当，导致砂、滑石粉、蛤粉、土等辅料留存，则灰分自然超标。

7. 浸出物

浸出物是炮制品用不同溶媒进行浸提，所得的干膏重量。炮制品加入溶剂，经过浸润、渗透-解吸、溶解-扩散、置换等作用，其中大部分物质都被提取出来。以此可以衡量炮制品的质量，尤其是对于有效成分尚不完全清楚或没有准确定量方法的炮制品，具有重要意义。根据炮制品中主要成分的性质和特点，可选用不同的溶媒。一般最常用的溶媒是水和乙醇，所以也称水溶性浸出物和醇溶性浸出物。如《中国药典》2010版规定：照水溶性浸出物测定法项下的热浸法测定，干姜浸出物不得少于22.0%；炮姜浸出物则不得少于26.0%。大蓟炭照醇溶性浸出物测定法项下的热浸法测定，用70%的乙醇为溶剂，不得少于13.0%。

8. 显微及理化鉴别

显微鉴别是利用显微镜来观察炮制品的组织结构或粉末中的组织、细胞、内含物等特征，鉴别炮制品的真伪、纯度，甚至质量。

理化鉴别是用化学与物理的方法对炮制品中所含成分进行的鉴别试验。通常只做定性试验,少数可做限量试验。理化鉴别主要包括:显色反应与沉淀反应、荧光鉴别、升华物鉴别及薄层色谱鉴别等。

9. 有效成分

炮制品有效成分的含量是检查炮制品质量最可靠、最准确的方法。一般对于有效成分多规定其最低含量要求,以保证药效。如《中国药典》2010年版规定:干姜含6-姜辣素不得少于0.60%;姜炭含6-姜辣素不得少于0.050%;炮姜含6-姜辣素不得少于0.30%;山萸肉含马钱苷不得少于0.60%;酒萸肉含马钱苷不得少于0.5%。

10. 有毒成分

对于有毒成分,多规定其最高限量,对于既有毒又有效的成分,尽量规定其含量范围。如《中国药典》2010版规定:生川乌含乌头碱、次乌头碱和新乌头碱的总量应为0.050%~0.17%;制川乌含双酯型生物碱以乌头碱、次乌头碱和新乌头碱的总量计,不得过0.040%;含苯甲酰乌头原碱、苯甲酰次乌头原碱和苯甲酰新乌头原碱的总量应为0.070%~0.15%。马钱子含士的宁($C_{21}H_{22}N_2O_2$)应为1.20%~2.20%,马钱子碱不得少于0.80%;其炮制品马钱子粉含士的宁($C_{21}H_{22}N_2O_2$)应为0.78%~0.82%,马钱子碱不得少于0.50%。巴豆霜及千金子霜含脂肪油均应为18.0%~20.0%。

11. 有害物质

中药材及饮片中的有害物质主要指重金属、砷盐及农药残留。规定其限量,对于控制饮片质量具有重要意义。

12. 卫生学检查

对炮制品中可能含有的致病菌、大肠杆菌、细菌总数、霉菌总数及活螨等作必要的检查,并作限量要求,可保证其卫生程度。

13. 包装的检查

包装的目的是为了保护药物,便于储存、运输和装卸。检查炮制品的包装是否完好无损,这对炮制品在储存、保管、运输及使用过程中起着保质保量的重要作用。

(李飞)

第五单元 净选加工

细目一 净选加工的目的

要点 结合具体药物理解目的

净选加工的目的主要有:

1. 分离药用部位

如麻黄分离根和草质茎,莲子分离莲子肉和莲子心,扁豆分离种皮和种仁等,使作用不同的部位区分开来，使之更好地发挥疗效。

2. 大小分档

便于在水处理和加热过程中分别处理，使其均匀一致。如半夏、白术、川芎、川乌、附子等。

3. 除去非药用部位

使调配时剂量准确或减少服用时的副作用。如厚朴去粗皮、枳壳去瓤、巴戟天去心、党参去芦、枇杷叶去毛等。

4. 除去泥沙杂质及虫蛀霉变品

主要是去除产地采集、加工、贮运过程中混入的泥沙杂质、虫蛀及霉变品，保证药物洁净。

细目二　清除杂质

要点一　清除杂质的方法

杂质一般指药材中夹杂的泥土、砂石、杂草、非药用部位及变质失效的部分。清除杂质的方法主要有挑选、筛选、风选、水选、磁选等。

要点二　各种方法的操作要点

1. 挑选

挑选是清除混在药物中的杂质及霉变品等，或将药物按大小、粗细等进行分档，以便使其洁净或进一步加工处理。一般将药物放在竹长匾内或摊放在桌上，用手拣去簸不出、筛不下且不能入药的杂质，如核、柄、梗、骨、壳等，或变质失效的部分，如虫蛀、霉变及走油部分，或分离不同的药用部位。

另外，有些药物在挑选时采用颠簸的方法，颠簸药物时一般用柳条或竹片制成的圆形或长方形簸子、竹匾或畚箕，将药物放入其中，使之上下左右振动，利用药物与杂质的不同比重，借簸动时的风力，将杂质簸除、扬净，大多适用于植物类药物，用以簸去碎叶、皮屑等，使药物纯净。如金银花中常带有碎叶片和灰屑，或包装时压得过紧，联结成团，故必须过筛，筛去灰屑，并用手轻搓使散，然后将筛过的银花，摊在竹匾内或桌上，用手翻动拣去残碎叶片和草棒，使之纯净。但个别细小药物，则须另用工具操作。

颠簸有些加工制成的成品，也须经过簸的操作，如豆卷制成后，须簸去皮屑等。

2. 筛选

筛选是根据药物和杂质的体积大小不同，选用不同规格的筛和罗，以筛去药物中的砂石、杂质，使其达到洁净。或者利用不同孔径的筛分离药材大小和粉末粗细，使大小规格趋于一致。传统均使用竹筛、铁丝筛、铜筛、麻筛、马尾筛、绢筛等。但传统筛选，系手工操作，效率不高，劳动强度大，同时存在粉尘污染问题，因此现代多用机械操作，主要有振荡式筛药机和小型电动筛药机。

3. 风选

风选是利用药物和杂质的比重不同，经过簸扬（一般可利用簸箕或风车），借药材起伏的风力，使之与杂质分离，以达到纯净之目的。

4. 水选

水选是将药物通过水，将杂质选出或漂去杂质的常用方法。有些药物常附着泥沙、盐分或不洁之物，用筛选或风选不易除去，故用水选或漂的方法，以使药物洁净。根据药材性质，水选可分为洗净、淘洗、浸漂三种方法。

（1）洗净：系用清水将药材表面的泥土、灰尘、霉斑或其他不洁之物洗去。即先将洗药池注入清水七成满，倒入挑拣整理过的药材，搓揉干净，捞起，装入竹筐中，再用清水冲洗一遍，沥干水，干燥，或进一步加工。

（2）淘洗：系用大量清水荡洗附在药材表面的泥沙或杂质。即把药材置于小盛器内，手持一边倾斜潜入水中，轻轻搅动药材，来回抖动小盛器，使杂质与药材分离，除去上浮的皮、壳等杂质和下沉在小盛器的泥沙，取出药物，干燥。如蝉蜕、蛇蜕等。

（3）浸漂：系将药物置于大量清水中浸较长时间，适当翻动，每次换水；或将药材用竹筐盛好，置清洁的长流水中漂较长的时间，至药材毒质、盐分或腥臭异味得以减除为度，取出，干燥，或进一步加工。如半夏、天南星、海藻、昆布、紫河车等。

在药材水选时，应严格掌握时间，对其有效成分易溶于水类药材者，一般采用"抢水洗"法（快速洗涤药材，缩短药材与水的接触时间），以免损失药效，并注意及时干燥，防止霉变，降低疗效。

5. 磁选

磁选是利用强磁性材料吸附混合在药材中的磁性杂物，将药材与磁性杂物进行分离的方法。其目的是除去药材或饮片中的铁屑、铁丝等金属性杂质。

此外，根据药材质地与性质，传统净制方法还有摘、揉、擦、刷、剪切、挖、剥等。

要点三 各种方法的适用药物

1. 挑选

适用药物如莱菔子、桑螵蛸、蛇床子、石膏等含有木屑、砂石等杂质；苏叶、藿香、淡竹叶、香薷等常夹有枯枝、腐叶及杂草等；枸杞子、百合、薤白等亦常有霉变品混入，这些均须挑选除去。

天南星、半夏、白芍、白附子、白术、大黄、木通等药物，均须按大小、粗细分开，分别浸润或煮制，以便软化浸润时便于控制其湿润的程度或火候，确保中药饮片的质量，使其充分发挥疗效。

2. 筛选

有些药物形体大小不等，需用不同孔径的筛子进行筛选分开，如延胡索、浙贝母、半夏等，以便分别浸、漂和煮制。另外如穿山甲、鸡内金、鱼鳔胶及其他大小不等的药物，均须分开，分别进行炮制，以使受热均匀，质量一致。或筛去药物在炮制中的辅料，如麦麸、河砂、滑石粉、蛤粉、米、土粉等。

3. 风选

如苏子、车前子、吴茱萸、青葙子、莱菔子、葶苈子等通过风选可将果柄、花梗、干瘪之物除去。

4. 水选

如乌梅、山茱萸、大枣、川贝母、海藻、昆布等，均需洗或漂去附着的泥沙、盐分。质地较轻的药物，如蝉蜕、蛇蜕、地鳖虫等，操作时，将药物置水中搅拌，使药物中的杂质漂浮于水面或沉于水中而除去。

5. 磁选

如朱砂、雄黄需吸去铁屑，还有些在药市上曾出现过往中药材中塞入铁钉等以增重的药物宜用磁选法处理。

细目三　分离和清除非药用部位

要点一　去除非药用部位的方法

按净制要求可分为：去根去茎、去皮壳、去毛、去心、去芦、去核、去瓤、去枝梗、去头尾足翅、去残肉等方法。

1. 去根去茎

（1）去残根：用茎或根茎的药物须除去非药用部位的残根，一般指除去主根、支根、须根等非药用部位。

制作：一般采用挑选、切除等方法。

（2）去残茎：用根的药物须除去非药用部位的残茎。

制作：一般采用剪切、搓揉、风选、挑选等方法。

2. 去枝梗

指除去某些果实、花、叶类药物非药用部位，如去除老茎枝、柄蒂（花柄、果柄），使用量准确。

制作：一般采用挑选、切除、摘等方法。

3. 去皮壳

药材的去皮包括三个方面：有皮类药材去除其栓皮；根及根茎类药材去除其根皮；果实、种子类药材去除其果皮或种皮等。

制作：去皮壳的方法因药物不同而异，树皮类药物可用刀刮去栓皮、苔藓及其他不洁之物。果实类药物可砸破皮壳，去壳取仁。种子类药物可用燀法去皮。

有些药物多在产地趁鲜去皮，若不趁鲜及时去皮，干后不易除去。

4. 去毛

去毛包括去掉药材表面的细绒毛、鳞片，以及根类药材的须根。以免服后能刺激咽喉引起咳嗽或产生其他有害作用。

制作：一般采用刷除、砂烫、筛选、风选、挑拣、挖、刮等方法。根据不同的药物，可分别采取下列方法：

（1）刷去毛：如枇杷叶、石韦等，其下表面密被绒毛，传统方法将枇杷叶、石韦等逐张用棕刷刷除绒毛，洗净，润软，切丝，干燥。一般用于少量者。

现大量生产，可将枇杷叶、石韦等润软，切丝，放入筛箩内（约装大半箩）置水池中，加水至药面，先用光秃的竹扫帚用力清扫数分钟，再加水冲洗，同时仍用竹扫帚不停地搅拌清扫，如此反复几次，至水面无绒毛漂起时捞出，干燥。

（2）烫去毛：如骨碎补、香附、知母等表面具毛，传统方法用敞口锅以砂烫法将药材烫至鼓起、毛焦时，放凉装入布袋，拉住二头来回不停地抽动，或用竹篓（放入少许瓷片）撞去绒毛，待其表面绒毛在撞击中被擦净时，取出过筛。

现代多用滚筒式炒药机砂烫，即在炒药机内投入适量河砂预热，投入药材炒至鼓起，此时转锅带动河砂与药材快速均匀地摩擦，待绒毛被擦净，取出过筛。

（3）燎去毛（刮去毛）：如鹿茸，先用瓷片或玻璃片将其表面茸毛基本刮净后，再用酒精燃着火将剩余的毛燎焦，注意不能将鹿茸燎焦。

（4）挖去毛：如金樱子果实内部生有淡黄色绒毛，在产地加工时，纵剖二瓣，用手工工具挖净毛核。

现代可将金樱子用清水淘洗，润软，置切药机上切2mm厚片，筛去已脱落的毛、核，置清水中淘洗，沉去种核，捞出干燥。或将晒至七八成干的金樱子置碾盘上，碾至花托全破开，瘦果外露时，置筛孔直径为0.5cm的筛子里进行筛选，可除去95%的绒毛及瘦果，晒干，再进行筛选即可。

5. 去心

"心"，一般指根类药材的木质部或种子的胚芽。在实际操作中，去心主要包括去根的木质部分和枯朽部分、种子的胚、花类的花蕊、某些果实的种子以及鳞茎的茎等。木质部系非药用部位，应当除去，以保证药物剂量；有些药物的心（胚芽）与其肉作用不同，应分别入药，以保持各自的疗效。

制作：一般润软后再采用抽取、针挑、挑选等方法处理。有的是煮软后去心，如远志。

6. 去核

有些果实类药物，常用果肉而不用核（或种子）。其中有的核（或种子）属于非药用部分，有的果核与果肉作用不同，故须分别入药。

制作：一般采用风选、筛选、挑选、浸润、切挖等方法。

7. 去芦

"芦"又称"芦头"，一般指药物的根头、根茎、残茎、茎基、叶基等部位。为非药用部位或有副作用，应当除掉后用于临床，以降低副作用。

制作：一般采用剪、切等方法。

8. 去瓤

有些果实类药物，须去瓤用于临床。

制作：一般用小刀或钢勺将瓤挖去。

9. 去头尾、皮骨、足、翅

部分动物类或昆虫类药物，在临床应用时需要去头尾或足翅。

制作：去头尾、皮骨，一般采用浸润切除、蒸制剥除等方法。去头、足、翅，一般采用掰除、挑选等方法。

10. 去残肉

某些动物类药物，如龟甲、鳖甲、豹骨、猫骨等，均须除去残肉筋膜，纯净药材。

制作：传统方法一般采用刀刮、挑选、浸漂（如石灰、碱面浸，龟甲：石灰：碱面 = 100：20：2.5）等。现代可用胰脏净制法和酵母菌净制法。

要点二　各种方法的适用药物

1. 去根去茎

（1）去残根：用茎或根茎的药物需去残根：荆芥、麻黄、薄荷、黄连、芦根、藕节、马齿苋、马鞭草、泽兰、茵陈、益母草、瞿麦等。

（2）去残茎：用根的药物需去残茎：龙胆、白薇、丹参、威灵仙、续断、秦艽、广豆根、柴胡等。

另外，同一类植物根、茎均能入药，但二者作用不同，须分离，分别入药。如麻黄根能止汗，茎能发汗解表，故须分开入药。

2. 去枝梗

现代常要求去枝梗的药物有五味子、花椒、辛夷、女贞子、桑寄生、栀子、桑螵蛸等。

3. 去皮壳

树皮类药物，如厚朴、杜仲、黄柏、肉桂等可用刀刮去栓皮、苔藓及其他不洁之物。

果实类药物如草果、益智、使君子、白果、大风子、榧子、巴豆等，可砸破皮壳，去壳取仁。

种子类药物，如苦杏仁、桃仁等，可用燀法去皮。

有些药物多在产地趁鲜去皮，如知母、桔梗（传统要求桔梗去"浮皮"后入药）等。若不趁鲜及时去皮，干后不易除去。

4. 去毛

（1）刷去毛：枇杷叶、石韦等。

（2）烫去毛：骨碎补、香附、知母等。

（3）燎去毛（刮去毛）：如鹿茸。

（4）挖去毛：金樱子。

5. 去心

（1）去除根的木质部分和枯朽部分的药物：地骨皮、五加皮、白鲜皮、牡丹皮、甘遂、百部、巴戟天、麦冬、远志等。

（2）去除种子的胚、花类的花蕊、某些果实的种子以及鳞茎的茎的药物：莲子、贝母、百合等。

6. 去核

如乌梅、北山楂、山茱萸、诃子等。

7. 去芦

如人参、玄参、党参、桔梗等。

8. 去瓤

如枳壳、青皮等。

9. 去头尾、皮骨、足、翅

如乌梢蛇、斑蝥等。

10. 去残肉

如龟甲、鳖甲等。

细目四 其他加工

要点一 其他加工方法

1. 碾捣

有些矿物类、动物甲壳类或果实类、种子类、根及根茎类药物，需碾碎或捣碎，才能更好地煎出药效。常用的工具有铁或铜制的"冲钵"、碾槽、石制的"臼"、瓷制的研钵等。

2. 制绒

某些纤维性和体轻泡的药材经捶打，推碾成绒絮状，可以缓和药性或便于应用。

3. 拌衣

将药物湿润后，加入定量的朱砂或青黛细粉拌匀后晾干。

4. 揉搓

某些质地松软而呈丝条状的药物，须揉搓成团，便于调配和煎熬。

要点二 各种方法的适用药物

1. 碾捣

采用碾碎或捣碎的药物，大致分为矿物类、甲壳类、果实种子类及根及根茎类，如磁石、赭石、自然铜、鳖甲、龟板、穿山甲、栀子、三七、芥子、川贝等。

2. 制绒

如麻黄、艾叶等。麻黄碾成绒，则发汗作用缓和，适用于老年、儿童和体弱者服用。另外，艾叶制绒，便于配制"灸"法所用的艾条或艾炷。

3. 拌衣

如朱砂拌茯苓，青黛拌灯心草等。朱砂拌茯苓、远志可增强宁心安神的作用，青黛拌灯心草则有清热凉肝的作用。

4. 揉搓

如竹茹等。

（金传山）

第六单元 饮片切制

细目一 饮片切制的目的

要点 结合具体药物理解目的

1. 便于有效成分煎出

饮片切制按药材的质地不同而采取"质坚宜薄"、"质松宜厚"的切制原则，以利于煎出药物的有效成分，如白芍宜切薄片，南沙参宜切厚片。同时由于饮片与溶媒的接触面增大，可提高有效成分的煎出率，并可避免药材细粉在煎煮过程中出现糊化、粘锅等现象，显示出饮片"细而不粉"的特色。

2. 利于炮炙

药材切制饮片后，便于炮炙时控制火候，使药物受热均匀。还有利于各种辅料与药物的均匀接触和吸收，提高炮炙效果。如盐炙泽泻。

3. 利于调配和制剂

药材切制成饮片后，体积适中，方便配方，如黄芪、甘草等。在制备液体剂型时，药材切制后能增加浸出效果。制备固体剂型时，由于切制品便于粉碎，从而使处方中的药物比例相对稳定。

4. 便于鉴别

对性状相似的药材，切制成一定规格的片型，显露其组织结构的特征，有利于区别不同药材，防止混淆。如白前与白薇。

细目二 切制前的水处理

要点一 常用的水处理方法

1. 淋法（喷淋法）

淋法即用清水喷淋或浇淋药材。操作时，将药材整齐堆放，用清水均匀喷淋，喷淋的次数根据药材质地而异，一般为2~3次，均需稍润，以适合切制。

2. 淘洗法

淘洗法即用清水洗涤或快速洗涤药物的方法。操作时，将药材投入清水中，经淘洗或快速洗涤后，及时取出，稍润，即可切制。由于药材与水接触时间短，故又称"抢水洗"。

淘洗法在保证药材洁净和易于切制的前提下，要求操作迅速，避免药材"伤水"和有效成分流失。目前大生产中多采用洗药机洗涤药材。

3. 泡法

泡法即用清水将药材泡一定时间，使其吸入适量水分的方法。操作时，先将药材洗净，再注入清水至淹没药材，放置一定时间，视药材的质地、大小和季节、水温等灵活掌握，中间不换水，一般浸泡至一定程度，捞起，润软，再切制。

体积粗大、质地坚实者，泡的时间宜长些；体积细小，质轻者，泡的时间宜短些。春、冬季节浸泡的时间相对宜长些；夏、秋季节浸泡的时间则宜短。本着"少泡多润"的原则，以软硬适度便于切制为准。

另外，动物类药物也可采取泡法，即将药材置缸内，放水淹过药面，加盖泡之，中间不换水。由于微生物繁殖，造成筋膜腐烂，可除去附着的筋、肉、膜、皮等，而留下需要的骨质。洗净，干燥。

4. 漂法

漂法即用多量水将药材多次漂洗的方法。操作时，将药材放入大量的清水中，每日换水2~3次。漂去有毒成分、盐分及腥臭异味。

漂的时间根据药材的质地、季节、水温灵活掌握，以去除其刺激性、咸味及腥臭气味为度。

5. 润法

润法即将已经泡、洗、淋过的药材，用适当器具盛装，或堆积于润药台上，以湿物遮盖，或继续喷洒适量清水，保持湿润状态，使药材外部的水分徐徐渗透到药物组织内部，达到内外湿度一致，利于切制的方法。润药得当，既保证质量，又可减少有效成分损耗，有"七分润工，三分切工"之说，可见润药是关键。润法的优点在于有效成分损失少，饮片颜色鲜艳，水分均匀，饮片平坦整齐，润后很少出现炸心、翘片、掉边、碎片等现象。润的方法具体有浸润、伏润、露润等。

（1）浸润：以定量水或其他溶液浸润药材，经常翻动，使水分缓缓渗入内部，以"水尽药透"为准。

（2）伏润（闷润）：经过水洗、泡或以其他辅料处理的药材，用缸（坛）等在基本密闭条件下闷润，使药材内外湿度一致，利于切制。

（3）露润（吸潮回润）：将药材摊放于湿润而垫有篾席的土地上，使其自然吸潮回润。

润法应注意：①润的时间长短应视药物质地和季节而定，如质地坚硬的需浸润3~4天或10天以上；质地较软的1~2天即可。夏、秋宜短，冬、春宜长。②质地特别坚硬的药物，一次不易润透，需反复闷润才能软化。方法是，第一次闷润后，摊开晾晒至表面略干，然后再堆积起来遮盖闷润，如此反复操作至软化为度。晾晒时，如药物表面过干，可适当喷洒清水，再堆积闷润。③夏季润药，由于环境温度高，要防止药物霉变。对含淀粉多的药物如山药、天花粉等，要防止发黏、变红、发霉、变味现象出现。一经发现，要立即以清水快速洗涤，晾晒后再适当闷润。

有些不适宜采用上述方法处理的药材，还可采用蒸润、蒸汽喷雾润、减压饮润等方法。如黄芩要蒸润后趁热切片，使其断面呈现黄色，若用冷水浸润后切片，断面则变为绿色，药材就发生了质变，使疗效降低或丧失。木瓜蒸后呈棕红色，趁热切片；鹿茸、蕲蛇、乌梢蛇等药材用水处理，或容易变质，或难以软化，需用酒处理软化后切制。鹿茸刮去茸毛，加酒稍润，置高压锅脐上喷汽趁热切片，边蒸边切，这样既保证了质量又利于切片。为了缩短切制工艺生产周期，提高饮片质量，国内有关单位还采用了"真空加温润药法"和"减压冷浸润药法"，收到了较好的效果。

总之，除少数有毒或含盐分较多的药材需泡、漂处理外，绝大多数药材软化的基本要求是既要适宜切制，又要尽可能缩短与水接触的时间，避免有效成分流失，做到"少泡多润"。

要点二　各种方法的适用药物

1. 淋法（喷淋法）

淋法多适用于气味芳香、质地疏松的全草类、叶类、果皮类和有效成分易随水流失的药材。如薄荷、荆芥、佩兰、香薷、枇杷叶、陈皮、甘草等。淋法处理后仍不能软化的部分，可选用其他方法，如润法，进行再处理。

2. 淘洗法

淘洗法适用于质地松软、水分易渗入及有效成分易溶于水的药材，如五加皮、瓜蒌皮、白鲜皮、合欢皮、南沙参、石斛、瞿麦、陈皮、防风、龙胆、细辛等。大多数药材洗一次即可，但有些药材附着多量泥沙或其他杂质，则需用水洗数遍，以洁净为度，每次用水量不宜太多，如蒲公英、紫菀、地丁等。

3. 泡法

泡法适用于质地坚硬，水分较难渗入的药材。如天花粉、木香、乌药、土茯苓、泽泻、姜黄、三棱等。

质轻遇水漂浮的药材，如枳壳、青皮，在浸泡时，要压一重物，使其泡入水中。

为避免药物在长时间浸泡中造成水溶性成分的流失，一般泡法多配合润法操作，且遵循"少泡多润"的原则，以软硬适度便于切制为准。

另外，动物类药物也可采取泡法，即将药材置缸内，放水淹过药面，加盖泡之，中间不换水。由于微生物繁殖，造成筋膜腐烂，可除去附着的筋、肉、膜、皮等，而留下需要的骨质。洗净，干燥。如龟甲、鳖甲、鹿角、狗骨等。

4. 漂法

漂法适用于毒性药材、用盐腌制过的药物及具腥臭异常气味的药材，如川乌、草乌、天南星、半夏、附子、肉苁蓉、昆布、海藻、紫河车等。

5. 润法

（1）浸润：如大黄、何首乌、泽泻、槟榔、木香、郁金、枳壳、枳实等。

(2) 伏润（闷润）：如郁金、川芎、白术、白芍、山药、三棱、槟榔等。
(3) 露润（吸潮回润）：如当归、玄参、牛膝等。

要点三　药材软化程度的检查方法

药材在水处理过程中，要检查其软化程度是否符合切制要求，习惯称"看水性"或"看水头"。常用的经验方法有：

1. 弯曲法

弯曲法适用于长条状药材。药材软化后握于手中，大拇指向外推，其余四指向内缩，以药材略弯曲，不易折断为合格，如白芍、木通、木香等。

2. 指掐法

指掐法适用于团块状药材。以手指甲能掐入软化后药材的表面为宜，如白术、白芷、天花粉、泽泻等。

3. 穿刺法

穿刺法适用于粗大块状药材。以铁扦能刺穿药材而无硬心感为宜，如大黄、虎杖等。

4. 手捏法

手捏法适用于不规则的根及根茎类药材。软化后以手捏粗的一端，感觉其较柔软为宜，如当归、独活等；有些块根、果实、菌类药材，需润至手握无响声及无坚硬感，如黄芩、槟榔、延胡索、枳实、雷丸等。

要点四　水处理的"少泡多润"原则

干燥的药材切制成饮片必须经过水处理。通过水处理使药材吸收一定量的水分，使药物质地由硬变软，便于切制。水处理药材的物理过程分三个阶段，即浸润、溶解和扩散。药材在浸润和溶解两个过程中，质地由硬变软，而在扩散过程中，有效成分开始由细胞内向浸泡药材的水溶液中转移，最终导致有效成分的流失，因此，要适当控制用水量、浸润时间和温度，防止扩散现象的发生，避免药材损失有效成分。

水处理软化药材的原则为"少泡多润，药透水尽"。润药得当，切制的饮片颜色鲜艳，水分均匀，饮片平坦整齐，润后很少出现炸心、翘片、掉边、碎片等现象，又可减少有效成分损耗，以保证饮片的质量。

细目三　饮片类型及切制方法

要点一　饮片的类型

常见的饮片类型有：极薄片、薄片、厚片、斜片、直片、段、细丝、宽丝、块等。

要点二　各种类型的规格

1. 极薄片

厚度为0.5mm以下，对于木质类及动物骨、角质类药材，根据需要，入药时，可分别制成极薄片。如羚羊角、鹿角、松节、苏木、降香等。

2. 薄片

厚度为1～2mm，适宜质地致密坚实、切薄片不易破碎的药材。如白芍、乌药、槟榔、当归、木通、天麻、三棱等。

3. 厚片

厚度为2～4mm，适宜质地松泡、黏性大、切薄片易破碎的药材，如茯苓、山药、天花粉、泽泻、丹参、升麻、南沙参等。

4. 斜片

厚度为2～4mm，适宜长条形而纤维性强的药材。倾斜度小的称瓜子片（如桂枝、桑枝），倾斜度稍大而体粗者称马蹄片（如大黄），倾斜度更大而药材较细者，称柳叶片（如甘草、黄芪、川牛膝、银柴胡、漏芦、苏梗、鸡血藤、木香等）。

5. 直片（顺片）

厚度为2～4mm，适宜性状肥大、组织致密、色泽鲜艳和需突出其鉴别特征的药材。如大黄、天花粉、白术、附子、何首乌、防己、升麻等。

6. 丝（包括细丝和宽丝）

细丝2～3mm，宽丝5～10mm。适宜皮类、叶类和较薄果皮类药材。如黄柏、厚朴、桑白皮、青皮、合欢皮、陈皮等均切细丝；荷叶、枇杷叶、淫羊藿、冬瓜皮、瓜蒌皮等均切宽丝。

7. 段（咀、节）

长为10～15mm，长段又称"节"，短段称"咀"。适宜全草类和形态细长，内含成分易于煎出的药材。如薄荷、荆芥、香薷、益母草、党参、青蒿、佩兰、瞿麦、怀牛膝、沙参、白茅根、藿香、木贼、石斛、芦根、麻黄、忍冬藤、谷精草、大蓟、小蓟等。

8. 块

边长为8～12mm的立方块。有些药材煎熬时，易糊化，需切成不等的块状，如阿胶丁等。

要点三 饮片的选择原则

1. 质地致密、坚实者，宜切薄片。如乌药、槟榔、当归、白芍、木通等。
2. 质地松泡、粉性大者，宜切厚片。如山药、天花粉、茯苓、甘草、黄芪、南沙参等。
3. 为了突出鉴别特征，或为了饮片外形的美观，或为了方便切制操作，视不同情况，选择直片、斜片等。如大黄、何首乌、山药、黄芪、桂枝、桑枝等。
4. 凡药材形态细长，内含成分又易煎出的，可切制成一定长度的段。如木贼、荆芥、薄荷、麻黄、益母草等。
5. 皮类药材和宽大的叶类药材，可切制成一定宽度的丝。如陈皮、黄柏、荷叶、枇杷叶等。
6. 为了方便对药材进行炮炙（如酒蒸），切制时，可选择一定规格的块或片。如大黄、何首乌等。

要点四　切制方法

饮片切制常用的方法有切、镑、刨、锉、劈等。其中切制为最主要的方法。

1. 切制

切制又可分为手工切制和机器切制两大类。

（1）手工切制：目前，手工切制主要用于少量加工或特殊需要的植物类药材饮片切制。工具为特制切药刀，分为刀片和刀床两部分。操作时将软化好的药材整理成把或单个置于刀床上，用手或一特制的压板向刀口推进，然后按下刀片即成。饮片的厚薄长短，以推进距离控制。

（2）机器切制：常用于大量生产。目前，全国各地生产的切药机种类较多，功率不等，如剁刀式切药机、旋转式切药机、多功能中药切药机、多功能斜片切药机等，基本特点是生产能力大，速度快，节约时间，劳动强度减轻，生产效率高。

剁刀式切药机适用于形态细长的根、根茎、全草和部分皮类、叶类药材的切制；旋转式切药机适用于形态短圆的块状、颗粒状药材的切制。

2. 镑法

适用于动物角质类药材，如水牛角等。所用的工具为镑刀，是一种在方形木上平行镶嵌多数刀片的专用工具。操作时，将软化过的药材用钳子夹住，另一只手持镑刀沿药材表面向前推动，如此来回镑成极薄的饮片（又称镑片）。近年来，一些地区已使用镑片机。无论是手工镑片还是机器镑片，均需将药物用水处理后，再进行操作。

3. 刨法

适用于木质类药材，如苏木等。操作时，将药材固定，用刨刀刨成薄片即可。若利用机械刨刀，药材则需预先进行水处理。

4. 锉法

有些用量小而又习惯用粉末的药材，常用此法，如羚羊角、水牛角等，临用时，用钢锉将其锉为末，或再加工继续研细即可。

5. 劈法

利用斧类工具将动物骨骼类或木质类药材劈成块或厚片的方法。如降香、松节等。

细目四　饮片的干燥

要点一　饮片干燥的方法

药物切成饮片后，为保存药效，便于贮存，必须及时干燥，否则影响质量。由于各种药物性质不同，干燥方法不尽相同，主要分为自然干燥和人工干燥。干燥方法是否适当是保证药物质量的关键。

1. 自然干燥

自然干燥系指把切制好的饮片置日光下晒干或置阴凉通风处阴干的方法。

2. 人工干燥

人工干燥系利用一定的干燥设备，对饮片进行干燥的方法。本法的优点是：不受气候影响，比自然干燥卫生，并能缩短干燥时间，降低劳动强度，提高生产率。近年来，全国各地在生产实践中，设计并制造出各种干燥设备，如直火热风式、蒸汽式、电热式、远红外线式、微波式，其干燥能力和效果均有了较大的提高，这些干燥设备正在不断推广和完善。适宜大量生产。

要点二　饮片干燥的注意事项

人工干燥的温度，应视药物性质而灵活掌握。一般药物以不超过80℃为宜。含芳香挥发性成分的药材以不超过50℃为宜。已干燥的饮片需放凉后再贮存，否则，余热会使饮片回潮，易于发生霉变。干燥后的饮片含水量应控制在7%～13%为宜。

（金传山）

第七单元　炮制方法各论及其主要药物

细目一　炒法

要点一　目的

（一）炒黄法的目的

1. 利于药物有效成分的溶出，增强疗效。种子类药物由于种皮坚硬，不利于煎煮，炒黄后角质化或木栓化的外皮膨胀破裂，内部组织疏松，易于煎出有效成分。故有"逢子必炒"之说。一般种皮坚硬的种子类药材如决明子、牵牛子、王不留行等，经炒黄后可使质地疏松，种皮鼓起或爆裂，利于有效成分的溶出而增强疗效。
2. 缓和药性。一些药性过偏的药物炒黄后可缓和药性：如槐花炒黄缓和苦寒之性；牛蒡子炒黄缓和寒滑之性等。
3. 破酶保苷，保存药效。某些含苷类成分的药物，通过炒黄，能破坏其中共存的分解酶，以保存苷类成分。如槐花、芥子等。另外，也可以防止种子萌发幼芽，利于贮存。
4. 降低毒性。如苍耳子、牵牛子生用有小毒，炒黄后毒性降低。
5. 除去药材中部分水分，防止其发霉、变质。

（二）炒焦法的目的

1. 增加某些药物的消食健脾作用。如山楂、神曲等。
2. 减少药物的刺激性。如山楂炒焦使有机酸含量降低，酸味缓和，刺激性减小。
3. 缓和药性。一些药性过偏的药物炒焦后可缓和药性，如栀子炒焦缓和苦寒之性；山楂炒焦缓和酸性；苍术炒焦缓和辛燥之性；槟榔炒焦缓和克伐伤正之性等。

（三）炒炭法的目的

药物炒炭主要是使其增强或产生止血等作用。如大蓟、白茅根炒炭增强止血的功效；荆芥炒炭产生了止血作用。

（四）麸炒法的目的

1. 增强疗效。如白术、山药等经麸炒后，可增强补脾的作用。
2. 缓和药性。如枳实具强烈的破气作用、苍术药性燥烈，经麸炒后药性缓和，不致耗气伤阴。
3. 矫臭矫味，清洁药物。如昆虫类药物僵蚕，生品气味腥臭，还带有菌丝、分泌物等，麸炒后能矫正其气味，并能清洁药物。

（五）米炒法的目的

1. 增强药物的健脾止泻作用。如党参。
2. 降低药物的毒性。如红娘子、斑蝥。
3. 矫正不良气味。如昆虫类药物斑蝥、红娘子。

（六）土炒法的目的

增强药物补脾止泻的功能。如山药。

（七）砂炒法的目的

1. 增强疗效，便于调剂和制剂。如狗脊、鳖甲等。
2. 降低毒性。如马钱子等。
3. 便于去毛。如马钱子、骨碎补等。
4. 矫臭矫味。如鸡内金、脐带等。

（八）蛤粉炒法的目的

1. 使药物质地酥脆，便于制剂和调剂。如阿胶、鹿角胶等。
2. 降低药物的滋腻之性，矫正不良气味。如阿胶、鹿角胶等。
3. 可增强某些药物清热化痰的功效。如阿胶。

（九）滑石粉炒法的目的

1. 使药物质地酥脆，便于粉碎和煎煮。如象皮、黄狗肾。
2. 降低毒性及矫正不良气味，以利于用药安全和服用方便。如刺猬皮、水蛭等。

要点二 操作方法

（一）炒黄的操作方法

将净制或切制后的药物，置热锅内，用文火（或中火）炒至药物较原色加深，鼓起，有爆裂声，并有香气逸出时，取出放凉。

（二）炒焦的操作方法

取净制或切制后的药物，置热锅内，用中火加热，炒至药物表面焦黄色或焦褐色，有焦香气逸出时，出锅，摊开晾凉。

(三) 炒炭的操作方法

取净制或切制后的药物，置热锅内，用武火或中火炒至药物表面焦黑色，内部呈焦黄色或至规定程度时，喷淋少许清水，熄灭火星，取出，摊开晾凉。

(四) 麸炒的操作方法

先用中火或武火将锅烧热，再将麦麸均匀撒入锅内，至起烟时投入大小分档的药物，快速均匀翻动并适当控制火力，炒至药物表面呈黄色或深黄色时取出，筛去麦麸，放凉。

(五) 米炒的操作方法

1. 米拌炒法

先将锅烧热，加入定量的米用中火炒至冒烟时，投入药物，拌炒至一定程度，取出筛去米，放凉。

2. 米上炒法

先将锅烧热，撒上浸湿的米，使其平贴锅上，用中火加热炒至米冒烟时投入药物，轻轻翻动米上的药物，至所需程度取出，筛去米，放凉。

(六) 土炒的操作方法

将灶心土研成细粉，置于锅内，用中火加热，炒至土呈灵活状态时投入净药物，翻炒至药物表面均匀挂上一层土粉，并透出香气时，取出，筛去土粉，放凉。

(七) 砂炒的操作方法

1. 普通砂炒

取河砂置锅内武火加热至呈灵活状态，投入药物，不断翻埋至质地酥脆或膨胀鼓起，或边缘卷曲，外表黄色或加深时取出，筛去砂，放凉；或趁热将药物投入醋液中略浸，取出，干燥。

2. 油砂拌炒

取河砂筛去粗砂粒及杂质等，用清水洗净泥土，置锅内用武火加热，并加入1%~2%的食用植物油拌炒，至油烟散尽，砂的色泽均匀加深，翻动灵活时，加入药物，不断翻炒至质地酥脆或鼓起，外表呈黄色或较原色加深时取出，筛去砂放凉，或趁热投入醋中略浸，取出干燥。

(八) 蛤粉炒的操作方法

将研细过筛后的蛤粉置热锅内，中火加热至蛤粉滑利易翻动时减小火力，投入经加工处理后的药物，不断沿锅底轻翻烫炒至膨胀鼓起，内部疏松时取出，筛去蛤粉，放凉。

(九) 滑石粉炒的操作方法

将滑石粉置热锅内，用中火加热至灵活状态时，投入经加工处理后的药物，不断翻动，至药物质酥或鼓起或颜色加深时取出，筛去滑石粉，放凉。

要点三　辅料用量

1. 麸炒时，每100kg药物，用麦麸10~15kg。

2. 米炒时，每100kg药物，用米20kg。

3. 土炒时，每100kg药物，用灶心土25～30kg。

4. 砂炒时，砂的用量以能掩盖所加药物为度。

5. 蛤粉炒时，每100kg药物，用蛤粉30～50kg。

6. 滑石粉炒时，每100kg药物，用滑石粉40～50kg。

要点四　注意事项

（一）炒黄的注意事项

1. 热锅炒药。锅预热，便于药物受热均匀。

2. 投药前药物大小分档，分别炒制。

3. 控制好锅温与火力，是炒制技术的关键。温度太高，受热太急，药物易焦化，受热不均匀。温度太低，受热时间长，药物发泡膨胀爆裂效果差，影响质量。一般药物炒黄多用文火，王不留行、水红花子、山楂、苍耳子等药物用中火。

4. 均匀翻炒，注意亮锅底，炒黄时防止局部温度过高，使药物炒焦。

5. 药物出锅后及时摊开晾凉，然后入库，防止热药吸湿回潮。

（二）炒焦的注意事项

1. 热锅炒药。锅预热，便于药物受热均匀。

2. 投药前药物大小分档，分别炒制。

3. 控制好锅温与火力，是炒制技术的关键。温度太高，受热太急，药物易焦化，受热不均匀。温度太低，受热时间长，药物发泡膨胀爆裂效果差，影响质量。炒焦多用中火。

4. 均匀翻炒，注意亮锅底，炒焦时防止局部过热炭化。

5. 药物出锅后及时摊开晾凉，然后入库，防止热药吸湿回潮。

（三）炒炭的注意事项

1. 炒炭时要控制火力。一般质地坚实的根、根茎、厚片类药物，宜用武火炒至表面焦黑色，内部棕褐色；质地疏松轻薄的花、花粉、叶、全草、薄片类药物，宜用中火炒至表面黑褐色或棕黄色。

2. 炒炭存性。即药物在炒炭时只能使其部分炭化，更不能灰化，未炭化部分仍应保存药物的固有气味，且炒炭的药物应保持其原形。

3. 喷淋清水灭火星。在炒炭过程中，因温度过高，植物类药物易出现火星迸起现象，为防止燃烧，宜喷淋适量清水熄灭锅中的火星，防止燃烧灰化或酿成火灾。但注意喷水量不宜过多，且要炒干后出锅，防止饮片的含水量过大。

4. 炭药出锅后必须摊开冷透，或置于密闭容器中隔氧冷却，并加以核查，待充分冷却后再入库收贮，以免复燃。

（四）麸炒的注意事项

1. 辅料用量要适当。麦麸量少则烟气不足，达不到熏炒要求；麦麸量多则造成浪费。

2. 火力适当。麸炒一般用中火；锅预热程度以"麸下烟起"为度。

3. 麦麸要均匀撒布热锅中，待起烟投药，使药物受热均匀。
4. 麸炒药物要求干燥，以免药物黏附焦化麦麸。
5. 麸炒药物到火候时，要求迅速出锅，防止出现焦斑。

（五）米炒的注意事项

1. 炮制昆虫类药物时，以米的色泽变化观察火候，炒至米变焦黄或焦褐色为度。
2. 炮制植物类药物时，观察药物色泽变化，炒至黄色为度。也可结合观察米的色泽变化。
3. 如用米上炒法，尽量使浸湿的米平贴炒制容器上，成为"锅巴"，轻轻翻动米上的药物，让药物隔着米加热。

（六）土炒的注意事项

1. 灶心土在使用前需碾细过筛，土块过大则传热不均匀。
2. 药物需大小分档，分别炒制。
3. 灶心土预先加热至灵活状态，保证土温均匀一致，使药物内部的水分和汁液外渗，与土接触，在药物表面均匀挂一层土粉。若温度较低，则水分和汁液渗出较少，挂不住土粉或过筛即掉。灵活状态的判断：新土可观察加热时有小气泡逸出，旧土则观察翻动时土的流动性，也可用试投法。
4. 药物投入锅中后应适当调节火力，以防止药物烫焦。
5. 土炒同种药物，土可以反复使用，若土色变深时，应及时更换新土。

（七）砂炒的注意事项

1. 大小分档，分别炒制。
2. 用过的河砂可反复使用，炒过毒性药物的砂不可再炒其他药物。
3. 油砂若反复使用时，每次用前均需添加适量食用植物油拌炒。
4. 砂炒温度要适中。温度过高时可添加冷砂或减小火力等方法调节。
5. 砂量应适宜，量过大易产生积热使砂温过高；反之砂量过少，药物受热不均匀，也会影响炮制品质量。
6. 砂炒火力一般为武火，温度高，操作时翻动要勤，成品出锅要快，并立即筛去热砂。有需醋浸淬的药物，砂炒后应趁热投入醋中浸淬。

（八）蛤粉炒的注意事项

1. 胶块切成立方丁，大小分档，分别炒制。
2. 炒制时火力不宜过大，以防药物黏结、焦糊或"烫僵"。如温度过高可酌加冷蛤粉。
3. 胶丁下锅翻炒要速度快而均匀，避免互相粘连，造成不圆整而影响外观。
4. 蛤粉烫炒同种药物可连续使用，但颜色加深后需及时更换。
5. 贵重、细料药物如阿胶之类，在大批炒制前最好先采取试投的方法，以便掌握火力，保证炒制质量。

（九）滑石粉炒的注意事项

1. 一般用中火，炒至滑石粉呈灵活状态时投药。

2. 适当调节火力，防止药物生熟不均或焦化。滑石粉如温度过高时，可酌加冷滑石粉调节。

3. 滑石粉可反复使用，色泽变灰暗时，需及时更换，以免影响成品外观色泽。

要点五　适用药物

1. 适用于炒黄的药物多为种子类药物，如花椒、白果、牛蒡子、葶苈子、紫苏子、水红花子、薏苡仁、牵牛子、苍耳子、决明子、莱菔子、槐花、芥子、酸枣仁、王不留行等。

2. 适用于炒焦的药物有山楂、栀子、川楝子、槟榔等。

3. 适用于炒炭的药物有大蓟、小蓟、侧柏叶、乌梅、白茅根、牡丹皮、干姜、蒲黄、荆芥等。

4. 适用于麸炒的药物多为补脾胃或作用强烈及有腥味的药物，如苍术、枳壳、僵蚕等。

5. 适用于米炒的药物有两类：补脾益胃药，如党参。昆虫类有毒的药物，如斑蝥、红娘子等。

6. 适用于土炒的多为补脾止泻的药物，如山药、白术等。

7. 适用于砂炒的是质地坚硬的植物药和动物药，如骨碎补、狗脊、马钱子、鳖甲、龟板、穿山甲等。

8. 适用于蛤粉炒的是胶类药物，如阿胶、鹿角胶等。

9. 适用于滑石粉炒的是韧性较大的动物类药物，如刺猬皮、水蛭、黄狗肾等。

细目二　炙法

炙法根据所用辅料不同，可分为酒炙、醋炙、盐炙、姜炙、蜜炙、油炙等法。

要点一　目的

（一）酒炙法的目的

1. 改变药性，引药上行。如黄连、大黄等。
2. 增强活血通络作用。如当归、白芍等。
3. 矫臭去腥。如乌梢蛇、蕲蛇、紫河车等。

（二）醋炙法的目的

1. 引药入肝，增强活血止痛的作用。如乳香、没药、三棱等，醋炙可增强活血祛瘀的功效；柴胡、香附、青皮、玄胡索等醋炙后可增强疏肝止痛的作用。

2. 降低毒性，缓和药性。如京大戟、甘遂、芫花、商陆等醋炙可降低毒性，缓和泻下作用。

3. 矫臭矫味。如乳香、没药、五灵脂等，醋炙后不仅可增强疗效，而且还能减少不良气味。

（三）盐炙法的目的

1. 引药下行，增强疗效。一般补肾药如杜仲、巴戟天、韭菜子等盐炙后能增强补肝肾的作用；小茴香、橘核、荔枝核等药，盐炙后可增强疗疝止痛的功效；车前子等药，盐炙后可增强泄热利尿的作用；益智仁等药，盐炙后则可增强缩小便和固精的作用。
2. 缓和药物辛燥之性。如补骨脂、益智仁等。
3. 增强滋阴降火作用。如知母、黄柏等药。

（四）姜炙法的目的

1. 制其寒性，增强和胃止呕作用。如黄连、栀子、竹茹等。
2. 缓和副作用，增强疗效。如厚朴姜炙可消减其刺激性。

（五）蜜炙法的目的

1. 增强润肺止咳的作用。如百部、款冬花、紫菀、枇杷叶等。
2. 增强补脾益气的作用。如黄芪、甘草、党参等。
3. 缓和药性。如麻黄等蜜炙后可缓和其发汗作用，增加其平喘止咳作用；升麻蜜炙后缓和其升发作用。
4. 矫味和消除副作用。如马兜铃蜜炙能矫味，消除其对胃的刺激性副作用，以防引起呕吐。

（六）油炙法的目的

1. 增强疗效。如淫羊藿，用羊脂油炙后能增强温肾助阳作用。
2. 利于粉碎，便于制剂和服用。如豹骨、三七、蛤蚧，经油炸或涂酥后，能使其质地酥脆，易于粉碎。

要点二 操作方法

（一）酒炙的操作方法

1. 先拌酒后炒药

将净制或切制后的药物与一定量的酒拌匀，稍闷润，待酒被吸尽后，置炒制容器内，用文火炒干，取出晾凉。此法适用于质地较坚实的根及根茎类药物，如黄连、川芎、白芍等。

2. 先炒药后加酒

先将净制或切制后的药物，置炒制容器内，加热至一定程度，再喷洒一定量的酒炒干，取出晾凉。此法多用于质地疏松的药物，如五灵脂。

酒炙法的操作方法，一般多采用第一种方法，因第二种方法不易使酒渗入药物内部，加热翻炒时，酒易迅速挥发，所以一般少用，只有个别药物适用此法。

（二）醋炙的操作方法

1. 先拌醋后炒药

将净制或切制后的药物，加入定量的米醋拌匀，闷润，待醋被吸尽后，置炒制容器内,用文火炒至一定程度,取出晾凉,即得。此法适用于大多数植物类药材,如甘遂、商陆、芫花、柴胡、三棱等。

2. 先炒药后喷醋

将净选后的药物,置炒制容器内,炒至表面熔化发亮(树脂类)或炒至表面颜色改变,有腥气逸出(动物粪便类)时,喷洒定量米醋,炒至微干,取出后继续翻动,摊开晾干。此法适用于树脂类、动物粪便类药材,如乳香、没药、五灵脂等。

(三) 盐炙的操作方法

1. 先拌盐水后炒

将食盐加适量清水溶解,与药物拌匀,放置闷润,待盐水被吸尽后,置炒制容器内,用文火炒至一定程度,取出晾凉。

2. 先炒药后加盐水

先将药物置炒制容器内,用文火炒至一定程度,再喷淋盐水,炒干,取出晾凉。含黏液质较多的药物一般用此法。

(四) 姜炙的操作方法

将药物与一定量的姜汁拌匀,放置闷润,使姜汁逐渐深入药物内部。然后置炒制容器内,用文火炒至一定程度,取出晾凉。或者将药物与姜汁拌匀,待姜汁被吸尽后,进行干燥。

(五) 蜜炙的操作方法

1. 先拌蜜后炒药

先取一定量的炼蜜,加适量开水稀释,与药物拌匀,放置闷润,使蜜逐渐渗入药物组织内部,然后置锅内,用文火炒至颜色加深、不粘手时,取出摊晾,凉后及时收贮。

2. 先炒药后加蜜

先将药物置锅内,用文火炒至颜色加深时,再加入一定量的炼蜜,迅速翻动,使蜜与药物拌匀,炒至不粘手时,取出摊晾,凉后及时收贮。

一般药物都用第一种方法炮制。但有的药物质地致密,蜜不易被吸收,这时就应采用第二种方法处理,先除去部分水分,并使质地略变酥脆,则蜜就较易被吸收。

(六) 油炙的操作方法

油炙通常有三种操作方法,即油炒、油炸和油脂涂酥烘烤。

1. 油炒

先将羊脂切碎,置锅内加热,炼油去渣,然后取药物与羊脂油拌匀,用文火炒至油被吸尽,药物表面呈油亮时取出,摊开晾凉。如淫羊藿。

2. 油炸

取植物油,倒入锅内加热,至沸腾时,倾入药物,用文火炸至一定程度,取出,沥去油,粉碎。如三七。

3. 油脂涂酥烘烤

动物类药物切成块或锯成短节，放炉火上烤热，用酥油涂布，加热烘烤，待酥油渗入药内后，再涂再烤，反复操作，直至药物质地酥脆，晾凉，或粉碎。如蛤蚧。

要点三　辅料用量

1. 酒炙时，每 100kg 药物，用黄酒 10～20kg。
2. 醋炙时，每 100kg 药物，用米醋 20～30kg，最多不超过 50kg。
3. 盐炙时，每 100kg 药物，用食盐 2kg。
4. 姜炙时，每 100kg 药物，用生姜 10kg。若无生姜，可用干姜煎汁，用量为生姜的三分之一。
5. 蜜炙时，炼蜜的用量视药物的性质而定。一般质地疏松、纤维多的药物用蜜量宜大；质地坚实，黏性较强，油分较多的药物用蜜量宜小。通常蜜炙时，每 100kg 药物，用炼蜜 25kg。
6. 羊脂油炙淫羊藿时，每 100kg 药物，用羊脂油 20kg；油炸和油脂涂酥烘烤时，所用的酥油和麻油应适量，以利于炮制操作，能达到炮制要求为度。

要点四　注意事项

（一）酒炙的注意事项

1. 加入一定量酒拌匀闷润过程中，容器上面应加盖，以免酒迅速挥发。
2. 若酒的用量较少，不易与药物拌匀时，可先将酒加适量水稀释后，再与药物拌润。
3. 药物在加热炒制时，火力不宜过大，一般用文火，勤加翻动，炒至近干，颜色加深时，即可取出，晾凉。

（二）醋炙法的注意事项

1. 醋炙前药材应大小分档。
2. 若醋的用量较少，不易与药材拌匀时，可加适量水稀释后，再与药材拌匀。
3. 一般用文火炒制，勤加翻动，使之受热均匀，炒至规定的程度。
4. 树脂类、动物粪便类药材必须用先炒药后喷醋的方法；且出锅要快，防熔化粘锅，摊晾时宜勤翻动，以免相互黏结成团块。

（三）盐炙法的注意事项

1. 加水溶解食盐时，一定要控制水量。水的用量应视药物的吸水情况而定，一般以食盐的 4～5 倍量为宜。若加水过多，则盐水不能被药吸尽，或者过湿不易炒干；水量过少，又不易与药物拌匀。
2. 含黏液质多的车前子、知母等药物，不宜先用盐水拌匀。因这类药物遇水容易发黏，盐水不易渗入，炒时又容易粘锅，所以需先将药物加热炒去部分水分，并使药物质地变疏松，再喷洒盐水，以利于盐水渗入。
3. 盐炙法火力宜小，采用第二种方法时更应控制火力。若火力过大，加入盐水后，水分迅速蒸发，食盐即黏附在锅上，达不到盐炙的目的。

(四) 姜炙法的注意事项

1. 制备姜汁时,水的用量不宜过多,一般以最后所得姜汁与生姜的比例为1:1较适宜。

2. 药物与姜汁拌匀后,需充分闷润,待姜汁完全被吸尽后,再用文火炒干,否则,达不到姜炙的目的。

(五) 蜜炙法的注意事项

1. 炼蜜时,火力不宜过大,以免溢出锅外或焦化。此外,若蜂蜜过于浓稠,可加适量开水稀释。

2. 蜜炙药物所用的炼蜜不宜过多过老,否则黏性太强,不易与药物拌匀。

3. 炼蜜用开水稀释时,要严格控制水量(炼蜜量的1/3~1/2),以蜜汁能与药物拌匀而又无剩余的蜜液为宜。若加水量过多,则药物过湿,不易炒干,成品容易发霉。

4. 蜜炙时,火力一定要小,以免焦化。炙的时间可稍长,要尽量将水分除去,避免发霉。

5. 蜜炙药物须凉后密闭贮存,以免吸潮发黏或发酵变质;贮存的环境除应通风干燥外,还应置阴凉处,不宜受日光直接照射。

(六) 油炙法的注意事项

1. 油炸药物因温度较高,一定要控制好温度和时间,否则,易将药物炸焦,致使药效降低或者丧失药效。

2. 油炒、油脂涂酥,均应控制好火力和温度,以免药物炒焦或烤焦,使有效成分被破坏而降低疗效。

3. 油脂涂酥药物时,需反复操作直至酥脆为度。

要点五 适用药物

1. 酒炙法多用于活血散瘀药、祛风通络药、动物类药和性味苦寒的药物。如当归、黄连、大黄、常山、乌梢蛇、蕲蛇、蛇蜕、桑枝、蟾酥、川芎、白芍、续断、牛膝、威灵仙、地龙、龙胆草、丹参、益母草、仙茅等。

2. 醋炙法多用于疏肝解郁、散瘀止痛、攻下逐水的药物,如延胡索、柴胡、香附、青皮、艾叶、五灵脂、乳香、没药、甘遂、商陆、芫花、大戟、狼毒、莪术、郁金等。

3. 盐炙法多用于补肾固精、疗疝、利尿和泻相火的药物,如知母、泽泻、巴戟天、小茴香、益智仁、橘核、杜仲、补骨脂、黄柏、沙苑子、荔枝核、车前子、砂仁、菟丝子等。

4. 姜炙法多用于祛痰止咳、降逆止呕的药物,如竹茹、草果、厚朴等。

5. 蜜炙法多用于补脾益气类及润肺止咳类中药。如甘草、黄芪、紫菀、马兜铃、百部、白前、枇杷叶、款冬花、旋覆花、桑白皮、百合、麻黄、金樱子、升麻、桂枝、桑叶、瓜蒌、瓜蒌皮等。

6. 油炙法多用于淫羊藿、蛤蚧、三七等。

细目三 煅法

依据操作方法和要求的不同，煅法分为明煅法、煅淬法、扣锅煅法。

要点一 目的

（一）明煅法的目的

1. 使药物质地酥脆。明煅法能使部分硫、砷等物质挥发，还可产生氧化分解等变化，这些变化必然导致分子结构发生改变而使质地发生变化。煅法还使药物受热后不同药物组分在不同方向胀缩的比例产生差异，致使药粒间出现孔隙，质地变得酥脆。如花蕊石、金精石等。

2. 除去结晶水。如白矾、硼砂等。

3. 使药物有效成分易于煎出。药物经煅制后，改变了药物的物理性状，不同程度地使药物发生了化学变化，使原药材中的不溶或难溶于水的成分转化为较易溶于水的成分，从而提高疗效。

4. 改变或缓和药物性能。药物经煅制后可改变药性或缓和寒性，适用于临床用药需要。如石膏、寒水石、石决明等。

（二）煅淬法的目的

1. 使药物质地酥脆，易于粉碎，利于有效成分煎出。煅淬法除有煅法的作用外，它的独到之处是药材经过高温煅至红透，突然转入淬液中，使矿物药中各种不同成分因胀缩比例不同，从而产生裂隙，使质地变得酥脆。如代赭石、磁石。

2. 改变药物的理化性质，减少副作用，增强疗效。一些矿物药煅、淬后，矿物组分或化学成分发生变化是多方面的。既有单纯的晶体结构变化，也有晶体结构、化学成分都发生改变的，如自然铜；更常见的则是煅淬中局部成分的氧化，醋淬中的醋酸化等变化，如含铁矿物药煅后醋淬有醋酸铁生成。

3. 清除药物中夹杂的杂质，洁净药物。有些矿物药如炉甘石，煅淬后可去除杂质，从而提高药物质量。

（三）扣锅煅法的目的

1. 改变药物性能，产生或增强止血作用。如血余炭等。
2. 降低毒性。如干漆等。

要点二 操作方法

（一）明煅的操作方法

1. 敞锅煅

敞锅煅即将药物直接放入煅锅内，用武火加热的煅制方法。此法适用于含结晶水的易熔矿物类药。如白矾等。

2. 炉膛煅

炉膛煅是将质地坚硬的矿物药,直接放于炉火上煅至红透,取出放凉的煅制方法。煅后易碎或煅时爆裂的药物需装入耐火容器或适宜容器内煅透,放凉。

3. 平炉煅

平炉煅是将药物置炉膛内,武火加热并用鼓风机促使温度迅速升高和升温均匀的煅制方法。在煅制过程中,可根据要求适当翻动,使药材受热均匀,煅至药材发红或红透(通过观察孔可见炉膛发红或红亮)时停止加热,取出放凉或进一步加工。此法煅制效率较高,适用于大量生产。本法适用范围与炉膛煅相同。

4. 反射炉煅

反射炉煅将燃料投入炉内点燃,并用鼓风机吹旺,然后将燃料口密闭。从投料口投入药材,再将投料口密闭,鼓风燃至指定时间,适当翻动,使药材受热均匀,煅红后停止鼓风,继续保温煅烧,稍后取出放凉或进一步加工。此法煅制效率较高,适用于大量生产。其适用范围与炉膛煅相同。

(二) 煅淬的操作方法

将药物在高温有氧条件下煅烧至红透后,立即投入规定的液体辅料中骤然冷却的方法称煅淬。煅后的操作程序称为淬,所用的液体辅料称为淬液。常用的淬液有醋、酒、药汁等,按临床需要而选用。具体操作方法为:取净药材,置耐火容器内,用武火加热,煅至红透,取出,立即投入规定的液体辅料中浸淬,冷却后取出,反复煅淬至规定程度,取出干燥,碾碎。

(三) 扣锅煅的操作方法

药物在高温缺氧条件下煅烧成炭的方法称扣锅煅法,又称密闭煅、闷煅、暗煅。具体操作方法为:将药物置于锅中,上盖一较小的锅,两锅结合处用盐泥封严,扣锅上压一重物,防止锅内气体膨胀而冲开扣锅。扣锅底部贴一白纸条或放几粒大米,用武火加热,煅至白纸或大米呈深黄色,药物全部炭化为度。亦有在两锅盐泥封闭处留一小孔,用筷子塞住,时时观察小孔处的烟雾,当烟雾由白变黄并转呈青烟,之后逐渐减少时,降低火力,煅至基本无烟时,离火,待完全冷却后,取出药物。

要点三 辅料用量

1. 代赭石、自然铜、磁石、紫石英醋淬时,每 100kg 药物,用醋 30kg。
2. 阳起石酒淬时,每 100kg 药物,用黄酒 20kg。

要点四 注意事项

(一) 明煅法的注意事项

1. 将药物大小分档,以免煅制时生熟不均。
2. 煅制过程中宜一次煅透,中途不得停火,以免出现夹生现象。
3. 煅制温度、时间应适度,要根据药材的性质而定。如主含云母类、石棉类、石英类矿物药,煅时温度应高,时间应长。对这类矿物药来说,短时间煅烧即使达到"红透",

其理化性质也很难改变。而对主含硫化物类和硫酸盐类药物，煅时温度不一定太高，时间需稍长，以使结晶水挥发彻底和达到理化性质应有的变化。

4. 有些药物在煅烧时产生爆溅，可在容器上加盖（但不密闭）以防爆溅。

（二）煅淬法的注意事项

1. 质地坚硬的矿物药煅淬时要反复进行，使淬液全部吸尽、药物完全酥脆为度。
2. 根据药物性质，控制好煅制温度和时间，避免生熟不均。
3. 所用的淬液种类和用量，应根据药物的性质和煅淬目的要求而定。

（三）扣锅煅法的注意事项

1. 煅烧过程中，由于药物受热炭化，有大量气体及浓烟从锅缝中喷出，应随时用湿泥堵封，以防空气进入，使药物灰化。
2. 药材煅透后应放置冷却再开锅，以免药材遇空气后燃烧灰化。
3. 煅锅内药料不宜放得过多、过紧，以免煅制不透，影响煅炭质量。
4. 判断药物是否煅透的方法，除观察米和纸的颜色外，还可用滴水即沸的方法来判断。

要点五　适用药物

1. 明煅法多适用于矿物类、贝壳类及化石类药物。如白矾、寒水石、龙骨、龙齿、瓦楞子、石膏、石决明、牡蛎、蛤壳、花蕊石、钟乳石、阳起石、金精石、云母石、海浮石、珍珠母等。
2. 煅淬法多适用于质地坚硬，经过高温仍不能疏松的矿物药，以及临床上因特殊需要而必须煅淬的药物。如自然铜、代赭石、炉甘石、磁石、紫石英、阳起石等。
3. 扣锅煅法适用于煅制质地疏松、炒炭易灰化或有特殊需要及某些中成药在制备过程中需要综合制炭的药物。如血余炭、灯心、荷叶、棕榈、干漆、露蜂房、丝瓜络等。

细目四　蒸、煮、燀法

要点一　蒸法的目的

1. 改变药物性能，扩大用药范围。如地黄生品性寒，清热凉血，蒸制后使药性转温，功能由清变补。
2. 减少副作用。如大黄生用气味重浊，走而不守，直达下焦，泻下作用峻烈，易伤胃气，酒蒸后泻下作用缓和，能减轻腹痛等副作用。黄精生品刺激咽喉，蒸后消除其副作用。
3. 保存药效，利于贮存。如桑螵蛸生品经蒸后杀死虫卵，便于贮存。黄芩蒸后破坏酶类，保存苷类有效成分。
4. 便于软化切片。如木瓜、天麻、玄参等药物或质地坚硬，或含糖类较多，若用水浸润则水分不易渗入，久泡则损失有效成分。采用蒸后切片的方法软化效果好，效率较高，饮片外表美观，容易干燥。

要点二　蒸法的操作方法

将待蒸的药物漂洗干净,并大小分开,质地坚硬者可先用水浸润1~2小时以改善蒸的效果。用液体辅料同蒸者,可利用该辅料润透药物,然后将洗净润透或拌匀辅料后润透的药物,置笼屉或铜罐等蒸制容器内,隔水加热至所需程度取出。蒸制时间一般视药物性质而有所不同,短者1~2小时,长者数十小时,有的要求反复蒸制。

要点三　蒸法的辅料用量

1. 酒蒸时,每100kg药物,用黄酒多为20~30kg。
2. 醋蒸五味子时,每100kg药物,用醋15kg。
3. 黑豆汁蒸何首乌时,每100kg药物,用黑豆10kg。

要点四　蒸法的注意事项

1. 须用液体辅料拌蒸的药物应待辅料被吸尽后再蒸制。
2. 蒸制时一般先用武火,待"圆汽"后改为文火,保持锅内有足够的蒸汽即可。但在非密闭容器中酒蒸时,要先用文火,防止酒很快挥发,达不到酒蒸的目的。
3. 蒸制时要注意火候,若时间太短则达不到蒸制目的;若蒸得过久,则影响药效,有的药物可能"上水",难于干燥。
4. 须长时间蒸制的药物宜不断添加开水,以免蒸汽中断,特别注意不要将水煮干,影响药物质量。需日夜连续蒸制者应有专人值班,以保安全。
5. 加辅料蒸制完毕后,若容器内有剩余的液体辅料,应拌入药物后再进行干燥。

要点五　蒸法的适用药物

多适用于具有滋补作用的中药,如地黄、何首乌、女贞子、五味子、木瓜、黄精、桑螵蛸、肉苁蓉、山茱萸、人参、天麻、玄参等。

要点六　煮法的目的

1. 消除或降低药物的毒副作用。降低毒性,以煮法最为理想,有"水煮三沸,百毒俱消"之说。如川乌、附子、硫黄、藤黄等。
2. 改变药性,增强疗效。如远志与甘草汁液同煮后能减其燥性,并增强补脾益气、安神益智的作用。
3. 清洁药物。如豆腐煮珍珠等。

要点七　煮法的操作方法

煮制的操作方法因各药物的性质、辅料来源及炮制要求不同而异,分为以下三种方法。

1. 清水煮

将净制后的药物浸泡至内无干心,置适宜容器内,加水没过药面,武火煮沸,改用文火煮至内无白心,取出,稍晾,切片,如乌头。或加水,用武火煮沸,投入净药材,煮至一定程度，取出，闷润至内外湿度一致，切片，如黄芩。

2. 药汁煮或醋煮

将净药材加药汁或醋拌匀，加水没过药面，武火煮沸，改用文火煮至药透汁尽，取出，切片，干燥。如醋煮莪术，甘草水煮远志。

3. 豆腐煮

将药物置豆腐中，放置于适宜容器，加水没过豆腐，煮至规定程度，取出放凉，除去豆腐。适量加水，中途需加水时，应加开水。

煮法的工艺程序及要求如下：先将待煮药物大小分开，淘洗干净后备用。再将药物放入锅中，用辅料者可同时加入，加水加热至沸，一般要求在100℃条件下较长时间加热，可以先用武火后用文火。一般煮至无白心，刚透心为度。若用辅料起协同作用，则辅料汁液应被药物吸尽，达到"药透汁尽"的要求。

要点八　煮法的辅料用量

1. 豆腐煮藤黄时，每100kg药物，用豆腐300kg。
2. 豆腐煮硫黄时，每100kg药物，用豆腐200kg。
3. 远志、吴茱萸用甘草汁煮时，每100kg药物，用甘草6kg。

要点九　煮法的注意事项

1. 大小分档，分别炮制。
2. 适当掌握加水量。加水量多少根据要求而定。如煮的时间长用水宜多，短者可少加；若需煮熟、煮透或弃汁、留汁的加水宜多，要求煮干者，则加水要少。如毒剧药清水煮时加水量宜大，要求药透汁不尽，煮后将药捞出，去除母液。加液体辅料煮制时，加水量应控制适宜，要求"药透汁尽"。
3. 适当掌握火力。先用武火煮至沸腾，再改用文火，保持微沸，否则水迅速蒸发，不易向药物组织内部渗透。煮制中途需加水时，应加沸水。
4. 煮好后出锅，及时晒干或烘干，如需切片，则可闷润至内外湿度一致，先切成饮片，再进行干燥，如黄芩。或适当晾晒，再切片，干燥，如乌头。

要点十　煮法的适用药物

多适用于毒剧药物，如藤黄、川乌、草乌、远志、附子、硫黄、吴茱萸等。

要点十一　燀法的目的

1. 在保存有效成分的前提下，除去非药用部分。如苦杏仁等。
2. 分离不同药用部位。如白扁豆等。

要点十二　燀法的操作方法

先将多量清水加热至沸，再把药物连同具孔盛器（如笊篱、漏勺等），一起投入沸水中，稍微翻烫片刻，加热5~10分钟，烫至种皮由皱缩到膨胀，种皮易于挤脱时，立即取出，浸漂于冷水中，捞起，搓开种皮、种仁，晒干，簸去或筛去种皮。

要点十三 燀法的注意事项

1. 水量要大，以保证水温。一般为药量的10倍以上。若水量少，投入杏仁后，水温迅速降低，酶不能很快被灭活，反而使苷被酶解，影响药效。亦影响扁豆的去毒效果。
2. 待水沸后投药，加热时间以5~10分钟为宜。以免水烫时间过长，成分损失。
3. 去皮后，宜当天晒干或低温烘干。否则易泛油，色变黄，影响成品质量。

要点十四 燀法的适用药物

需要去除种皮的种子类药物，如苦杏仁、桃仁、白扁豆等。

细目五 复制法

要点一 目的

1. 降低或消除药物的毒性。如半夏用甘草、明矾、皂角、石灰、生姜等，制后均可降低毒性。
2. 改变药性。如天南星用胆汁制后，其性味由辛温变为苦凉。其作用亦发生了变化。
3. 增强疗效。如白附子用鲜姜、白矾制后，增强了祛风逐痰的功效。
4. 矫臭解腥。如紫河车用酒制后，除去了腥臭气味，便于服用。

要点二 操作方法

复制法没有统一的方法，具体方法和辅料的选择可视药物而定。一般将净选后的药物置一定容器内，加入一种或数种辅料，按工艺程序，或浸、泡、漂，或蒸、煮，或数法共用，反复炮制达到规定的质量要求。

要点三 辅料用量

1. 制白附子和制天南星时，每100kg药物，用生姜、白矾各12.5kg。
2. 紫河车复制时，每100kg药物，用黄酒10kg，花椒2.5kg。
3. 半夏复制时各炮制品所用辅料不同，辅料用量参见半夏项下。

要点四 注意事项

本法操作方法复杂，辅料品种较多，炮制一般需较长时间，故应注意：
1. 时间可选择在春、秋季，避免出现使药物腐烂的现象。
2. 地点应选择在阴凉处，避免暴晒，以免腐烂。
3. 如要加热处理，火力要均匀。
4. 淀粉含量高的药物炮制时，水量要多，以免糊汤。并可加入适量明矾防腐。

要点五 适用药物

适用于有毒及有腥臭气味的药物，如半夏、天南星、白附子、紫河车等。

细目六 发酵法

要点一 目的

1. 改变原有性能，产生新的治疗作用，扩大用药品种。如六神曲、建神曲、淡豆豉等。
2. 增强疗效。中药在发酵过程中，经微生物代谢的产物更利于人体吸收，使疗效增强。如半夏曲。

要点二 操作方法

根据不同品种，采用不同的方法进行加工处理后，再置温度、湿度适宜的环境中进行发酵。常用的方法有药料与面粉混合发酵和直接用药料进行发酵。用前法炮制的如六神曲、建神曲、半夏曲、沉香曲等，后者如淡豆豉、百药煎等。发酵过程主要是微生物新陈代谢的过程，因此，此过程要保证其生长繁殖的条件。主要条件如下：

1. 菌种。主要是利用空气中微生物自然发酵，但有时会因菌种不纯，影响发酵的质量。
2. 培养基。主要为水、含氮物质、含碳物质、无机盐类等。如六神曲中面粉为菌种提供了碳源，赤小豆为菌种提供了氮源。
3. 温度。一般发酵的最佳温度为30℃~37℃。温度太高则菌种老化、死亡，不能发酵；温度过低，虽能保存菌种，但繁殖太慢，不利于发酵，甚至不能发酵。
4. 湿度。一般发酵的相对湿度应控制在70%~80%。湿度太大，则药料发黏，且易生虫霉烂，造成药物发暗；过分干燥，则药物易散不能成形。经验以"握之成团，指间可见水迹，放下轻击则碎"为宜。
5. 其他方面。pH值4~7。
6. 在有充足的氧或二氧化碳条件下进行发酵。

要点三 注意事项

发酵制品以曲块表面霉衣黄白色，内部有斑点为佳，同时应有酵香气味。不应出现黑色、霉味及酸败味。故应注意：

1. 原料在发酵前应进行杀菌、杀虫处理，以免杂菌感染，影响发酵质量。
2. 发酵过程须一次完成，不中断，不停顿。
3. 温度和湿度对发酵的速度影响很大，湿度过低或过分干燥，发酵速度慢甚至不能发酵，而温度过高则能杀死霉菌，不能发酵。

要点四 适用药物

一类是药料与面粉混合发酵，适用于制备六神曲等。另一类方法是直接用药料进行发酵，适用于制备淡豆豉等。

细目七　发芽法

要点一　目的

通过发芽，淀粉被分解为糊精、葡萄糖及果糖，蛋白质分解成氨基酸，脂肪被分解成甘油和脂肪酸，并产生各种消化酶、维生素，使其具有新的功效，扩大用药品种。

要点二　操作方法

选择新鲜、粒大、饱满、无病虫害、色泽鲜艳的种子或果实，用清水浸泡适度，捞出，置于能透气漏水的容器中，或已垫好竹席的地面上，用湿物盖严，每日喷淋清水 2~3 次，保持湿润，经 2~3 天即可萌发幼芽，待幼芽长出 0.2~1cm 时，取出干燥。

要点三　注意事项

1. 发芽温度一般以 18℃~25℃ 为宜，浸渍后含水量控制在 42%~45% 为宜。
2. 种子的浸泡时间应依气候、环境而定，一般春、秋季宜浸泡 4~6 小时，冬季 8 小时，夏季 4 小时。
3. 选用新鲜成熟的种子或果实，在发芽前应先测定发芽率，要求发芽率在 85% 以上。
4. 适当避光并选择有充足氧气、通风良好的场地或容器进行发芽。
5. 发芽时先长须根而后生芽，不能把须根误认为是芽。以芽长至 0.2~1cm 为标准，发芽过长则影响药效。
6. 在发芽过程中，要勤加检查、淋水，以保持所需湿度，并防止发热霉烂。

要点四　适用药物

具有发芽能力的种子类药物，如大麦、稻谷、大豆等。

细目八　制霜法

药物经过去油制成松散粉末，或析出细小结晶，或升华、煎熬成粉渣的方法，称为制霜法。

要点一　目的

（一）去油制霜法的目的

1. 降低毒性，缓和药性。如巴豆，有大毒，泻下作用猛烈，制霜后可降低毒性，缓和泻下作用。
2. 消除副作用。如柏子仁，其内含柏子仁油，具滑肠通便之功，制霜后，除去了大部分油脂，可消除滑肠的副作用。

（二）渗析制霜法的目的

制造新药，增强疗效。如西瓜霜。

要点二　操作方法

（一）去油制霜的操作方法

取原药材，除去外壳取仁，碾成细末或捣烂如泥，用多层吸油纸包裹，蒸热，或置炉边或烈日曝晒后，用压榨器压榨去油，换纸，再压榨，如此反复换纸吸去油，或直接压榨去油，至松散成粉，不再黏结为度。

（二）渗析制霜的操作方法

取新鲜西瓜，沿蒂头切一厚片作顶盖，挖出部分瓜瓤，将芒硝填入瓜内，盖上顶盖，用竹签扦牢，用碗或碟托住，盖好，悬挂于阴凉通风处，待西瓜表面析出白霜时，随时刮下，直至无白霜析出，晾干。或取新鲜西瓜切碎，放入不带釉的瓦罐内，一层西瓜一层芒硝，将口封严，悬挂于阴凉通风处，数日后即自瓦罐外面析出白色结晶物，随析随收集，至无结晶析出为止。

要点三　注意事项

（一）去油制霜法的注意事项

1. 药物加热所含油质易于渗出，故去油制霜时多加热或放置热处。
2. 压榨去油需适度，以保存药效。
3. 去油制霜用过的布或纸要及时烧毁，以免误用。

（二）渗析制霜法的注意事项

本品制作宜在秋凉季节进行，容易析出结晶。

要点四　适用药物

1. 去油制霜法适用于制备巴豆霜、千金子霜、柏子仁霜、瓜蒌子霜等。
2. 渗析制霜法适用于制备西瓜霜。

细目九　烘焙法

要点一　目的

降低毒性，矫臭矫味，便于粉碎和贮存。如虻虫、蜈蚣等生品毒性较强，气味腥臭，经烘焙后，能降低其毒性，矫正其气味，药物充分干燥，便于粉碎和贮存。

要点二　操作方法

烘，将药物置于近火处或利用烘箱、干燥室等设备，使药物所含水分徐徐蒸发，从而使药物充分干燥。

焙，将净选后的药物置于金属容器或锅内，用文火经较短时间加热，并不断翻动，焙至药物颜色加深，质地酥脆为度。

要点三 注意事项

烘焙法不同于炒法,一定要用文火,并要勤加翻动,以免药物焦化。

要点四 适用药物

动物类中药,如虻虫、蜈蚣等。

细目十 煨制法

要点一 目的

1. 增强疗效。如诃子、木香、葛根等煨制后,除去部分油脂,可增强止泻的作用。
2. 减小副作用。如肉豆蔻煨制后可除去药物中部分油质及刺激性成分,从而免于滑肠,减小刺激性,增强固肠止泻的功能。

要点二 操作方法

1. 湿纸煨

将净制或切制后的药物用数层湿纸包裹,埋于无烟热火灰中,煨至纸呈焦黑色,药物表面呈微黄色时,取出,去纸,放凉,即得。如煨葛根。

2. 隔纸煨

取刚经过切制尚未干燥的中药饮片趁湿平铺于吸油纸上,一层药物一层纸,如此间隔平铺数层或多层。上下用平坦木板夹住,以绳捆扎结实,使药物与吸油纸紧密接触,置烘干室或温度较高处,使药物所含油质渗到纸上,取出,更换新的吸油纸,反复操作,至吸油纸上无油迹渗出为止,取出药物,放凉。如木香。

3. 面裹煨

取面粉加适量水做成团块,再压成薄片,将药物逐个包裹,或将药物表面用水湿润,如水泛丸法包裹数层,晒至半干,投入已炒热的滑石粉或热砂或麦麸中,适当翻动,文火煨至面皮呈焦黄色或焦褐色时取出,筛去滑石粉或河砂或麦麸等,放凉,剥去面皮,筛去碎屑,即得。如肉豆蔻、诃子等。

4. 滑石粉煨

取滑石粉置锅内,加热炒至灵活状态,投入药物,用文火加热,翻埋至药物颜色加深,并有香气飘逸时取出,筛去滑石粉,放凉,即得。如肉豆蔻。

5. 麦麸煨

将麦麸和药物同置热锅内,用文火加热,适当翻动,炒至麦麸呈焦黄色,药物颜色加深时取出,筛去麦麸,放凉,即得。如诃子、肉豆蔻等。

要点三 辅料用量

1. 麦麸煨时,每100kg药物,用麦麸30~40kg。

2. 面裹煨时，每100kg药物，用面粉50kg。
3. 滑石粉煨时，每100kg药物，用滑石粉50kg。

要点四　注意事项

1. 药物应大小分档，分别煨制，以免受热不均匀。
2. 煨制时辅料用量较大，以便使药物受热均匀，利用油质的吸附。
3. 煨制时的火力不宜过大，一般用文火缓缓加热，并适当翻动，受热程度低而受热时间长，以便使油质徐徐渗入辅料内。
4. 由于用辅料煨制（滑石粉或麦麸煨）的操作方法与加辅料炒（加滑石粉烫炒或加麦麸炒）有所相似，在操作中应注意二者的区别。麸煨与麸炒加辅料方式不同，麦麸煨法多是将麦麸和药物同置锅内，而麸炒法是先将麦麸撒入热锅内，冒烟后投入药物拌炒。煨法辅料用量比炒法大，火力小而炒制时间长。

要点五　适用药物

需要除去部分油质的药物，如肉豆蔻、诃子、木香、葛根等。

细目十一　提净法

要点一　目的

1. 使药物纯净，提高疗效。如芒硝净制后，可提高纯度，增强其润燥软坚、消导、下气通便的作用。
2. 缓和药性。如芒硝经萝卜共煮，重结晶后，可缓和其咸寒之性。
3. 降低毒性。如硇砂经醋煮，重结晶后，能使药物纯净，并能降低毒性。

要点二　操作方法

根据药物的不同性质，常用的提净法有两种。

1. 降温结晶（冷结晶）

将药物与辅料加水共煮后，滤去杂质，适当浓缩，将滤液置阴凉处，使之冷却重新结晶。如芒硝。

2. 蒸发结晶（热结晶）

将药物先适当粉碎，加适量水加热溶化后，滤去杂质，将滤液置于搪瓷盆中，加入定量米醋，再将容器隔水加热，使液面析出结晶物，随析随捞取，至析尽为止；或将原药与醋共煮后，滤去杂质，将滤液加热蒸发至一定体积后再使之自然干燥。如硇砂。

要点三　辅料用量

芒硝提净时，每100kg药物，用萝卜20kg。
硇砂提净时，每100kg药物，用米醋50kg。

要点四 注意事项

1. 加水量要适当，若水量过大，将药物加水溶解或与辅料共煮后，过滤液需适当浓缩，以便于结晶析出。
2. 滤液需放置在适宜的温度条件下，以便于结晶析出。
3. 结晶母液经适当浓缩后可继续析出结晶，直至不再析出结晶为止。

要点五 适用药物

适用于可溶性无机盐类药物，如芒硝、硇砂等。

细目十二 水飞法

要点一 目的

1. 去除杂质，洁净药物。如朱砂、雄黄等。
2. 使药物质地细腻。利用粗细粉末在水中悬浮性不同，将药物制备成极细腻粉末，便于内服和外用，提高其生物利用度。如朱砂、滑石粉等。
3. 防止药物在研磨过程中粉尘飞扬，污染环境。如朱砂、滑石粉等。
4. 除去药物中可溶于水的毒性物质。如朱砂中的可溶性汞盐，雄黄中的可溶性砷盐等。

要点二 操作方法

将药物适当破碎，置乳钵中或其他适宜容器内，加入适量清水，研磨成糊状，再加多量水搅拌，粗粉即下沉，立即倾出混悬液，下沉的粗粒再行研磨，如此反复操作，至研细为止。最后将不能混悬的杂质弃去。将前后倾出的混悬液合并静置，待沉淀后，倾去上面的清水，取沉淀物，干燥，再研磨成极细粉末。

要点三 注意事项

1. 在研磨过程中，水量宜少。
2. 搅拌混悬时加水量宜大，以除去溶解度小的有毒物质或杂质。
3. 朱砂和雄黄粉干燥时温度不宜过高，以晾干为宜。
4. 朱砂和雄黄粉碎忌用铁器，并要注意温度，防止毒性增强。
5. 放置后浮于水面的漂浮物要除去。

要点四 适用药物

水飞法适用于不溶于水的矿物、贝壳类药物，如朱砂、雄黄、滑石、玛瑙等。

细目十三 干馏法

要点一 目的

制备有别于原药材的干馏物，以适合临床需要。如黑豆制成黑豆馏油，具有清热、利湿、收敛的功效。鸡蛋黄制成蛋黄油等，具有清热解毒的功效。其用药方式也变为了外用。

要点二 操作方法

操作方法多以砂浴加热，在干馏器上部收集冷凝的液状物，如黑豆馏油等。有的在容器周围加热，在下面收采液状物，如竹沥油等。

要点三 注意事项

干馏法温度一般较高，多在120℃~450℃进行，但由于原料不同，各干馏物裂解温度也不一样，如竹沥油在350℃~400℃，豆类的干馏物一般在400℃~450℃制成。

要点四 适用药物

竹沥、黑豆馏油等。

细目十四 主要药物的炮制

槐 花

要点一 炮制方法

1. 槐花　取原药材，除去杂质及枝梗，筛去灰屑。
2. 炒槐花　取净槐花，置热锅内，文火炒至深黄色，取出晾凉。
3. 槐花炭　取净槐花，置热锅内，中火炒至焦褐色，喷洒少许清水，灭尽火星，炒干，取出凉透。

要点二 炮制作用

生槐花苦寒之性较强。炒槐花缓和苦寒之性，并破坏了酶的活性，利于保存有效成分。槐花炭清热凉血作用极弱，收涩之性增强，偏于止血。

要点三 炮制品功效

槐花味苦，性微寒。归肝、大肠经。具凉血止血、清肝泻火的功能。生槐花苦寒之性较强，长于清肝泻火，清热凉血。多用于血热妄行，肝热目赤，头痛眩晕，疮毒肿痛。炒槐花清热凉血作用弱于生品，止血作用逊于槐花炭而强于生品，用于脾胃虚弱的出血患者。

槐花炭用于咯血、衄血、便血、痔血、崩漏下血等多种出血证。

要点四 炮制研究概况

槐花炒炭止血作用增强的原理：槐花炭中的止血成分槲皮素和鞣质含量升高；抗止血作用的成分异鼠李素含量降低。槲皮素是芦丁的分解产物之一，槐花炒炭后槲皮素含量为生品的10倍以上。鞣质含量的变化因槐花炒炭时，加热的温度、时间、受热程度的不同而差异较大。实验结果表明，槐米在170℃以下，鞣质含量变化不大，170℃～190℃可迅速增高达数倍，190℃以上时含量开始下降，230℃左右含量可降至生品以下。研究发现，槐花中抗止血作用的成分是异鼠李素，炒炭后其含量几乎减少一半。

芥 子

要点一 炮制方法

1. 芥子 取原药材，去净杂质。用时捣碎。
2. 炒芥子 取净芥子，置热锅内，文火炒至深黄色，有爆裂声，内部浅黄色并逸出香气时，取出晾凉。用时捣碎。

要点二 炮制作用

生芥子力猛，辛散作用强，炒后可缓和辛散走窜之性，以免耗气伤阴，同时种皮破裂，质地酥脆，易于粉碎和煎出药效成分。炒制还使芥子酶受到破坏，利于苷类成分的保存。

要点三 炮制品功效

芥子味辛，性温。归肺经。具有温肺豁痰、利气散结、通络止痛的功能。

生芥子力猛，善于通络止痛。多用于胸闷胁痛，用于疼痛，痈肿疮毒。

炒芥子善于顺气豁痰，常用于寒痰咳嗽。

要点四 炮制研究概况

芥子所含芥子苷为硫苷类化合物，内服能刺激胃黏膜，引起胃部的温暖感，增加消化液的分泌，而有健胃作用。苷本身无刺激性，酶解后生成异硫氰酸酯类，具有辛辣味和刺激性。炒后芥子酶被破坏，有利于保存苷类成分，使其内服后在胃肠道环境中缓缓分解，释放出定量芥子油而产生治疗作用。

花 椒

要点 炮制方法

1. 花椒 取原药材，除去椒目（另作药用）、果柄及杂质。
2. 炒花椒 取净花椒，置热锅内，用文火炒至呈油亮光泽，颜色加深，有香气逸出时，取出晾凉。

白果

要点　炮制方法

1. 白果仁　取原药材，除去杂质，去壳取仁。用时捣碎。
2. 炒白果仁　取净白果仁，置热锅内，用文火加热，炒至深黄色，有香气，取出，晾凉，用时捣碎。

决明子

要点一　炮制方法

1. 决明子　取原药材，除去杂质，洗净，干燥。用时捣碎。
2. 炒决明子　取净决明子，置热锅内，中火炒至颜色加深，微有爆裂声，微鼓起，内部黄色，并逸出香气时，取出晾凉。用时捣碎。

要点二　炮制作用

决明子性微寒，炒后寒泻之性缓和，且质地酥脆，易于粉碎和煎出有效成分。

要点三　炮制品功效

决明子味甘、咸、苦，性微寒。归肝、大肠经。具有清热明目、润肠通便的功能。

生决明子长于清肝热，润肠燥。用于目赤肿痛，大便秘结。

炒决明子有平肝养肾的功效，可用于头痛、头晕、青盲内障。

莱菔子

要点一　炮制方法

1. 莱菔子　取原药材，除去杂质。用时捣碎。
2. 炒莱菔子　取净莱菔子，置热锅内，文火炒至鼓起，有爆裂声，外表色泽加深，内部黄色，并有香气逸出时，取出晾凉。用时捣碎。

要点二　炮制作用

莱菔子炒后性降，药性缓和，有香气，可避免生品服后恶心的副作用，同时质地酥脆，易于粉碎和煎出药效成分。

要点三　炮制品功效

莱菔子味甘、辛，性平。归肺、脾、胃经。具有消食除胀、降气化痰的功能。

生莱菔子能升能散，长于涌吐风痰。以本品为末，温水调服，可宣吐风痰。

炒莱菔子性降，长于消食除胀，降气化痰。常用于食积腹胀，气喘咳嗽。

牛蒡子

要点　炮制方法

1. 牛蒡子　取原药材，筛去灰屑及杂质。用时捣碎。
2. 炒牛蒡子　取净牛蒡子，置热锅内，文火炒至鼓起，有爆裂声，断面浅黄色，略有香气逸出时，取出。用时捣碎。

牵牛子

要点一　炮制方法

1. 牵牛子　取原药材，去净杂质，用时捣碎。
2. 炒牵牛子　取净牵牛子，置热锅内，文火炒至膨胀鼓起，有爆裂声，颜色加深，断面浅黄色，取出。

要点二　炮制作用

牵牛子生品有毒。偏于逐水消肿，杀虫。炮制后可降低毒性，缓和药性，免伤正气，易于粉碎和煎出药效成分，以消食导滞见长。

葶苈子

要点　炮制方法

1. 葶苈子　取原药材，除去杂质，筛去灰屑。用时捣碎。
2. 炒葶苈子　取净葶苈子置热锅内，文火炒至微鼓起，断面浅黄色，并有香气逸出时，取出放凉。用时捣碎。

紫苏子

要点　炮制方法

1. 紫苏子　取原药材，洗净，干燥。用时捣碎。
2. 炒紫苏子　取净紫苏子，置热锅内，文火炒至有爆裂声，表面颜色加深，断面浅黄色，并逸出香气时，取出晾凉。用时捣碎。
3. 蜜紫苏子　取炼蜜，加适量开水稀释，淋入净紫苏子内拌匀，稍闷，文火炒至深棕色，不粘手时取出。

每 100kg 紫苏子，用炼蜜 10kg。

4. 苏子霜　取净紫苏子，研如泥状，加热，用布或吸油纸包裹，压榨去油，至药物不再粘成饼，成松散粉末为度，研细。

苍耳子

要点一　炮制方法

1. 苍耳子　取原药材，除去杂质，用时捣碎。
2. 炒苍耳子　取净苍耳子，置热锅内，中火炒至焦黄色，刺焦时即可，碾去刺，筛净。用时捣碎。

要点二　炮制作用

苍耳子生品有毒，消风止痒力强，炒后可降低毒性，偏于通鼻窍，祛风湿，止痛。

水红花子

要点　炮制方法

1. 水红花子　取原药材，除去杂质及灰屑。用时捣碎。
2. 炒水红花子　取净水红花子，置热锅内，中火加热，迅速拌炒至爆花，取出晾凉。

王不留行

要点一　炮制方法

1. 王不留行　取原药材，除去杂质，洗净，干燥。
2. 炒王不留行　取净王不留行，置热锅内，中火炒至大部分爆成白花，取出晾凉。炒爆的标准以完全爆花者占80%以上为宜。

要点二　炮制作用

王不留行炒后体泡，爆花，易于煎出有效成分，且走散力较强，同时还能杀酶保苷。

要点三　炮制品功效

王不留行味苦，性平，归肝、胃经。具有活血通经、下乳消痈、利尿通淋的功能。
生品长于消痈肿，多治疗乳痈及其他疮痈肿痛等。
炒品长于活血通经、下乳、通淋。多治疗产后乳汁不下、经闭、痛经、石淋、小便不利等。

要点四　炮制研究概况

实验表明，王不留行水浸出物的含量与爆花程度有关。爆花率越高，浸出物含量也愈高。

酸枣仁

要点一　炮制方法

1. 酸枣仁　取原药材,除去杂质。用时捣碎。
2. 炒酸枣仁　取净酸枣仁,置热锅内,文火炒至鼓起,有爆裂声,色微变深,内部黄色,有香气时,取出晾凉。用时捣碎。

要点二　炮制作用

酸枣仁炒后质酥脆,起到杀酶保苷的作用,有利于粉碎和煎出有效成分,提高疗效。

要点三　炮制品功效

酸枣仁味甘、酸,性平。具有养心益肝、安神敛汗的功能。生枣仁与炒枣仁作用基本相同,均有安神作用。

酸枣仁生品性平,宜入清剂中,长于养心安神、益肝肾。用于心阴不足和肝肾亏损的惊悸,健忘,眩晕,耳鸣,虚烦不眠。

炒酸枣仁性偏温补,宜入温剂,长于养心敛汗。用于气血不足的惊悸,健忘,盗汗,自汗及胆虚不眠。

要点四　炮制研究概况

酸枣仁为中医宁心安神的要药。古人对其生用与炒用的作用众说不一。据研究,生、炒酸枣仁的化学成分尚未发现不同。但炒酸枣仁水或乙醚提取物含量比生品高;炒焦和炒黑低于生品。乙醇提取物含量各炒制品均低于生品。薄层扫描法测定生、炒酸枣仁提取液中的皂苷含量,结果表明,炒酸枣仁中总皂苷（A 和 B）,明显高于生酸枣仁。药理实验表明,生、炒酸枣仁均有镇静安眠作用,但炒品强于生品。

薏苡仁

要点　炮制方法

1. 薏苡仁　取原药材,除去杂质,筛去灰屑。
2. 炒薏苡仁　取净薏苡仁,置热锅内,中火炒至表面黄色,略鼓起,表面有突起,取出。
3. 麸炒薏苡仁　先将锅烧热,撒入麦麸即刻烟起,再投入薏苡仁迅速拌炒至黄色,微鼓起,取出,筛去麦麸即得。

每 100kg 薏苡仁,用麦麸 15kg。

山楂

要点一　炮制方法

1. 山楂　取原药材,除去杂质及脱落的核及果柄,筛去碎屑。

2. 炒山楂　取净山楂，置热锅，中火炒至颜色加深，取出晾凉，筛去碎屑。

3. 焦山楂　取净山楂，置热锅，中火炒至外表焦褐色，内部焦黄色，取出晾凉，筛去碎屑。

4. 山楂炭　取净山楂，置热锅，武火炒至表面焦黑色，内部焦褐色，取出晾凉，筛去碎屑。

要点二　炮制作用

山楂炒后酸味减弱，可缓和对胃的刺激性，焦山楂不仅酸味减弱，且增加苦味，消食作用最强，山楂炭其性收涩，偏于止血。

要点三　炮制品功效

山楂性味酸、甘，微温。归脾、胃、肝经。具有消食健胃、行气散瘀的功能。

生山楂长于活血化瘀，常用于血瘀经闭，产后瘀阻，心腹刺痛，疝气疼痛，以及高脂血症、高血压病、冠心病。

炒山楂善于消食化积，用于脾虚食滞，食欲不振，神倦乏力。

焦山楂长于消食止泻，用于食积兼脾虚和治疗痢疾。

山楂炭具有止血、止泻的功效，可用于胃肠出血或脾虚腹泻兼食滞者。

要点四　炮制研究概况

山楂中的总黄酮和总有机酸都集中在果肉中，山楂核中含量甚微，而山楂核又占整个药材重量的40%左右，故山楂去核的方法是合理的。山楂不同炮制品中，总黄酮和有机酸类成分含量差异很大，加热时间越长，温度越高，两类成分被破坏就越多。实验表明，炒山楂对黄酮类成分无明显影响，有机酸稍有减量，焦山楂黄酮类成分只保留了25.8%，总有机酸仅保留了32.8%。

栀　子

要点一　炮制方法

1. 栀子　取原药材，除去杂质，碾碎。
2. 炒栀子　取栀子碎块，置热锅内，文火炒至深黄色，取出晾凉。
3. 焦栀子　取栀子碎块，置热锅内，中火炒至焦黄色，取出晾凉。
4. 栀子炭　取栀子碎块，置热锅内，武火炒至黑褐色，喷淋少许清水熄灭火星，取出晾干。

要点二　炮制作用

栀子生品苦寒降泄，易伤中气，且对胃有刺激性，脾胃较弱者服后易吐。炒黄或炒焦后缓和了苦寒之性，炒后可除此弊，避免伤胃。炒炭则有止血作用。

要点三　炮制品功效

栀子苦，寒，归心、肺、胃、三焦经。有泻火除烦、清热利湿、凉血解毒等作用。

栀子生品长于泻火利湿、凉血解毒。多用于治疗温病高热、湿热黄疸、湿热淋证、疮疡肿毒等，外治扭伤跌损。

炒栀子和焦栀子均有清热除烦的作用，多用于治疗热郁心烦、肝热目赤等。二者不同的是炒品比焦品苦寒之性略强，一般热较甚者用炒品，脾胃较虚弱者用焦品。

栀子炭长于凉血止血，多用于吐血、咯血、咳血、衄血、尿血、崩漏下血等。

要点四 炮制研究概况

实验表明：栀子苷主要集中在栀子仁中，栀子壳中含量相当低。炒栀子和焦栀子中栀子苷含量均有所下降，焦栀子比炒栀子更明显，炒炭后栀子苷含量下降幅度较大。生栀子的抗炎作用最强，经不同方法炮制后的栀子抗炎作用明显减弱，且随温度升高，抗炎作用逐渐降低，是由于栀子苷受热破坏或分解所致。

槟 榔

要点一 炮制方法

1. 槟榔　取原药材，去杂，用水浸泡3～5天，捞出，置容器内，经常淋水，润透，切薄片，干燥，筛去碎屑。
2. 炒槟榔　取槟榔片，置热锅内，文火炒至微黄色，取出晾凉，筛去碎屑。
3. 焦槟榔　取槟榔片，置热锅内，中火炒至焦黄色，取出晾凉，筛去碎屑。

要点二 炮制作用

槟榔生用消积下气之力较强。炒后药性较缓和，避免克伐太过耗损正气。同时减少恶心、腹泻等副作用。炒焦后药性更缓。

要点三 炮制品功效

槟榔味苦、辛，性温。归胃、大肠经。生槟榔具有杀虫，消积，降气，行水，截疟的功能。常用于治疗绦虫、姜片虫、蛔虫及水肿、脚气、疟疾等疾病。

炒槟榔与焦槟榔均长于消食导滞，用于食积不消、痢疾里急后重等，但炒槟榔较焦槟榔作用稍强，而克伐正气的作用也略强于焦槟榔，一般身体素质稍强者可选用炒槟榔，身体素质较差者应选用焦槟榔。

要点四 炮制研究概况

槟榔所含槟榔碱易溶于水，槟榔经浸泡后切片，生物碱损失很大。比较槟榔传统浸润法、减压冷浸法、粉碎颗粒法、减压蒸气焖润法，结果表明：减压蒸气焖润法，槟榔碱损失少，最佳工艺为先减压后加水，25℃～26℃水浸泡，切0.5mm以下极薄片，阴干。槟榔碱受热不稳定，比较生品、炒黄品、炒焦品、炒炭品中槟榔碱的含量，结果：随着受热时间的增加，槟榔碱的含量逐渐降低；槟榔饮片的干燥方法对生物碱含量也有影响；切片后曝干其生物碱损失比阴干大得多，晒干也比阴干的含量低，烘干则与阴干含量接近。

川楝子

要点　炮制方法

1. 川楝子　取原药材，除去杂质。用时捣碎。
2. 焦川楝子　取净川楝子，切片或砸成小块，置热锅内，中火炒至表面焦黄色或焦褐色，取出晾凉，筛去灰屑。
3. 盐川楝子　取净川楝子片或碎块，用盐水拌匀，稍闷，待盐水被吸尽后，置锅内，用文火加热，炒至深黄色，取出晾凉。

每100kg川楝子，用食盐2kg。

干　姜

要点一　炮制方法

1. 干姜　取原药材，除去杂质，略泡，洗净，润透，切厚片或块，干燥，筛去碎屑。
2. 炮姜　先将净河砂置锅内，用武火炒热，再加入干姜片或块，不断翻动，炒至鼓起，表面棕褐色，取出，筛去砂，晾凉。
3. 姜炭　取干姜块，置热锅内，武火炒至表面焦黑色，内部棕褐色，喷淋少许清水，灭尽火星，略炒，取出晾干，筛去碎屑。

要点二　炮制作用

炮姜缓和了干姜辛燥之性，温里作用缓和持久。姜炭则偏于止血。

要点三　炮制品功效

干姜性味辛，热。具有温中散寒、回阳通脉、燥湿消痰、回阳救逆的功能。常用于脘腹冷痛，呕吐泄泻，肢冷脉微，痰饮喘咳。

炮姜性味苦、辛，温。具有温中散寒、温经止血的功能。其辛燥之性较干姜弱，温里之力不如干姜迅猛，但作用缓和持久，且长于温中止痛、止泻和温经止血。可用于中气虚寒的腹痛、腹泻和虚寒性出血。

姜炭性味苦、涩，温。归脾、肝经。其辛味消失，守而不走，长于止血温经。其温经作用弱于炮姜，固涩止血作用强于炮姜，可用于各种虚寒性出血，且出血较急，出血量较多者。

要点四　炮制研究概况

研究表明，干姜挥发油含量最高，颜色较浅；炮姜含量明显下降；姜炭含量最低，约为干姜的1/2，且后二者挥发油颜色较深。炮制前后挥发油等成分不仅发生了量变而且产生了质变：对挥发油和醚提取物的研究表明，生姜与干姜的挥发油和醚提取物层析图谱大致相同，炮姜与姜炭亦无明显的差别，但前二者与后二者相比，有较大变化。干姜经加热炮制后，部分斑点消失，同时出现了一些新斑点，相同R_f值之间相对含量也产生了明显变化。以姜辣醇和6-姜辣烯酮为标准对照,进行薄层色谱分析。结果表明,姜辣醇含量:生姜>干姜>炮姜>姜炭;6-姜辣烯酮含量:干姜>炮姜>生姜>姜炭。对姜的不同炮制品的醚提取液进行气相-质谱-计算机检测,从生姜、干姜、炮姜、姜炭中各检出25、22、23、23种成分,各炮制品检出成分的质和量都产生了部分变化。对水浸出物含量的研究表明,炮姜水浸出物高于姜炭,它们之间有非常明显的差异。

大 蓟

要点 炮制方法

1. 大蓟 取原药材,除去杂质,抢水洗净,润软,切段(全草)或切薄片(根部),干燥,筛去碎屑。
2. 大蓟炭 取大蓟段或片,置热锅内,武火炒至表面焦黑色,内部棕褐色,喷洒少许清水,灭尽火星,取出晾干。

小 蓟

要点 炮制方法

1. 小蓟 取原药材,除去杂质,稍润,切段,干燥,筛去碎屑。
2. 小蓟炭 取小蓟段,置热锅内,武火炒至表面黑褐色,内部黄褐色,喷淋少许清水,熄灭火星,取出晾干。

蒲 黄

要点一 炮制方法

1. 蒲黄 取原药材,揉碎结块,除去花丝及杂质。
2. 蒲黄炭 取净蒲黄,置热锅内,中火炒至棕褐色,喷洒少许清水,灭尽火星,取出晾干。

要点二 炮制作用

蒲黄炒炭后止血作用增强。

要点三 炮制品功效

蒲黄味甘,性平。归肝、心包经。具有行血化瘀、利尿通淋的功能。用于瘀血阻滞的心腹疼痛,痛经,产后瘀痛,跌打损伤,血淋涩痛。

蒲黄炭性涩,止血作用增强。常用于咯血,吐血,衄血,尿血,便血,崩漏及外伤出血。

要点四 炮制研究概况

蒲黄的生品及炒品均有止血作用,但蒲黄炭可缩短出血时间和凝血时间。

荆芥

要点一 炮制方法

1. 荆芥　取原药材，除去杂质，抢水洗净，稍润，切断，干燥，筛去碎屑。
2. 炒荆芥　取荆芥段，置热锅内，文火炒至微黄色，取出，放凉。
3. 荆芥炭　取荆芥段，置热锅内，武火炒至表面黑褐色，内部焦褐色时，喷淋少量清水，灭尽火星。取出，晾干凉透。

要点二 炮制作用

生荆芥辛散之性较强，炒后辛散之性减弱，炒炭后产生了止血作用。

要点三 炮制品功效

荆芥味辛，性微温。归肺、肝经。具有解表散风的功能。一般多生用。生品用于感冒、头痛、麻疹、咽喉不利、疮疡初起等。

炒荆芥具有祛风理血的作用，可用于妇女产后血晕。

荆芥炒炭后辛散作用极弱，具有止血的功效。可用于便血、崩漏等症。

要点四 炮制研究概况

荆芥主要含挥发油。荆芥各部位挥发油含量以荆芥穗最高。

炮制后挥发油发生了量变和质变，炒炭后挥发油含量显著降低，生品挥发油中有 8 种成分在荆芥炭中未检出，但主要成分薄荷酮、胡薄荷酮仍存在。另检出了 9 种新成分。荆芥炭混悬液和荆芥炭挥发油乳剂均有明显的止血作用，生品则无此作用，表明荆芥炒炭产生了止血作用。

侧柏叶

要点　炮制方法

1. 侧柏叶　取原药材，除去杂质和硬梗。
2. 侧柏炭　取净侧柏叶，置热锅内，武火炒至表面呈焦褐色，内部焦黄色，喷淋清水少许，熄灭火星，取出凉透。

乌梅

要点　炮制方法

1. 乌梅　取原药材，除去杂质，洗净，干燥。
2. 乌梅肉　取净乌梅，用清水润软或蒸软后，剥取净肉，干燥，筛去碎屑。
3. 乌梅炭　取净乌梅或乌梅肉，置热锅内，武火炒至皮肉发泡鼓起，黏质变枯，表面呈焦黑色，取出晾凉，筛去碎屑。

4. 醋乌梅　取净乌梅或乌梅肉，用米醋拌匀，闷润至醋被吸尽，置适宜容器内，密闭，隔水加热 2~4 小时，取出干燥。

每 100kg 净乌梅或乌梅肉，用米醋 10kg。

白茅根

要点　炮制方法

1. 白茅根　取原药材，微润，切段，干燥，筛去碎屑。
2. 茅根炭　取茅根段，置热锅内，用中火加热，炒至表面焦褐色，内部焦黄色，喷淋少许清水，灭尽火星，取出晾干。

牡丹皮

要点　炮制方法

1. 牡丹皮　取原药材，除去杂质，抢水洗净，润透，切薄片，干燥，筛去碎屑。
2. 牡丹皮炭　取净牡丹皮片，置热锅内，中火炒至表面黑褐色，内部黄褐色，喷淋少许清水，灭尽火星，取出晾干，筛去碎屑。

苍　术

要点一　炮制方法

1. 苍术　取原药材，除去杂质，用水浸泡，洗净，润透，切厚片，干燥，筛去碎屑。
2. 麸炒苍术　先将锅烧热，撒入麦麸，用中火加热，待冒烟时投入苍术片，不断翻炒，炒至深黄色时，取出，筛去麦麸，放凉。

每 100kg 苍术片，用麦麸 10kg。

3. 焦苍术　取苍术片置热锅内，中火炒至焦褐色时，喷淋少许清水，再用文火炒干，取出放凉，筛去碎屑。

要点二　炮制作用

生苍术温燥而辛烈，燥湿、祛风、散寒力强。麸炒后辛味减弱，燥性缓和，气变芳香，增强了健脾和胃的作用。焦苍术辛燥之性大减，以固肠止泻为主。

要点三　各炮制品的主要功效

苍术味辛、苦，性温。归脾、胃、肝经。具有燥湿健脾，祛风，散寒，明目的功能。

生苍术温燥而辛烈，燥湿、祛风、散寒力强。用于风湿痹痛，肌肤麻木不仁，脚膝疼痛，风寒感冒，肢体疼痛，湿温发热，肢节酸痛。

麸炒苍术辛味减弱，燥性缓和，气变芳香，增强了健脾和胃的作用。用于脾胃不和，痰饮停滞，脘腹痞满，青盲，雀目。

焦苍术辛燥之性大减，以固肠止泻为主。用于脾虚泄泻，久痢。

要点四 炮制研究概况

苍术经炮制（清炒、麸炒、米泔水制）后挥发油含量均明显减少，挥发油中的主要成分苍术酮、苍术素、茅术醇及 β-桉油醇的相对含量与生品比较也均有减少。

苍术挥发油对青蛙有镇静作用，并略使脊髓反射亢进。大剂量使中枢神经抑制，终致呼吸麻痹而死亡，可见过量的苍术挥发油引起的副作用是非常明显的。苍术各炮制品（麸炒、米泔水制）能明显增强脾虚小鼠体重，延长游泳时间，改善小鼠脾虚症状，抑制脾虚小鼠的小肠推进运动，减轻泄泻程度，而生品作用不明显。因此炮制后的苍术能增强健脾燥湿和固肠止泻的作用。

枳 壳

要点一 炮制方法

1. 枳壳　取原药材，除去杂质，洗净，捞出润透，去瓤，切薄片，干燥，筛去碎落的瓤核。

2. 麸炒枳壳　先将锅烧热，均匀撒入定量麦麸，用中火加热，待烟起投入枳壳片，不断翻动，炒至淡黄色时取出，筛去麦麸，放凉。

每 100kg 枳壳片，用麦麸 10kg。

要点二 炮制作用

枳壳生用辛燥，作用较强，偏于行气宽中除胀。麸炒枳壳可缓和其峻烈之性，偏于理气健胃消食。

要点三 各炮制品的主要功效

枳壳味苦、辛、酸，性温。归脾、胃经。具有理气宽中、消滞除胀的功能。

枳壳生品辛燥，作用较强，偏于行气宽中除胀。用于气实壅满所致之脘腹胀痛或胁肋胀痛，瘀滞疼痛；子宫下垂，脱肛，胃下垂。

麸炒枳壳可缓和其峻烈之性，偏于理气健胃消食。用于宿食停滞，呕逆嗳气，风疹瘙痒。

要点四 炮制研究概况

枳壳及其果瓤和中心柱三种不同药用部位均含挥发油、柚皮苷及具有升压作用的辛弗林和 N-甲基酪胺。但果瓤和中心柱中两种成分含量甚少。枳壳瓤约占整个药材重量的 20%，并极易发霉变质和虫蛀，水煎液味极苦酸涩，不堪入口，因此传统炮制中将枳壳瓤作为质次部分和非药用部位除去是有科学道理的。

枳壳经麸炒后，其挥发油含量有所降低，挥发油比重、折光率、颜色及成分组成也发生了变化。麸炒前后的枳壳薄层色谱行为基本一致，而麸炒枳壳的新橙皮苷和柚皮苷含量均减少，说明枳壳经麸炒加热，对黄酮苷含量有一定影响。

枳壳和麸炒枳壳水煎液对兔离体肠管、兔离体子宫及小白鼠胃肠运动均有影响，但麸炒品水煎液作用强度低于生品，表明麸炒减缓了枳壳对肠道平滑肌的刺激，这点符合古人"麸皮制其燥性而和胃"及有关文献对枳壳生用峻烈、麸炒略缓的记载。

僵　蚕

要点一　炮制方法

1. 僵蚕　取原药材，除去杂质及残丝，洗净，晒干。
2. 麸炒僵蚕　先用中火将锅烧热，均匀撒入定量麦麸，待起烟时加入净僵蚕，急速翻炒至表面呈黄色时出锅，筛去麸皮，放凉。

每 100kg 僵蚕，用麦麸 10kg。

要点二　炮制作用

僵蚕辛散之力较强，药力较猛。麸炒后疏风解表之力稍减，长于化痰散结，同时有助于除去生僵蚕虫体上的菌丝和分泌物，矫正气味，便于粉碎和服用。

党　参

要点一　炮制方法

1. 党参　取原药材，除去杂质，洗净，润透，切厚片，干燥。
2. 米炒党参　将大米置热锅内，用中火炒至米冒烟时，投入党参片拌炒，至党参呈黄色时取出，筛去米，放凉。

每 100kg 党参片，用米 20kg。

3. 蜜炙党参　取炼蜜用适量开水稀释后，与党参片拌匀，闷透，置热锅内，用文火加热，不断翻炒至黄棕色，不粘手时取出，放凉。

每 100kg 党参片，用炼蜜 20kg。

要点二　炮制作用

党参生用擅长益气生津。米炒党参气变清香，能增强和胃、健脾止泻作用。蜜党参增强了补中益气润燥养阴的作用。

要点三　各炮制品的主要功效

党参味甘，性平。归脾、肺经。具有补中益气、健脾益肺的功能。

党参生品擅长益气生津。常用于气津两伤或气血两亏。

米炒党参气变清香，能增强和胃、健脾止泻作用。多用于脾胃虚弱，食少，便溏。

蜜党参增强了补中益气润燥养阴的作用。用于气血两虚之证。

斑　蝥

要点一　炮制方法

1. 斑蝥　取原药材，除去杂质，或取原药材，除去头、足、翅及杂质。

2. 米炒斑蝥　将米置热锅中，中火炒至冒烟，投入净斑蝥拌炒，至米呈黄棕色，取出，筛去米，摊开放凉。

每100kg斑蝥，用米20kg。

要点二　炮制作用

生斑蝥毒性较大，多外用。米炒后，毒性降低，矫臭矫味，可内服。

要点三　各炮制品的主要功效

斑蝥味辛，性热；有大毒。归肝、胃、肾经。具有破血消癥、攻毒蚀疮的功能。

生斑蝥有大毒，多外用，以攻毒蚀疮为主。用于瘰疬瘘疮，痈疽肿毒，顽癣瘙痒。

米炒斑蝥毒性降低，其气味矫正，可内服。以通经、破癥散结为主。用于经闭癥瘕，狂犬咬伤，瘰疬，肝癌，胃癌。

要点四　炮制研究概况

斑蝥中的有毒物质为斑蝥素，对皮肤、黏膜有强烈的刺激性，能引起充血、发赤和起泡。口服毒性很大，可引起口咽部灼烧感、恶心、呕吐、腹部绞痛、血尿及中毒性肾炎等症，往往引起肾功能衰竭或循环衰竭而致死亡。故斑蝥生品不内服，只能作外用，口服必须经过炮制。

1. 对化学成分的影响

从斑蝥素理化特性来说，以米炒为宜。由于斑蝥素在84℃开始升华，其升华点为110℃，米炒时锅温为128℃，正适合于斑蝥素的升华，又不至于温度太高致使斑蝥焦化。当斑蝥与糯米同炒时，由于斑蝥均匀受热，使斑蝥素部分升华而含量降低，从而使其毒性降低。其次，斑蝥呈乌黑色，单炒难以判断炮制火候，而米炒可准确地指示炮制程度，说明用米炒的方法炮制斑蝥是科学的。

2. 对药理作用的影响　通过米炒和其他加热处理，可使斑蝥的LD_{50}升高。能显著地降低其毒性，对大鼠的肾脏毒性亦有一定的降低。但对体重与肝脏毒性均无明显影响。

3. 工艺研究　采用低浓度的药用氢氧化钠溶液炮制斑蝥，可以使斑蝥素在虫体内转化成斑蝥酸钠，以达到降低毒性，保留和提高斑蝥抗癌活性的目的，其作用优于米炒法。

白　术

要点一　炮制方法

1. 白术　取原药材，除去杂质，用水洗净，润透，切厚片，干燥，筛去碎屑。

2. 土炒白术　先将土置锅内，中火炒至土呈灵活状态时，投入白术片，翻埋至白术表面均匀挂上土粉时，取出，筛去土粉，放凉。

每100kg白术片，用灶心土25kg。

3. 麸炒白术　先将锅用中火烧热，撒入麦麸（或蜜炙麦麸），待冒烟时，投入白术片，翻炒至白术呈焦黄色，逸出焦香气，取出，筛去麦麸，放凉。

每100kg白术片，用麦麸10kg。

要点二 炮制作用

白术生用以健脾燥湿、利水消肿为主。土炒白术,借土气助脾,补脾止泻力胜。麸炒白术能缓和燥性,借麸入中,增强健脾、消胀作用。

要点三 各炮制品的主要功效

白术味苦、甘,性温。归脾、胃经。具有健脾益气,燥湿利水,止汗,安胎的功能。

生白术以健脾燥湿,利水消肿为主,用于痰饮,水肿,以及风湿痹痛。

土炒白术,借土气助脾,补脾止泻力胜,用于脾虚食少,泄泻便溏,胎动不安。

麸炒白术能缓和燥性,借麸入中,增强健脾、消胀作用。用于脾胃不和,运化失常,食少胀满倦怠乏力,表虚自汗。

要点四 炮制研究概况

白术主含挥发油(约15%),其主要成分为苍术酮、苍术醇等;白术的另一类活性成分为内酯类化合物。

1. 对化学成分的影响

(1) 白术经炮制后挥发油含量有所减少,麸炒品的成分有所增加,尤其是内酯类成分含量增多。这一结果提示,生品含挥发油较多,可用于燥湿,而炒制品则可缓和其燥性,并因内酯类或其他成分增加而达到和胃或消导等作用。

(2) 对白术炮制前后挥发油的薄层及气-质联用对比分析,发现白术炮制后不仅挥发油含量降低,其组分也有所减少。

(3) 应用高效液相色谱法对白术生品及4种炒制品中白术内酯含量进行分析比较,结果表明,麸炒白术中白术内酯Ⅲ含量高于白术生品,且以麸炒黄品含量最高。

2. 对药理作用的影响　生、炒白术对兔离体肠管活动皆有双向调节作用,生白术作用较炒白术强些。

山　药

要点一 炮制方法

1. 山药　取原药材,除去杂质,大小分开,洗净,润透,切厚片,干燥。筛去碎屑。

2. 土炒山药　先将土粉置锅内,用中火加热至灵活状态,再投入山药片拌炒,至表面均匀挂土粉时,取出,筛去土粉,放凉。

每100kg 山药片,用灶心土 30kg。

3. 麸炒山药　将锅烧热,撒入麦麸,待其冒烟时,投入山药片,用中火加热,不断翻动至黄色时,取出,筛去麦麸,晾凉。

每100kg 山药片,用麦麸 10kg。

要点二 炮制作用

山药生用长于补肾生精,益肺阴。土炒山药长于补脾止泻。麸炒山药长于补脾健胃。

要点三　各炮制品的主要功效

山药味甘，性平。归脾、胃、肾经。具有补脾益胃，生津益肺，补肾涩精的功能。

山药生用以补肾生精，益肺阴为主，用于肾虚遗精、尿频，肺虚喘咳，阴虚消渴。

土炒山药以补脾止泻为主，用于脾虚久泻，或大便泄泻。

麸炒山药以补脾健胃为主，用于脾虚食少，泄泻便溏，白带过多。

鳖　甲

要点一　炮制方法

1. **鳖甲**　取原药材，置蒸锅内，沸水蒸45分钟，取出，放入热水中，立即用硬刷除去皮肉，洗净，晒干。或取原药材用清水浸泡，不换水，至皮肉筋膜与甲骨容易分离时取出背甲，洗净，日晒夜露至无臭味，干燥。

2. **醋鳖甲**　先将砂置锅内，武火加热至灵活状态时，投入大小分档的净鳖甲，翻埋至酥脆，外表呈深黄色，取出，筛去砂，趁热投入醋液中稍浸，捞出，干燥，捣碎。

每100kg鳖甲，用醋20kg。

要点二　炮制作用

鳖甲质地坚硬，有腥臭气。养阴清热、潜阳熄风之力较强。砂炒醋淬后，质变酥脆，易于粉碎及煎出有效成分，并能矫臭矫味。醋制还能增强药物入肝消积、软坚散结的作用。

要点三　各炮制品的主要功效

鳖甲味咸，性微寒。归肝、肾经。具有滋阴潜阳，软坚散结，退热除蒸的功能。

鳖甲生用质地坚硬，有腥臭气，养阴清热、潜阳熄风之力较强，多用于热病伤阴或内伤虚热，虚风内动。

砂炒醋淬后，质变酥脆，易于粉碎及煎出有效成分，并能矫臭矫味。醋制还能增强药物入肝消积、软坚散结的作用。常用于癥瘕积聚，月经停闭。

要点四　炮制研究概况

1. **对化学成分的影响**　鳖甲炮制前后蛋白质含量基本相近，但炮制后煎出率显著增高，煎煮3小时后，蛋白质煎出量、钙的煎出率均大大高于生品。

2. **工艺研究**　净制时采用食用菌法操作，净制品中游离氨基酸、醇溶性浸出物含量，微量元素 Cr、Cu、Fe、Ca 含量均高于传统炮制品，而有毒的 As、Pb 含量低于传统炮制品。

鸡内金

要点一　炮制方法

1. **鸡内金**　取原药材，除去杂质，洗净，干燥。

2. 炒鸡内金　将净鸡内金置热锅内，用中火加热，炒至表面焦黄色，取出，放凉。

3. 砂炒鸡内金　取河砂置锅内，用中火加热至呈灵活状态，投入大小一致的鸡内金，不断翻动，炒至鼓起卷曲、酥脆、呈淡黄色时取出，筛去砂，放凉。

4. 醋鸡内金　将鸡内金压碎，置锅内用文火加热，炒至鼓起，喷醋，取出，干燥。

每100kg鸡内金，用醋15kg。

要点二　炮制作用

鸡内金生用长于攻积，通淋化石。炒制后质地酥脆，便于粉碎，矫正不良气味，并能增强健脾消积的作用。醋鸡内金质酥易碎，矫正了不良气味，有疏肝助脾的作用。

要点三　各炮制品的主要功效

鸡内金味甘，性平。归脾、胃、小肠、膀胱经。具有健胃消食、涩精止遗的功能。

鸡内金生用长于攻积，通淋化石。用于泌尿系结石和胆道结石。

鸡内金炒制后能增强健脾消积的作用。用于消化不良，食积不化，脾虚泄泻及小儿疳积。醋鸡内金长于疏肝助脾，多用于脾胃虚弱，脘腹胀满。

马　钱　子

要点一　炮制方法

1. 马钱子　取原药材，除去杂质，筛去灰屑。
2. 制马钱子

（1）砂烫　将河砂置锅内，用武火加热至呈灵活状态时，投入大小一致的马钱子，不断翻动，至棕褐色，鼓起，内部红褐色，并起小泡时，取出，筛去砂，放凉。亦可供制马钱子粉用。

（2）油炸　取麻油适量置锅内，加热至230℃左右，投入马钱子，炸至老黄色时，立即取出，沥去油，放凉。用时研粉。

3. 马钱子粉　取砂烫马钱子，粉碎成细粉，测定士的宁的含量后，加适量淀粉，使含量符合规定，混匀，即得。

要点二　炮制作用

生马钱子毒性剧烈，而且质地坚硬，仅供外用。制马钱子毒性降低，质地酥脆，易于粉碎，可供内服，常制成丸散剂应用。

要点三　各炮制品的主要功效

马钱子味苦，性温；有大毒。归肝、脾经。具有通络止痛、散结消肿的功能。

生马钱子毒性剧烈，而且质地坚硬，仅供外用。常用于局部肿痛或痈疽初起。

制马钱子毒性降低，质地酥脆，易于粉碎，可供内服，常制成丸散剂应用。多用于风湿痹痛，跌打损伤，骨折瘀痛，痈疽疮毒，瘰疬，痰核，麻木瘫痪。

要点四　炮制研究概况

马钱子主含生物碱，其中士的宁和马钱子碱是马钱子中的主要有效成分和有毒成分。

1. 马钱子炮制随温度升高、炮制时间延长，士的宁和马钱子碱的含量越来越低。因此，马钱子炮制去毒是有科学道理的。但为防止成分被过度分解破坏，炮制温度和时间应严格掌握。

2. 马钱子经炮制后，总生物碱、士的宁、马钱子碱含量均有下降，但以士的宁下降较少，马钱子碱降低较多，马钱子碱的药理强度仅为士的宁的1/40。通过炮制可除去疗效较差而毒性较大的马钱子碱。

3. 从砂烫和油炸马钱子的生物碱种类鉴别来看，炮制后的马钱子生物碱种类增加了异马钱子碱、2-羟基-3-甲氧基士的宁、异马钱子氮氧化物、异士的宁氮氧化物4种生物碱，但总生物碱下降甚微。

4. 马钱子炮制后，异士的宁和异马钱子碱等开环化合物的含量明显增加。这是由于士的宁和马钱子碱在加热过程中醚键断裂开环，转变成他们相应的异型结构和氮氧化合物。转化后的这些生物碱毒性变小，且保留或增强了某些生物活性。

5. 当砂炒温度在230℃~240℃、时间为3~4分钟时，士的宁转化10%~15%，马钱子碱转化30%~35%，而士的宁和马钱子碱的异型和氮氧化合物含量最高。如果低于该炮制温度和小于该炮制时间，士的宁则不易转化成异型和氮氧化物，士的宁减少甚微；如果高于该炮制温度和延长该炮制时间，士的宁、马钱子碱，连同生物碱的异型和氮氧化合物等马钱子中大部分成分将一同被破坏成紊乱无章、无定形的产物。

6. 士的宁的熔点为280℃~282℃，马钱子碱的熔点为180℃~182℃，通常炮制马钱子的温度为230℃~240℃，该温度似不足以破坏士的宁的结构，而只能破坏马钱子碱的结构。实际上，马钱子经炮制后士的宁和马钱子碱的含量均明显减少，只是前者减少得少一些，而异士的宁、异马钱子碱等有明显增加。经精密测定，士的宁加热到230℃~240℃还相当稳定，若将士的宁和马钱子碱的单体混合加热，则士的宁形成氮氧化物和异型生物碱的速度大大加快，并且在230℃~240℃达到高峰。即两种单体混合后，降解士的宁的温度降低了，产生了共熔现象，士的宁在马钱子中与另外10多种生物碱及其他成分共存，也会产生此现象。

骨碎补

要点　炮制方法

1. 骨碎补　取原药材，除去非药用部位及杂质，洗净，润透，切厚片，干燥。筛去碎屑。

2. 砂炒骨碎补　先将砂置热锅内，用武火加热，至灵活状态时，投入骨碎补片，不断翻动，炒至鼓起，取出，筛去砂，放凉，撞去毛。

狗 脊

要点　炮制方法

1. 狗脊　取原药材,除去杂质;未切片者,浸泡,润透,切厚片(或蒸软后切片),干燥。筛去碎屑。

2. 砂炒狗脊　将砂置热锅内,用武火加热至灵活状态时,投入狗脊片,不断翻动,炒至鼓起,鳞片呈焦褐色时取出,筛去砂,放凉,除去残存绒毛。

3. 蒸狗脊　取净狗脊片置蒸笼内,用武火加热,蒸4~6小时,停火,闷6~8小时,取出,干燥。

4. 酒狗脊　取净狗脊片,加定量黄酒拌匀,润透后,置蒸制容器内,用武火加热,蒸4~6小时,取出,干燥。

每100kg狗脊片,用黄酒15kg。

阿 胶

要点一　炮制方法

1. 阿胶丁　取阿胶块,置文火上烘软,趁热切成约0.5cm左右的小丁块。

2. 蛤粉炒阿胶　取蛤粉置锅内,中火加热炒至灵活状态时,投入阿胶丁,不断翻动,炒至鼓起呈类圆球形,内无溏心时取出,筛去蛤粉,放凉。

每100kg阿胶丁,用蛤粉30~50kg。

3. 蒲黄炒阿胶　将蒲黄适量置热锅内,用中火加热炒至稍微变色,投入阿胶丁,不断翻动,炒至鼓起呈类圆球形,内无溏心时取出,筛去蒲黄,放凉。

要点二　炮制作用

阿胶具有补血滋阴,润燥,止血的功能。炒制后降低了滋腻之性,质变酥脆,利于粉碎,同时也矫正了不良气味。蛤粉炒阿胶长于益肺润燥。蒲黄炒阿胶以止血安络力强。

要点三　各炮制品的主要功效

阿胶味甘,性平。归肺、肝、肾经。具有补血滋阴,润燥,止血的功能。生品多用于血虚萎黄,眩晕心悸,心烦失眠,虚风内动,温燥伤肺,干咳无痰。

蛤粉炒阿胶长于益肺润燥,用于阴虚咳嗽,久咳少痰或痰中带血。

蒲黄炒阿胶以止血安络力强,多用于阴虚咳血,崩漏,便血。

刺猬皮

要点　炮制方法

1. 刺猬皮　取原药材,用碱水浸泡,将污垢洗刷干净,再用清水洗净,润透,剁成小方块,干燥。

2. 滑石粉炒刺猬皮　取滑石粉置热锅中，用中火加热炒至灵活状态，投入净刺猬皮块，拌炒至黄色、鼓起、皮卷曲、刺尖秃时，取出，筛去滑石粉，放凉。

每100kg刺猬皮，用滑石粉40kg。

3. 砂炒刺猬皮　取砂适量置锅内，用武火加热炒至灵活状态时，投入净刺猬皮块，不断翻埋，至刺尖卷曲焦黄，质地发泡时，取出，筛去砂，放凉。另有用砂炒至上述规格时，取出，筛去砂，趁热投入醋液中稍浸，捞出，干燥。

每100kg刺猬皮，用醋10kg。

水　蛭

要点　炮制方法

1. 水蛭　取水蛭，洗净，闷软，切段，晒干。
2. 滑石粉炒水蛭　取滑石粉置锅内，中火加热炒至灵活状态时，投入水蛭段，勤加翻动，拌炒至微鼓起，呈黄棕色时取出，筛去滑石粉，放凉。

每100kg水蛭，用滑石粉40kg。

黄　连

要点一　炮制方法

1. 黄连　取原药材，除去杂质，抢水洗净，润透，切薄片，干燥，筛去碎屑；或用时捣碎。
2. 酒黄连　取黄连片，加入定量黄酒拌匀，稍闷润，待酒被吸尽后，置锅内，用文火炒干，取出晾凉。筛去碎屑。

每100kg黄连片，用黄酒12.5kg。

3. 姜黄连　取黄连片，用姜汁拌匀，稍闷润，待姜汁被吸尽后，置锅内，用文火炒干，取出晾凉。筛去碎屑。

每100kg黄连片，用生姜12.5kg或干姜4kg，绞汁或煎汁。

4. 萸黄连　取吴茱萸加适量水煎煮，取汁去渣，煎液与黄连片拌匀，稍闷润，待药液被吸尽后，置锅内，用文火炒干，取出晾凉。筛去碎屑。

每100kg黄连片，用吴茱萸10kg。

要点二　炮制作用

生黄连苦寒之性较强，酒炙黄连能引药上行，缓和寒性，姜炙黄连缓和苦寒之性，增强止呕作用，吴萸制黄连抑制苦寒之性，使黄连寒而不滞。

要点三　各炮制品的主要功效

黄连味苦，性寒。归心、肝、胃、大肠经。具有泻火解毒、清热燥湿的功能，用于湿热痞满，呕吐，泻痢，黄疸，高热神昏，心火亢盛，心烦不寐，血热吐衄，目赤吞酸，牙痛，消渴，痈肿疔疮；外治湿疹，湿疮，耳道流脓。

酒炙黄连能引药上行，缓其寒性，善清头目之火。用于治疗目赤肿痛、口舌生疮等。姜炙黄连其苦寒之性缓和，止呕作用增强，以治胃热呕吐为主。

吴萸制黄连以清气分湿热，散肝胆郁火为主，用于治疗湿热郁滞肝胆，嘈杂吞酸；积滞内阻，生湿蕴热，胸脘痞满，泄泻或下痢。

要点四　炮制研究概况

黄连中含有小檗碱，黄连碱，掌叶防己碱，药根碱，甲基黄连碱，木兰花碱等。实验表明，黄连切制时，宜在水温较低时进行，并尽量减少在水中的浸润时间，否则损失药效。

黄连经酒、姜汁、吴茱萸汁炮制后，仍有不同程度的抗菌活性，且均出现了炮制前未有的对铜绿假单胞菌的抑制作用。此外，黄连经姜汁制后对变形杆菌的抑制作用增强，并优于其他炮制品。利用微量热法，测定大肠杆菌在黄连不同炮制品总生物碱作用下的生长热谱曲线，得到了相应的生物热动力学参数，黄连不同炮制品总生物碱均能不同程度地抑制大肠杆菌的生长，偏温性的姜制黄连、酒制黄连、吴萸黄连使大肠杆菌指数生长期的生长速率常数显著减小，生长代谢过程中热量释放显著增加。偏寒性的生黄连、醋制黄连、胆汁黄连也使生长速率常数减少，却使热量释放略增加，两者存在较稳定的差异。研究表明，黄连炮制品可清除次黄嘌呤–黄嘌呤氧化酶系统所产生的羟自由基，并能抑制羟自由基诱导的小鼠肝脏匀浆脂质过氧化作用，各炮制品之间具有显著差异。

大　黄

要点一　炮制方法

1. **大黄**　取原药材，除去杂质，大小分开，洗净，捞出，淋润至软后，切厚片或小方块，晾干或低温干燥，筛去碎屑。

2. **酒大黄**　取大黄片或块，用黄酒喷淋拌匀，稍闷润，待酒被吸尽后，置锅内，用文火炒干，色泽加深，取出晾凉，筛去碎屑。

每100kg大黄片或块，用黄酒10kg。

3. **熟大黄**　取大黄片或块，用黄酒拌匀，闷润至酒被吸尽，装入炖药罐内或适宜蒸制容器内，密闭，隔水炖或蒸至大黄内外均呈焦黑色时，取出，干燥。

每100kg大黄片或块，用黄酒30kg。

4. **大黄炭**　取大黄片或块，置锅内，用武火加热，炒至外表呈焦黑色时，取出，晾凉。

5. **醋大黄**　取大黄片或块，用米醋拌匀，稍闷润，待醋被吸尽后，置锅内，用文火加热，炒干，取出，晾凉。筛去碎屑。

每100kg大黄片或块，用米醋15kg。

6. **清宁片**　取大黄片或块，置煮制容器内，加水超过药面，用武火加热，煮烂时，加入黄酒（100：30）搅拌，再煮成泥状，取出晒干，粉碎，过100目筛，取细粉，再与黄酒、炼蜜混合成团块状，置笼屉内蒸至透，取出揉匀，搓成直径约14mm的圆条，于50℃~55℃低温干燥，烘至七成干时，装入容器内，闷约10天至内外湿度一致，手摸有挺劲，取出，切厚片，晾干。筛去碎屑。

每100kg大黄片或块，用黄酒75kg，炼蜜40kg。

要点二 炮制作用

生大黄苦寒沉降，气味重浊，走而不守，直达下焦。酒炙大黄缓和苦寒泻下作用，并借酒升提之性，引药上行。熟大黄缓和泻下作用，减轻腹痛之副作用，并增强活血祛瘀之功。大黄炭泻下作用极微，增强凉血化瘀止血作用。醋大黄减弱泻下作用，凸显消积化瘀作用。清宁片泻下作用极缓。

要点三 各炮制品的主要功效

大黄味苦，性寒。归脾、胃、大肠、肝、心经。生大黄苦寒沉降，气味重浊，走而不守，直达下焦，泻下作用峻烈，具有攻积导滞、泻火解毒的功能。用于实热便秘，高热，谵语，发狂，吐血，衄血，湿热黄疸，跌打瘀肿，血瘀经闭，产后瘀阻腹痛，痈肿疔毒；外治烧烫伤。

酒炙大黄其苦寒泻下作用稍缓，并借酒升提之性，引药上行，善清上焦血分热毒。用于治血热妄行之吐血、衄血及火邪上炎所致的目赤咽肿，齿龈肿痛。

熟大黄，经酒蒸后，泻下作用缓和，腹痛之副作用减轻，并能增强活血祛瘀之功。

大黄炭泻下作用极微，并有凉血化瘀止血作用。用于治大肠有积滞的大便出血及热邪伤络，血不循经之呕血、咯血。

醋大黄泻下作用减弱，以消积化瘀为主，用于食积痞满，产后瘀停，癥瘕聚积。

清宁片泻下作用缓和，具缓泻而不伤气，逐瘀而不败正之功。用于饮食停滞，口燥舌干，大便秘结之年老、体弱者及久病患者，可单用。

要点四 炮制研究概况

研究表明，结合型蒽醌为大黄泻下主要有效成分。大黄经酒炒后，结合型蒽醌有所减少。熟大黄经蒸、炖后其结合型与游离型蒽醌衍生物均减少，其中结合型大黄酸显著减少，番泻苷仅余微量。大黄炒炭后，其结合型大黄酸大量破坏，但仍保留少量的各型蒽醌类衍生物，番泻苷已不存在。大黄鞣质类成分含量较高，缩合鞣质与水解鞣质两大类混合存在。炮制过程中鞣质类成分变化亦较复杂。酒炒大黄泻下效力比生品降低30%，熟大黄（酒炖）、清宁片比生品降低95%，大黄炭无泻下作用。

炮制能降低大黄的毒副作用。在临床应用中，生大黄的主要副作用是引起腹痛、恶心、呕吐等胃肠道反应，而熟大黄在应用中，则无上述消化道不适反应，说明适宜的炮制程度可消除这一副作用。急性与亚急性毒性实验表明，熟大黄和大黄炭的毒性显著减弱。炮制可减弱生大黄抑制胃酸分泌和消化酶活性的作用，熟大黄、大黄炭、清宁片达到了消除或缓和"苦寒败胃"的副作用。

蕲 蛇

要点一 炮制方法

1. 蕲蛇 取原药材，除去头、鳞，切成寸段，筛去碎屑。

2. 蕲蛇肉　取蕲蛇，去头，用定量黄酒润透后，除去鳞、骨，取净肉，干燥，筛去碎骨。

每100kg蕲蛇，用黄酒20kg。

3. 酒蕲蛇　取蕲蛇段，加入定量黄酒拌匀，稍闷润，待酒被吸尽后，置锅内，用文火加热，炒至黄色，取出晾凉，筛去碎屑。

每100kg蕲蛇段，用黄酒20kg。

要点二　炮制作用

蕲蛇除去头、鳞，可除去毒性。

蕲蛇生品气腥，不利于服用和粉碎，临床较少应用。

蕲蛇经酒制后，增强祛风、通络、止痉的作用，并可矫味，减少腥气，便于粉碎和制剂。

要点三　各炮制品的功效

蕲蛇性味甘、咸，温；有毒。归肝经。经酒制后，能增强祛风、通络、止痉的作用。用于风湿顽痹，肢体麻木，筋脉拘挛，中风，口眼歪斜，半身不遂，破伤风，小儿急慢性惊风，痉挛抽搐，惊厥。

要点四　炮制研究概况

蕲蛇干燥体含3种毒蛋白。蛇毒作用复杂，主要是循环毒，被咬伤后可出现局部肿痛，瘀斑，溃烂；全身可出现大量溶血、出血、咯血、水与电解质紊乱，严重者血压骤降，导致心跳、呼吸停止以致死亡。蕲蛇毒腺在头部，去头的目的是为了降低毒性。

当　归

要点一　炮制方法

1. 当归（全当归）　取原药材，除去杂质，洗净，稍润，切薄片，晒干或低温干燥。筛去碎屑。

2. 当归头　取净当归，洗净，稍润，将当归头部分切下4~6片（薄片），晒干或低温干燥（有取当归头部分，纵向切薄片者）。筛去碎屑。

3. 当归身　取原药材，除去杂质，洗净，润透，去根皮，取当归身部分，切薄片，晒干或低温干燥。筛去碎屑。

4. 当归尾　取原药材，除去杂质，洗净，润透，取须根部分，切片，晒干或低温干燥。

5. 酒当归　取当归片，加入定量黄酒拌匀，稍闷润，待酒被吸尽后，置锅内，用文火炒至深黄色，取出晾凉。

每100kg当归片，用黄酒10kg。

6. 土炒当归　将灶心土粉置锅内，加热至灵活状态，倒入当归片，炒至当归片上粘满细土时（俗称挂土），取出。筛去土，摊凉。

每100kg当归片，用灶心土粉30kg。

7. 当归炭　取当归片，置锅内，用中火炒至微黑色，取出晾凉。

要点二　炮制作用

当归生品质润，长于补血活血，调经止痛，润肠通便。酒炙可增强活血通经的作用。土炒可增强入脾补血作用，又能缓和油润之性而不致滑肠。炒炭后，以止血补血为主。

要点三　各炮制品的主要功效

当归甘、辛，温。归肝、心、脾经。补血活血，调经止痛，润肠通便。

生品质润，长于补血活血，调经止痛，润肠通便。用于血虚萎黄，眩晕心悸，月经不调，经闭痛经，虚寒腹痛，肠燥便秘，风湿痹痛。传统习惯止血用当归头，补血用当归身，破血用当归尾，补血活血用全当归。

酒当归多用于经闭痛经，风湿痹痛，跌打损伤。

土炒当归多用于血虚便溏，腹中时痛。

当归炭用于崩中漏下，月经过多。

要点四　炮制研究概况

有实验表明，当归头、身、尾三部分挥发油含量、比重、折光率、含糖量、旋光度，以及水分、灰分均无明显差别，但微量元素的含量有差别。归头中的钙、铜、锌最高，为归身、归尾中的1.5~6.8倍，归尾中钾、铁含量高，为归头或归身中的1.5~2倍；挥发油含量，归尾比归头高，但挥发油中藁本内酯含量，却以归尾中最低。阿魏酸含量以归尾最高，归身次之，归头最低。这与传统经验认为归尾破血的经验似相吻合。

当归炮制前后水溶液中阿魏酸的含量测定表明，随炮制温度升高，阿魏酸的含量降低。另有实验表明，当归酒炙后水溶物含量增高，阿魏酸几乎没有降低，收敛成分鞣质最少；其土炒后浸出液颜色由浅黄变为棕色，鞣质含量升高，水、醇浸出物及阿魏酸含量稍有降低；制炭后鞣质升高为生品的2倍，其他成分降低。当归酒炙后铜、镍含量增加，铅降至原生药含量的1/5；土炒后铁、镍、铜、锰、锌含量显著升高，铅降至原含量的1/6；当归炭中钙、镍含量增加，铅降至原含量的1/4，其他元素的含量也显著降低。当归及其炮制品还原性糖和水溶性糖的含量依次排列为：酒炒当归＞生当归＞清炒当归＞土炒当归＞当归炭。

川　芎

要点　炮制方法

1. 川芎　取原药材，除去杂质，大小分开，洗净，用水泡至指甲能掐入外皮为度，取出，润透，切薄片，干燥。筛去碎屑。

2. 酒川芎　取川芎片，加入定量黄酒拌匀，稍闷润，待酒被吸尽后，置锅内，用文火炒至棕黄色时，取出晾凉。筛去碎屑。

每100kg川芎片，用黄酒10kg。

续　断

要点　炮制方法

1. 续断　取原药材,除去杂质,洗净,润透,切薄片,干燥,筛去碎屑。
2. 酒续断　取续断片,加入定量黄酒拌匀,稍闷润,待酒被吸尽后,置锅内,用文火炒至微带黑色时,取出晾凉,筛去碎屑。

每100kg续断片,用黄酒10kg。

3. 盐续断　取续断片,用盐水拌匀,稍闷润,待酒被吸尽后,置锅内,用文火炒干,取出晾凉,筛去碎屑。

每100kg续断片,用食盐2kg。

白　芍

要点　炮制方法

1. 白芍　取原药材,除去杂质,大小条分开,洗净,浸泡至六七成透,取出闷润至透,切薄片,干燥。筛去碎屑。
2. 酒白芍　取白芍片,加入定量黄酒拌匀,稍闷润,待酒被吸尽后,置锅内,用文火炒干,取出晾凉。筛去碎屑。

每100kg白芍片,用黄酒10kg。

3. 炒白芍　取白芍片,置热锅内,用文火炒至表面微黄色,取出晾凉。筛去碎屑。
4. 醋白芍　取白芍片,加入定量米醋拌匀,稍闷润,待醋被吸尽后,置锅内,用文火炒干,取出晾凉。筛去碎屑。

每100kg白芍片,用米醋15kg。

5. 土炒白芍　取定量灶心土(伏龙肝)细粉,置锅内,用中火加热至土呈灵活状态,加入白芍片,炒至表面挂土色,微显焦黄色时,取出,筛去土粉,摊开放凉。

每100kg白芍片,用灶心土粉20kg。

桑　枝

要点　炮制方法

1. 桑枝　取原药材,除去杂质,稍浸洗净,润透,切薄片,晒干,筛去碎屑。
2. 酒桑枝　取桑枝片,加入定量黄酒拌匀,待酒被吸尽后,置锅内,用文火炒至黄色,取出晾凉,筛去碎屑。

每100kg桑枝片,用黄酒12kg。

3. 炒桑枝　取桑枝片,置锅内,用文火炒至微黄色,取出晾凉,筛去碎屑。

丹 参

要点　炮制方法

1. 丹参　取原药，除去杂质及残茎，洗净，润透，切厚片，干燥。筛去碎屑。
2. 酒丹参　取丹参片，加入定量黄酒拌匀，稍闷润，待酒被吸尽后，置锅内，用文火炒干，取出晾凉。筛去碎屑。

每100kg丹参片，用黄酒10kg。

仙 茅

要点一　炮制方法

1. 仙茅　取原药材，除去杂质，洗净，稍润，切段，干燥，筛去碎屑。
2. 酒仙茅　取净仙茅段，加入定量黄酒拌匀，稍闷润，待酒被吸尽后，置锅内，用文火炒干，取出晾凉，筛去碎屑。

每100kg仙茅段，用黄酒10kg。

要点二　炮制作用

仙茅生品性热，有毒，酒炙后，可降低毒性，增强补肾阳、强筋骨、祛寒湿作用。

常 山

要点一　炮制方法

1. 常山　取原药材，除去杂质及残茎，分开大小浸泡至三四成透时，取出润透，切薄片，干燥，取出晾凉，筛去碎屑。
2. 炒常山　取常山片，置热锅内，用文火加热，翻炒至常山色变深，取出晾凉。
3. 酒常山　取常山片，加定量黄酒拌匀，稍闷润，待酒被吸尽后，置锅内，用文火炒干，取出晾凉，筛去碎屑。

每100kg常山片，用黄酒10kg。

要点二　炮制作用

常山生用有毒，有较强的涌吐痰饮作用，常山炒黄或酒炙后毒性降低，可减轻恶心呕吐的副作用。

牛 膝

要点　炮制方法

1. 牛膝　取原药材，除去杂质，洗净，润透，除去芦头，切段，晒干或低温干燥。
2. 酒牛膝　取牛膝段，加入定量黄酒拌匀，稍闷润，待酒被吸尽后，置锅内，用文火炒干,取出晾凉。

每100kg牛膝段,用黄酒10kg。

3. 盐牛膝　取牛膝段,加入定量食盐水拌匀,稍闷润,待盐水被吸尽后,置锅内,用文火炒干,取出晾凉。

每100kg牛膝段,用食盐2kg。

蟾　酥

要点一　炮制方法

1. 蟾酥　取蟾酥饼,蒸软,切薄片,烤脆后,研为细粉。
2. 酒蟾酥　取蟾酥,捣碎,加入定量白酒浸渍,时常搅动至呈稠膏状,干燥,粉碎。

每100kg蟾酥,用白酒200kg。

本品有毒,在研制蟾酥细粉时,应采取适当的防护措施,因其粉末对人体裸露部分和黏膜有很强的刺激,应防止吸入而中毒。

要点二　炮制作用

蟾酥生品质硬难碎,并且对操作者有刺激性,故用白酒浸渍,便于制粉,降低毒性,并能减少对操作者的刺激性。

要点三　各炮制品的主要功效

蟾酥味辛,性温;有毒。归心经。具有解毒、止痛、开窍醒神的功能。作用峻烈,临床用量极小,多制成丸散剂内服或外用。酒蟾酥毒性降低,临床多用于疔疮,痈毒,咽喉肿痛。

柴　胡

要点一　炮制方法

1. 柴胡　取原药材,除去杂质及残茎,洗净,润透,切厚片,干燥。
2. 醋柴胡　取柴胡片,加入定量的米醋拌匀,闷润至醋被吸尽,置锅内,用文火炒干,取出晾凉。

每100kg柴胡,用米醋20kg。

3. 鳖血柴胡　取柴胡片,加入定量洁净的新鲜鳖血及适量冷开水拌匀,闷润至鳖血液被吸尽,置锅内,用文火炒干,取出晾凉;或取柴胡片,加入定量洁净的新鲜鳖血和定量黄酒拌匀,闷润至鳖血和酒液被吸尽,用文火炒干,取出晾凉。

每100kg柴胡片,用鳖血13kg,黄酒25kg。

要点二　炮制作用

柴胡生用,升散作用较强,醋炙能缓和升散之性,增强疏肝止痛作用,鳖血炙能填阴滋血,抑制其浮阳之性,增强清肝退热的功效。

要点三　各炮制品的主要功效

柴胡味苦，性微寒。归肝经。具有和解表里、疏肝、升阳的功能。柴胡生品多用于解表退热，气虚下陷，脱肛，子宫脱垂。

醋柴胡适用于肝郁气滞的胁肋胀痛，腹痛及月经不调等证。

鳖血柴胡用于治疗骨蒸劳热，午后潮热，热入血室。

要点四　炮制研究概况

研究表明，柴胡中水溶性浸出物和挥发油含量，无论是炮制前后还是不同炮制品之间均有非常显著的差异，其中水浸出物含量的顺序为：醋柴胡＞酒柴胡＞生柴胡；挥发油含量顺序为：生柴胡＞酒柴胡＞醋柴胡。挥发油清轻上浮，能解表退热，所以临床上解表退热多用生柴胡，疏肝解郁常用制柴胡。对柴胡生品及酒、醋、蜜炙品的皂苷及挥发油进行定性定量比较，结果表明，总皂苷含量为：蜜柴胡＞酒柴胡＞醋柴胡＞生柴胡；挥发油的含量顺序为：蜜柴胡＞醋柴胡＞酒柴胡＞生柴胡；但薄层层析结果显示，炮制前后皂苷组分没有明显差异。对柴胡不同炮制品（生品、醋柴胡、酒柴胡）中的多糖以苯酚－硫酸法测定，结果生柴胡中多糖含量最多，若从提高免疫功能考虑，以生柴胡入药为佳。

以泌胆功能为指标，观察了生柴胡、炒柴胡、醋炙柴胡、醋拌柴胡的水煎剂对麻醉大鼠胆汁流量的影响，结果表明：醋炙柴胡能明显增强胆汁的分泌量，醋拌品也显泌胆趋向，证明柴胡经醋炙后能增强其疏肝解郁作用。醋炙柴胡和醋拌柴胡能显著降低中毒小鼠的血清 SGPT，各给药组均有轻度减轻肝损伤的保肝作用。柴胡及其不同炮制品对小鼠二甲苯所致的耳郭炎症均有一定程度的抑制作用，其中酒炙品的抗炎作用优于生品和醋炙品。

延 胡 索

要点一　炮制方法

1. 延胡索　取原药材，除去杂质，大小分开，洗净，稍浸，润透，切厚片，干燥，筛去碎屑。或洗净干燥后捣碎。

2. 醋延胡索

（1）取净延胡索或延胡索片，加入定量的米醋拌匀，闷润至醋被吸尽后，置锅内，用文火炒干，取出晾凉，筛去碎屑。

每 100kg 延胡索，用米醋 20kg。

（2）取净延胡索，加入定量的米醋与适量清水（以平药面为宜），置煮制容器内，用文火加热煮至透心。醋液被吸尽时，取出，晾至 6 成干，切厚片，晒干，筛去碎屑。或干后捣碎。

每 100kg 延胡索，用米醋 20kg。

3. 酒延胡索　取延胡索片，加入定量的黄酒拌匀，闷润至酒被吸尽后，置锅内，用文火炒干，取出晾凉。筛去碎屑。

每 100kg 延胡索片，用黄酒 15kg。

要点二 炮制作用

延胡索生品止痛有效成分不易煎出，效果欠佳，醋炙后，有效成分易于煎出，行气止痛作用增强，酒炙后还增强了活血祛瘀作用。

要点三 各炮制品的主要功效

延胡索味辛、苦，性温。归肝、脾经。具有活血，利气，止痛的功能。用于胸胁、脘腹疼痛，经闭痛经，产后瘀阻，跌打肿痛等证。

醋延胡索行气止痛作用增强。广泛用于身体各部位的多种疼痛证候。

酒延胡索以活血、祛瘀、止痛为主。用于心血瘀滞所致的胸痛、胸闷、心悸，瘀血疼痛等。

要点四 炮制研究概况

延胡索主要含有延胡索甲素、乙素及丑素等生物碱成分。延胡索镇痛的有效成分为生物碱，但游离生物碱难溶于水，醋制可使生物碱生成盐，易溶于水，提高煎出率，增强疗效，证实了醋制延胡索的科学性，也与传统认为醋制增强其止痛作用相吻合。

延胡索中季铵碱具有降压、增加冠脉流量的作用，炮制后含量降低，故应用于冠心病，提倡用生品。已有实验证明，延胡索拌醋晾干，不加热优于加热，季铵碱破坏减少。另有研究表明，醋炙、酒炙均能提高延胡索生物碱和延胡索乙素的煎出量，从而增强镇痛和镇静作用。

香 附

要点一 炮制方法

1. 香附　取原药材，除去毛须及杂质，碾成绿豆大颗粒，或润透，切薄片，干燥，筛去碎屑。

2. 醋香附

（1）取净香附颗粒或片，加定量的米醋拌匀，闷润至醋被吸尽后，置锅内，用文火炒干，取出晾凉。筛去碎屑。

每 100kg 香附，用米醋 20kg。

（2）取净香附，加入定量的米醋，再加与米醋等量的水，共煮至醋液基本吸尽，再蒸 5 小时，闷片刻，取出微晾，切薄片，干燥，筛去碎屑；或取出干燥后，碾成绿豆大颗粒。

每 100kg 香附颗粒或片，用米醋 20kg。

3. 四制香附　取净香附颗粒或片，加入定量的生姜汁、米醋、黄酒、食盐水拌匀，闷润至汁液被吸尽后，用文火炒干，取出晾凉。筛去碎屑。

每 100kg 香附颗粒或片，用生姜 5kg（取汁），米醋、黄酒各 10kg，食盐 2kg。

4. 酒香附　取净香附颗粒或片，加入定量的黄酒拌匀，闷润至黄酒被吸尽，置锅内，用文火炒干，取出晾凉。筛去碎屑。

每 100kg 香附颗粒或片，用黄酒 20kg。

5. 香附炭　取净香附，大小分档，置热锅内，用中火加热，炒至表面焦黑色，内部焦褐色，喷淋清水少许，灭尽火星，取出晾干，凉透。筛去碎屑。

要点二　炮制作用

生香附上行胸膈，外达肌肤，故多入解表剂中；醋炙后，能专入肝经，增强疏肝止痛作用；四制香附，以行气解郁，调经散结为主；酒炙后能增强通经脉的作用；炒炭后产生止血作用。

要点三　各炮制品的主要功效

香附生品以理气解郁为主，用于风寒感冒、胸膈痞闷、胁肋疼痛等。
醋香附，疏肝止痛，并能消积化滞，用于伤食腹痛、血中气滞、胃脘疼痛。
酒炙后，能通经脉，散结滞，多用于治寒疝腹痛。
四制香附，以行气解郁、调经散结为主，多用治胁痛、痛经、月经不调等证。
香附炭性味苦涩，多用治妇女崩漏不止等证。

要点四　炮制研究概况

研究表明，香附经醋制后，总挥发油含量比生香附降低约35%。采用高效液相色谱法，测定生香附、醋炙香附乙醇提取液中 α-香附酮的含量，结果生香附为 0.174mg/ml，醋炙香附为 0.208mg/ml，溶出量提高了近20%。对生香附和醋炙香附的水溶性浸出物的含量进行测定，结果醋炙品的水溶性浸出物含量亦明显高于生品。说明醋制香附有利于有效成分的煎出而增强疗效。由于醋香附片浸出率最高，挥发油含量又较高，因而是香附最佳炮制品规格。药效学实验表明，醋制香附的解痉、镇痛作用明显优于生品。生香附、制香附均有降低大鼠离体子宫张力，缓解子宫痉挛，以及提高小鼠痛阈的作用，但以醋制香附作用较强，且醋蒸法优于醋炙法。

乳　香

要点一　炮制方法

1. 乳香　取原药材，除去杂质，将大块者砸碎。
2. 醋乳香　取净乳香，置锅内，用文火加热，炒至冒烟，表面微熔，喷淋定量的米醋，边喷边炒至表面呈油亮光泽时，迅速取出，摊开放凉。
每100kg乳香，用米醋10kg。
3. 炒乳香　取净乳香，置锅内，用文火加热，炒至冒烟，表面熔化显油亮光泽时，迅速取出，摊开放凉。

要点二　炮制作用

乳香生品气味辛烈，对胃的刺激较强，易引起呕吐，醋制或炒制后刺激性缓和，利于服用，便于粉碎。醋炙乳香还能增强活血止痛、收敛生肌的功效，并可矫臭矫味。

要点三 各炮制品的主要功效

乳香味辛、苦，性温。归心、肝、脾经。具有活血止痛、消肿生肌的功能。乳香生品活血消肿、止痛力强，多用于瘀血肿痛或外用于疮疡肿痛，溃破久不收口。

醋乳香用于治疗心腹诸痛，以及一切痛证。

炒乳香作用与醋炙品基本相同。多用于治产后瘀滞不净，攻刺心腹作痛。

要点四 炮制研究概况

经 GC-MS 分析发现，乳香经不同方法炮制后，挥发油的组分及含量均有不同程度的变化，分子量较大的组分含量有所减少，而分子量较小的组分含量有所增加。又有实验表明，乳香挥发油既是活血止痛的有效成分，同时又具有刺激性，因此制定乳香饮片的质量标准很有必要。以120℃烘乳香代替炒乳香，既可达到除去大部分挥发油的炮制目的，符合用药要求，又减少了有效成分树脂的损失。

莪 术

要点 炮制方法

1. 莪术 取原药材，除去杂质，大小分档，洗净，水浸润透，切薄片；或洗净后置蒸笼内蒸至圆汽，趁热切薄片，干燥，筛去碎屑。

2. 醋莪术

（1）取莪术片，加入定量的米醋拌匀，闷润至醋被吸尽后，置锅内，用文火炒至微黄色，略带焦斑时，取出晾凉，筛去碎屑。

每100kg 莪术，用米醋 20kg。

（2）取净莪术药材，置煮制容器内，加入定量的米醋与适量水浸没药面，煮至醋液被吸尽，内无白心时，取出，稍晾，切厚片，干燥，筛去碎屑。

每100kg 莪术，用米醋 20kg。

芫 花

要点 炮制方法

1. 生芫花 取原药材，除去杂质及梗、叶，筛去灰屑。

2. 醋芫花 取净芫花，加入定量的米醋拌匀，闷润至醋被吸尽，置锅内，用文火炒至微干，取出干燥。

每100kg 芫花，用米醋 30kg。

三 棱

要点 炮制方法

1. 三棱 取药材，除去杂质，大小分档，浸泡至六七成透时，捞出，闷润至透，切薄片，干燥。

2. 醋三棱　取三棱片，加入定量的米醋拌匀，闷润至醋被吸尽，置锅内，用文火炒干，取出晾凉。

每100kg三棱片，用米醋20kg。

甘　遂

要点一　炮制方法

1. 甘遂　取原药材，除去杂质，洗净，晒干，大小个分档。
2. 醋甘遂　取净甘遂，加入定量的米醋拌匀，闷润至醋被吸尽后，置锅内，用文火炒至微干，取出晾干。用时捣碎。

每100kg甘遂，用米醋30kg。

要点二　炮制作用

生甘遂有毒，药力峻烈，醋炙后毒性减低，峻泻作用缓和。

要点三　各炮制品的主要功效

甘遂苦、寒；有毒。归肺、肾、大肠经。具有泻水逐饮的功能。生甘遂临床多入丸、散剂用，可用于痈疽疮毒，胸腹积水，二便不通。

醋甘遂用于腹水胀满，痰饮积聚，气逆喘咳，风痰癫痫，二便不利。

京大戟

要点　炮制方法

1. 生大戟　取原药材，除去杂质，洗净，润透，切厚片，晒干，筛去碎屑。
2. 醋大戟

（1）取净大戟片，加入定量的米醋拌匀，闷润至醋被吸尽后，置锅内，用文火炒干，取出晾凉，筛去碎屑。

每100kg大戟片，用米醋30kg。

（2）取净大戟药材，置煮制容器内，加入定量的米醋与适量水，浸润约1~2小时，用文火加热，煮至醋液被吸尽，内无白心时，取出，晾至6~7成干时，切厚片，干燥，筛去碎屑。

每100kg大戟药材，用米醋30kg。

商　陆

要点　炮制方法

1. 商陆　取原药材，除去杂质，洗净，润透，切厚片，干燥。
2. 醋商陆　取净商陆片，加入定量的米醋拌匀，闷润至醋被吸尽，置锅内，用文火炒干，取出放凉。

每100kg商陆片，用米醋30kg。

知　母

要点一　炮制方法

1. 知母　取原药材，除去毛状物及杂质，洗净，润透，切厚片，干燥，筛去毛屑。
2. 盐知母　取净知母片，置锅内，用文火加热，炒至变色，喷淋盐水，炒干，取出晾凉。筛去碎屑。

每100kg知母片，用食盐2kg。

要点二　炮制作用

知母生品苦寒滑利，盐炙可引药下行，专于入肾，增强滋阴降火的作用。

要点三　各炮制品的主要功效

知母味苦、甘，性寒。归肺、胃、肾经。生品具有清热泻火、生津润燥的功能。泻肺、胃之火尤宜生用。多用于外感热病，高热烦渴，肺热燥咳，内热消渴，肠燥便秘。

盐知母，善清虚热。常用于肝肾阴亏，虚火上炎，骨蒸潮热，盗汗遗精。

要点四　炮制研究概况

采用薄层扫描法测定各炮制品中菝葜皂苷元的含量，结果表明知母不同炮制品中菝葜皂苷元含量都较生品为高，其中盐炙品增加最为明显。增高顺序为：盐炙＞麸炒＞清炒＞酒炙＞生品，初步证明了传统炮制方法的合理性。

比较知母及不同炮制品对二甲苯致小鼠耳郭肿胀的抑制作用，结果知母及不同炮制品均有抗炎作用，但酒炙、清炒、盐炙品抗炎作用均不及生品；比较知母及不同炮制品对小鼠自主性活动影响，结果证明酒炒知母、清炒知母镇静作用比生品明显增强，而盐炙品增强不明显。

杜　仲

要点一　炮制方法

1. 杜仲　取原药材，刮去粗皮，洗净，润透，切丝或块，干燥，筛去碎屑。
2. 盐杜仲　取杜仲丝或块，加盐水拌匀，稍闷，待盐水被吸尽后，置锅内，用中火炒至颜色加深，有焦斑，丝易断时，取出晾凉。筛去碎屑。

每100kg杜仲块或丝，用食盐2kg。

要点二　炮制作用

生杜仲较少应用，盐炙引药入肾，直达下焦，温而不燥，补肝肾、强筋骨、安胎的作用增强，利于成分煎出。

要点三　各炮制品的主要功效

杜仲味甘，性温。归肝、肾经。具有补肝肾、强筋骨、安胎的功能。生杜仲一般仅用于浸酒。

盐炙杜仲常用于肾虚腰痛，筋骨无力，妊娠漏血，胎动不安和高血压症。

要点四　炮制研究概况

杜仲含杜仲胶，属硬性橡胶类，其结构为反式异戊二烯聚合物。其有效成分是其所含的多种木质素及其苷类成分，多种环烯醚萜类成分，酚性成分及多种氨基酸。研究表明，杜仲盐水炙炒的炮制品水溶性浸出物含量最高，盐炙砂炒品次之，生品杜仲最低。砂烫盐杜仲的绿原酸含量高于炒盐杜仲。杜仲盐炙后，有毒元素铅的含量下降，锌、锰等元素含量均升高。采用HPLC法测定了生杜仲和清炒、盐炙、砂烫、烘不同方法炮制品中松脂醇二葡萄糖苷的含量，结果表明杜仲经炮制后松脂醇二葡萄糖苷含量升高，各炮制品之间含量无明显差异。

生杜仲、盐杜仲炭和砂烫盐杜仲均能使兔、狗血压明显下降，杜仲炭和砂烫品作用强度基本一致，均比生杜仲强；盐杜仲对猫的降压作用比生杜仲大一倍；杜仲煎剂比杜仲酊剂强；用醇提取后的残渣水煎剂仍有降压作用。杜仲生品、炒炭、砂烫三种制品均可减缓大白鼠离体子宫的自发活动，对抗脑垂体后叶素对子宫的作用，杜仲炭和砂烫品的作用强度基本一致，均比生品强；盐杜仲对中孕小鼠痉挛性收缩的拮抗作用增加；对垂体后叶素引起的子宫痉挛性收缩的拮抗作用减弱；杜仲不同工艺的炮制品和生品均对家兔离体子宫有抑制作用，但强弱有异。生杜仲和盐杜仲（样品均以生品计算）均使类阳虚小鼠红细胞超氧化物歧化酶（SOD）活力增加，肾上腺增重，两者强弱无明显差别。盐制杜仲可明显促进雄性动物的生长发育，增加动物生长峰值期的生长量并使生长期相应缩短。盐制杜仲对不同性别动物的不同器官蛋白代谢与SOD活性的影响作用存在差异，对多数器官具有促进蛋白合成的作用，同时使SOD活性降低。

黄　柏

要点一　炮制方法

1. 黄柏　取原药材，除去杂质，刮去残留的粗皮，洗净，润透，切丝或块，干燥，筛去碎屑。

2. 盐黄柏　取黄柏丝或块，用盐水拌匀，稍闷，待盐水被吸尽后，置锅内，用文火炒干，取出晾凉，筛去碎屑。

每100kg黄柏丝或块，用食盐2kg。

3. 酒黄柏　取黄柏丝或块，用黄酒拌匀，稍闷，待酒被吸尽后，置锅内，用文火炒干，取出晾凉。筛去碎屑。

每100kg黄柏丝或块，用黄酒10kg。

4. 黄柏炭　取黄柏丝或块，置锅内，用武文加热，炒至表面焦黑色，内部深褐色，喷淋少许清水灭尽火星，取出晾干。筛去碎屑。

黄柏在切制前水处理时要掌握好"水头",若吸水过多,容易发黏,不易切片。

要点二 炮制作用

黄柏生品苦燥,性寒而沉,盐炙可引药入肾,缓和苦燥之性,增强滋肾阴、泻相火、退虚热的作用,酒炙后可降低苦寒之性,免伤脾阳,并借酒升腾之力,引药上行,清血分湿热,炒炭后清湿热之中兼具涩性。

要点三 各炮制品的主要功效

黄柏味苦,性寒。归肾、膀胱经。具有泻火解毒、清热燥湿的功能。多用于湿热泄痢,黄疸,足膝肿痛,疮疡肿毒,湿疹等。

盐黄柏多用于阴虚发热,骨蒸劳热,盗汗,遗精,足膝痿软,咳嗽咯血等。

酒黄柏多用于热壅上焦诸证及热在血分。

黄柏炭多用于便血、崩漏下血。如治月经过多或崩中漏下,治肠下血而兼有热象者,常配伍其他药共用。

要点四 炮制研究概况

黄柏含生物碱,以小檗碱含量较高。通过对黄柏几种炮制品及原料黄柏进行小檗碱的显微化学反应及含量测定,发现原料黄柏经浸泡切丝后,组织中的小檗碱有转移现象,并且小檗碱已损失一半;酒炒、盐炒、清炒黄柏的小檗碱含量变化不大;黄柏炭经高温处理,小檗碱几乎损失殆尽。因此,中医用黄柏炭治疗崩漏等出血症,而不用于治痢疾。对生黄柏及其不同炮制品的水煎液进行抑菌、抗炎、解热作用的比较实验,结果表明生品及不同炮制品均表现出不同的抑菌作用和不同程度的抗炎作用,但随炒制温度升高,对急性炎症的抑制作用也下降,当炒制温度在250℃时,抗炎作用已极弱。解热作用表明,单味生品与炮制品的解热作用较弱且缓慢。以小鼠血清尿酸水平和肝脏黄嘌呤氧化酶活性为指标,评价黄柏生品和盐制品抗痛风作用,结果证明黄柏生品和盐制品低剂量和高剂量均可降低高尿酸血症小鼠血清尿酸水平,抑制小鼠肝脏黄嘌呤氧化酶活性,具有抗痛风作用,二者的高剂量组对正常动物血清尿酸水平仅有一定降低的趋势,但无显著性差异,盐制对黄柏抗痛风作用无显著性影响。

泽 泻

要点 炮制方法

1. 泽泻 取原药材,除去杂质,大小分档,稍浸,洗净,润透,切厚片,干燥。筛去碎屑。

2. 盐泽泻 取净泽泻片,用盐水拌匀,闷润,待盐水被吸尽后,置锅内,用文火炒至微黄色,取出晾凉。筛去碎屑。

每100kg泽泻片,用食盐2kg。

3. 麸炒泽泻 将麸皮撒入热锅中,用中火加热,待冒浓烟时投入泽泻片,不断翻动,炒至药物呈黄色时取出,筛去麸皮,晾凉。

每 100kg 泽泻片，用麦麸 10kg。

橘 核

要点 炮制方法

1. 橘核　取原药材，除去杂质，洗净，干燥。用时捣碎。
2. 盐橘核　取净橘核，用盐水拌匀，闷润，待盐水被吸尽后，置锅内，用文火炒至微黄色并有香气逸出时，取出晾凉。用时捣碎。

每 100kg 橘核，用食盐 2kg。

砂 仁

要点 炮制方法

1. 砂仁　取原药材，除去杂质。用时捣碎。
2. 盐砂仁　取净砂仁，加盐水拌匀，稍闷，待盐水被吸尽后，置锅内，用文火炒干，取出晾凉。

每 100kg 砂仁，用食盐 2kg。

车前子

要点 炮制方法

1. 车前子　取原药材，除去杂质，筛去灰屑。
2. 炒车前子　取净车前子，置热锅内，用文火加热，炒至略有爆声，并有香气逸出时，取出晾凉。
3. 盐车前子　取净车前子，置热锅内，用文火加热，炒至略有爆鸣声时，喷淋盐水，炒干，取出晾凉。

每 100kg 车前子，用食盐 2kg。

补骨脂

要点 炮制方法

1. 补骨脂　取原药材，除去杂质。
2. 盐补骨脂　取净补骨脂，加盐水拌匀，闷润，待盐水被吸尽后，置锅内，用文火炒至微鼓起、迸裂并有香气逸出时，取出晾凉。

每 100kg 补骨脂，用盐 2kg。

菟丝子

要点 炮制方法

1. 菟丝子　取原药材，除去杂质，淘净，干燥。

2. 盐菟丝子　取净菟丝子，加盐水拌匀，闷润，待盐水被吸尽后，置锅内，用文火炒至略鼓起，微有爆裂声，并有香气逸出时，取出晾凉。

每 100kg 菟丝子，用食盐 2kg。

3. 酒菟丝子饼　取净菟丝子，加适量水煮至开裂，不断搅拌，待水液被吸尽，全部显黏丝稠粥状时，加入黄酒和白面拌匀，取出，压成饼，切成小方块，干燥。

每 100kg 菟丝子，用黄酒 15kg，白面 15kg。

4. 炒菟丝子　取菟丝子，置热锅内，用文火炒至微黄色，有爆裂声，取出晾凉。

巴戟天

要点一　炮制方法

1. 巴戟天　原药材，除去杂质，洗净。
2. 巴戟肉　取净巴戟天置蒸器内蒸透，趁热除去木心或用水润透后除去木心，切段干燥。筛去碎屑。
3. 盐巴戟　取净巴戟段，用盐水拌匀，待盐水被吸尽后，置锅内，用文火炒干。或取净巴戟，用盐水拌匀，蒸软，除去木心，切段，干燥。筛去碎屑。

每 100kg 巴戟天，用食盐 2kg。

4. 制巴戟　取净甘草捣碎，加水（约1∶5量）煎汤两次。去渣。取甘草汤与净巴戟天拌匀，置锅内，用文火煮至药透水尽，取出，趁热抽去木心，切段，干燥。筛去碎屑。

每 100kg 巴戟天，用甘草 6kg，煎汤约 50kg。

要点二　炮制作用

巴戟天生品具有祛风除湿的功能。盐制后引药归肾，温而不燥，补肾助阳作用缓和，多服久服无伤阴之弊。甘草制后增加甘温补益作用，偏于补肾助阳，强筋骨。

竹　茹

要点一　炮制方法

1. 竹茹　取原药材，除去杂质和硬皮，切段或揉成小团。
2. 姜竹茹　取竹茹段或团，加姜汁拌匀，稍润，待姜汁被吸尽后，置锅内，用文火加热，如烙饼法将两面烙至微黄色，取出晾凉。

每 100kg 竹茹，用生姜 10kg。

要点二　炮制作用

竹茹质地疏松，揉成小团或切段，便于配方和煎出药效成分。姜炙后可增强降逆止呕的功效。

要点三　各炮制品的主要功效

竹茹味甘，性微寒。归肺、胃经。生竹茹具有清热化痰、除烦的功能。多用于痰热咳嗽或痰火内扰，心烦不安。

姜竹茹长于降逆止呕，多用于呕哕、呃逆。

厚 朴

要点　炮制方法

1. 厚朴　取原药材，刮去粗皮，洗净，润透，切丝，干燥，筛去碎屑。
2. 姜厚朴　取厚朴丝，加姜汁拌匀，闷润，待姜汁被吸尽后，置锅内，用文火炒干，取出晾凉。或者取生姜切片，加水煮汤，另取刮净粗皮的药材，扎成捆，置姜汤中，反复浇淋，并用微火加热共煮，至姜液被吸尽时取出，切丝，干燥。筛去碎屑。

每 100kg 厚朴，用生姜 10kg。

草 果

要点　炮制方法

1. 草果仁　取原药材，除去杂质，用武火加热，炒至焦黄色并鼓起，取出稍凉，去壳取仁。用时捣碎。
2. 姜草果　取净草果仁，加姜汁拌匀，稍闷，待姜汁被吸尽后，置锅内，用文火炒至深黄色，取出晾凉。用时捣碎。

每 100kg 草果仁，用生姜 10kg。

甘 草

要点一　炮制方法

1. 甘草　取原药材，除去杂质，洗净，润透，切厚片，筛去碎屑。
2. 蜜甘草　取炼蜜，加适量开水稀释后，淋入净甘草片中拌匀，闷润，置锅内，用文火炒至老黄色、不粘手时，取出晾凉。

每 100kg 甘草片，用炼蜜 25kg。

要点二　炮制作用

甘草生品味甘偏凉，长于泻火解毒，化痰止咳。蜜炙后性偏甘温，能增强补脾和胃、益气复脉、缓急止痛的作用。

要点三　各炮制品的主要功效

甘草味甘，性平。归心、肺、胃经。具有补脾益气，清热解毒，祛痰止咳，缓急止痛，调和诸药的功能。

生甘草甘凉，多用于痰热咳嗽，咽喉肿痛，痈疽疮毒，食物中毒及药物中毒。

蜜炙甘草甘温，以补脾和胃、益气复脉力胜。常用于脾胃虚弱，心气不足，脘腹疼痛，筋脉挛急，脉结代。

要点四 炮制研究概况

甘草蜜炙前后甘草酸的含量测定表明，样品计重时若扣除蜜量，则生甘草与炙甘草的甘草酸含量无明显变化，也与蜜量无关。若样品计重时不扣除蜜量，则蜜炙甘草的甘草酸含量减少了20%左右，而甘草苷的含量则无变化。又据报道，甘草酸的含量与炮制过程中温度有关，炮制时温度越高，其甘草酸含量下降越多。

炙甘草能抗多种心律失常，蜜炙甘草提取液有良好的抗乌头碱诱发的家兔心律失常作用，与对照组相比，异位节律和室性节律两项指标均有显著差异。炙甘草还能增强蟾蜍离体心脏心肌的收缩力。通过炭粒廓清实验，结果表明，在提高小白鼠巨噬细胞吞噬能力方面，炙甘草组和生甘草组与对照组比较，存在着显著的差异，蜜炙甘草的作用明显强于生甘草。故认为临床补气时应用蜜炙甘草。

甘草切片前软化，若用水浸泡透心时间过长，甘草酸和水浸出物的损失可达50%或50%以上。若用《中国药典》的浸润法软化，则甘草酸和水浸出物损失很小。故甘草切片前软化应少泡多润。

麻 黄

要点一 炮制方法

1. 麻黄 取原药材，除去木质茎、残根及杂质，抖净灰屑，切段；或洗净后稍润，切段，干燥。
2. 蜜麻黄 取炼蜜，加适量开水稀释，淋入麻黄段中拌匀，闷润，置锅内，用文火炒至不粘手时，取出晾凉。

每100kg麻黄段，用炼蜜20kg。

3. 麻黄绒 取麻黄段，碾绒，筛去粉末。
4. 蜜麻黄绒 取炼蜜，加适量开水稀释，淋入麻黄绒内拌匀，闷润，置锅内，用文火炒至深黄色、不粘手时，取出晾凉。

每100kg麻黄绒，用炼蜜25kg。

要点二 炮制作用

麻黄生品辛散发汗力强，经蜜炙后性温偏润，辛散发汗作用缓和，同时因蜜的协同作用，宣肺、平喘止咳作用增强；制绒则缓和了生品的辛散发汗作用；蜜炙麻黄绒则大大缓和了辛散力，同时也增强了止咳平喘作用。

要点三 各炮制品的主要功效

麻黄味辛、微苦，性温。归肺、膀胱经。具有发汗散寒、宣肺平喘、利水消肿的功能。生品发汗解表和利水消肿力强。多用于风寒表实证，风水浮肿，风湿痹痛，阴疽，痰核。

蜜麻黄性温偏润，辛散发汗作用缓和，以宣肺平喘力胜。多用于表证较轻，而肺气壅闭，咳嗽气喘较重的患者。

麻黄绒作用缓和，适于老人、幼儿及虚人风寒感冒。用法与麻黄相似。

蜜麻黄绒作用更缓和，适于表证已解而喘咳未愈的老人、幼儿及体虚患者。用法与蜜炙麻黄相似。

要点四　炮制研究概况

研究表明，麻黄炮制后总生物碱有所下降，炒麻黄下降幅度稍大于蜜麻黄；麻黄炮制后挥发油含量显著降低。样品按炮制品计重，其挥发油含量降低幅度是蜜炙品＞清炒老品＞清炒嫩品。麻黄炮制后挥发油中所含成分的种类和各成分含量关系都发生了变化。在炒麻黄挥发油中有6种成分未检出，在蜜炙品挥发油中另检出了4种生品所没有的化合物，在炒制品挥发油中检出了9个新成分。在蜜炙品中具有平喘作用的$L-\alpha-$萜品烯醇、四甲基吡嗪、石竹烯及具有镇咳祛痰、抗菌、抗病毒作用的柠檬烯、芳樟醇含量增高；在炒麻黄中，以上成分增加更明显，同时发现了具有祛痰作用的菲兰烯。又据报道，麻黄蜜炙和沸水泡后麻黄生物碱含量均有降低，但麻黄蜜炙者更低于沸水泡者。麻黄制绒后挥发油较生麻黄降低了20.6%，炙麻黄绒较麻黄绒挥发油降低了51.9%。

麻黄根与茎作用相反，麻黄茎有发汗作用和升压作用；麻黄根有止汗和降压作用。实验表明，麻黄根能使离体心脏收缩力减弱，血压下降，呼吸幅度增大，并能使末梢血管扩张，子宫和肠管平滑肌收缩，故麻黄茎与根应分别入药。

桂　枝

要点一　炮制方法

1. 桂枝　取原药材，除去杂质，粗细分开，洗净，稍浸，润透，切薄片，阴干或低温干燥。筛去碎屑。
2. 蜜桂枝　取炼蜜，加适量开水稀释，淋入净桂枝片内拌匀，闷润，置锅内，用文火炒至老黄色、不粘手时，取出晾凉。

每100kg桂枝片，用炼蜜15kg。

要点二　炮制作用

桂枝生品辛散温通作用较强，长于发汗解表，温经通阳。蜜炙缓和药性，增强补虚缓急作用。

要点三　各炮制品的主要功效

桂枝味辛、甘，性温。归心、肺、膀胱经。具有发汗解肌，温通经脉，助阳化气的功能。本品以生用为主，常用于风寒感冒，风寒湿痹，痰饮，胸痹或心悸，脉结代，痛经等病症。

蜜桂枝辛通作用减弱，长于温中补虚，散寒止痛。如治疗产后虚羸不足。

黄 芪

要点 炮制方法

1. 黄芪 取原药材,除去杂质,洗净,润透,切厚片,干燥,筛去碎屑。
2. 蜜黄芪 取炼蜜,加适量开水稀释后,淋入净黄芪片中拌匀,闷润,置锅内,用文火炒至深黄色、不粘手时,取出晾凉。

每 100kg 黄芪片,用炼蜜 25kg。

紫 菀

要点 炮制方法

1. 紫菀 取原药材,除去残茎及杂质,洗净,稍润,切厚片,干燥。
2. 蜜紫菀 取炼蜜,加适量开水稀释,淋入紫菀片中拌匀,闷润,置锅内,用文火炒至棕褐色、不粘手时,取出晾凉。

每 100kg 紫菀片,用炼蜜 25kg。

枇杷叶

要点 炮制方法

1. 枇杷叶 取原药材,除去绒毛,用水喷润,切丝,干燥。
2. 炙枇杷叶 取炼蜜,加适量开水稀释,淋入枇杷叶丝内拌匀,闷润,置锅内,用文火炒至不粘手为度,取出晾凉。

每 100kg 枇杷叶丝,用炼蜜 20kg。

百 合

要点 炮制方法

1. 百合 取原药材,除去杂质,筛净灰屑。
2. 蜜百合 取净百合,置锅内,用文火炒至颜色加深时,加入适量开水稀释过的炼蜜,迅速翻炒均匀,并继续用文火炒至微黄色、不粘手时,取出晾凉。

每 100kg 百合,用炼蜜 5kg。

百 部

要点 炮制方法

1. 百部 取原药材,除去杂质,洗净,润透,切厚片,干燥,筛去碎屑。
2. 蜜百部 取炼蜜,加少量开水稀释,淋入净百部片内拌匀,闷润,置锅内,用文火炒至不粘手时,取出晾凉。

每 100kg 百部片，用炼蜜 12.5kg。

白 前

要点　炮制方法

1. 白前　取原药材，除去杂质，洗净，润透，切段，干燥。
2. 蜜白前　取炼蜜，加适量开水稀释，淋入净白前段内拌匀，闷润，置锅内，用文火炒至表面深黄色、不粘手时，取出晾凉。

每 100kg 白前段，用炼蜜 25kg。

款冬花

要点　炮制方法

1. 款冬花　取原药材，除去杂质及残梗，筛去灰屑。
2. 蜜款冬花　取炼蜜，加适量开水稀释，淋入净款冬花内拌匀，闷润，置锅内，用文火炒至微黄色、不粘手时，取出晾凉。

每 100kg 款冬花，用炼蜜 25kg。

旋覆花

要点　炮制方法

1. 旋覆花　取原药材，除去梗、叶及杂质。
2. 蜜旋覆花　取炼蜜，加适量开水稀释，淋入净旋覆花内拌匀，稍闷，置锅内，用文火炒至不粘手时，取出晾凉。

每 100kg 旋覆花，用炼蜜 25kg。

桑白皮

要点　炮制方法

1. 桑白皮　取原药材，刮净粗皮，洗净，稍润，切丝，干燥。筛去碎屑。
2. 蜜桑白皮　取炼蜜，加适量开水稀释，淋入桑白皮丝中拌匀，闷润，置锅内，用文火炒至深黄色、不粘手时，取出晾凉。

每 100kg 桑白皮丝，用炼蜜 25kg。

淫羊藿

要点一　炮制方法

1. 淫羊藿　取原药材，除去杂质，摘取叶片，喷淋清水，稍润，切丝，干燥。
2. 炙淫羊藿　取羊脂油置锅内加热熔化，加入淫羊藿丝，用文火加热，炒至油脂吸尽,均匀有光泽时,取出,晾凉。

每100kg淫羊藿,用羊脂油(炼油)20kg。

要点二　炮制作用

淫羊藿生用以祛风湿、强筋骨力胜。羊脂油甘温,能温散寒邪,补肾助阳,炙淫羊藿,借助羊脂油甘热,能温散寒邪,补肾助阳之功效,协同增强淫羊藿温肾助阳作用。

要点三　各炮制品的主要功效

淫羊藿味辛、甘,性温。归肝、肾经。具有补肾阳、强筋骨、祛风湿的功能。

生品用于风湿痹痛,肢体麻木,筋骨萎软,慢性支气管炎,高血压等。

羊脂油炙淫羊藿多用于阳痿,不孕。

要点四　炮制研究概况

淫羊藿主要含有淫羊藿苷等黄酮类成分。研究表明,淫羊藿苷具有雄性激素样作用,有扩张血管,降低血压,减低心肌耗氧量等作用。总黄酮具有增强免疫,增加冠脉流量,抗血栓,抗衰老等作用。

动物实验结果表明,生品淫羊藿无促进性机能作用,且部分指标还显示有抑制性机能作用,如睾丸和提肛肌称重两项指标,生品组还极显著低于空白组。而炮制品与空白组比较,则有明显的促性机能作用,其作用强度与肌注睾酮组无显著差异,且无注射睾酮后引起的睾丸重量下降的现象,并能明显促进睾丸组织的增生与分泌。另据研究报道,淫羊藿炮制后能明显提高性机能,并能增加附属性器官重量,提高血浆睾酮含量。

白　矾

要点一　炮制方法

1. 白矾　取原药材,除去杂质,捣碎或研细。
2. 枯矾　取净白矾,敲成小块,置煅锅内,用武火加热至熔化,继续煅至膨胀松泡呈白色蜂窝状固体,完全干燥,停火,放凉后取出,研成细粉。

煅制白矾时应一次性煅透,中途不得停火,不要搅拌。否则搅拌后堵塞了水分挥发的通路,易形成凉后的"僵块"。

要点二　炮制作用

白矾味酸、涩,性寒。具有解毒杀虫、清热消痰、燥湿止痒的功能。煅制成枯矾后,酸寒之性降低,涌吐作用减弱,增强了收涩敛疮、止血化腐作用。

要点三　各炮制品的主要功效

白矾味酸、涩,性寒。归肺、大肠、肝经。外用解毒,杀虫,止痒;内服化痰,止血,止泻。具有解毒杀虫、清热消痰、燥湿止痒的功能。

白矾多用于湿疹,疥癣,癫痫,中风,喉痹。外用可解毒止痒,常制成散剂、洗剂、含漱剂使用,高浓度具有腐蚀性,用于䘌肉,痔疮,脱肛。内服有清热消痰作用。

枯矾酸寒之性降低,涌吐作用减弱,增强了收湿敛疮、止血化腐作用,用于湿疹湿疮,耳流脓,阴痒带下,久泻,便血,崩漏,鼻衄齿衄,鼻息肉。

要点四 炮制研究概况

明矾石成分为碱性硫酸铝钾[$KAl_3(SO_4)_2(OH)_6$],白矾为含水硫酸铝钾[$KAl(SO_4)_2 \cdot 12H_2O$]。

用铁锅煅制白矾时,经一系列化学反应能产生红色的三氧化二铁,因白矾是强酸弱碱的盐类,显微酸性,能与铁反应,所以紧贴锅底的白矾是红褐色,产品铁盐含量会超出限度,因此白矾煅制不宜用铁锅。

白矾内服过量能刺激胃黏膜而引起反射性呕吐。外用稀溶液能起消炎收敛防腐作用,浓溶液侵蚀肌肉引起溃烂。煅枯后形成难溶性铝盐,内服后可与黏膜蛋白络合,形成保护膜覆盖于溃疡面上,保护黏膜不再受腐蚀,并有利于黏膜再生,还可抑制黏膜分泌和吸附肠异物,因此,枯矾消除了引吐作用,增强了止血止泻作用。外用能和蛋白质反应生成难溶于水的物质而沉淀,减少疮面渗出而起生肌保护作用。

按常规煅制的枯矾药液,对铜绿假单孢菌、金黄色葡萄球菌、溶血性链球菌、肺炎双球菌、肠杆菌、霉菌等均呈现高度的敏感性。临床用于治疗外科创伤化脓性溃疡久未愈合的伤口,枯矾为比较理想的一种外用药。

实验表明,白矾煅制时50℃开始失重,120℃开始出现大量吸热过程,大约260℃左右脱水基本完成,300℃开始分解,但300℃~600℃分解缓慢,至750℃无水硫酸铝钾脱硫过程大量发生,产生硫酸钾、三氧化二铝及三氧化硫,810℃以后持续熔融,成品水溶性差,出现混浊并有沉淀,故煅制温度应控制在180℃~260℃。

石 膏

要点一 炮制方法

1. 生石膏 取原药材,洗净,晒干,敲成小块,除去夹石,碾成细粉。
2. 煅石膏 取净石膏块,置无烟炉火或耐火容器内,用武火加热,煅至红透,取出,凉后碾碎。

要点二 炮制作用

石膏生品具有清热泻火、除烦止渴的功能。煅制后增强了收湿、生肌、敛疮、止血的功能。

要点三 各炮制品的主要功效

石膏味辛、甘,性大寒。归肺、胃经。石膏具有清热泻火、除烦止渴的功能。用于外感热病,高热烦渴,肺热喘咳,胃火亢盛,头痛,牙痛。

煅石膏具收湿、生肌、敛疮、止血的功能。用于溃疡不敛,湿疹瘙痒,水火烫伤,外伤出血。

要点四　炮制研究概况

生石膏主要成分为含水硫酸钙，加热至 80℃～90℃ 开始失水，至 225℃ 可全部脱水转化成煅石膏，其物理性状已不同于石膏，但化学成分特征无变化。对生、煅石膏的电镜观察，失水率测定和 25 种无机元素及其溶出液中无机元素含量测定表明，生、煅石膏粉中无机元素含量以煅石膏含量为高，而溶出液中无机元素含量则以生石膏样品液为高，煅石膏样品液中为低，并随结晶水含量减少，无机元素煎出量随之减少。

石膏表层的红棕色及灰黄色矿物质和质次硬石膏中含砷量较高，有报道服石膏中毒死亡的病例，主要是因为石膏中混有含砷化合物，故应注意石膏的来源与质量，并应将表层及内部夹石、杂质去净。

近年来对石膏及其组成方剂对实验性发热影响的研究结果均显示，石膏有一定的解热作用，而纯硫酸钙无解热作用，故石膏的解热作用可能为硫酸钙以外的微量物质引起。石膏内服经胃酸作用，一部分变为可溶性钙盐，至肠吸收入血能增加血清钙离子浓度，可抑制神经应激能力，减轻血管渗透性，故能清热泻火、除烦止渴。清热作用则与结晶水的存在、钙离子和其他一些无机元素（Fe、Co、S 等）均有一定关系。生石膏对内毒素发热有明显的解热效果，并可减轻口渴状态。

采用恒温干燥箱炮制煅石膏，将石膏碎块或粉末，均匀铺于瓷盘，控温 150℃ 左右，烘 20 分钟。此法简便卫生，质量易控，达到了《中国药典》2005 版要求。

石决明

要点一　炮制方法

1. 石决明　取原药材洗净，干燥，碾碎或碾粉。
2. 煅石决明　取净石决明，置耐火容器内或置于无烟炉火上，用武火加热，煅至灰白色或青灰色易碎时，取出放凉，碾碎。

要点二　炮制作用

石决明生用偏于平肝潜阳。煅石决明咸寒之性降低，平肝潜阳的功效缓和，增强了固涩收敛、明目作用。且煅后质地疏松，便于粉碎，有利于外用涂敷撒布，并利于煎出有效成分。

要点三　各炮制品的主要功效

石决明味咸，性寒。归肝经。具有平肝潜阳、清肝明目的功能。
石决明生用偏于平肝潜阳。用于头痛眩晕，惊痫抽搐。
煅石决明增强了固涩收敛、明目作用。用于目赤，翳障，青盲雀目，痔漏成管。

珍珠母

要点　炮制方法

1. 珍珠母　取原药材，除去杂质及灰屑，碾碎。

2. 煅珍珠母　取净珍珠母，置耐火容器内，用武火加热，煅至酥脆，取出放凉，打碎或碾粉。

牡蛎

要点　炮制方法

1. 牡蛎　取原药材，洗净，晒干，碾碎。
2. 煅牡蛎　取净牡蛎，置耐火容器内或无烟炉火上，用武火加热，煅至酥脆时取出，放凉，碾碎。

龙骨

要点一　炮制方法

1. 龙骨　取原药材，除去杂质及灰屑，刷净泥土，打碎。
2. 煅龙骨　取净龙骨小块，置耐火容器内，用武火加热，煅至红透，取出放凉，碾碎。

要点二　炮制作用

龙骨生用镇惊潜阳作用较强，煅后能增强收敛固涩、生肌的功效，并且质地酥脆，易于粉碎及煎出有效成分。

磁石

要点一　炮制方法

1. 磁石　取原药材，除去杂质，碾碎。
2. 煅磁石　取净磁石，砸成小块，置耐火容器内，用武火煅至红透，趁热倒入醋液内淬制，冷却后取出，反复煅淬至酥脆，取出干燥，碾碎。

每100kg磁石，用醋30kg。

要点二　炮制作用

生磁石偏于平肝潜阳，镇惊安神。煅磁石聪耳明目，补肾纳气力强，并且质地酥脆，易于粉碎及煎出有效成分，缓和了重镇安神功效。

自然铜

要点一　炮制方法

1. 自然铜　取原药材，除去杂质，洗净，干燥，砸碎。
2. 煅自然铜　取净自然铜，置耐火容器内，用武火加热，煅至红透立即取出，投入醋液中淬制，待冷后取出，继续煅烧醋淬至黑褐色，外表脆裂，光泽消失，质地酥脆，取出,摊开放凉,干燥后碾碎。

每100kg自然铜,用醋30kg。

要点二 炮制作用

自然铜多煅制后用,经煅淬后,可增强散瘀止痛作用,使质地酥脆,便于粉碎加工,利于煎出有效成分。

要点三 各炮制品的主要功效

自然铜味辛,性平。归肝经。具有散瘀、接骨、止痛的功能。

自然铜经煅淬后,增强散瘀止痛作用。多用于跌打肿痛,筋骨折伤。

要点四 炮制研究概况

自然铜主含二硫化铁及铜、镍、砷、锑等成分。自然铜火煅后二硫化铁分解成硫化铁,经醋淬后表面部分生成醋酸铁,且能使药物质地疏松易碎,并使药物中铁离子溶出增加,易于在体内吸收。X射线衍射曲线表明,生自然铜为黄铁矿,煅自然铜则显磁黄铁矿特征。热分析结果,生自然铜表现出多个吸热、放热及与之相匹配的多阶段失重,即成分结构有多次变化。

炉甘石

要点一 炮制方法

1. 炉甘石 取原药材,除去杂质,打碎。
2. 煅炉甘石 取净炉甘石,置耐火容器内,用武火加热,煅至红透,取出,立即倒入水中浸淬,搅拌,倾取上层水中混悬液,残渣继续煅淬3~4次,至不能混悬为度,合并混悬液,静置,待澄清后倾去上层清水,干燥。
3. 制炉甘石

(1) 黄连汤制炉甘石:取黄连加水煎汤2~3次,过滤去渣,合并药汁浓缩,加入煅炉甘石细粉中拌匀,吸尽后,干燥。

每100kg煅炉甘石细粉,用黄连12.5kg。

(2) 三黄汤制炉甘石:取黄连、黄柏、黄芩,加水煮汤2~3次,至苦味淡薄,过滤去渣,加入煅炉甘石细粉中拌匀,吸尽后,干燥。

每100kg煅炉甘石,用黄连、黄柏、黄芩各12.5kg。

要点二 炮制作用

炉甘石一般不生用,也不作内服,多作外敷剂使用。经煅淬水飞后,质地纯洁细腻,适宜于眼科及外敷用,消除了由于颗粒较粗而造成的对敏感部位的刺激性。采用黄连及三黄汤煅淬或拌制,可增强清热明目、敛疮收湿的功效。

血余炭

要点一 炮制方法

取头发,除去杂质,反复用稀碱水洗去油垢,清水漂净,晒干,装于锅内,上扣一个口径较小的锅,两锅结合处用盐泥或黄泥封固,上压重物,扣锅底部贴一白纸条,或放几粒大米,用武火加热,煅至白纸或大米呈深黄色为度,离火,待凉后取出,剁成小块。

要点二 炮制作用

本品不生用,入药必须煅制成炭,煅后方具有止血作用。

要点三 各炮制品的主要功效

血余炭味苦、涩,性平。归肝、胃、膀胱经。具有止血、化瘀的功能。用于吐血、咯血、衄血、尿血、崩漏下血、外伤出血。

棕榈

要点 炮制方法

1. 棕榈 取原药材,除去杂质,洗净,切段,干燥,筛去灰屑。
2. 棕榈炭
(1)煅炭:取净棕榈段或棕板块置锅内,上扣一较小锅,两锅结合处用盐泥封固,上压重物,并贴一块白纸条或放大米数粒,用文武火加热,煅至白纸或大米呈深黄色时,停火,待锅凉后,取出。
(2)炒炭:取净棕板,切成小块,用武火炒至黑棕色,喷淋少量清水,取出干燥。

灯心草

要点 炮制方法

1. 灯心草 取原药材,拣净杂质,剪成段。
2. 灯心草炭 取净灯心草,扎成小把,置煅锅内,上扣一口径较小的锅,接合处用盐泥封固,在扣锅上压以重物,并贴一条白纸或放数粒大米,用文武火加热,煅至纸条或大米呈深黄色时停火,待锅凉后,取出。

何首乌

要点一 炮制方法

1. 何首乌 取原药材,除去杂质,洗净,稍浸,润透,切厚片或块,干燥。
2. 制首乌 取生首乌片或块,用黑豆汁拌匀,润湿,置非铁质蒸制容器内,密闭,炖至汁液吸尽,药物呈棕褐色时,取出,干燥。

每100kg何首乌片或块，用黑豆10kg。

黑豆汁制法：取黑豆10kg，加水适量，煮约4小时，熬汁约15kg；黑豆渣再加水煮3小时，熬汁约10kg，合并得黑豆汁约25kg。

要点二　炮制作用

生首乌苦泄性平兼发散，经黑豆汁拌蒸后，味转甘厚而性转温，增强了补肝肾、益精血、乌须发、强筋骨的作用，同时消除了生首乌滑肠致泻的副作用，使慢性病人长期服用而不造成腹泻。

要点三　各炮制品的主要功效

何首乌味苦、甘、涩，性温。归肝、心、肾经。生首乌具有解毒消肿、润肠通便、截疟的功能。用于瘰疬疮痈，风疹瘙痒，肠燥便秘，久疟不止，高脂血症。

经黑豆汁拌蒸后，增强了补肝肾、益精血、乌须发、强筋骨的作用，用于血虚萎黄，眩晕耳鸣，须发早白，腰膝酸软，肢体麻木，崩漏带下，久疟体虚，高脂血症。

要点四　炮制研究概况

何首乌中含有卵磷脂（约3.7%），蒽醌衍生物，二苯乙烯苷，淀粉，脂肪，矿物质等。

实验表明，首乌蒸制过程中，总蒽醌、结合蒽醌含量随着蒸制时间延长而减少，游离蒽醌开始增加，使致泻作用减弱。制首乌的磷脂类成分和糖的含量增加，使补益作用更加突出。二苯乙烯苷含量随蒸制时间延长而降低，生何首乌中二苯乙烯苷的含量亦高于制何首乌。说明炮制时间对游离蒽醌和二苯乙烯苷有明显影响。

生首乌对小鼠有泻下作用，制首乌具有增强机体非特异性免疫及增强细胞免疫的作用，生首乌无此作用。制首乌温水浸液能使切除肾上腺饥饿小鼠的肝糖原升高。此外，生品、黑豆汁蒸品、清蒸品、酒蒸品及熟地汁蒸品水煎剂作体外抑菌实验，结果均有不同程度的抑菌作用。制首乌水煎液能明显提高小鼠全血及脑组织SOD的活性，加速体内脂质过氧化物的清除，减少自由基对组织细胞的损害。

实验表明，何首乌黑豆汁拌蒸32小时制品的颜色乌黑发亮，外观质量最好。但制品中的大黄素、大黄素甲醚随着炮制时间的延长而降低。结合药理作用提示，炮制时间以常压下蒸制32小时为好。

黄　芩

要点一　炮制方法

1. **黄芩**　取原药材，除去杂质，洗净。大小分档，置蒸制容器内隔水加热，蒸至"圆汽"后半小时，候质地软化，取出，趁热切薄片，干燥。或将净黄芩置沸水中煮10分钟，取出，闷约8~12小时，至内外湿度一致时，切薄片，干燥。

2. **酒黄芩**　取黄芩片，加黄酒拌匀，稍闷，待酒被吸尽后，用文火炒至药物表面微干，深黄色，嗅到药物与辅料的固有香气，取出，晾凉。

每 100kg 黄芩片，用黄酒 10kg。

3. 黄芩炭　取黄芩片，置热锅内，用武火加热，炒至药物表面黑褐色，内部深黄色，取出，摊开晾凉。

要点二　炮制作用

黄芩蒸或沸水煮的目的是使酶灭活，保存药效，又能使药物软化，便于切片。黄芩酒制入血分，并可借黄酒升腾之力，用于上焦肺热及四肢肌表之湿热；同时，因酒性大热，可缓和黄芩的苦寒之性，以免伤害脾阳，导致腹泻。黄芩炭长于清热止血。

要点三　各炮制品的主要功效

黄芩味苦，性寒。归肺、胆、脾、大肠、小肠经。具有清热燥湿、泻火解毒、止血、安胎的功能。生黄芩清热泻火解毒力强，用于热病，湿温，黄疸，泻痢，乳痈发背。

酒黄芩多用于上焦肺热及四肢肌表之湿热。

黄芩炭以清热止血为主，用于崩漏下血，吐血衄血。

要点四　炮制研究概况

黄芩主含黄酮类成分如黄芩苷、黄芩苷元、汉黄芩苷、汉黄芩苷元等。其中黄芩苷和汉黄芩苷是其主要有效成分。

实验表明，黄芩在软化过程中，用冷水处理，易变绿色。这是由于黄芩中所含的酶在一定温度和湿度下，可酶解黄芩中的黄芩苷和汉黄芩苷，产生黄芩素和汉黄芩素。其中黄芩素不稳定，容易被氧化成醌类物质而变绿，使疗效降低。实验表明，黄芩经过蒸制或沸水煮既可杀酶保苷，又可使药物软化，便于切片。可保证饮片质量和原有的色泽。

研究表明：黄芩中的黄芩苷与汉黄芩苷均有解热、利胆、利尿、降压、镇静、抗菌作用。生黄芩抗炎作用明显强于炙品；而酒炙黄芩则能增强免疫吞噬能力。比较柴芩口服液中柴胡和黄芩的炮制对药效的影响，结果表明，炮制品口服液的抗菌和解热作用优于生品，而抗炎效果二者间无显著性差异。

地　黄

要点一　炮制方法

1. 鲜地黄　取鲜药材洗净泥土，除去杂质，用时切厚片或绞汁。
2. 生地黄　取干药材，除去杂质，用水稍泡，洗净，闷润，切厚片。
3. 熟地黄

（1）取净生地，加黄酒拌匀，隔水蒸至酒吸尽，显乌黑色光泽，味转甜，取出，晒至外皮黏液稍干，切厚片，干燥。

每 100kg 生地黄，用黄酒 30～50kg。

（2）取净生地，蒸至黑润，取出，晒至八成干，切厚片，干燥。

4. 生地炭　取生地片，武火炒至焦黑色，发泡，鼓起时，取出放凉。或用闷煅法煅炭。

5. 熟地炭　取熟地片，武火炒至外皮焦褐色为度，取出放凉，或用闷煅法煅炭。

要点二　炮制作用

鲜地黄和生地黄苦寒之性较强，蒸制成熟地黄后，药性由寒转温，味由苦转甜，功能由清转补，且可借酒力行散，起到行药势、通血脉的作用。炒炭后增强了止血作用。生地炭入血分凉血止血。熟地炭以补血止血为主。

要点三　各炮制品的主要功效

鲜地黄味甘、苦，性寒。归心、肝、肾经。有清热生津、凉血止血的功能。用于热邪伤阴，舌绛烦渴，发斑发疹，吐衄等症。

生地黄味苦，性寒，归心、肝、肾经。为清热凉血之品，具有清热凉血、养阴生津的功能。用于热病烦躁、发斑消渴、骨蒸劳热、吐血、衄血、尿血、崩漏。

蒸制成熟地黄后，药性由寒转温，味由苦转甜，功能由清转补。熟地黄质厚味浓，滋腻碍脾。酒制后性转温，主补阴血，且可借酒力行散，起到行药势、通血脉的作用。具有滋阴补血、益精填髓的功能。用于肝肾阴虚，目昏耳鸣，腰膝酸软，消渴，遗精，崩漏，须发早白。

生地炭入血分凉血止血。用于吐血，衄血，尿血，崩漏。

熟地炭以补血止血为主。用于崩漏或虚损性出血。

黄　精

要点　炮制方法

1. 黄精　取原药材，除去杂质，洗净，略润，切厚片，干燥。
2. 酒黄精　取原药材，除去杂质，洗净，加黄酒拌匀，密闭，隔水蒸至酒被吸尽，色泽黑润，口尝无麻味时，取出，稍晾，切厚片，干燥。

每100kg 黄精，用黄酒20kg。

3. 蒸黄精　取原药材，除去杂质，洗净，反复蒸至内外呈滋润黑色，切厚片，干燥。

女 贞 子

要点　炮制方法

1. 女贞子　除去梗叶杂质，洗净，干燥。
2. 酒女贞子　取净女贞子，用黄酒拌匀，稍闷后置罐内（或其他密闭蒸制容器内），密闭后置水中炖，或直接通入蒸汽蒸至酒完全吸尽，女贞子黑润时，取出，干燥。

每100kg 净女贞子，用黄酒20kg。

五 味 子

要点　炮制方法

1. 五味子　除去杂质，用时捣碎。

2. 醋五味子　取净五味子，加醋拌匀，稍闷，蒸至醋被吸尽，表面显紫黑色，取出，干燥。

每 100kg 净五味子，用醋 15kg。

3. 酒五味子　取净五味子，加酒拌匀，稍闷，蒸至酒尽转黑色，取出，晒干。每 100kg 净五味子，用黄酒 20kg。

4. 蜜五味子　取炼蜜用适量开水稀释后，加入净五味子，拌匀，闷透，置锅内，用文火加热，炒至不粘手时，取出，放凉。

每 100kg 净五味子，用炼蜜 10kg。

山茱萸

要点　炮制方法

1. 山萸肉　取原药材，洗净，除去杂质及果核。
2. 酒山萸肉　取山萸肉，用黄酒拌匀，置适宜容器内，密闭，隔水加热，炖至酒被吸尽，色变黑润，取出，干燥。

每 100kg 山萸肉，用黄酒 20kg。

3. 蒸山茱萸　取山萸肉，置笼屉或适宜的蒸器内，先用武火，待"圆汽"改用文火蒸至外皮呈紫黑色，熄火后闷过夜，取出，干燥。

人　参

要点一　炮制方法

1. 生晒参　取原药材，润透，切薄片，干燥。
2. 红参　取原药材，洗净，经蒸制干燥后即为红参。用时蒸软或稍浸后烤软，切薄片，干燥。或直接捣碎、碾粉。

要点二　炮制作用

生晒参偏于补气生津，复脉固脱，补脾益肺，红参长于大补元气、复脉固脱、益气摄血。

要点三　各炮制品的主要功效

人参味甘、微苦，性平。归脾、肺、心经。具有大补元气、复脉固脱、补脾益肺、生津、安神的功能。生晒参偏于补气生津，复脉固脱，补脾益肺，多用于体虚欲脱，脾虚食少，口渴，消渴等证。

红参味甘、微苦，性温。具有大补元气、复脉固脱、益气摄血的功能。多用于体虚欲脱，肢冷脉微，气不摄血，崩漏下血者。

天 麻

要点　炮制方法

取原药材，除去杂质及黑色泛油者，洗净，润透或蒸软，切薄片，干燥。

肉苁蓉

要点一　炮制方法

1. 肉苁蓉　取原药材，除去杂质，洗净，浸泡，润透后切厚片，干燥。有盐质者，先将盐分漂净后再切厚片，干燥。

2. 酒苁蓉　取肉苁蓉片，加黄酒拌匀，隔水炖至酒被吸尽，表面显黑色或灰黄色，取出，干燥。

每100kg肉苁蓉片，用黄酒30kg。

要点二　炮制作用

肉苁蓉味甘、咸，性温。归肾、大肠经。具有补肾阳、益精血、润肠通便的功能。肉苁蓉生品补肾止浊、滑肠通便力强。肉苁蓉酒制后补肾助阳之力增强。

木 瓜

要点一　炮制方法

取原药材，除去杂质，洗净，略泡，蒸透，趁热切薄片，干燥，筛去碎屑。

要点二　炮制作用

木瓜质地坚硬，水分不易渗入，软化时久泡则损失有效成分。蒸制软化后切片较易，其片形美观，容易干燥。

桑螵蛸

要点一　炮制方法

1. 桑螵蛸　取原药材，除去杂质，用清水洗净泥屑，置蒸制容器内，用武火蒸约1小时至"圆汽"，容器壁有水蒸气凝结成的水珠滴下为度。取出，晒干或烘干。用时剪碎。

2. 盐桑螵蛸　取净桑螵蛸，加入盐水拌匀，闷润后置锅内，用文火加热，炒至有香气逸出时，取出放凉。

每100kg净桑螵蛸，用食盐2.5kg。

要点二　炮制作用

生桑螵蛸令人泄泻，蒸后可消除致泻的副作用，同时经过蒸制，又可杀死虫卵，有利于保存药效。盐水制可引药下行入肾，增强益肾固精、缩尿止遗的作用。

川 乌

要点一 炮制方法

1. 生川乌 取原药材，拣净杂质，洗净灰屑，晒干。
2. 制川乌 取净川乌，用水浸泡至内无干心，取出，加水煮沸4～6小时，或蒸6～8小时，至取个大及实心者切开无白心，口尝微有麻舌感时，取出晾至六成干，切厚片，干燥。

要点二 炮制作用

生川乌有大毒，制后毒性降低，可供内服。

要点三 各炮制品的主要功效

川乌味辛、苦，性热；有大毒。归心、肝、肾、脾经。具有祛风除湿、温经止痛的功能。

生川乌有大毒，多外用于风冷牙痛，疥癣，痈肿。

制后毒性降低，可供内服。用于风寒湿痹，肢体疼痛，麻木不仁，心腹冷痛，疝痛，跌打肿痛。

要点四 炮制研究概况

川乌的主要成分为生物碱，其中双酯型乌头碱毒性最强，苯甲酰单酯型乌头碱毒性较小，乌头原碱类毒性很弱或几乎无毒性。酯碱型乌头碱毒性比双酯型乌头碱小，但还有相当的毒性。

川乌炮制的主要目的是降低毒性。炮制降毒原理：双酯型生物碱性质不稳定，遇水、加热易被水解或分解，使极毒的双酯型乌头碱 C_8 位上的乙酰基水解（或分解），失去一分子醋酸，得到相应的苯甲酰单酯型生物碱，其毒性为双酯型乌头碱的1/200～1/500。再进一步水解，使 C_{14} 位上的苯甲酰基水解（或分解），失去一分子苯甲酸，得到亲水性氨基醇类乌头原碱，其毒性仅为双酯型乌头碱的1/2000～1/4000。另一原因可能是炮制过程中脂肪酰基取代了 C_8 位上的乙酰基，生成脂碱，从而降低了毒性。采用蒸、煮法炮制乌头都能促进水解反应，从而达到降低毒性的目的。

乌头中双酯型二萜类生物碱是川乌的主要毒性成分，又是镇痛、抗炎的有效成分。去甲乌药碱和去甲猪毛菜碱为川乌水溶性强心有效成分。炮制后毒性降低，但其镇痛、抗炎作用仍然很明显，但若炮制太过，水解完全，则药效降低。

根据水解去毒的原理，川乌的炮制工艺可采用加压蒸制。以110℃～115℃，98kPa的气压炮制40分钟即可。其炮制品没有乌头碱特有的苦味，也无麻辣感，毒性降为原生药的1/200。另有研究结果表明，以将乌头整个经清水润湿后，120℃加压蒸制90分钟为好。

草 乌

要点一　炮制方法

1. 生草乌　取原药材，除去杂质，洗净，干燥。
2. 制草乌　取净草乌，大小分档，用水浸泡至内无干心，取出，加水煮沸至取大个及实心者切开内无白心，口尝微有麻舌感时，取出，晾至六成干，切薄片，干燥。

要点二　炮制作用

生草乌有大毒，多作外用。制后毒性降低，可供内服。

要点三　各炮制品的主要功效

草乌味辛、苦，性热；有大毒。归心、肝、脾、肾经。具有祛风除湿、温经止痛的功能。生草乌有大毒，多作外用。用于喉痹，痈疽，疔疮，瘰疬。

制后毒性降低，可供内服。用于风寒湿痹，关节疼痛，心腹冷痛，跌打疼痛。

要点四　炮制研究概况

草乌的主要成分和炮制解毒机理与川乌类似，可参看川乌项。

采用双波长薄层扫描法分别测定生草乌、高压蒸法及煮沸4小时的制草乌饮片中的乌头碱、中乌头碱、次乌头碱三种毒性生物碱的含量，结果煮沸4小时毒性生物碱含量降低最为明显。在蒸制工艺中，随着压力与温度的增高，总生物碱含量无显著变化，而毒性生物碱的含量呈显著下降。

草乌炮制的程度传统经验要求达到"口尝无麻舌感或微有麻舌感"。由于每人的味觉敏感程度不同，口尝量和口尝方式不同，因而有很大差异。使用这种经验方法应遵循如下原则：①舌尝部位应在舌前1/3处；②取样100~150mg；③在口中嚼半分钟；④咀嚼当时不麻，2~5分钟后出现麻辣感；⑤舌麻时间维持20~30分钟才逐渐消失。

附 子

要点一　炮制方法

1. 炮附片　取砂置锅内，用武火炒热，加入净附片，拌炒至鼓起并微变色，取出，筛去砂，放凉。
2. 淡附片　取净盐附子，用清水浸漂，每日换水2~3次，至盐分漂尽，与甘草、黑豆加水共煮至透心，切开后口尝无麻舌感时，取出，除去甘草、黑豆，切薄片，干燥。

每100kg盐附子，用甘草5kg，黑豆10kg。

要点二　炮制作用

生附子有毒，加工炮制后毒性降低，便于内服。产地加工成盐附子的目的是防止药物腐烂，利于贮存。加工成黑顺片、白附片后毒性降低，可直接入药。

炮附片以温肾暖脾为主。淡附片长于回阳救逆，散寒止痛。

要点三　各炮制品的主要功效

附子味辛、甘，性大热；有毒。归心、肾、脾经。具有回阳救逆、补火助阳、逐风寒湿邪的功能。用于亡阳虚脱，肢冷脉微，阳痿，宫冷，心腹冷痛，虚寒吐泻，阴寒水肿，阳虚外感，寒湿痹痛。

炮附片以温肾暖脾为主，用于心腹冷痛，虚寒吐泻。

淡附片长于回阳救逆，散寒止痛。用于亡阳虚脱，肢冷脉微，阴寒水肿，阳虚外感，寒湿痹痛。

要点四　炮制研究概况

附子的毒性成分为乌头碱等二萜双酯类生物碱。炮制后毒性降低，减毒机理亦与川乌类似。附子具有明显的强心作用，其中所含的一种微量成分消旋去甲乌药碱，证明具有显著的强心作用，稀释至十亿分之一仍有活性。其他强心成分尚有棍撑碱（氯化甲基多巴胺）、去甲猪毛菜碱等。各种炮制方法和工艺均能使附子中生物碱含量下降。但附子中总生物碱含量的多少不能准确反应其毒性大小，而双酯型生物碱的含量是决定其毒性大小的主要因素。

远　志

要点　炮制方法

1. 远志　取原药材，除去杂质，略洗，润透，切段，干燥。
2. 制远志　取甘草，加适量水煎煮两次，合并煎液浓缩至甘草量的10倍，再加入净远志，用文火煮至汤被吸尽，取出，干燥。

每100kg远志段，用甘草6kg。

3. 蜜远志　取炼蜜，加入少许开水稀释后，淋于制远志段中，稍闷，用文火炒至蜜被吸尽，药色深黄，略带焦斑，疏散不粘手为度，取出，放凉。

每100kg远志段，用炼蜜20kg。

吴茱萸

要点　炮制方法

1. 吴茱萸　取原药材，除去杂质，洗净，干燥。
2. 制吴茱萸　取甘草片或碎块，加适量水，煎汤去渣，加入净吴茱萸，闷润吸尽后置热锅内，用文火炒至微干，取出，晒干。

每100kg净吴茱萸，用甘草6kg。

3. 盐吴茱萸　取净吴茱萸，置于适宜容器内，加入盐水拌匀，置锅内用文火加热，炒至裂开，稍鼓起时，取出放凉；泡至裂开或煮沸至透，汤液被吸尽，再用文火炒至微干，取出，晒干。

每 100kg 净吴茱萸，用食盐 3kg。

藤黄

要点一　炮制方法

1. 生藤黄　将原药材除去杂质，轧成粗粒或打成小块。
2. 制藤黄

（1）豆腐制：大块豆腐，中间挖一长方形槽，将药置槽中，再用豆腐盖严，置锅内加水煮，候藤黄熔化后，取出放凉，待藤黄凝固，除去豆腐即得。或将定量豆腐块中间挖槽，把净藤黄粗末放入槽中，上用豆腐覆盖，放入盘中用蒸笼加热蒸约 3~4 小时，候藤黄全部熔化，取出，放凉，除去豆腐，干燥。

每 100kg 净藤黄，用豆腐 300kg。

（2）荷叶制：取荷叶加 10 倍量水煎 1 小时，捞去荷叶，加入净藤黄煮至烊化，并继续浓缩成稠膏状，取出，凉透，使其凝固，打碎。

每 100kg 净藤黄，用荷叶 50kg。

（3）山羊血制：取净藤黄与鲜山羊血同煮 5~6 小时，取出，拣出山羊血，晾干。

每 100kg 净藤黄，用山羊血 50kg。

要点二　炮制作用

藤黄生品有大毒，不能内服。制后毒性降低，可供内服。并可保证药物的净度。

苦杏仁

要点一　炮制方法

1. 苦杏仁　取原药材，筛去皮屑杂质，拣净残留的核壳及褐色油粒。用时捣碎。
2. 燀杏仁　取净杏仁置 10 倍量沸水中，加热约 5 分钟，至种皮微膨起即捞出，用凉水浸泡，取出，搓开种皮与种仁，干燥，筛去种皮。用时捣碎。
3. 炒杏仁　取燀杏仁，置锅内用文火炒至微黄色，略带焦斑，有香气，取出放凉。用时捣碎。

应注意锅中水量要多，水沸后加药，药量要少，使水始终接近 100℃。否则破坏酶的效果不好。

要点二　炮制作用

苦杏仁生用有小毒。制后可降低毒性，使用药安全。燀杏仁可除去非药用部位，便于有效成分煎出，提高药效。又可破坏酶，保存苷。炒制后性温，长于温肺散寒。

要点三　各炮制品的主要功效

苦杏仁味苦，性微温；有小毒。归肺、大肠经。具有降气止咳平喘、润肠通便的功能。生用有小毒。性微温而质润，长于润肺止咳，润肠通便。多用于新病咳喘（常为外感咳喘），肠燥便秘。

制后可降低毒性，使用药安全。燀杏仁作用与生杏仁相同。

炒制后性温，长于温肺散寒，多用于肺寒咳喘，久患肺喘。

要点四　炮制研究概况

苦杏仁中的苦杏仁苷是止咳平喘的有效成分，脂肪油具有润肠通便作用。在一定的温度和湿度条件下，苦杏仁苷易被共存的苦杏仁酶和野樱酶水解，产生氢氰酸。小剂量的氢氰酸对呼吸中枢有镇静作用；大剂量则会发生中毒，甚至使呼吸麻痹而死亡。故苦杏仁内服不宜过量。

苦杏仁经加热炮制后，可以杀酶保苷，但水煮时间长则会导致成分流失。在入汤剂煎煮过程中，开始有一段时间的温度适合苦杏仁中的苦杏仁酶发挥作用，使苦杏仁苷迅速酶解放出氢氰酸而逸散。燀制品中的苦杏仁酶在燀制过程中因沸水煮烫破坏，故煎剂中苦杏仁苷的含量高于生品。所以苦杏仁炮制有利于保存药效，降低毒性，保证用药安全有效。

研究表明，燀法最佳工艺为：使用沸水，加水量为苦杏仁量的10倍，煮烫时间5分钟。微波法炮制苦杏仁工艺：温度80℃，加热4~5分钟，苦杏仁酶完全灭活，苦杏仁苷不受损失。蒸法：使用流通蒸气将苦杏仁蒸至上汽再维持30分钟的方法炮制，能有效地稳定苦杏仁中苦杏仁苷的含量。蒸汽热压法：蒸汽压力控制在$0.03kPa/cm^2$，温度103℃，热压蒸煮30分钟，取出，立即放入冷水浸泡，除去种皮，晒干，灭酶率可达97.5%。干热法即使达到110℃也不能破坏苦杏仁酶，湿热法能破坏酶。湿热法中流通蒸汽法、水煮法和高压蒸汽法均能达到既破坏酶又基本保留苦杏仁苷的目的，但水煮时间长则会导致有效成分流失。同时，也有实验表明，以流通蒸气蒸至上气再维持45分钟的方法炮制生苦杏仁，既能减少苦杏仁在炮制过程中的损失，又能使苦杏仁苷含量在贮存期内保持稳定，从而使苦杏仁炮制品疗效保持稳定。

苦杏仁、燀杏仁、炒杏仁含苦杏仁苷（$C_{20}H_{27}NO_{11}$）均不得少于3.0%。可采用下法判断杀酶效果：取样品10~20粒，打碎后放玻璃杯中，加水湿润，加盖，如有杏仁香气，说明酶还存在，正在释放苯甲醛。或将苦味酸试纸先用碳酸氢钠碱性液浸潮，悬空挂在上述杯中，如试纸从黄变红，说明有酶存在。

桃　仁

要点　炮制方法

1. 桃仁　取原药材筛去灰屑杂质，拣净残留的壳及泛油的黑褐色种子。用时捣碎。
2. 燀桃仁　取净桃仁置沸水中，加热烫至种皮微膨起即捞出，在凉水中稍泡，捞起，搓开种皮与种仁，干燥，筛去种皮。用时捣碎。
3. 炒桃仁　取桃仁，置热锅内，用文火炒至黄色，略带焦斑，取出放凉。用时捣碎。

白扁豆

要点　炮制方法

1. 白扁豆　取原药材，除去杂质，用时捣碎。

2. 扁豆衣　取净扁豆置沸水中，稍煮至皮软后，取出放凉水中稍泡，取出，搓开种皮与种仁，干燥，筛取种皮（其仁亦药用）。

3. 炒扁豆　取净扁豆或仁，置热锅内，用文火炒至表面微黄，略有焦斑时，取出放凉。

半　夏

要点一　炮制方法

1. 生半夏　取原药材，除去杂质，洗净，干燥。

2. 清半夏　取净半夏，大小分开，用8％白矾水溶液浸泡至内无干心，口尝微有麻舌感，取出。洗净，切厚片，干燥，筛去碎屑。

半夏每100kg，用白矾20kg。

3. 姜半夏　取净半夏，大小分开，用清水浸泡至内无干心时，另取生姜切片煎汤，加白矾与半夏共煮透，取出。晾至半干，切薄片，干燥，筛去碎屑。

半夏每100kg，用生姜25kg，白矾12.5kg。

4. 法半夏　取净半夏，大小分开，用清水浸泡至内无干心，取出，加入甘草、石灰液（取甘草加适量水煎2次，合并煎液，倒入加适量水制成的石灰液中）浸泡，每日搅拌1~2次，并保持pH12以上，至口尝微有麻舌感、切面黄色均匀为度，取出。洗净，阴干或烘干。

半夏每100kg，用甘草15kg，生石灰10kg。

生半夏加清水浸泡时，当水面起泡沫时宜加2％白矾泡1天，起防腐作用。

要点二　炮制作用

半夏生用辛温有毒，能使人呕吐，咽喉肿痛，失音，多外用。经炮制后，能降低毒性，缓和药性，消除副作用。清半夏长于化痰，姜半夏增强了降逆止呕作用，法半夏偏于祛寒痰，同时具有调和脾胃的作用。

要点三　各炮制品的主要功效

半夏味辛，性温；有毒。归脾、胃、肺经。具有化痰止咳、消肿散结的功能。

生半夏有毒，多作外用，用于疮痈肿毒，湿痰咳嗽。

清半夏以燥湿化痰为主，用于湿痰咳嗽，痰热内结，风痰吐逆，痰涎凝聚，咯吐不出。

姜半夏以温中化痰、降逆止呕为主，用于痰饮呕吐，胃脘痞满。

法半夏偏于祛寒痰，用于痰多咳嗽，痰饮眩悸。亦多用于中药成方制剂中。

天　南　星

要点一　炮制方法

1. 生天南星　取原药材，除去杂质，洗净，干燥。

2. 制天南星　取净天南星，按大小分别用清水浸泡，每日换水 2～3 次，如水面起白沫时，换水后加白矾，泡一日后，再进行换水，漂至切开口尝微有麻舌感时取出。将生姜片、白矾置锅内加适量水煮沸后，倒入天南星共煮至无干心时取出。除去姜片，晾至 4～6 成干，切薄片，干燥。筛去碎屑。

天南星每 100kg，用白矾 2kg。

3. 胆南星　取制南星细粉，加入净胆汁（或胆膏粉及适量清水）拌匀，蒸 60 分钟至透，取出放凉，制成小块，干燥。或取生南星粉，加入净胆汁（或胆膏粉及适量清水）拌匀，放温暖处，发酵 7～15 天后，再连续蒸或隔水炖 9 昼夜，每隔 2 小时搅拌 1 次，除去腥臭气，至呈黑色浸膏状，口尝无麻味为度，取出，晾干。再蒸饮，趁热制成小块。

制南星细粉每 100kg，用牛（或猪、羊）胆汁 400kg（胆膏粉 40kg）。

要点二　炮制作用

天南星生品有毒，多供外用，经复制成制天南星后降低了毒性，并增强了燥湿化痰作用。加胆汁制成胆南星后，缓和了燥烈之性，药性由温转凉，味由辛转苦，有清化热痰、熄风定惊的作用。

要点三　各炮制品的主要功效

天南星苦、辛，温。有毒。归肺、肝、脾经。有燥湿化痰，祛风止痉，散结消肿等作用。

生品有毒，多外用于治痈肿，蛇虫咬伤等。

制南星长于燥湿化痰，多用于顽痰咳嗽。

胆南星长于清化热痰，熄风定惊。多用于热痰咳喘，癫痫，急惊风等。

六 神 曲

要点一　炮制方法

1. 神曲

（1）原料　面粉 100kg，杏仁、赤小豆各 4kg，鲜青蒿、鲜辣蓼、鲜苍耳草各 7kg。

（2）制法

①药料的粉碎和拌匀：将杏仁、赤小豆研成粉末，与面粉和麦麸拌匀；或将杏仁碾成泥状，赤小豆煮烂与面粉及麦麸混匀。②拌曲：将上述混合粉置一定容器内，陆续加入鲜青蒿、鲜苍耳草、鲜辣蓼压榨出的鲜汁，残渣加水煎汁，合并药液（约占原药量的 25%～30%）拌匀，揉搓成粗颗粒状，以手握成团，掷之即散为准。③成形：将上述拌匀的药料（粗颗粒状），置木制模型中压成扁平方块（长 33cm，宽 20cm，厚 6.66cm，干后重 1kg），再用粗纸（或鲜苘麻叶）包严，切方块。④堆曲：将包好的曲块，放入木箱或竹席上，各曲块相靠，摆成"品"字形，各曲块和曲块之间要有一定距离，一定高度，太低往往温度不够，整个要堆松、堆齐、堆直以增加空隙，有利于发散热量及霉菌的生长繁殖。地面要铺一层一定厚度的蒲草或草垫，否则底部湿气太大，容易散曲。⑤发酵：利用空气中的微生物作菌种，进行自然发酵，发酵过程中要注意湿度和温度。在曲面要覆盖鲜青蒿或稻草

或湿麻袋等以保温。品温应控制逐步上升而后下降，第 1~2 天约 30℃左右，第 3~4 天约 40℃左右，第 5~6 天约 45℃左右，以后温度要下降，当品温 > 45℃时要除去覆盖物，打开门窗，降低温度，以免烂曲或黑心。一般在农历 5~6 月炮制神曲较好，此时气候条件适宜，而且青蒿、辣蓼鲜株易采集。如发酵室人工发酵药材每 100kg 加 38g 发酵粉，可不受季节限制。发酵完成后，成品切 2.5cm³ 块干燥，即可。

2. 炒神曲　取麦麸皮均匀撒于热锅内，待烟起，将神曲倒入，快速翻炒，至神曲表面呈棕黄色，取出，筛去麸皮，放凉；或用清炒法，炒至棕黄色。

神曲每 100kg，用麦麸 10kg。

3. 焦神曲　将神曲投入热锅内，用文火加热，不断翻炒，至表面呈焦褐色，有焦香气时，取出，摊开放凉。

要点二　炮制作用

六神曲系五种不同药物加面粉经发酵而成，改变了原有药物的性能，产生了健脾开胃、发散等作用。麸炒后具有甘香气，和胃消食作用增强。炒焦增强了化积止泻作用。

要点三　各炮制品的主要功效

六神曲甘、辛，温。归脾、胃经。有健脾和胃、消食调中作用。

生品长于健脾开胃，兼有发散作用。多用于感冒食滞等。

麸炒神曲长于醒脾和胃。多用于脾困纳呆，饮食积滞，肠鸣泄泻等。

焦神曲长于消食化积。多用于食积泄泻等。

淡豆豉

要点一　炮制方法

取黑大豆洗净。另取桑叶、青蒿加水煎煮，滤过，将煎汁拌入净大豆中，待汤液被吸尽后，置蒸制容器内蒸透，取出，稍凉，置容器内，用煎过汁的桑叶、青蒿渣覆盖，在温度 25℃~28℃，相对湿度 80% 的条件下，闷至发酵，长满黄衣时，取出，去药渣，加适量水搅拌，捞出，置容器内，保持温度 50℃~60℃，闷 15~20 天，充分发酵，有香气逸出时，取出，略蒸，干燥，即得淡豆豉。

每 100kg 黑大豆，用桑叶、青蒿各 7~10kg。

要点二　炮制作用

淡豆豉具有解表、除烦的功能。用于伤风感冒、发热恶寒、头痛，或胸中烦闷，虚烦不眠。

麦　芽

要点一　炮制方法

1. 麦芽　取新鲜成熟饱满的大麦，用清水浸泡至 6~7 成透，捞出，置于能排水的筐箩或适宜的容器内，用湿物盖严，每日喷淋2~3次，以保持湿润，约经5~7天，待芽约长0.5cm时，取出晒干即得。

2. 炒麦芽　取净大麦芽，置热锅内，用文火加热，不断翻动，炒至表面呈深黄色、鼓起并有香气时，取出放凉。

3. 焦麦芽　取净大麦芽，置锅内，用中火加热，不断翻动，炒至有爆裂声，表面呈焦黄色、鼓起并有焦香气时，取出晾凉。

要点二　炮制作用

大麦经发芽成麦芽后，产生健脾消食、疏肝通乳作用；炒后增强健脾消食作用，并能回乳；炒焦则能增强消食化积作用。

要点三　各炮制品的主要功效

麦芽甘，平。归脾、胃经。有行气消食、健脾开胃、回乳消胀等作用。

生品长于健脾和胃通乳。多用于脾虚食少，乳汁郁结，或饮食积滞，脘腹痞满。

炒品长于消食回乳。多用于食积不消，妇女断乳等。

焦品长于消食化积。多用于食积泄泻，脘腹胀痛等。

谷　芽

要点　炮制方法

1. 谷芽　取成熟而饱满的稻谷，用清水浸泡至六七成透，捞出，置能排水的容器内，覆盖，每日淋水1~2次，保持湿润，待须根长至1cm时，取出晒干，除去杂质。

2. 炒谷芽　取净谷芽，置锅内，用文火加热，炒至表面深黄色，大部分爆裂，并有香气逸出时，取出晾凉，筛去灰屑。

3. 焦谷芽　取净谷芽，置锅内，用中火加热，炒至表面焦黄色，大部分爆裂，并有焦香气逸出时，取出晾凉，筛去灰屑。

大豆黄卷

要点　炮制方法

1. 大豆黄卷　取净大豆，用清水浸泡至表面起皱，捞出。置能排水的容器内，上盖湿布，每日淋水2~3次，保持湿润。待芽长至0.5~1cm时，取出，干燥。

2. 制大豆黄卷　取灯心草、淡竹叶置锅内，加入适量清水煎煮两次（每次30~60分钟），过滤去渣。药汁与净大豆黄卷共置锅内用文火加热，煮至药汁被吸尽，取出干燥。

每100kg大豆黄卷，用淡竹叶2kg，灯心草1kg。

3. 炒大豆黄卷　取净大豆黄卷，置热锅内，用文火加热，微炒至较原色稍深，取出放凉。

巴 豆

要点一　炮制方法

1. 生巴豆　取原药材，除去杂质，浸湿后用稠米汤或稠面汤拌匀，置日光下暴晒或烘干后去外壳，取仁。
2. 巴豆霜　取净巴豆仁，碾如泥状，里层用纸，外层用布包严，蒸热，用压榨器榨去油，如此反复数次，至药物松散成粉，不再黏结成饼为度。少量者，可将巴豆仁碾后用数层粗纸包裹，放热炉台上，受热后，反复压榨换纸，达到上述要求为度。

要点二　炮制作用

巴豆生品有大毒，泻下峻烈，仅供外用。经加热去油成霜后，能降低毒性，缓和其泻下作用。

要点三　各炮制品的主要功效

巴豆味辛，性热；有大毒。归胃、大肠经。具有峻下积滞、逐水消肿、豁痰利咽、蚀疮的功能。

生巴豆毒性强烈，仅供外用蚀疮。多用于恶疮，疥癣，疣痣。

巴豆霜毒性降低，多用于寒积便秘，乳食停滞，腹水，二便不通，喉风，喉痹。

要点四　炮制研究概况

巴豆含巴豆油34%～57%，其主要成分为巴豆油酸、巴豆酸及其与其他有机酸结合而成的甘油酯，尚含两种毒性球蛋白（巴豆毒素Ⅰ、Ⅱ）等。巴豆脂肪油具有强烈的泻下作用和刺激作用。

巴豆毒素是一种蛋白质，遇热则失去活性。由于巴豆霜的制备方法不统一，导致巴豆霜的含油量差异很大，经测定最低含量与最高含量之比可达到1∶3，相差甚大。为保证巴豆用药安全有效，有必要控制巴豆霜的含油量。

口服巴豆油半滴至一滴，即产生口腔、咽及胃部灼热感，并有催吐作用。至肠内遇碱性肠液水解后释放出巴豆酸，刺激肠黏膜使之发炎，增加分泌，促进肠蠕动，0.3～0.5小时内产生剧烈腹泻，伴有剧烈腹痛和里急后重。据报道，人服巴豆油20滴可致死。加热制霜后毒性减低。

给小鼠灌胃1.5g/kg巴豆霜，可明显减低其对热疼痛的反应。其镇痛机理可能与巴豆油的局部刺激作用有关。巴豆毒素对红细胞的作用，种属差异较大。对人、马、豚鼠及猫的红细胞几乎没有作用，但能溶解兔、猪、蛇、鸡的红细胞，对牛、羊、猪、蛙血细胞有凝集作用。另据研究，生巴豆渣、冷冻生巴豆渣和生榨霜3个样品均有溶血作用。而经炒、煮、常压蒸、高压蒸等加热处理的各种巴豆制品的残渣或霜均未显示有溶血作用。

柏子仁

要点　炮制方法

1. 柏子仁　取原药材，除去杂质及残留的种皮，筛去灰屑。
2. 炒柏子仁　取净柏子仁，置热锅中，用文火加热，炒至油黄色，有香气逸出为度，取出，放凉。
3. 柏子仁霜　取净柏子仁，碾成泥状，用布（少量可用数层吸油纸）包严，蒸热，压榨去油，如此反复操作，至药物不再黏结成饼为度，再碾细。

千金子

要点　炮制方法

1. 生千金子　取原药材，除去杂质，筛去灰屑，洗净，曝晒后，搓去皮，取仁。
2. 千金子霜　取净千金子仁，碾成泥状，用布包严，蒸热，压榨去油，如此反复操作，至药物松散不再黏结成饼为度。少量者，碾碎用吸油纸数层包裹，加热，反复压榨换纸，以纸上不显油痕即可。

西瓜霜

要点一　炮制方法

取新鲜西瓜，沿蒂头切一厚片作顶盖，挖出部分瓜瓤，将芒硝填入瓜内，盖上顶盖，用竹签扦牢，用碗或碟托住，盖好，悬挂于阴凉通风处，待西瓜表面析出白霜时，随时刮下，直至无白霜析出，晾干。或取新鲜西瓜切碎，放入不带釉的瓦罐内，一层西瓜一层芒硝，将口封严，悬挂于阴凉通风处，数日后即自瓦罐外面析出白色结晶物，随析随收集，至无结晶析出为止。

每100kg西瓜，用芒硝15kg。

要点二　炮制作用

西瓜能清热解暑，芒硝能清热泻火，两药合制，性味增强，起到协同作用，使药物更纯洁，增强清热泻火之功。

要点三　各炮制品的主要功效

西瓜霜味咸，性寒。归肺、胃经。具有清热泻火、消肿止痛的功效，多用于咽喉肿痛，口舌热疮，牙疳等。

蜈蚣

要点一　炮制方法

1. 蜈蚣　取原药材，除去竹片及头足，用时折断或捣碎。

2. 焙蜈蚣　取净蜈蚣，除去头足，用文火焙至黑褐色质脆时，放凉。

要点二　炮制作用

蜈蚣生品有毒，多外用，焙后能降低毒性，矫臭矫味，使药物干燥，便于粉碎。

要点三　各炮制品的主要功效

蜈蚣辛，温。有毒。归肝经。有祛风、镇痉、解毒等作用。

生品长于解毒散结。多外用于疮疡肿毒，瘰疬溃烂，虫蛇咬伤等。

焙蜈蚣质脆易碎，毒性降低，多入丸散内服或外敷，外用同生品，内服多用于急慢惊风、破伤风等病证的痉挛抽搐。

肉豆蔻

要点一　炮制方法

1. 麦麸煨　将麦麸和肉豆蔻同置锅内，用文火加热并适当翻动，至麦麸呈焦黄色，肉豆蔻呈深棕色时取出，筛去麦麸，放凉，用时捣碎。

肉豆蔻每100kg，用麦麸40kg。

2. 滑石粉煨　将滑石粉置锅内，加热炒至灵活状态，投入肉豆蔻，翻埋至肉豆蔻呈深棕色并有香气飘逸时取出，筛去滑石粉，放凉，用时捣碎。

肉豆蔻每100kg，用滑石粉50kg。

3. 面裹煨　取面粉加适量水做成团块，再压成薄片，将肉豆蔻逐个包裹；或将肉豆蔻表面用水湿润，如水泛丸法包裹面粉，再湿润包裹至3~4层，晒至半干，投入已炒热的滑石粉锅内，适当翻动，至面皮呈焦黄色时取出，筛去滑石粉，放凉，剥去面皮。用时捣碎。

肉豆蔻每100kg，用面粉50kg。

要点二　炮制作用

肉豆蔻生品有滑肠致泻的作用，并具有刺激性。煨后可除去部分油质，免于滑肠，减少刺激性，增强固肠止泻作用。

要点三　各炮制品的主要功效

肉豆蔻辛，温。归脾、胃、大肠经。有涩肠止泻、温中行气的作用。

生品因含大量油质，有滑肠之弊，并具刺激性，故一般多制用。

煨肉豆蔻长于固肠止泻，温中行气。多用于心腹胀痛、脾虚久泻或呕吐、宿食不消等。

要点四　炮制研究概况

研究表明，肉豆蔻炮制后挥发油和脂肪油组分没有变化，但其相对含量与生品有所不同，挥发油颜色加深，比重增大，旋光度减少；同时挥发油中的有毒成分肉豆蔻醚含量亦降低，肉豆蔻醚含量是面煨品＜麸煨品＜滑石粉煨品＜生品。测定肉豆蔻不同炮制品挥发油中丁香酚、甲基丁香酚、甲基异丁香酚的含量，结果丁香酚炮制前后变化不大，而甲基丁香酚、甲基异丁香酚明显增加。这使止泻作用增强，从而揭示对其炮制具减毒和增效的双重意义。

肉豆蔻生制品有较好的抗炎作用，尤其对以蛋清致炎者最明显，生品作用最强。而生制品镇痛作用不明显。另外，肉豆蔻及其炮制品均有很好的抗菌作用，尤其对肺炎杆菌、变形杆菌及金黄色葡萄球菌作用最强。肉豆蔻不同炮制品均有明显的止泻作用，作用强度以面裹煨和麸煨效果较好。具止泻作用的物质主要是挥发油。

肉豆蔻经炮制后，毒性降低，其毒性依次为面裹煨＜麸煨＜滑石粉煨＜生品。

木 香

要点一 炮制方法

1. 木香 取原药材，除去杂质，洗净，闷润至软，切厚片晾干，筛去碎屑。
2. 煨木香 取未干燥的木香片，平铺于吸油纸上，一层木香一层纸，如此间隔平铺数层，上下用平坦木板夹住，以绳捆扎结实，使木香与吸油纸紧密接触，放烘干室或温度较高处，煨至木香所含挥发油渗透到纸上，取出木香，放凉，备用。

要点二 炮制作用

木香煨后除去部分油质，实肠止泻作用增强。

要点三 各炮制品的主要功效

木香味辛、苦，性温。归脾、胃、大肠、胆经。具有行气止痛、健脾消食的功能。
生品长于行气止痛。多用于脘腹胀痛。
煨木香长于实肠止泻。多用于脾虚泄泻、肠鸣腹痛等症。

要点四 炮制研究概况

木香主含挥发油。通过对木香生品、炮制品（纸煨、清炒、麸煨）中挥发油的含量、物理常数（比重、折光率）的测定及TLC分析比较其挥发油中各组分变化后认为，各种炮制品比生品中的挥发油含量有所减少，内在的化学成分基本无变化。通过显微组织结构观察分析发现，煨制木香挥发油含量下降是由于木香油细胞因受热而破裂，导致挥发油损失。离体肠管实验表明，煨木香水煎剂和挥发油乳剂对肠蠕动抑制作用较生品显著增强，为临床用于固肠止泻多选用煨木香入药提供了科学依据。

葛 根

要点一 炮制方法

1. 葛根 取原药材，除去杂质，洗净，稍泡，捞出闷润，切厚片，晒干。

2. 煨葛根

(1) 湿纸煨：取葛根片或块，用三层湿纸包好，埋入无烟热火灰中，煨至纸呈焦黑色，葛根呈微黄色时取出，去纸放凉，备用。

(2) 麦麸煨：取麦麸撒入热锅中，用中火加热，待冒烟后，倒入葛根片，上面再撒麦麸，煨至下层麦麸呈焦黄色时，随即用铁铲将葛根与麦麸不断翻动，至葛根片呈焦黄色时取出。筛去麦麸，放凉，备用。

每100kg葛根，用麦麸30kg。

芒 硝

要点一　炮制方法

1. 芒硝　取适量鲜萝卜，洗净，切成片，置锅中，加适量水煮透，投入适量天然芒硝（朴硝）共煮，至全部溶化，取出过滤或澄清以后取上清液，放冷。待结晶大部分析出，取出置避风处适当干燥即得。其结晶母液经浓缩后可继续析出结晶，直至不再析出结晶为止。

朴硝每100kg，用萝卜20kg。

2. 风化硝　取重结晶之芒硝，打碎，包裹悬挂于阴凉通风处，令其自然风化成白色质轻粉末，供药用。

要点二　炮制作用

芒硝提净后可提高其纯净度。萝卜煮制后，缓和其咸寒之性，并借萝卜消积滞、化痰热、下气、宽中作用，以增强芒硝润燥软坚、消导、下气通便之功。风化失去结晶水成风化硝，药性缓和，便于外用。

要点三　各炮制品的主要功效

芒硝味咸、苦，性寒。归胃、大肠经。具有泻热通便、润燥软坚、清火消肿的功能。

芒硝用萝卜煮制后，其咸寒之性缓和，增强了润燥软坚、消导、下气通便之功。用于实热便秘，大便燥结，积滞腹痛，肠痈肿痛。

风化硝功似芒硝而力缓。多外用于咽喉肿痛，口舌生疮，牙龈肿痛，目赤，丹毒等。

要点四　炮制研究概况

芒硝主含硫酸钠（$Na_2SO_4 \cdot 10H_2O$），此外常夹带有食盐、硫酸钙、硫酸镁等。温度对芒硝的溶解度影响大，实验结果表明，2℃~4℃时芒硝结晶得率最高（68%），0℃时芒硝结晶得率可达88%。芒硝经不同工艺炮制后，Ca、Mg含量显著下降；加萝卜制芒硝中K元素含量明显升高，红萝卜制品中钾元素和锌元素含量最高。同一条件下，10℃~15℃结晶比2℃~4℃结晶无机元素含量低；各样品中均不含重金属铅。芒硝经用萝卜提净后，萝卜中的Zn、Mn、Fe等进入了芒硝，成为炮制后芒硝的组成成分，同时萝卜也吸附了Cu、Pb、Cr等，从而降低了对人体健康不利的成分的含量。

风化硝的风化温度一般不宜超过30℃，否则易液化。自然风化需时较长，常因风化不完全而残留部分水分。欲求快速风化，可将芒硝置搪瓷盘中，放水浴锅上加热，结晶体熔化，水分逐渐蒸发，即可得到白色粉末状风化硝。

硇砂

要点　炮制方法

1. 硇砂　取原药材，除去杂质，砸成小块。
2. 醋硇砂　取净硇砂块，置沸水中溶化，过滤后倒入搪瓷盆中，加入适量醋，将搪瓷盆放在水锅内，隔水加热蒸发，当液面出现结晶时随时捞起，直至无结晶析出为止，干燥。或将上法过滤获得的清液置锅中，加入适量醋，加热蒸发至干，取出。
每100kg硇砂，用米醋50kg。

朱砂

要点一　炮制方法

朱砂粉　取原药材，用磁铁吸尽铁屑，置乳钵内，加适量清水研磨成糊状，然后加多量清水搅拌，倾取混悬液。下沉的粗粉再如上法，反复操作多次，直至手捻细腻，无亮星为止，弃去杂质，合并混悬液，静置后倾去上面的清水，取沉淀晾干，再研细即可。

要点二　炮制作用

朱砂有毒，不入煎剂，经水飞后能使药物达到纯净，极细，便于制剂及服用。同时还可降低毒性。

要点三　各炮制品的主要功效

朱砂甘，微寒。有毒。归心经。有清心镇惊、安神解毒作用。临床多用其制品，内服多用于心悸易惊，失眠多梦，癫痫肿毒等。

要点四　炮制研究概况

朱砂的主要成分为硫化汞（HgS），尚含有微量的杂质，杂质主要是游离汞和可溶性汞盐，后者毒性极大，为朱砂中的主要毒性成分。研磨水飞法是较理想的炮制方法，水飞可使朱砂中毒性汞含量下降，亦可降低铅和铁等金属的含量。水飞时洗涤次数越多，可溶性汞盐的含量越少，而对HgS含量基本无影响。

雄黄

要点一　炮制方法

雄黄粉　取净雄黄加适量清水共研至细，加多量清水搅拌，倾取混悬液，下沉部分再如上法反复作多次，除去杂质，合并混悬液，静置后分取沉淀，晾干，研细。

要点二　炮制作用

雄黄有毒，水飞后使药物达到极细和纯净，降低毒性，便于制剂。

要点三　各炮制品的主要功效

雄黄辛，温。有毒。归肝、胃经。有解毒杀虫作用。临床多用其水飞制品，用于疮疖疔毒，疥癣，蛇虫咬伤等。

珍　珠

要点　炮制方法

1. 珍珠　取原药材，除去杂质，洗净，晾干。
2. 珍珠粉　取原药材，洗净污垢（垢重者，可先用碱水洗涤，再用清水漂去碱性），用纱布包好，再将豆腐置砂锅或铜锅内，一般300g珍珠用两块250g重的豆腐，下垫一块，上盖一块，加清水淹没豆腐寸许，煮制2小时，至豆腐呈蜂窝状为止。取出，去豆腐，用清水洗净晒干，研细过筛，用冷水水飞至舌舔无渣感为度。取出放入铺好纸的竹筐内晒干或烘干，再研细。

竹　沥

要点一　炮制方法

取鲜嫩淡竹茎，截成0.5m的段，劈开洗净，装入坛内，装满后坛口向下，架起，坛的底面及周围用锯末和劈柴围严，用火燃烧，坛口下面置一罐，竹片受热后即有汁液流出，滴注罐内，至竹中汁液流尽为止。

要点二　炮制作用

淡竹茎经干馏制成的竹沥有清热化痰的作用。

要点三　各炮制品的主要功效

竹沥甘，寒。有清热化痰作用。多用于肺热咳嗽痰多，气喘胸闷及中风昏迷，痰涎壅盛等。

（李飞　陆兔林　金传山　孙秀梅　王淑敏）

中药鉴定学

中國戲史學

第一单元　中药鉴定总论

细目一　中药材的采收加工

要点一　采收原则

（一）植物药类

1. 根和根茎类　一般在秋、冬季节植物地上部分将枯萎时及春初发芽前或刚露苗时采收。有些植物枯萎期较早，如半夏、太子参、延胡索等，则应提前在其植株枯萎前采收。

2. 茎木类　一般在秋、冬两季采收。

3. 皮类　一般在春末夏初采收。少数皮类药材在秋冬两季采收，如苦楝皮。肉桂则在春季和秋季各采一次。

4. 叶类　多在植物光合作用旺盛期，叶片繁茂，颜色青绿，开花前或果实未成熟前采收。

5. 花类　多在含苞待放时采收，如金银花、辛夷、丁香、槐米等；在花初开时采收的如红花、洋金花等；对花期较长、花朵陆续开放的植物，应分批采摘，以保证质量。一般不宜在花完全盛开后采收。

6. 果实种子类　一般果实多在自然成熟或将近成熟时采收。有的采收幼果，如枳实、青皮等。种子类药材需在果实成熟时采收。

7. 全草类　多在植株充分生长，茎叶茂盛时采割，如青蒿、穿心莲、淡竹叶等；有的在开花时采收，如益母草、荆芥、香薷等。而茵陈有两个采收期，春季采收的习称"绵茵陈"，秋季采收的习称"茵陈蒿"。

8. 藻、菌、地衣类　药用部位不同，采收时间不一，如茯苓立秋后采收较好，冬虫夏草在夏初子座出土孢子未发散时采收，海藻在夏秋二季采捞；松萝全年均可采收。

（二）动物药类

因原动物种类和药用部位不同，采收时间也不相同。

1. 昆虫类　入药部分含虫卵的，应在虫卵孵化前采收，如桑螵蛸应在深秋至次年三月中旬前采收。以成虫入药的，均应在活动期捕捉，如土鳖虫等。有翅昆虫，宜在清晨露水未干时捕捉，因此时不易起飞，如斑蝥等。

2. 两栖类、爬行类　多数宜在夏秋两季捕捉，如蟾蜍、各种蛇类。亦有在霜降期捕捉的，如中国林蛙等。

3. 鸟类及哺乳类　大多数全年均可采收，如鸡内金、牛黄、马宝等。但鹿茸需在5月中旬至7月下旬锯取，过时则骨化，麝香活体取香则多在10月份进行。

（三）矿物药类

全年均可采收，大多结合开矿采掘。

要点二　加工方法

（一）拣、洗

将采收的新鲜药材除去泥沙杂质和非药用部分，或将药材拣选。用水洗除泥沙。但具芳香气味的药材一般不用水洗，如薄荷、细辛、木香等。

（二）切片

较大的根及根茎类、坚硬的藤木类和肉质的果实类药材有的趁鲜切成块、片，以利干燥。如大黄、鸡血藤、木瓜。但对具挥发性成分和有效成分易氧化的则不宜切成薄片干燥，如当归、川芎等。

（三）蒸、煮、烫

含浆汁、淀粉或糖分多的药材，用一般方法不易干燥，须先经蒸、煮或烫的处理，则易干燥，同时使一些药材中的酶失去活力，不致分解药材的有效成分。如白芍煮至透心；天麻、红参蒸至透心；太子参置沸水中略烫；桑螵蛸、五倍子蒸至杀死虫卵或蚜虫。

（四）发汗

有些药材在加工过程中为了促使变色，增强气味或减小刺激性，有利于干燥，常将药材堆积放置，使其发热、"回潮"，内部水分向外挥散，这种方法称为"发汗"，如厚朴、杜仲、玄参、续断、茯苓等。

（五）干燥

除少数药材，如石斛、地黄等，有时要求鲜用外，大多数药材经加工后均应及时干燥。干燥的目的是除去新鲜药材中大量水分，避免发霉、变色、虫蛀以及有效成分的分解和破坏，保证药材质量，利于贮藏。

《中国药典》规定药材产地加工的干燥方法如下：①烘干、晒干、阴干均可的，用"干燥"表示；②不宜用较高温度烘干的，则用"晒干"或"低温干燥"（一般不超过60℃）表示；③烘干、晒干均不适宜的，用"阴干"或"晾干"表示；④少数药材需要短时间干燥，则用"曝晒"或"及时干燥"表示。

近年来使用远红外加热干燥、微波干燥、冷冻干燥等新方法干燥药材。

细目二　中药鉴定的依据

要点一　国家药品标准

（一）《中华人民共和国药典》（简称《中国药典》）

《中国药典》是国家监督管理药品质量的法定技术标准。它规定了药品的来源、质量要求和检验方法。是全国药品生产、供应、使用和检验等单位都必须遵照执行的法定依据。《中国药典》一经国务院药品监督管理部门颁布实施，同品种的上版标准或原国家标准即同时停止使用。现行版是《中国药典》2010年版，共三部。其中一部收载药材及饮片、植物油脂等共663种，成方及单味制剂1063种，总计1726种。

（二）部颁药品标准

部颁药品标准也是由国家药典委员会编纂出版，是补充在同时期该版药典中未收载的品种或内容，与《中国药典》同属国家药品标准，也是全国各有关单位必须遵照执行的法定药品标准。主要包括：①中药材部颁标准：如《中华人民共和国卫生部药品标准》中药材第一册、藏药第一册、蒙药分册、维吾尔药分册，《儿茶等43种进口药材质量标准》等。②中成药部颁标准：《中华人民共和国卫生部药品标准》"中药成方制剂"，《国家中成药标准汇编》（地标升国标），《国家药品标准》新药转正标准等。

要点二　地方药品标准

各省、自治区、直辖市制订的中药材标准，收载的药材多为国家药品标准未收载的品种，为各省、自治区或直辖市的地区性习惯用药，该地区的药品生产、供应、使用、检验和管理部门必须遵照执行，对其他省区无法定约束力，但可作为参照执行的标准。其所载品种和内容若与《中国药典》或《局颁药品标准》有重复或矛盾时，首先应按《中国药典》执行，其次按局颁药品标准执行。

细目三　中药鉴定的一般程序

要点一　检品登记

由业务科（室）按相关规定接收检品，包括抽检样品和委托检验的样品。符合受理条件的委托检验品由委托方填写委托书。被正式受理的样品由业务科（室）登记、留样、填写检品卡，连同样品按检品的检验项目，根据技术科室的职能和分工分发到各相关技术科室。

要点二　取样

1. 抽取样品前，应注意品名、产地、规格等级及包件式样是否一致，检查包装的完整性、清洁程度以及有无水迹、霉变或其他物质污染等情况，并详细记录。凡有异常情况的包件，应单独检验。

2. 从同批药材包件中抽取供检验用样品的原则：①药材总包件数不足5件的，逐件取样；②5～99件，随机抽5件取样；③100～1000件，按5%比例取样；④超过1000件的，超过部分按1%比例取样；⑤贵重药材，不论包件多少均逐件取样。

3. 对破碎的、粉末状的或大小在1cm以下的药材，可用采样器（探子）抽取样品；每一包件至少在2～3个不同部位各取样品1份；包件大的应从10cm以下的深处在不同部位分别抽取。

每一包件的取样量：①一般药材抽取 100~500g；②粉末状药材抽取 25~50g；③贵重药材抽取 5~10g；④对包件较大或个体较大的药材，可根据实际情况抽取有代表性的样品。

4. 将抽取的样品混匀，即为抽取样品总量。若抽取样品总量超过检验用量数倍时，可按四分法再取样，即将所有样品摊成正方形，依对角线划"×"，使分为四等份，取用对角两份；再如上操作，反复数次，直至最后剩余量足够完成所有必要的实验以及留样为止。

5. 最终抽取的供检验用样品量，一般不得少于检验所需用量的 3 倍，即 1/3 供实验室分析用，另 1/3 供复核用，其余 1/3 留样保存。

要点三　鉴定

（一）中药品种真伪鉴定

中药品种真伪鉴定包括中药的来源鉴定、性状鉴定、显微鉴定、理化鉴定。

（二）中药质量优劣鉴定

1. 中药纯度的检查　检查项包括杂质、水分、干燥失重、总灰分、酸不溶性灰分、重金属及有害元素、农药残留量、毒性成分的限量检查等项内容。
2. 中药质量优良度的检定　包括浸出物、挥发油、有效成分含量测定等。

要点四　鉴定记录及鉴定报告书

（一）鉴定记录

鉴定记录是出具报告书的原始依据，应做到记录原始、数据真实、字迹清楚、资料完整。在试验过程中的所有数据、现象及结果均应据实详细记录，不得任意涂改。由检验员根据检验结果出具检验报告书。检验工作完成后，由业务科室指定的校对员对检验记录、检验结果、检验报告书进行校对，校对后将全部资料交技术科室主任。

（二）检验报告书

检验报告书是对药品质量作出的技术鉴定，如是药品检验所出具的检验报告书，则是具有法律效力的技术文件，应长期保存。

被抽检单位或委托检验单位在收到检验报告书后，如果对检验结果有异议，应在一周内向检验机构申请复验，由检验机构的质量负责人确定是否进行复验及安排复验。如果复验结果与原报告一致，原报告有效；如果不一致，以复验结果为准，原报告撤销。如果仍对检验结果有异议，可向上一级药检机构申请仲裁检验，以仲裁检验结果为最终结论。

细目四　中药鉴定方法

要点一　来源鉴定

来源鉴定法又称基原鉴定法，是应用植（动、矿）物的分类学知识，对中药的来源进行鉴定，确定其正确的学名。来源鉴定的内容包括：原植（动）物的科名、植（动）物名、拉丁学名、药用部位，矿物药的类、族、矿石名或岩石名。

要点二　性状鉴定

性状鉴定的内容包括：形状、大小、颜色、表面特征、质地、断面特征、气、味、水试、火试等。

（一）药材

1. 形状　是指干燥药材的形态。药材的形状与药用部位有关，如根类药材多为圆柱形、圆锥形、纺锤形等；皮类药材常为板片状、卷筒状等；种子类药材常为类球形、扁圆形等，每种药材的形状一般比较固定。有的经验鉴别术语形象生动，好懂易记，如党参根头部分称为"狮子头"，海马外形为"马头蛇尾瓦楞身"等。

2. 大小　是指药材的长短、粗细（直径）和厚度。一般应测量较多的供试品，可允许有少量高于或低于规定的数值。测量时可用毫米刻度尺。对细小的种子，可放在有毫米方格线的纸上，每10粒种子紧密排成一行，测量后求其平均值。

3. 色泽　是指在日光下观察药材的颜色及光泽度。药材的颜色与其成分有关，每种药材常有自己特定的颜色，如丹参色红，黄连色黄，紫草色紫，熟地黄色黑等。颜色是否符合要求，是衡量药材质量好坏的重要因素之一。通常大部分药材的颜色不是单一而是复合的，如用两种色调复合描述色泽时，以后一种色调为主色，例如黄棕色，即以棕色为主色。

4. 表面特征　指药材表面是光滑还是粗糙，有无皱纹、皮孔、鳞片、毛茸或其他附属物等。如白芥子表面光滑，紫苏子表面有网状纹理，海桐皮表面有钉刺，合欢皮的皮孔棕红色、椭圆形，辛夷（望春花）苞片外表面密被灰白色或灰绿色有光泽的长茸毛，均为其重要鉴别特征。

5. 质地　指药材的轻重、软硬、坚韧、疏松（或松泡）、致密、黏性、粉性、油润、角质、绵性、柴性等特征。有的药材因加工方法不同，质地也不一样，经蒸、煮加工的药材，常质地坚实，半透明，呈角质样；富含淀粉者，晒干后质地常显粉性。

6. 断面特征　包括自然折断面和横切面特征。折断面特征指药材折断时的现象，如是否容易折断，有无声响，有无粉尘散落及折断时断面上的特征，如断面是否平坦，或显纤维性、颗粒性、裂片状，有无胶丝，是否可以层层剥离，有无放射状纹理等。对不易折断或折断面不平坦的药材，可削平后观察维管束排列情况、射线的分布等。横切面的特征与饮片切面相同。

7. 气　有些药材有特殊的香气或臭气，如阿魏具强烈的蒜样臭气，檀香、麝香有特异芳香气等。"气"是由于药材含有挥发性物质的缘故，也是药材的重要鉴别特征之一。检查"气"时，可直接嗅闻，或在折断、破碎或搓揉时进行，有时可用热水湿润后检查。

8. 味　药材的味感是由其所含的化学成分决定的，每种药材的味感是比较固定的，对鉴别某些药材特别有价值，如乌梅、木瓜、山楂均以味酸为好；黄连、黄柏以味越苦越好；甘草、党参以味甜为好等。有毒的药材如川乌、草乌、半夏、白附子等需尝味时，取样要少，尝后应立即吐出漱口，洗手，以免中毒。

9. 水试 利用某些药材在水中产生的各种特殊的变化来鉴别药材，如沉浮、溶解情况、颜色、透明度、有无黏性、膨胀度、旋转与否及有无荧光等。如红花加水浸泡后，水液染成金黄色，药材不变色；秦皮水浸，浸出液在日光下显碧蓝色荧光；苏木投热水中，水显鲜艳的桃红色；蛤蟆油用温水浸泡，体积可膨胀 10~15 倍。这些现象常与药材中所含有的化学成分或组织构造有关。

10. 火试 有的药材用火烧之，能产生特殊的香气或臭气，会有颜色、烟雾、闪光或响声等现象出现，可据此鉴别其真伪甚至优劣。如麝香少许用火烧时有轻微的爆鸣声，起油点似珠，浓香四溢，灰烬白色；海金沙易点燃并产生爆鸣声及闪光，而松花粉及蒲黄无此现象，可资鉴别。

（二）饮片

中药饮片系指将药材经炮制后，制成一定规格，供中药配方或作中药制剂原料使用的加工药材，又称"咀片"。

中药饮片的性状鉴定内容与药材性状鉴定内容一致，但中药饮片与完整药材相比，改变了形状、大小、颜色、甚至气味（某些炮制品）。加之如用机器切片也改变了原手工饮片的规则性，给饮片的鉴别增加了难度，以至于配方或中成药投料时常发生差错。

中药饮片在性状鉴定时特别要注意形状、大小、表面、切面、质地、断面和气味的特征。

1. 形状 根和木本植物茎的饮片大多为类圆形切片，如甘草、大血藤的饮片；草本茎多为段状，圆柱形的如金钱草饮片，方柱形的如薄荷饮片，中空而节明显的如淡竹叶饮片；皮常为弯曲或卷曲的条片状，如肉桂、厚朴的饮片；叶一般为丝条状，如枇杷叶饮片，或保持原形，如番泻叶饮片，或皱缩，如艾叶饮片，或碎片状，如桑叶饮片；果实、种子一般为类圆球形，如五味子饮片，扁圆形如酸枣仁饮片，心形如苦杏仁饮片等，大者常切成类圆形片状等，如槟榔的饮片。

2. 大小 《中国药典》2010 年版一部规定，饮片的规格有片、段、块、丝等。其厚薄大小通常为：片：极薄片 0.5mm 以下，薄片 1~2mm，厚片 2~4mm；段：长 10~15mm；块：为 8~12mm 的方块；丝：皮类药材丝宽 2~3mm，叶类药材丝宽 5~10mm。各地中药炮制规范具体尺寸略有不同，有的地方中药炮制规范有补充，如 2~4mm 为中片，4~5mm 为厚片，5~10mm 为短段，10~15mm 为中段，长约 30mm 为长段等。

3. 表面 表面是饮片最具特征的地方，可分为外表面和切面。饮片的切面大多为横切面，特征较多。双子叶植物根、根茎、木质茎有环状形成层和放射状环列的维管束，饮片切面显环纹和放射状纹理，如丹参、羌活的饮片；形成了经验鉴别术语"菊花心"，如黄芪、甘草饮片，或"车轮纹"，如防己饮片。板蓝根、桔梗的饮片切面皮部白色，木部黄色，习称"金井玉栏"等。

单子叶植物根、根茎多有环状内皮层，不具放射状纹理，中柱小或维管束散列，饮片切面显木心，如麦冬饮片，或散在的筋脉点，如莪术饮片。

双子叶植物根茎、单子叶植物根切面中央具髓，如黄连、天冬的饮片，而双子叶植物根、单子叶植物根茎切面中央一般无髓，如桔梗、知母的饮片。

有的饮片具异常结构，如牛膝、川牛膝的饮片切面上显同心环状排列的筋脉点；商陆饮片由多层同心环构成"罗盘纹";何首乌饮片皮部显"云锦状花纹";大黄根茎饮片切面上显"星点"等。

蕨类植物根茎、叶柄基部的中柱有不同形状,如狗脊、绵马贯众的饮片叶柄基部分体中柱环列,紫萁贯众饮片叶柄基部中柱"U"字形等。

分泌组织在切面上也是重要的识别特征,如人参、三七、西洋参具树脂道,饮片皮部具橙黄色小点;苍术具大型油室,饮片见"朱砂点";鸡血藤具分泌细胞,饮片皮部有树脂样红棕色分泌物等。

4. 质地　常有硬、脆、韧、实、轻、重、松、粉、黏、角质等区分,这与细胞组织的结构、细胞中所含的成分有一定的关系。以薄壁组织为主,结构较疏松的饮片一般较脆或较松泡,如丹参、甘松、南沙参、生晒山参的饮片;淀粉多的饮片呈粉性,如山药、半夏的饮片;含纤维多的饮片则韧性强,如桑白皮、葛根的饮片;含糖、黏液多的饮片一般黏性大,如黄精、地黄的饮片;富含淀粉、多糖成分的饮片经蒸煮糊化、干燥后呈角质状,如红参、延胡索、天麻的饮片等。

5. 断面　与药材相似。

6. 气、味　鉴别方法同药材。

要点三　显微鉴定

显微鉴定法是利用显微技术对中药进行显微分析,以确定其品种和质量的一种鉴定方法。显微鉴定主要包括组织鉴定和粉末鉴定,可根据检品的不同情况(完整药材、破碎药材、粉末或中成药等)选择具有代表性的供试品,制作相应的制片,进行显微观察和鉴别。

要点四　理化鉴定

利用某些物理的、化学的或仪器分析方法,鉴定中药的真实性、纯度和品质优劣程度的方法,统称为理化鉴定法。用理化鉴定法分析药材中所含的有效成分或主要化学成分的有无和含量的多少以及有害物质的有无及含量等。中药的理化鉴定方法发展很快,新的分析手段和方法不断出现,已成为中药质量控制,指导中药生产,寻找和扩大新药源,制订中药质量标准等不可缺少的重要内容。常用的理化鉴定方法有:

(一) 物理常数的测定

物理常数测定包括相对密度、旋光度、折光率、硬度、黏稠度、沸点、凝固点、熔点等的测定。这对挥发油类、油脂类、树脂类、液体类药(如蜂蜜等)和加工品类(如阿胶等)药材的真实性和纯度的鉴定,具有特别重要的意义。

(二) 一般理化鉴别

1. 化学定性分析　利用药材中的化学成分能与某些试剂产生特殊的气味、颜色、沉淀或结晶等反应来鉴别中药的真伪。一般在试管中进行,亦有直接在药材切片或粉末上进行以了解该成分所存在的部位。

2. 微量升华　是利用中药中所含的某些化学成分,在一定温度下能升华的性质,获得升华物,在显微镜下观察其结晶形状、色泽,或取升华物加试液观察反应。

3. 荧光分析　是利用中药中所含的某些化学成分,在紫外光或常光下能产生一定颜色的荧光的性质进行鉴别。样品应置紫外光灯下约10cm处观察，除另有规定外，紫外光灯的波长为365nm，如用短波（254～265nm）时，应加以说明，因两者荧光现象不同。进行荧光分析时，可直接取中药断面、饮片、粉末或浸出物在紫外光灯下进行观察。有些中药本身不产生荧光，但用酸、碱或其他化学方法处理后，可使某些成分在紫外光灯下产生可见荧光，例如芦荟水溶液与硼砂共热，即起反应显黄绿色荧光。

4. 显微化学分析　是将药材的切片、粉末或浸出物等置于载玻片上，加某些化学试剂后产生沉淀或结晶，在显微镜下观察其形状和颜色进行鉴别。

5. 泡沫指数和溶血指数的测定　利用皂苷的水溶液振摇后能产生持久性的泡沫和溶解红细胞的性质，可测定含皂苷类成分药材的泡沫指数或溶血指数作为质量指标。

（三）检查

1. 水分测定　《中国药典》2010年版规定的水分测定法有四种，即烘干法、甲苯法、减压干燥法和气相色谱法。

2. 灰分测定　《中国药典》2010年版规定的灰分测定法包括总灰分测定法和酸不溶性灰分测定法。

3. 膨胀度的测定　膨胀度是药品膨胀性质的指标，系指按干燥品计算，每1g药品在水或其他规定的溶剂中，在一定的时间与温度条件下膨胀后所占有的体积（ml）。主要用于含黏液质、胶质和半纤维素类的天然药品。

4. 酸败度　是指油脂或含油脂的种子类药材，在贮藏过程中发生复杂的化学变化，产生游离脂肪酸、过氧化物和低分子醛类、酮类等分解产物，因而出现异臭味，影响药材的感观和内在质量。通过酸值、羰基值或过氧化值的测定，以检查药材的酸败程度。

5. 色度检查　在贮藏过程中易变色、走油的药材，利用比色鉴别法检查药材在贮藏过程中有色杂质的限量，了解和控制其走油变质的程度。如白术的酸性乙醇提取液与对照液相比较显色不得较深。

6. 有害物质的检查　中药的有害物质主要有内源性的有害物质和外源性的有害物质。

（1）内源性的有害物质：主要为严重危害人体健康的毒性成分，如：①肾毒性成分马兜铃酸，主要存在于马兜铃科马兜铃属的关木通、广防己、青木香、马兜铃、天仙藤、朱砂莲等药材中。②肝毒性成分吡咯里西啶生物碱，主要存在于农吉利、千里光、款冬、佩兰、猪屎豆等药材中。对中药中马兜铃酸和吡咯里西啶生物碱常用的检测方法是高效液相色谱法、高效毛细管电泳及其与质谱联用的技术。《中国药典》自2005年版已取消了广防己、关木通、青木香的药用标准，并将细辛由全草入药改为以根和根茎入药。

（2）外源性的有害物质：中药中的外源性有害物质主要是重金属及有害元素、残留的农药、黄曲霉毒素和二氧化硫等。

①中药中残留农药的检测：中药中残留的农药主要有有机氯农药、有机磷农药和拟除虫菊酯类农药。中药材在种植、采收、加工、包装、运输、贮藏等各个环节，都存在着被农药污染的可能。

有机氯农药残留量的测定：有机氯农药的种类很多，其中有机氯类农药中滴滴涕（DDT）和六六六（BHC）是使用最久、数量最大的农药，虽然我国和世界上许多国家已于20世纪70、80年代停止生产滴滴涕和六六六，由于使用它们后在土壤或生物体中长期残留和蓄积而危害人体，故各国非常重视食品和药物中残留量的检测和限量问题。中药中有机氯类农药残留量的分析，一般用气相色谱法测定。《中国药典》2010年版一部规定使用 GC-ECD 法测定中药中3类共9种有机氯类农药残留量。

有机磷农药残留量的测定：有机磷农药常见的有敌敌畏、对硫磷、乐果、二嗪农、久效磷等12种。《中国药典》2010年版一部规定使用气相色谱法检测中药中有机磷农药的残留量。

拟除虫菊酯类农药残留量的测定：《中国药典》2010年版一部规定用气相色谱法检测氯氰菊酯、氰戊菊酯及溴氰菊酯在中药中的残留量。

②重金属的检测：重金属是指在实验条件下能与硫代乙酰胺或硫化钠作用显色的金属杂质。对人体危害最大的重金属元素主要有铅、镉、汞、铜等。中药生长的土壤上，种植过程中施用农药、化肥、水以及大气、采收、加工、贮藏等以及某些植物对重金属元素具有富集能力都可能造成药材重金属超标。《中国药典》2010年版规定，测定重金属总量用硫代乙酰胺或硫化钠显色反应比色法测定。对重金属元素铅、镉、汞、铜用原子吸收光谱法和电感耦合等离子体质谱法进行测定。

③砷盐检查：《中国药典》2010年版一部用古蔡氏法或二乙基二硫代氨基甲酸银法两种方法。对有害砷元素规定用原子吸收分光光度法和电感耦合等离子体质谱法进行测定。

④黄曲霉毒素的检查：黄曲霉毒素为黄曲霉等的代谢产物，是强烈的致癌物质。世界各国对食品和药品中黄曲霉毒素的限量作了严格的规定。有关检测的方法主要是根据黄曲霉毒素中毒性最大的成分黄曲霉毒素 B1、B2 和 G1、G2 的理化性质设计的，即它们能溶于氯仿、甲醇而不溶于正己烷、乙醚和石油醚，在紫外光下（365mm）黄曲霉毒素 B1、B2 呈蓝色荧光，黄曲霉毒素 G1、G2 呈黄绿色荧光，或通过薄层色谱用黄曲霉毒素标准品对照，并根据斑点大小定量。

⑤二氧化硫的检查：不少中药材在加工或储藏中常使用硫黄熏蒸以达到杀菌防腐、漂白药材的目的。目前世界上许多国家对药品和食品中残留的二氧化硫均作了严格的限量。其检测方法有酸蒸馏碘滴定法和离子色谱法。我国法定药品标准目前尚未对药材中二氧化硫做限量检查。

（四）色谱法

色谱法是中药化学成分分离和鉴别的重要方法之一，由于现代色谱技术具有分离和分析两种功能，非常适合成分复杂的中药的品质评价。可根据分离方法分为：纸色谱法、薄层色谱法、柱色谱法、气相色谱法、高效液相色谱法、蛋白电泳色谱法等。

1. **薄层色谱法** 系将供试品溶液点于薄层板上，在展开容器内用展开剂展开，使供试品所含成分分离，所得色谱图与适宜的对照物（对照品或对照药材）按同法所得的色谱图对比，并可用薄层扫描仪进行扫描，用于鉴别、检查或含量测定。

薄层色谱法因其快速、简便和灵敏，是目前中药鉴定中用于定性鉴别使用最多的色谱法之一。《中国药典》2010年版一部用薄层色谱法进行定性鉴别的达1523项，用于含量测定的45项，其中有4种药材用薄层扫描法进行含量测定。

2. **高效液相色谱法** 系采用高压输液泵将规定的流动相泵入装有填充剂的色谱柱进行分离测定的色谱方法。注入的供试品，由流动相带入柱，各成分在柱内被分离，并依次进入检测器，由记录仪、积分仪或数据处理系统记录色谱信号。

高效液相色谱法具有分离效能高、分离速度快、灵敏度和准确度高、重现性好、专属性强等特点，因该法不受样品挥发性的约束，对低挥发性、热稳定性差、高分子化合物和离子型化合物均较适合，现已成为中药含量测定方法的首选和主流。《中国药典》2010年版一部用高效液相色谱法进行含量测定的品种占该部药典所收含量测定品种的70%以上。

3. 气相色谱法　系采用气体为流动相（载气）流经装有填充剂的色谱柱进行分离测定的色谱方法。物质或其衍生物气化后，被载气带入色谱柱进行分离，各组分先后进入检测器，用记录仪、积分仪或数据处理系统记录色谱信号。

气相色谱法最适用于含挥发油及其他挥发性成分的药材及中成药的分析，用于药品的鉴别、杂质检查、水分测定、农药残留量测定和含量测定。《中国药典》2010年版一部中气相色谱法用于中药鉴别和含量测定的品种有47种，其中有4种药材用此法进行含量测定，1种药材的水分测定，2种药材的农药残留量检查。

4. 其他色谱法

（1）蛋白电泳色谱法：利用中药含有蛋白质、氨基酸等带电荷的成分，在同一电场作用下，由于各成分所带电荷性质、数目及分子质量不同，因而泳动的方向和速度不同，在一定时间内，各成分移动距离不同，出现谱带的条数不同而达到分离鉴定的目的。中药材中的动物类、果实种子类及根茎类等含蛋白质及氨基酸，已用该法成功地进行真伪鉴别。如蛇类药材及其伪品，西洋参、人参及其伪品，山药及其伪品的鉴别等。

（2）高效毛细管电泳（High Performance Capillary Electrophoresis，HPCE）：是近几年分析化学中发展最为迅速的领域之一，它是一类以毛细管为分离通道，以高压直流电场为驱动力，依据供试品中各组分淌度和（或）分配行为的差异而实现各组分分离的一种分析方法。它兼有高压电泳的高速、高分辨率及高效液相色谱（HPLC）的高效率等优点，广泛用于离子型生物大分子，如氨基酸、多肽、蛋白质及核酸等的快速分析，手性化合物等生物活性物质分离，DNA序列和DNA合成中产物纯度的测定等，它使得分析科学从微升水平进入纳升水平，并使单细胞分析，乃至单分子分析成为可能。高效毛细管电泳技术在中药鉴定、生物分析及生命科学领域中有着极为广阔的应用前景。如对12种海马、海龙类药材采用HPCE进行鉴别研究，结果表明种间区别较明显。

此外，还有X射线衍射分析法、差热分析法、计算机图像分析法、模式识别法等先进技术和方法应用于中药鉴定，将对中药的现代化起到推动作用。

（五）分光光度法

分光光度法是通过测定被测物质在特定波长处或一定波长范围内的吸光度或发光强度，对该物质进行定性和定量分析的方法。分光光度法包括紫外-可见分光光度法、红外分光光度法和原子吸收分光光度法。常用的波长范围为：200~400nm的紫外光区；400~760nm的可见光区；$2.5~25\mu m$（按波数计为$4000~400cm^{-1}$）的红外光区。所用仪器为紫外分光光度计、可见分光光度计（或比色计）、红外分光光度计或原子吸收分光光度计。

1. 紫外-可见分光光度法　对主成分或有效成分在200~760nm处有最大吸收波长的中药，常可选用此法。此法不仅能测定有色物质，对有共轭双键等结构的无色物质也能精确测定。有些物质本身在该波长范围内并没有吸收，但在一定条件下加入显色试剂或经过处理使其显色后，亦可用此法测定。显色时由于影响呈色深浅的因素较多，所以测定时常需用标准品或对照品同时比较。本法具有灵敏、简便、准确，既可作定性分析又可作含量测定等优点，适用于大类成分的含量测定，如总黄酮、总生物碱、总蒽醌等。《中国药典》2010年版一部有37种中药用本法进行含量测定。

2. 红外分光光度法　是鉴别化合物和确定物质结构的常用手段之一。在药物分析中，以红外光谱具有的"指纹"特性作为药物鉴定的依据，是各国药典共同采用的方法，但通常仅限于西药等单组分、单纯化合物的鉴定。由于中药材、中药饮片和中成药是许多成分的混合物体系，它们的红外光谱是组成它们的所有化合物的红外光谱的叠加。中药的正品与伪品，不同产地、不同生境的药材，栽培品与野生品，只要药材中所含的化学成分不同或各成分含量的比例不同，就可导致红外光谱的差异，凭借红外光谱图的这些差异特征，如峰位、峰强度和峰（或谱带）形状特征，可以用来鉴别中药的真伪优劣。近年来红外分光光度法直接用于对中药粗提物或粉末直接压片成功地进行品种鉴别的报道越来越多，试验结果证明，不同品种均具有较高的特征性和可重复性，完全能用于中药及其伪品的鉴别。除矿物中药红外光谱鉴别有专著外，近年还出版了专著《中药二维相关红外光谱鉴定图集》，其中包括280种中药材，5种伪品药材，4种不同产地的药材，30种配方颗粒和10种中药注射剂干燥物的红外光谱图、二阶导数谱和二维相关红外光谱，对数量众多的中药材和中成药进行了分类识别与鉴定。还有对麝香、牛黄、血竭、蟾酥、珍珠、熊胆及其伪品牛胆、猪胆、黄柏浸膏等鉴别的报道。

3. 原子吸收分光光度法　原子吸收分光光度法的测量对象是呈原子状态的金属元素和部分非金属元素，系由待测元素灯发出的特征谱线通过供试品经原子化产生的原子蒸气时，被蒸气中待测元素的基态原子所吸收，通过测定辐射光强度减弱的程度，求出供试品中待测元素的含量。通常通过比较标准品溶液和供试品溶液的吸光度，求得供试品中待测元素的含量。本法的特点为专属性强，检测灵敏度和精度均高，测定速度快，是目前用于测定中药中重金属及有害元素、微量元素最常用的方法。

（六）色谱、光谱和质谱联用分析法

每一种分析技术均有其适用范围和局限性。如色谱技术分离能力强、分析速度快、检测灵敏度高，是复杂混合物分析的首选技术，但在对未知物结构鉴定方面往往难于给出可靠信息。另一类技术，如红外光谱、质谱和核磁共振谱等，具有很强的鉴定未知物结构的能力，却不具有分离能力，因而对复杂混合物无能为力。于是将两者长处结合起来的联用技术应运而生，并成为分析仪器发展的一个重要方向。将单一的分析技术联合起来，不仅能获得更多的信息，而且可能产生单一分析技术所无法得到的新的信息。如气相－质谱（GC－MS）、红外－质谱（IR－MS）、高效液相－质谱（HPLC－MS）、高效液相－质谱－质谱（HPLC－MS－MS）等。气相色谱－质谱与计算机联用，充分发挥了气相色谱的高分离效能和质谱的高鉴别能力的特点，在含挥发性成分的中药分析中已得到广泛的应用。质谱－质谱联用仪技术在国外已有报道（称"串联质谱"），分析时不需要对中药提取分离，可直接以粉末进样，对粉末药材的分析鉴定非常适用。

（七）浸出物测定

对某些暂时无法建立含量测定项的中药，或已有含量测定项的中药，为了更全面地控

制中药的质量,一般可根据该中药已知化学成分的类别,结合用药习惯、中药质地等,选用适宜的溶剂为溶媒,测定中药中可溶性物质的含量,以示中药的品质。通常选用水、一定浓度的乙醇(或甲醇)、乙醚作溶剂,用冷浸法或热浸法做中药的浸出物测定。测定用的供试品须粉碎,使能通过二号筛,并混合均匀,按《中国药典》规定的方法进行测定。《中国药典》2010年版一部有211个品种收载了浸出物测定。

(八) 含量测定

中药含有多种成分,其临床疗效常是多种成分协同作用的结果。所以在中医药理论指导下,结合现代科学研究,选择具有生理活性的主要化学成分或指标性成分,进行含量测定,用以评价中药的质量,是现阶段行之有效的方法。

含量测定的方法很多,既有经典分析方法(容量法、重量法等),又有现代仪器分析法(如紫外-可见分光光度法、高效液相色谱法、薄层扫描法、气相色谱法等)。可根据各药材的具体情况选用适当的方法进行。

有效成分或指标性成分清楚的可进行针对性定量;有效成分尚不清楚而化学上大类成分清楚的,可对总成分如总生物碱、总蒽醌、总黄酮、总皂苷等进行含量测定;含挥发油成分的,可测定挥发油含量。

针对具体中药品种的含量测定,无论是引用药典或文献收载的与其相同成分的测定方法,或是自行建立的新方法,都必须进行方法学考察研究。《中国药典》2010年版一部附录中收载的"中药质量标准分析方法验证指导原则"可作为建立新的含量测定方法时进行方法学研究的指导。

细目五 中药质量标准

要点 中药材质量标准的项目内容

对中药的品种和质量进行科学的鉴定,进而制定规范化的质量标准,是保障临床用药安全、有效、质量稳定、可控的关键。

《中国药典》2010年版一部中,药材质量标准规定的项目有:名称、来源、性状、鉴别、检查、浸出物、含量测定、炮制、性味与归经、功能与主治、用法与用量、注意及贮藏等项,有关项目的主要内容及技术要求如下:

1. **名称** 药材的名称包括中文名、汉语拼音、药材拉丁名,均应按中药有关命名原则要求制定。

2. **来源** 包括原植(动)物的科名、植(动)物名、拉丁学名、药用部位(矿物药包括该矿物的类、族、矿石名或岩石名、主要成分)、采收季节和产地加工等。一个药材有多种植(动)物来源的,药典收选其中的主流品种,并将质量好、产量大、使用面广的排列在前。药用部位是指已除去非药用部位的商品药材。采收季节和产地加工系指能保证药材质量的最佳采收季节和产地加工方法。

3. **性状** 系指药材的形状、大小、色泽、表面、质地、断面、气味等特征。描述一般以完整的干燥药材为主。对多来源的药材,其性状无明显区别者,一般合并描述;性状有明显区别者，分别描述，根据植物品种的排列顺序，第一种药材全面描述，其他只分别描述与第一种的不同点。描述要突出主要特征，文字简练，术语规范，描述确切。

4. 鉴别　包括经验鉴别、显微鉴别（组织、粉末、解离组织、或表面制片，显微化学等鉴别特征）、理化鉴别（包括一般理化鉴别、色谱鉴别和光谱鉴别等）。对多来源的药材，如组织特征无明显区别的，则合并描写，有明显区别的，分别描写（如性状项）。色谱鉴别应设对照品或对照药材。选用方法要求专属、灵敏、快速、简便。

5. 检查　检查项下规定的各项是指药品在加工、生产和贮藏过程中可能含有的需要控制的物质，包括安全性、有效性、均一性与纯度要求四个方面。其基本内容包括杂质、水分、总灰分、酸不溶性灰分、重金属及有害元素、农药残留量、有关的毒性成分、伪品、主要药用部位的比例等，应按药典规定的相关方法进行检查。

6. 浸出物测定　包括水溶性、醇溶性及醚溶性浸出物。可参照《中国药典》附录浸出物测定要求，结合用药习惯、药材质地及已知的化学成分类别等选定适宜的溶剂，测定其浸出物含量以控制质量，并以药材的干燥品计算。

7. 含量测定　以中医理论为指导，结合临床疗效，凡已知有效成分、毒性成分及能反映药材内在质量的指标成分的，均应建立含量测定项目。含量测定的方法以精密、准确、简便、快速为原则，并注意新仪器、新技术的应用；含量限度的规定，紧密结合药材商品规格、等级及多来源的实际情况，规定合理的指标。含挥发油的药材，可规定挥发油含量。

8. 炮制　包括净制、切制、炮炙。根据用药需要进行炮制的品种，应制订合理的加工炮制工艺，明确辅料用量和炮制品的质量要求。

9. 性味与归经　按中医理论对该药材性能的概括，先"味"后"性"，再列"归经"。有毒的药材，亦在此项内注明"有小毒"、"有毒"或"有大毒"，以引起注意。

10. 功能与主治　作用、医疗应用。系以中医或民族医药理论用药的经验所做的概括性的描述，在临床实践的基础上适当增加新用途，作为临床用药的指导。

11. 用法与用量　除有特殊用法的予以注明外，其他均指水煎内服；用量系指成人一日常用剂量，必要时根据医疗需要酌情增减。

12. 注意　用药注意事项。系指主要的禁忌和不良反应。属中医一般常规禁忌者从略。

13. 贮藏　药材贮存与保管的基本要求。

（吴启南）

第二单元　根及根茎类中药

细目一　根类中药的概述

要点一　性状鉴别

（一）药材

根类中药包括以根或以根为主带有部分根茎入药的药材。根无节和节间之分，一般无芽和叶。

根的形状通常为圆柱形、长圆锥形、圆锥形或纺锤形等。双子叶植物的根一般为直根系，主根发达，侧根较细，主根常为圆柱形，如甘草、黄芪、牛膝等，或呈圆锥形，如白芷、桔梗等，有的呈纺锤形，如地黄、何首乌等；少数为须根系，多数细长的须根集生于根茎上，如细辛、威灵仙、龙胆等。单子叶植物的根一般为须根系，有的须根先端膨大成纺锤形块根，如百部、郁金、麦冬等。

根的表面常有纵皱纹或横纹，有的可见皮孔；双子叶植物的根表面常为栓皮，较粗糙，单子叶植物的根表面常无栓皮而为表皮，有的仅具较薄的栓化组织。有的根顶端带有茎基或根茎，根茎俗称"芦头"，上有茎痕，俗称"芦碗"，如人参等。

根的质地常因品种而异，有的质重坚实，有的体轻松泡；折断面显粉性（含淀粉多），或显纤维性、角质状等；横断面特征与饮片横切面类同。

（二）饮片

根类药材饮片主要观察其横切面，首先应注意区分双子叶植物的根和单子叶植物的根。一般双子叶植物的根有自中心向外的放射状结构，木部尤为明显；形成层环大多明显，环内的木部较环外的皮部大；中心常无髓；外表常有栓皮。单子叶植物的根横切面无放射状结构；内皮层环较明显；中央有髓；外表无木栓层，有的具较薄的栓化组织。其次，应注意根的断面组织中有无分泌组织散布，如伞形科植物当归、白芷等有黄棕色油点。还应注意少数双子叶植物根的异常构造，如何首乌的云锦纹；牛膝、川牛膝的维管束点状，排列成数轮同心环；商陆的罗盘纹等。

要点二 显微鉴别

（一）组织构造

用显微镜观察根的组织构造，首先应根据维管束的类型、排列的方式、有无形成层等，区分双子叶或单子叶植物的根。

1. 双子叶植物根　多数双子叶植物根类药材为次生构造。最外大多为周皮，由木栓层、木栓形成层及栓内层组成。木栓形成层通常发生于中柱外方部位，形成周皮后原有的表皮及皮层细胞均已死亡脱落；栓内层通常为数列细胞，有的比较发达，又名"次生皮层"。少数根类中药的次生构造不发达，无周皮而有表皮，如龙胆；或表皮死亡脱落由微木栓化的外皮层细胞起保护作用，称为"后生表皮"，如细辛；或由皮层的外部细胞木栓化起保护作用，称为"后生皮层"，如川乌；这些根的内皮层均较明显。维管束多呈放射状环列，一般为无限外韧型，由初生韧皮部、次生韧皮部、形成层、次生木质部和初生木质部组成。初生韧皮部细胞大多颓废，次生韧皮部有筛管、伴胞、韧皮薄壁细胞、韧皮纤维等，并有韧皮射线；形成层连续成环或束间形成层不明显；次生木质部占根的大部分，由导管、管胞、木薄壁细胞或木纤维组成，木射线较明显；初生木质部位于中央，分为几束，呈星角状，星角的数目随科属种类而不同，有鉴定参考意义。

双子叶植物的根一般无髓；少数次生构造不发达的根初生木质部未分化到中心，中央为薄壁组织区域，形成明显的髓部，如川乌、龙胆等。

少数双子叶植物的根还具有异常构造，常见的有：

（1）多环性同心环状排列的维管束：如牛膝、川牛膝、商陆等。在正常次生构造发育到一定阶段时，常由中柱外方部位的薄壁细胞恢复分裂能力而形成新的形成层，由此形成第一轮同心环维管束，以后随着外方薄壁细胞的继续分裂，又相继形成第二轮、第三轮同心维管束等，如此形成多环性同心环状排列的维管束。

（2）韧皮部维管束：如何首乌。由韧皮部外侧的薄壁细胞恢复分裂能力而形成与原有形成层环成异心性排列的多个环状形成层，由这些形成层的分裂活动产生复合的和单个的异心性环状排列的异常维管束。

（3）内涵韧皮部：又称木间韧皮部，如华山参等。即在次生木质部中包埋有次生韧皮部，它是由形成层不规则的活动所形成，形成层不仅向外也可向内产生韧皮部。

（4）木间木栓：如黄芩、秦艽等。在木质部内形成的木栓带，称为木间木栓或内涵周皮，它是由次生木质部的薄壁细胞木栓化形成。

2. 单子叶植物根　单子叶植物的根类药材一般均具初生构造。最外通常为一列表皮细胞，无木栓层，有的细胞分化为根毛，细胞外壁一般无角质层；少数根的表皮细胞切线分裂为多层细胞，形成根被，如百部、麦冬等。皮层宽厚，占根的大部分，内皮层及其凯氏点通常明显。中柱与皮层的界限分明，直径较小。维管束为辐射型，韧皮部与木质部相间排列，呈辐射状，无形成层。髓部通常明显。

（二）粉末特征

双子叶植物的根粉末中木栓组织多见，导管一般较粗，纤维、石细胞常见，亦可见分泌组织，如乳汁管、油管、油室、油细胞、树脂道等，后含物常见淀粉粒，有的可见菊糖，结晶中多见草酸钙结晶，有的可见碳酸钙结晶等。

（三）显微鉴别注意点

在显微鉴别时要特别注意观察具有重要鉴别意义的组织构造或粉末特征，如：

1. 分泌组织　注意观察分泌组织的类型，如：树脂道（人参、三七等）、乳汁管（桔梗、党参等）、油管（防风、白芷）、油室（木香）、油细胞（郁金），分泌细胞的形状及排列情况、分泌物的颜色。

2. 机械组织　①石细胞：应注意其形状、大小、颜色、细胞壁的厚薄、纹孔形状、孔沟的疏密等特征。②纤维：应注意纤维的形状、长短、粗细、颜色、细胞壁的性质及增厚程度、纹孔及孔沟的形态，同时还要注意纤维束周围的细胞是否含有结晶，形成晶鞘纤维。

3. 后含物　①结晶：注意观察结晶的性质：草酸钙、碳酸钙等；结晶的形态：如草酸钙簇晶（人参、三七、何首乌等）、草酸钙针晶（麦冬）、方晶（甘草、葛根等）、砂晶（牛膝等）；结晶的大小等。②淀粉粒：注意其类型、形状、大小、脐点形状、层纹等。③菊糖：桔梗科植物含有菊糖而无淀粉粒，如桔梗、苍术、木香等。个别中药既含菊糖又含淀粉粒，如党参。

细目二 根茎类中药的概述

要点一 性状鉴别

(一) 药材

根茎类是一类变态茎，为地下茎的总称，包括根状茎、块茎、球茎及鳞茎等。根茎表面有节和节间，单子叶植物尤为明显；节上常有退化的鳞片状或膜质状小叶、叶柄基部残余物或叶痕；有时可见幼芽或芽痕；根茎上面或顶端常残存茎基或茎痕，侧面和下面有细长的不定根或根痕。药材中以根状茎多见，其形状不一，有圆柱形、纺锤形、扁球形或不规则团块状等。鳞茎的地下茎呈扁平皿状，节间极短，称鳞茎盘，上面有肉质肥厚的鳞叶，如百合、川贝母等。块茎常呈不规则块状或类球形，如天麻、半夏等。蕨类植物的根茎表面常有鳞片或鳞毛，有的根茎上密布叶柄残基。横断面特征与饮片横切面类同。

(二) 饮片

观察根茎饮片的横切面，首先应注意区分双子叶植物根茎和单子叶植物根茎。一般说来，双子叶植物根茎外表常有木栓层。有放射状结构，木部尤为明显；中央有明显的髓部；形成层环明显；单子叶植物根茎不呈放射状结构，皮层及中柱均有维管束小点散布；无髓部；外表无木栓层或仅具较薄的栓化组织，通常可见内皮层环纹。其次，应注意根茎断面组织中有无分泌组织散布，如川芎、白术的油点等。还应注意少数双子叶植物根茎的异常构造，如大黄的星点等。

要点二 显微鉴别

(一) 组织构造

在显微镜下观察根茎的组织构造，可根据中柱、维管束的类型和排列形式，区分蕨类植物、双子叶植物或单子叶植物的根茎。

1. 双子叶植物根茎 一般均具次生构造。最外常有木栓层，少数为表皮。如木栓形成层发生在皮层外方，则初生皮层仍然存在，如黄连等；多数根茎仅由栓内层细胞构成次生皮层，皮层中有时可见根迹维管束。内皮层多不明显。中柱外方部位有的具厚壁组织，如纤维和石细胞群，常排成不连续的环。维管束大多为无限外韧型，少数为双韧型，多呈环状排列，束间被射线分隔。中央有髓部。

少数双子叶植物根茎有异常构造，常见的有：

(1) 髓维管束：是指位于根茎髓部的维管束，如大黄根茎髓部有多个内韧型异型维管束环列或散在，每个异型维管束的射线细胞内含棕色物质，射线呈星芒状射出，形成药材断面的"星点"。

(2) 内生韧皮部：是指位于木质部里端，在髓部的周围形成各个分离的韧皮部束，如茄科、葫芦科植物等。

(3) 木间木栓：在次生木质部内形成的木栓带。如甘松根茎中的木间木栓环包围一部分韧皮部和木质部，把维管柱分隔成数个束。

2. 单子叶植物根茎　均为初生构造。外表通常为一列表皮细胞，少数根茎皮层外部细胞木栓化，形成"后生皮层"，代替表皮起保护作用，如藜芦等。皮层宽广，常有叶迹维管束散在；内皮层大多明显。中柱中有多数维管束散在，维管束大多为有限外韧型，也有周木型。无髓部。

3. 蕨类植物根茎　均为初生构造。最外通常为一列表皮，表皮下面有下皮层，为数列厚壁细胞，下皮层内为薄壁细胞组成的基本组织。一般具网状中柱，网状中柱的一个维管束又称分体中柱。分体中柱的形状、数目和排列方式是鉴定品种的重要依据。每一维管束外围有内皮层，为周韧维管束，如绵马贯众等。有的根茎具双韧管状中柱，即木质部排成环圈，其里外两侧均有韧皮部及内皮层环，中央有髓部，如狗脊。

蕨类植物根茎的木质部无导管而有管胞，管胞大多为梯纹。在基本组织的细胞间隙中，有的具间隙腺毛，如绵马贯众。

（二）粉末特征

与根类粉末特征相似。鳞茎、球茎、块茎类中药常含大量的淀粉粒，其类型、形状、大小、脐点形态、层纹以及半复粒、复粒、多脐点单粒淀粉等特征常为其显微鉴别的重要依据。鳞茎的鳞叶表皮常可见气孔。单子叶植物根茎的导管常较细小，多为环纹导管。蕨类植物的根茎只有管胞而无导管。

（三）显微鉴别注意点

与根类中药显微鉴别注意点相似。

细目三　常用根及根茎类中药的鉴定

要点一　来源

1. 狗脊　为蚌壳蕨科植物金毛狗脊 *Cibotium barometz* （L.） J. Sm. 的干燥根茎。
2. 绵马贯众　为鳞毛蕨科植物粗茎鳞毛蕨 *Dryopteris crassirhizoma* Nakai 带叶柄残基的干燥根茎。
3. 骨碎补　为水龙骨科植物槲蕨 *Drynaria fortunei* （Kunze） J. Sm. 的干燥根茎。
4. 细辛　为马兜铃科植物北细辛 *Asarum heterotropoides* Fr. Schmidt var. *mandshuricum* （Maxim.） Kitag.、汉城细辛 *Asarum sieboldii* Miq. var. *seoulense* Nakai 或华细辛 *Asarum sieboldii* Miq. 的根及根茎。前两种习称"辽细辛"。
5. 大黄　为蓼科植物掌叶大黄 *Rheum palmatum* L.、唐古特大黄 *Rheum tanguticum* Maxim. ex Balf. 或药用大黄 *Rheum officinale* Baill. 的干燥根及根茎。
6. 拳参　为蓼科植物拳参 *Polygonum bistorta* L. 的干燥根茎。
7. 虎杖　为蓼科植物虎杖 *Polygonum cuspidatum* Sieb. et Zucc. 的干燥根茎和根。
8. 何首乌　为蓼科植物何首乌 *Polygonum multiflorum* Thunb. 的干燥块根。
9. 牛膝　为苋科植物牛膝 *Achyranthes bidentata* Bl. 的干燥根。
10. 川牛膝　为苋科植物川牛膝 *Cyathula officinalis* Kuan 的干燥根。
11. 商陆　为商陆科植物商陆 *Phytolacca acinosa* Roxb. 或垂序商陆 *Phytolacca americana*

L. 的干燥根。

12. 银柴胡　为石竹科植物银柴胡 Stellaria dichotoma L. var. lanceolata Bge. 的干燥根。

13. 太子参　为石竹科植物孩儿参 Pseudostellaria heterophylla (Miq.) Pax ex Pax et Hoffm. 的干燥块根。

14. 威灵仙　为毛茛科植物威灵仙 Clematis chinensis Osbeck、棉团铁线莲 Clematis hexapetala Pall. 或东北铁线莲 Clematis manshurica Rupr. 的干燥根和根茎。

15. 川乌　为毛茛科植物乌头 Aconitum carmichaelii Debx. 的干燥母根。

16. 草乌　为毛茛科植物北乌头 Aconitum kusnezoffii Reichb. 的干燥块根。

17. 附子　为毛茛科植物乌头 Aconitum carmichaelii Debx. 的子根的加工品。

18. 白头翁　为毛茛科植物白头翁 Pulsatilla chinensis (Bge.) Regel 的干燥根。

19. 白芍　为毛茛科植物芍药 Paeonia lactiflora Pall. 的干燥根。

20. 赤芍　为毛茛科植物芍药 Paeonia lactiflora Pall. 或川赤芍 Paeonia veitchii Lynch 的干燥根。

21. 黄连　为毛茛科植物黄连 Coptis chinensis Franch.、三角叶黄连 Coptis deltoidea C. Y. Cheng et Hsiao 或云连 Coptis teeta Wall. 的干燥根茎。以上三种依次习称"味连"、"雅连"、"云连"。

22. 升麻　为毛茛科植物大三叶升麻 Cimicifuga heracleifolia Kom.、兴安升麻 Cimicifuga dahurica (Turcz.) Maxim. 或升麻 Cimicifuga foetida L. 的干燥根茎。

23. 防己　为防己科植物粉防己 Stephania tetrandra S. Moore 的干燥根。

24. 北豆根　为防己科植物蝙蝠葛 Menispermum dauricum DC. 的干燥根茎。

25. 延胡索　为罂粟科植物延胡索 Corydalis yanhusuo W. T. Wang 的干燥块茎。

26. 板蓝根　为十字花科植物菘蓝 Isatis indigotica Fort. 的干燥根。

27. 南板蓝根　为爵床科植物马蓝 Baphicacanthus cusia (Nees) Bremek. 的干燥根茎和根。

28. 地榆　为蔷薇科植物地榆 Sanguisorba officinalis L. 或长叶地榆 Sanguisorba officinalis L. var. longifolia (Bert.) Yü et Li 的干燥根。后者习称"绵地榆"。

29. 苦参　为豆科植物苦参 Sophora flavescens Ait. 的干燥根。

30. 山豆根　为豆科植物越南槐 Sophora tonkinensis Gagnep. 的干燥根及根茎。

31. 葛根　为豆科植物野葛 Pueraria lobata (Willd.) Ohwi 的干燥根。习称野葛。

32. 粉葛　为豆科植物甘葛藤 Pueraria thomsonii Benth. 的干燥根。

33. 甘草　为豆科植物甘草 Glycyrrhiza uralensis Fisch.、胀果甘草 Glycyrrhiza inflata Bat. 或光果甘草 Glycyrrhiza glabra L. 的干燥根及根茎。

34. 黄芪　为豆科植物蒙古黄芪 Astragalus membranaceus (Fisch.) Bge. var. mongholicus (Bge.) Hsiao 或膜荚黄芪 Astragalus membranaceus (Fisch.) Bge. 的干燥根。

35. 远志　为远志科植物远志 Polygala tenuifolia Willd. 或卵叶远志 Polygala. sibirica L. 的干燥根。

36. 人参　为五加科植物人参 Panax ginseng C. A. Mey. 的干燥根及根茎。栽培者称"园参"，播种在山林野生状态下自然生长的称"林下山参"，习称"籽海"。

37. 红参　为五加科植物人参 Panax ginseng C. A. Mey. 栽培品经蒸制后的干燥根和

根茎。

38. 西洋参　为五加科植物西洋参 Panax quinquefolium L. 干燥根。

39. 三七　为五加科植物三七 Panax notoginseng (Burk.) F. H. Chen 的干燥根及根茎。

40. 白芷　为伞形科植物白芷 Angelica dahurica (Fisch. ex Hoffm.) Benth. et Hook. f. 或杭白芷 Angelica dahurica (Fisch. ex Hoffm.) Benth. et Hook. f. var. formosana (Boiss.) Shan et Yuan 的干燥根。

41. 当归　为伞形科植物当归 Angelica sinensis (Oliv.) Diels 的干燥根。

42. 独活　为伞形科植物重齿毛当归 Angelica pubescens Maxim. f. biserrata Shan et Yuan 的干燥根。

43. 羌活　为伞形科植物羌活 Notopterygium incisum Ting ex H. T. Chang 或宽叶羌活 Notopterygium forbesii H. de Boiss. 的干燥根茎及根。

44. 前胡　为伞形科植物白花前胡 Peucedanum praeruptorun Dunn 的干燥根。

45. 紫花前胡　为伞形科植物紫花前胡 Peucedanum decursivum (Miq.) Maxim 的干燥根。

46. 川芎　为伞形科植物川芎 Ligusticum chuanxiong Hort. 的干燥根茎。

47. 藁本　为伞形科植物藁本 Ligusticum sinense Oliv. 或辽藁本 Ligusticum jeholense Nakai et Kitag. 的干燥根茎及根。

48 防风　为伞形科植物防风 Saposhnikovia divaricata (Turcz.) Schischk. 的干燥根。药材习称"关防风"。

49. 柴胡　为伞形科植物柴胡 Bupleurum chinense DC. 或狭叶柴胡 Bupleurum scorzonerifolium Willd. 等的干燥根。按性状不同，分别习称"北柴胡"和"南柴胡"。

50. 北沙参　为伞形科植物珊瑚菜 Glehnia littoralis Fr. Schmidt ex Miq. 的干燥根。

51. 龙胆　为龙胆科植物条叶龙胆 Gentiana manshurica Kitag. 、龙胆 Gentiana scabra Bge. 、三花龙胆 Gentiana triflora Pall. 或滇龙胆 Gentiana rigescens Franch. 的干燥根及根茎。前三种习称"龙胆"，后一种习称"坚龙胆"。

52. 秦艽　为龙胆科植物秦艽 Gentiana macrophylla Pall. 、麻花秦艽 Gentiana straminea Maxim. 、粗茎秦艽 Gentiana crassicaulis Duthie et Burk. 或小秦艽 Gentiana dahurica Fisch. 的干燥根。前三种按性状不同分别习称"秦艽"和"麻花艽"，后一种习称"小秦艽"。

53. 徐长卿　为萝藦科植物徐长卿 Cynanchum paniculatum (Bge.) Kitag. 的干燥根及根茎。

54. 白前　为萝藦科植物柳叶白前 Cynanchum stauntonii (Decne.) Schltr. ex lévl. 或芫花叶白前 Cynanchum glaucescens (Decne.) Hand. – Mazz. 的干燥根茎和根。

55. 白薇　为萝藦科植物白薇 Cynanchum atratum Bge. 或蔓生白薇 Cynanchum versicolor Bge. 的干燥根和根茎。

56. 紫草　为紫草科植物新疆紫草 Arnebia euchroma (Royle) Johnst. 或内蒙紫草 Arnebia guttata Bunge 的干燥根。依次称"软紫草"、"内蒙紫草"。

57. 丹参　为唇形科植物丹参 Salvia miltiorrhiza Bge. 的干燥根及根茎。

58. 黄芩　为唇形科植物黄芩 Scutellaria baicalensis Georgi 的干燥根。

59. 玄参　为玄参科植物玄参 Scrophularia ningpoensis Hemsl. 的干燥根。

60. 地黄　为玄参科植物地黄 Rehmannia glutinosa Libosch. 的新鲜或干燥块根。
61. 胡黄连　为玄参科植物胡黄连 Picrorhiza scrophulariiflora Pennell 的干燥根茎。
62. 巴戟天　为茜草科植物巴戟天 Morinda officinalis How. 的干燥根。
63. 茜草　为茜草科植物茜草 Rubia cordifolia L. 干燥根及根茎。
64. 红大戟　为茜草科植物红大戟 Knoxia valerianoide Thorel et Pitard. 的干燥块根。
65. 续断　为川续断科植物川续断 Dipsacus asperoides C. Y. Cheng et T. M. Ai 的干燥根。
66. 天花粉　为葫芦科植物栝楼 Trichosanthes kirilowii Maxim. 或双边栝楼 Trichosanthes rosthornii Harms 的干燥根。
67. 桔梗　为桔梗科植物桔梗 Platycodon grandiflorum（Jacq.）A. DC. 的干燥根。
68. 党参　为桔梗科植物党参 Codonopsis pilosula（Franch.）Nannf.、素花党参 Codonopsis pilosula Nannf. var. modesta（Nannf.）L. T. Shen 或川党参 Codonopsis tangshen Oliv. 的干燥根。
69. 南沙参　为桔梗科植物轮叶沙参 Adenophora tetraphylla（Thunb.）Fisch. 或沙参 Adenophora stricta Miq. 的干燥根。
70. 木香　为菊科植物木香 Aucklandia lappa Decne. 的干燥根。
71. 川木香　为菊科植物川木香 Vladimiria souliei（Franch.）Ling 或灰毛川木香 Vladimiria souliei（Franch.）Ling var. cinerea Ling 的干燥根。
72. 白术　为菊科植物白术 Atractylodes macrocephala Koidz. 的干燥根茎。
73. 苍术　为菊科植物茅苍术 Atractylodes Lancea（Thunb.）DC 或北苍术 Atractylodes chinensis（DC.）Koidz. 的干燥根茎。
74. 紫菀　为菊科植物紫菀 Aster tataricus L. f. 的干燥根及根茎。
75. 漏芦　为菊科植物祁州漏芦 Rhaponticum uniflorum（L.）DC. 的干燥根。
76. 三棱　为黑三棱科植物黑三棱 Sparganium stoloniferum Buch.－Ham. 削去外皮的干燥块茎。药材商品称"荆三棱"。
77. 泽泻　为泽泻科植物泽泻 Alisma orientalis（Sam.）Juzep. 的干燥块茎。
78. 香附　为莎草科植物莎草 Cyperus rotundus L. 的干燥根茎。
79. 天南星　为天南星科植物天南星 Arisaema erubescens（Wall.）Schott、异叶天南星 Arisaema heterophyllum BL. 或东北天南星 Arisaema amurense Maxim. 的干燥块茎。
80. 半夏　为天南星科植物半夏 Pinellia ternata（Thunb.）Breit. 的干燥块茎。
81. 石菖蒲　为天南星科植物石菖蒲 Acorus tatarinowii Schott 的干燥根茎。
82. 百部　为百部科植物直立百部 Stemona sessilifolia（Miq.）Miq.、蔓生百部 Stemona japonica（Bl.）Miq. 或对叶百部 Stemona tuberosa Lour. 的干燥块根。
83. 川贝母　为百合科植物川贝母 Fritillaria cirrhosa D. Don、暗紫贝母 Fritillaria unibracteata Hsiao et K. C. Hsia、甘肃贝母 Fritillaria przewalskii Maxim.、梭砂贝母 Fritillaria delavayi Franch. 或太白贝母 Fritillaria taipaiensis P. Y. Li 或瓦布贝母 Fritillaria unibracteata Hsiao et K. C. Hsia var. wabuensis（S. Y. Tang et S. C. Yue）Z. D. Liu, S. Wang et S. C. Chen 的干燥鳞茎。按药材性状的不同分别称"松贝"、"青贝"、"炉贝"和栽培品。
84. 浙贝母　为百合科植物浙贝母 Fritillaria thunbergii Miq. 的干燥鳞茎。
85. 黄精　为百合科植物滇黄精 Polygonatum kingianum Coll. et Hemsl.、黄精 Polygona-

tum sibiricum Red. 或多花黄精 Polygonatum cyrtonema Hua 的干燥根茎。按药材形状不同，习称"大黄精"、"鸡头黄精"、"姜形黄精"。

86. 玉竹　为百合科植物玉竹 Polygonatum odoratum（Mill.）Druce 的干燥根茎。

87. 重楼　为百合科植物云南重楼 Paris polyphylla Smith var. yunnanensis （Franch.） Hand. - Mazz. 或七叶一枝花 Paris polyphylla Smith var. chinensis （Franch.） Hara 的干燥根茎。

88. 天冬　为百合科植物天冬 Asparagus cochinchinensis（Lour.）Merr. 的干燥块根。

89. 麦冬　为百合科植物麦冬 Ophiopogon japonicus（Thunb.）Ker - Gawl. 的干燥块根。

90. 山麦冬　为百合科植物湖北麦冬 Liriope spicata（L. f.）Lour. var. prolifera Y. T. Ma 或短葶山麦冬 Liriope muscari（Decne.）Baily 的干燥块根。

91. 知母　为百合科植物知母 Anemarrhena asphodeloides Bge. 的干燥根茎。不除外皮者称毛知母，除去外皮者称知母肉。

92. 山药　为薯蓣科植物薯蓣 Dioscorea opposita Thunb. 的干燥根茎。

93. 射干　为鸢尾科植物射干 Belamcanda chinensis（L.）DC. 的干燥根茎。

94. 莪术　为姜科植物蓬莪术 Curcuma phaeocaulis Val.、广西莪术 Curcuma kwangsiensis S. G. Lee et C. F. Liang 或温郁金 Curcuma wenyujin Y. H. Chen et C. Ling 的干燥根茎。后者习称"温莪术"。

95. 姜黄　为姜科植物姜黄 Curcuma longa L. 的干燥根茎。

96. 郁金　为姜科植物温郁金 Curcuma wenyujin Y. H. Chen et C. Ling、姜黄 Curcuma longa L.、广西莪术 Curcuma kwangsiensis S. G. Lee et C. F. Liang 或蓬莪术 Curcuma phaeocaulis Val. 的干燥块根。前两者分别习称"温郁金"和"黄丝郁金"。其余按其性状不同习称"桂郁金"或"绿丝郁金"。

97. 高良姜　为姜科植物高良姜 Alpinia officinarum Hance 的干燥根茎。

98. 天麻　为兰科植物天麻 Gastrodia elata Bl. 的干燥块茎。

99. 白及　为兰科植物白及 Bletilla striata（Thunb.）Reichb. f. 的干燥块茎。

要点二　主产地

1. 绵马贯众　主产于黑龙江、吉林、辽宁等省。

2. 大黄　①掌叶大黄：主产于甘肃、青海、西藏、四川等地，多为栽培。②唐古特大黄：主产于青海、甘肃、西藏及四川地区，野生或栽培。③药用大黄：主产于四川、贵州、云南、湖北、陕西等省，栽培或野生。

3. 牛膝　主产于河南省武陟、沁阳等地，河北、山东、安徽等省亦产。为栽培品。

4. 附子　四川江油、平武、绵阳、安县，陕西汉中、城固等地为主要栽培产区，湖北、湖南、云南、河南等省亦有种植。

5. 白芍　主产于浙江东阳、安徽亳县、四川中江，贵州、山东等省亦产，均系栽培。

6. 赤芍　①芍药主产于内蒙古和东北等地，河北、陕西、山西、甘肃等省亦产。②川赤芍主产于四川省，甘肃、陕西、青海、云南等省亦产。

7. 黄连　主产于重庆市石柱、南川，四川洪雅、峨眉等地。湖北、陕西、甘肃等省亦产。栽培品为商品黄连的主要来源。

8. 延胡索　主产于浙江东阳、磐安。湖北、湖南、江苏等省亦多栽培。

9. 甘草　①甘草：主产于内蒙古、甘肃、新疆等省区，以内蒙古伊盟的杭旗一带、巴盟的橙口及甘肃、宁夏的阿拉善旗一带所产的品质最优，西北其他地区，东北、华北亦产。目前已有人工栽培。②胀果甘草：主产新疆、甘肃、内蒙古等地。③光果甘草：主产于新疆。

10. 黄芪　①蒙古黄芪：主产于山西、内蒙古等省区。②膜荚黄芪：主产于东北、内蒙古、河北、四川等省区。以栽培的蒙古黄芪质量为佳。

11. 人参　主产于吉林、辽宁、黑龙江等省，主为栽培品，习称"园参"。

12. 三七　主产于云南文山，广西田阳、靖西、百色等地，多系栽培。四川、贵州、江西等省亦有种植。

13. 白芷　目前全国经营的商品白芷主要有四类，即川白芷、杭白芷、禹白芷和祁白芷。①川白芷：主产于四川省遂宁、达县、内江，重庆市。产量大，约占全国商品白芷的一半以上，销全国并出口。②杭白芷：主产于浙江杭州、余姚等地。③白芷：主产于河南禹县、长葛等地。④白芷：主产于河北安国、定县。

14. 当归　主产于甘肃岷县、武都、漳县等地，云南、四川、陕西、湖北等省亦产。

15. 防风　主产于东北及内蒙古东部，以黑龙江产量最大，品质最佳。现有栽培。山西、河北、宁夏、陕西亦产。

16. 北沙参　主产于山东、江苏等省。

17. 玄参　主产于浙江省。四川、湖北、江苏等省亦产。多为栽培品。

18. 地黄　主产于河南省武陟、温县、博爱等县。

19. 党参　主产于山西、陕西、甘肃、四川等省及东北各地。

20. 木香　主产于云南省。四川、西藏亦产。为栽培品

21. 白术　主产于浙江、安徽、湖南、湖北等省。多为栽培。

22. 苍术　①茅苍术主产于江苏、湖北、河南等省。②北苍术主产于华北及西北地区。

23. 泽泻　主产于福建、四川、江西等省，多系栽培。

24. 石菖蒲　主产于四川、浙江、江苏等省。

25. 麦冬　主产于浙江慈溪、余姚、萧山、杭州称杭麦冬；主产四川绵阳地区三台县者称川麦冬。多为栽培品。

26. 山药　主产于河南省的温县、武陟、博爱、沁阳等县（旧怀庆府）。湖南、江西、广东、广西等省区亦产。均为栽培品。

27. 郁金　①郁金：主产于浙江、福建、四川等省。②黄丝郁金：主产于四川、福建、广东、江西等省区。③桂郁金：主产于广西、云南等省区。④绿丝郁金：主产于四川、浙江、福建、广西等省区。

28. 天麻　主产于四川、云南、贵州等省。东北及华北各地亦产。

要点三　采收加工

1. 细辛　夏季果熟期或初秋采挖，除净地上部分和泥沙，阴干。

2. 大黄　秋末地上部分枯黄或次春植株发芽前采挖，除去泥土及细根，刮去外皮（忌用铁器），加工成卵圆形、圆柱形，或切成块、瓣、厚片，绳穿成串干燥或直接干燥。

3. 附子 6月下旬至8月上旬采挖，摘取子根，除去泥土、须根，习称"泥附子"，再按大小分类，加工成下列品种：①盐附子：选个大、均匀的泥附子，洗净，浸入食用胆巴的水溶液中过夜，再加食盐，继续浸泡，每日取出晾晒，并逐渐延长晾晒时间，直至附子表面出现大量结晶盐粒（盐霜），质地变硬时为止。②黑顺片：选择大、中个头的泥附子，洗净，浸入食用胆巴的水溶液中数日，连同浸液煮至透心，捞出，水漂，纵切成约5mm的厚片，再用水浸漂，用调色液使附片染成浓茶色，取出，蒸至出现油面光泽后，烘至半干，再晒干或继续烘干。③白附片：选择大小均匀的泥附子，洗净，浸入食用胆巴的水溶液中数日，连同浸液煮至透心，捞出，剥去外皮，纵切成约3mm的片，用水浸漂，取出，蒸透，晒干。

4. 白芍 夏、秋两季采挖，洗净，除去头尾及细根，刮去外皮，置沸水中煮至透心，立即捞出放入冷水中浸泡，取出晒干；或先煮，后刮去外皮，晒干。

5. 赤芍 春、秋二季采挖，除去根茎、须根及泥沙，晒干。

6. 延胡索 夏初茎叶枯萎时采挖，除去须根，洗净，置沸水中煮至恰无白心时，取出，晒干。

7. 人参 多于秋季采挖，洗净；园参除去支根，晒干或烘干，称"生晒参"，如不除去支根晒干或烘干，则称"全须生晒参"；林下参多加工成全须生晒参。近来研究用真空冷冻干燥法加工人参，其产品称"冻干参"或"活性参"，可防止有效成分总皂苷的损失，提高产品质量。

8. 红参 多于秋季采挖，取洗净的新鲜人参，经蒸制后干燥。

9. 三七 秋季花开前采挖，洗净，分开主根、支根及根茎，干燥。支根习称"筋条"，根茎习称"剪口"。

10. 当归 秋末采挖，除去须根及泥沙，待水分稍蒸发后捆成小把，上棚，以烟火慢慢熏干。不宜以煤火熏，否则发黑，也不宜直接晒干，否则易粗硬如干柴。

11. 玄参 冬季茎叶枯萎时采挖根。除去根茎、幼芽（供留种栽培用）、须根及泥沙，晒或烘至半干，堆放3~6天"发汗"反复数次至内部变黑色，再晒干或烘干。

12. 地黄 秋季采挖，除去芦头、须根及泥沙，洗净，鲜用者习称"鲜地黄"。将鲜生地缓缓烘焙，至内部变黑，约八成干，捏成团块，习称"生地黄"。

13. 党参 秋季采挖，除去地上部分及须根，洗净泥土，晒至半干，反复搓揉3~4次，晒至七、八成干时，捆成小把，晒干。

14. 川贝母 采挖季节因地而异，西北山区多在雪融后上山采挖；一般在夏、秋采挖。挖出后，除去须根及泥土，洗净，用矾水擦去外皮，晒干或低温干燥。

15. 浙贝母 初夏植株枯萎时采挖，洗净。按大小分两种规格，直径在3.5cm以上者摘除心芽加工成"大贝"；直径在3.5cm以下者不摘除心芽加工成"珠贝"。分别撞擦，除去外皮，拌以煅过的贝壳粉，吸去擦出的浆汁，干燥；或取鳞茎，大小分开，洗净，除去心芽，趁鲜切成厚片，洗净，干燥，习称"浙贝片"。

16. 天冬 秋、冬季二季采挖，洗净，除去茎基和须根，置沸水中煮或蒸至透心，趁热除去外皮，洗净，干燥。

17. 知母 春、秋季二季采挖，除去须根和泥沙，晒干，习称"毛知母"；或除去外皮，晒干。

18. 山药　冬季茎叶枯萎后采挖，切去根头，洗净，除去外皮及须根，干燥，即为"毛山药"；或选择肥大顺直的毛山药，置清水中，浸至无干心，闷透，切齐两端，用木板搓成圆柱状，晒干，打光，习称"光山药"。

19. 郁金　冬季茎叶枯萎后采挖，除去泥沙及须根，蒸或煮至透心，干燥。浙江地区用郁金的叶烧灰后，与块根拌和，既能使根颜色变黑，又容易晒干。

20. 天麻　立冬后至次年清明前采挖，除去地上苗茎，立即洗净，蒸透心，敞开、低温（60℃以下）干燥。

要点四　性状鉴别

1. 狗脊

（1）狗脊：呈不规则的长块状，长10～30cm，少数可长至50cm，直径2～10cm。表面深棕色，被光亮的金黄色茸毛，上面有数个棕红色叶柄残基，下面残存黑色细根。质坚硬，难折断。无臭，味淡微涩。

（2）生狗脊片：呈不规则长条形或圆形纵片，长5～20cm，宽2～10cm，厚1.5～5mm；周边不整齐，有时有未去尽的金黄色茸毛，外表深棕色；切面浅棕色，较平滑。近外皮约1～4mm处有一条明显凸起的棕黄色木质部环纹；质坚脆，易折断，有粉性。

（3）熟狗脊片：呈黑棕色；质地坚硬，角质样；微有香气，味微甘。

2. 绵马贯众　呈长倒卵形而稍弯曲，上端钝圆或截形，下端较尖，有的纵剖为两半，长7～20cm，粗4～8cm。外表黄棕色至黑褐色，密被排列整齐的叶柄残基及条状披针形鳞片，并有弯曲的须根。叶柄残基呈扁圆柱形，长3～5cm，直径0.5～1cm；质硬而脆，断面略平坦，棕色，有黄白色维管束5～13个，环列；每个叶柄残基外侧常有3条须根。剥去叶柄残基，可见根茎，质坚硬，横断面呈深绿色至棕色，有黄白色小点状维管束5～13个，排列成环，其外散有较多的叶迹维管束。气特异，味初淡而微涩，后渐苦、辛。

3. 骨碎补　呈扁平长条状，多弯曲，有分枝，长5～15cm，宽1～1.5cm，厚0.2～0.5cm。表面密被深棕色至暗棕色的小鳞片，柔软如毛，经火燎者呈棕褐色或暗褐色，两侧及上表面均具凸起或凹下的圆形叶痕，少数有叶柄残基及须根残留。体轻，质脆，易折断，断面红棕色，维管束呈黄色点状，排列成环。气微，味淡、微涩。

4. 细辛　①北细辛：常卷缩成团。根茎横生呈不规则圆柱形，具短的分枝，长1～10cm，直径2～4mm；表面灰棕色，粗糙，有环形的节，节间长2～3mm，分枝顶端有碗状的茎痕。根细长，密生节上，长10～20cm，直径约1mm；表面灰黄色，平滑或有微细的纵皱纹；质脆，易折断，断面平坦，黄白色或白色。气辛香，味辛辣、麻舌。栽培品的根茎多分枝，长5～15cm，直径2～6mm。根长15～40cm，直径1～2mm。②汉城细辛：根茎直径1～5mm，节间长0.1～1cm。③华细辛：根茎长5～20cm，直径1～2mm，节间长0.2～1cm。气味较弱。

5. 大黄　呈类圆柱形、圆锥形、卵圆形或不规则块片状，长3～17cm，直径3～10cm。除尽外皮者表面黄棕色至红棕色，有的可见类白色网状纹理及"星点"（异型维管束）散在，残留的外皮棕褐色，多具绳孔及粗皱纹。质坚实，断面淡红棕色或黄棕色，显颗粒性，有的中心稍松软。根茎髓部宽广，有"星点"环列或散在；根形成层环明显，木质部发达，具放射状纹理，无"星点"。气清香，味苦而微涩，嚼之粘牙，有砂粒感。

6. 拳参 呈扁长条形或扁圆柱形而弯曲，两端略尖，或一端渐细，有的对卷弯曲，长 6～13cm，直径 1～2.5cm。表面紫褐色或紫黑色，粗糙，一面隆起，一面稍平坦或略具凹槽，全体密具粗环纹，有残留须根或根痕。质硬，断面浅棕红色或棕红色，维管束呈黄白色点状，排列成环。无臭，味苦、涩。

7. 虎杖 多为圆柱形短段或不规则厚片，长短不一，长 1～7cm，直径 0.5～2.5cm。外皮棕褐色，有纵皱纹及须根痕，根茎有节，节间长 2～3cm。质坚硬，不易折断；切面皮部较薄，棕褐色，易与木部分离；木部宽广，棕黄色，射线呈放射状；根茎中央有髓，呈空洞状或分隔。气微，味微苦、涩。

8. 何首乌 呈团块状或不规则纺锤形，长 6～15cm，直径 4～12cm。表面红棕色或红褐色，皱缩不平，有浅沟及细根痕，皮孔横长，两端各具有一个明显的根痕。质坚实而重，不易折断，切断面浅黄棕色或浅红棕色，显粉性，皮部有 4～11 个类圆形异常维管束环列，形成云锦状花纹，中央木质部较大，有的呈木心。气微，味微苦而甘涩。

9. 牛膝 呈细长圆柱形，有时稍弯曲，上端较粗，下端较细，长 15～70（90）cm，直径 0.4～1cm。表面灰黄色或淡棕色，有细纵皱纹、横长皮孔样突起及稀疏的细根痕。质硬脆，易折断，受潮变柔韧，断面平坦，淡黄棕色，微呈角质样而油润，可见黄白色小点（异常维管束）断续排列成 2～4 轮同心环，中心维管束木部较大，黄白色。气微，味微甜而稍苦涩。

10. 川牛膝 近圆柱形，微扭曲，向下略细或有少数分枝，长 30～60cm，直径 0.5～3cm。表面黄棕色或灰褐色，有纵皱纹、支根痕和多数横长的皮孔样突起。质韧，不易折断，切断面浅黄色或棕黄色，有多数淡黄色小点（维管束）排列成数轮同心环。气微，味甜。

11. 商陆 为横切或纵切的不规则块片，厚薄不等。外皮灰黄色或灰棕色。横切片为不规则圆形，弯曲不平，边缘皱缩，直径 2～8cm，厚 2～6mm，切面浅黄棕色或黄白色，木部隆起，形成多个凸起的同心性环轮（异常构造），俗称"罗盘纹"。纵切片弯曲或卷曲，长 5～8cm，宽 1～2cm，木部呈平行条状突起。质硬。气微，味稍甜，久嚼麻舌。

12. 银柴胡 呈类圆柱形，偶有分枝，长 15～40cm，直径 0.5～2.5cm。表面浅棕黄色至浅棕色，有扭曲的纵皱纹及支根痕，多具孔穴状或盘状凹陷，习称"砂眼"，从砂眼处折断可见棕色裂隙中有细砂散出。根头部略膨大，有密集的呈疣状突起的芽苞、茎或根茎的残基，习称"珍珠盘"。质硬而脆，易折断，断面不平坦，较疏松，有裂隙，皮部甚薄，木部有黄、白色相间的放射状纹理。气微，味甘。

栽培品有分枝，下部多扭曲，直径 0.6～1.2cm。表面浅棕黄色或浅黄棕色，纵皱纹细腻明显，细支根痕多呈点状凹陷。根头部有多数疣状突起。几无砂眼。折断面质地较紧密，几无裂隙，略显粉性，木部放射状纹理不甚明显。味微甜。

13. 太子参 呈细长纺锤形或细长条形，稍弯曲，长 3～10cm，直径 2～6mm。表面黄白色，较光滑，微有纵皱纹，凹陷处有须根痕。顶端有茎痕及芽痕。质硬而脆，易折断，断面平坦，类白色，显粉性（晒干品）；或淡黄白色、角质样（烫制品）。气微，味微甘。

14. 威灵仙 ①威灵仙：根茎呈柱状，长 1.5～3.5cm，偶达 10cm，直径 0.3～1.5cm；表面淡棕黄色；顶端残留茎基；下侧着生多数细根；质较坚韧，断面纤维性。根呈细长圆柱形，稍弯曲，长 7～15cm，直径 1～3mm；表面黑褐色，有细纵纹，有的皮部脱落，露出黄白色木部；质硬脆，易折断，断面皮部较广，与木部间常有裂隙，木部淡黄色，略呈方形。气微，味淡。②棉团铁线莲：根茎呈短柱状，长1～4cm，直径0.5～1cm。根长4～20cm，直径1～2mm；表面棕褐色至棕黑色；断面木部圆形。味咸。③东北铁线莲：根茎呈柱状，长1～11cm，直径0.5～2.5cm。根较密集，长5～23cm，直径1～4mm，表面棕黑色，断面木部近圆形。味辛辣。

15. 川乌 呈不规则圆锥形，稍弯曲，中部多向一侧膨大，顶端有残存的茎基，长2～7.5cm，直径1.2～2.5（3.5）cm。表面棕褐色或灰棕色，稍皱缩，有小瘤状突起的侧根及除去子根后的痕迹。质坚实，不易折断，横切面粉质，类白色或浅灰黄色，可见多角形的环纹（形成层）。气微，味辛辣而麻舌。

16. 草乌 呈不规则长圆锥形，略弯曲，长2～7cm，直径0.6～1.8cm。顶端常有残茎和少数不定根残基，有的顶端一侧有一枯萎的芽，一侧有一圆形或扁圆形不定根残基。表面灰褐色或黑棕褐色，皱缩，有纵皱纹、点状须根痕和数个瘤状侧根。质硬，断面灰白色或暗灰色，有裂隙，形成层环纹多角形或类圆形，髓部较大或中空。无臭，味辛辣、麻舌。

17. 附子 ①盐附子：呈圆锥形，长4～7cm，直径3～5cm。表面灰黑色，有盐霜。顶端宽大，中央有凹陷的芽痕，周围有瘤状突起的支根或支根痕。质重而坚硬，难折断，受潮则变软。横切面灰褐色，有充满盐霜的小空隙及多角形环纹（形成层），环纹内侧导管束排列不整齐。气微，味咸而麻，刺舌。②黑顺片：为不规则的纵切片，上宽下窄，长1.7～5cm，宽0.9～3cm，厚2～5mm，外皮黑褐色，切面暗黄色，油润具光泽，半透明，并有纵向脉纹（导管束）。质硬而脆，断面角质样。气微，味淡。③白附片：无外皮，黄白色，半透明，厚约3mm。

18. 白头翁 呈类圆柱形或圆锥形，稍扭曲，长6～20cm，直径0.5～2cm。表面黄棕色或棕褐色，具不规则纵皱纹或纵沟，皮部易脱落，露出黄色的木部，有的有网状裂纹或裂隙，近根头处常有朽状凹洞。根头部稍膨大，有白色绒毛，有的可见鞘状叶柄残基。质硬而脆，断面皮部黄白色或淡黄棕色，木部淡黄色。气微，味微苦涩。

19. 白芍 呈圆柱形，平直或稍弯曲，两端平截，长5～18cm，直径1～2.5cm。表面类白色或浅红棕色，光洁，隐约可见横长皮孔及纵皱纹，有细根痕或偶有残留棕褐色外皮。质坚实，不易折断，断面平坦，角质样，类白色或微红色，形成层环明显，射线放射状。气微，味微苦而酸。

20. 赤芍 呈圆柱形，稍弯曲，长5～40cm，直径0.5～3cm。表面棕褐色，粗糙，有须根痕及横向皮孔样突起及纵沟和纵皱纹，有的外皮易脱落。质硬而脆，易折断，断面平坦，粉白色或微红色，皮部窄，木部放射状纹理明显，有的具裂隙。气微香，味微苦、酸涩。

21. 黄连 ①味连：多簇状分枝，常弯曲互抱，形如鸡爪，单枝长3～6cm，直径3～8mm。表面黄褐色或灰黄色，粗糙，有不规则结节状隆起及须根或须根残基，有的节间较长，表面平滑如茎秆，习称"过桥"。上部残留褐色鳞叶，顶端常有残余的茎或叶柄残基。质坚硬，折断面不整齐，皮部橙红色或暗棕色，木部鲜黄色或橙黄色，有放射状纹理，髓部红棕色，有时空心。气微，味极苦。②雅连：多为单枝，微弯曲，略呈圆柱形，长4～8cm，直径0.5～1cm。"过桥"较长，顶端有少许残茎。③云连：多为单枝，弯曲呈钩状，较细小，长 2~5 cm，直径 2~4mm。表面棕黄色，有"过桥"，折断面较平坦，黄棕色。

22. 升麻　为不规则的长形块状，多分枝，呈结节状，长 10~20cm，直径 2~4cm。表面黑褐色或棕褐色，粗糙不平，有坚硬的细须根残留，上面有数个圆形空洞的茎基痕，洞内壁显网状沟纹；下面凹凸不平，具须根痕。体轻，质坚硬，不易折断，断面不平坦，有裂隙，纤维性，黄绿色或淡黄白色。气微，味微苦而涩。

23. 防己　呈不规则圆柱形、半圆柱形或块状，常屈曲不直，结节状，形如猪大肠，长 5~10cm，直径 1~5cm。表面淡灰黄色，弯曲处常有深陷的横沟而呈结节状的瘤块样。体重，质坚实，断面平坦，灰白色，富粉性，木部占大部分，有稀疏的放射状纹理（习称"车轮纹"）。气微，味苦。

24. 北豆根　呈细长圆柱形，弯曲，有分枝，长可达 50cm，直径 3~8mm。表面黄棕色至暗棕色，多有弯曲的细根，并可见突起的根痕及纵皱纹，外皮易剥落。质韧，不易折断，断面不整齐，纤维性，木部淡黄色，呈放射状排列，中心有髓。气微，味苦。

25. 延胡索　呈不规则扁球形，直径 0.5~1.5cm。表面黄色或黄褐色，有不规则网状皱纹，顶端有略凹陷的茎痕，底部常有疙瘩状突起。质硬而脆，碎断面黄色，角质样，有蜡样光泽。气微，味苦。

26. 板蓝根　呈圆柱形，稍扭曲，长 10~20cm，直径 0.5~1.2cm。表面浅灰黄色或浅棕黄色，有纵皱纹及支根痕，横长皮孔样突起。根头部略膨大，可见轮状排列的暗绿色或暗棕色叶柄残基和密集的疣状突起。质略软而实，易折断，断面皮部黄白色，木部黄色。气微，味微甜而后苦涩。

27. 南板蓝根　根茎呈类圆形，多弯曲，有分支，长 10~30cm，直径 0.1~1cm。表面灰棕色，具细纵纹；节膨大，节上长有细根或茎残基；外皮易剥落，呈蓝灰色。质硬而脆，易折断，断面不平坦，皮部蓝灰色，木部灰蓝色至淡黄褐色，中央有髓。根粗细不一，弯曲有分支，细根细长而柔软。气微。味淡。

28. 地榆　①地榆：根呈不规则圆柱形或纺锤形，多弯曲，长 5~20cm，直径 0.5~2cm。表面棕色至暗棕色，具纵皱纹，粗糙。质硬，折断面较平坦，略显粉质，皮部淡黄色，木部粉红色或淡黄色，有放射状纹理。气微，味微苦而涩。②长叶地榆（绵地榆）：根呈长圆柱形，稍弯曲，着生于短粗的根茎上。表面红棕色或棕紫色，有细纵纹。质坚韧，不易折断，断面黄棕色或红棕色，皮部有多数黄白色或黄棕色绵状纤维，木部淡黄色，放射状纹理不明显。气微，味微苦涩。

29. 苦参　呈长圆柱形，下部常有分枝，长 10~30cm，直径 1~2cm。表面灰棕色或棕黄色，具纵皱纹及横长皮孔，外皮薄，多破裂反卷，易剥落，剥落处显黄色，光滑。质硬，不易折断，断面纤维性。气微，味极苦。

30. 山豆根　根茎呈不规则的结节状，顶端常残存茎基，其下着生根数条。根呈长圆柱形，多有分枝，长短不等，直径 0.7~1.5cm。表面棕色至棕褐色，有不规则的纵皱纹及横长皮孔样突起。质坚硬，难折断，断面皮部浅棕色，木部淡黄色。味极苦，有豆腥气。

31. 葛根　药材呈圆柱形，常纵切、斜切或横切成厚片或小块，长 4~40cm，直径 4~15cm，厚 0.5~1cm。表面黄白色或淡棕色，未去外皮的灰棕色，有横长皮孔，皱缩不平，栓皮呈鳞片状剥落。纵切面黄白色，粗糙，纤维性强，纹理不明显；横切面可见由纤维和导管形成的同心性环层。体轻，质硬。气微，味微甜。

32. 粉葛　药材呈圆柱形、类纺锤形或半圆柱形，长12～15cm，直径4～8cm；有的为纵切、横切或斜切的厚片，大小不一。表面黄白色或淡棕色，未去外皮的为灰棕色。横切面纤维性较野葛根弱，可见由纤维和导管形成的浅棕色同心环纹，纵切面可见由纤维形成的数条纵纹。体重，质硬，富粉性。气微，微甜。以块大、质坚实者为佳。

33. 甘草　①甘草：根呈圆柱形，长25～100cm，直径0.6～3.5cm。外皮松紧不一，红棕色、暗棕色或灰褐色，有明显的纵皱纹、沟纹及稀疏的细根痕，皮孔横长。质坚实而重，断面略显纤维性，黄白色，有粉性，形成层环明显，射线放射状，至皮部偏弯，常有裂隙，显"菊花心"。根茎表面有芽痕，横切面中央有髓。气微，味甜而特殊。②胀果甘草：根及根茎木质粗壮，有的有分枝，外皮粗糙，多灰棕色或灰褐色。质坚硬，木质纤维多，粉性小。根茎不定芽多而粗大。③光果甘草：根及根茎质地较坚实，有的分枝，外皮不粗糙，多灰棕色，皮孔细而不明显。

34. 黄芪　呈圆柱形，有的有分枝，上粗下细，长30～90cm，直径1～3.5cm。表面淡棕黄色或淡棕褐色，有纵皱纹及横向皮孔。质硬而韧，不易折断，断面纤维强，并显粉性，皮部黄白色，木部淡黄色，有放射状纹理及裂隙，显"菊花心"，老根中心偶呈枯朽状，黑褐色或呈空洞。气微，味微甜。嚼之有豆腥味。

35. 远志　呈圆柱形，略弯曲，长2～15cm，直径0.2～1cm。表面灰黄色至灰棕色，有较密而深陷的横皱纹、纵皱纹及裂纹，略呈结节状。质硬而脆，易折断，断面皮部棕黄色，木部黄白色，皮部易与木部剥离。气微，味苦、微辛，嚼之有刺喉感。

36. 人参　生晒参：主根呈圆柱形或纺锤形，长3～15cm，直径1～2cm。表面灰黄色，上部或全体有疏浅断续的粗横纹及明显的纵皱纹，下部有支根2～3条，着生多数细长须根（全须生晒参），须根上常有不明显的细小疣状突起。根茎（习称"芦头"）长1～4cm，直径0.3～1.5cm，多拘挛而弯曲，具不定根（习称"艼"）和稀疏的凹窝状茎痕（习称"芦碗"）。质较硬，断面淡黄白色，显粉性，形成层环纹棕黄色，皮部有黄棕色点状树脂道散布及放射状裂隙。香气特异，味微苦、甘。

或主根与根茎等长或较短，呈人字形、菱形或圆柱形，长1～6cm。表面灰黄色，具纵皱纹，上部或中下部有环状横纹。支根多为2～3条，须根少而细长，清晰不乱，有明显的疣状突起，习称"珍珠疙瘩"。根茎细长，少数粗短，中上部具稀疏或密集而深陷的茎痕。不定根较细，多下垂。

37. 红参　主根呈纺锤形、圆柱形或扁方柱形，长3～10cm，直径1～2cm。表面红棕色，半透明，偶有不透明的暗黄褐色斑块，具纵沟、皱纹及细根痕；上部有时具断续的不明显环纹；下部有2～3条扭曲交叉的支根，并带弯曲的须根或仅具须根残痕。根茎（芦头）长1～2cm，上有数个凹窝状茎痕（芦碗），有的带有1～2条完整或折断的不定根（艼）。质硬而脆，断面平坦，角质样。气微香而特异，味甘、微苦。

38. 西洋参　根呈纺锤形、圆柱形或圆锥形，长3～12cm，直径0.8～2cm。表面淡黄褐色或黄白色，可见横向环纹及线状皮孔，并有细密浅纵皱纹及须根痕。主根中下部可见一至数条侧根，多已折断。有的上端有根茎（芦头），环节明显，茎痕（芦碗）圆形或半圆形，具不定根（艼）或已折断。体重，质坚实，难折断，断面平坦，淡黄白色，略显粉性，皮部散有多数黄棕色点状树脂道，形成层环纹棕黄色，木部略显放射状纹理。气微而特异，味微苦、甘。

野生品形体较小，表面土黄色，环纹较密，色黑而清晰；体轻，断面黄白色；气香，味浓。栽培者表面浅黄色，皮细，环纹不黑且较疏；体质结实而沉重；味较淡。

39. 三七 ①主根：略呈类圆锥形或圆柱形，长1~6cm，直径1~4cm。表面灰褐色或灰黄色，有断续的纵皱纹及支根痕。顶端有茎痕，周围有瘤状突起。体重，质坚实，击碎后皮部与木部常分离。断面灰绿色、黄绿色或灰白色，皮部有细小棕色树脂道斑点，木部微呈放射状排列。气微，味苦而回甜。②筋条：呈圆柱形，长2~6cm，上端直径约0.8cm，下端直径约0.3cm。③剪口：呈不规则的皱缩块状及条状，表面有数个明显的茎痕及环纹，断面中心灰绿色或白色，边缘深绿色或灰色。

40. 白芷 ①白芷：根圆锥形，长7~24cm，直径1.5~2.5cm，根头部多为圆形，顶端有凹陷的茎痕，具同心性环状纹理。表面灰黄色至黄棕色，有多数纵皱纹，可见皮孔样的横向突起散生，习称"疙瘩芋"，有支根痕。质坚实，断面近圆形，白色或灰白色，粉性，皮部散有多数棕色油点（分泌腔），形成层环棕色，近圆形，木质部约占断面的1/3。气芳香，味辛、微苦。②杭白芷：与白芷相似，主要不同点为上部近方形或类方形。具多数较大的皮孔样横向突起，排列成近四纵行，使根体具4条棱脊。根上部的形成层环近方形，木质部约占断面的1/2。

41. 当归 略呈圆柱形，根上端称"归头"，主根称"归身"，支根称"归尾"，全体称"全归"。全归长15~25cm，表面黄棕色至棕褐色，有纵皱纹及横长皮孔；归头膨大，直径1.5~4cm，钝圆，具环纹，有残留的紫色或黄绿色叶鞘及茎基；归身粗短，直径1.5~3cm，下部有支根3~5条或更多，直径0.3~1cm，上粗下细，多扭曲，有少数须根痕。质柔韧，断面黄白色或淡黄棕色，皮部厚，有裂隙即多数棕色点状分泌腔，形成层环黄棕色，本质部色较淡。有浓郁香气，味甘、辛、微苦。

42. 独活 根略呈圆柱形，下部2~3分枝或更多，长10~30cm。根头部膨大，圆锥状，多横皱纹，直径1.5~3cm，顶端有茎、叶的残基或凹陷，表面灰褐色或棕褐色，具纵皱纹，有隆起的横长皮孔及稍突起的细根痕。质较硬，受潮则变软，断面皮部灰白色，有多数散在的棕色油室，木部灰黄色至黄棕色，形成层环棕色。有特异香气，味苦、辛、微麻舌。

43. 羌活 ①羌活：根茎按药材形态分为"蚕羌"、"竹节羌"。"蚕羌"为圆柱形略弯曲的根茎，节间缩短，环节紧密似蚕，长4~13cm，直径0.6~2.5cm；表面棕褐色至黑褐色，外皮脱落处呈棕黄色。"竹节羌"节间延长，环节疏生似竹节状。节上有点状或瘤状突起的根痕及棕色破碎鳞片。体轻，质脆，易折断，断面不平坦，有放射状裂隙；皮部黄棕色至暗棕色，油润，有棕色油点，习称"朱砂点"；木部黄白色，射线明显；髓部黄色至黄棕色。气香，味微苦而辛。②宽叶羌活：为根茎及根。按药材形态分为"大头羌"和"条羌"。"条羌"根茎类圆柱形，长8~15cm，直径1~3cm，顶端具茎基及叶鞘残基，根类圆锥形，有纵皱纹及皮孔；表面棕褐色，近根茎处有较密的环纹。"大头羌"根茎粗大，不规则结节状，顶端具数个茎基，根较细。质松脆，易折断。断面略平坦，皮部浅棕色，木部黄白色。气味较淡。

44. 前胡 呈不规则圆柱形、圆锥形或纺锤形，稍扭曲，下部常有分枝或支根痕，长

3~15cm，直径1~2cm。表面黑褐色或灰黄色，根头部多有茎痕及纤维状叶鞘残基，上部有密集的细环纹，下部有纵沟、纵皱纹及横向皮孔。质柔软，干者质硬，易折断，断面不整齐，淡黄白色，皮部散有多数棕黄色小油点，形成层环棕色，木质部黄棕色，射线放射状。气芳香，味微苦、辛。

45. 紫花前胡 多呈不规则圆柱形、圆锥形或纺锤形，主根较细，有少数支根，长3~15cm，直径0.8~1.7cm。表面棕色至黑棕色，根头部偶有残茎基和膜状叶鞘残基，有浅直细纵皱纹，可见灰白色横向皮孔样突起和点状须根痕。质硬，断面类白色，皮部较窄，散有少数黄色油点。气芳香，味微苦、辛。

46. 川芎 为不规则结节状拳形团块，直径2~7cm。表面黄褐色，粗糙皱缩，有多数平行隆起的轮节，顶端有凹陷的类圆形茎痕，下侧及轮节上有多数小瘤状根痕。质坚实，不易折断，断面黄白色或灰黄色，散有黄棕色小油点（油室），可见波状环纹（形成层）。有特异浓郁的香气，味苦、辛，稍有麻舌感，微回甜。

47. 藁本 ①藁本：根茎呈不规则结节状圆柱形，稍扭曲，有分枝，长3~10cm，直径1~2cm。表面棕褐色或暗棕色，粗糙，有纵皱纹，上侧残留数个凹陷的圆形茎基，下侧有多数点状突起的根痕及残根。体轻，质较硬，易折断，断面黄色或黄白色，纤维状。气浓香，味辛、苦、微麻。②辽藁本：较小，根茎呈不规则的团块状或柱状，有多数细长弯曲的根。

48. 防风 呈长圆锥形或圆柱形，下部渐细，有的略弯曲，长15~30cm，直径0.5~2cm。根头部有明显密集的环纹，习称"蚯蚓头"，有的环纹上残存有棕褐色毛状叶基。表面灰棕色，粗糙，有纵皱纹、多数横长皮孔及点状突起的细根痕。体轻，质松，易折断，断面不平坦，皮部浅棕色，有裂隙，木质部浅黄色。气特异，味微甘。

49. 柴胡 ①北柴胡：呈长圆柱形或长圆锥形，长6~15cm，直径0.3~0.8cm。根头膨大，顶端残留3~15个茎基或短纤维状的叶基，下部分枝。表面黑褐色或浅棕色，具纵皱纹、支根痕及皮孔。质硬而韧，不易折断，断面显纤维性，皮部浅棕色，木部黄白色。气微香，味微苦。②南柴胡：根较细，圆锥形，下部多不分枝或稍分枝，顶端有多数细毛状枯叶纤维。表面红棕色或黑棕色，近根头处多具细密环纹。质稍软，易折断，断面略平坦，不显纤维性。具败油气。

50. 北沙参 呈细长圆柱形，偶有分枝，长15~45cm，直径0.3~1.2cm。上端稍细，常留有黄棕色根茎残基，中部略粗，尾部渐细。表面淡黄白色，粗糙，偶有残存的黄棕色外皮。全体有细纵皱纹或纵沟，并有棕黄色或白色点状须根痕。质坚硬而脆，易折断，断面皮部浅黄白色，木部黄色。气特异，味微甘。

51. 龙胆 ①龙胆：根茎呈不规则块状，长1~3cm，直径0.3~1cm；表面暗灰棕色或深棕色，上端有茎痕或残留茎基，周围和下端着生多数细长的根。根圆柱形，略扭曲，长10~20cm，直径0.2~0.5cm；表面淡黄色或黄棕色，上部多有显著的横皱纹，下部较细，有纵皱纹及支根痕。质脆，易折断，易吸潮变软，断面略平坦，切断面皮部黄白色或淡黄棕色，木部色较浅，呈点状环列。气微，味极苦。②坚龙胆：表面无横皱纹，外皮膜质，易脱落；质坚脆，易折断，断面皮部棕色或黄棕色，木部黄白色，易与皮部分离。

52. 秦艽 ①秦艽：略呈圆柱形，上粗下细，长10~30cm，直径1~3cm。表面棕黄色或灰黄色，有纵向或扭曲的纵皱纹，顶端有残存的茎基及纤维状叶鞘。质硬而脆，易折断，切断面略显油性，皮部黄色或棕黄色，木部黄色。气特殊，味苦、微涩。②麻花艽：呈类圆锥形，多由数个小根纠聚而膨大，呈麻花状，直径可达7cm。表面棕褐色，粗糙，有多数旋转扭曲的纹理及网状裂隙。质松脆，易折断，断面多呈枯朽状。③小秦艽：呈类圆锥形或圆柱形，长8～15cm，直径0.2～1cm。表面棕黄色。主根通常一个，下部多分枝，残存茎基有纤维状叶鞘。断面黄白色。气微，味苦涩。

53. 徐长卿　根茎呈不规则柱状，有盘节，长0.5～3.5cm，直径0.2～0.4cm。有的顶端带有残茎，细圆柱形，长约2cm，直径0.1～0.2cm，断面中空；根茎节处周围着生多数细长的根。根呈细长圆柱形，弯曲，长10～16cm，直径0.1～0.15cm。表面淡黄白色至淡棕黄色，或棕色；具微细的纵皱纹，并有纤细的须根。质脆，易折断，断面粉性，切断面皮部类白或黄白色，形成层环淡棕色，木部细小。气香，味微辛凉。

54. 白前　①柳叶白前：根茎呈细长圆柱形，有分支，稍弯曲，长4～15cm，直径1.5～4mm。表面黄白色或黄棕色，节明显，节间长1.5～4.5cm，顶端有残茎。质脆，断面中空。节处簇生纤细弯曲的根。长可达10cm，直径不及1mm，有多次分枝呈毛须状，常盘曲成团。气微，味微甜。②芫花叶白前：根茎较短小或略呈块状；表面灰绿色或灰黄色，节间长1～2cm。质较硬。根稍弯曲，直径约1mm，分枝少。

55. 白薇　根茎粗短，有结节，多弯曲。上面有圆形的茎痕，下面及两侧簇生多数细长的根，根长10～25cm，直径0.1～0.2cm。表面棕黄色。质脆，易折断，断面皮部黄白色，木部黄色。气微，味微苦。

56. 紫草　①新疆紫草（软紫草）：呈不规则的长圆柱形，多扭曲，长7～20cm，直径1～2.5cm。顶端有的可见分歧的茎残基。表面紫红色或紫褐色，皮部疏松，呈条形片状，常10余层重叠，易剥落。顶端有的可见分歧的茎残基。体轻，质松软，易折断，断面不整齐，木部较小，黄白色或黄色。气特异，味微苦、涩。②内蒙紫草：呈圆锥形或圆柱形，扭曲。根头部略粗大，顶端有残茎一个或多个，被短硬毛。长6～20cm，直径0.4～4cm。表面紫红色或暗紫色，皮部略薄，常数层相叠，易剥离。质硬而脆，易折断，断面较整齐，皮部紫红色，木部较小，黄白色。气特异，味涩。

57. 丹参　根茎短粗，顶端有时残留茎基。根数条，长圆柱形，略弯曲，有的分枝并具须状细根，长10～20cm，直径0.3～1cm。表面棕红色或暗棕红色，粗糙，具纵皱纹。老根外皮疏松，多显紫棕色，常呈鳞片状剥落。质硬而脆，断面疏松，有裂隙或略平整而致密，皮部棕红色，木部灰黄色或紫褐色，导管束黄白色，呈放射状排列。气微，味微苦涩。

栽培品较粗壮，直径0.5～1.5cm。表面红棕色，具纵皱，外皮紧贴不易剥落，质坚实，断面较平整，略呈角质样。

58. 黄芩　呈圆锥形，扭曲，长8～25cm，直径1～3cm。顶端有茎痕或残留的茎基，表面棕黄色或深黄色，有稀疏的疣状细根痕，上部较粗糙，有扭曲的纵皱或不规则的网纹，下部有顺纹和细皱。质硬而脆，易折断，断面黄色，中心红棕色；老根中心呈枯朽状或中空，暗棕色或棕黑色。气微，味苦。

栽培品较细长，多有分枝。表面浅黄棕色，外皮紧贴，纵皱纹较细腻。断面黄色或浅黄色，略呈角质样。味微苦。

59. 玄参　呈类圆柱形，中部略粗或上粗下细，有的微弯似羊角状，长6～20cm，直径1~3cm。表面灰黄色或灰褐色，有不规则的纵沟、横长皮孔样突起及稀疏的横裂纹和须根痕。质坚实，不易折断，断面略平坦，黑色，微有光泽。气特异似焦糖，味甘、微苦。

60. 地黄　①鲜生地：呈纺锤形或条状，长8~24cm，直径2~9cm。外皮薄，表面浅红黄色，具弯曲的纵皱纹、横长皮孔以及不规则疤痕。肉质、易断，断面皮部淡黄白色，可见橘红色油点，木部黄白色，中部有放射状纹理。气微，味微甜、微苦。②生地黄：多呈不规则的团块状或长圆形，中间膨大，两端稍细，有的细小，长条形，稍扁而扭曲，长6~12cm，直径2~6cm。表面棕黑色或棕灰色，极皱缩，具不规则横曲纹。体重，质较软而韧，不易折断，断面棕黑色或乌黑色，有光泽，具黏性。无臭，味微甜。

61. 胡黄连　呈圆柱形，略弯曲，有的有分枝，长3~12cm，直径0.3~1cm。表面灰棕色至暗棕色，粗糙，有较密的环状节，具稍隆起的芽痕或根痕，上端密被暗棕色鳞片状的叶柄残基。体轻，质硬而脆，易折断，断面略平坦，淡棕色至暗棕色，木部有4~10个类白色点状维管束排列成环，中央灰黑色（髓部）。气微，味极苦。

62. 巴戟天　为扁圆柱形，略弯曲，长短不等，直径0.5~2cm。表面灰黄色或暗灰色，具纵纹及横裂纹，有的皮部横向断离露出木部，形似连珠。质坚韧，断面皮部厚，紫色或淡紫色，易与木部剥离；木部坚硬，黄棕色或黄白色，直径0.1~0.5cm。无臭，味甘而微涩。

63. 茜草　根茎呈结节状，丛生粗细不等的根。根呈圆柱形略弯曲或扭曲，长10~25cm，直径0.2~1cm；表面红棕色或棕色，具细纵皱纹及少数细根痕；皮部易剥落，露出黄红色木部。质脆，易折断，断面平坦，横切面皮部窄，紫红色，木部宽广，浅黄红色，可见多数小孔。气微，味微苦，久嚼刺舌。

64. 红大戟　略呈纺锤形，偶有分枝，稍弯曲，长3~10cm，直径0.6~1.2cm。表面红褐色或红棕色，粗糙，有扭曲的纵皱纹。上端常有细小的茎痕。质坚实，断面皮部红褐色，木部棕黄色。气微，味甘、微辛。

65. 续断　呈长圆柱形，略扁，有的微弯曲，长5~15cm，直径0.5~2cm。表面灰褐色或黄褐色，有稍扭曲或明显扭曲的纵皱及沟纹，可见横裂的皮孔及少数须根痕。质软，久置干燥后变硬，易折断，断面不平坦，横切面外缘褐色或淡褐色，皮部墨绿色或棕色，形成层部位多有深色环，木部黄褐色，导管束呈放射状排列。气微香，味苦、微甜而后涩。

66. 天花粉　①栝楼：呈不规则圆柱形、纺锤形或瓣块状，长8~16cm，直径1.5~5.5cm。外皮多已除去，表面黄白色或淡棕黄色，有纵皱纹及横长的皮孔；有的有黄棕色外皮残留。质坚实，断面白色或淡黄色，富粉性，可见黄色小孔，略呈放射状排列，纵切面可见黄色筋脉纹。气微，味微苦。②双边栝楼：去皮者浅灰黄色，断面淡灰黄色，粉性稍差；具皮者显灰棕色，有网状皱纹。

67. 桔梗　呈圆柱形或略呈纺锤形，下部渐细，有的有分枝，略扭曲，长7~20cm，直径0.7~2cm，顶端有较短的根茎，习称"芦头"，其上有数个半月形的茎痕，习称"芦碗"。表面白色或淡黄白色，不去外皮的表面黄棕色至灰棕色，具纵扭皱沟，并有横长的皮孔样斑痕及支根痕，上部有横纹。质硬脆，易折断，折断面不平坦，横切面可见放射状裂隙，皮部类白色，形成层环棕色，木部淡黄色。气微、味微甜后稍苦。

68. 党参 ①党参：呈长圆柱形，稍弯曲，长 10~35cm，直径 0.4~2cm。表面黄棕色至灰棕色，根头部有多数疣状突起的茎痕及芽，习称"狮子头"；每个茎痕的顶端呈凹下的圆点状，根头下有致密的环状横纹，向下渐稀疏，有的达全长的一半，栽培品环状横纹少或无；全体有纵皱纹及散在的横长皮孔样突起，支根断落处常有黑褐色胶状物。质稍硬或略带韧性，断面稍平坦，有裂隙或放射状纹理，皮部淡黄白色至淡棕色，木部淡黄色。有特殊香气，味微甜。②素花党参（西党参）：长 10~35cm，直径 0.5~2.5cm。表面黄白色至灰黄色，根头下致密的环状横纹常达全长的一半以上。断面裂隙较多，皮部灰白色至淡棕色，木部淡黄色，较小。③川党参：长 10~45cm，直径 0.5~2cm。表面灰黄色至黄棕色，有明显不规则的纵沟。质较柔而结实，断面裂隙较少，皮部黄白色。

69. 南沙参 呈圆锥形或圆柱形，略弯曲，长 7~27cm，直径 0.8~3cm。表面黄白色或淡棕黄色，凹陷处常有残留粗皮，上部多有深陷横纹，呈断续的环纹，下部有纵纹及纵沟。顶端具 1 或 2 个根茎。体轻，质松泡，易折断，断面不平坦，黄白色，多裂隙。无臭，味微甘。

70. 木香 呈圆柱形、半圆柱形或枯骨形，长约 5~10cm，直径 0.5~5cm。表面黄棕色至灰褐色，有明显的皱纹、纵沟及侧根痕。质坚实，体重，不易折断，断面灰褐色至暗褐色，周边灰黄色或浅棕黄色，形成层环棕色，有放射状纹理及散在的褐色点状油室。气香特异，味微苦。

71. 川木香 呈圆柱形或有纵槽的半圆柱形，稍弯曲，长 10~30cm，直径 1~3cm。表面黄褐色或棕褐色，具纵皱纹，外皮脱落处可见丝瓜络状细筋脉；根头偶有黑色发黏的胶状物，习称"油头"。体较轻，质硬脆，易折断，断面黄白色或黄色，有深黄色稀疏油点及裂隙，木部宽广，有放射状纹理；有的中心呈枯朽状。气微香，味苦，嚼之粘牙。

72. 白术 呈不规则的肥厚团块，长 3~13cm，直径 1.5~7cm。表面灰黄色或灰棕色，有不规则的瘤状突起和断续的纵皱和沟纹，并有须根痕，顶端有残留茎基和芽痕。质坚硬，不易折断，断面不平坦，黄白色至淡棕色，有棕黄色的油点（油室）散在；烘术断面角质样，色较深或有裂隙。气清香，味甘、微辛，嚼之略带黏性。

73. 苍术 ①茅苍术：呈不规则连珠状或结节状圆柱形，略弯曲，偶有分枝，长 3~10cm，直径 1~2cm。表面灰棕色，有皱纹、横曲纹及残留的须根，顶端具茎痕或残留的茎基。质坚实，断面黄白色或灰白色，散有多数橙黄色或棕红色油点，习称"朱砂点"，暴露稍久，常可析出白毛状结晶，习称"起霜"。气香特异，味微甘、辛、苦。②北苍术：呈疙瘩块状或结节状圆柱形，长 4~9cm。直径 1~4cm。表面黑棕色，除去外皮者黄棕色。质较疏松，断面散有黄棕色油点，无白毛状结晶析出。香气较淡，味辛、苦。

74. 紫菀 根茎呈不规则块状，大小不一，顶端有茎、叶的残基，质稍硬。根茎簇生多数细根，长 3~15cm，直径 0.1~0.3cm，多编成辫状；表面紫红色或灰红色，有纵皱纹。质较柔韧。气微香，味甜、微苦。

75. 漏芦 呈圆锥形或扁片块状，多扭曲，长短不一，直径 1~2.5cm。表面暗棕色、灰褐色或黑褐色，粗糙，具纵沟及菱形的网状裂隙。外层易剥落，根头部膨大，有残茎和鳞片状叶基，顶端有灰白色绒毛。体轻，质脆，易折断，断面不整齐，灰黄色，有裂隙，中心有的呈星状裂隙，灰黑色或棕黑色。气特异，味微苦。

76. 三棱 呈圆锥形，略扁，长 2~6cm，直径 2~4cm。表面黄白色或灰黄色，有刀削痕,须根痕小点状,略呈横向环状排列。体重,质坚实,极难折断。无臭,味淡,嚼之微有麻辣感。

77. 泽泻 呈类球形、椭圆形或卵圆形,长2~7cm,直径2~6cm。表面黄白色或淡黄棕色,有不规则的横向环状浅沟纹及多数细小突起的须根痕,底部有的有瘤状芽痕。质坚实,破断面黄白色,粉性,有多数细孔。气微,味微苦。

78. 香附 多呈纺锤形,有的略弯曲,长2~3.5cm,直径0.5~1cm。表面棕褐色或黑褐色,有纵皱纹,并有6~10个略隆起的环节,"毛香附"在节上常有未除净的棕色毛须及须根断痕;"光香附"较光滑,环节不明显。质硬,经蒸煮者断面黄棕色或红棕色,角质样;直接晒干者断面色白而显粉性,内皮层环纹明显,中柱色较深,可见点状散在的维管束。气香,味微苦。

79. 天南星 呈扁球形,高1~2cm,直径1.5~6.5cm。表面类白色或淡棕色,较光滑,有的皱缩,顶端有凹陷的茎痕,周围有麻点状根痕,有的块茎周边具小扁球状侧芽。质坚硬,不易破碎,断面不平坦,色白,粉性。气微辛,味麻辣。

80. 半夏 呈类球形,有的稍扁斜,直径1~1.5cm。表面白色或浅黄色,顶端有凹陷的茎痕,周围密布麻点状根痕;下面钝圆,较光滑。质坚实,断面洁白,富粉性。无臭,味辛辣、麻舌而刺喉。

81. 石菖蒲 呈扁圆柱形,多弯曲,常有分枝,长3~20cm,直径0.3~1cm。表面棕褐色或灰棕色,粗糙,有疏密不均的环节,节间长0.2~0.8cm,具细纵纹,一面残留须根或圆点状根痕;叶痕呈三角形,左右交互排列,有的其上有鳞毛状的叶基残余。质硬,断面纤维性,类白色或微红色,有一明显内皮层环纹,并可见多数棕色油点散在。气芳香,味苦、微辛。

82. 百部 ①直立百部:呈纺锤形,上端较细长,多皱缩而弯曲,长5~12cm,直径0.5~1cm。表面黄白色或淡棕黄色,有不规则深纵沟,间或有横皱纹。质脆,易吸潮变软,断面平坦,角质样,淡黄棕色或黄白色,皮部较宽,中柱多扁缩。气微,味先甜后苦。②蔓生百部:两端稍狭细,表面多不规则皱褶及横皱纹。③对叶百部:呈长纺锤形或长条形,长8~24cm,直径0.8~2cm。表面浅黄棕色至灰棕色,具浅纵皱纹或不规则纵槽。质较坚实,断面黄白色至暗棕色,中柱较大,髓部类白色。

83. 川贝母 ①松贝:呈类圆锥形或近球形,高0.3~0.8cm,直径0.3~0.9cm。表面类白色。外层鳞叶2瓣,大小悬殊,大瓣紧抱小瓣,未抱部分呈新月形,习称"怀中抱月";顶部闭合,内有类圆柱形、顶端稍尖的心芽和小鳞叶1~2枚;先端钝圆或稍尖,底部平,微凹入,中心有1灰褐色的鳞茎盘,偶有残存的须根。质硬而脆,断面白色,富粉性。气微,味微苦。②青贝:呈类扁球形,高0.4~1.4cm,直径0.4~1.6cm。外层鳞叶2瓣,大小相近,相对抱合,顶端多开裂,内有心芽和小鳞叶2~3枚及细圆柱形的残茎。③炉贝:呈长圆锥形,高0.7~2.5cm,直径0.5~2.5cm。表面类白色或浅棕黄色,有的具棕色斑点,习称"虎皮斑"。外层两枚鳞叶,大小相近,顶端裂开而略尖,基部稍尖或较钝。④栽培品:呈类扁球形或短圆柱形,高0.5~2.5cm,直径1.0~2.5cm。表面类白色或浅棕黄色,稍粗糙,有的具浅黄色斑点。外层鳞叶2瓣,大小相近,顶端多开裂而较平。

84. 浙贝母 ①大贝:为鳞茎外层单瓣肥厚的鳞叶,略呈新月形,高1~2cm,直径

2~3.5cm。表面类白色至淡黄色，内表面白色或淡棕色，被有白色粉末。质硬而脆，易折断，断面白色至黄白色，富粉性。气微，味微苦。②珠贝：为完整的鳞茎，呈扁球形，高1~1.5cm，直径1~2.5cm。表面类白色，外层鳞叶2瓣，较大而肥厚，略呈肾形，互相抱合，其内有小鳞叶2~3枚及干缩的残茎。余同大贝。

85. 黄精 ①大黄精：呈肥厚肉质的结节块状，结节长可达10cm以上，宽3~6cm，厚2~3cm。表面淡黄色至黄棕色，具环节，有皱纹及须根痕，结节上侧茎痕呈圆盘状，周围凹入，中部突出。质硬而韧，不易折断，断面角质，淡黄色至黄棕色。气微，味甜，嚼之有黏性。②鸡头黄精：呈结节状弯柱形，形似鸡头，长3~10cm，直径0.5~1.5cm。结节长2~4cm，略呈圆锥形，常有分枝。表面黄白色或灰黄色，半透明，有纵皱纹，茎痕圆形，直径0.5~0.8cm。③姜形黄精：呈长的结节块状，长短不等，形似生姜，常数个块状结节相连。表面灰黄或黄褐色，粗糙，结节上侧有突出的圆盘状茎痕，直径0.8~1.5cm。

86. 玉竹 呈长圆柱形，略扁，少有分枝，粗细均匀，长4~18cm，直径0.3~1.6cm。表面黄白色或淡黄棕色，半透明，具纵皱及微隆起的环节，节上残留白色圆点状须根痕和圆盘状茎痕。干时硬而脆，受潮变软，易折断，横切面角质样或显颗粒性。气微，味甘，嚼之发黏。

87. 重楼 呈结节状扁圆柱形，略弯曲，长5~12cm，直径1.0~4.5cm。表面黄棕色或灰棕色，外皮脱落处呈白色；密具层状突起的粗环纹，一面结节明显，结节上具椭圆形凹陷茎痕，另一面有疏生的须根或疣状须根痕。顶端具鳞叶和茎的残基。质坚实，断面平坦，白色至浅棕色，粉性或角质，气微，味微苦、麻。

88. 天冬 呈长纺锤形，两端渐细，略弯曲，长5~18cm，直径0.5~2cm。外皮多已除去，表面黄白色至淡黄棕色，半透明，光滑或具深浅不等的纵皱纹，偶有残存的灰棕色外皮。对光透视，有一条不透明的木心。质硬或柔润，有黏性，断面角质样，中柱黄白色。气微，味甜、微苦。

89. 麦冬 呈纺锤形，两端略尖，长1.5~3cm，直径0.3~0.6cm。表面黄白色或淡黄色，具细纵皱纹。质柔韧，断面黄白色，半透明，中柱细小。气微香，味甘、微苦。

90. 山麦冬 ①湖北麦冬：呈纺锤形，两端略尖，长1.2~3cm，直径0.4~0.7cm。表面淡黄色至棕黄色，具不规则皱纹。质柔韧，干后质硬脆，易折断，断面淡黄色至棕黄，角质样，中柱细小。气微，味甜、嚼之发黏。②短葶麦冬：稍扁，长2~5cm，直径0.3~0.8cm，具粗纵纹。味甜、微苦。

91. 知母 ①毛知母：呈长条状、微弯曲，略扁，少有分枝，长3~15cm，直径0.8~1.5cm，一端有浅黄色的茎叶残痕，习称"金包头"。表面黄棕色至棕色，上面有一凹沟，具紧密排列的环状节，节上密生黄棕色的残存叶基，由两侧向根茎上方生长；下面隆起略皱缩，并有凹陷或突起的点状根痕。质硬，易折断，断面黄白色。气微，味微甘、略苦，嚼之带黏性。②知母肉：已去净外皮，表面黄白色，有扭曲的沟纹，有的可见叶痕及根痕。

92. 山药 ①毛山药：略呈圆柱形，弯曲而稍扁，长15~30cm，直径1.5~6cm。表面黄白色或淡黄色，偶有浅棕色的外皮残留，有纵沟、纵皱纹及须根痕。体重，质坚实，不易折断，断面白色，粉性。无臭，味淡，微酸，嚼之发黏。②光山药：呈圆柱形，两端平齐，长9~18cm，直径1.5~3cm。表面光滑，白色或黄白色，粉性足。

93. 射干　呈不规则的结节状，有分枝，长3~10cm，直径1~2cm。表面黄褐色、棕褐色或黑褐色，皱缩，有排列较密的横向环纹。上面有数个圆盘状凹陷的茎痕，偶有茎基残存；下面有残留的细根及根痕。质硬，折断面黄色，颗粒性。气微，味苦、微辛。

94. 莪术　①蓬莪术：呈卵圆形、长卵形、圆锥形或长纺锤形，顶端多钝尖，基部钝圆，长2~8cm，直径1.5~4cm。表面灰黄色至灰棕色，上部环节突起，有圆形微凹的须根痕或有残留的须根，有的两侧各有1列下陷的芽痕和类圆形的侧生根茎痕，有的可见刀削痕。体重，质坚实，难折断，断面灰褐色至蓝褐色，蜡样，常附有灰棕色粉性，皮层与中柱易分离，内皮层环纹棕褐色。气微香，味微苦而辛。②广西莪术：环节稍凸起，断面黄棕色至棕色，常附有淡黄色粉末，内皮层环纹黄白色。③温莪术：断面黄棕色至棕褐色，常附有淡黄色至黄棕色粉末。气香或微香。

95. 姜黄　①圆形姜黄：为主根茎，呈不规则卵圆形或纺锤形，长3~4cm，直径2~3cm，表面深黄色，有皱缩纹理和明显环节，可见点状下陷的根痕或少数圆形的侧生根茎痕，称为"蝉肚姜黄"。质坚重，不易折断，断面深棕黄色至金黄色，角质，具蜡样光泽，内皮层环明显，维管束呈点状散在。气香特异，味苦、辛。②长形姜黄：为侧生根茎，呈圆柱形而稍扁，长2.5~6cm，直径0.8~1.5cm，略弯曲，常有短的分枝，一端钝圆，另一端为断面。表面有纵皱纹和明显的环节，余同圆形姜黄。

96. 郁金　①温郁金：呈长圆形或卵圆形，稍扁，有的微弯曲，两端渐尖，长3.5~7cm，直径1.2~2.5cm。表面灰褐色或灰棕色，具不规则纵皱纹，纵纹隆起处色较浅。质坚实，横断面平滑，灰棕色，角质样；内皮层环明显。气微香，味微苦。②黄丝郁金：呈纺锤形，有的一端细长，长2.5~4.5cm，直径约1~1.5cm。表面棕灰色或灰黄色，具细皱纹。断面橙黄色，外周棕黄色至棕红色。气芳香，味辛辣。③桂郁金：呈长圆锥形或长圆形，2~6.5cm，直径1~1.8cm。表面具疏浅纵纹或较粗糙网状皱纹。气微，味微辛苦。④绿丝郁金：呈长椭圆形，较粗壮，长1.5~3.5cm，直径1~2cm。气微、味淡。

97. 高良姜　呈圆柱形，多弯曲，有分支，长5~9cm，直径1~1.5cm。表面棕红色至暗褐色，有细密的纵皱纹和灰棕色的波状环纹节，节间长0.2~1cm，一面有圆形的根痕。质坚硬，不易折断，断面灰棕色或红棕色，纤维性，中柱约占1/3。气香，味辛辣。

98. 天麻　呈椭圆形或长条形，略扁，皱缩而稍弯曲，长3~15cm，宽1.5~6cm，厚0.5~2cm。表面黄白色至淡黄棕色，有纵皱纹及由点状突起（潜伏芽）排列而成的横环纹多轮，有时可见棕褐色菌索。一端有红棕色至深棕色枯芽苞，习称"鹦哥嘴"或"红小瓣"，或为残留茎基；另一端有圆脐形疤痕。质坚实，不易折断，断面较平坦，角质样，黄白色至淡棕色。气特异，味甘。

以质地坚实沉重、有鹦哥嘴、断面明亮、无空心者为"冬麻"，质佳；质地轻泡、有残留茎基、断面色晦暗、空心者为"春麻"，质次。

99. 白及　呈不规则扁球形，多有2~3个爪状分枝，长1.5~5cm，厚0.5~1.5cm。表面灰白色或黄白色，有数圈同心环节和棕色点状须根痕，上面有突起的茎痕，下面有连接另一块茎的痕迹。质坚硬，不易折断，横切面类白色，角质样，微显筋脉小点。无臭，味苦，嚼之有黏性。

要点五　显微鉴别

1. 绵马贯众　叶柄基部横切面：①表皮细胞1列，细胞较小，外壁稍厚。②下皮为数列多角形棕色厚壁细胞。③周韧维管束（分体中柱）5~13个，环列；每个维管束外围一列扁小的内皮层细胞，凯氏点明显，其外有1~2列中柱鞘薄壁细胞；木质部由多角形的管胞组成。④薄壁组织排列疏松，间隙中常有特殊的细胞间隙腺毛，腺头单细胞，球形或梨形，内含棕色分泌物，具短柄。⑤薄壁细胞内含淀粉粒及棕色物质。

2. 细辛　根横切面：①表皮细胞1列，部分残存。②皮层宽，有众多油细胞散在；外层细胞1列，类长方形，木栓化并微木化；内皮层明显，可见凯氏点。③中柱鞘细胞1~2层，初生木质部2~4原型。④韧皮部束中央可见1~3个明显较其周围韧皮部细胞大的薄壁细胞，但其长径显著小于最大导管直径，或者韧皮部中无明显的大型薄壁细胞。⑤薄壁细胞充满类球形淀粉粒。

3. 大黄　粉末：

(1) 大黄：黄棕色。①草酸钙簇晶多而大，直径20~160μm，有的可达190μm。②导管多为大型网纹，并有具缘纹孔及细小螺纹导管，非木化。③淀粉粒甚多，单粒呈类球形或多角圆形，直径3~25μm，脐点星状；复粒由2~8分粒组成。

(2) 掌叶大黄：草酸钙簇晶棱角大多短钝。

(3) 唐古特大黄：草酸钙簇晶棱角大多长宽而尖，药用大黄草酸钙簇晶棱角大多短尖。

4. 何首乌　块根横切面：①木栓层细胞数列，充满棕色物。②韧皮部较宽，散有类圆形异型维管束4~11个，为外韧型维管束，导管稀少。③根中央维管束形成层成环；导管稀少，周围有管胞及少数木纤维。④薄壁细胞含草酸钙簇晶及淀粉粒。

5. 牛膝　根横切面：①木栓层为数列细胞。②皮层窄。③异型维管束断续排列成2~4轮；外韧型，最外轮维管束较小，向内较大，束间形成层除最外轮明显外，向内各轮均不明显。④根中心木质部集成2~3群。⑤少数薄壁细胞含草酸钙砂晶。

6. 川乌　根横切面：①后生皮层为棕色木栓化细胞。②皮层薄壁组织偶见石细胞，类长方形、方形或长椭圆形，胞腔较大；内皮层不甚明显。③韧皮部宽广，散有筛管群。④形成层呈多角形环。其内外侧偶有1至数个异型维管束。⑤木质部导管多单列，径向或略呈"V"字形排列。⑥髓部明显。⑦薄壁细胞含淀粉粒。

7. 黄连　粉末：

(1) 味连：黄棕色或黄色。气微，味极苦。①石细胞鲜黄色，类方形、类圆形、类长方形或近多角形，直径25~64mm，长至102mm，壁厚，有的层纹明显，孔沟及壁孔明显。②中柱鞘纤维鲜黄色，纺锤形或梭形，壁厚。③木纤维鲜黄色，较细长，壁稍厚，有稀疏点状纹孔。④鳞叶表皮细胞绿黄色或黄棕色，细胞长方形或长多角形，壁微波状弯曲，或作连珠状增厚。此外尚有类长方形木薄壁细胞，细小导管，淀粉粒及木栓细胞。

(2) 雅连：与味连相似，但石细胞较多，较大，直径23~102mm，长可达252mm。

(3) 云连：无石细胞和中柱鞘纤维。

8. 延胡索　粉末：绿黄色。①下皮厚壁细胞多角形、类方形或长条形，壁木化、稍厚，有的呈连珠状增厚，具细密纹孔。②石细胞类圆形、长圆形或长多角形，壁较厚，纹孔细密。③薄壁细胞中含糊化的淀粉团块。④导管多为螺纹，少数网纹。

9. 甘草　粉末：淡棕黄色，味甜而特殊。①纤维成束，壁极厚；晶纤维易察见。②草酸钙方晶多见。③具缘纹孔导管较大，稀有网纹导管。④淀粉粒多为单粒，卵圆形或椭圆形，脐点点状。⑤木栓细胞多角形、红棕色。⑥棕色块状物形状不一。

10. 黄芪　粉末：黄白色。①纤维成束或散离，壁厚，表面有纵裂纹，初生壁常与次生壁分离，两端常断裂成须状，或较平截。②导管为具缘纹孔或网纹，偶有螺纹。③石细胞较少，长圆形、类圆形或不规则状，壁甚厚，少数较薄。

11. 人参　主根横切面：①木栓层为数列细胞。②皮层窄。③韧皮部中散有树脂道，内含黄色分泌物。④形成层成环。⑤木质部导管单个散在或数个相聚，断续排列成放射状；导管旁偶有非木化的纤维。⑥薄壁细胞含草酸钙簇晶或细小淀粉粒（红参已糊化）。

12. 三七　粉末：灰黄色。①树脂道碎片含黄色分泌物。②草酸钙簇晶少见，直径$50\sim80\mu m$，其棱角较钝。③导管有梯纹、网纹及螺纹导管。④淀粉粒甚多，单粒圆形、半圆形或圆多角形，脐点点状或裂缝状；复粒由2~10分粒组成。

13. 白芷　根横切面：（1）白芷：①木栓层由多列细胞组成。②皮层和韧皮部散有油管，薄壁细胞内含有淀粉粒，射线明显。③木质部略呈圆形，导管放射状排列。

（2）杭白芷：横切面与上种相似，但木质部略呈方形，射线较多，导管稀疏排列。

14. 当归　粉末：淡黄棕色。①韧皮薄壁细胞纺锤形，壁稍厚，表面有微细斜向交错的纹理，有时可见菲薄横隔。②有时可见油室及油管碎片。③梯纹、网纹导管多见。④尚有木栓细胞，淀粉粒，偶见木纤维。

15. 柴胡　根横切面：北柴胡：①木栓层为数列细胞。②皮层散有油管及裂隙。③韧皮部散有油管，射线宽，筛管不明显。④形成层成环。⑤木质部导管稀疏而分散，木纤维和木薄壁细胞排列成几个环，纤维多角形，壁厚，木化。

16. 龙胆　粉末：

（1）龙胆：淡黄棕色，气微，味极苦。①外皮层细胞表面观类纺锤形，每一细胞由横壁分隔成数个扁方形小细胞。②内皮层细胞表面观类长方形，甚大，平周壁观有纤细的横向纹理，每个细胞由纵壁分隔成数个栅状小细胞，纵横壁大多连珠状增厚。③薄壁细胞含细草酸钙小针晶。

（2）坚龙胆：无外皮层细胞，内皮层细胞类方形或类长方形，平周壁的横向纹理较粗而密，有的粗达$3\mu m$，每一细胞分隔成多数栅状小细胞，隔壁稍增厚或呈连珠状。

17. 黄芩　粉末：黄色。气微，味苦。①韧皮纤维单个散在或数个成束，梭形，长$60\sim250\mu m$，直径$9\sim33\mu m$，壁厚，孔沟明显。②石细胞类圆形、类方形或长方形，壁厚，孔沟有时分叉。③木栓细胞多角形、棕黄色。④网纹导管多见。⑤木纤维多碎断，直径约$12\mu m$，有稀疏的斜纹孔。⑥淀粉粒甚多，单粒类球形，脐点明显，复粒由2~3分粒组成。

18. 地黄　块根横切面：鲜地黄：①木栓层为数列细胞。②皮层细胞排列疏松，散有多数分泌细胞，含橘黄色油滴，偶有石细胞。③韧皮部较宽，分泌细胞较少。④形成层成环。⑤木质部射线较宽，导管稀疏，排列成放射状。

19. 党参　根横切面：

（1）党参：①木栓细胞数列至十数列，外侧有石细胞，单个或成群。②栓内层窄。③韧皮部宽广，外侧常现裂隙，散有淡黄色乳管群，并常与筛管群交互排列。④形成层成环。⑤木质部导管单个散在或数个相聚，呈放射状排列。⑥薄壁细胞内含菊糖及少量淀粉粒。

（2）素花党参：与党参相似。木栓层外侧有较厚的木栓石细胞环带，厚约至12列；韧皮部发达，约占半径的2/3；木质部小，导管大小不一，常径向排列，似年轮状。薄壁细胞充满淀粉粒及少量菊糖。

（3）川党参：木栓细胞壁有的稍厚，具纹孔，木栓石细胞数列排成断续的环带，有的嵌于木栓细胞间。薄壁细胞充满淀粉粒，多为复粒；菊糖存在于裂隙及导管中。

21. 白术　根茎横切面：①木栓层为数列扁平细胞，其内侧常夹有断续的石细胞环。②皮层、韧皮部及木射线中有大型油室散在，油室圆形至长圆形，长径180～340μm，短径135～180μm。③形成层环明显。④导管群放射状排列，中部和内侧导管有纤维束围绕。⑤中央有髓部。⑥薄壁细胞中含菊糖及草酸钙针晶。

22. 苍术　根茎横切面：

（1）茅苍术：①木栓层厚10～40层木栓细胞，其间夹有石细胞带1至数条不等，每一石细胞带约由2～3层类长方形的石细胞组成。②皮层宽广，其间散有大型油室，长径225～810μm，短径135～450μm。③韧皮部狭小。④形成层成环。⑤木质部内侧有纤维束，和导管群相间排列。⑥射线较宽，中央为髓部，射线和髓部均散有油室。⑦薄壁细胞有菊糖和细小的草酸钙针晶。

（2）北苍术：皮层有纤维束，木质部纤维束较大，和导管群相间排列。

23. 半夏　粉末：类白色。无臭，味辛辣、麻舌而刺喉。①淀粉粒众多，单粒呈类圆形、半圆形或圆多角形，直径2～20μm，脐点呈裂缝状、人字形或星状，稍偏心性，复粒由2～6分粒组成。②草酸钙针晶束存在于椭圆形黏液细胞中，或随处散在，针晶长20～144μm。③导管为螺纹或环纹，直径10～24μm。

24. 石菖蒲　根茎横切面：①表皮细胞外壁增厚，棕色，有的含红棕色物。②皮层宽广，散有纤维束及叶迹维管束；叶迹维管束外韧型，维管束鞘纤维成环，木化；内皮层明显。③中柱维管束周木型及外韧型，维管束鞘纤维较少。纤维束及维管束鞘纤维周围细胞中含草酸钙方晶，形成晶纤维。④薄壁组织中散有类圆形油细胞；薄壁细胞内含淀粉粒。

25. 麦冬　横切面：①表皮细胞1列，根被为3～5列木化细胞。②皮层宽广，散有含草酸钙针晶束的黏液细胞；内皮层细胞壁均匀增厚，木化，有通道细胞，其外侧为1列石细胞，其内壁及侧壁均增厚，纹孔细密。③中柱较小，中柱鞘为1～2列薄壁细胞；辐射型维管束，韧皮部束16～22个，木质部由导管、管胞、木纤维以及内侧的木化细胞连结成环层。④髓小，薄壁细胞类圆形。

26. 天麻　块茎横切面：①表皮有残留，下皮由2～3列切向延长的栓化细胞组成。②皮层为10数列多角形细胞，有的含草酸钙针晶束。较老块茎皮层与下皮相接处有2～3列椭圆形厚壁细胞，木化，纹孔明显。③中柱大，散列小型周韧维管束。④薄壁细胞中含有多糖类团块状物，遇碘液显棕色或淡棕紫色，有的薄壁细胞内亦含草酸钙针晶束。

要点六　主成分

1. 绵马贯众　根茎主含：①间苯三酚衍生物绵马精，不稳定，能缓慢分解产生绵马酸类、黄绵马酸类、白绵马素类等化合物及粗蕨素类。②挥发油。③鞣质。④树脂等。其中间苯三酚类化合物为抗肿瘤与驱虫有效成分，以绵马精驱虫效力最强；但贮藏日久，有效成分易分解而疗效降低。挥发油亦有驱虫活性。

2. 细辛　三种细辛均含：①细辛脂素（asarinin）。②挥发油，油中均含甲基丁香油酚、黄樟醚、细辛醚，并含α-蒎烯及β-蒎烯等成分。

3. 大黄　三种大黄均含：①蒽醌衍生物：有游离状态的和结合状态的，其中以结合状态为主，游离状态占少部分。游离蒽醌衍生物有大黄酸（rhein）、大黄素（emodin）、大黄酚（chrysophanol）、芦荟大黄素（aloeemodin）、大黄素甲醚（physcion）等，为大黄的抗菌成分。结合性蒽醌衍生物为游离蒽醌类成分的葡萄糖苷、双葡萄糖苷或双蒽酮苷，系大黄的主要泻下成分，以双蒽酮苷泻下作用最强，双蒽酮苷主为番泻苷A、B、C、D、E、F（sennoside A、B、C、D、E、F）等。②鞣质类物质：有没食子酰葡萄糖、没食子酸、d-儿茶素，为收敛成分。③此外，尚含挥发油、有机酸、脂肪酸、甾醇及多种无机元素。

4. 虎杖　①蒽醌类化合物：以游离型为主，结合型的含量较低。游离蒽醌有：大黄素（emodin）、大黄素甲醚、大黄酚等，为抗菌成分；结合型蒽醌有：大黄素、大黄素甲醚的葡萄糖苷。②二苯乙烯类化合物：芪三酚（resveratrol 即白藜芦醇）为抗真菌成分，芪三酚苷（即虎杖苷 polydatin）有镇咳及降血脂作用。③鞣质及酚性化合物。④多种多聚糖。⑤黄酮类化合物等。

5. 何首乌　①芪类（二苯乙烯苷）化合物，如2,3,5,4'-四羟基二苯乙烯-2-O-β-D-葡萄糖苷（2,3,5,4'-tetrahydroxystilbene-2-O-β-D-glucoside），有抗衰老、提高免疫功能、防止动脉硬化及保肝作用。②卵磷脂。③蒽醌类衍生物，主要为大黄素、大黄素甲醚、大黄酚及其苷。④鞣质。⑤铁及锌含量较高。

6. 牛膝　①三萜皂苷，其苷元为齐墩果酸。②甾类化合物，如β-蜕皮甾酮（ecdysterone）、牛膝甾酮，具有较强的促进蛋白质合成作用。③牛膝肽多糖 ABAB，有免疫活性。总多糖有抗肿瘤活性。④生物碱。⑤香豆素。

7. 商陆

（1）商陆：①三萜皂苷：根含总皂苷约2.61%，有商陆皂苷（esculentoside）A、B、C、D、E、F、G、H、I、J、K、L、M、N、O、P、Q等，是商陆扶正固本的主要有效成分之一，商陆皂苷甲有很强的抗炎活性。②多糖：含量约10.57%，商陆多糖有显著的增强免疫活性。③甾醇类化合物，如α-菠菜甾醇、Δ'-豆甾烯醇等。

（2）美商陆：①总皂苷2.16%，有美商陆苷A、D、B、E、G等。②多糖。③美商陆根抗病毒蛋白（PAP）和美商陆根抗真菌蛋白R1、R2等。

8. 太子参

①皂苷。②多种氨基酸。③黄酮。④香豆精。⑤太子参环肽A、B（heterophyllin A、B）。⑥果糖、蔗糖等。

9. 威灵仙

（1）威灵仙：①根含多种三萜类皂苷，为齐墩果酸（oleanolic acid）或常春藤皂苷元（hederagenin）的衍生物。②根含原白头翁素，遇热或放置易聚合为白头翁素。

（2）棉团铁线莲：根含白头翁素、生物碱、谷甾醇、肉豆蔻酸等。

（3）东北铁线莲：根含三萜皂苷：铁线莲皂苷A、A'、B、C，皂苷元均为齐墩果酸。

10. 川乌　①生物碱，其中主要为剧毒的双酯类生物碱：乌头碱（aconitine），中乌头碱（mesaconitine），次乌头碱（hypaconitine），杰斯乌头碱、异翠雀花碱等。②乌头多糖。

11. 草乌　北乌头块根含总生物碱，主要为剧毒的双酯类生物碱，有乌头碱（aconi-

tine)、中乌头碱（mesaconitine）、次乌头碱（hypaconitine）。

12. 附子　根主含生物碱。①剧毒的双酯型生物碱：乌头碱及中乌头碱、次乌头碱。②单酯型生物碱：附子因系加工品，生品中所含毒性很强的双酯类生物碱，在加工的过程中易水解，生成毒性较小的单酯型生物碱苯甲酰乌头原碱（benzoylaconine）、苯甲酰新乌头原碱（benzoylmesaconine）和苯甲酰次乌头原碱（benzoylhypaconine），其毒性仅为乌头碱的 1/200。③醇胺型生物碱：如继续水解，生成毒性更小的不带酯键的醇胺类生物碱乌头胺、中乌头胺和次乌头胺，其毒性仅为乌头碱的 1/2000。因此附子的毒性较生品为小。盐附子的毒性则较蒸煮过的黑顺片、白附片为大。中乌头碱为镇痛的主要活性成分。④其他生物碱：强心成分消旋去甲基乌药碱、棍掌碱及去甲猪毛菜碱。

13. 白芍　①苷类成分：含芍药苷（paeoniflorin），并含少量羟基芍药苷、芍药内酯苷、苯甲酰芍药苷等。②挥发油中主含苯甲酸、牡丹酚及其他醇类和酚类成分。③鞣质。芍药苷为解痉、镇痛、抗炎有效成分。白芍总苷有抗肝损伤作用。

14. 赤芍　①苷类成分：芍药苷（paeoniflorin）及少量羟基芍药苷、苯甲酰芍药苷、芍药内酯苷等。②苯甲酸。③鞣质等。

15. 黄连　①三种黄连均含多种异喹啉类生物碱，以小檗碱（berberine）含量最高，呈盐酸盐存在，其次为黄连碱（coptisine）、甲基黄连碱（worenine，云连无）、巴马亭（palmatine）、药根碱（jatrorrhizine）、表小檗碱（epiberberine）等，由于它们结构相似，常统称为黄连生物碱。此外，尚含木兰碱。②酸性成分阿魏酸、绿原酸等。

黄连碱和表小檗碱是黄连的特征性成分。

16. 防己　含多种异喹啉生物碱。其中主要为粉防己碱（汉防己甲素 tetrandrine）、防己诺林碱（汉防己乙素，fangchinoline），轮环藤酚碱及防己菲碱、氧化防己碱等十余种生物碱。

17. 延胡索　含多种生物碱，主要有：延胡索甲素（即 d - 紫堇碱）、延胡索乙素（dl - tetrahydropalmatine 即 dl - 四氢巴马亭）、延胡索丙素（即原鸦片碱）、延胡索丁素（即 l - 四氢黄连碱）、延胡索戊素（即 dl - 四氢黄连碱）、延胡索己素（即 l - 四氢非洲防己碱）、延胡索庚素（即 d - 紫堇鳞茎碱）、延胡索辛素、延胡索壬素、延胡索癸素等及去氢紫堇碱（即去氢延胡索甲素）等。

延胡索乙素为主要镇痛、镇静成分。去氢延胡索甲素对胃及十二指肠溃疡有疗效。

18. 板蓝根　根含：①靛兰、靛玉红、（R,S）- 告依春。②氨基酸：如精氨酸、脯氨酸、谷氨酸、γ - 氨基丁酸、缬氨酸和亮氨酸、棕榈酸。③多糖：如蔗糖。④苷类：如芥子苷，腺苷。⑤β - 谷甾醇。

19. 苦参　①根含 20 多种生物碱，主要为苦参碱（matrine）及氧化苦参碱、槐定碱，还含羟基苦参碱、N - 甲基金雀花碱、d - 异苦参碱等。②含多种黄酮成分如苦参啶、苦参酮等。

生物碱及黄酮类均为活性成分。苦参碱、氧化苦参碱等具有抗肿瘤、升白细胞、抗炎、平喘、抗心律不齐、保肝等作用。

20. 葛根　①含黄酮类物质，主要为：葛根素（puerarin）、黄豆苷及黄豆苷元。②三萜类：主要有槐花二醇、大豆皂醇 A、B 等。③皂苷类：主要有葛根皂苷 A、B。④香豆素类。⑤尿囊素。葛根素和葛根总黄酮是葛根的主要有效成分。具有扩张冠状动脉，改善心肌代谢，抗心率失常，改善微循环和脑循环，降血压等作用。葛根发霉以后总黄酮含量显著下降。

21. 粉葛 含黄酮类成分，主要有大豆苷、葛根素（puerarin）、Δ'-甲氧基葛根素、大豆苷元等。

22. 甘草 ①三萜皂苷类化合物：主要有甘草甜素（glycyrrhizin），系甘草酸（glycyrrhizic acid）的钾、钙盐，为甘草的甜味成分。甘草酸水解后产生 18β-甘草次酸和二分子葡萄糖醛酸。还有乌拉尔甘草苷 A、B（uralsaponin A、B），甘草皂苷 A_3、B_2、C_2、D_3等。②黄酮类化合物：主要有：甘草苷（liquiritin）、甘草苷元、异甘草苷等。③香豆素类：甘草香豆素、甘草酚、异甘草酚等。④氨基酸。⑤生物碱。⑥挥发性成分。⑦多糖。

甘草甜素有解毒、抗炎、抗癌、抑制艾滋病病毒复制作用。甘草次酸有抗炎、镇咳、抗癌作用。黄酮类化合物是甘草镇痉、抗溃疡作用的主要成分。

23. 黄芪 两种黄芪均含：①皂苷类成分，如黄芪甲苷、乙苷和丙苷等，具有降压、利尿和强心作用。②黄酮类成分：如芒柄花黄素、毛蕊异黄酮葡萄糖苷等。③多糖类：黄芪多糖，具有增强免疫活性作用。④多种有机酸及甜菜碱等。

24. 人参 ①主含多种人参皂苷（ginsenoside）类化合物，须根中的含量较主根高。根据皂苷元的不同可分为两类三组：一类是四环三萜的达玛脂烷系皂苷，其中一组加酸水解最后产物为人参二醇，如人参皂苷 R_{a1}、R_{a2}、R_{a3}、R_{b1}、R_{b2}、R_{b3}、R_c、R_d、R_{g3}、R_{h2}、R_{s1}、R_{s2}等。另一组水解产物为人参三醇，如人参皂苷 R_e、R_f、20-gluco-R_f、R_{g1}、R_{g2}、R_{h1}等。第二类是五环三萜的齐墩果烷系皂苷，其苷元为齐墩果酸，如人参皂苷 R_0。②糖类：除一些单糖、双糖、叁糖外，还含有几十种多糖类化合物，如人参多糖 A～L，Q～U 等。③挥发油中有几十种成分，如人参炔醇、人参环氧炔醇等。④人参多肽类。⑤其他：有机酸如柠檬酸、人参酸；氨基酸；多种维生素等。

人参皂苷是人参的主要有效成分，尤以达玛烷系三萜皂苷活性最显著，常用以评价人参质量。人参多糖具有免疫调节、抗肿瘤、抗溃疡、降低血糖等活性。

25. 西洋参 ①含多种人参皂苷，是西洋参的主要活性成分。有四环三萜的达玛烷系皂苷，包括苷元为人参二醇的和人参三醇的多种皂苷，和五环三萜的齐墩果烷系皂苷，如人参皂苷（ginsenoside）R_0、R_{b1}、R_{b2}、R_{b3}、R_c、R_d、R_e、R_{g1}、R_{g2}、R_{g3}、R_{h1}等，和西洋参皂苷 L_1（quinquenoside L_1）、R_1，拟人参皂苷 F_{11} 和 F_3。②多糖类成分，西洋参多糖 A～E。③挥发油，以 β-金合欢烯含量较高。④酯类化合物。⑤多种氨基酸。

26. 三七 ①含多种皂苷，和人参所含皂苷类似，但主为达玛脂烷系皂苷，有人参皂苷（ginsenoside）R_{b1}、R_{b2}、R_c、R_d、R_e、R_{g1}、R_{g2}、R_{h1}及三七皂苷 R_1～R_6、（notoginsenoside R_1～R_6）等。②止血活性成分田七氨酸（即三七素）。③黄酮类，如槲皮素及其苷等。④三七多糖。⑤挥发油等。

27. 白芷 ①含多种香豆素衍生物：欧前胡素（imperatorin）、异欧前胡素（isoimperatorin）、比克白芷素、氧化前胡素等。②含挥发油，主成分为榄香烯、十八醛等。

28. 当归 ①含挥发油，油中主要为藁本内酯（ligustilide）及正丁烯基酞内酯（n-butylidene-phthalide）等。②有机酸，如阿魏酸（ferulic acid）、丁二酸、烟酸等。③糖类，如蔗糖、果糖、葡萄糖等。④多种氨基酸。⑤尚含维生素 A、B_{12}、E 及碱性成分尿嘧啶，多种微量元素等。

29. 前胡 白花前胡：①挥发油。②香豆素类化合物，主要有白花前胡甲素［(±)-praeruptorin A］（有钙离子拮抗活性和平滑肌松弛作用），白花前胡乙素［(+)-praerup-

torin B]、白花前胡丙素、白花前胡丁素和白花前胡戊素等。

30. 川芎 ①挥发油。②生物碱，如川芎嗪（chuanxiongzine，即四甲基吡嗪）、L-异亮氨酰-L-缬氨酸酐、腺嘧啶、盐酸胆碱等。③内酯类化合物，如藁本内酯（ligustilide）、欧当归内酯A、丁烯基酞内酯、川芎酞内酯、丁基酞内酯、新蛇床内酯等。④酚性化合物及有机酸类：如阿魏酸、咖啡酸、瑟丹酸、川芎酚等。

川芎嗪是川芎的主要有效成分，有增加冠脉流量、抗心肌缺血作用，用于治疗冠心病、心绞痛；尚有抗脑缺血、抗血栓、抗再生障碍性贫血、降压、抗胃溃疡、抗肿瘤、镇痛等作用。

31. 防风 ①挥发油：主要成分为辛醛、人参炔醇、壬醛等。②色酮类：升麻素、升麻素苷（prim-O-glucosylcimifugin）、5-O-甲基维斯阿米醇苷、亥茅酚苷等。③香豆素类：补骨脂素、欧前胡素、珊瑚菜素等。④多糖类：防风多糖A、B、C及XC-1、XC-2。⑤19种脂肪酸甲酯。

升麻素和亥茅酚苷有镇痛作用。多糖XC-2具显著的增强肌体免疫作用。

32. 柴胡 两种均含：①皂苷类：柴胡皂苷（saikoside）a、b、c、d等。②挥发油。③多糖类。④甾醇类：α-菠菜甾醇、豆甾醇等。⑤黄酮类：山奈酚、槲皮素、芦丁等。

柴胡皂苷a、d具有解热、镇痛、镇静、抗炎、抗变态反应、保肝等多种药理作用。挥发油也是柴胡的主要有效部位。据报道，柴胡皂苷类主要存在于根的皮部。

33. 北沙参 ①主含香豆素类化合物，如欧前胡素、异欧前胡素、补骨脂素、佛手素、花椒毒素等。②多糖。③微量挥发油。④有机酸。⑤生物碱。

34. 龙胆 四种龙胆均含裂环环烯醚萜苷类苦味成分，如龙胆苦苷（gentiopicroside）、当药苦苷及当药苷，其中龙胆苦苷的含量最高。

35. 紫草 紫草药材中均含有多种相似的萘醌类色素，并为紫草的有效成分。这些萘醌类色素的母核均为紫草素（shikonin）。其中以β,β'-二甲基丙烯酰阿卡宁（β,β'-dimethylacrylshikonin），去氧紫草素，乙酰紫草素，β-羟基异戊酰紫草素为主要成分。

36. 丹参 ①脂溶性菲醌色素类化合物，如丹参酮Ⅰ、ⅡA、ⅡB（tanshinone Ⅰ、ⅡA、ⅡB）、隐丹参酮（cryptotanshinone）等及其异构体。②水溶性的酚酸类成分，如原儿茶醛，丹参酸（salvianic acid）A、B、C，丹酚酸（salvianolic acid）A、B、C、D、E、F、G，醚迷香酸等。

菲醌类成分具有抗菌、抗炎、治疗冠心病等疗效；隐丹参酮是抗菌的主要有效成分；酚酸类成分具有治疗冠心病和抗氧化等作用。

37. 黄芩 含多种黄酮类衍生物，如黄芩苷（baicalin）、汉黄芩苷（wogonoside）、黄芩素（noroxylin）、汉黄芩素、木蝴蝶苷等。

38. 玄参 ①环烯醚萜苷类成分，如哈巴苷（harpagside）、哈巴俄苷（harpagoside）等。②玄参素（scrophularin）。③另含L-天冬酰胺、生物碱等多种成分。

39. 地黄

（1）鲜地黄：①环烯醚萜苷类化合物，如梓醇（catalpol）、毛蕊花糖苷（verbascoside）、益母草苷、二氢梓醇、桃叶珊瑚苷、地黄苷A、B、C、D等。②多种糖类，如水苏糖及地黄多糖RPS-b等。RPS-b是地黄中兼具免疫与抑瘤活性的有效成分。③含有多种氨基酸等。

环烯醚萜苷类成分为主要活性成分，也是使地黄变黑的成分。

（2）生地黄：主含环烯醚萜及其苷，如梓醇、桃叶珊瑚苷和地黄苷 A、B、C、D，尚含地黄素（rehmaglutin）A、B、C、D 等。

40. 巴戟天 ①蒽醌类化合物，如甲基异茜草素、甲基异茜草素 -1-甲醚、大黄素-甲醚等。②植物甾醇。③糖类，如耐斯糖等。④环烯醚萜苷类化合物。⑤树脂和多种氨基酸等。

41. 桔梗 ①含多种皂苷类成分，如桔梗皂苷 A、C、D（platycodin A、C、D）等。如混合皂苷经完全水解产生桔梗皂苷元（platycodigenin）、远志酸以及少量桔梗酸 A、C、D。②含甾醇类化合物。③菊糖。④多种氨基酸。

42. 党参 ①糖类成分，如菊糖、果糖、党参酸性多糖。②苷类成分，如党参苷（tangshenoside）Ⅰ～Ⅳ，丁香苷，党参炔苷（lobetyolin）等。③三萜类化合物，如蒲公英萜醇、蒲公英萜醇乙酸酯、木栓酮等。④另含微量生物碱，植物甾醇，多种人体必需的氨基酸及无机元素。

43. 木香 ①挥发油，油中主成分为木香内酯（costus lactone）、去氢木香内酯（dehydrocostus lactone）、木香烃内酯（costunolide）、二氢木香内酯、α-木香酸、α-木香醇等。②菊糖。③木香碱等。

44. 白术 含挥发油，油中主要成分为苍术酮（atractylone）、白术内酯 A、白术内酯 B、3-β-乙酰氧基苍术酮等多种成分。

45. 苍术

（1）茅苍术：含挥发油。油中主要成分为茅术醇（hinesol）、β-桉油醇（β-eudesmol）、苍术素（atractylodin）及苍术酮等。

（2）北苍术：含挥发油，油中主要成分为茅术醇、β-桉油醇、苍术素及苍术酮等。

46. 泽泻：①四环三萜酮醇类衍生物：泽泻醇（alisol）A、B、C 及 23-乙酰泽泻醇 B、24-乙酰泽泻醇 A、乙酰泽泻醇 C、表泽泻醇 A、泽泻薁醇、泽泻薁醇氧化物等。②挥发油。③胆碱。④糖类。⑤钾、钙、镁等元素。

47. 半夏 ①甾醇及含氮类成分，如 β-谷甾醇及其葡萄糖苷、黑尿酸（高龙胆酸）及天门冬氨酸等多种氨基酸。从半夏中分离出一种结晶性蛋白质—半夏蛋白Ⅰ。②有机酸类，如琥珀酸等。③微量挥发油。④生物碱类，如左旋盐酸麻黄碱。⑤原儿茶醛等。⑥多糖类成分，半夏多糖组分具有 PMN 活化抗肿瘤作用。

48. 石菖蒲 含挥发油，油中主成分为 β-细辛醚（β-asarone）、1-烯丙基-2,4,5-三甲氧基苯、顺-甲基异丁香油酚、甲基丁香油酚、α-细辛醚等。

49. 川贝母 主含甾体类生物碱，如贝母辛、贝母素乙、西贝母碱等。

（1）暗紫贝母：含松贝辛、松贝甲素等。

（2）川贝母：含川贝碱、西贝母碱等。

（3）梭砂贝母：含梭砂贝母碱、梭砂贝母酮碱、川贝酮碱、西贝素、川贝碱等。

（4）甘肃贝母：含岷贝碱。甲、乙川贝酮碱，梭砂贝母酮碱，西贝素等。

50. 浙贝母 含甾醇类生物碱，主要为浙贝母碱（verticine）即贝母素甲（peimine）、去氢浙贝母碱（verticinone）即贝母素乙（peiminine）以及微量的贝母新碱、贝母芬碱、贝母替定碱。又含贝母碱苷。

51. 麦冬 ①皂苷类成分，如麦冬皂苷（ophiopogonin）A、B、B′、C、C′、D、D′，

其中以麦冬皂苷 A 的含量最高，麦冬皂苷 B 含量次之，麦冬皂苷 C、D 含量均很低，麦冬皂苷 A、B、C、D 水解可得鲁斯可皂苷元。②糖类成分，如单糖类和寡糖类成分等。③黄酮类成分，如麦冬黄酮 A、B，甲基麦冬黄酮 A、B，并分得 5 个高异黄酮类化合物。④植物甾醇。⑤葎草烯，萜类化合物以及萜苷等。

52. 知母 根茎含：①多种甾体皂苷，如知母皂苷（timosaponin）A-Ⅰ、A-Ⅱ、A-Ⅲ、A-Ⅳ、B-Ⅰ、B-Ⅱ，其皂苷元有菝葜皂苷元、马尔可皂苷元等。②黄酮成分芒果苷（mangiferin）、异芒果苷。③四种知母多糖。④烟酸，胆碱等。

53. 莪术 含挥发油，油的组成为多种倍半萜衍生物和桉油精。温莪术主成分有莪术醇（curcumol）、莪术酮、莪术二酮、α- 和 β-蒎烯、樟烯、莪术烯、β-榄烯（β-elemene）等。

54. 天麻 主含对羟基苯甲醇-β-D-吡喃葡萄糖苷，即天麻苷，也称天麻素（gastrodin）。尚含赤箭苷（gastrodioside）、对羟苄基甲醚以及对羟基苯甲醇（天麻苷元）等。

要点七 理化鉴别与含量测定

（一）理化鉴别

1. 大黄 取本品粉末少量进行微量升华，可见黄色菱状针晶或羽状结晶，加碱试液显红色。

2. 川乌 取本品粉末 0.5g，加乙醚 10ml 与氨试液 0.5ml，振摇 10 分钟，滤过。滤液置分液漏斗中，加 0.25mol/L 硫酸液 20ml，振摇提取，分取酸液适量，用水稀释后用分光光度法测定，在 231nm 的波长处有最大吸收。

3. 黄连 粉末或薄切片置载玻片上，加 95% 乙醇 1~2 滴及 30% 硝酸 1 滴，加盖玻片放置片刻，镜检，有黄色针状或针簇状结晶析出。（硝酸小檗碱）

4. 延胡索 取本品粉末 2g，加 0.25mol/L 硫酸溶液 20ml，振摇片刻，滤过。取滤液 2ml，加 1% 铁氰化钾溶液 0.4ml 与 1% 三氯化铁溶液 0.3ml 的混合液，即显深绿色，渐变深蓝色，放置后底部有较多的深蓝色沉淀。另取滤液 2ml，加重铬酸钾试液 1 滴，即生成黄色沉淀。（鉴别延胡索乙素、丁素、戊素和己素等）

5. 西洋参 薄层色谱鉴别：本品以西洋参对照药材、拟人参皂苷 F_{11}、人参皂苷 R_{b1}、R_e、R_{g1} 对照品为对照，进行薄层色谱法试验。分别置日光及紫外光灯（365nm）下检视，供试品色谱中，在与对照药材色谱及对照品色谱相应的位置上，分别显相同颜色的斑点或荧光斑点。

6. 三七 取粗粉 2g，加甲醇 15ml 温浸 30 分钟，滤过。①取滤液 1ml，蒸干，加醋酸 1ml 及浓硫酸 1~2 滴，显黄色，渐变为红色、紫色、青色、污绿色。（甾类反应）②另取滤液数滴，点于滤纸上，干后，置紫外光灯（365nm）下观察，显淡蓝色荧光，滴加硼酸饱和的丙酮溶液与 10% 枸橼酸溶液各 1 滴，干后，置紫外光灯下观察，有强烈的黄绿色荧光。（黄酮类反应）

7. 白芷 薄层色谱鉴别：本品以白芷对照药材和欧前胡素对照品、异欧前胡素对照品为对照，进行薄层色谱法试验。置紫外灯光下（365nm）检视，供试品色谱中，在与对照药材色谱及对照品色谱相应的位置上，显相同颜色的荧光斑点。

8. 百部 取本品粉末 5g，加 70% 乙醇 50ml，加热回流 1 小时，滤过，滤液蒸去乙醇，残渣加浓氨试液调节 pH 值至 10~11，再加三氯甲烷 5ml 振摇提取，分取三氯甲烷层，蒸干，残渣加 1% 盐酸溶液 5ml 使溶解，滤过。滤液分为两份：一份滴加碘化钾试液，生成橙红色沉淀；另一份中滴加硅钨酸试液，生成乳白色沉淀。

9. 浙贝母　①本品横切片，加碘试液 2~3 滴，即呈蓝紫色，但边缘一圈仍为类白色。②取粗粉 1g，加 70% 乙醇 20ml，加热回流 30 分钟，滤过，滤液蒸干，残渣加 1% 盐酸溶液 5ml 使溶解，滤过，取滤液分置两个试管中，一管加碘化铋钾试液 3 滴，生成橙红色沉淀；另一管中加 20% 硅钨酸试液 1~3 滴，生成白色絮状沉淀。（检查生物碱）③取粉末置紫外光灯（365nm）下观察，显亮淡绿色荧光。

10. 天麻　取粉末 1g，加水 10ml，浸渍 4 小时，时时振摇，过滤。滤液加碘试液 2~4 滴，显紫红色至酒红色。

（二）含量测定

1. 细辛　①挥发油：药材和饮片含挥发油不得少于 2.0%（ml/g）。②细辛脂素：用高效液相色谱法测定，药材和饮片按干燥品计算，含细辛脂素（$C_{20}H_{18}O_6$）均不得少于 0.050%。

2. 大黄　用高效液相色谱法测定，本品按干燥品计算，含芦荟大黄素（$C_{15}H_{10}O_5$）、大黄酸（$C_{15}H_8O_6$）、大黄素（$C_{15}H_{10}O_5$）、大黄酚（$C_{15}H_{10}O_4$）和大黄素甲醚（$C_{16}H_{12}O_5$）的总量不得少于 1.50%。

3. 何首乌　①二苯乙烯苷：用高效液相色谱法测定，本品按干燥品计算，含 2，3，5，4'-四羟基二苯乙烯-2-O-β-D-葡萄糖苷（$C_{20}H_{22}O_9$）不得少于 1.0%。②结合蒽醌：用高效液相色谱法测定，本品按干燥品计算，含结合蒽醌以大黄素（$C_{15}H_{10}O_5$）和大黄素甲醚（$C_{16}H_{12}O_5$）的总量计，不得少于 0.10%。

4. 川乌　用高效液相色谱法测定，本品按干燥品计算，含乌头碱（$C_{34}H_{47}NO_{11}$）、次乌头碱（$C_{33}H_{45}NO_{10}$）和新乌头碱（$C_{33}H_{45}NO_{11}$）总量应为 0.050%~0.170%。

5. 附子　①总生物碱：本品含生物碱以乌头碱（$C_{34}H_{47}NO_{11}$）计，不得少于 1.0%。②苯甲酰新乌头碱、苯甲酰乌头原碱和苯甲酰次乌头原碱：用高效液相色谱法测定，本品按干燥品计算，含苯甲酰新乌头碱（$C_{32}H_{43}NO_{10}$）、苯甲酰乌头原碱（$C_{32}H_{45}NO_{10}$）和苯甲酰次乌头原碱（$C_{31}H_{43}NO_9$）的总量不得少于 0.010%。

6. 白芍　①药材：用高效液相色谱法测定，本品按干燥品计算，含芍药苷（$C_{23}H_{28}O_{11}$）不得少于 1.6%。②饮片：同药材，含芍药苷（$C_{23}H_{28}O_{11}$）不得少于 1.2%。

7. 黄连　①药材：用高效液相色谱法测定，本品按干燥品计算，以盐酸小檗碱计，含小檗碱（$C_{20}H_{17}NO_4$）不得少于 5.5%，表小檗碱（$C_{20}H_{17}NO_{17}$）不得少于 0.80%，黄连碱（$C_{19}H_{13}NO_4$）不得少于 1.6%，巴马亭（$C_{21}H_{21}NO_4$）不得少于 1.5%。②饮片：同药材，以盐酸小檗碱计，含小檗碱（$C_{20}H_{17}NO_4$）不得少于 5.0%，含表小檗碱（$C_{20}H_{17}NO_{17}$）、黄连碱（$C_{19}H_{13}NO_4$）和巴马亭（$C_{21}H_{21}NO_4$）的总量不得少于 3.3%。

8. 延胡索　①药材：用高效液相色谱法测定，本品按干燥品计算，含延胡索乙素（$C_{21}H_{25}NO_4$）不得少于 0.050%。②饮片：同药材，含延胡索乙素（$C_{21}H_{25}NO_4$）不得少于 0.040%。

9. 板蓝根　①药材：用高效液相色谱法测定，本品按干燥品计算，含（R，S）-告依春（C_5H_7NOS）不得少于0.020%。②饮片：同药材，含（R，S）- 告依春（C_5H_7NOS）不得少于0.030%。

10. 葛根　用高效液相色谱法测定，本品按干燥品计算，含葛根素（$C_{21}H_{20}O_9$）不得少于2.4%。

11. 粉葛　用高效液相色谱法测定，本品按干燥品计算，含葛根素（$C_{21}H_{20}O_9$）不得少于0.30%。

12. 甘草　①药材：用高效液相色谱法测定，本品含甘草酸（$C_{42}H_{62}O_{16}$）不得少于2.0%；甘草苷（$C_{21}H_{22}O_9$）不得少于0.50%。②饮片：同药材，本品含甘草酸（$C_{42}H_{62}O_{16}$）不得少于1.0%；甘草苷（$C_{21}H_{22}O_9$）不得少于0.50%。

13. 黄芪　①黄芪甲苷：用高效液相色谱法测定，药材和饮片含黄芪甲苷（$C_{41}H_{68}O_{14}$）不得少于0.040%。②毛蕊异黄酮葡萄糖苷：用高效液相色谱法测定，药材和饮片含毛蕊异黄酮葡萄糖苷（$C_{22}H_{22}O_{10}$）不得少于0.020%。

14. 人参　用高效液相色谱法测定，生晒参含人参皂苷R_{g1}（$C_{42}H_{72}O_{14}$）和人参皂苷R_e（$C_{48}H_{82}O_{18}$）的总量不得少于0.30%，人参皂苷R_{b1}（$C_{54}H_{92}O_{23}$）不得少于0.20%。

15. 红参　用高效液相色谱法测定，含人参皂苷R_{g1}（$C_{42}H_{72}O_{14}$）和人参皂苷R_e（$C_{48}H_{82}O_{18}$）的总量不得少于0.25%，人参皂苷R_{b1}（$C_{54}H_{92}O_{23}$）不得少于0.20%。

16. 防风　用高效液相色谱法测定，药材和饮片含升麻素苷（$C_{22}H_{28}O_{11}$）和5-O-甲基维斯阿米醇苷（$C_{22}H_{28}O_{10}$）的总量不得少于0.24%。

17. 柴胡　用高效液相色谱法测定，北柴胡含柴胡皂苷a（$C_{42}H_{68}O_{13}$）和柴胡皂苷d（$C_{42}H_{68}O_{13}$）不得少于0.30%。

18. 龙胆　①药材：用高效液相色谱法测定，龙胆含龙胆苦苷（$C_{16}H_{20}O_9$）不得少于3.0%；坚龙胆含龙胆苦苷（$C_{16}H_{20}O_9$）不得少于1.5%。②饮片：同药材，龙胆含龙胆苦苷（$C_{16}H_{20}O_9$）不得少于2.0%；坚龙胆含龙胆苦苷（$C_{16}H_{20}O_9$）不得少于1.0%。

19. 丹参　①丹参酮ⅡA：用高效液相色谱法测定，本品含丹参酮ⅡA（$C_{19}H_{18}O_3$）不得少于0.20%。②丹参酚酸B：用高效液相色谱法测定，本品含丹参酚酸B（$C_{36}H_{30}O_{16}$）不得少于3.0%。

20. 黄芩　①药材：用高效液相色谱法测定，按干燥品计算，含黄芩苷（$C_{21}H_{18}O_{11}$）不得少于9.0%。②饮片：同药材，含黄芩苷（$C_{21}H_{18}O_{11}$）不得少于8.0%。③酒黄芩：同药材，含黄芩苷（$C_{21}H_{18}O_{11}$）不得少于8.0%。

21. 玄参　用高效液相色谱法测定，药材和饮片含哈巴苷（$C_{15}H_{24}O_{10}$）和哈巴俄苷（$C_{24}H_{30}O_{11}$）的总量不得少于0.15%。

22. 地黄　①梓醇：用高效液相色谱法测定，按干燥品计算，生地黄及其饮片含梓醇（$C_{15}H_{22}O_{10}$）不得少于0.20%。②毛蕊花糖苷：用高效液相色谱法测定，按干燥品计算，生地黄及其饮片含毛蕊花糖苷（$C_{29}H_{36}O_{15}$）不得少于0.020%。

23. 木香　用高效液相色谱法测定，本品按干燥品计算，含木香烃内酯（$C_{15}H_{20}O_2$）和去氢木香内酯（$C_{15}H_{18}O_2$）的总量不得少于1.8%。

24. 苍术　用高效液相色谱法测定，按干燥品计算，药材和饮片含苍术素（$C_{13}H_{10}O$）不得少于0.30%；麸炒苍术含苍术素（$C_{13}H_{10}O$）不得少于0.20%。

25. 泽泻　用高效液相色谱法测定，本品按干燥品计算，药材和饮片含23-乙酰泽泻醇B（$C_{32}H_{50}O_5$）不得少于0.050%；盐泽泻含23-乙酰泽泻醇B（$C_{32}H_{50}O_5$）不得少于0.040%。

26. 川贝母　本品按干燥品计算，总生物碱以西贝母碱（$C_{27}H_{43}NO_3$）计，不得少于0.050%。

27. 浙贝母　用高效液相色谱法测定，本品按干燥品计算，含贝母素甲（$C_{27}H_{45}NO_3$）和贝母素乙（$C_{27}H_{43}NO_3$）的总量，不得少于0.080%。

28. 麦冬　本品按干燥品计算，总皂苷以鲁斯可皂苷元（$C_{27}H_{42}O_4$）计，不得少于0.12%。

29. 姜黄　①挥发油：药材含挥发油不得少于7.0%（ml/g）；饮片不得少于5.0%。②姜黄素：用高效液相色谱法测定，药材含姜黄素（$C_{21}H_{20}O_6$）不得少于1.0%；饮片不少于0.9%。

30. 天麻　用高效液相色谱法测定，本品按干燥品计算，含天麻素（$C_{13}H_{18}O_7$）不得少于0.20%。

要点八　常用根和根茎类中药药材的检查

1. 细辛　马兜铃酸Ⅰ限量：用高效液相色谱法测定，药材和饮片按干燥品计算，含马兜铃酸Ⅰ（$C_{17}H_{11}O_7N$）均不得超过0.001%。

2. 大黄　土大黄苷：取本品粉末0.2g，加甲醇2ml，温浸10分钟，放冷，取上清液10μl点于滤纸上，以45%的乙醇展开，取出，晾干，放置10分钟，置紫外光灯（365nm）下检视，不得显持久的亮紫色荧光。

3. 川乌　制川乌：双酯型生物碱限量　用高效液相色谱法测定，本品按干燥品计算，含乌头碱（$C_{34}H_{47}NO_{11}$）、次乌头碱（$C_{33}H_{45}NO_{10}$）和新乌头碱（$C_{33}H_{45}NO_{11}$）总量不得超过0.040%。

4. 草乌　制草乌：双酯型生物碱限量　用高效液相色谱法测定，本品按干燥品计算，含乌头碱（$C_{34}H_{47}NO_{11}$）、次乌头碱（$C_{33}H_{45}NO_{10}$）和新乌头碱（$C_{33}H_{45}NO_{11}$）总量不得超过0.040%。

5. 附子　双酯型生物碱限量：用高效液相色谱法测定，本品按干燥品计算，含乌头碱（$C_{34}H_{47}NO_{11}$）、次乌头碱（$C_{33}H_{45}NO_{10}$）和新乌头碱（$C_{33}H_{45}NO_{11}$）总量不得超过0.020%。

6. 甘草　①重金属及有害元素：用原子吸收分光光度法或电感耦合等离子体质谱法测定，本品含铅不得过百万分之五；镉不得过千万分之三；砷不得过百万分之二；汞不得过千万分之二；铜不得过百万分之二十。②有机氯农药残留量：六六六（总BHC）不得过千万分之二；滴滴涕（总DDT）不得过千万分之二；五氯硝基苯（PCNB）不得过千万分之一。

7. 黄芪　①重金属及有害元素：用原子吸收分光光度法或电感耦合等离子体质谱法测定，本品含铅不得过百万分之五；镉不得过千万分之三；砷不得过百万分之二；汞不得过千万分之二；铜不得过百万分之二十。②有机氯农药残留量：六六六（总BHC）不得过千万分之二；滴滴涕（总DDT）不得过千万分之二；五氯硝基苯（PCNB）不得过千万分之一。

8. 西洋参　①人参：本品以人参对照药材为对照，进行薄层色谱法试验。分别置日光及紫外光灯（365nm）下检视，供试品色谱中，不得显与对照药材完全相一致的斑点。②重金属及有害元素：按《中国药典》2010年版一部规定，用原子吸收分光光度法或电感耦合等离子体质谱法测定，本品含铅不得过百万分之五；镉不得过千万分之三；砷不得过百万分之二；汞不得过千万分之二；铜不得过百万分之二十。

（吴启南）

第三单元　茎木类中药

细目一　茎木类中药的概述

茎（caulis）类中药，包括木本植物的藤茎、茎枝、茎刺、茎髓、茎的翅状附属物等。①药用藤茎的，如川木通、大血藤、鸡血藤等。②茎枝的，如桂枝、桑枝、槲寄生等。③茎刺的，如皂角刺。④茎髓部的，如通草。⑤茎的翅状附属物的，如鬼箭羽。⑥药用为草本植物藤茎的，如天仙藤等。

木（lignum）类中药，指木本植物茎形成层以内的部分，通称木材。木材又分边材和心材，边材形成较晚，含水分较多，颜色较浅，亦称液材；心材形成较早，位于木质部内方，蓄积了较多的物质，颜色较深，质地较致密。木类中药多采用心材部分，如沉香、苏木等。

要点一　性状鉴别

一般应注意其形状、大小、粗细、表面、颜色、质地、折断面及气、味。如是带叶的茎枝，其叶则按叶类中药的要求进行观察。

（一）药材

1. 茎类中药　①木质藤茎和茎枝多呈圆柱形或扁圆柱形，有的扭曲不直，粗细大小不一。表面大多为棕黄色，少数具特殊颜色。外表粗糙，可见裂纹及皮孔，节膨大，具叶痕及枝痕。质地坚实。断面纤维性或裂片状，木部占大部分，呈放射状排列；有的小孔明显可见，气味常可以帮助鉴别。②草质藤茎较细长，多呈圆柱形。表面多呈浅黄绿色，节和节间、叶痕均较明显，有的可见数条纵向的隆起棱线。质脆，易折断，断面可见明显的髓部，类白色，疏松，有的呈空洞状。大部分草本植物茎，如石斛、苏梗等，则列入全草类中药。

2. 木类中药　多呈不规则的块状、厚片状或长条状。表面颜色不一，有的具有棕褐色树脂状条纹或斑块，如沉香；有的因形成的季节不同而出现年轮。质地和气味常可以帮助鉴别，如沉香质重，具香气；白木香质轻，香气较淡。必要时可用水试或火试。

（二）饮片

1. 茎类中药　大多为横切面，切面中央都具髓，特征较多。如大血藤的切面有"车轮纹"；鸡血藤切面有偏心性的半圆环，皮部有树脂样红棕色分泌物。木质藤本植物导管较粗大，切面上显"针眼"。较细的茎多切成小段。

2. 木类中药 多切成不规则的极薄片、小碎块或细粉。质硬，饮片折断面常呈刺状，如沉香、苏木。大多含有树脂及挥发油而具特殊香气，如沉香、檀香、降香等。

要点二 显微鉴别

（一）组织构造

1. 茎类中药 一般应制成横切片、纵切片、解离组织片、粉末制片等。茎类中药一般均为次生构造，横切面观察应时注意以下几部分的组织特征：

（1）周皮或表皮：木本植物外方多为周皮，木栓细胞的形状、层数，落皮层有无等；幼嫩茎常可见到表皮组织。草质茎大多最外方为表皮，角质层的厚度、毛茸有无是鉴别特征。

（2）皮层：注意其存在与否及在横切面所占比例。

（3）维管柱：占茎的大部分，包括呈环状排列的维管束、髓射线和髓等。①维管束：通常为无限外韧型维管束，由韧皮部、形成层、木质部和次生射线组成。注意韧皮部的薄壁组织和射线细胞的形态及有无厚壁组织等。形成层是否明显，一般都成环状。木质部的导管、管胞、木纤维、薄壁细胞、射线细胞的形态和排列情况。②髓射线：较长，注意射线细胞宽度，有无内含物，结晶体等分布。③髓部：大多由薄壁细胞构成。有的髓周围具厚壁细胞，散在或形成环髓纤维或环髓石细胞。草质茎髓部较发达，木质茎髓部较小。

双子叶植物木质茎藤，有的为异常构造，其韧皮部和木质部层状排列成数轮，如鸡血藤。有的髓部具数个维管束，如海风藤。有的具内生韧皮部，如络石藤。

2. 木类中药 一般分别制作三个方向的切片：即横切片、径向纵切片、切向纵切片，另外还可配合制作解离组织片和粉末片。观察时应注意下列组织的特征：

（1）横切面：是与茎的纵轴垂直所作的切面。可见导管、管胞、木纤维和木薄壁细胞等在横切面上的形状、直径大小和胞壁厚薄，亦可见同心状的年轮和辐射状的射线。

（2）径向切面：是通过茎的中心所作的纵切面。可见导管、管胞、木纤维和木薄壁细胞等纵切面的长度、宽度、纹孔和细胞两端的形状。射线细胞为长方形、多列排列整齐，与纵轴垂直，显示了射线在这个切面上的高度和长度。

（3）切向切面：是不经过茎的中心而垂直于茎的半径所做的切面。可见到的导管、管胞、木纤维和木薄壁细胞等与径向切面相似。射线为横切面，细胞群呈纺锤形，显示了射线在这个切面中的高度、宽度和细胞列数。

（二）粉末特征

1. 茎类中药 常见的显微鉴别特征有：①木质茎：木栓细胞多见，导管具缘纹孔导管，有的可见管胞；纤维、石细胞、木射线细胞、木薄壁细胞常见；亦可见分泌组织，如分泌细胞等；内含物常可见淀粉粒、草酸钙结晶体、硅质体等。②草质茎：表皮细胞多见，有时可见角质层、气孔、毛茸等；薄壁细胞较多见；其余组织、细胞和内含物特征同木质茎。

除此之外，有的需通过解离组织制片法，观察各类厚壁组织的细胞形态、细胞壁的厚度和木化程度，有无壁孔、层纹和分隔。

2. 木类中药　①导管：大多为具缘纹孔及网纹导管。注意导管分子的形状、宽度及长度，导管壁上纹孔的类型。还应注意导管中有无侵填体及侵填体的形状、颜色。②管胞：松柏科植物的木材没有导管，而为管胞。管胞是两端较狭细无明显末梢壁（纤维状管胞），或有斜形末梢壁，但无穿孔而只有纹孔（导管状管胞）。管胞侧壁上的纹孔通常是具缘纹孔。③木纤维：为狭长的厚壁细胞，有斜裂隙状的单纹孔，少数有的为分隔纤维；有的为晶纤维，如苏木、降香。④木薄壁细胞：是贮藏养料的生活细胞，有时内含淀粉粒或草酸钙结晶。细胞壁有时增厚或有单纹孔，大多木质化。⑤木射线：细胞壁多木化，有的可见壁孔，胞腔内常见淀粉粒或草酸钙结晶。

细目二　常用茎木类中药的鉴定

要点一　来源

1. 木通　为木通科植物木通 *Akebia quinata* (Thunb.) Decne.、三叶木通 *Akebia trifoliata* (Thunb.) Koidz. 或白木通 *Akebia trifoliata* (Thunb.) Koidz. var. *australis* (Diels) Rehd. 的干燥藤茎。

2. 川木通　为毛茛科植物小木通 *Clematis armandii* Franch. 或绣球藤 *Clematis Montana* Buch.‐Ham. 的干燥藤茎。

3. 大血藤　为木通科植物大血藤 *Sargentodoxa cuneata* (Oliv.) Rehd. et Wils. 的干燥藤茎。

4. 苏木　为豆科植物苏木 *Caesalpinia sappan* L. 的干燥心材。

5. 鸡血藤　为豆科植物密花豆 *Spatholobus suberectus* Dunn 的干燥藤茎。

6. 降香　为豆科植物降香檀 *Dalbergia odorifera* T. Chen 的树干和根的干燥心材。

7. 沉香　为瑞香科植物白木香 *Aquilaria sinensis* (Lour.) Gilg 含有树脂的木材。

8. 通草　为五加科植物通脱木 *Tetrapanax papyriferus* (Hook.) K. Koch 的干燥茎髓。

9. 小通草　为旌节花科植物喜马山旌节花 *Stachyurus himalaicus* Hook. F. et Thoms. 及中国旌节花 *Stachyurus chinensis* Franch 或山茱萸科植物青荚叶 *Helwingia japonica* (Thunb.) Dietr. 的干燥茎髓。

10. 钩藤　为茜草科植物钩藤 *Uncaria rhynchophylla* (Miq.) Jacks.、大叶钩藤 *Uncaria macrophylla* Wall.、毛钩藤 *Uncaria hirsuta* Havil.、华钩藤 *Uncaria sinensis* (Oliv.) Havil. 或无柄果钩藤 *Uncaria sessilifructus* Roxb. 的干燥带钩茎枝。

要点二　主产地

1. 木通　①木通：主产于江苏、浙江、安徽、江西等省。②三叶木通：主产于浙江省。③白木通：主产于四川省。

2. 苏木　主产于台湾、广东、广西、贵州、云南等省区。

3. 鸡血藤　主产于广东、广西、云南等省区。

4. 沉香　白木香主产于广东、广西、福建等地区。

5. 钩藤　①钩藤：主产于广西、广东、湖北、湖南等省区。②大叶钩藤：主产于广西、广东、云南等省区。③毛钩藤：主产于福建、广东、广西、台湾等省区。④华钩藤：主产于广西、贵州、湖南、湖北等省区。⑤无柄果钩藤：主产于广东、广西、云南等省区。

要点三　性状鉴别

1. 木通　呈圆柱形，常稍扭曲，长30～70cm，直径0.2～2cm。表面灰棕色至灰褐色，外皮粗糙而有许多不规则的裂纹或纵沟纹，具突起的皮孔。节部膨大或不明显，具侧枝断痕。体轻，质坚实，不易折断，断面不整齐，皮部较厚，黄棕色，可见淡黄色颗粒状小点，木部黄白色，射线呈放射状排列，髓小或有时中空，黄白色或黄棕色。气微，味微苦而涩。

2. 川木通　①小木通呈长圆柱形，略扭曲，直径1～3.5cm。表面黄棕色或黄褐色，有纵向凹沟及棱线，节膨大，残余皮部易撕裂。质坚硬，不易折断。切片边缘不整齐，残存皮部黄棕色，木部浅棕色，宽广，密布小孔，有黄白色放射状纹理及裂隙。有时中心有空腔。无臭，味淡。②绣球藤与小木通相似，不同点是木质部束大小相间呈放射状排列，大的木质部束外端又被淡黄色的次生射线纹理分为两束，呈"菊花瓣"状。

3. 大血藤　呈圆柱形，略弯曲，直径1～3cm。表面灰棕色，粗糙，有浅纵沟和明显的横裂纹及疣状突起，栓皮有时呈鳞片状剥落，剥落处显暗红棕色，有的可见膨大的节及略凹陷的枝痕或叶痕。质硬，体轻，易折断。断面皮部呈红棕色环状，有数处向内嵌入木部，形成"车轮纹"，木部黄白色，有多数细孔状导管，红棕色的射线呈放射状排列。气微，味微涩。

4. 苏木　呈长圆柱形、半圆柱形或不规则块状，大小不一。表面黄红色至棕红色，具刀削痕，常见纵向裂缝。质坚硬，横断面略具光泽，年轮明显，有的可见暗棕色、质松、带亮星的髓部。无臭，味微涩。

5. 鸡血藤　为椭圆形、长矩圆形或不规则的斜切片，厚0.3～1cm。栓皮灰棕色，有的可见灰白色的斑，栓皮脱落处显红棕色。质坚硬。切面木部红棕色或棕色，导管孔多数；韧皮部有树脂状分泌物呈红棕色至黑棕色，与木质部相间排列呈3～8个偏心性半圆形环；髓部偏向一侧。气微、味涩。

6. 降香　呈类圆柱形或不规则块状，大小不一。表面紫红色或红褐色，切面有致密的纹理。质硬，有油性。气微香，味微苦。入水下沉。火烧有黑烟及油冒出，残留白色灰烬。

7. 沉香　呈不规则块状、片状或盔帽状，有的为小碎块。表面凹凸不平，有刀痕，可见黑褐色树脂与黄白色木部相间的斑纹，偶有孔洞及凹窝。孔洞和凹窝表面多呈朽木状。质较坚实，断面刺状。气芳香，味苦。燃烧时气香浓，有油渗出。

8. 通草　呈圆柱形，一般长20～40cm，直径1～2.5cm。表面白色或淡黄色，有浅纵沟纹。体轻，质松软，稍有弹性，易折断，断面平坦，显银白色光泽，中部有直径0.3～1.5cm的空心或半透明圆形的薄膜，纵剖面薄膜呈梯状排列，实心者少见。无臭，无味。

9. 小通草　①旌节花：茎髓呈细圆柱形，长30～50cm，直径0.5～1cm，表面白色或淡黄色，平滑，附有胶样发亮物质。体轻，质松软，捏之能变形，稍有弹性。易折断，断面平坦、实心，显银白色光泽。水浸后有黏滑感。无臭、无味。②青荚叶：与旌节花相似。但表面有浅纵纹，质较硬，捏之不易变形。水浸后无黏滑感。

10. 钩藤

（1）钩藤：为带单钩、或双钩的茎枝小段，茎枝呈圆柱形或类方柱形，长2~3cm，直径0.2~0.5cm。表面红棕色至紫红色，具细纵纹，光滑无毛，有时可见白色点状皮孔。多数枝节上对生两个向下弯曲的钩，或仅一侧有钩，另一侧为凸起的疤痕；钩略扁或稍圆，先端细尖，基部稍圆而扁宽阔；钩基部的枝上可见叶柄脱落后的窝点状痕迹和环状托叶痕。质轻而坚韧，断面皮部纤维性，髓部黄白色，疏松似海绵，或萎缩成空洞。无臭，味淡。

（2）大叶钩藤：表面灰棕色，密被褐色长柔毛，钩长达3.5cm，钩端膨大成小球。

（3）毛钩藤：表面灰白色或灰棕色，粗糙，有疣状凸起，被褐色粗毛。

（4）华钩藤：表面黄绿色，钩基部扁阔，常有宿存托叶，全缘。

（5）无柄果钩藤：表面黄绿色或黄棕色，具稀疏的褐色柔毛，叶痕明显。

要点四　显微鉴别

1. 木通　茎横切面：

（1）木通：①木栓细胞数列，常含有褐色内含物；栓内层细胞含草酸钙小棱晶，含晶细胞壁不规则加厚，微木化。②皮层细胞6~10列，有的也含数个小棱晶。③中柱鞘部位含晶纤维束与含晶石细胞群交替排列成连续的浅波浪形环带。④维管束16~26个。⑤髓部细胞明显。

（2）三叶木通：与木通极相似，主要区别为木栓细胞无褐色内含物。

（3）白木通：主要区别为含晶石细胞群仅存在于射线外侧；维管束13个。

2. 沉香

（1）横切面：①木射线宽1~2列细胞，含棕色树脂状物质。②导管呈圆形、多角形，直径42~128μm，多2~10个成群存在，有的含棕色树脂状物质。③木纤维多角形，壁稍厚，木化。④内含韧皮部（木间韧皮部）呈扁长椭圆状或条带状，常与射线相交，细胞壁薄，非木化，内含树脂状物及丝状物（菌丝）；其间散有少数纤维，筛管群多颓废。⑤有的薄壁细胞内含草酸钙柱晶。

（2）切向纵切面：①木射线条状排列，宽1~2列细胞，高4~20个细胞。②导管为具缘纹孔，多为短节导管，两端平截，具缘纹孔排列紧密，互列，内含黄棕色树脂团块。③纤维细长，壁较薄，有单纹孔。④内含韧皮部（木间韧皮部）细胞长方形。⑤管胞壁较薄，有具缘纹孔。

（3）径向纵切面：①木射线排列成横向带状，高4~20层细胞，细胞为方形或略长方形。②纤维，径向壁上有单纹孔，余同切向纵切面。

3. 钩藤　茎枝横切面：

（1）钩藤：①表皮细胞外侧角质增厚。②皮层内方纤维连成间断的环层。③韧皮部韧皮纤维有厚壁性细胞及薄壁性细胞，薄壁细胞含草酸钙砂晶。韧皮射线细胞宽1列。④形成层明显。⑤木质部导管多单个散在。⑥髓宽阔，四周有1~2列环髓厚壁细胞，具单纹孔。

（2）大叶钩藤：表皮具单细胞或多细胞非腺毛。薄壁细胞含砂晶或簇晶。

（3）毛钩藤：复表皮2~5层细胞，具单细胞和多细胞非腺毛。

（4）华钩藤：角质层表面观呈类长方形突起。

(5) 无柄果钩藤：表面细胞具多数单细胞短角状毛，表面有疣状突起。有断续成环的石细胞层。薄壁细胞中含草酸钙砂晶或簇晶。

要点五　主成分

1. 木通　①皂苷类成分，木通皂苷（akeboside）Sta、Stb、Stc、Std、Ste、Stf、Stg_1、Stg_2、Sth、Stj、Stk 等。②含齐墩果酸、常春藤皂苷元、白桦脂醇等。

2. 苏木　①心材主含巴西苏木素（brasilin），在空气中易氧化成巴西苏木色素（brasilein），为苏木的红色色素成分。②色原烷类。③黄酮类化合物。④挥发油，油中主成分为 d-α-菲兰烃、罗勒烯，为苏木的香气成分。

3. 鸡血藤　①多种异黄酮、二氢黄酮、查耳酮。②拟雌内酯类。③三萜类。④甾醇类。⑤鞣质等成分。

4. 沉香　含挥发油及树脂。挥发油中含沉香螺萜醇、白木香酸及白木香醛等。沉香螺萜醇、白木香酸及白木香醛具有镇静作用。

5. 钩藤　含生物碱类成分，如钩藤碱（rhynchopylline）、异钩藤碱、去氢钩藤碱、去氢异钩藤碱、柯南因碱等。钩藤碱、异钩藤碱二者为降血压的有效成分。

要点六　理化鉴别

1. 苏木　显色反应：取粉末 10g，加水 50ml，放置 4 小时，时时振摇，滤过，滤液做如下实验：①取滤液 2ml，在日光下观察，显橘红色；置紫外光灯（365nm）下观察，显黄绿色荧光。②取滤液 5ml，加氢氧化钠试液 2 滴，显猩红色；置紫外光灯下观察，显蓝色荧光；再加盐酸使呈酸性后，溶液变为橙色，置紫外光灯下观察，显黄绿色荧光。

2. 沉香　取乙醇浸出物（热浸法），进行微量升华，得黄褐色油状物，香气浓郁，于油状物上加盐酸 1 滴与香草醛颗粒少量，再滴加乙醇 1~2 滴，渐显樱红色，放置后颜色加深。

3. 钩藤　①取粉末 1g，加浓氨试液湿润，加氯仿 30ml，振摇提取 30 分钟，滤过，滤液蒸干，残渣加盐酸（1→100）5ml 使溶解，滤过，滤液分置三支试管，一管加碘化铋钾试液 1~2 滴，即生成黄色沉淀，一管加碘化汞钾试液 1~2 滴，即生成白色沉淀，一管加硅钨酸试液 1~2 滴，即生成白色沉淀（检查生物碱）。②取横切面片置紫外光灯下观察，外皮呈浓紫褐色，切面呈蓝色。

（陈玉婷）

第四单元　皮类中药

细目一　皮类中药概述

皮（cortex）类中药通常是指以裸子植物或被子植物（其中主要是双子叶植物）的茎干、枝和根的形成层以外部位入药的药材。它由外向内包括周皮、皮层、初生和次生韧皮部等部分。其中大多为木本植物茎干的皮，如黄柏、杜仲；少数为根皮，如牡丹皮、桑白皮；或为枝皮，如秦皮等。

要点一　性状鉴别

（一）药材

皮类中药因植物来源、取皮部位、采集和加工干燥方法不同，形成性状上的不同。

1. 形状　由粗大老树上剥的皮，大多粗大而厚，呈长条状或板片状；枝皮则呈细条状或卷筒状；根皮多数呈短片状或短小筒状。一般描述术语有：平坦状、板片状、弯曲状等。皮片多向内弯曲，由于弯曲的程度不同，又分槽状或半管状、管状或筒状、单卷状、双卷筒状、复卷筒状等；少数为反曲状。

2. 外表面　多为灰黑色、灰褐色、棕褐色或棕黄色等，有的树干皮外表面常有斑片状的地衣、苔藓等物附生。有的常有片状剥离的落皮层和纵横深浅不同的裂纹，多数树皮尚可见到皮孔，皮孔的形状、颜色、分布的密度，常是鉴别皮类中药的特征之一。少数有刺毛，或有钉状物。部分皮类中药，木栓层已除去。

3. 内表面　内表面一般较平滑或具粗细不同的纵向皱纹，有的显网状纹理，如椿皮。颜色各不相同，有些含挥发油的皮类中药，经刻划出现油痕，可根据油痕的情况结合气味等，判断该药材的质量。

4. 折断面　皮类中药横向折断面的特征和皮各组织的组成和排列方式有密切关系，折断面的形状主要有：平坦状，组织中富有薄壁细胞；颗粒状，富有石细胞群；纤维状，富含纤维；层状，组织构造中的纤维束和薄壁组织间隔排列。

有些皮的断面外层较平坦或颗粒状，内层显纤维状，说明纤维主要存在于韧皮部，有的皮类中药在折断时有胶质丝状物相连，亦有些皮在折断时有粉尘出现。

5. 气味　与所含成分有密切关系，各种皮的外形有时很相似，气味却完全不同，可以气味鉴别。如香加皮和地骨皮，前者有特殊香气，味苦而有麻舌感，后者气味均较微弱。

另外，秦皮水试，其浸出液在日光下显碧蓝色荧光。

（二）饮片

常为横切卷曲的丝状，如厚朴、桑白皮；或为弯曲的条片状，如肉桂。断面常现层状裂隙，可层层剥离，如苦楝皮、黄柏。有的成分具香气，如牡丹皮、肉桂。

要点二　显微鉴别

（一）横切面组织特征

一般可分为周皮、皮层、韧皮部 3 部分。首先观察横切面各部分组织的界限和宽厚度，然后再进行各部组织的详细观察和描述，各部位在观察时应注意的特征分述如下：

1. 周皮　包括木栓层、木栓形成层与栓内层三部分。木栓层细胞多整齐地排列成行，细胞呈扁平形，切向延长，栓化或木化。有的木栓细胞壁增厚并木化。木栓形成层细胞常为扁平而薄壁的细胞，在一般的皮类药材中不易区别。栓内层存在径向排列成行，细胞壁不栓化，少数含叶绿体而显绿色，又称绿皮层。栓内层较发达时，其内方的细胞形态与皮层细胞不易区别。

2. 皮层　细胞大多是薄壁性的，靠近周皮部分常分化成厚角组织。皮层中常可见到纤维、石细胞各种分泌组织、淀粉粒，有的细胞内含草酸钙结晶。

3. 韧皮部　韧皮部占皮的大部分。包括韧皮部束和射线两部分。

（1）韧皮部束：外方的筛管群常呈颓废状而皱缩，最外方常有厚壁组织如纤维束、石细胞群形成环带或断续的环带（过去也称为中柱鞘纤维）。韧皮部除筛管和伴胞外，常有厚壁组织、分泌组织等，应注意其分布位置、分布特点和细胞特征，有些薄壁细胞内常可见到各种结晶体。

（2）射线：可分为髓射线和韧皮射线两种。髓射线较长，常弯曲状，外侧渐宽成喇叭口状；韧皮射线较短，细胞中有时含草酸钙结晶。射线的宽度和形状在鉴别时较为重要。

（二）粉末特征

应注意观察木栓细胞、韧皮纤维、石细胞、筛管的形状、长度、宽度，细胞壁的性质、厚度、壁孔和壁沟的情况及层纹清楚与否；分泌组织、草酸钙晶体的有无和形状；淀粉粒等特征。这些都是鉴定的重要依据。在皮类中药中，不应观察到木质部的组织和细胞。

细目二　常用皮类中药的鉴定

要点一　来源

1. 桑白皮　为桑科植物桑 *Morus alba* L. 的干燥根皮。
2. 牡丹皮　为毛茛科植物牡丹 *Paeonia suffruticosa* Andr. 的干燥根皮。
3. 厚朴　为木兰科植物厚朴 *Magnolia officinalis* Rehd. et Wils. 及凹叶厚朴 *Magnolia officinalis* Rehd. et Wils. var. *biloba* Rehd. et Wils. 的干燥干皮、根皮和枝皮。
4. 肉桂　为樟科植物肉桂 *Cinnamomum cassia* Presl 的干燥树皮。
5. 杜仲　为杜仲科植物杜仲 *Eucommia ulmoides* Oliv. 的干燥树皮。
6. 黄柏　为芸香科植物黄皮树 *Phellodendron chinense* Schneid. 的干燥树皮。习称"川黄柏"。
7. 关黄柏　为芸香科黄檗 *Phellodendron amurense* Rupr. 的干燥树皮。习称"关黄柏"。
8. 合欢皮　为豆科植物合欢 *Albizia julibrissin* Durazz. 的干燥树皮。
9. 五加皮　为五加科植物细柱五加 *Acanthopanax gracilistylus* W. W. Smith. 的干燥根皮。
10. 秦皮　为木犀科植物苦枥白蜡树 *Fraxinus rhynchophylla* Hance、白蜡树 *Fraxinus chinensis* Roxb.、尖叶白蜡树 *Fraxinus szaboana* Lingelsh. 或宿柱白蜡树 *Fraxinus stylosa* Lingelsh. 的干燥枝皮或干皮。
11. 香加皮　为萝藦科植物杠柳 *Periploca sepium* Bge. 的干燥根皮。
12. 地骨皮　为茄科植物枸杞 *Lycium chinense* Mill. 或宁夏枸杞 *Lycium barbarum* L. 的干燥根皮。

要点二 主产地

1. 牡丹皮 主产于安徽、四川、河南及山东等省。主为栽培品。
2. 厚朴 主产于四川、湖北、浙江、福建等省。多为栽培品。
3. 肉桂 主产于广西、广东等省区,云南、福建等省亦产。多为栽培。
4. 杜仲 主产于四川、湖北、贵州及河南等省。多为栽培。
5. 黄柏 主产于四川、贵州等省,陕西、湖北、云南、湖南等省区亦产。
6. 关黄柏 主产于辽宁、吉林等省,内蒙古、河北、黑龙江等省区亦产。以辽宁产量最大。

要点三 采收加工

1. 牡丹皮 秋季采挖根部,除去细根和泥沙,剥取根皮,晒干。
2. 厚朴 4~6月剥取,根皮及枝皮直接阴干;干皮,置沸水中微煮后,堆置阴湿处,"发汗"至内表面变紫褐色或棕褐色时,再蒸软,取出,卷成筒状,晒干或炕干。
3. 肉桂 每年分两期采收,第一期于4~5月间,第二期于9~10月间,以第二期产量大,香气浓,质量佳。采收时选取适龄肉桂树,按一定的长度、阔度剥下树皮,放于阴凉处,按各种规格修整,或置于木质的"桂夹"内压制成型,阴干或先放置阴凉处2~3天后,于弱光下晒干。根据采收加工方法不同,有如下加工品:
   (1) 桂通(官桂):为剥取栽培5~6年生幼树的干皮和粗枝皮,或老树枝皮,不经压制,自然卷曲成筒状。
   (2) 企边桂:为剥取10年生以上的干皮,将两端削成斜面,突出桂心,夹在木质的凹凸板中间,压成两侧向内卷曲的浅槽状。
   (3) 板桂:剥取老年树最下部近地面的干皮,夹在木质的桂夹内,晒至九成干,经纵横堆叠,加压,约一个月完全干燥,成为扁平板状。
   (4) 桂碎:在桂皮加工过程中碎块。
4. 杜仲 春夏两季剥取栽植近十年的树皮,趁新鲜刮去粗皮,将树皮内表面相对层层叠放,堆积"发汗"至内皮呈紫褐色时,取出晒干。
5. 黄柏 3~6月间采收,选10年左右的树,剥取树皮,晒至半干,压平,刮净粗皮至显黄色,刷净晒干,置干燥通风处,防霉和变色。

要点四 性状鉴别

1. 桑白皮 药材:呈扭曲的卷筒状、槽状或板片状,长短宽窄不一,厚0.1~0.4cm。外表面白色或淡黄白色,较平坦,偶有残留未除尽的橙黄色或棕黄色鳞片状粗皮;内表面黄白色或淡黄色,有细纵纹。体轻,质韧,纤维性强,难折断,易纵向撕裂,撕裂时有白色粉尘飞扬。气微,味微甘。
   饮片:①桑白皮:呈弯曲的丝状,宽0.3~0.5cm。外表面白色或淡黄白色,较平坦;内表面黄白色或灰黄色,有细纵纹。质韧,纤维性强,撕裂时有白色粉末飞出。气微,味微甘。②蜜桑白皮:形如桑白皮丝,呈深黄色,质滋润,略有光泽。味甜。
2. 牡丹皮 药材:呈筒状或半筒状,有纵剖开的裂缝,向内卷曲或张开,长5~

20cm，直径0.5~1.2cm，厚0.1~0.4cm。外表面灰褐色或黄褐色，有多数横长皮孔样突起及细根痕，栓皮脱落处粉红色；内表面淡灰黄色或浅棕色，有明显的细纵纹，常见发亮的结晶。质硬而脆，易折断，断面较平坦，粉性，灰白色至淡粉红色。气芳香，味微苦而涩。

饮片：为圆形薄片。外表面灰褐色或黄褐色，栓皮脱落处呈粉红色；内表面淡灰黄色或浅棕色，常见发亮的结晶，切面淡粉红色或灰白色。质脆，粉性。气芳香，味微苦而涩。

3. 厚朴　药材：①干皮：呈卷筒状或双卷筒状，长30~35cm，厚0.2~0.7cm，习称"筒朴"；近根部干皮一端展开如喇叭口，长25~50cm，厚0.3~0.8cm，习称"靴筒朴"。外表面灰棕色或灰褐色，粗糙，有时呈鳞片状，较易剥落，有明显的椭圆形皮孔和纵皱纹；刮去粗皮者显黄棕色。内表面紫棕色或深紫褐色，具细密纵纹，划之显油痕。质坚硬，不易折断，断面外部灰棕色，颗粒性；内部紫褐色或棕色，纤维性，富油性，有的可见多数发亮的细小结晶。气香，味辛辣、微苦。②根皮（根朴）：呈单筒状或不规则块片，有的弯曲似鸡肠，习称"鸡肠朴"。质硬，易折断，断面纤维性。嚼之残渣较多。余同干皮。③枝皮（枝朴）：皮薄，呈单筒状，长10~20cm，厚0.1~0.2cm。表面灰棕色，具皱纹。质脆，易折断，断面纤维性。余同干皮。

饮片：①厚朴：为弯曲的丝条状或单、双卷筒状，外表面灰棕色或灰褐色，有是可见椭圆形皮孔或纵皱纹外表面黄棕色，内表面紫棕色或深紫褐色，较平滑，具细密纵纹，划之显油痕。切面外部灰棕色，颗粒性；内部紫褐色或棕色，纤维性，富油性。气香，味辛辣、微苦。②姜厚朴：形如厚朴丝，表面灰褐色，断面紫褐色，偶见焦斑。稍具姜辣气味。

4. 肉桂　药材：呈槽状或卷筒状，长30~40cm，宽或直径为3~10cm，厚约0.2~0.8cm。外表面灰棕色，稍粗糙，有不规则的细皱纹及横向突起的皮孔，有时可见灰白色的地衣斑；内表面红棕色，较平坦，有细纵纹，用指甲刻划可见油痕。质硬而脆，易折断，断面不平坦，外侧棕色而较粗糙，内侧红棕色而油润，中间有1条黄棕色的线纹。气香浓烈，味甜、辣。

饮片：为不规则的碎块。其余特征同药材。

5. 杜仲　药材：呈扁平的板片状或两边稍向内卷，大小不一，厚0.3~0.7cm。外表面淡灰棕色或灰褐色，未刮净粗皮者可见纵沟或裂纹，具斜方形皮孔，有的可见地衣斑；刮去粗皮者淡棕色而平滑。内表面暗紫色或紫褐色，光滑。质脆，易折断，断面有细密、银白色、富弹性的胶丝相连，一般可拉至1cm以上才断。气微，味稍苦，嚼之有胶状感。

饮片：①杜仲：呈小方块或呈丝状。外表面淡棕色或灰褐色，有明显的皱纹或纵裂的槽纹，内表面暗紫色，光滑。切面有细密、银白色、富弹性的橡胶丝相连。气微，味稍苦。②盐杜仲：形如生杜仲，呈焦黑色或灰棕色，断面白丝易断，略具咸味。

6. 黄柏　药材：呈板片状或浅槽状，长宽不等，厚0.1~0.6cm。外表面黄棕色或黄褐色，较平坦或具纵沟纹，有的可见皮孔痕及残存的灰褐色粗皮。内表面暗黄色或淡棕黄色，具细密的纵棱纹。体轻，质较硬，断面深黄色，纤维性，呈裂片状分层。气微，味极苦，嚼之有黏性，可使唾液染成黄色。

饮片：①黄柏：呈微卷曲的丝状，外表面黄褐色或黄棕色，内表面暗黄色或淡棕黄色，具细密的纵棱纹。切面深黄色，纤维性，呈裂片状分层。气微，味极苦。②盐黄柏：形如黄柏丝，深黄色，偶有焦斑，略具微咸。③酒黄柏：形如黄柏丝，深黄色，偶有焦斑，微具酒味。④黄柏炭：形如黄柏丝，表面焦黑色，内部深褐色，体轻，质脆，味苦涩。

7. 关黄柏　药材：呈板片状或浅槽状，长宽不一，厚约0.2~0.4 cm。外表面黄绿色或淡棕黄色，较平坦，有不规则的纵裂纹，皮孔痕小而少见，偶有灰白色富弹性的粗皮残留；内表面黄色或黄棕色。体轻，质较硬，断面纤维性，有的呈裂片状分层，鲜黄色或黄绿色。气微，味极苦，嚼之有黏性。

饮片：呈微卷曲的丝状，外表面黄绿色或淡棕黄色，较平坦。内表面黄色或黄棕色。切面鲜黄色或黄绿色，有的呈裂片状分层。气微，味极苦。

8. 合欢皮　药材：呈卷曲筒状或半筒状，厚0.1~0.3cm。外表面灰棕色至灰褐色，稍有纵皱纹，有的成浅裂纹，密生明显的椭圆形横向皮孔，棕色或棕红色，偶有突起的横棱或较大的圆形枝痕，常附有地衣斑；内表面淡黄棕色或黄白色，平滑，有细密纵纹。质硬而脆，易折断，断面呈纤维性片状，淡黄棕色或黄白色。气微香，味淡、微涩、稍刺舌，而后喉头有不适感。

饮片：呈弯曲的丝状或块片状，外表面灰棕色至灰褐色，稍有纵皱纹，可见椭圆形横向皮孔，棕色或棕红色。内表面淡黄棕色或黄白色，平滑，有细密纵纹。切面呈纤维性片状，淡黄棕色或黄白色。气微香，味淡、微涩、稍刺舌，而后喉头有不适感。

9. 五加皮　药材：呈不规则卷筒状，长5~15 cm，直径0.4~1.4 cm，厚约2 mm；外表面灰棕色或灰褐色，有稍扭曲的纵纹及横向的长圆形皮孔；质轻而脆，易折断，断面略平坦，淡灰白色，于放大镜下观察可见多数淡黄棕色小油点（树脂道），并有横长的裂隙；气微香，味微辣而苦。

饮片：为不规则的厚片或小段，其余特征同药材。

10. 秦皮　药材：①枝皮：卷筒状或槽状，长10~60cm，皮厚0.15~0.3cm。外表面灰白色、灰棕色至黑棕色或相间呈斑状，平坦或稍粗糙，密布灰白色圆点状皮孔及细斜皱纹，有的具分枝痕。内表面黄白色或棕色，较平滑。质硬而脆，折断面纤维性，黄白色。气微，味苦。②干皮：为长条状块片，厚0.3~0.6cm。外表面灰棕色，具龟裂状沟纹及红棕色圆形或横长的皮孔。质坚硬，断面纤维性较强，易成层剥离呈裂片状。

饮片：呈丝状，宽0.3~0.5cm。外表面灰褐色或灰黑色，稍粗糙，有浅色斑点。内表面黄白色或棕色，略有光泽。切面黄白色，纤维性。气微，味苦。

11. 香加皮　药材：呈卷筒状或槽状，少数呈不规则的块片状，长3~10cm，直径1~2cm，厚0.2~0.4cm。外表面灰棕色或黄棕色，栓皮松软常呈鳞片状，易剥落。内表面黄色或淡黄棕色，较平滑，有细纵纹。体轻，质脆，易折断，断面不整齐，黄白色。有特异的香气，味苦，稍有麻舌感。

饮片：为不规则的厚片，外表面灰棕色或黄棕色，粗糙，栓皮易呈鳞片状剥落。内表面黄色或淡黄棕色，较平滑，有细纵纹。切断面黄白色。有特异香气，味苦。

12. 地骨皮　药材：呈筒状、槽状或不规则卷片，长3~10cm，直径0.5~1.5cm，厚0.1~0.3cm。外表面灰黄色至棕黄色，粗糙，具不规则纵裂纹，易成鳞片状剥落。内表面黄白色或灰黄色，较平坦，有细纵纹。体轻，质脆，易折断，断面不平坦，外层黄棕色，内层灰白色。气微，味微甘而后苦。

饮片：为不规则的碎块，其余特征同药材。

要点五　显微鉴别

1. 牡丹皮　粉末：①淀粉粒众多，有单粒和由2~6粒复合而成的复粒。②草酸钙簇晶甚多，有时含晶薄壁细胞排列成行；也有一个薄壁细胞中含有数个簇晶，或簇晶充塞于细胞间隙中者。③木栓细胞长方形。④有时可见牡丹酚针状、片状结晶。

2. 厚朴　干皮横切面：①木栓层为10余列细胞；有的可见落皮层。②皮层外侧有细胞环带，内侧散有多数油细胞和石细胞群。③韧皮部射线宽1~3列细胞，纤维多数个成束；亦有油细胞散在。

粉末：

（1）厚朴：①石细胞众多，呈长圆形、类方形或不规则分枝状，直径10~65μm，有时可见层纹，木化。②纤维直径15~32μm，壁甚厚，有的呈波浪形或一边呈锯齿状，孔沟不明显，木化。③油细胞呈椭圆形或类圆形，直径50~85μm，含黄棕色油状物。④木栓细胞呈多角形，壁薄微弯曲。⑤草酸钙方晶及棱晶少见。

（2）凹叶厚朴粉末与厚朴区别点为：纤维一边呈齿状凹凸；油细胞直径27~75μm；木栓细胞壁菲薄而平直，常多层重叠。

3. 肉桂　粉末：①纤维多单个散在，少数2~3个并列，长梭形，平直或波状弯曲，壁极厚，纹孔不明显，木化。②石细胞类圆形、类方形或多角形，壁厚，有的一面菲薄。③油细胞类圆形或长圆形，直径45~108μm，含黄色油滴状物。④草酸钙针晶或柱晶较细小，成束或零星散在于射线细胞中。⑤木栓细胞多角形，含红棕色物。⑥淀粉粒极多，圆球形或多角形。

4. 杜仲　横切面：①落皮层残存，内侧有数个木栓组织层带，每层为排列整齐、内壁特别增厚且木化的木栓细胞。两层带间为颓废的皮层组织，细胞壁木化。②韧皮部有5~7层石细胞环带，每环有3~5列石细胞并伴有少数纤维。射线2~3列细胞，近栓内层时向一方偏斜。③白色胶丝团随处可见，以韧皮部为多，此胶丝存在于乳汁细胞内。

5. 黄柏　粉末：①石细胞鲜黄色，类圆形或类多角形，直径35~128μm，单个或成群，有的呈不规则分枝状，枝端锐尖，壁极厚，层纹细密，少数壁稍薄，胞腔较大。②纤维及晶纤维较多，鲜黄色，多成束，壁极厚，胞腔线形；晶纤维的含晶细胞壁不均匀增厚，木化，方晶密集。③黄色黏液细胞多单个散在，遇水膨胀呈圆形或矩圆形，直径40~70μm，壁薄，内含无定形黏液汁。④草酸钙方晶较多，呈正方形、多面形或双锥形。⑤淀粉粒，细小。

6. 关黄柏　粉末：与黄柏相似，不同点是关黄柏：①石细胞多呈长圆形、纺锤形，长径35~80μm，有的呈分枝状，枝端钝尖。②黏液细胞较小，呈类球形，直径32~42μm。

要点六　主成分

1. 牡丹皮　①主含酚类化合物，如丹皮酚（paeonol）、牡丹酚苷等。②萜类化合物，如芍药苷等。③挥发油。④苯甲酸及植物甾醇等。

丹皮酚具有镇痛、解痉作用，也有一定的抑菌作用。

2. 厚朴　①挥发油，油中主要含α、β-桉油醇（α、β-eudesmol）。②含厚朴酚（magnolol）及其异构体和厚朴酚（honokiol）；此外尚含三羟基厚朴酚等。③生物碱类成分，如木兰箭毒碱。④鞣质。

α、β-桉油醇有镇静作用；厚朴酚有抗菌作用。

3. 肉桂　①挥发油，油中主成分为桂皮醛约85%及乙酸桂皮酯。②含香豆素类化合物。③含少量的苯甲醛、桂皮酸等。

桂皮醛是肉桂的镇静、镇痛、解热作用的有效成分。

4. 杜仲　①木脂素类成分，如松脂醇二-β-D-葡萄糖苷。②环烯醚萜苷类，如京尼平苷、桃叶珊瑚苷（aucubin）等。③三萜类成分，如β-谷甾醇、白桦脂醇等。④杜仲胶，为一种硬质橡胶。

松脂醇二-β-D-葡萄糖苷为降压的有效成分。

5. 黄柏　①主含生物碱类：如小檗碱，并含少量黄柏碱（phellodendrine）、木兰碱、掌叶防己碱（即棕榈碱）等。②苦味质黄柏酮、黄柏内酯（即柠檬苦素）。③甾醇类：γ-及β-谷甾醇、豆甾醇。④黏液质等。

6. 关黄柏　①生物碱类：含小檗碱，及少量药根碱、木兰碱、黄柏碱、掌叶防己碱等。②内酯类：黄柏内酯、黄柏酮等。③甾醇类：菜油甾醇等。④黏液质等。

7. 秦皮　苦枥白蜡树树皮中含：①香豆精类成分：有秦皮乙素（七叶树素）及秦皮甲素（七叶树苷）等。②鞣质。③甘露醇。④生物碱。宿柱白蜡树尚含丁香苷、宿柱白蜡苷。

8. 香加皮　①强心苷类成分，如杠柳毒苷 G（periplocin 即 glycoside G）等。②C_{21}甾苷类成分，如杠柳苷 K、H_1、E（glycoside K、H_1、E）及多种其他的 C_{21}甾苷。③香气成分为4-甲氧基水杨醛等。

要点七　理化鉴别与含量测定

（一）理化鉴别

1. 牡丹皮　①取粉末进行微量升华，升华物在显微镜下呈长柱形、针状、羽状结晶，于结晶上滴加三氯化铁醇溶液，则结晶溶解而呈暗紫色。（检查丹皮酚）②取粉末2g，加乙醚20ml，振摇2分钟，滤过。取滤液5ml，置水浴上蒸干，放冷，残渣中加硝酸数滴，先显棕黄色，后变鲜绿色。（丹皮酚的反应，芍药根皮粉末显黄色）

2. 厚朴　本品以厚朴酚与和厚朴酚对照品为对照，进行薄层色谱法试验。供试品色谱中，在与对照品色谱相应的位置上，显相同颜色的斑点。

3. 肉桂　①取粉末少许，加氯仿振摇后，吸取氯仿液2滴于载玻片上，待干，再滴加10%的盐酸苯肼液1滴，加盖玻片镜检，可见桂皮醛苯腙的杆状结晶。②取挥发油少许，滴加异羟肟酸铁试剂，显橙色。（检查内酯类）

4. 秦皮　①取药材少许浸入水或乙醇中，浸出液在日光下可见碧蓝色荧光（树皮含有荧光结晶物质秦皮甲、乙素）。②取粉末1g，加乙醇10ml，置水浴上回流10分钟，滤过。取滤液1ml滴加1%三氯化铁溶液2～3滴，显暗绿色，再加氨试液3滴与水6ml，摇匀，对光观察，显深红色。（检查秦皮乙素）

（二）含量测定

1. 牡丹皮　丹皮酚：用高效液相色谱法测定，按干燥品计算，含丹皮酚（$C_9H_{10}O_3$）不得少于1.2%。

2. 厚朴　厚朴酚与和厚朴酚：用高效液相色谱法测定，按干燥品计算，含厚朴酚（$C_{18}H_{18}O_2$）与和厚朴酚（$C_{18}H_{18}O_2$）的总量，不得少于2.0%；饮片不得少于1.6%。

3. 肉桂　①挥发油：按挥发油测定法测定，按干燥品计算，不得少于1.2%（ml/g）。②桂皮醛：用高效液相色谱法测定，按干燥品计算，含桂皮醛（C_9H_8O）不得少于1.5%。

4. 杜仲　松脂醇二葡萄糖苷：用高效液相色谱法测定，按干燥品计算，含松脂醇二葡萄糖苷（$C_{32}H_{42}O_{16}$）不得少于0.10%。

5. 黄柏　①小檗碱：用高效液相色谱法测定，按干燥品计算，含小檗碱以盐酸小檗碱（$C_{20}H_{17}NO_4 \cdot HCl$）计，不得少于3.0%。②黄柏碱：用高效液相色谱法测定，按干燥品计算，含黄柏碱以盐酸黄柏碱（$C_{20}H_{23}NO_4 \cdot HCl$）计，不得少于0.34%。

6. 关黄柏　①小檗碱：用高效液相色谱法测定，按干燥品计算，含小檗碱以盐酸小檗碱（$C_{20}H_{17}NO_4 \cdot HCl$）计，不得少于0.60%。②巴马汀：用高效液相色谱法测定，按干燥品计算，含巴马汀以盐酸巴马汀（$C_{21}H_{21}NO_4 \cdot HCl$）计，不得少于0.30%。

7. 秦皮　秦皮甲素和秦皮乙素：用高效液相色谱法测定，按干燥品计，含秦皮甲素（$C_{15}H_{16}O_9$）和秦皮乙素（$C_9H_6O_4$）的总量，不得少于1.0%；饮片不得少于0.80%。

8. 香加皮　4-甲氧基水杨醛：用高效液相色谱法测定，本品于60℃干燥4小时，含4-甲氧基水杨醛（$C_8H_8O_3$）不得少于0.20%。

（陈玉婷）

第五单元　叶类中药

细目一　叶类中药的概述

叶类中药一般多用完整而已长成的干燥叶，也有只用嫩叶的，如苦竹叶。大多为单叶，仅少数是用复叶的小叶，如番泻叶、淫羊藿叶。有时尚带有部分嫩枝，如侧柏叶等。

要点一　性状鉴别

叶类中药的鉴定，首先应观察大量叶片的颜色和状态，是平坦的还是皱缩的，是单叶或是复叶的小叶片，有无茎枝或叶轴。在鉴定时要选择具有代表性的样品来观察。观察时常将其浸泡在水中展开后再识别。一般应注意叶的形状、大小；叶端、叶缘及叶基的情况；叶片上下表面的色泽及有无毛茸和腺点；叶脉的类型、凹凸和分布情况；叶片的质地；叶柄的有无及长短；叶翼、叶轴、叶鞘、托叶等。在观察叶的表面特征时，可借助解剖镜或放大镜仔细观察叶的上下表面的毛茸、腺点、腺鳞等，或对光透视。并注意药材的气味。

要点二　显微鉴别

通常作叶中脉部分的横切面，主要观察叶的表皮、叶肉及叶的中脉三部分的特征。还应做叶片的上下表面制片或粉末制片。

（一）横切面

1. 表皮　上下表皮多为1层排列整齐的细胞，外壁稍厚，上表皮外平周壁常具角质层。亦有表皮为多层细胞的，称复表皮。禾本科植物叶的上表皮细胞有较大的运动细胞，如淡竹叶等；桑科植物如桑叶的表皮细胞较大，内含碳酸钙结晶钟乳体；唇形科薄荷叶的表皮细胞内含簇状橙皮苷结晶体；豆科番泻叶表皮细胞内则含黏液质。此外要注意上下表皮细胞的特征及附属物，如蜡被、结晶体、毛茸的种类和形态及内含物等。表皮细胞一般不含叶绿体。

2. 叶肉　通常分为栅栏组织和海绵组织两部分。①栅栏组织：由1至数列长圆柱形的细胞组成，一般分布在上表皮细胞的下方，细胞内含多量叶绿体，形成异面叶，如薄荷叶；也有上下表皮细胞内方均有栅栏细胞形成等面叶，如桉叶、番泻叶。栅栏细胞一般不通过主脉，有些叶类中药的栅栏组织通过主脉，如番泻叶等。②海绵组织：常占叶肉组织的大部分，位于栅栏组织下方，内有侧脉维管束分布。注意叶肉组织中有无草酸钙结晶、碳酸钙结晶橙皮苷结晶等，有无厚壁组织；有无分泌组织，如油细胞、黏液细胞、油室、间隙腺毛（广藿香）以及异型细胞的存在，其形状及分布等都是重要的鉴别特征。

3. 中脉　叶片中脉横切面上、下表皮的凹凸程度在叶类中药的鉴定上有其特殊性。一般叶的中脉上、下表皮内方大多有数层厚角组织，但亦有少数叶的中脉上方有栅栏组织通过，如番泻叶。中脉维管束通常为1外韧型维管束，木质部位于上方，排列呈槽状或新月形至半月形；韧皮部在木质部的下方。有的中脉维管束分裂成2~3个或更多，维管束外围有的有纤维等厚壁组织包围，如蓼大青叶；有的为双韧型维管束，如罗布麻叶。

（二）表面制片

注意观察叶表皮细胞的特征，有无腺毛、非腺毛和气孔等。腺毛和非腺毛的形态、细胞组成、排列情况、表面状况、壁是否木化、分布密度及气孔类型、分布状况等亦是叶类中药重要的鉴定特征之一。一般在同一叶片上，下表皮细胞垂周壁较弯曲，气孔和毛茸较多。另外，还可以进行一些显微常数的测定，如气孔指数、栅表比、脉岛数等。

（三）粉末制片

一般应注意：①表皮：细胞的形状、大小、垂周壁的弯曲程度、增厚情况、突起等。②气孔：形状、大小、类型等。③毛茸：非腺毛细胞的数目、形状、大小、细胞壁的厚薄、木化程度及疣状突起等；腺毛头部的形状、大小、细胞的数目及排列情况、内含物，柄的细胞数目及排列状态等。④厚壁组织：纤维常存在于叶脉碎片中，有的为晶纤维，如番泻叶等；石细胞较少见。⑤叶肉组织：如有栅状细胞存在，应注意其列数，有无晶细胞层，是否有特异细胞等。⑥分泌组织：有无及其类型。⑦导管：细小，常可见岔状分枝。

细目二　常用叶类中药的鉴定

要点一　来源

1. 石韦　为水龙骨科植物庐山石韦 *Pyrrosia sheareri*（Bak.）Ching、石韦 *Pyrrosia lin-*

gua（Thunb.）Farwell 或有柄石韦 *Pyrrosia petiolosa*（Christ）Ching 的干燥叶。

2. 侧柏叶　为柏科植物侧柏 *Platycladus orientalis*（L.）Franco 的干燥枝梢及叶。

3. 淫羊藿　为小檗科植物淫羊藿 *Epimedium brevicornum* Maxim.、箭叶淫羊藿 *Epimedium sagittatum*（Sieb. et Zucc.）Maxim.、柔毛淫羊藿 *Epimedium pubescens* Maxim. 或朝鲜淫羊藿 *Epimedium koreanum* Nakai 的干燥叶。

4. 巫山淫羊藿　为小檗科植物巫山淫羊藿 *Epimedium wushanense* T. S. Ying 的干燥叶。

5. 蓼大青叶　为蓼科植物蓼蓝 *Polygonum tinctorium* Ait. 的干燥叶。

6. 大青叶　为十字花科植物菘蓝 *Isatis indigotica* Fort. 的干燥叶。

7. 枇杷叶　为蔷薇科植物枇杷 *Eriobotrya japonica*（Thunb.）Lindl. 的干燥叶。

8. 番泻叶　为豆科植物狭叶番泻 *Cassia angustifolia* Vahl 或尖叶番泻 *Cassia acutifolia* Delile 的干燥小叶。

9. 罗布麻叶　为夹竹桃科植物罗布麻 *Apocynum venetum* L. 的干燥叶。

10. 紫苏叶　为唇形科植物紫苏 *Perilla frutescens*（L.）Britt. 的干燥叶（或带嫩枝）。

11. 艾叶　为菊科植物艾 *Artemisia argyi* Lévl. et Vant. 的干燥叶。

要点二　主产地

1. 大青叶　主产于河北、江苏、安徽、河南等省。大多为栽培品。

2. 番泻叶　①狭叶番泻：主产于红海以东至印度一带，现盛栽于印度南端丁内末利，故商品又名印度番泻叶或丁内末利番泻叶，现埃及和苏丹亦产。②尖叶番泻：主产于埃及的尼罗河中上游地方，由亚历山大港输出，故商品又称埃及番泻叶或亚历山大番泻叶；现我国广东省、海南省及云南西双版纳等地均有栽培。

要点三　性状鉴别

1. 石韦

（1）庐山石韦：叶片略皱缩，展开后呈披针形，长 10～25cm，宽 3～5cm，先端渐尖，基部耳状偏斜，全缘，叶缘常向内卷曲。上表面黄绿色或灰绿色，散布有黑色圆形小凹点；下表面用放大镜观察，密生红棕色星状毛，有的叶片具棕色圆点状的孢子囊群，在侧脉间排成多行，几乎布满叶背。叶片厚革质。叶柄具四棱，略扭曲，有纵槽，长 10～20cm，直径 0.15～0.3cm。气微，味微涩、苦。

（2）石韦：叶片披针形或长圆披针形，长 8～12cm，宽 1～3cm，基部楔形，对称。孢子囊群在侧脉间，排列紧密而整齐。叶柄长 5～10cm，直径约 0.15cm。

（3）有柄石韦：叶片多卷曲成筒形，展平后呈长圆形或卵状长圆形，长 3～8cm，宽 1～2.5cm，基部楔形，对称，下表面侧脉不明显，布满孢子囊群。叶柄长 3～12cm，直径约 0.1cm。

2. 侧柏叶　带叶枝梢多分枝，小枝扁平，长短不一。叶深绿色或黄绿色，细小鳞片状，交互对生，贴伏于枝上。质脆，易折断。气清香，味苦涩、微辛。

3. 淫羊藿

（1）淫羊藿：小叶片卵圆形，长 3～8cm，宽 2～6cm；先端微尖，顶生小叶基部心形，两侧小叶较小，偏心形，外侧较大，呈耳状，边缘具黄色刺毛状细锯齿；上表面黄绿色，下表面灰绿色，被有白粉，主脉7~9条，基部有稀疏细长毛，细脉两面突起，网脉明显；小叶柄长1~5cm。叶片近革质。气微，味微苦。

（2）箭叶淫羊藿：小叶片长卵形至卵状披针形，长4~12cm，宽2.5~5cm；先端渐尖，两侧小叶基部明显偏斜，外侧呈箭形。下表面疏被粗短伏毛或近无毛。叶片革质。

（3）柔毛淫羊藿：小叶片卵形至披针形，长3~20cm，宽2~8cm；先端短渐尖或渐尖，基部深或浅心形，裂片常圆形，边缘有刺齿。叶上表面有光泽，下表面及叶柄密被绒毛状柔毛。叶片革质。

（4）朝鲜淫羊藿：小叶片卵形，长4~10cm，宽3.5~7cm，先端长尖。叶片较薄。

4. 巫山淫羊藿　小叶片披针形至狭披针形，长9~23cm，宽1.8~4.5cm；先端渐尖或长渐尖，边缘具刺齿，侧生小叶基部的裂片偏斜，内侧裂片小，圆形，外侧裂片大，三角形，渐尖。上表面灰绿色，光滑，下表面略呈灰白色，被绵毛或秃净。主脉于下表面显著突起。叶片较厚，革质。气微，味微苦。

5. 蓼大青叶　叶多皱缩、破碎，蓝绿或蓝黑色。完整者展平后呈椭圆形或卵圆形，长3~8cm，宽2~5cm，先端钝，基部渐狭，全缘。叶脉浅黄棕色，下表面略突起。叶柄扁平，偶带膜质托叶鞘。质脆。气微，味微涩而稍苦。

6. 大青叶　多皱缩卷曲，有的破碎。完整的叶片展平后呈长椭圆形至长圆状倒披针形，长5~20cm，宽2~6cm，先端钝圆，全缘或微波状，基部渐狭下延至叶柄成翼状；上表面暗灰绿色，有的可见棕褐色稍突起的小点；叶脉于背面较明显。叶柄长4~10cm，淡棕黄色。质脆。气微，味微酸、苦、涩。

7. 枇杷叶　呈长椭圆形或倒卵形，长12~30cm，宽4~9cm。先端尖，基部楔形，边缘上部有疏锯齿，近基部全缘。上表面灰绿色、黄棕色或红棕色，较光滑；下表面密被黄色绒毛，主脉于下表面显著突起，侧脉羽状；叶柄极短，被棕黄色绒毛。革质而脆、易折断。气微、味微苦。

8. 番泻叶
（1）狭叶番泻：呈长卵形或卵状披针形，长1.5~5cm，宽0.4~2cm，全缘，叶端急尖，叶基稍不对称。上表面黄绿色，下表面浅黄绿色，无毛或近无毛，叶脉稍隆起。革质。气微弱而特异，味微苦，稍有黏性。

（2）尖叶番泻：呈披针形或长卵形，略卷曲，叶端短尖或微突，叶基不对称，两面均有细短毛茸。

9. 罗布麻叶　叶片多皱缩卷曲，有的破碎，完整叶片展平后呈椭圆状或卵圆状披针形，长2~5cm，宽0.5~2cm，淡绿色或灰绿色，先端钝，有小芒尖，基部钝圆或楔形，边缘具细齿，常反卷，两面无毛，叶脉于下表面突起；叶柄细，长约4mm。质脆。气微，味淡。

10. 紫苏叶　叶片多皱缩卷曲、破碎。完整的叶展平后呈卵圆形，长4~11cm，宽2.5~9cm，先端长尖或急尖，基部圆形或宽楔形，边缘具圆锯齿。两面紫色，或上表面绿色，下表面紫色，疏生灰白色毛，下表面有多数凹点状的腺鳞。叶柄长2~7cm，紫色或紫绿色。质脆。带嫩枝者，枝四方形，直径0.2~0.5cm，紫绿色，断面中部有髓。气清香，味微辛。

11. 艾叶　叶片多皱缩、破碎，有短柄。完整叶片展平后呈卵状椭圆形，羽状深裂，裂片椭圆状披针形，边缘有不规则的粗锯齿；上表面灰绿色或深黄绿色，有稀疏的柔毛及腺点；下表面密生灰白色绒毛。质柔软。气清香，味苦。

要点四 显微鉴别

1. 蓼大青叶 粉末：①表皮细胞多角形，垂周壁平直或微波状弯曲。②气孔多为平轴式。③腺毛头部多为4~8个细胞，柄2个细胞。④非腺毛多列性，壁木化增厚，常见于叶片边缘及主脉处。⑤叶肉细胞内含蓝色至蓝黑色色素颗粒；草酸钙簇晶多见。

2. 大青叶 粉末：①上表皮细胞垂周壁平直，表面被角质层；下表皮细胞垂周壁稍弯曲，略呈念珠状增厚。②气孔不等式，副卫细胞3~4个。③叶肉断面栅栏组织与海绵组织无明显区分。

3. 番泻叶 叶横切面：两种番泻叶特征大致相似。①表皮细胞中常含黏液质；上下表皮均有气孔；非腺毛单细胞，壁厚，多具疣状突起，基部稍弯曲。②叶肉组织为等面叶型。上下表皮内方均有1列栅栏细胞，上面栅栏组织通过主脉，细胞较长，约长150μm，下面栅栏细胞较粗。③海绵组织细胞中含有草酸钙簇晶。④主脉维管束外韧型，上下两侧均有微木化的中柱鞘纤维束，外有含草酸钙棱晶的薄壁细胞，形成晶鞘纤维。

粉末：①晶纤维多，草酸钙方晶直径12~15μm。②非腺毛单细胞，壁厚，有疣状突起，基部稍弯曲。③上下表皮细胞表面观呈多角形，垂周壁平直；上下表皮均有气孔，气孔平轴式，副卫细胞多为2个，也有的3个。④薄壁细胞含草酸钙簇晶。

要点五 主成分

1. 石韦 ①庐山石韦：含芒果苷（mangiferin）、异芒果苷、香草酸、绿原酸、延胡索酸、原儿茶醛等。②石韦：含绿原酸、山柰素、槲皮素、异槲皮素、三叶豆苷、里白烯、芒果苷等。③有柄石韦：含绿原酸、里白烯、木犀草素、棉皮素、山柰素等。

2. 淫羊藿 均含多种黄酮类成分，如淫羊藿苷（icariin）、淫羊藿次苷Ⅰ、Ⅱ。尚含挥发油、蒽醌类、植物甾醇等。

黄酮类化合物有增加冠脉流量、耐缺氧、保护心肌缺血、降压等作用，并具一定的免疫抑制作用。

3. 巫山淫羊藿 含多种黄酮类化合物，如淫羊藿苷、巫山淫羊藿苷、淫羊藿次苷、宝藿苷Ⅰ、Ⅱ、Ⅵ（baohuoside Ⅰ、Ⅱ、Ⅵ；Ⅵ即朝藿定C）、柔藿苷等。

4. 蓼大青叶 ①主含靛玉红、靛蓝。②另含N-苯基-2-萘胺、β-谷甾醇等。

5. 大青叶 ①主含靛玉红、靛蓝。②另含色胺酮、芥苷、黑芥子苷等。

6. 枇杷叶 ①三萜酸类，如熊果酸、齐墩果酸、乌苏酸等。②挥发油，油中主成分为橙花椒醇、金合欢醇等。③另含皂苷、鞣质及维生素B_1等。

7. 番泻叶 ①均含二蒽酮苷类化合物，主要为番泻苷A、B、C、D及芦荟大黄素双蒽酮苷。②游离蒽醌及其苷：大黄酸、芦荟大黄素、大黄酸葡萄糖苷、芦荟大黄素葡萄糖苷等。③黏液质等。

8. 紫苏叶 含挥发油，主成分为l-紫苏醛，具特殊香气。

要点六 理化鉴别与含量测定

（一）理化鉴别

1. 蓼大青叶 薄层色谱法：以靛蓝对照品为对照，供试品色谱中，在与对照品色谱相应的位置上,显相同的蓝色斑点。

2. 大青叶 ①粉末微量升华,可得蓝色或紫红色细小针状、片状或簇状结晶。②粉末水浸液在紫外灯下显蓝色荧光。③薄层色谱法:以靛蓝、靛玉红为对照品,供试品色谱中,在与对照品色谱相应的位置上,分别显相同的蓝色斑点和浅紫红色斑点。

3. 番泻叶 ①粉末遇碱液显红色。②粉末25mg,加水50ml及盐酸2ml,置水浴中加热15分钟,放冷,加乙醚40ml,振摇提取,分取醚层,通过无水硫酸钠脱水,滤过,取滤液5ml,蒸干,放冷,加氨试液5ml,溶液显黄色或橙色,置水浴中加热2分钟后,变为紫红色。(蒽醌类反应)

(二) 含量测定

1. 淫羊藿 ①总黄酮:用紫外-可见分光光度法,按干燥品计算,含总黄酮以淫羊藿苷($C_{33}H_{40}O_{15}$)计,不得少于5.0%。②淫羊藿苷:照高效液相色谱法测定,按干燥品计算,含淫羊藿苷($C_{33}H_{40}O_{15}$)不得少于0.50%;饮片不得少于0.40%。③淫羊藿苷和宝藿苷Ⅰ:用高效液相色谱法测定,按干燥品计算,炙淫羊藿含淫羊藿苷($C_{33}H_{40}O_{15}$)和宝藿苷Ⅰ($C_{27}H_{30}O_{10}$)总量,不得少于0.60%。

2. 巫山淫羊藿 朝藿定C:用高效液相色谱法测定,按干燥品计算,生品中含朝藿定C($C_{39}H_{50}O_{17}$)不得少于1.0%。

3. 大青叶 靛玉红:用高效液相色谱法测定,按干燥品计算,含靛玉红($C_{16}H_{10}N_2O_2$)不得少于0.020%。

4. 枇杷叶 齐墩果酸和熊果酸:用高效液相色谱法测定,按干燥品计算,含齐墩果酸($C_{30}H_{48}O_3$)和熊果酸($C_{30}H_{48}O_3$)总量,不得少于0.70%。

5. 番泻叶 番泻苷A和番泻苷B:用高效液相色谱法测定,按干燥品计算,含番泻苷A($C_{42}H_{38}O_{20}$)和番泻苷B($C_{42}H_{38}O_{20}$)的总量,不得少于1.1%。

(陈玉婷)

第六单元 花类中药

细目一 花类中药的概述

药用部位为完整的花、花序或花的某一部分,这类中药称花类中药。

完整的花有的是已开放的,如洋金花、红花;有的是尚未开放的花蕾,如丁香、金银花。药用花序亦有的是采收未开放的,如款冬花;有的要采收已开放的,如菊花、旋覆花。而夏枯草实际上采收的是带花的果穗。药用仅为花的某一部分,如西红花系柱头,莲须系雄蕊,玉米须系花柱,松花粉、蒲黄等则为花粉粒等。

要点一 性状鉴别

花类中药,鉴别时需先将干燥药材放入水中浸泡后,展开观察其形状,常见的有圆锥状、棒状、团簇状、丝状、粉末状等；颜色一般较新鲜时稍暗淡，气味也较新鲜时淡。鉴别时，以花朵入药者，要注意观察萼片、花瓣、雄蕊和雌蕊的数目及其着生位置、形状、颜色、被毛与否、气味等；如以花序入药，除单朵花的观察外，需注意花序类别、总苞片或苞片等。

要点二　显微鉴别

花类中药的显微鉴别除花梗和膨大花托制作横切片外，一般只作表面制片和粉末观察。

1. 苞片和萼片　与叶片构造相类似，通常叶肉组织分化不明显，故鉴定时以观察表面观为主。

2. 花瓣　花瓣构造变异较大，上表皮细胞常是乳头状或毛茸状突起，无气孔；下皮细胞的垂周壁常是波状弯曲，有时有毛茸及少数气孔存在。相当于叶肉的部分，由数层排列疏松的大型薄壁细胞组成，有时可见分泌组织，如油室（丁香）、管状分泌组织（红花）。维管束细小，仅见少数螺纹导管。

3. 雄蕊　包括花丝和花药两部分。花丝构造简单，有时被毛茸，如闹羊花花丝下部被两种非腺毛。花药主为花粉囊，花粉囊内壁细胞的壁常不均匀地增厚，如网状、螺旋状、环状或点状，且大多木化。花粉粒的形状、大小、外表纹理，萌发孔的类型、数目等常因植物品种不同而异，有鉴定意义。如金银花的花粉粒形状为圆球形，丁香的花粉粒形状类三角形等，表面有的光滑（西红花、槐米），有的有刺状突起（菊花、旋覆花、红花、金银花），或有辐射状纹理（洋金花）、网状纹理（蒲黄）等。花粉粒的形状和萌发孔数，镜检时常因观察面（极面观或赤道面观）的不同，而有改变，应注意区分。鉴别时应注意雄蕊中有无药隔上端的附属物。

4. 雌蕊　包括子房、花柱和柱头，有的子房壁表皮细胞分化成多细胞束状毛，如闹羊花。花柱表皮细胞一般无特异处，有些表皮细胞分化成毛状物，如红花。柱头表皮细胞常呈乳头状突起，如红花；或者分化成毛茸状，如西红花；也有不作毛茸状突起，如洋金花。

5. 花梗和花托　有些花类中药常带有部分花梗和花托。横切面构造与茎相似，注意表皮。皮层、内皮层、维管束及髓部是否明显，有无厚壁组织、分泌组织存在，有无草酸钙结晶、淀粉粒等。

细目二　常用花类中药的鉴定

要点一　来源

1. 辛夷　为木兰科植物望春花 *Magnolia biondii* Pamp.、玉兰 *Magnolia denudata* Desr. 或武当玉兰 *Magnolia sprengeri* Pamp. 的干燥花蕾。

2. 槐花　为豆科植物槐 *Sophora japonica* L. 的干燥花及花蕾。

3. 丁香　为桃金娘科植物丁香 *Eugenia caryophyllata* Thunb. 的干燥花蕾。

4. 洋金花　为茄科植物白花曼陀罗 *Datura metel* L. 的干燥花。

5. 金银花　为忍冬科植物忍冬 *Lonicera japonica* Thunb. 的干燥花蕾或带初开的花。

6. 山银花　为忍冬科植物灰毡毛忍冬 *Lonicera macranthoides* Hand.－Mazz.、红腺忍冬

Lonicera hypoglauca Miq.、华南忍冬 *Lonicera confusa* DC. 或黄褐毛忍冬 *Lonicera fulvotomentosa* Hsu et S. C. Cheng 的干燥花蕾或带初开的花。

7. 款冬花　为菊科植物款冬 *Tussilago farfara* L. 的干燥花蕾。

8. 菊花　为菊科植物菊 *Chrysanthemum morifolium* Ramat. 的干燥头状花序。

9. 红花　为菊科植物红花 *Carthamus tinctorius* L. 的干燥花。

10. 蒲黄　为香蒲科植物水烛香蒲 *Typha angustifolia* L.、东方香蒲 *Typha orientalis* Presl 或同属植物的干燥花粉；带有雄花的花粉，为草蒲黄。

11. 西红花　为鸢尾科植物番红花 *Crocus sativus* L. 的干燥柱头。

要点二　主产地

1. 辛夷　望春花、玉兰主产于河南、湖北、安徽等省；武当玉兰主产于湖北、陕西、四川，多自产自销。

2. 丁香　主产于坦桑尼亚、马来西亚、印度尼西亚等地。现我国海南省、广东省有引种栽培。

3. 金银花　主产于江苏、浙江、福建、广东等省。多为栽培。

4. 红花　主产于河南、河北、浙江、四川等省。均为栽培。

5. 西红花　主产于西班牙、荷兰、德国、法国等地中海沿岸国家，我国上海、浙江、河南、北京等地有栽培。

要点三　性状鉴别

1. 辛夷

(1) 望春花：呈长卵形，似毛笔头，长 1.2~2.5cm，直径 0.8~1.5cm。基部常具短梗，长约 5mm，梗上有类白色点状皮孔。苞片 2~3 层，每层 2 片，两层苞片间有小鳞芽，苞片外表面密被灰白色或灰绿色茸毛，内表面类棕色，无毛。花被片 9，类棕色，外轮花被片 3，条形，约为内两轮长的 1/4，呈萼片状，内两轮花被片 6，每轮 3，轮状排列。雄蕊和雌蕊多数，螺旋状排列。体轻，质脆。气芳香，味辛凉而稍苦。

(2) 玉兰：长 1.5~3cm，直径 1~1.5cm。基部枝梗较粗壮，皮孔浅棕色。苞片外表面密被灰白色或灰绿色茸毛。花被片 9，内外轮同型。

(3) 武当玉兰：长 2~4cm，直径 1~2cm。基部枝梗粗壮，皮孔红棕色。苞片外表面密被淡黄色或淡黄绿色茸毛，有的最外层苞片茸毛已脱落而呈黑褐色。花被片 10~12(15)，内外轮无显著差异。

2. 槐花

(1) 槐花：皱缩而卷曲，花瓣多散落。完整者花萼钟状，黄绿色，先端 5 浅裂；花瓣 5，黄色或黄白色，1 片较大，近圆形，先端微凹，其余 4 片长圆形。雄蕊 10，其中 9 个基部连合，花丝细长。雌蕊圆柱形，弯曲。体轻。气微，味微苦。

(2) 槐米：呈卵形或椭圆形，长 2~6mm，直径约 2mm。花萼下部有数条纵纹。萼的上方为黄白色未开放的花瓣。花梗细小。体轻，手捻即碎。无臭，味微苦涩。

3. 丁香　略呈研棒状，长 1~2cm。花冠圆球形，直径 0.3~0.5cm，花瓣 4，复瓦状抱合，棕褐色至褐黄色，花瓣内为雄蕊和花柱，搓碎后可见众多黄色细粒状的花药。萼筒圆柱状,略扁,有的稍弯曲,长0.7~1.4cm,直径0.3~0.6cm,红棕色或棕褐色,上部有4枚三角状的萼片,十字状分开。质坚实,富油性。气芳香浓烈,味辛辣、有麻舌感。

4. 洋金花 多皱缩成条状,完整者长9~15cm。花萼呈筒状,长为花冠的2/5,灰绿色或灰黄色,先端5裂,基部具纵脉纹5条,表面微有茸毛;花冠呈喇叭状,淡黄色或黄棕色,先端5浅裂,裂片有短尖,短尖下有明显的纵脉纹3条,两裂片之间微凹;雄蕊5,花丝贴生于花冠筒内,长为花冠的3/4;雌蕊1,柱头棒状。烘干品质柔韧,气特异;晒干品质脆,气微,味微苦。

5. 金银花 呈棒状,上粗下细,略弯曲,长2~3cm,上部直径约3mm,下部直径约1.5mm。表面黄白色或绿白色(贮久色渐深),密被短柔毛。偶见叶状苞片。花萼绿色,先端5裂,裂片有毛,长约2mm。开放者花冠筒状,先端二唇形;雄蕊5个,附于筒壁,黄色;雌蕊1个,子房无毛。气清香,味淡、微苦。

6. 山银花
(1)灰毡毛忍冬:呈棒状而稍弯曲,长3~4.5cm,上部直径约2mm,下部直径约1mm。表面绿棕色至黄白色。总花梗集结成簇,开放者花冠裂片不及全长之半。质稍硬,手捏之稍有弹性。气清香。味微苦甘。
(2)红腺忍冬:长2.5~4.5cm,直径0.8~2mm。表面黄白至黄棕色,无毛或疏被毛,萼筒无毛,先端5裂,裂片长三角形,被毛,开放者花冠下唇反转,花柱无毛。
(3)华南忍冬:长1.6~3.5cm,直径0.5~2mm。萼筒和花冠密被灰白色毛,子房有毛。
(4)黄褐毛忍冬:长1~3.4cm,直径1.5~2mm。花冠表面淡黄棕色或黄棕色,密被黄色茸毛。

7. 款冬花 药材呈长圆棒状。单生或2~3个基部连生,长1~2.5cm,直径0.5~1cm。上端较粗,下端渐细或带有短梗,外面被有多数鱼鳞状苞片。苞片外表面紫红色或淡红色,内表面密被白色絮状茸毛。体轻,撕开后可见白色茸毛。气香,味微苦而辛。

8. 菊花
(1)亳菊:呈倒圆锥形或圆筒形,有时稍压扁呈扇形,直径1.5~3cm,离散。总苞碟状;总苞片3~4层,卵形或椭圆形,草质,黄绿色或褐绿色,外面被柔毛,边缘膜质。花托半球形,无托片或托毛。舌状花数层,雌性,位于外围,类白色,劲直,上举,纵向折缩,散生金黄色腺点;管状花多数,两性,位于中央,为舌状花所隐藏,黄色,顶端5齿裂。瘦果不发育,无冠毛。体轻,质柔润,干时松脆。气清香,味甘、微苦。
(2)滁菊:呈不规则球形或扁球形,直径1.5~2.5cm。舌状花类白色,不规则扭曲,内卷,边缘皱缩,有时可见淡褐色腺点;管状花大多隐藏。
(3)贡菊:呈扁球形或不规则球形,直径1.5~2.5cm。舌状花白色或类白色,斜升,上部反折,边缘稍内卷而皱缩,通常无腺点;管状花少,外露。
(4)杭菊:呈碟形或扁球形,直径2.5~4cm,常数个相连成片。舌状花类白色或黄色,平展或微折叠,彼此粘连,通常无腺点;管状花多数,外露。

9. 红花 为不带子房的管状花,长1~2cm。表面红黄色或红色。花冠筒细长,先端5裂,裂片呈狭条形,长5~8mm;雄蕊5,花药聚合成筒状,黄白色;柱头长圆柱形,顶端微分叉。质柔软。气微香,味微苦。

10. 蒲黄 药材为黄色粉末。体轻,放水中则飘浮水面。手捻有滑腻感,易附着手指上。气微，味淡。以色黄、质轻、粉细光滑、无杂质者为佳。草蒲黄为蒲黄花粉与花丝、花药的混合物，花丝黄棕色。

11. 西红花　呈线形，三分枝，长约3cm。暗红色，上部较宽而略扁平，顶端边缘显不整齐的齿状，内侧有一短裂隙，下端有时残留一小段黄色花柱。体轻，质松软，无油润光泽，干燥后质脆易断。气特异，微有刺激性，味微苦。

要点四　显微鉴别

1. 丁香　粉末：暗红棕色。纤维梭形，顶端钝圆，壁较厚。花粉粒众多，极面观三角形，赤道表面观双凸镜形，具3副合沟。草酸钙簇晶众多，直径4~26μm，存在于较小的薄壁细胞中。油室多破碎，分泌细胞界限不清，含黄色油状物。表皮细胞多角形，有不定式气孔。

2. 洋金花　粉末：淡黄色。花粉粒类球形或长圆形，直径42~65μm，表面有条纹状雕纹。花萼非腺毛1~3细胞，壁具疣状突起，腺毛头部1~5细胞，柄1~5细胞。花冠裂片边缘非腺毛1~10细胞，壁微具疣状突起。花丝基部非腺毛粗大，1~5细胞，基部直径约至128μm，顶端钝圆。花萼、花冠薄壁细胞中有草酸钙砂晶、方晶及簇晶。

3. 金银花　粉末：浅黄色。①腺毛有二种，一种头部呈倒圆锥形，顶端平坦，侧面观约10~33个细胞，排成2~4层，直径40~108μm，有的细胞含淡黄色物，柄部（1~）2~5个细胞，长70~700μm；另一种头部类圆形或略扁圆形，侧面观4~20个细胞，直径24~80μm。腺柄2~4个细胞，长24~80μm。②非腺毛为单细胞，有二种；一种长而弯曲，壁薄，有微细疣状突起；另一种非腺毛较短，壁稍厚，具壁疣，有的具单或双螺纹。③花粉粒众多，黄色，球形，直径60~70μm，外壁具细刺状突起，萌发孔3个。④柱头顶端表皮细胞呈绒毛状。⑤薄壁细胞中含细小草酸钙簇晶，直径6~20~45μm。

4. 红花　粉末：橙黄色。花冠、花丝、柱头碎片多见，有长管状分泌细胞，常位于导管旁，直径约至66μm，含黄棕色至红棕色分泌物。花冠裂片顶端表皮细胞外壁突起呈短绒毛状。柱头及花柱上部表皮细胞分化成圆锥形单细胞毛，先端尖或稍钝。花粉粒类圆形、椭圆形或橄榄形，直径约至60μm，具3个萌发孔，外壁有齿状突起。草酸钙方晶存在于薄壁细胞中，直径2~6μm。

5. 蒲黄　花粉粒类圆形或椭圆形，直径17~29μm，表面有网状雕纹，周边轮廓线光滑，呈凸波状或齿轮状，单萌发孔不甚明显。

6. 西红花　粉末：橙红色。表皮细胞表面观长条形，壁薄，微弯曲，有的外壁凸出呈乳头状或绒毛状，表面隐约可见纤细纹理。柱头顶端表皮细胞绒毛状，直径26~56μm，表面有稀疏纹理。草酸钙结晶聚集于薄壁细胞中，呈颗粒状、圆簇状、梭形或类方形，直径2~14μm。

要点五　主成分

1. 辛夷　主要含木兰脂素（magnolin）等木脂素类成分，挥发油。
2. 槐花　主要含芦丁（rutin）等黄酮类成分。
3. 丁香　主要含挥发油。油中主要成分为丁香酚（eugenol），β-丁香烯，乙酰丁香酚等。

4. 洋金花　主要含东莨菪碱（scopolamine）、莨菪碱（hyoscyamine）、N-去甲莨菪碱（N-demethylhyoscyamine）等生物碱。其中莨菪碱为左旋体，在溶液中或者在提取过程中，渐渐失去旋光变为消旋体，即阿托品（atropine）。

5. 金银花　主要含木犀草素（luteolin）、木犀草苷（luteolin-7-O-glucoside，木犀草素-7-O-葡萄糖苷）等黄酮类成分。并含绿原酸（chlorogenic acid）、异绿原酸（isochlorogenic acid）、皂苷及挥发油。木犀草苷、绿原酸等是金银花抗菌的主要有效成分。

6. 红花　含羟基红花黄色素A（hydroxysafflor yellow A），山奈素（kaempferol），新红花苷，红花苷、红花醌苷等。不同时期的红花所含成分有差异，开花初期花主含新红花苷及微量红花苷，花冠呈淡黄色；开花中期主含红花苷，花冠呈黄色；开花后期主含红花醌苷，花冠呈红色。

7. 西红花　含胡萝卜素类化合物，其中主为西红花苷-Ⅰ（crocin-Ⅰ）、西红花苷-Ⅱ（crocin-Ⅱ）、西红花苷-Ⅲ、西红花苷-Ⅳ、α-西红花酸、玉米黄质、西红花苦苷等。并含少量挥发油，油中主为西红花醛（safranal，为西红花苦苷的分解产物）。

要点六　理化鉴别与含量测定

（一）理化鉴别

1. 金银花　本品以绿原酸对照品为对照，进行薄层色谱法试验。置紫外光灯（365nm）下检视，供试品色谱中，在与对照品色谱相应的位置上，显相同颜色的荧光斑点。

2. 西红花

（1）取本品浸水中，可见橙黄色成直线下降，并逐渐扩散，水被染成黄色，无沉淀。柱头呈喇叭状，有短缝；在短时间内，用针拨之不破碎。

（2）取本品少量，置白瓷板上，加硫酸1滴，酸液显蓝色经紫色缓缓变为红褐色或棕色。

（3）取吸收度项下的溶液，照紫外-可见分光光度法，在458nm的波长处测定吸光度，458nm与432nm波长处的吸光度的比值应为0.85~0.90。

（二）含量测定

1. 辛夷　①挥发油：不得少于1.0%（ml/g）。②木兰脂素：用高效液相色谱法测定，本品按干燥品计算，含木兰脂素（$C_{23}H_{28}O_7$）不得少于0.40%。

2. 槐花　用分光光度法测定，含芦丁（$C_{27}H_{30}O_{16}$）槐花不得少于8.0%，槐米不得少于20.0%。

3. 丁香　用气相色谱法测定，本品含丁香酚（$C_{10}H_{12}O_2$）不得少于11.0%。

4. 金银花　用高效液相色谱法测定，本品按干燥品计算，含绿原酸（$C_{16}H_{18}O_9$）不得少于1.5%；木犀草苷（$C_{21}H_{20}O_{11}$）不得少于0.050%。

5. 红花　用高效液相色谱法测定，本品按干燥品计算，含羟基红花黄色素A（$C_{27}H_{30}O_{15}$）不得少于1.0%；山奈素（$C_{15}H_{10}O_6$）不得少于0.050%。

6. 西红花　避光操作。用高效液相色谱法测定，本品按干燥品计算，含西红花苷-Ⅰ（$C_{44}H_{64}O_{24}$）和西红花苷-Ⅱ（$C_{38}H_{54}O_{19}$）的总量不得少于10.0%。

（来平凡）

第七单元　果实及种子类中药

细目一　果实类中药概述

要点一　性状鉴别

鉴别果实类中药，应注意其形状、大小、颜色、顶端、基部、表面、质地、破断面及气味等。并注意是完整的果实还是果实的某一部分。注意果实的顶端有柱基等附属物，下部有无果柄或果柄脱落的痕迹；有的带有宿存的花被。完整的果实，观察外形后，还应剖开果皮观察内部的种子，注意其数目和生长的部位（胎座）。

从气味方面鉴别果实类中药，也是很重要的。有的果实类中药有浓烈的香气，可作为鉴别真伪及品质优劣的依据。

要点二　显微鉴别

果实由果皮及种子组成，果皮的构造包括外果皮、中果皮及内果皮三部分：

1. 外果皮　与叶的下表皮相当。通常为一列表皮细胞，外被角质层。表皮细胞有时有附属物存在，如具有毛茸，多数为非腺毛，少数具腺毛或腺鳞。有时其表皮细胞中含有色物质或色素，如川花椒；有时在表皮细胞间嵌有油细胞，如五味子。

2. 中果皮　与叶肉组织相当，通常较厚，大多由薄壁细胞组成，细胞中有时含淀粉粒，如五味子。在中部有细小的维管束散在，有时可能有石细胞、油细胞、油室或油管等存在。例如荜澄茄的中果皮内部有石细胞与油细胞分布；茴香的中果皮内可见油管。

3. 内果皮　与叶的上表皮相当，是果皮的最内层组织，大多由1列薄壁细胞组成。也有的内果皮细胞全为石细胞，如胡椒。有些核果的内果皮，则由多层石细胞组成。有的以5~8个狭长的薄壁细胞互相并列为一群，各群以斜角联合呈镶嵌状，称为"镶嵌细胞"（为伞形科植物果实的共同特征）。

细目二　种子类中药概述

要点一　性状鉴别

注意观察种子的形状、大小、颜色、表面纹理、种脐、合点和种脊的位置及形态，以及质地、纵横剖面、气与味等。

形状大多呈不规则圆球形、类圆球形或扁圆球形，少数种子呈线形、纺锤形或心形。种皮的表面常有各种纹理。表面除常有的种脐、合点和种脊外，少数种子有种阜存在。剥去种皮可见种仁部分，有的种子具发达的胚乳；无胚乳的种子，则子叶常特别肥厚。胚大多直立，少数弯曲。

有的种子浸入水中显黏性，如车前子、葶苈子。也可取厚切片加化学试剂观察有无淀粉粒、糊粉粒、脂肪油或特殊成分。

要点二　显微鉴别

种子类中药的显微鉴别特征主要在种皮，因为种皮的构造因植物的种类而异，最富有变化，因而常可找出其在鉴定上具有重要意义的特征。

1. 种皮　种子通常只有一层种皮，但有的种子有两层种皮，即有内、外种皮的区分。种皮常由下列一种或数种组织组成。

（1）表皮层：多数种子的种皮表皮细胞由1列薄壁细胞组成。

（2）栅状细胞层：有些种子的表皮下方，有栅状细胞层，由1列或2~3列狭长的细胞排列而成，壁多木化增厚，如决明子；有的内壁和侧壁增厚，而外壁菲薄的，如白芥子。在栅状细胞的外缘处，有时可见一条折光率较强的光辉带，如牵牛子、菟丝子。

（3）油细胞层：有的种子的表皮层下，有油细胞层，内贮挥发油，如白豆蔻、砂仁等。

（4）色素层：具有颜色的种子，除表皮层可含色素物质外，内层细胞或者内种皮细胞中也可含色素物质，如白豆蔻等。

（5）石细胞：除种子的表皮有时为石细胞外，也有表皮的内层几乎全为石细胞组成，如栝楼仁或内种皮为石细胞层，如白豆蔻。

（6）营养层：多数种子的种皮中，常有数列贮有淀粉粒的薄壁细胞，为营养层。在种子发育过程中，淀粉已被消耗，故成熟的种子，营养层往往成为扁缩颓废的薄层。有的营养层中尚包括一层含糊粉粒的细胞。

2. 胚乳　通常由贮藏大量脂肪油和糊粉粒的薄壁细胞组成，有时细胞中含淀粉粒。大多数种子具内胚乳。在无胚乳的种子中，也可见到1~2列残存的内胚乳细胞。胚乳细胞中有时含草酸钙结晶；有时糊粉粒中也有小簇晶存在，如茴香。少数种子有发达的外胚乳，或外胚乳成颓废组织而残留。也有少数种子的种皮和外胚乳的折合层，不规则地伸入于内胚乳中，形成错入组织，如槟榔；也有为外胚乳伸入于内胚乳中而形成的错入组织，如肉豆蔻。

3. 胚　是种子中未发育的幼体，包括胚根、胚茎、胚芽及子叶四部分。

胚乳和胚中贮藏的营养物质主要为脂肪油、蛋白质和淀粉粒，其中以蛋白质的存在状态最为特殊。种子中的贮藏蛋白质，可能呈非晶形状态，也可能成为具有特殊形状的颗粒——糊粉粒。在植物器官中只有种子含有糊粉粒。因此糊粉粒是确定种子类粉末中药的主要标志。糊粉粒的形状、大小及构造因植物种类而异，在中药鉴定中有着重要的意义。

细目三　常用果实种子类中药的鉴定

要点一　来源

1. 荜茇　为胡椒科植物荜茇 *Piper longum* L. 的干燥近成熟或成熟果穗。
2. 地肤子　为藜科植物地肤 *Kochia scoparia* (L.) Schrad. 的干燥成熟果实。

3. 五味子　为木兰科植物五味子 Schisandra chinensis (Turcz.) Baill. 的干燥成熟果实。习称"北五味子"。

4. 南五味子　为木兰科植物华中五味子 Schisandra sphenanthera Rehd. et Wils. 的干燥成熟果实。

5. 肉豆蔻　为肉豆蔻科植物肉豆蔻 Myristica fragrans Houtt. 的干燥种仁。

6. 葶苈子　为十字花科植物播娘蒿 Descurainia sophia (L.) Webb. ex Prantl. 或独行菜 Lepidium apetalum Willd. 的干燥成熟种子。前者习称"南葶苈子"，后者习称"北葶苈子"。

7. 芥子　为十字花科植物白芥 Sinapis alba L. 及芥 Brassica juncea (L.) Czern. et Coss. 的干燥成熟种子。前者习称"白芥子"，后者习称"黄芥子"。

8. 覆盆子　为蔷薇科植物华东覆盆子 Rubus chingii Hu 的干燥果实。

9. 木瓜　为蔷薇科植物贴梗海棠 Chaenomeles speciosa (Sweet) Nakai 的干燥近成熟果实。

10. 山楂　为蔷薇科植物山里红 Crataegus pinnatifida Bge. var. major N. E. Br. 或山楂 Crataegus pinnatifida Bge. 的干燥成熟果实。

11. 苦杏仁　为蔷薇科植物山杏 Prunus armeniaca L. var. ansu Maxim.、西伯利亚杏 Prunus sibirica L.、东北杏 Prunus mandshurica (Maxim.) Koehne 或杏 Prunus armeniaca L. 的干燥成熟种子。

12. 桃仁　为蔷薇科植物桃 Prunus persica (L.) Batsch 或山桃 Prunus davidiana (Carr.) Franch. 的干燥成熟种子。

13. 乌梅　为蔷薇科植物梅 Prunus mume (Sieb.) Sieb. et Zucc. 的干燥近成熟果实。

14. 金樱子　为蔷薇科植物金樱子 Rosa laevigata Michx. 的干燥成熟果实。

15. 沙苑子　为豆科植物扁茎黄芪 Astragalus complanatus R. Br. 的干燥成熟种子。

16. 决明子　为豆科植物决明 Cassia obtusifolia L. 或小决明 Cassia tora L. 的干燥成熟种子。

17. 补骨脂　为豆科植物补骨脂 Psoralea corylifolia L. 的干燥成熟果实。

18. 枳壳　为芸香科植物酸橙 Citrus aurantium L. 及其栽培变种的干燥未成熟果实。

19. 陈皮　为芸香科植物橘 Citrus reticulata Blanco 及其栽培变种的干燥成熟果皮。药材分为"陈皮"和"广陈皮"。

20. 化橘红　为芸香科植物化州柚 Citrus grandis 'Tomentosa' 或柚 Citrus grandis (L.) Osbeck 的未成熟或近成熟的干燥外层果皮。前者习称"毛橘红"，后者习称"光七爪"、"光五爪"。

21. 吴茱萸　为芸香科植物吴茱萸 Evodia rutaecarpa (Juss.) Benth.、石虎 Evodia rutaecarpa (Juss.) Benth. var. officinalis (Dode) Huang 或疏毛吴茱萸 Evodia rutaecarpa (Juss.) Benth. var. bodinieri (Dode) Huang 的干燥近成熟的果实。

22. 川楝子　为楝科植物川楝 Melia toosendan Sieb. et Zucc. 干燥成熟果实。

23. 巴豆　为大戟科植物巴豆 Croton tiglium L. 的干燥成熟果实。

24. 酸枣仁　为鼠李科植物酸枣 Ziziphus jujuba Mill. var. spinosa (Bunge) Hu ex H. F. Chou 的干燥成熟种子。

25. 使君子　为使君子科植物使君子 Quisqualis indica L. 干燥成熟果实。

26. 小茴香　为伞形科植物茴香 Foeniculum vulgare Mill. 干燥成熟果实。

27. 山茱萸　为山茱萸科植物山茱萸 *Cornus officinalis* Sieb. et Zucc. 的干燥成熟果肉。
28. 连翘　为木犀科植物连翘 *Forsythia suspensa* (Thunb.) Vahl 的干燥果实。
29. 马钱子　为马钱科植物马钱 *Strychnos nux - vomica* L. 的干燥成熟种子。
30. 菟丝子　为旋花科植物南方菟丝子 *Cuscuta australis* R. Br. 或菟丝子 *Cuscuta chinensis* Lam. 的干燥成熟种子。
31. 牵牛子　为旋花科植物裂叶牵牛 *Pharbitis nil* (L.) Choisy 或圆叶牵牛 *Pharbitis purpurea* (L.) Voigt 的干燥成熟种子。
32. 枸杞子　为茄科植物宁夏枸杞 *Lycium barbarum* L. 的干燥成熟果实。
33. 栀子　为茜草科植物栀子 *Gardenia jasminoides* Ellis 的干燥成熟果实。
34. 瓜蒌　为葫芦科植物栝楼 *Trichosanthes kirilowii* Maxim. 或双边栝楼 *Trichosanthes rosthornii* Harms 的干燥成熟果实。
35. 牛蒡子　为菊科植物牛蒡 *Arctium lappa* L. 的干燥成熟果实。
36. 薏苡仁　为禾本科植物薏苡 *Coix lacryma - jobi* L. var. *mayuen* (Roman.) Stapf 的干燥成熟种仁。
37. 槟榔　为棕榈科植物槟榔 *Areca catechu* L. 的干燥成熟种子。
38. 砂仁　为姜科植物阳春砂 *Amomum villosum* Lour.、绿壳砂 *Amomum villosum* Lour. var. *xanthioides* T. L. Wu et Senjen 或海南砂 *Amomum longiligulare* T. L. Wu 的干燥成熟果实。
39. 草果　为姜科植物草果 *Amomum tsao - ko* Crevost et Lemaire 的干燥成熟果实。
40. 豆蔻　为姜科植物白豆蔻 *Amomum kravanh* Pierre ex Gagnep. 或爪哇白豆蔻 *Amomum compactum* Soland ex Maton 的干燥成熟果实。商品药材分别称作"原豆蔻"和"印尼白蔻"。
41. 草豆蔻　为姜科植物草豆蔻 *Alpinia katsumadai* Hayata 的干燥近成熟种子。
42. 益智　为姜科植物益智 *Alpinia oxyphylla* Miq. 的干燥成熟果实。

要点二　主产地

1. 五味子　主产于吉林、辽宁、黑龙江等省，河北省亦产。
2. 木瓜　主产于安徽、湖北、四川、浙江等省。自古以来以安徽宣城木瓜为上品，现多为栽培。
3. 枳壳　主产于江西、四川、湖北、贵州等省。多系栽培。以江西清江、新干最为闻名，商品习称"江枳壳"。
4. 吴茱萸　主产于贵州、广西、湖南、云南等省区。多系栽培。以贵州、广西产量较大，湖南常德质量最好，销全国各地，并出口。
5. 山茱萸　主产于浙江、河南、安徽等省。浙江临安、淳安产者量大品优，有"杭萸肉"、"淳萸肉"之称。
6. 枸杞子　主产于宁夏、甘肃、青海、新疆等省区，以宁夏的中宁和中卫县的枸杞子量大质优。
7. 槟榔　主产于海南、云南、广东等省。福建、广西、台湾南部亦有栽培。原产印度尼西亚、马来西亚等国，以印度尼西亚、印度、菲律宾等地产量大。
8. 砂仁　阳春砂主产于广东省，以阳春、阳江为道地产区。广西亦产，多为栽培。绿壳砂主产于云南南部临沧、文山、景洪等地。海南砂主产于海南等省。

要点三 采收加工

1. 木瓜 夏、秋二季果实绿黄时采收,置沸水中烫至外皮灰白色,对半纵剖,晒干。
2. 枳壳 7月果皮尚绿时采收,自中部横切为两半,晒干或低温干燥。
3. 山茱萸 秋末冬初果皮变红时采收果实,用文火烘或置沸水中略烫后,及时除去果核,干燥。
4. 连翘 秋季果实初熟尚带绿色时采收,除去杂质,蒸熟,晒干,习称"青翘";果实熟透时采收,晒干,除去杂质,习称"老翘"。
5. 槟榔 春末至秋初采收成熟果实,用水煮后,干燥,除去果皮,取出种子,干燥。

要点四 性状鉴别

1. 荜茇 呈圆柱形,稍弯曲,由多数小浆果集合而成,长1.5~3.5cm,直径0.3~0.5cm。表面黑褐色或棕色,有斜向排列整齐的小突起,基部有果穗梗残存或脱落。质硬而脆,易折断,断面不整齐,颗粒状。小浆果球形,直径约0.1cm。有特异香气,味辛辣。

2. 地肤子 呈扁球状五角星形,直径1~3mm。外被宿存花被,表面灰绿色或浅棕色,周围具膜质小翅5枚,背面中心有微突起的点状果梗痕及放射状脉纹5~10条;剥离花被,可见膜质果皮,半透明。种子扁卵形,长约1mm,黑色。气微,味微苦。

3. 五味子 呈不规则的球形或扁球形,直径5~8mm。表面红色、紫红色或暗红色,皱缩,显油润;有的表面呈黑红色或出现"白霜"。果肉柔软,种子1~2,肾形,表面棕黄色,有光泽,种皮薄而脆。果肉气微,味酸;种子破碎后,有香气,味辛、微苦。

4. 南五味子 呈球形或扁球形,直径4~6mm。表面棕红色至暗棕色,干瘪,皱缩,果肉紧贴于种子之上。种子1~2枚,肾形,表面棕黄色,有光泽,种皮薄而脆。果肉气微,味微酸。

5. 肉豆蔻 呈卵圆形或椭圆形,长2~3cm,直径1.5~2.5cm。表面灰棕色或灰黄色,有时外被白粉(石灰粉末)。全体有浅色纵行沟纹和不规则网状沟纹。种脐位于宽端,呈浅色圆形突起,合点呈暗凹陷。种脊呈纵沟状,连接两端。质坚,断面显棕黄色相杂的大理石花纹,宽端可见干燥皱缩的胚,富油性。气香浓烈,味辛。

6. 葶苈子

(1)南葶苈子:呈长圆形而略扁,长约1mm,宽约0.5mm。外表棕色或红棕色,一端钝圆,一端近截形,两面常不对称。在放大镜下观察,表面具细密网纹,可见二条纵纹。压碎后富油性,气微,味微辛并有黏性。

(2)北葶苈子:呈扁卵形,长约1.5mm,宽0.5~1mm。一端钝圆;另一端渐尖而微凹,凹处现白色点(种脐)。表面具多数细微颗粒状突起,可见2条纵列的浅槽。味微辛,遇水黏滑性较强。

7. 芥子

(1)白芥子:呈圆球形,直径1~2.5mm,表面灰白色至黄白色。用放大镜观察,表面可见细微的网纹,一端有暗色小点状种脐。破开,可见内含黄白色折叠的子叶,富油性。无臭,味辛、辣。

(2)黄芥子:种子较小,直径1.2~1.8mm,表面黄色至棕黄色,少数为暗红棕色。

气微，味极辛辣。

8. 覆盆子　为聚合果，由多数小核果聚合而成，呈圆锥形或扁圆锥形，高0.6～1.3cm，直径0.5～1.2cm。表面黄绿色或淡棕色，顶端钝圆，基部中心凹入。宿萼棕褐色，下有果梗痕。小果易剥落，每个小果呈半月形，背面密被灰白色茸毛，两侧有明显的网纹，腹部有突起的棱线。体轻，质硬。气微，味微酸涩。

9. 木瓜　长圆形，多纵剖成两半，长4～9cm，宽2～5cm，厚1～2.5cm。外表面紫红色或红棕色，有不规则的深皱纹；剖面边缘向内卷曲，果肉红棕色，中心部分凹陷，棕黄色；种子扁长三角形，多脱落。质坚硬。气微清香，味酸。

10. 山楂　本品为圆形片，皱缩不平，直径1～2.5cm，厚0.2～0.4cm。外皮红色，具皱纹，有灰白色小斑点。果肉深黄色至浅棕色。中部横切片具5粒浅黄色果核，但核多脱落而中空。有的片上可见短而细的果梗或花萼残迹。气微清香，味酸、微甜。

11. 苦杏仁　呈扁心形，长1～1.9cm，宽0.8～1.5cm，厚0.5～0.8cm。表面黄棕色至深棕色，一端尖，另端钝圆，肥厚，左右不对称，尖端一侧有短线形种脐，圆端合点处向上具多数深棕色的脉纹。种皮薄，子叶2，乳白色，富油性。气微，味苦。

12. 桃仁

（1）桃仁：呈扁长卵形，长1.2～1.8cm，宽0.8～1.2cm，厚0.2～0.4cm。表面黄棕色至红棕色，密布颗粒状突起。一端尖，中部膨大，另端钝圆稍偏斜，边缘较薄。尖端一侧有短线形种脐，圆端有颜色略深不甚明显的合点，自合点处散出多数纵向维管束。种皮薄，子叶2，类白色，富油性。气微，味微苦。

（2）山桃仁：呈类卵圆形，较小而肥厚，长约0.9cm，宽约0.7cm，厚约0.5cm。

13. 乌梅　呈扁圆形或不规则球形，直径1.5～3cm。表面棕黑色至乌黑色，皱缩不平，一端有明显的圆脐。果肉质柔软，可剥离。果核坚硬，椭圆形，棕黄色，表面凹凸不平，有众多洞穴及网状纹理，内含淡黄色种仁1粒。果肉稍有特异酸气及烟熏气，味极酸。

14. 金樱子　呈倒卵形，略似花瓶，长2～3.5cm，直径1～2cm。外表红黄色或红棕色，全身被有突起的刺状小点。果柄部分较细，中部膨大。宿萼端作喇叭口形，花萼残基多不完整，盘状，中央略突出；剥开外皮（花托），内壁呈淡红黄色，内有30～40粒淡黄色的小瘦果，外包裹有淡黄色的绒毛，内有种子1枚。无臭，味甘酸，微涩。

15. 沙苑子　略呈肾形而稍扁，长2～2.5mm，宽1.5～2mm，厚约1mm。表面光滑。褐绿色或灰褐色，边缘一侧凹入处具明显的种脐。质坚硬，除去种皮，可见淡黄色子叶2片，胚根弯曲，长约1mm。无臭，味淡，嚼之有豆腥味。

16. 决明子

（1）决明：略呈菱方形或短圆柱形，两端平行倾斜，长3～7mm，宽2～4mm。表面绿棕色或暗棕色，平滑有光泽。一端较平坦，另端斜尖，背腹面各有1条突起的棱线，棱线两侧各有1条斜向对称而色较浅的线形凹纹。质坚硬，不易破碎。种皮薄，子叶2，黄色，呈"S"形折曲并重叠。气微，味微苦。

（2）小决明：呈短圆柱形，较小，长3～5mm，宽2～3mm。表面棱线两侧各有1片宽广的浅黄棕色带。

17. 补骨脂　呈肾形，略扁，长3～5mm，宽2～4mm，厚约1.5mm。表面黑色、黑褐色或灰褐色，具细微网状皱纹。顶端圆钝，有一小突起，凹侧有果梗痕。质硬。果皮薄，与种子不易分离；种子1枚，子叶2，黄白色，有油性。气香，味辛、微苦。

18. 枳壳 呈半球形，直径3~5cm。外果皮棕褐色至褐色，有颗粒状突起，突起的顶端有凹点状油室；有明显的花柱残迹或果梗痕。切面中果皮黄白色，光滑而稍隆起，厚0.4~1.3cm，边缘散有1~2列油室，瓤囊7~12瓣，少数至15瓣，汁囊干缩呈棕色至棕褐色，内藏种子。质坚硬，不易折断。气清香，味苦、微酸。

19. 陈皮

（1）陈皮：常剥成数瓣，基部相连，有的呈不规则的片状，厚1~4mm。外表面橙红色或红棕色，有细皱纹和凹下的点状油室；内表面浅黄白色，粗糙，附黄白色或黄棕色筋络状维管束。质稍硬而脆。气香，味辛、苦。

（2）广陈皮：常3瓣相连，形状整齐，厚度均匀，约1mm。点状油室较大，对光照视，透明清晰。质较柔软。

20. 化橘红 化州柚呈对折的七角或展平的五角星状，单片呈柳叶形。完整者展平后直径15~28cm，厚0.2~0.5cm。外表面黄绿色，密布茸毛，有皱纹及小油室；内表面黄白色或淡黄棕色，有脉络纹。质脆，易折断，断面不整齐，外缘有1列不整齐的下凹的油室，内侧稍柔而有弹性。气芳香，味苦、微辛。

21. 吴茱萸 呈球形或略呈五角状扁球形，直径2~5mm。表面暗黄绿色至褐色，粗糙，有多数点状突起或凹下的油点。顶端有五角星状的裂隙，基部残留被有黄色茸毛的果梗。质硬而脆，横切面可见子房5室，每室有淡黄色种子1粒。气芳香浓郁，味辛辣而苦。用水浸泡果实，有黏液渗出。

22. 川楝子 呈类球形，直径2~3.2cm。表面金黄色至棕黄色，微有光泽，少数凹陷或皱缩，具深棕色小点。顶端有花柱残痕，基部凹陷，有果梗痕。外果皮革质，与果肉间常成空隙，果肉松软，淡黄色，遇水润湿显黏性。果核球形或卵圆形，质坚硬，两端平截，有6~8条纵棱，内分6~8室，每室含黑棕色长圆形的种子1粒。气特异，味酸、苦。

23. 巴豆 呈卵圆形，一般具三棱，长1.8~2.2cm，直径1.4~2cm。表面灰黄色或稍深，粗糙，有纵线6条，顶端平截，基部有果梗痕。破开果壳，可见3室，每室含种子1粒。种子呈略扁的椭圆形，长1.2~1.5cm，直径0.7~0.9cm，表面棕色或灰棕色，一端有小点状的种脐和种阜的疤痕，另端有微凹的合点，其间有隆起的种脊；外种皮薄而脆，内种皮呈白色薄膜；种仁黄白色，油质。气微，味辛辣。

24. 酸枣仁 呈扁圆形或扁椭圆形，长5~9mm，宽5~7mm，厚约3mm。表面紫红色或紫褐色，平滑有光泽，有的有裂纹。有的两面均呈圆隆状突起；有的一面较平坦，中间或有1条隆起的纵线纹；另一面稍突起。一端凹陷，可见线形种脐；另端有细小突起的合点。种皮较脆，胚乳白色，子叶2，浅黄色，富油性。气微，味淡。

25. 使君子 呈椭圆形或卵圆形，具5条纵棱，偶有4~9棱，长2.5~4cm，直径约2cm。表面黑褐色至紫黑色，平滑，微具光泽。顶端狭尖，基部钝圆，有明显圆形的果梗痕。质坚硬，横切面多呈五角星形，棱角处壳较厚，中间呈类圆形空腔。种子长椭圆形或纺锤形，长约2cm，直径约1cm；表面棕褐色或黑褐色，有多数纵皱纹；种皮薄，易剥离；子叶2，黄白色，有油性，断面有裂隙。气微香，味微甜。

26. 小茴香 为双悬果，呈圆柱形，有的稍弯曲，长4~8mm，直径1.5~2.5mm。表面黄绿色或淡黄色，两端略尖，顶端残留有黄棕色突起的柱基，基部有时有细小的果梗。

分果呈长椭圆形，背面有纵棱5条，接合面平坦而较宽。横切面略呈五边形，背面的四边约等长。有特异香气，味微甜、辛。

27. 山茱萸　呈不规则的片状或囊状，长1～1.5cm，宽0.5～1cm。表面紫红色至紫黑色，皱缩，有光泽。顶端有的有圆形宿萼痕，基部有果梗痕。质柔软。气微，味酸、涩、微苦。

28. 连翘　呈长卵形至卵形，稍扁，长1.5～2.5cm. 直径0.5～1.3cm。表面有不规则的纵皱纹和多数突起的小斑点，两面各有1条明显的纵沟。顶端锐尖，基部有小果梗或已脱落。青翘多不开裂，表面绿褐色，突起的灰白色小斑点较少；质硬；种子多数，黄绿色，细长，一侧有翅。老翘自顶端开裂或裂成两瓣，表面黄棕色或红棕色，内表面多为浅黄棕色，平滑，具一纵隔；质脆；种子棕色，多已脱落。气微香，味苦。

"青翘"以色较绿、不开裂者为佳；"老翘"以色较黄、瓣大、壳厚者为佳。

29. 马钱子　呈纽扣状圆板形，常一面隆起，一面稍凹下，直径1.5～3cm，厚0.3～0.6cm。表面密被灰棕或灰绿色绢状茸毛。自中间向四周呈辐射状排列，有丝样光泽。边缘稍隆起，较厚，有突起的珠孔，底面中心有突起的圆点状种脐。质坚硬，平行剖面可见淡黄白色胚乳，角质状，子叶心形，叶脉5～7条。气微，味极苦。

30. 菟丝子　呈类球形，直径1～2mm。表面灰棕色至棕褐色，粗糙，种脐线形或扁圆形。质坚实，不易以指甲压碎。气微，味淡。

31. 牵牛子　似橘瓣状，长4～8mm，宽3～5mm。表面灰黑色或淡黄白色，背面有一条浅纵沟，腹面棱线的下端有一点状种脐，微凹。质硬，横切面可见淡黄色或黄绿色皱缩折叠的子叶，微显油性。气微，味辛、苦，有麻感。

32. 枸杞子　呈类纺锤形或椭圆形，长6～20mm，直径3～10mm。表面红色或暗红色，顶端有小突起状的花柱痕，基部有白色的果梗痕。果皮柔韧，皱缩；果肉肉质，柔润。种子20～50粒，类肾形，扁而翘，长l.5～1.9mm，宽1～1.7mm，表面浅黄色或棕黄色。气微，味甜。

33. 栀子　呈长卵圆形或椭圆形，长1.5～3.5cm，直径1～1.5cm。表面红黄色或棕红色，具6条翅状纵棱，棱间常有1条明显的纵脉纹，并有分枝。顶端残存萼片，基部稍尖，有残留果梗。果皮薄而脆，略有光泽；内表面色较浅，有光泽，具2～3条隆起的假隔膜。种子多数，扁卵圆形，集结成团，深红色或红黄色，表面密具细小疣状突起。气微，味微酸而苦。

34. 瓜蒌　呈类球形或宽椭圆形，长7～15cm，直径6～10cm。表面橙红色或橙黄色，皱缩或较光滑，顶端有圆形的花柱残基，基部略尖，具残存的果梗。轻重不一。质脆，易破开，内表面黄白色，有红黄色丝络，果瓤橙黄色，黏稠，与多数种子黏结成团。具焦糖气，味微酸、甜。

35. 牛蒡子　呈长倒卵形，略扁，微弯曲，长5～7mm，宽2～3mm。表面灰褐色，带紫黑色斑点，有数条纵棱，通常中间1～2条较明显。顶端钝圆，稍宽，顶面有圆环，中间具点状花柱残迹；基部略窄，着生面色较淡。果皮较硬，子叶2，淡黄白色，富油性。气微，味苦后微辛而稍麻舌。

36. 薏苡仁　呈宽卵形或长椭圆形，长4～8mm，宽3～6mm。表面乳白色，光滑，偶有残存的黄褐色种皮；一端钝圆，另端较宽而微凹，有1淡棕色点状种脐；背面圆凸，腹面有1条较宽而深的纵沟。质坚实，断面白色，粉性。气微，味微甜。

37. 槟榔 呈扁球形或圆锥形，高1.5~3.5cm，底部直径1.5~3cm。表面淡黄棕色或淡红棕色，具稍凹下的网状沟纹，底部中心有圆形凹陷的珠孔，其旁有1明显疤痕状种脐。质坚硬，不易破碎，断面可见棕色种皮与白色胚乳相间的大理石样花纹。气微，味涩、微苦。

38. 砂仁

（1）阳春砂、绿壳砂：呈椭圆形或卵圆形，有不明显的三棱，长1.5~2cm，直径1~1.5cm。表面棕褐色，密生刺状突起，顶端有花被残基，基部常有果梗。果皮薄而软。种子集结成团，具三钝棱，中有白色隔膜，将种子团分成3瓣，每瓣有种子5~26粒。种子为不规则多面体，直径2~3mm；表面棕红色或暗褐色，有细皱纹，外被淡棕色膜质假种皮；质硬，胚乳灰白色。气芳香而浓烈，味辛凉、微苦。

（2）海南砂：呈长椭圆形或卵圆形，有明显的三棱，长1.5~2cm，直径0.8~1.2cm。表面被片状、分枝的软刺，基部具果梗痕。果皮厚而硬。种子团较小，每瓣有种子3~24粒；种子直径1.5~2mm。气味稍淡。

39. 草果：呈长椭圆形，具三钝棱，长2~4cm，直径1~2.5cm。表面灰棕色至红棕色，具纵沟及棱线，顶端有圆形突起的柱基，基部有果梗或果梗痕。果皮质坚韧，易纵向撕裂。剥去外皮，中间有黄棕色隔膜，将种子团分成3瓣，每瓣有种子多为8~11粒。种子呈圆锥状多面体，直径约5mm；表面红棕色，外被灰白色膜质的假种皮，种脊为一条纵沟，尖端有凹状的种脐；质硬，胚乳灰白色。有特异香气，味辛、微苦。

40. 豆蔻

（1）原豆蔻：呈类球形，直径1.2~1.8cm。表面黄白色至淡黄棕色，有3条较深的纵向槽纹，顶端有突起的柱基，基部有凹下的果柄痕，两端均具浅棕色绒毛。果皮体轻，质脆，易纵向裂开，内分3室，每室含种子约10粒；种子呈不规则多面体，背面略隆起，直径3~4mm，表面暗棕色，有皱纹，并被有残留的假种皮。气芳香，味辛凉略似樟脑。

（2）印尼白蔻：个略小。表面黄白色，有的微显紫棕色。果皮较薄，种子瘦瘪。气味较弱。

41. 草豆蔻 为类球形的种子团，直径1.5~2.7cm。表面灰褐色，中间有黄白色的隔膜，将种子团分成3瓣，每瓣有种子多数，粘连紧密，种子团略光滑。种子为卵圆状多面体，长3~5mm，直径约3mm，外被淡棕色膜质假种皮，种脊为一条纵沟，一端有种脐；质硬，将种子沿种脊纵剖两瓣，纵断面观呈斜心形，种皮沿种脊向内伸入部分约占整个表面积的1/2；胚乳灰白色。气香，味辛、微苦。

42. 益智 呈椭圆形，两端略尖，长1.2~2cm，直径1~1.3cm。表面棕色或灰棕色，有纵向凹凸不平的突起棱线13~20条，顶端有花被残基，基部常残存果梗。果皮薄而稍韧，与种子紧贴，种子集结成团，中有隔膜将种子团分为3瓣，每瓣有种子6~11粒。种子呈不规则的扁圆形，略有钝棱，直径约3mm，表面灰褐色或灰黄色，外被淡棕色膜质的假种皮；质硬，胚乳白色。有特异香气，味辛、微苦。

要点五 显微鉴别

1. 五味子 横切面：①外果皮为1列方形或长方形细胞，壁稍厚，外被角质层，散有油细胞。②中果皮薄壁细胞10余列，含淀粉粒，散有小型外韧型维管束。③内果皮为1

列小方形薄壁细胞。④种皮最外层为1列径向延长的石细胞，壁厚，纹孔和孔沟密；其下为数列类圆形、三角形或多角形石细胞，纹孔较大。⑤石细胞层下为数列薄壁细胞，种脊部位有维管束。⑥油细胞层为1列长方形细胞，含棕黄色油滴；再下为3~5列小形细胞。⑦种皮内表皮为1列小细胞，壁稍厚。⑧胚乳细胞含脂肪油滴及糊粉粒。

粉末：暗紫色。①果皮的表皮细胞呈多角形，垂周壁略呈连珠状增厚；表面有微细的角质线纹，排列紧密整齐，内含颗粒状色素物质，随处可见类圆形或多角形的油细胞，其四周有6~7个细胞围绕。②种皮外层石细胞群呈多角形或稍长，大小颇均匀，直径18~50μm，壁厚，孔沟极细密，胞腔小，内含棕色物质；内层石细胞呈类圆形、多角形或不规则形，直径约至83μm，壁稍厚，纹孔较大。③种皮油细胞类圆形，含黄色挥发油。④导管螺纹，偶有网纹，直径15~24μm。⑤胚乳细胞呈多角形，壁薄，内含脂肪油及糊粉粒。⑥淀粉粒类圆形或多角形，可见脐点，偶有复粒。

2. 吴茱萸　粉末：褐色。①非腺毛2~6细胞，长140~350μm，壁疣明显，有的胞腔内含棕黄色至棕红色物。②腺毛头部7~14细胞，椭圆形，常含黄棕色内含物；柄2~5细胞。③草酸钙簇晶较多，直径10~25μm；偶有方晶。④石细胞类圆形或长方形，直径35~70μm，胞腔大。⑤油室碎片有时可见，淡黄色。

3. 小茴香　分果横切面：①外果皮为1列扁平细胞，外被角质层。②中果皮纵棱处有维管束，其周围有多数木化网纹细胞；背面纵棱间各有维管束，其周围有大的椭圆形棕色油管1个，接合面有油管2个，共6个。③内果皮为1列扁平薄壁细胞，细胞长短不一。④种皮细胞扁长，含棕色物。⑤胚乳细胞多角形，含多数糊粉粒，每个糊粉粒中含有细小草酸钙簇晶。

4. 槟榔　粉末：红棕色至淡棕色。①内胚乳碎片众多，近无色，完整细胞呈不规则多角形或类方形，胞间层不甚明显，细胞壁半纤维素，厚6~11μm，有类圆形大纹孔。②种皮石细胞纺锤形、长方形、多角形或长条形，直径24~64μm，壁不甚厚，有的内含红棕色物。③外胚乳细胞长方形、类多角形，内含红棕色或深棕色物。

5. 砂仁　阳春砂种子横切面：①假种皮有时残存，细胞狭长，壁薄。②种皮表皮细胞1列，径向延长，壁稍厚；下皮细胞1列，含棕色或红棕色物；油细胞层细胞1列，切向长方形，长76~106μm，宽16~25μm，含黄色油滴。色素层为数列棕色细胞，细胞多角形，排列不规则。内种皮为1列栅状厚壁细胞，黄棕色，内壁及侧壁极厚，胞腔小，偏于外侧，内含硅质块。③外胚乳细胞含淀粉粒，并有少数细小的草酸钙方晶。④内胚乳细胞含细小糊粉粒及脂肪油滴。

要点六　主成分

1. 五味子　①木脂素类成分：如五味子甲素、乙素、丙素（schizandrin A、B、C），五味子素（schizandrin），五味子醇甲、醇乙（schizandrol A、B），五味子酯甲、酯乙（schisantherin A、B）等。②挥发油：主含柠檬醛、α-依兰烯等。③有机酸：如柠檬酸、苯甲酸、酒石酸等。④糖类。⑤维生素类。

2. 葶苈子
（1）北葶苈子　①芥子苷。②强心成分。③挥发油。④脂肪油。⑤生物碱。
（2）南葶苈子　①黄酮类成分：槲皮素-3-O-β-D-葡萄糖-7-O-β-D-龙胆

双糖苷。②挥发油：含异硫氰酸苄酯、异硫氰酸烯丙酯、丁烯腈、双硫烯丙基等。③脂肪油：含油酸、亚麻酸、白芥酸等。④强心成分：有葶苈子苷、毒毛旋花子苷元、卫矛苷、卫矛双糖苷、糖芥苷。

3. 木瓜　果实含皂苷，黄酮类，维生素C和苹果酸、酒石酸、枸橼酸等大量有机酸。此外还含过氧化酶、过氧化物酶、酚氧化酶、鞣质、果胶等。种子含氢氰酸。

4. 苦杏仁　含有效成分苦杏仁苷（amygdalin）。另含苦杏仁酶（emulsin）、脂肪油（杏仁油）。苦杏仁苷经水解后产生氢氰酸、苯甲醛及葡萄糖。苦杏仁酶包括有苦杏仁苷酶及樱苷酶。另发现苦杏仁中含有蛋白质和十五种以上的氨基酸。

5. 桃仁　含苦杏仁苷（amygdalin），含量约为苦杏仁的1/2。并含苦杏仁酶、尿囊素酶、乳糖酶、维生素 B_1 及多量脂肪油。

6. 决明子
（1）决明：含游离羟基蒽醌衍生物，为大黄酚、大黄素、大黄素甲醚、决明素、决明苷（cassiaside）等。
（2）小决明：含大黄酚、大黄素甲醚、决明素、橙黄决明素（aurantio-obtusin）、黄决明素、红镰霉素、去甲红镰霉素；另含芦荟大黄素、大黄酸、决明子内酯。此外尚含决明内酯、决明酮。

7. 补骨脂　①香豆素衍生物：主要为补骨脂素（psoralen）、异补骨脂素（isopsoralen）、补骨脂定、异补骨脂定、双羟异补骨脂定以及苯并呋喃香豆素。②黄酮类：补骨脂甲素、补骨脂乙素、补骨脂甲素甲醚、异补骨脂甲素、异补骨脂乙素甲醚、新补骨脂异黄酮、补骨脂色烯素、补骨脂宁，以及补骨脂查耳酮、新补骨脂查耳酮等。③单萜酚类有补骨脂酚等。④含挥发油、脂类化合物、树脂及豆甾醇等。

8. 枳壳　酸橙枳壳含挥发油及黄酮类成分。油中主要为右旋柠檬烯约90%、枸橼醛、右旋芳樟醇和邻氨基苯甲酸甲酯等。黄酮类成分有柚皮苷、橙皮苷、新橙皮苷（neohesperidin）、柚苷及苦味成分苦橙苷、苦橙酸。尚含辛弗林和N-甲基酪胺。

9. 吴茱萸　含挥发油，油中主要成分为吴萸烯（evodene），为油的香气成分，并含罗勒烯、吴萸内酯。并含生物碱：吴茱萸碱（evodiamine）、吴茱萸次碱（rutaecarpine）、羟基吴茱萸碱等。另含苦味质吴茱萸醇及吴萸苦素等。

10. 巴豆　种子含脂肪油（巴豆油）40%～60%，为油酸、亚油酸、肉豆蔻酸、化生酸、棕榈酸、硬脂酸、巴豆油酸、顺芷酸等的甘油酯；油中尚含刺激性（泻下）和致癌成分，为巴豆醇（phorbol）的十多种双酯类化合物。此外，尚含蛋白质，其中包括一种毒性球蛋白，称巴豆素（crotin）。另含巴豆苷（crotonoside）、氨基酸等。

11. 小茴香　果实中含挥发油约3%～8%，称茴香油。油中主要成分为反式茴香脑（trans anethole）50%～78%、α-茴香酮（α-fenchone）18%～20%、甲基胡椒酚约10%以及α-蒎烯、茴香醛、柠檬烯等，另含黄酮类化合物槲皮素、7-羟基香豆素及甾类化合物。

12. 山茱萸　果实含山茱萸苷（即马鞭草苷）、番木鳖苷、莫诺苷、7-O-甲基莫诺苷、山茱萸新苷等。此外尚含熊果酸、酒石酸、没食子酸、獐牙菜皂苷约13%以及鞣质1,2,3-三-O-没食子酰-β-D-葡萄糖，梾木鞣质A、B，维生素A等。

13. 连翘　果皮中含连翘酚、齐墩果酸、6,7-二甲氧基香豆精、甾醇化合物、白桦脂醇酸、连翘苷（phillyrin）、连翘苷元（phillygenin）、松脂素、牛蒡子苷、牛蒡子苷元、黄酮醇苷及皂苷等。连翘酚为抗菌成分。初熟青翘含皂苷约4.89%，生物碱0.2%。

14. 马钱子　马钱种子含总生物碱2%~5%，主要为番木鳖碱（士的宁，strychine）约1.23%、马钱子碱（brucine）约1.55%、微量的番木鳖次碱、伪番木鳖碱、伪马钱子碱、α-可鲁勃林及β-可鲁勃林等。此外，尚含番木鳖苷、绿原酸、棕榈酸及脂肪油、蛋白质、多糖类等。

番木碱为马钱子的最主要成分，约占总生物碱的45%；马钱子碱的药效只有番木鳖碱的1/40。

15. 枸杞子　果实含甜菜碱（betaine）、胡萝卜素、烟酸、维生素B_1、维生素B_2、维生素C、硫胺素、抗坏血酸、酸浆红素等。另含多种游离氨基酸、脂肪油约19.5%。

16. 栀子　含栀子苷（geniposide）、羟异栀子苷、山栀苷、栀子新苷等多种环烯醚萜苷类及绿原酸等有机酸类，以及栀子素、番红花素、番红花酸等。

17. 薏苡仁　含薏苡仁酯（coixenolide）、蛋白质、脂肪、甾体化合物、氨基酸等。

18. 槟榔　含6种与鞣质结合而存在的生物碱，即槟榔碱（arecoline）、槟榔次碱、去甲基槟榔碱、去甲基槟榔次碱（guvacine）及异去甲基槟榔次碱等。此外尚含有鞣质、脂肪油及一种红色素槟榔红。

19. 砂仁　含挥发油。油的主要成分为龙脑、右旋樟脑、乙酸龙脑酯（bronylacetate）、芳樟醇、橙花叔醇等。又谓含皂苷0.69%。

20. 豆蔻　含挥发油及脂肪油、皂苷、淀粉、蛋白质等。油中主要成分为1,8-桉油精、β-蒎烯、α-蒎烯、右旋龙脑及右旋樟脑等。

要点七　理化鉴别与含量测定

（一）理化鉴别

1. 葶苈子　膨胀度：取本品0.6g，称定重量，照膨胀度测定法测定，南葶苈子不得低于3，北葶苈子不得低于12。

2. 枳壳　①取本品粉末0.2g，置试管中加乙醇5ml，在沸水上煮沸3分钟取上清液，加盐酸2滴，镁粉适量，置沸水浴中加热数分钟，溶液即显红色。（黄酮类反应）②取本品粉末0.5g，加甲醇5ml，加热回流10分钟，滤过，取滤液1ml，加四氢硼钾约5mg，摇匀，加盐酸数滴，溶液显樱红至紫红色。

3. 吴茱萸　①取本品粉末0.5g，加盐酸溶液（1→100）10ml，用力振摇数分钟，滤过。取滤液2ml，加碘化汞钾试液1滴，振摇后，生成黄白色沉淀；另取滤液1ml，缓缓加入对二甲氨基苯甲醛试液2ml，置水浴上加热，两液接界处生成红褐色环。

4. 马钱子　取干燥种子的胚乳部分作切片，加1%钒酸铵硫酸溶液1滴，胚乳即显紫色（检查番木鳖碱，胚乳内层含量较多）。另取胚乳切片，加发烟硝酸1滴，胚乳即显橙红色（检查马钱子碱，以胚乳外层含量较多）。

（二）含量测定

1. 五味子　用高效液相色谱法测定，本品含五味子醇甲（$C_{24}H_{32}O_7$）不得少于0.40%。

2. 木瓜　用高效液相色谱法测定，药材和饮片含齐墩果酸（$C_{30}H_{48}O_3$）和熊果酸

（$C_{30}H_{48}O_3$）的总量不得少于 0.50%。

3. 苦杏仁　苦杏仁苷：用高效液相色谱法测定，药材和饮片含苦杏仁苷（$C_{20}H_{27}NO_{11}$）不得少于 3.0%。

4. 补骨脂　用高效液相色谱法测定，本品按干燥品计算，含补骨脂素（$C_{11}H_6O_3$）和异补骨脂素（$C_{11}H_6O_3$）的总量不得少于 0.70%。

5. 枳壳　柚皮苷：用高效液相色谱法测定，药材和饮片含柚皮苷（$C_{27}H_{32}O_{14}$）不得少于 4.0%；新橙皮苷（$C_{28}H_{34}O_{15}$）不得少于 3.0%。

6. 巴豆　脂肪油：用重量法测定，按干燥品计算，含脂肪油药材不得少于 22.0%，饮片应为 18.0%～20.0%。

巴豆苷：用高效液相色谱法测定，含巴豆苷（$C_{10}H_{13}N_5O_5$）不得少于 0.80%。

7. 山茱萸　马钱苷：用高效液相色谱法测定，按干燥品计算，药材和饮片含马钱苷（$C_{17}H_{26}O_{10}$）不得少于 0.60%。

8. 连翘　连翘苷：用高效液相色谱法测定。本品按干燥品计算，含连翘苷（$C_{29}H_{36}O_{15}$）不得少于 0.15%，连翘酯苷 A（$C_{29}H_{36}O_{15}$）不得少于 0.25%。

9. 马钱子　用高效液相色谱法测定，药材和饮片含士的宁（$C_{21}H_{22}N_2O_2$）应为 1.20%～2.20%；含马钱子碱（$C_{23}H_{26}N_2O_4$）不得少于 0.80%。

10. 枸杞子　①枸杞多糖：用分光光度法测定，含枸杞多糖以葡萄糖（$C_6H_{12}O_6$）计，不得少于 1.8%。②甜菜碱：用薄层色谱法测定，含甜菜碱（$C_5H_{11}NO_2$）不得少于 0.30%。

11. 槟榔　用高效液相色谱法测定，本品按干燥品计算，含槟榔碱（$C_8H_{13}NO_2$）药材、槟榔片和炒槟榔均不得少于 0.20%，焦槟榔不得少于 0.10%。

12. 砂仁　①挥发油：阳春砂、绿壳砂种子团含挥发油不得少于 3.0%（ml/g）；海南砂种子团含挥发油不得少于 1.0%（ml/g）。②乙酸龙脑酯：用气相色谱法测定，药材按干燥品计算，含乙酸龙脑酯（$C_{12}H_{20}O_2$）不得少于 0.90%。

（来平凡）

第八单元　全草类中药

细目　常用全草类中药的鉴定

要点一　全草类中药鉴别特点

（一）性状鉴别

全草类中药的鉴别，应按其所包括的器官，如根、茎、叶、花、果实、种子等分别进行观察。观察草本茎时，一般按茎的形状、粗细、颜色、表面特征、叶序、花序、横断面、气、味等顺序进行。此外，鉴别过程中，如有完整的叶、花，可在水中浸泡后展开进行观察。

(二) 显微鉴别

全草类中药多数为双子叶植物，少数为单子叶植物。观察时首先应根据维管束类型及排列方式区别是双子叶植物或单子叶植物。

1. 双子叶植物草质茎横切面　自外向内依次为表皮、皮层、维管柱。茎一般没有周皮，由表皮行使保护作用。表皮多由 1 列扁平长方形、排列整齐、无细胞间隙的细胞组成，常有角质层、气孔、毛茸、蜡被等附属物；皮层主要由排列疏松的薄壁细胞组成，靠近表皮部分的细胞常具叶绿体，故嫩茎呈绿色，有时分化成厚角组织，分布在棱角处或呈环排列；维管柱占较大比例，维管束多为无限外韧型，呈环状排列，髓部发达，髓射线较宽。

2. 单子叶植物草质茎横切面　最外层为表皮，向内是基本薄壁组织，其中散生多数有限外韧型维管束，无皮层、髓和髓射线之分。观察时应注意厚壁组织、结晶体及分泌组织等的有无及其特征。

3. 全草类中药粉末显微特征　全草类中药粉末显微鉴别时，一般应注意观察茎叶的表皮细胞、非腺毛、叶肉组织、草酸钙或碳酸钙结晶、花粉粒等特征；带有根及根茎者还应注意淀粉粒、导管和厚壁组织等特征。

要点二　来源

1. 麻黄　为麻黄科植物草麻黄 *Ephedra sinica* Stapf、中麻黄 *Ephedra intermedia* Schrenk et C. A. Mey. 或木贼麻黄 *Ephedra equisetina* Bge. 的干燥草质茎。

2. 桑寄生　为桑寄生科植物桑寄生 *Taxillus chinensis* (DC.) Danser 的干燥带叶茎枝。

3. 槲寄生　为桑寄生科植物槲寄生 *Viscum coloratum* (Komar.) Nakai 的干燥带叶茎枝。

4. 鱼腥草　为三白草科植物蕺菜 *Houttuynia cordata* Thunb. 的新鲜全草或干燥地上部分。

5. 仙鹤草　为蔷薇科植物龙芽草 *Agrimonia pilosa* Ledeb. 的干燥地上部分。

6. 紫花地丁　为堇菜科植物紫花地丁 *Viola yedoensis* Makino 的干燥全草。

7. 金钱草　为报春花科植物过路黄 *Lysimachia christinae* Hance 的干燥全草。

8. 广金钱草　为豆科植物广金钱草 *Desmodium styracifolium* (Osb.) Merr. 的干燥地上部分。

9. 广藿香　为唇形科植物广藿香 *Pogostemon cablin* (Blanco) Benth. 的干燥地上部分。

10. 半枝莲　为唇形科植物半枝莲 *Scutellaria barbata* D. Don 的干燥全草。

11. 荆芥　为唇形科植物荆芥 *Schizonepeta tenuifolia* Briq. 的干燥地上部分。

12. 益母草　为唇形科植物益母草 *Leonurus japonicus* Houtt. 的新鲜或干燥地上部分。

13. 薄荷　为唇形科植物薄荷 *Mentha haplocalyx* Briq. 的干燥地上部分。

14. 泽兰　为唇形科植物毛叶地瓜儿苗 *Lycopus lucidus* Turcz. var. *hirtus* Regel 的干燥地上部分。

15. 肉苁蓉　为列当科植物肉苁蓉 *Cistanche deserticola* Y. C. Ma 或管花肉苁蓉 *Cistanche tubulosa* (Schrenk) Wight 的干燥带鳞叶的肉质茎。

16. 锁阳　为锁阳科植物锁阳 *Cynomorium songaricum* Rupr. 的干燥肉质茎。

17. 穿心莲　为爵床科植物穿心莲 *Andrographis paniculata*（Burm. f.）Nees 的干燥地上部分。

18. 车前草　为车前科植物车前 *Plantago asiatica* L. 或平车前 *Plantago depressa* Willd. 的干燥全草。

19. 茵陈　为菊科植物滨蒿 *Artemisia scoparia* Waldst. et Kit. 或茵陈蒿 *Artemisia capillaris* Thunb. 的干燥地上部分。

20. 青蒿　为菊科植物黄花蒿 *Artemisia annua* L. 的干燥地上部分。

21. 蒲公英　为菊科植物蒲公英 *Taraxacum mongolicum* Hand. – Mazz.、碱地蒲公英 *Taraxacum borealisinense* Kitam. 或同属数种植物的干燥全草。

22. 淡竹叶　为禾本科植物淡竹叶 *Lophatherum gracile* Brongn. 的干燥茎叶。

23. 石斛　为兰科植物金钗石斛 *Dendrobium nobile* Lindl.、鼓槌石斛 *Dendrobium chrysotoxum* Lindl. 或流苏石斛 *Dendrobium fimbriatum* Hook. 的栽培品及其同属植物近似种的新鲜或干燥茎。

24. 铁皮石斛　为兰科植物铁皮石斛 *Dendrobium officinale* Kimura et Migo 的干燥茎。

要点三　主产地

1. 麻黄　①草麻黄主产于河北、山西、新疆、内蒙古等省区。②中麻黄主产于甘肃、青海、内蒙古、新疆等省区。③木贼麻黄主产于河北、山西、甘肃、陕西等省。

2. 金钱草　主产于四川省。

3. 广藿香　主产于广东石牌及海南省。

4. 薄荷　主产于江苏的太仓、南通、海门及浙江、安徽、江西、湖南等省。

5. 穿心莲　主产于广东、广西、福建等省区。多栽培。

6. 石斛　主产于四川、贵州、广西、云南、湖北等省区。

要点四　性状鉴别

1. 麻黄

（1）草麻黄：呈细长圆柱形，少分枝，直径 1～2mm。有的带少量棕色木质茎。表面淡绿色至黄绿色，有细纵脊线，触之微有粗糙感。节明显，节间长 2～6cm。节上有膜质鳞叶，长 3～4mm；裂片 2（稀3），锐三角形，先端灰白色，反曲，基部联合成筒状，红棕色。体轻，质脆，易折断，断面略呈纤维性，周边绿黄色，髓部红棕色，近圆形。气微香，味涩、微苦。

（2）中麻黄：多分枝，直径 1.5～3mm，有粗糙感。节上膜质鳞叶长 2～3mm，裂片 3（稀2），先端锐尖。断面髓部呈三角状圆形。

（3）木贼麻黄：较多分枝，直径 1～1.5mm，无粗糙感。节间长 1.5～3cm。膜质鳞叶长 1～2mm；裂片 2（稀3），上部为短三角形，灰白色，先端多不反曲，基部棕红色至棕黑色。

2. 桑寄生　茎枝呈圆柱形，长 3～4cm，直径 0.2～1cm；表面红褐色或灰褐色，具细纵纹，并有多数细小突起的棕色皮孔，嫩枝有的可见棕褐色茸毛；质坚硬，断面不整齐，皮部红棕色，木部色较浅。叶多卷曲，具短柄；叶片展平后呈卵形或椭圆形，长 3～8cm，宽 2～5cm；表面黄褐色。幼叶被细茸毛，先端钝圆，基部圆形或宽楔形，全缘；革质。气微，味涩。

3. 槲寄生　茎枝呈圆柱形，2～5叉状分枝，长约30cm，直径0.3～1cm；表面黄绿色、金黄色或黄棕色，有纵皱纹；节膨大，节上有分枝或枝痕。体轻，质脆，易折断，断面不平坦，皮部黄色，木部色较浅，射线放射状，髓部常偏向一边。叶对生于枝梢，易脱落，无柄；叶片呈长椭圆状披针形，长2～7cm，宽0.5～1.5cm；先端钝圆，基部楔形，全缘；表面黄绿色，有细皱纹，主脉5出，中间3条明显。革质。气微，味微苦，嚼之有黏性。

4. 鱼腥草

（1）鲜鱼腥草：茎呈圆柱形，长20～45cm，直径0.25～0.45cm；上部绿色或紫红色，下部白色，节明显，下部节上生有须根，无毛或被疏毛。叶互生，叶片心形，长3～10cm，宽3～11cm；先端渐尖，全缘；上表面绿色，密生腺点，下表面常紫红色；叶柄细长，基部与托叶合生成鞘状。穗状花序顶生。具鱼腥气，味涩。

（2）干鱼腥草：茎呈扁圆柱形，扭曲，表面黄棕色，具纵棱数条；质脆，易折断。叶片卷折皱缩，展平后呈心形，上表面暗黄绿色至暗棕色，下表面灰绿色或灰棕色。穗状花序黄棕色。

5. 仙鹤草　长50～100cm，全体被白色柔毛。茎下部圆柱形，直径4～6mm，红棕色，上部方柱形，四面略凹陷，绿褐色，有纵沟和棱线，有节；体轻，质硬，易折断，断面中空。单数羽状复叶互生，暗绿色，皱缩卷曲；质脆，易碎；叶片有大小2种，相间生于叶轴上，顶端小叶较大，完整小叶片展平后呈卵形或长椭圆形，先端尖，基部楔形，边缘有锯齿；托叶2，抱茎，斜卵形。总状花序细长，花萼下部呈筒状，萼筒上部有钩刺，先端5裂，花瓣黄色。气微，味微苦。

6. 紫花地丁　多皱缩成团。主根长圆锥形，直径1～3mm；淡黄棕色，有细纵皱纹。叶基生，灰绿色，展平后叶片呈披针形或卵状披针形，长1.5～6cm，宽1～2cm；先端钝，基部截形或稍心形，边缘具钝锯齿，两面有毛；叶柄细，长2～6cm，上部具明显狭翅。花茎纤细；花瓣5，紫堇色或淡棕色；花距细管状。蒴果椭圆形或3裂，种子多数，淡棕色。气微，味微苦而稍黏。

7. 金钱草　常缠结成团，无毛或被疏柔毛。茎扭曲，表面棕色或暗棕红色，有纵纹，下部茎节上有时具须根，断面实心。叶对生，多皱缩，展平后呈宽卵形或心形，长1～4cm，宽1～5cm，基部微凹，全缘；上表面灰绿色或棕褐色，下表面色较浅，主脉明显突起，用水浸后，对光透视可见黑色或褐色条纹；叶柄长1～4cm。有的带花，花黄色，单生叶腋，具长梗。蒴果球形。气微，味淡。

8. 广金钱草　茎呈圆柱形，长可达1m；密被黄色伸展的短柔毛；质稍脆，断面中部有髓。叶互生，小叶1或3，圆形或矩圆形，直径2～4cm；先端微凹，基部心形或钝圆，全缘；上表面黄绿色或灰绿色，无毛，下表面具灰白色紧贴的绒毛，侧脉羽状；叶柄长1～2cm；托叶1对，披针形，长约0.8cm。气微香，味微甘。

9. 广藿香　茎略呈方柱形，多分枝，枝条稍曲折，长30～60cm，直径0.2～0.7cm；表面被柔毛；质脆，易折断，断面中部有髓；老茎类圆柱形，直径1～1.2cm，被灰褐色栓皮。叶对生，皱缩成团，展平后叶片呈卵形或椭圆形，长4～9cm，宽3～7cm；两面均被灰白色绒毛；先端短尖或钝圆，基部楔形或钝圆，边缘具大小不规则的钝齿；叶柄细，长2~5cm，被柔毛。气香特异，味微苦。

10. 半枝莲　长15~35cm，无毛或花轴上疏被毛。根纤细。茎丛生，较细，方柱形；表面暗紫色或棕绿色。叶对生，有短柄；叶片多皱缩，展平后呈三角状卵形或披针形，长1.5~3cm，宽0.5~1cm；先端钝，基部宽楔形，全缘或有少数不明显的钝齿；上表面暗绿色，下表面灰绿色。花单生于茎枝上部叶腋，花萼裂片钝或较圆；花冠二唇形，棕黄色或浅蓝紫色，长约1.2cm，被毛。果实扁球形，浅棕色。气微，味微苦。

11. 荆芥　茎呈方柱形，上部有分枝，长50~80cm，直径0.2~0.4cm。表面淡黄绿色或淡紫红色，被短柔毛；体轻，质脆，断面类白色。叶对生，多已脱落，叶片3~5羽状分裂，裂片细长。穗状轮伞花序顶生，长2~9cm，直径约0.7cm。花冠多脱落，宿萼钟状，先端5齿裂，淡棕色或黄绿色，被短柔毛；小坚果棕黑色。气芳香，味微涩而辛凉。

12. 益母草

（1）鲜益母草：幼苗期无茎，基生叶圆心形，5~9浅裂，每裂片有2~3钝齿。花前期茎呈方柱形，上部多分枝，四面凹下成纵沟，长30~60cm，直径0.2~0.5cm；表面青绿色；质鲜嫩，断面中部有髓。叶交互对生，有柄；叶片青绿色，质鲜嫩，揉之有汁；下部茎生叶掌状3裂，上部叶羽状深裂或浅裂成3片，裂片全缘或具少数锯齿。气微，味微苦。

（2）干益母草：茎表面灰绿色或黄绿色；体轻，质韧，断面中部有髓。叶片灰绿色，多皱缩、破碎，易脱落。轮伞花序腋生，小花淡紫色，花萼筒状，花冠二唇形。切段者长约2cm。

13. 薄荷　茎呈方柱形，有对生分枝，长15~40cm，直径0.2~0.4cm；表面紫棕色或淡绿色，棱角处具茸毛，节间长2~5cm；质脆，断面白色，髓部中空。叶对生，有短柄；叶片皱缩卷曲，完整者展平后呈宽披针形、长椭圆形或卵形，长2~7cm，宽1~3cm；上表面深绿色，下表面灰绿色，稀被茸毛，有凹点状腺鳞。轮伞花序腋生，花萼钟状，先端5齿裂，花冠淡紫色。揉搓后有特殊清凉香气，味辛凉。

14. 泽兰　茎呈方柱形，少分枝，四面均有浅纵沟，长50~100cm，直径0.2~0.6cm；表面黄绿色或带紫色，节处紫色明显，有白色茸毛；质脆，断面黄白色，髓部中空。叶对生，有短柄或近无柄；叶片多皱缩，展平后呈披针形或长圆形，长5~10cm；上表面黑绿色或暗绿色，下表面灰绿色，密具腺点，两面均有短毛；先端尖，基部渐狭，边缘有锯齿。轮伞花序腋生，花冠多脱落，苞片和花萼宿存，小苞片披针形，有缘毛，花萼钟形，5齿。气微，味淡。

15. 肉苁蓉

（1）肉苁蓉：呈扁圆柱形，稍弯曲，长3~15cm，直径2~8cm。表面棕褐色或灰棕色，密被覆瓦状排列的肉质鳞叶，通常鳞叶先端已断。体重，质硬，微有柔性，不易折断，断面棕褐色，有淡棕色点状维管束，排列成波状环纹。气微，味甜、微苦。

（2）管花肉苁蓉：呈类纺锤形、扁纺锤形或扁柱形，稍弯曲，长5~25cm，直径2.5~9cm。表面棕褐色至黑褐色。断面颗粒状，灰棕色至灰褐色，散生点状维管束。

16. 锁阳　呈扁圆柱形，微弯曲，长5~15cm，直径1.5~5cm。表面棕色或棕褐色，粗糙，具明显纵沟及不规则凹陷，有的残存三角形的黑棕色鳞片。体重，质硬，难折断，断面浅棕色或棕褐色，有黄色三角状维管束。气微，味甘而涩。

17. 穿心莲　茎呈方柱形，多分枝，长50~70cm，节稍膨大；质脆，易折断。单叶对生,叶柄短或近无柄;叶片皱缩、易碎,完整者展开后呈披针形或卵状披针形,长 3 ~ 12cm,宽2 ~ 5cm,先端渐尖,基部楔形下延,全缘或波状;上表面绿色,下表面灰绿色,两面光滑。气微,味极苦。

18. 车前草

(1) 车前:根丛生,须状。叶基生,具长柄;叶片皱缩,展平后呈卵状椭圆形或宽卵形,长 6 ~ 13cm,宽2.5 ~ 8cm;表面灰绿色或污绿色,具明显弧形脉 5 ~ 7 条;先端钝或短尖,基部宽楔形,全缘或有不规则波状浅齿。穗状花序数条,花茎长。蒴果盖裂,萼宿存。气微香,味微苦。

(2) 平车前:主根直而长。叶片较狭,长椭圆形或椭圆状披针形,长 5 ~ 14cm,宽2 ~ 3cm。

19. 茵陈

(1) 绵茵陈:多卷曲成团状,灰白色或灰绿色,全体密被白色茸毛,绵软如绒。茎细小,长 1.5 ~ 2.5cm,直径0.1 ~ 0.2cm,除去表面白色茸毛后可见明显纵纹;质脆,易折断。叶具柄;展平后叶片呈一至三回羽状分裂,叶片长 1 ~ 3cm,宽约1cm;小裂片卵形或稍呈倒披针形、条形,先端锐尖。气清香,味微苦。

(2) 花茵陈:茎呈圆柱形,多分枝,长 30 ~ 100cm,直径2 ~ 8mm;表面淡紫色或紫色,有纵条纹,被短柔毛;体轻,质脆,断面类白色。叶密集,或多脱落;下部叶二至三回羽状深裂,裂片条形或细条形,两面密被白色柔毛;茎生叶一至二回羽状全裂,基部抱茎,裂片细丝状。头状花序卵形,多数集成圆锥状,长 1.2 ~ 1.5mm,直径1 ~ 1.2mm,有短梗;总苞片 3 ~ 4 层,卵形,苞片 3 裂;外层雌花 6 ~ 10 个,可多达 15 个,内层两性花 2 ~ 10个。瘦果长圆形,黄棕色。气芳香,味微苦。

20. 青蒿 茎呈圆柱形,上部多分枝,长 30 ~ 80cm,直径0.2 ~ 0.6cm;表面黄绿色或棕黄色,具纵棱线;质略硬,易折断,断面中部有髓。叶互生,暗绿色或棕绿色,卷缩易碎,完整者展平后为三回羽状深裂,裂片和小裂片矩圆形或长椭圆形,两面被短毛。气香特异,味微苦。

21. 蒲公英 呈皱缩卷曲的团块。根呈圆锥状,多弯曲,长 3 ~ 7cm;表面棕褐色,抽皱;根头部有棕褐色或黄白色的茸毛,有的已脱落。叶基生,多皱缩破碎,完整叶片呈倒披针形,绿褐色或暗灰绿色,先端尖或钝,边缘浅裂或羽状分裂,基部渐狭,下延呈柄状,下表面主脉明显。花茎1 至数条,每条顶生头状花序,总苞片多层,内面一层较长,花冠黄褐色或淡黄白色。有的可见多数具白色冠毛的长椭圆形瘦果。气微,味微苦。

22. 淡竹叶 长 25 ~ 75cm。茎呈圆柱形,有节,表面淡黄绿色,断面中空。叶鞘开裂。叶片披针形,有的皱缩卷曲,长 5 ~ 20cm,宽 1 ~ 3.5cm;表面浅绿色或黄绿色。叶脉平行,具横行小脉,形成长方形的网格状,下表面尤为明显。体轻,质柔韧。气微,味淡。

23. 石斛

(1) 鲜石斛:呈圆柱形或扁圆柱形,长约30cm,直径 0.4 ~ 1.2cm。表面黄绿色,光滑或有纵纹,节明显,色较深,节上有膜质叶鞘。肉质多汁,易折断。气微,味微苦而回甜,嚼之有黏性。

(2) 金钗石斛:呈扁圆柱形,长 20 ~ 40cm,直径 0.4 ~ 0.6cm,节间长 2.5 ~ 3cm。表面金黄色或黄中带绿色,有深纵沟。质硬而脆,断面较平坦而疏松。气微,味苦。

(3) 鼓槌石斛：呈粗纺锤形，中部直径 1~3cm，具 3~7 节。表面光滑，金黄色，有明显凸起的棱。质轻而松脆，断面海绵状。气微，味淡，嚼之有黏性。

(4) 流苏石斛等：呈长圆柱形，长 20~150cm，直径 0.4~1.2cm，节明显，节间长 2~6cm。表面黄色至暗黄色，有深纵槽。质疏松，断面平坦或呈纤维性。味淡或微苦，嚼之有黏性。

24. 铁皮石斛

(1) 铁皮枫斗：呈螺旋形或弹簧状，通常为 2~6 个旋纹，茎拉直后长 3.5~8cm，直径 0.2~0.4cm。表面黄绿色或略带金黄色，有细纵皱纹，节明显，节上有时可见残留的灰白色叶鞘；一端可见茎基部留下的短须根。质坚实，易折断，断面平坦，灰白色至灰绿色，略角质状。气微，味淡，嚼之有黏性。

(2) 铁皮石斛：为圆柱形的段，长短不等。

要点五　显微鉴别

1. 麻黄　茎横切面：

(1) 草麻黄：①表皮细胞外被厚的角质层；脊线较密，有蜡质疣状突起，两脊线间有下陷气孔。②下皮纤维束位于脊线处，壁厚，非木化。③皮层较宽，纤维成束散在。④中柱鞘纤维束新月形。⑤维管束外韧型，8~10 个。⑥形成层环类圆形。⑦木质部呈三角状。⑧髓部薄壁细胞含棕色块；偶有环髓纤维。⑨表皮细胞外壁、皮层薄壁细胞及纤维均有多数微小草酸钙砂晶或方晶。(2) 中麻黄：①维管束 12~15 个。②形成层环类三角形。③环髓纤维成束或单个散在。(3) 木贼麻黄：①维管束 8~10 个。②形成层环类圆形。③无环髓纤维。

粉末：草麻黄：棕色或绿色。①表皮组织碎片甚多，细胞呈类长方形，含颗粒状细小晶体；气孔特异，内陷，保卫细胞侧面观呈哑铃形或电话听筒形；角质层极厚，呈脊状突起，常破碎呈不规则条块状。②纤维多而壁厚，狭长，胞腔狭小，常不明显，木化或非木化，壁上附有众多细小的砂晶和方晶。③髓部薄壁细胞木化或非木化，常含棕色或红棕色物质，形状不规则。④导管分子端壁具麻黄式穿孔板。

2. 广藿香　叶片粉末淡棕色。①叶表皮细胞呈不规则形，气孔直轴式。②非腺毛 1~6 细胞，平直或先端弯曲，长约至 590μm，壁具疣状突起，有的胞腔含黄棕色物。③腺鳞头部 8 细胞，直径 37~70μm；柄单细胞，极短。④间隙腺毛存在于叶肉组织的细胞间隙中，头部单细胞，呈不规则囊状，直径 13~50μm，长约至 113μm；柄短，单细胞。⑤小腺毛头部 2 个细胞；柄 1~3 个细胞，甚短。⑥草酸钙针晶细小，散在于叶肉细胞中，长约至 27μm。

3. 薄荷　叶表面观：①腺鳞头部 8 个细胞，直径约至 90μm，柄单细胞。②小腺毛头部及柄部均为单细胞。③非腺毛 1~8 个细胞，常弯曲，壁厚，微具疣状突起。④下表皮气孔多见，直轴式。

4. 穿心莲　叶表面观：①上下表皮均有增大的晶细胞，内含大型螺状钟乳体，直径约至 36μm，长约至 180μm，较大端有脐样点痕，层纹波状，下表皮气孔密布，直轴式，副卫细胞大小悬殊，也有不定式。②腺鳞头部扁球形，4、6 (8) 细胞，直径至 40μm；柄极短。③非腺毛 1~4 细胞，长约至 160μm，基部直径约至 40μm，表面有角质纹理。

5. 石斛　茎横切面：

(1) 金钗石斛：①表皮细胞 1 列，扁平，外被鲜黄色角质层。②基本组织细胞大小较悬殊，有壁孔，散在多数外韧型维管束，排成7~8圈。③维管束外侧纤维束新月形或半圆形，其外侧薄壁细胞有的含类圆形硅质块，木质部有1~3个导管直径较大。④含草酸钙针晶细胞多见于维管束旁。

（2）鼓槌石斛：①表皮细胞扁平，外壁及侧壁增厚，胞腔狭长形；角质层淡黄色。②基本组织细胞大小差异较显著。③多数外韧型维管束略排成10~12圈。④木质部导管大小近似。④有的可见含草酸钙针晶束细胞。

（3）流苏石斛等：①表皮细胞扁圆形或类方形，壁增厚或不增厚。②基本组织细胞大小相近或有差异，散列多数外韧型维管束，略排成数圈。③维管束外侧纤维束新月形或呈帽状，其外缘小细胞有的含硅质块；内侧纤维束无或有，有的内外侧纤维束连接成鞘。④有的薄壁细胞中含草酸钙针晶束和淀粉粒。

要点六　主成分

1. **麻黄**　三种麻黄草质茎均主含：①左旋麻黄碱；②右旋伪麻黄碱，且以木贼麻黄含量最高，草麻黄次之，中麻黄最低。但草麻黄产量大，木贼麻黄产量小。草麻黄中尚含挥发油、黄酮类、有机酸类、鞣质等成分。生物碱主要存在于麻黄草质茎节间的髓部，节部含量为节间的1/2~1/3左右。麻黄碱是麻黄的主要有效成分，具有升压、兴奋等作用；伪麻黄碱有抗炎作用。

2. **槲寄生**　茎叶主含：①三萜类，如齐墩果酸。②黄酮类，如黄槲寄生苷A、B，高槲寄生苷B。③甾醇类，如β-谷甾醇等。④苷类，如丁香苷、五味苷等。⑤有机酸。

3. **金钱草**　全草主含：①黄酮类：如槲皮素、槲皮素-3-O-葡萄糖苷、山奈素等。②酚性成分。③甾醇。④氨基酸。⑤鞣质。⑥挥发油。⑦胆碱等。

4. **紫花地丁**　全草主含：①苷类。②黄酮类。③黏液质及蜡质。

5. **广藿香**　地上部分主含挥发油：①广藿香酮（抗真菌成分）；②百秋李醇，α-、β-及γ-百秋李烯等。

6. **荆芥**　①全草主含挥发油：主要成分为胡薄荷酮、薄荷酮等。②荆芥穗含单萜类成分荆芥苷A、B、C、D、E，荆芥醇，荆芥二醇；黄酮类成分橙皮苷，香叶木素等。③荆芥花梗中尚含三种具有抗感染活性的苯并呋喃类化合物。

7. **益母草**　地上部分主含：①生物碱，如益母草碱、水苏碱、芸香碱等。②多种有机酸，如亚麻酸、苯甲酸、延胡索酸等。

8. **薄荷**　地上部分主含：①挥发油（薄荷油），如l-薄荷脑，l-薄荷酮、异薄荷酮、胡薄荷酮及薄荷酯类等。温度稍低时即析出大量无色薄荷脑晶体。②黄酮类。③多种氨基酸。

9. **穿心莲**　地上部分主含：①二萜内酯类化合物，主要有穿心莲内酯，以叶中含量最高；其次为新穿心莲内酯、去氧穿心莲内酯、脱水穿心莲内酯等。②二萜内酯苷，如穿心莲内酯苷、14-去氧穿心莲内酯苷等。③茎中还含多种黄酮类化合物。

穿心莲内酯等苦味素是穿心莲具有抗菌和抗钩端螺旋体作用的有效成分。

10. **青蒿**　地上部分主含：①多种倍半萜内酯类成分，如青蒿素及青蒿甲素、乙素、丙素、丁素、戊素和青蒿酸、青蒿内酯、青蒿醇等。②挥发油。③多种黄酮类。④香豆素类。青蒿素为抗疟有效成分。

11. **石斛**　草质茎主含石斛碱、石斛次碱等生物碱类成分。鼓槌石斛尚含抗癌成分毛兰素。

要点七 理化鉴别与含量测定

(一) 理化鉴别

1. 麻黄 ①取本品药材纵剖面，置紫外光灯（365nm）下观察，边缘显亮白色荧光，中心显亮棕色荧光。②取本品粉末 0.2g，加水 5ml 与稀盐酸 1~2 滴，煮沸 2~3 分钟，滤过。滤液置分液漏斗中，加氨试液数滴使呈碱性，再加三氯甲烷 5ml，振摇提取。分取三氯甲烷液，置二支试管中，一管加氨制氯化铜试液与二硫化碳各 5 滴，振摇，静置，三氯甲烷层显深黄色；另一管为空白，以三氯甲烷 5 滴代替二硫化碳 5 滴，振摇后三氯甲烷层无色或显微黄色。

2. 广藿香 ①取本品挥发油 1 滴，加氯仿 0.5ml，滴加 5% 溴的氯仿溶液数滴。广东石牌广藿香先褪色，继显绿色；海南广藿香先褪色，继显紫色。②取本品挥发油 1 滴，加苯 0.5ml，再加 5% 醋酸铜溶液少量，充分混合，放置分层，吸取上层苯液点于载玻片上，待苯挥发后，于残留物上加乙醇 1~2 滴，放置后置显微镜下观察。广东石牌广藿香可见众多灰蓝色针状结晶；海南广藿香可见少量灰蓝色结晶及绿色无定形物（广藿香酮反应）。

(二) 含量测定

1. 麻黄 用高效液相色谱法测定，药材和饮片按干燥品计算，含盐酸麻黄碱（$C_{10}H_{15}NO \cdot HCl$）和盐酸伪麻黄碱（$C_{10}H_{15}NO \cdot HCl$）的总量均不得少于 0.80%。

2. 金钱草 用高效液相色谱法测定，药材和饮片按干燥品计算，含槲皮素（$C_{15}H_{10}O_7$）和山柰素（$C_{15}H_{10}O_6$）的总量均不得少于 0.10%。

3. 广藿香 用气相色谱法测定，本品按干燥品计算，含百秋李醇（$C_{15}H_{26}O$）不得少于 0.10%。

4. 荆芥 ①挥发油：用挥发油测定法测定，药材含挥发油不得少于 0.60%（ml/g），饮片含挥发油不得少于 0.30%（ml/g）。②胡薄荷酮：用高效液相色谱法测定，本品按干燥品计算，药材和饮片含胡薄荷酮（$C_{10}H_{16}O$）均不得少于 0.020%。

5. 益母草 ①盐酸水苏碱：用高效液相色谱法测定，干益母草按干燥品计算，药材含盐酸水苏碱（$C_7H_{13}NO_2 \cdot HCl$）不得少于 0.50%，饮片含盐酸水苏碱（$C_7H_{13}NO_2 \cdot HCl$）不得少于 0.40%。②盐酸益母草碱：用高效液相色谱法测定，干益母草按干燥品计算，药材含盐酸益母草碱（$C_{14}H_{21}O_5N_3 \cdot HCl$）不得少于 0.050%，饮片含盐酸益母草碱（$C_{14}H_{21}O_5N_3 \cdot HCl$）不得少于 0.040%。

6. 薄荷 用挥发油测定法测定，药材含挥发油不得少于 0.80%（ml/g），饮片含挥发油不得少于 0.40%（ml/g）。

7. 穿心莲 用高效液相色谱法测定，药材按干燥品计算，含穿心莲内酯（$C_{20}H_{30}O_5$）和脱水穿心莲内酯（$C_{20}H_{28}O_4$）的总量不得少于 0.80%。

8. 石斛 ①金钗石斛：用气相色谱法测定，本品按干燥品计算，含石斛碱（$C_{16}H_{25}NO_2$）不得少于 0.40%。②鼓槌石斛：用高效液相色谱法测定，本品按干燥品计算，含毛兰素（$C_{18}H_{22}O_5$）不得少于 0.030%。

（黄达芳）

第九单元　藻、菌、地衣类中药

细目一　藻、菌、地衣类中药概述

要点一　藻类中药

藻类中药主要以藻体入药，多来源于褐藻门或红藻门植物，少数属绿藻门。如药用的褐藻有海藻、昆布等，药用的红藻有鹧鸪菜、海人草等，药用的绿藻有石莼及孔石莼等。

藻类植物含有各种不同的色素，如叶绿素、胡萝卜素、叶黄素、藻褐素、藻蓝素、藻红素等，并使藻体呈现不同的颜色；能进行光合作用，生活方式为自养，绝大多数行水生生活。各种藻类的光合作用产物及贮藏养分不同，如绿藻淀粉、红藻淀粉、褐藻淀粉及甘露醇和褐藻胶。药用藻类常含多聚糖、糖醇、糖醛酸、氨基酸及其衍生物、胆碱、蛋白质、甾醇以及碘、钾、钙、铁等无机元素，各种成分均有一定生理活性，如海带氨酸具有明显的降压作用，α-红藻氨酸、软骨氨酸等具有驱虫作用。

要点二　菌类中药

菌类中药主要是菌丝较发达的高等真菌以子实体、菌核或子座与菌核共同入药，其中又以子囊菌纲和担子菌纲真菌居多，如灵芝、马勃等以子实体入药，茯苓、猪苓、雷丸等以菌核入药，冬虫夏草则以子座与幼虫尸体（菌核）的复合体入药。

菌类一般不含有光合作用色素，不能进行光合作用，营养方式为异养，营寄生、腐生或附生。通常分为细菌、黏菌和真菌，主要以真菌入药。

真菌通常有细胞核，细胞壁大多具有几丁质，少数含有纤维素。真菌的菌丝体是由分枝或不分枝、分隔或不分隔的菌丝交织在一起组成的。贮藏的营养物质是肝糖、油脂和菌蛋白，不含淀粉。

药用真菌集中在子囊菌纲及担子菌纲。子囊菌纲真菌主要靠子囊中形成的子囊孢子来繁殖，如冬虫夏草、蝉花、竹黄等；担子菌纲真菌则主要靠担子上形成担孢子来繁殖，如马勃、灵芝、猪苓、茯苓、雷丸等。

药用真菌常含多糖、氨基酸、生物碱、蛋白质、蛋白酶、甾醇和抗生素等成分。其中多糖类如灵芝多糖、茯苓多糖、猪苓多糖、银耳多糖、云芝多糖等有增强免疫及抗肿瘤作用。

菌类中药常见的名词术语有：

1. **菌丝**　组成真菌的每一根细丝或一个分枝叫菌丝。
2. **菌丝体**　组成一个真菌菌体的菌丝总称菌丝体。
3. **疏丝组织**　组成菌丝体的菌丝为长形细胞，且菌丝或多或少相互平行排列，这种菌丝组织称为疏丝组织。
4. **拟薄壁组织**　组成菌丝体的菌丝细胞为椭圆形、近圆形或近多角形，这种菌丝组织称为拟薄壁组织。

5. 菌核　由疏丝组织和拟薄壁组织组成的坚硬团块，为抵抗外界不良环境的休眠体，当条件良好时能萌发产生子实体，如茯苓。

6. 子实体　真菌（多为高等真菌）具有一定的形状和大小，经过有性过程，形成能产生孢子的菌丝体，称子实体，如灵芝。

7. 子座　容纳子实体的菌丝褥座。子座形成后，常在其上或其内产生子实体。

要点三　地衣类中药

药用地衣是以地衣植物体入药的。地衣是藻类和真菌共生的复合体，具有独特的形态、结构、生理和遗传等生物学特性。地衣中共生的真菌绝大多数为子囊菌，少数为担子菌；共生的藻类多为蓝藻及绿藻。

地衣含特有的地衣酸、地衣色素、地衣多糖、蒽醌类、地衣淀粉等成分，其中地衣酸有的仅存在于地衣体内。大约有50%的地衣类含有抗菌活性物质，如抗菌消炎的松萝酸等。常见的地衣类中药有松萝、雪茶、石耳、石蕊等。

细目二　常用藻、菌、地衣类中药的鉴定

要点一　来源

1. 海藻　为马尾藻科植物海蒿子 *Sargassum pallidum* (Turn.) C. Ag. 或羊栖菜 *Sargassum fusiforme* (Harv.) Setch. 的干燥藻体。前者习称"大叶海藻"，后者习称"小叶海藻"。

2. 冬虫夏草　为麦角菌科真菌冬虫夏草菌 *Cordyceps sinensis* (Berk.) Sacc. 寄生在蝙蝠蛾科昆虫幼虫上的子座和幼虫尸体的干燥复合体。

3. 灵芝　为多孔菌科真菌赤芝 *Ganoderma lucidum* (Leyss. ex Fr.) Karst. 或紫芝 *Ganoderma sinense* Zhao, Xu et Zhang 的干燥子实体。

4. 茯苓　为多孔菌科真菌茯苓 *Poria cocos* (Schw.) Wolf 的干燥菌核。

5. 猪苓　为多孔菌科真菌猪苓 *Polyporus umbellatus* (Pers.) Fries 的干燥菌核。

6. 松萝　为松萝科植物松萝 *Usnea diffracta* Vain. 或长松萝 *Usnea longissima* Ach. 的干燥地衣体。

要点二　主产地

1. 冬虫夏草　主产于四川、青海、西藏等省区。
2. 茯苓　主产于安徽、云南和湖北。

要点三　采收加工

1. 冬虫夏草　夏初子座出土、孢子未发散时挖取，晒至六七成干，除去似纤维状的附着物及杂质，晒干或低温干燥。

2. 茯苓　多于7~9月采挖，挖出后除去泥沙，堆置"发汗"后，摊开晾至表面干燥，再"发汗"，反复数次至现皱纹、内部水分大部散失后，阴干，称为"茯苓个"；或将鲜茯苓按不同部位切制，阴干，分别称为"茯苓块"和"茯苓片"。

要点四　性状鉴别

1. 海藻

（1）大叶海藻：皱缩卷曲，黑褐色，有的被白霜，长30~60cm。主干呈圆柱状，具圆锥形突起，主枝自主干两侧生出，侧枝自主枝叶腋生出，具短小的刺状突起。初生叶披针形或倒卵形，长5~7cm，宽约1cm，全缘或具粗锯齿；次生叶条形或披针形，叶腋间有着生条状叶的小枝。气囊黑褐色，球形或卵圆形，有的有柄，顶端钝圆，有的具细短尖。质脆，潮润时柔软；水浸后膨胀，肉质，黏滑。气腥，味微咸。

（2）小叶海藻：较小，长15~40cm。分枝互生，无刺状突起。叶条形或细匙形，先端稍膨大，中空。气囊腋生，纺锤形或球形，囊柄较长。质较硬。

2. 冬虫夏草　药材由虫体与从虫头部长出的真菌子座相连而成。虫体似蚕，长3~5cm，直径0.3~0.8cm；表面深黄色至黄棕色，有环纹20~30个，近头部的环纹较细；头部红棕色；足8对，中部4对较明显；质脆，易折断，断面略平坦，淡黄白色。子座细长圆柱形，长4~7cm，直径约0.3cm；表面深棕色至棕褐色，有细纵皱纹，上部稍膨大；质柔韧，断面类白色。气微腥，味微苦。

3. 灵芝

（1）赤芝：外形呈伞状，菌盖肾形、半圆形或近圆形，直径10~18cm，厚1~2cm，皮壳坚硬，黄褐色至红褐色，有光泽，具环状棱纹和辐射状皱纹，边缘薄而平截，常稍内卷。菌肉白色至淡棕色。菌柄圆柱形，侧生，少偏生，长7~15cm，直径1~3.5cm，红褐色至紫褐色，光亮。孢子细小，黄褐色。气微香，味苦涩。

（2）紫芝：皮壳紫黑色，有漆样光泽。菌肉锈褐色。菌柄长17~23cm。

（3）栽培品：子实体较粗壮、肥厚，直径12~22cm，厚1.5~4cm。皮壳外常被有大量粉尘样的黄褐色孢子。

4. 茯苓

（1）茯苓个：呈类球形、椭圆形、扁圆形或不规则团块，大小不一。外皮薄而粗糙，棕褐色至黑褐色，有明显的皱缩纹理。体重，质坚实，断面颗粒性，有的具裂隙，外层淡棕色，内部白色，少数淡红色，有的中间抱有松根。气微，味淡，嚼之粘牙。

（2）茯苓块：为去皮后切制的茯苓，呈立方块状或方块状厚片，大小不一。白色、淡红色或淡棕色。

（3）茯苓片：为去皮后切制的茯苓，呈不规则厚片，厚薄不一。白色、淡红色或淡棕色。

5. 猪苓　药材呈条形、类圆形或扁块状，有的有分枝，长5~25cm，直径2~6cm。表面黑色、灰黑色或棕黑色，皱缩或有瘤状突起。体轻，质硬，断面类白色或黄白色，略呈颗粒状。气微，味淡。

6. 松萝

（1）松萝：呈丝状缠绕成团。地衣体长10~40cm，呈二叉状分枝，主枝基部较粗，直径0.8~1.5cm，越向先端分枝越多越细。表面灰绿色或黄绿色，粗枝表面有明显的环状裂纹，故称"节松萝"。质柔韧，略有弹性，不易折断，断面可见中央有线状强韧的中轴。气微，味酸。

（2）长松萝：地衣体呈丝状，长可达1.3m，主轴单一，不呈二叉状分枝，两侧有细短的侧枝密生，侧枝长 0.3~1.6cm，似蜈蚣足状，故名"蜈蚣松萝"。灰绿色。质柔软。

要点五　显微鉴别

1. 冬虫夏草　子座头部横切面：①周围由1列子囊壳组成，子囊壳卵形至椭圆形，下半部埋生于凹陷的子座内。②子囊壳内有多数线形子囊，每个子囊内又有2~8个线形的具横隔膜的子囊孢子。③子座中央充满菌丝，其间有裂隙。

2. 灵芝　粉末：浅棕色、棕褐色至紫褐色。①菌丝散在或黏结成团，无色或淡棕色，细长，稍弯曲，有分枝，直径 2.5~6.5μm。②孢子褐色，卵形，顶端平截，外壁无色，内壁有疣状突起，长 8~12μm，宽 5~8μm。

3. 茯苓　粉末：灰白色。①不规则颗粒状团块和分枝状团块无色，遇水合氯醛液渐溶化。②菌丝无色或淡棕色，细长，稍弯曲，有分枝，直径 3~8μm，少数至 16μm。

4. 猪苓　粉末：灰黄白色。①菌丝团大多无色（内部菌丝），少数棕色（外层菌丝）。②菌丝细长，弯曲，有的可见横隔，有分枝或呈结节状膨大。③草酸钙结晶众多，呈双锥八面体形或不规则多面体形，有时可见数个结晶聚集在一起。

要点六　主成分

1. 海藻　①藻胶酸。②粗蛋白。③甘露醇。④钾、碘。⑤马尾藻多糖。

2. 冬虫夏草　虫草主含：①粗蛋白（水解得多种氨基酸）。②D-甘露醇（虫草酸）。③核苷类，如腺苷等。④麦角甾醇。⑤虫草多糖。⑥生物碱。腺苷与虫草酸是虫草的主要活性成分。

3. 灵芝　子实体主含：①麦角甾醇。②灵芝多糖。③灵芝酸、赤芝酸、灵赤酸。④真菌溶菌酶、酸性蛋白酶。⑤灵芝多肽。⑥甘露醇。⑦海藻糖。⑧多种氨基酸。灵芝酸、赤芝酸、灵赤酸等苦味的三萜类及灵芝多糖具有明显的抗衰老作用。

4. 茯苓　菌核主含：①β-茯苓聚糖。②多种四环三萜酸类化合物：茯苓酸、齿孔酸、块苓酸、松苓酸等。③麦角甾醇。④胆碱、腺嘌呤。⑤卵磷脂。茯苓聚糖无抗肿瘤活性；若切断其支链，成为茯苓次聚糖则显抗肿瘤活性。

5. 猪苓　菌核主含：①水溶性多聚糖化合物猪苓聚糖Ⅰ。②麦角甾醇。③粗蛋白。④α-羟基二十四碳酸、生物素（如维生素H）等。猪苓多糖有抗肿瘤作用，对细胞免疫功能的恢复有明显的促进作用。

要点七　理化鉴别与含量测定

（一）理化鉴别

1. 茯苓　①取本品粉末1g，加丙酮10ml，加热回流10分钟，滤过，滤液蒸干，残渣加冰醋酸1ml使溶解，再加硫酸1滴，显淡红色，后变淡褐色。（麦角甾醇反应）②取茯苓片或粉末少许，加碘化钾碘试液1滴，显深红色。（多糖类显色反应）

2. 猪苓　①取本品粉末1g，加稀盐酸10ml，置水浴上煮沸15分钟，搅拌，呈黏胶状。另取本品粉末少量，加氢氧化钠溶液（1→5）适量，搅拌，呈悬浮状，不溶成黏胶状。（与茯苓区别）②《中国药典》2010年版一部规定，本品以麦角甾醇对照品为对照，进行薄层色谱法试验。供试品色谱中,在与对照品色谱相应的位置上,显相同颜色的斑点。

(二) 含量测定

1. 冬虫夏草 用高效液相色谱法测定,本品含腺苷($C_{10}H_{13}N_5O_4$)不得少于0.010%。

2. 灵芝 用紫外-可见分光光度法在625nm波长处测定吸光度,以吸光度为纵坐标,浓度为横坐标,绘制标准曲线。本品按干燥品计算,含灵芝多糖以无水葡萄糖($C_6H_{12}O_6$)计,不得少于0.50%。

3. 猪苓 用高效液相色谱法测定,本品按干燥品计算,药材含麦角甾醇($C_{28}H_{44}O$)不得少于0.070%,饮片含麦角甾醇($C_{28}H_{44}O$)不得少于0.050%。

(黄达芳)

第十单元 树脂类中药

细目一 树脂类中药概述

要点一 树脂类中药的化学组成和分类

树脂类中药是一类较常用的药物,它们是植物的分泌物或渗出物或经提取、精制而成的树脂。树脂是一类化学组成比较复杂的物质,一般认为,树脂是由植物体内的挥发油成分如萜类,经过复杂的化学变化如氧化、聚合、缩合等作用而形成的。

树脂主要由树脂酸、树脂醇、树脂酯、树脂烃等多种成分组成。树脂酸是分子量大、构造复杂的不挥发性成分,多游离存在,如松香酸、乳香酸等;树脂醇在树脂中呈游离状态或与芳香酸结合成酯存在;树脂酯是树脂醇与树脂酸或芳香酸结合的酯,其中的芳香酸又称香脂酸,多为香树脂的活性成分;树脂烃是一类化学性质较稳定的高分子环状化合物。在树脂中常混有挥发油、树胶及游离芳香酸等成分。药用树脂通常是根据其中所含的主要化学组成分为下列各类:

1. 单树脂类 一般不含或极少含挥发油及树胶的树脂。通常又可分为以下几类:
(1) 酸树脂:主成分为树脂酸,如松香。
(2) 酯树脂:主成分为树脂酯,如枫香脂、血竭。
(3) 混合树脂:无明显主成分,如洋乳香。
2. 胶树脂类 主成分为树脂和树胶,如藤黄。
3. 油胶树脂 主成分为树脂、挥发油和树胶,如乳香、没药、阿魏。
4. 油树脂类 主成分为树脂和挥发油,如松油脂、加拿大松油树脂。
5. 香树脂类 主成分为树脂、游离芳香酸、挥发油,如苏合香、安息香。

要点二 树脂类中药的通性

树脂一般认为是植物组织的正常代谢产物或分泌物,常和挥发油并存于植物的分泌细胞、树脂道或导管中。大多为无定形固体，少数为半固体，质硬而脆。它们不溶于水，也不吸水膨胀；在碱性溶液中能部分或完全溶解，在酸性溶液中不溶；易溶于乙醇、乙醚、氯仿等有机溶剂；加热软化而后熔融，冷却后质硬脆；燃烧时有浓烟及明亮的火焰，并发出特殊的香气或臭气。将树脂的乙醇溶液蒸干，可形成薄膜状物质。

树脂的名称常与树胶混淆。事实上，树脂和树胶是化学组成完全不同的两类化合物。树胶是碳水化合物，属多糖类，能溶于水或吸水膨胀，或能在水中成为混悬液，不溶于有机溶剂；加热至最后则焦炭化而分解，发出焦糖样气味，无一定的熔点。

细目二 常用树脂类中药的鉴定

要点一 来源

1. 苏合香 为金缕梅科植物苏合香树 *Liquidambar orientalis* Mill. 的树干渗出的香树脂经加工精制而成。

2. 乳香 为橄榄科植物乳香树 *Boswellia carterii* Birdw. 及同属植物 *Boswellia bhaw-dajiana* Birdw. 树皮渗出的树脂。分为索马里乳香和埃塞俄比亚乳香，每种乳香又分为乳香珠和原乳香。

3. 没药 为橄榄科植物地丁树 *Commiphora myrrha* Engl. 或哈地丁树 *Commiphora molmol* Engl. 的干燥树脂。分为天然没药和胶质没药。

4. 阿魏 为伞形科植物新疆阿魏 *Ferula sinkiangensis* K. M. Shen 或阜康阿魏 *Ferula fukanensis* K. M. Shen 的树脂。

5. 安息香 为安息香科植物白花树 *Styrax tonkinensis* (Pierre) Craib ex Hart. 的干燥树脂。

6. 血竭 为棕榈科植物麒麟竭 *Daemonorops draco* Bl. 果实渗出的树脂经加工制成。

要点二 主产地

1. 乳香 主产于非洲索马里、埃塞俄比亚及阿拉伯半岛南部。

2. 没药 主产于非洲索马里、埃塞俄比亚、阿拉伯半岛南部及印度等地。以索马里所产没药质量最佳，销世界各地。

3. 血竭 主产于印度尼西亚及马来西亚等地。

要点三 性状鉴别

1. 苏合香 本品为半流动性的浓稠液体。棕黄色或暗棕色，半透明。质黏稠。气芳香。在90%乙醇、二硫化碳、三氯甲烷或冰醋酸中溶解，在乙醚中微溶。

2. 乳香 呈长卵形滴乳状、类圆形颗粒或粘合成大小不等的不规则块状物。大者长达2cm（乳香珠）或5cm（原乳香）。表面黄白色，半透明，被有黄白色粉末，久存则颜色加深。质脆，遇热软化。破碎面有玻璃样或蜡样光泽。具特异香气，味微苦。

3. 没药

（1）天然没药：呈不规则颗粒状团块，大小不等，大者直径长达6cm以上。表面黄棕色或红棕色，近半透明部分呈棕黑色，被有黄色粉尘。质坚脆，破碎面不整齐，无光泽。有特异香气，味苦而微辛。

（2）胶质没药：呈不规则块状和颗粒，多黏结成大小不等的团块，大者直径长达 6cm 以上，表面棕黄色至棕褐色，不透明，质坚实或疏松，有特异香气，味苦而有黏性。

4. 阿魏　药材呈不规则的块状和脂膏状。颜色深浅不一，表面蜡黄色至棕黄色。块状者体轻，质地似蜡，断面稍有孔隙；新鲜切面颜色较浅，放置后色渐深。脂膏状者黏稠，灰白色。具强烈而持久的蒜样特异臭气，味辛辣，嚼之有灼烧感。

5. 安息香　本品为不规则的小块，稍扁平，常黏结成团块。表面橙黄色，具蜡样光泽（自然出脂）；或为不规则的圆柱状、扁平块状。表面灰白色至淡黄白色（人工割脂）。质脆，易碎，断面平坦，白色，放置后逐渐变为淡黄棕色至红棕色。加热则软化熔融。气芳香，味微辛，嚼之有沙粒感。

6. 血竭　略呈类圆四方形或方砖形，表面暗红，有光泽，附有因摩擦而成的红粉。质硬而脆，破碎面红色，研粉为砖红色。气微，味淡。在水中不溶，在热水中软化。

要点四　主成分

1. 乳香　主含：①树脂60%～70%（如α-乳香酸、β-乳香酸，α-香树脂酮等）。②树胶27%～35%。③挥发油3%～8%。

2. 没药　主含：①挥发油7%～17%。②没药树脂25%～40%。③树胶57%～61%。④没药酸。

3. 血竭　主含：①红色树脂酯约57%，从中分离出结晶形红色素如血竭素、血竭红素。②黄烷类色素，如去甲血竭素、去甲血竭红素等。③三萜类，如海松酸、异海松酸等。红色树脂酯为血竭树脂鞣醇与苯甲酸及苯甲酰乙酸的化合物。

要点五　理化鉴别与含量测定

（一）理化鉴别

1. 苏合香　①取本品 1g 与细沙 3g 混合后，置试管中，加高锰酸钾试液 5ml，微热，即产生显著的苯甲醛香气。（检查苯甲酸）②取本品 2g 置试管中，加石油醚 5～10ml，振摇后静置，倾出石油醚层，加等量醋酸酮溶液（5→1000）振摇，石油醚层不得显绿色。（检查是否掺有松香）③《中国药典》2010 年版一部规定，本品以桂皮醛对照品、肉桂酸对照品为对照，进行薄层色谱法试验。置紫外光灯（254nm）下检视。供试品色谱中，在与对照品色谱相应的位置上，显相同颜色的斑点。

2. 乳香　①本品燃烧时显油性，冒黑烟，有香气；加水研磨成白色或黄白色乳状液。②索马里乳香：《中国药典》2010 年版一部规定，本品以α-蒎烯对照品为对照，进行气相色谱法试验。供试品溶液色谱中应呈现与对照品溶液色谱峰保留时间相一致的色谱峰。③埃塞俄比亚乳香：《中国药典》2010 年版一部规定，本品以乙酸辛酯对照品为对照，进行气相色谱法试验。供试品溶液色谱中应呈现与对照品溶液色谱峰保留时间相一致的色谱峰。

3. 没药　①本品与水研磨呈黄棕色乳状液。②取本品粉末 0.1g 加乙醚 3ml，振摇，滤过，滤液置蒸发皿中，挥尽乙醚，残留的黄色液体滴加硝酸，显褐紫色。③取本品粉末少量，加香草醛试液数滴，天然没药立即显红色，继而变为红紫色，胶质没药立即显紫红色。继而变为蓝紫色。

4. 血竭　取本品粉末，置白纸上，用火隔纸烘烤即熔化，但无扩散的油迹，对光照视呈鲜艳的红色。以火燃烧则产生呛鼻的烟气。

（二）含量测定

1. 苏合香　用高效液相色谱法测定，本品按干燥品计算，含肉桂酸（$C_9H_8O_2$）不得少于5.0%。

2. 乳香　用挥发油测定法测定，索马里乳香含挥发油不得少于6.0%（ml/g），埃塞俄比亚乳香含挥发油不得少于2.0%（ml/g）。

3. 没药　用挥发油测定法测定，本品含挥发油天然没药不得少于4.0%（ml/g），胶质没药不得少于2.0%（ml/g），醋没药不得少于2.0%（ml/g）。

4. 血竭　用高效液相色谱法测定，本品含血竭素（$C_{17}H_{14}O_3$）不得少于1.0%。

（黄达芳）

第十一单元　其他类中药

细目　常用其他类中药的鉴定

要点一　药用部分和鉴别要点

（一）药用部分

其他类中药主要是以植物体的加工制品、分泌物或蕨类植物的孢子等入药的一类特殊中药，虽然种类较少，但有些仍为临床常用品种，如冰片、青黛、海金沙、神曲等。本类中药主要包括：

1. 直接由植物的某些部分或间接用植物的某些制品为原料，经过浸泡、加热或蒸馏等不同的加工处理所得到的产品，如冰片、芦荟和青黛等。

2. 蕨类植物的成熟孢子，如海金沙。

3. 某些昆虫寄生于某些植物体上所形成的虫瘿，如五倍子等。

4. 某些发酵制品，如神曲。

5. 植物体分泌或渗出的非树脂类混合物，如天竺黄。

（二）鉴别要点

鉴于本类中药来源复杂，其鉴别方法可根据具体品种而异。一般不具有动植物构造组织的，可采用性状鉴别法和理化鉴别法；如具有植物或动物结构组织的，除进行性状鉴别和理化鉴别外，尚可进行显微鉴别。

要点二　来源

1. 海金沙　为海金沙科植物海金沙 *Lygodium japonicum* (Thunb.) Sw. 的干燥成熟孢子。
2. 青黛　为爵床科植物马蓝 *Baphicacanthus cusia* (Nees) Bremek.、蓼科植物蓼蓝 *Polygonum tinctorium* Ait. 或十字花科植物菘蓝 *Isatis indigotica* Fort. 的叶或茎叶经加工制得的干燥粉末、团块或颗粒。
3. 儿茶　为豆科植物儿茶 *Acacia catechu* (L. f.) Willd. 的去皮枝、干的干燥煎膏。
4. 冰片　冰片（合成龙脑）是由樟脑、松节油等经化学合成而得的结晶；天然冰片（右旋龙脑）则来源于樟科植物樟 *Cinnamomum camphora* (L.) Presl 的新鲜枝、叶经提取加工制成。
5. 五倍子　为漆树科植物盐肤木 *Rhus chinensis* Mill.、青麸杨 *Rhus potaninii* Maxim. 或红麸杨 *Rhus punjabensis* Stew. var. *sinica* (Diels) Rehd. et Wils. 叶上的虫瘿，主要由五倍子蚜 *Melaphis chinensis* (Bell) Baker 寄生而形成。按外形不同，分为"肚倍"和"角倍"。
6. 芦荟　为百合科植物库拉索芦荟 *Aloe barbadensis* Miller 叶的汁液浓缩干燥物。习称"老芦荟"。

要点三　主产地

1. 儿茶　主产于云南西双版纳傣族自治州。
2. 五倍子　主产于四川、贵州、云南等省。

要点四　性状鉴别

1. 海金沙　呈粉末状，棕黄色或浅棕黄色。体轻，手捻有光滑感，置手中易由指缝滑落。气微，味淡。
2. 青黛　为深蓝色的粉末，体轻，易飞扬；或呈不规则多孔性的团块、颗粒，用手搓捻即成细末。微有草腥气，味淡。
3. 儿茶　呈方形或不规则块状，大小不一。表面棕褐色或黑褐色，光滑而稍有光泽。质硬，易碎，断面不整齐，具光泽，有细孔，遇潮有黏性。气微，味涩、苦，略回甜。
4. 冰片　为无色透明或白色半透明的片状松脆结晶；气清香，味辛、凉；具挥发性，点燃发生浓烟，并有带光的火焰。本品在乙醇、三氯甲烷或乙醚中易溶，在水中几乎不溶。熔点应为205℃~210℃。
5. 五倍子
 (1) 肚倍：呈长圆形或纺锤形囊状，长2.5~9cm，直径1.5~4cm。表面灰褐色或灰棕色，微有柔毛。质硬而脆，易破碎，断面角质样，有光泽，壁厚0.2~0.3cm，内壁平滑，有黑褐色死蚜虫及灰色粉末状排泄物。气特异，味涩。
 (2) 角倍：呈菱形，具不规则的钝角状分枝，柔毛较明显，壁较薄。
6. 芦荟　本品呈不规则块状，常破裂为多角形，大小不一。表面呈暗红褐色或深褐色，无光泽。体轻，质硬，不易破碎，断面粗糙或显麻纹。富吸湿性。有特殊臭气，味极苦。

要点五 显微鉴别

海金沙 粉末：①棕黄色或浅棕黄色。②孢子为四面体、三角状圆锥形，顶面观三面锥形，可见三叉状裂隙，侧面观类三角形，底面观类圆形，直径60～85μm，外壁有颗粒状雕纹。

要点六 主成分

1. 海金沙 孢子主含：①海金沙素。②脂肪油。③棕榈酸、亚油酸、硬脂酸。④咖啡酸。
2. 青黛 主含：①靛蓝。②靛玉红、靛黄、靛棕。③色氨酮。靛玉红治疗慢性粒细胞型白血病有一定疗效。色氨酮是青黛抗皮肤真菌的有效成分。
3. 儿茶 主含：①儿茶鞣质（20%～50%）。②儿茶素（2%～20%）。③表儿茶素。④黄酮类，如槲皮素等。⑤树胶、低聚糖等。
4. 冰片 主含：①左旋龙脑。②异龙脑。
5. 五倍子 主含：①五倍子鞣质（五倍子鞣酸，含量50%～70%，肚倍高于角倍）。②没食子酸2%～4%。③树脂。④脂肪。⑤蜡质。
6. 芦荟 主含：①芦荟苷。②异芦荟苷。③芦荟大黄素等。

要点七 理化鉴别与含量测定

（一）理化鉴别

1. 青黛 ①取本品少量，用微火灼烧，有紫红色的烟雾发生。②取本品少量，滴加硝酸，产生气泡并显棕红色或黄棕色。
2. 儿茶 ①本品粉末棕褐色。取粉末少许，以水装置，放置片刻，置显微镜下观察，可见大量针状结晶及黄棕色块状物。②取火柴杆浸于本品水浸液中，使轻微着色，待干燥后，再浸入盐酸中立即取出，置火焰附近烘烤，杆上即显深红色。（检查儿茶素）
3. 五倍子 取本品粉末0.5g，加水4ml，微热，滤过。取滤液1ml，加三氯化铁试液1滴，即生成蓝黑色沉淀（检查一般鞣质）。另取滤液1ml，加10%酒石酸锑钾溶液2滴，即生成白色沉淀（检查五倍子鞣质）。

（二）含量测定

1. 青黛 ①靛蓝：用高效液相色谱法测定，本品按干燥品计算，含靛蓝（$C_{16}H_{10}N_2O_2$）不得少于2.0%。②靛玉红：用高效液相色谱法测定，本品按干燥品计算，含靛玉红（$C_{16}H_{10}N_2O_2$）不得少于0.13%。
2. 儿茶 用高效液相色谱法法测定，本品含儿茶素（$C_{15}H_{14}O_6$）和表儿茶素（$C_{15}H_{14}O_6$）的总量不得少于21.0%。
3. 冰片 用气相色谱法测定，本品含龙脑（$C_{10}H_{18}O$）不得少于55.0%。
4. 五倍子 ①鞣质：用鞣质含量测定法测定，本品按干燥品计算，药材和饮片含鞣质均不得少于50.0%。②没食子酸：用高效液相色谱法测定，本品按干燥品计算，药材和饮片含鞣质以没食子酸（$C_7H_6O_5$）计，均不得少于50.0%。

5. 芦荟　用高效液相色谱法测定,本品按干燥品计算,药材和饮片含芦荟苷（$C_{21}H_{22}O_9$）均不得少于18.0%。

（黄达芳）

第十二单元　动物类中药

细目一　动物类中药的概述

要点一　药用动物的分类

和植物界一样,动物界也划分为若干个等级,如门、纲、目、科、属、种,而以种为分类的基本单位。动物的分类主要是根据动物细胞的分化、胚层的形成、体腔的有无、对称的形式、体节的分化、骨骼的性质、附肢的特点及其他器官系统的发生、发展等基本特征而划分为若干动物类群。在动物分类系统中与药用动物有关的有10门,它们是（由低等到高等）：原生动物门（Protozoa）；多孔动物门（Porifera）,又称海绵动物门（Spongia）,药用动物如脆针海绵；腔肠动物门（Coelenterata）,药用动物如海蜇、珊瑚等；扁形动物门（Platyhelminthes）；线形动物门（Nemathelminthes）；环节动物门（Annelida）,药用动物如蚯蚓、水蛭等；软体动物门（Mollusca）,药用动物如石决明、牡蛎、乌贼等；节肢动物门（Arthropoda）,药用动物如东亚钳蝎、蜈蚣、地鳖、南方大斑蝥等；棘皮动物门（Echinodermata）,药用动物如海参、海胆；脊索动物门（Chordata）,药用动物如海马、蟾蜍、乌梢蛇、黑熊、梅花鹿、林麝、牛等。

中药药用种类较多的有脊索动物门、节肢动物门和软体动物门,其次是环节动物门和棘皮动物门。

要点二　动物类中药的分类

现代动物类中药的分类有多种方法。有的根据药用动物在自然界的分类地位,按动物类中药在各门中的分布情况,由低等动物到高等动物进行分类；有的按药用部位进行分类；有的按动物药所含不同的化学成分分类；有的按药理作用进行分类或按不同的功效进行分类等。

按药用部位分类的常用动物类中药如：
1. 动物的干燥全体　如水蛭、全蝎、蜈蚣、斑蝥、土鳖虫、虻虫、九香虫等。
2. 除去内脏的动物体　如蚯蚓、蛤蚧、乌梢蛇、蕲蛇、金钱白花蛇等。
3. 动物体的某一部分　如角类：鹿茸、鹿角、羚羊角、水牛角等；鳞、甲类：穿山甲、龟甲、鳖甲等；骨类：豹骨、狗骨、猴骨等；贝壳类：石决明、牡蛎、珍珠母、海螵蛸、蛤壳、瓦楞子等；脏器类：蛤蟆油、鸡内金、紫河车、鹿鞭、海狗肾、桑螵蛸、水獭肝、刺猬皮等。

4. 动物的生理产物　如分泌物：麝香、蟾酥、熊胆粉、虫白蜡、蜂蜡等；动物的排泄物：五灵脂、蚕砂、夜明砂等；以及其他生理产物如：蝉蜕、蛇蜕、蜂蜜、蜂房等。

5. 动物的病理产物　如珍珠、僵蚕、牛黄、马宝、猴枣、狗宝等。

6. 动物体某一部分的加工品　如阿胶、鹿角胶、鹿角霜、龟甲胶、血余炭、水牛角浓缩粉等。

细目二　动物类中药的鉴定

要点一　性状鉴别

因动物类中药具有不同于其他类别中药的特殊性，特别要注意观察其专属性的特征，如形状；表面特征：纹理、突起、附属物、裂缝等；颜色，包括表面和断面的颜色；气，如麝香的特异香气；味，如蜂蜜的纯正甜味，熊胆味苦回甜有清凉感等。此外，一些传统经验鉴别方法仍是鉴定动物类中药的有效而重要的手段：手试法，如毛壳麝香手捏有弹性；麝香仁以水润湿，手搓能成团，轻揉即散，不应粘手、染手、顶指或结块。水试法，如蛤蟆油以水浸泡可膨胀10～15倍，而伪品在7倍以下；熊胆仁投于水杯中，即在水面旋转并呈现黄线下沉而不扩散；牛黄水液可使指甲染黄习称"挂甲"。火试法，如麝香仁撒于炽热坩埚中灼烧，初则迸裂，随即熔化膨胀起泡，浓香四溢，灰化后呈白色灰烬，无毛、肉焦臭，无火焰或火星。

要点二　显微鉴别

对于动物类中药，尤其是贵重或破碎的药材，除进行性状鉴别外，常应用显微鉴别其真伪。在进行显微鉴别时，常需根据不同的鉴别对象，制作显微片，包括粉末片、动物的组织切片和磨片（贝壳类、角类、骨类、珍珠等）等。

要点三　理化鉴别

薄层色谱法在动物类中药的真实性鉴别中应用亦十分广泛，如熊胆、牛黄、蟾酥、斑蝥等的鉴别。动物类中药含有大量的蛋白质及其水解产物，主要包括氨基酸、动物肽毒、酶及糖蛋白等，许多都是动物药的主要有效成分，利用各种动物所含蛋白质、氨基酸的组成和性质的不同，采用凝胶电泳系列技术，可成功地将动物药材与类似品、伪品区别开来，如不同来源的蛇类、胶类、角类、海马类、海龙类中药的电泳图谱彼此存在显著差异，可根据谱带的位置、数目、着色程度将其鉴别开来。用红外光谱法对54种动物药进行的鉴别研究表明，绝大多数动物药材鉴别特征明显，稳定性、重现性均好。高效液相色谱法对熊胆等多种动物胆汁进行鉴别，发现也存在差异。用差热分析技术成功地鉴别了天然牛黄和人工牛黄，鳖甲、龟甲与其伪品。迅猛发展的分子生物技术目前已广泛应用于生命科学的各个领域，在动物类中药的鉴定中，DNA分子遗传标记技术已被用于龟甲、鳖甲、蛇类中药等的鉴定。

细目三　常用动物类中药

要点一　来源

1. 地龙　为钜蚓科动物参环毛蚓 Pheretima aspergillum（E. Perrier）、通俗环毛蚓 Pheretima vulgaris Chen、威廉环毛蚓 Pheretima guillelmi（Michaelsen）或栉盲环毛蚓 Pheretima pectinifera Michaelsen 的干燥体。前一种习称"广地龙"，后三种习称"沪地龙"。

2. 水蛭　为水蛭科动物蚂蟥 Whitmania pigra Whitman、水蛭 Hirudo nipponica Whitman 或柳叶蚂蟥 Whitmania acranulata Whitman 的干燥体。

3. 石决明　为鲍科动物杂色鲍（九孔鲍）Haliotis diversicolor Reeve、皱纹盘鲍 Haliotis discus hannai Ino、羊鲍 Haliotis ovina Gmelin、澳洲鲍 Haliotis ruber（Leach）、耳鲍 Haliotis asinina Linnaeus 或白鲍 Haliotis laevigata（Donovan）的贝壳。

4. 珍珠　为珍珠贝科动物马氏珍珠贝 Pteria martensii（Dunker）或蚌科动物三角帆蚌 Hyriopsis cumingii（Lea）、褶纹冠蚌 Cristaria plicata（Leach）等双壳类动物贝壳内外套膜受刺激所产生的分泌物层叠而成的颗粒状物。前者所产珍珠称海水珍珠，后二者所产珍珠称淡水珍珠。

5. 牡蛎　为牡蛎科动物长牡蛎 Ostrea gigas Thunberg.、大连湾牡蛎 Ostrea talienwhanensis Crosse 或近江牡蛎 Ostrea rivularis Gould 的贝壳。

6. 海螵蛸　为乌贼科动物无针乌贼 Sepiella maindroni de Rochebrune 或金乌贼 Sepia esculenta Hoyle 的干燥内壳。

7. 全蝎　为钳蝎科动物东亚钳蝎 Buthus martensii Karsch 的干燥全体。

8. 蜈蚣　为蜈蚣科动物少棘巨蜈蚣 Scolopendra subspinipes mutilans L. Koch 的干燥体。

9. 土鳖虫　为鳖蠊科昆虫地鳖 Eupolyphaga sinensis Walker 及冀地鳖 Steleophaga plancyi（Boleny）的雌虫干燥体。

10. 桑螵蛸　为螳螂科昆虫大刀螂 Tenodera sinensis Saussure、小刀螂 Statilia maculata（Thunb.）或巨斧螳螂 Hierodula patellifera（Serville）的干燥卵鞘。

11. 斑蝥　为芫青科昆虫南方大斑蝥 Mylabris phalerata Pallas 或黄黑小斑蝥 Mylabris cichorii Linnaeus 的干燥体。

12. 僵蚕　为蚕蛾科昆虫家蚕 Bombyx mori Linnaeus 的 4~5 龄幼虫因感染（或人工接种）白僵菌 Beauveria bassiana（Bals.）Vuillant 而致死的干燥虫体。

13. 蜂蜜　为蜜蜂科昆虫中华蜜蜂 Apis cerana Fabricius 或意大利蜂 Apis mellifera Linnaeus 在蜂巢中酿成的蜜。

14. 海马　为海龙科动物线纹海马 Hippocampus kelloggi Jordan et Snyder、刺海马 Hippocampus histrix Kaup、大海马 Hippocampus kuda Bleeker、三斑海马 Hippocampus trimaculatus Leach 或小海马（海蛆）Hippocampus japonicus Kaup 的干燥体。

15. 蟾酥　为蟾蜍科动物中华大蟾蜍 Bufo bufo gargarizans Cantor 或黑眶蟾蜍 Bufo melanostictus Schneider 的耳后腺及皮肤腺分泌的白色浆液，经加工而成。

16. 龟甲　为龟科动物乌龟 Chinemys reevesii（Gray）的背甲及腹甲。

17. 蛤蚧　为壁虎科动物蛤蚧 *Gekko gecko* Linnaeus 除去内脏的干燥体。

18. 金钱白花蛇　为眼镜蛇科动物银环蛇 *Bungarus multicinctus* Blyth 的幼蛇除去内脏的干燥体。

19. 蕲蛇　为蝰科动物五步蛇 *Agkistrodon acutus* (Güenther) 除去内脏的干燥体。

20. 乌梢蛇　为游蛇科动物乌梢蛇 *Zaocys dhumnades* (Cantor) 除去内脏的干燥体。

21. 鸡内金　为雉科动物家鸡 *Gallus gullus domesticus* Brisson 的干燥沙囊内壁。

22. 麝香　为鹿科动物林麝 *Moschus berezovskii* Flerow、马麝 *Moschus sifanicus* Przewalski 或原麝 *Moschus moschiferus* Linnaeus 成熟雄体香囊中的干燥分泌物。

23. 鹿茸　为鹿科动物梅花鹿 *Cervus nippon* Temminck 或马鹿 *Cervus elaphus* Linnaeus 的雄鹿未骨化密生茸毛的幼角。前者习称"花鹿茸",后者习称"马鹿茸"。

24. 牛黄　为牛科动物牛 *Bos taurus domesticus* Gmelin 的干燥胆结石。

25. 人工牛黄　参照天然牛黄的已知成分配制而成：胆红素 0.7%,牛羊胆酸 12.5%,猪胆酸 15%,胆甾醇 2%,无机盐（包括硫酸镁、硫酸亚铁、磷酸三钙）5%,淀粉加至 100%。

26. 体外培植牛黄　为牛科动物牛的新鲜胆汁作母液,加入去氧胆酸、胆酸、复合胆红素钙等制成。

27. 羚羊角　为牛科动物赛加羚羊 *Saiga tatarica* Linnaeus 雄兽的角。

要点二　主产地

1. 地龙　广地龙主产于广东、海南、广西；沪地龙主产于上海、浙江、江苏、安徽、山东、河南等地。野生或人工养殖均有。

2. 全蝎　主产于河南、山东等地。产河南者称"南全蝎"（又称淡全蝎）,产山东者称"东全蝎"（又称咸全蝎）。此外湖北、安徽、河北、辽宁等省亦产。现多人工饲养。

3. 蛤蚧　主产于广西。云南、广东等省亦产,广西、江苏等地已大量人工养殖。进口品产于越南、泰国、柬埔寨、印度尼西亚。

4. 金钱白花蛇　主产于广东、广西、广东、江西等地有养殖。

5. 蕲蛇　主产于浙江、江西、广东、广西、福建等地。

6. 乌梢蛇　主产于浙江、江苏、安徽、江西、福建等地。

7. 麝香　主产于西藏、四川及云南、陕西、甘肃、青海、新疆、内蒙古及东北亦产。四川省马尔康、陕西省镇平、安徽省佛子岭等养麝场均已进行家养繁殖,活体取香。

要点三　采收加工

1. 蟾酥　夏、秋季捕捉,洗净泥土,晾干,用特制的铜镊子夹压耳后腺及皮肤腺挤出白色浆液,或用牛角刮刀刮取。收集白色浆液贮于磁容器中（忌用铁器,以免变黑）,滤去杂质。取纯浆放入圆模型中晒干或晾干,即为"团蟾酥",河北、山东多用此法加工；如涂于箬竹叶或玻璃板上晒干或阴干,干后自行翘起,即为"片蟾酥",江苏、浙江多用此法加工。

2. 鹿茸　鹿的生长年龄约为 20 年,以 3~6 年所生的茸最佳。分锯茸和砍茸两种方法。

(1) 锯茸：一般从三龄鹿开始锯茸,二杠茸每年可采收 2 次,第 1 次在清明后,既脱盘后45~50天（头茬茸），锯后50~60天（立秋前后）采第二次（二茬茸）。三岔茸则采1次，约在7月下旬。锯时应迅速将茸锯下，伤口敷上止血药。将锯下的茸用吸血器或用手挤去一部分血液，锯口处用线绷紧，固定于"炸茸"架上，置沸水中反复烫炸3~4次（锯口朝上露出水面），每次15~20秒钟，使其排出剩余血液，至锯口处冒白沫。反复操作至茸内积血排尽，然后晾干或烘干。

(2) 砍茸：将鹿头砍下，再将茸连脑盖骨锯下，刮净残肉，绷紧脑皮，进行烫炸，晾干。此法仅用于老鹿、病鹿。

近年来，多加工成"带血茸"，既将锯下的鹿茸，用烧红的烙铁烫封锯口，使茸血不流出，再用微波或红外干燥。

3. **麝香** 野生的多在冬季至次春猎取，猎获后，立即割取香囊，阴干，将毛剪短，习称"毛壳麝香"（整麝香）。剖开香囊，除去囊壳，取囊中分泌物，习称"麝香仁"。饲养三龄以上的麝定期用特制掏针从囊孔掏取香囊中分泌物，阴干或用干燥器密闭干燥，即得麝香仁。

要点四　性状鉴别

1. 地龙

(1) 广地龙：呈长条状薄片，弯曲，边缘略卷，长15~20cm，宽1~2cm。全体有多数明显的环节，背部棕褐色至紫灰色，腹部浅黄棕色；第14~16环节为生殖环带，习称"白颈"，较光亮。体前端稍尖，尾端钝圆，刚毛圈粗糙而硬，色稍浅。雄生殖孔在第18节腹侧刚毛圈一小孔突上，外缘有数环绕的浅皮褶，内侧刚毛圈隆起，前面两边有横排（一排或两排）小乳突，每边10~20个不等。受精囊孔2对，位于7/8~8/9节间一椭圆形突起上，约占节周5/11。体轻，略呈革质，不易折断。气腥，味微咸。

(2) 沪地龙：长8~15cm，宽0.5~1.5cm。全体具环节，背部棕褐色至黄褐色，腹部浅黄棕色；受精囊孔3对，在6/7~8/9节间；第14~16节为生殖带，较光亮；第18节有一对雄生殖孔。通俗环毛蚓的雄交配腔能全部翻出，呈花菜状或阴茎状。威廉环毛蚓的雄交配腔孔呈纵向裂缝状。栉盲环毛蚓的雄生殖孔内侧有1或多个小乳突。

2. 水蛭

(1) 蚂蟥：呈扁平纺锤形，有多数环节，长4~10cm，宽0.5~2cm。前端略尖，后端钝圆，两端各具1吸盘，前吸盘不显著，后吸盘较大。背部黑褐色或黑棕色，稍隆起，用水浸后，可见黑色斑点排成5条纵纹；腹面平坦，腹面及体两侧均呈棕黄色。质脆，易折断，断面胶质样，有光泽。气微腥。

(2) 水蛭：呈扁长圆柱形，体多弯曲扭转，长2~5cm，宽0.2~0.3cm。黑棕色。断面不平坦，无光泽。

(3) 柳叶蚂蟥：因加工时拉长，呈长条形而扁，长5~12cm，宽0.1~0.5cm。两端稍细，前吸盘不显著，后吸盘圆大。背腹两面均呈黑棕色。折断面不平坦，无光泽。

3. 石决明

(1) 杂色鲍：呈长卵圆形，内面观略呈耳形，长7~9cm，宽5~6cm，高约2cm。表面暗红色，有多数不规则的螺肋和细密生长线，螺旋部小，体螺部大，从螺旋部顶处开始向右排列有20余个疣状突起，末端6~9个开孔，孔口与壳面平。内面光滑，具珍珠样彩色光泽。壳较厚。质坚硬，不易破碎。无臭，味微咸。

（2）皱纹盘鲍：呈长椭圆形，长8~12cm，宽6~8cm，高2~3cm。表面灰棕色，有多数粗糙而不规则的皱纹，生长线明显，常有苔藓类或石灰虫等附着物，疣状突起末端4~5个开孔，孔口突出壳面，壳较薄。

（3）羊鲍：近圆形，较小，长4~8cm，宽2.5~6cm，高0.8~2cm。壳顶位于近中部而高于壳面，螺旋部与体螺部各占1/2，在螺旋部边缘有2行整齐的突起，尤以上部较为明显，末端4~5个开孔，呈管状。

（4）澳洲鲍：呈扁平卵圆形，长13~17cm，宽11~14cm，高3.5~6cm。表面砖红色，螺旋部约为壳面的1/2，螺肋和生长线呈波伏隆起，疣状突起30余个，末端7~9个开孔，孔口突出壳面。

（5）耳鲍：狭长，略扭曲，呈耳状，长5~8cm，宽2.5~3.5cm，高约1cm。表面光滑，具翠绿色、紫色及褐色等多种颜色形成的斑纹，螺旋部小，体螺部大，疣状突起的末端5~7个开孔，孔口与壳平，多为椭圆形，壳薄，质较脆。

（6）白鲍：呈卵圆形，长11~14cm，宽8.5~11cm，高3~6.5cm。表面砖红色，光滑，壳顶高于壳面，生长线颇为明显，螺旋部约为壳面的1/3，疣状突起30余个，末端9个开孔，孔口与壳面平。

4. 珍珠　呈类球形、卵圆形、长圆形、棒状或不规则形，直径1.5~8mm。表面类白色、浅粉红色、浅蓝色或浅黄绿色，半透明，光滑或微有凹凸，具特有的彩色光泽。质地坚硬，破碎面可见层纹。无臭，味淡。天然珍珠形较圆，表面多平滑细腻，洁白如玉，内外一色。淡水养殖的珍珠外形不规则，比天然品颗粒大，多为长粒状，大多数带有瘤结，光泽弱，断面中央有异物。

5. 牡蛎

（1）长牡蛎：长而厚，呈长片状，背腹缘几平行，长10~50cm，高4~15cm。右壳较小，鳞片坚厚，层状或层纹状排列。壳外面平坦或具数个凹陷，淡紫色、灰白色或黄褐色；内面瓷白色，壳顶二侧无小齿。左壳凹陷很深，鳞片较右壳粗大，壳顶附着面小。质硬，断面层状，洁白。无臭，味微咸。

（2）大连湾牡蛎：呈类三角形，背腹缘呈"八"字形。右壳外面淡黄色，间有紫色条纹或斑点，具疏松的同心鳞片，鳞片起伏成波浪状，内面白色。左壳同心鳞片坚厚，自壳顶部放射肋数个，明显。内面凹下呈盒状，铰合面小。

（3）近江牡蛎：呈圆形、卵圆形或三角形等。右壳较左壳小，右壳外面稍不平，有灰、紫、棕、黄等色，环生同心鳞片，幼体者鳞片薄而脆，多年生长后鳞片层层相叠，内面白色，边缘有时淡紫色。左壳较右壳坚硬，厚大。

6. 海螵蛸

（1）无针乌贼：呈扁长椭圆形，中间厚，边缘薄，长9~14cm，宽2.5~3.5cm，厚约1.3cm。背面有磁白色脊状隆起，两侧略显微红色，有不甚明显的细小疣点；腹面白色，自尾端到中部有细密波状横层纹；角质缘半透明，尾部较宽平，无骨针。体轻，质松，易折断，断面粉质，显疏松层纹。气微腥，味微咸。

（2）金乌贼：长13~23cm，宽约6.5cm。背面疣点明显，略呈层状排列；腹面的细密波状横层纹占全体大部分，中间有纵向浅槽；尾部角质缘渐宽，向腹面翘起，末端有一骨针，多已断落。

7. 全蝎　头胸部与前腹部呈扁平长椭圆形，后腹部呈尾状，皱缩弯曲。完整者体长约6cm。头胸部呈绿褐色，前端可见1对短小的螯肢和1对较长大的钳状脚须，形似蟹螯。背面覆有梯形背甲，腹面有足4对，均为7节，末端各具2爪钩。前腹部具7环节，第7节色深，背甲上有5条隆脊线。背面绿褐色，后腹部棕黄色，6节，节上均有纵沟，末节有锐钩状毒刺，毒刺下方无距。质脆易断，前腹部折断后，内有黑色或棕黄色物质，后腹部折断中空。气微腥，味咸。

8. 蜈蚣　呈扁平长条形，长9~15cm，宽0.5~1cm。由头部和躯干部组成，全体共22个环节。头部暗红色或红褐色，略有光泽，有头板覆盖，头板近圆形，前端稍突出，两侧贴有颚肢一对，前端两侧有触角一对。躯干部第一背板与头板同色，其余20个背板为棕绿色或墨绿色，具光泽，自第四背板至第二十背板上常有两条纵沟线；腹部淡黄色或棕黄色，皱缩；自第二节起，每节两侧有步肢一对；步足黄色或红褐色，偶有黄白色，呈弯钩形，最末一对步足尾状，故又称尾足，易脱落。末对附肢基侧板后端有2尖棘，同肢前腿节腹面外侧有2棘，内侧1棘，背面内侧1~3棘。质脆，断面有裂隙。气微腥，有特殊刺鼻的臭气，味辛、微咸。

9. 土鳖虫

(1) 地鳖：呈扁平卵圆形，前端较窄，后部较宽，背部隆起，边缘较薄，长1.3~3cm，宽1.2~2.4cm。背面紫褐色，具光泽，无翅。背部有胸背板3节，前胸背板较发达，盖住头部；腹背板9节，呈覆瓦状排列。腹面红棕色，头部较小，有丝状触角1对，常脱落。胸部有足3对，具细毛和刺。腹部有横环节。质松脆，易碎，破开后腹内有灰黑色泥土，气腥臭，味微咸。

(2) 冀地鳖：呈长椭圆形，长2.2~3.7cm，宽1.4~2.5cm。背面黑棕色，通常在边缘带有淡黄褐色斑块及黑色小点。

10. 桑螵蛸

(1) 团螵蛸（又称软螵蛸）：略呈半圆柱形或半圆形，由多层膜状薄片叠成，长2.5~4cm，宽2~3cm。表面浅黄褐色，上面有一条不明显的带状隆起，底面平坦或有凹沟。体轻，质松而韧，横断面可见外层海绵状，内层为许多放射状排列的小室，室内各有一细小椭圆形卵，深棕色，有光泽。气微腥，味淡或微咸。

(2) 长螵蛸（又称硬螵蛸）：略呈长条形，一端较细，长2.5~5cm，宽1~1.5cm。表面灰黄色，上面带状隆起明显，带的两侧各有1条暗棕色浅沟及斜向纹理。底面平坦或凹入。质硬而脆。

(3) 黑螵蛸：略呈平行四边形，长2~4cm，宽1.5~2cm。表面灰褐色，上面带状隆起明显，两侧有斜向纹理，近尾端微向上翘。底面有一凹沟。质硬而韧。

11. 斑蝥

(1) 南方大斑蝥：呈长圆形，长1.5~2.5cm，宽0.5~1cm。头及口器向下垂，有较大的复眼及触角各1对；触角末端数节膨大呈棒状，末节基部窄于前节，多已脱落。背部具革质鞘翅1对，黑色，有3条黄色或棕黄色的横纹；鞘翅下面有棕褐色薄膜状透明的内翅2片。胸腹部乌黑色，胸部有足3对，腹部呈环节状，有黑色绒毛。气特异而臭，刺激性强，不宜口尝。

（2）黄黑小斑蝥：较小，长 1~1.5cm。完整的触角末节基部与前节等宽。

12. 僵蚕　呈类圆柱形，多弯曲皱缩，长 2~5cm，直径 0.5~0.7cm。表面灰白色或黄白色，被有白色粉霜状的气生菌丝和分生孢子。头部较圆，黄棕色。体节明显，尾部略呈二歧分支状。腹面有足8对，呈突起状。质硬脆，易折断，断面平坦，外层白色，中间棕色或黑色，有光泽，习称"镜口胶面"，内有4个丝腺环，呈亮圈状。气微腥，味微咸。

13. 蜂蜜　为浓稠液体，白色至淡黄色或橘黄色至黄褐色，半透明，带光泽，久置或遇冷渐有白色颗粒状结晶（葡萄糖）析出；气芳香，味极甜。

14. 海马

（1）线纹海马：全体呈扁长条形而弯曲，体长约30cm。表面黄白色。头略似马头，有冠状突起，前方有1管状长吻，口小，无牙，两眼深陷。躯干部七棱形，尾部四棱形，渐细卷曲，体上有瓦楞形的节纹，并具短棘，习称"马头、蛇尾、瓦楞身"。体轻，骨质，坚硬。气微腥，味微咸。

（2）刺海马：体长 15~20cm，黄白色，头部及体环节间的棘细而尖。

（3）大海马：体长 20~30cm。黑褐色。头部及体侧有细小、暗黑色斑点。

（4）三斑海马：体长 10~18cm，黄褐色或黑褐色，体侧背部第1、4、7节的短棘基部各有1黑斑。

（5）小海马：体形小，长 7~10cm。黑褐色。节纹及短棘均细小。

15. 蟾酥

（1）团蟾酥：呈扁圆形团块或饼状，直径 3~12cm，厚约 0.5~1cm，每块重60g~100g。似象棋子或围棋子状的又称为"棋子酥"。表面平滑，棕褐色、红棕色或紫黑色。质坚硬，不易折断，断面棕褐色或红棕色，角质状，微有光泽。气微腥，味初甜而后有持久的麻舌感，粉末嗅之作嚏。

（2）片蟾酥：呈不规则片状，大小不一，厚约2mm，一面较粗糙，另面较光滑；涂于箬竹叶上的，一面可见叶脉的纵条纹。质脆，易折断，断面红棕色，半透明。余同团蟾酥。

16. 龟甲　背甲及腹甲由甲桥相连，背甲稍长于腹甲，与腹甲常分离。背甲呈长椭圆形拱状，前部略窄于后部，长 7.5~22cm，宽 6~18cm。外表面棕褐色或黑色，有脊棱3条；前端有颈盾1块，前窄后宽；脊背中央有椎盾5块，第一椎盾长大于宽或近相等，第2~4椎盾宽大于长；肋盾两侧对称，各有4块；边缘每侧具缘盾11块；尾部具臀盾2块。腹甲呈板片状，近长方椭圆形，由12块盾片（腹鳞甲）嵌合而成，长 6.4~21cm，宽 5.5~17cm。外表面淡黄棕色至棕黑色，每块盾片常具紫褐色放射状纹理；腹盾、胸盾、股盾中缝均长，喉盾、肛盾次之，肱盾中缝最短。内表面黄白至灰白色。"血板"不脱皮，有的略带血迹或残肉；"烫板"色稍深，有脱皮的痕迹。除净后可见骨板9块，呈锯齿状嵌接。前端钝圆或平截，后端具三角形缺刻，两侧均有呈翼状向斜上方弯曲的甲桥（墙板）。质坚硬，气微腥，味微咸。

17. 蛤蚧　头尾四足均撑直，呈扁平状，头颈部及躯干部长 9~18cm，头颈部约占1/3，腹背部宽 6~11cm，尾长 6~12cm。头略呈扁三角状，两眼多凹陷成窟窿，无眼睑。口内密生细齿，生于颚的边缘，无异形大齿。吻部半圆形，吻鳞不切鼻孔，与鼻鳞相连，上鼻鳞左右各一片，中间被鼻间鳞隔开，上唇鳞12~14对，下唇鳞（包括颏鳞）21片。

腹背部呈椭圆形，腹薄。背部灰黑色或银灰色，有黄白色或灰绿色斑点（进口蛤蚧为橙红色，斑点多且明显）散在或密集成不显著的斑纹。中间脊椎骨及两侧肋骨明显突起，全体密布类圆形微有光泽的细鳞，其间杂有粗大的疣鳞，腹部鳞片方形，镶嵌排列。四足均具5趾，趾间仅具蹼迹，除第一趾外，均具爪，趾底面具吸盘。尾细长而坚实，微显骨节，与背部颜色相同，有6~7个不甚明显的银灰色环带。质坚韧。气腥，味微咸。

18. 金钱白花蛇　呈圆盘状，蛇头近于长方形，黑色光滑而亮泽，盘在中间，尾尖细，常纳于口内，盘径3~6cm，蛇体直径0.2~0.4cm。口腔内上颌骨前端有毒沟牙1对，鼻间鳞2片，无颊鳞，上、下唇鳞通常各7片。背部黑色或灰黑色，微有光泽，有45~58个黑白相间的环纹，白环纹在背部宽1~2枚鳞片，向腹面渐增宽，黑环纹宽3~5枚鳞片。背正中有1条显著突起的脊棱。背鳞通身15行，光滑细密略呈菱形。脊鳞较大，呈六角形。腹部黄白色，鳞片稍大。尾部鳞片单行。气微腥，味微咸。

19. 蕲蛇　呈圆盘状，盘径17~34cm，体长可达2m。头在中间稍向上，呈三角形而扁平，吻端向上翘起，习称"翘鼻头"。口较大，上颚有1对管状毒牙，中空尖锐。背部红棕色，两侧各有黑褐色与浅棕色组成的"V"形斑纹17~25个，其"V"形的两上端在背中线上相接，形成一系列连贯相接的斜方纹，习称"方胜纹"，有的左右不相接，呈交错排列。腹部撑开或不撑开，灰白色，鳞片较大，有多数类圆形的黑斑，习称"连珠斑"。腹内壁黄白色，脊椎骨的棘突较高，呈刀片状上突，前后椎体下突基本同形，多为弯刀状，向后倾斜，尖端明显超过椎体后隆面。尾部骤细，末端有三角形深灰色的角质鳞片1枚，习称"佛指甲"。气腥，味微咸。

20. 乌梢蛇　呈圆盘状，盘径约至16cm，长可达2m。头盘在中间，扁圆形，眼大而不凹陷，有光泽。上唇鳞8枚，第4、5枚入眶，颊鳞1枚，眼前下鳞1枚，鳞较小，眼后鳞2（3）枚。表面黑褐色或绿黑色，密被菱形鳞片。背鳞16~14行，背中央2~4行鳞片强烈起棱，形成两条纵贯全体的黑线。脊部高耸成屋脊状，俗称"剑脊"。腹部剖开，边缘向内卷曲，脊肌肉厚，黄白色或淡棕色，可见排列整齐的肋骨。尾部渐细而长，尾下鳞双行。剥皮者仅留头尾之皮鳞，中段较光滑。气腥，味淡。

21. 鸡内金　呈不规则卷片，完整者长约3.5cm，宽约3cm，厚约0.5~1mm。表面黄色、黄绿色或黄褐色，薄而半透明，具明显的条状皱纹，呈波浪形。质脆，易碎，断面角质样，有光泽。气微腥，味微苦。

22. 麝香

（1）毛壳麝香：呈类球形、类椭圆形或扁圆形囊状体，直径3~7cm，厚2~4cm。大小和重量因麝生长年龄不同而异，一般重约30g。外侧（开口面）囊皮向外凸起，皮革质，棕褐色，密生灰白色或灰棕色短毛，从两侧围绕中心排列，中间有1小囊孔，直径1~3mm。内侧（包藏在麝腹内部的一侧）囊皮较平坦，或隆起呈半球形，为稍有皱纹的皮膜，暗棕色略带紫色，略有弹性；剖开后，可见中层皮膜呈棕褐色或灰褐色，半透明；内层皮膜呈棕色，内含颗粒状及粉末状的麝香仁和少量细毛及脱落的内层皮膜，习称"银皮"或"云皮"。

（2）麝香仁：野生品质软油润，疏松，其中不规则球形或颗粒状者习称"当门子"，表面多呈紫黑色，微有麻纹，油润光亮，断面深棕色或棕黄色。小的成粉末状，多呈棕色、棕褐色或微带紫色，杂有少量脱落的内层皮膜和细毛。香气浓烈而特异，味微辣、微苦带咸。饲养品麝香仁呈颗粒状、短条形或不规则的团块，表面不平，紫黑色或深棕色，显油性，微有光泽，亦杂有少量内层皮膜和毛。

23. 鹿茸

（1）花鹿茸：①锯茸：呈圆柱状，多具1～2个分枝。具一个侧枝者习称"二杠"，主枝习称"大挺"，长17～20cm，锯口直径4～5cm，枝顶钝圆；离锯口约1cm处分出侧枝，习称"门庄"，较主枝略细，长9～15cm，顶端钝圆而微弯。外皮红棕色或棕色，多光润，密被红黄色或棕黄色细茸毛，上端较密，下端较疏。分岔间具1条灰黑色筋脉，皮茸紧贴。锯口面黄白色，外围无骨质，中间密布蜂窝状细孔。体轻，气微腥，味微咸。具2个侧枝者习称"三岔"，大挺长23～33cm，直径较二杠细，略呈弓形而微扁，分枝较长，先端略尖，下部有纵棱线及突起的小疙瘩，皮红黄色，茸毛较稀而粗。二茬茸与头茬茸相似，但主枝长而不圆或下粗上细，下部有纵棱筋，皮灰黄色，茸毛较粗糙，锯口外围多已骨化，体较重，无腥气。②砍茸：为带头骨的茸，茸形与锯茸相同，两茸相距约7cm，脑骨前端平齐，后端有1对弧形骨分列两旁，习称"虎牙"，外附脑皮，皮上密生茸毛。

（2）马鹿茸：亦有锯茸和砍茸两种。形状与花鹿茸相似，但较花鹿茸粗大，分枝较多。侧枝一个者习称"单门"，2个者习称"莲花"，3个者习称"三岔"，4个者习称"四岔"等。其中以莲花、三岔为主。东马鹿茸单门大挺长25～27cm，直径约3cm。外皮灰黑色，茸毛青灰色或灰黄色，下部有纵棱。锯口面外皮较厚，灰黑色。中部密生细孔。质嫩。"莲花"大挺长达33cm，下部有棱筋。锯口面蜂窝状孔较大。"三岔"皮色较深，质较老。"四岔"茸毛粗而稀，大挺下部具棱筋及疙瘩，分枝顶端多无毛，习称"捻头"。西马鹿茸大挺多不圆，顶端圆扁不一，长30～100cm。表面多棱，多抽缩干瘪，分枝较长且弯曲，茸毛粗长，灰色或黑灰色，锯口色较深，常见骨质。气腥臭，味微咸。四川产的马鹿茸侧枝较多，通常为四岔、五岔、六岔，毛长而密。砍茸脑骨较薄，两茸间距较梅花鹿为宽。

24. 牛黄

（1）蛋黄：多呈卵形、类球形、三角形或四方形，大小不一。直径0.6～4.5cm，重量多在25g以下。表面红黄色或棕黄色，细腻而稍有光泽，有的表面挂有一层黑色光亮的薄膜，习称"乌金衣"，有的粗糙，具疣状突起，有的具龟裂纹。体轻，质松脆，易分层剥离，断面黄色，有排列紧密的同心层纹，色深浅相间，有的夹有白心。气清香，味先苦而后回甜，有清凉感，嚼之不粘牙，能将舌及唾液染成黄色。取本品少量，加清水调和，涂于指甲上，能将指甲染成黄色，习称"挂甲"。

（2）管黄：呈管状，表面不平或有横曲纹，或为破碎的小片，长约3cm，直径1～1.5cm。表面红棕色或棕褐色，有裂纹及小突起。断面层纹较少，有的中空，色较深。

25. 人工牛黄　为土黄色粉末，也有呈不规则球形或块状，质轻；味微甜而苦；块状者断面无明显的层纹；气微清香，略有腥气，入口无清凉感。也能"挂甲"。

26. 体外培植牛黄　呈球形或类球形，直径0.5～3cm。表面光滑，呈黄红色至棕黄色。体轻，质松脆，断面有同心环纹。气微，味苦而后甘，有清凉感，嚼之易碎，不粘牙。也能"挂甲"。

27. 羚羊角　长圆锥形，略呈弓形弯曲，长15～33cm。表面类白色或黄白色，基部稍呈青灰色，嫩者角尖多为黑棕色。嫩枝对光透视可见"血丝"或紫黑色斑纹，光润如玉，无裂纹；老枝有细纵裂纹。除顶端光滑部分外，有10~16个隆起的环脊，间距约2cm，用手握之，四指刚好嵌入凹处，习称"合把"。角基部横截面类圆形，直径3~4cm，内有长圆锥形角柱，习称"骨塞"或"羚羊塞"。骨塞长约占全角的1/2或1/3，表面有突起的纵棱与其外面的角鞘内的凹沟紧密嵌合。横断面观，其结合部呈锯齿状。除去骨塞后，角的下半段中空，全角呈半透明。对光透视，上部无骨塞部分中心有1条略呈扁三角形的细孔直通角尖，习称"通天眼"。质坚硬，难折断。

要点五 显微鉴别

1. 珍珠 磨片：显微镜下可见粗细两种类型的同心环层纹，称为"珍珠结构环"。粗层纹明显，连续成环，层纹间距在60~500μm之间。细层纹有些部位明显，多数不明显，间距不足32μm。中心部多实心。天然海水珍珠有的中心见浅灰色或浅蓝色杂质，淡水珍珠有的中心可见黄色或浅黄色杂质。

粉末：①天然珍珠（马氏珍珠贝）：类白色。呈不规则的块片，半透明，具彩虹样光泽，表面颗粒性，边缘色较暗。块片由数至十数薄层重叠，片层结构排列紧密，可见致密的层状线条或极细密的波状纹理，有的表面有裂纹。②人工养珠：呈不规则长块状、梭形或条形的块片，表面有扭曲或微弯曲的顺向条纹与多数小乳头状突起。

2. 蛤蚧 粉末：淡黄色或淡灰黄色。①鳞片近无色或淡灰绿色，表面可见半圆形或类圆形隆起，略作覆瓦状排列，布有极细的小颗粒，有的可见圆形孔洞。②皮肤碎片淡黄色或黄色，表面观细胞界线不清楚，布有棕色或棕黑色色素颗粒，常聚集成星芒状。③横纹肌纤维较多，多碎裂。侧面观细密横纹明暗相间，横纹呈平行的波峰状，有的纹理不清晰；横断面常呈三角形，类圆形、类方形。④骨碎片呈不规则碎块，表面有细小裂隙状或针孔状孔隙；骨陷窝呈裂隙状，长条形，多以同方向排列，边缘骨小管隐约可见。

3. 金钱白花蛇 背鳞表面：鳞片呈黄白色，具众多细密纵直条纹，间距1.1~1.7μm，沿鳞片基部至先端方向径向排列。此特征为本品粉末鉴定的重要依据。背鳞横切面：内、外表皮均较平直，真皮不向外方突出，真皮中色素较少。

4. 蕲蛇 背鳞外表面：鳞片呈深棕色或黄棕色，密布乳头状突起，乳突呈类三角形、类圆形或不规则形，覆瓦状排列，内含颗粒状色素。此特征为本品粉末鉴定的重要依据。背鳞横切面：部分真皮和表皮向外乳突状突出，使外表面呈波浪形，突起部的真皮含较多色素。内表面较平直，无乳头状突起。

5. 乌梢蛇 背鳞外表面：鳞片呈黄棕色，具纵直条纹，条纹间距13.7~27.4μm，沿鳞片基部至先端方向径向排列，内含色素斑。此特征为本品粉末鉴定的重要依据。背鳞横切面：内、外表皮均较平直，真皮不向外方突出，真皮中色素较多。

6. 麝香 麝香仁粉末：棕褐色或黄棕色。水合氯醛液装片观察。①分泌物团块淡黄色或淡棕色，由多数形状不一的颗粒状物聚集而成。透明或半透明。团块中包埋或散在有方形、八面形、柱状或不规则形的结晶，边缘不平整，表面偶见不规则细纹理。方形结晶直径10~61μm，柱状结晶长约至92μm。尚可见较多细小颗粒状或不规则形结晶与类圆形油滴。②偶见麝毛及香囊内壁脱落的皮膜组织，无色或淡黄色，半透明，可见多条纵皱纹。

要点六 主成分

1. 地龙

(1) 广地龙：①蛋白质；②19种游离氨基酸，以亮氨酸、天冬氨酸含量较高；③脂肪酸。

(2) 沪地龙（通俗环毛蚓）：①蛋白质；②20种游离氨基酸，以丙氨酸、亮氨酸含量较高；③脂肪酸。两者脂肪酸均以油酸（oleic acid）、硬脂酸、花生烯酸、花生四烯酸（arachidonic acid）含量较高。尚含琥珀酸（amber acid），具平喘、利尿作用；次黄嘌呤（hypoxanthine）具平喘、降压作用；蚯蚓解热碱（lumbrifebrine），具解热作用；蚯蚓素（lumbritin）具溶血作用；纤维蛋白溶解酶、蚓激酶、蚓胶原酶等溶栓成分；以及有毒成分蚯蚓毒素（terrestro - lumbrilysin）等。

2. 水蛭

(1) 蚂蟥：①蛋白质；②17种氨基酸，以谷氨酸、天门冬氨酸、亮氨酸、赖氨酸和缬氨酸含量较高。

(2) 水蛭：蛋白质。尚含肝素（heparin）、抗血栓素（antithrombin）等。活水蛭唾液中含有一种抗凝血物质水蛭素（hirudin），系65个氨基酸组成的多肽，分子量为7000左右，含三个二硫键，在70℃以下可保持活性，在干燥药材时已被破坏。

3. 斑蝥 主含斑蝥素（斑蝥酸酐 cantharidin $C_{10}H_{12}O_4$），羟基斑蝥素、脂肪、树脂、蚁酸、色素等。斑蝥素是抗癌有效成分，但毒性大，临床用其半合成品羟基斑蝥胺（hydroxylcan - tharidine），疗效类似而毒性只有斑蝥素的1/500。

4. 蜂蜜 主含葡萄糖及果糖（约70%），两者含量相近，并含少量蔗糖、糊精、有机酸、蛋白质、挥发油、蜡、维生素（维生素 B_1、B_2、B_5、B_6、C、A、D、E、K、H等）、淀粉酶、转化酶、过氧化物酶、酯酶、生长刺激素、乙酰胆碱、菸酸、泛酸、Ca、S、P、Me、K、Na、I等无机元素及花粉等。

5. 蟾酥

(1) 强心甾类化合物：①蟾毒配基类：为结构类似强心苷元而有毒性的化合物，已知有20余种，大多为蟾蜍毒素干燥加工过程中的分解产物，如华蟾酥毒基（cinobufagin），脂蟾毒配基（resibufogenin），蟾毒灵，羟基华蟾毒配基，蟾毒配基以及近年新发现的，能明显抑制白血病 MH - 60 的生长的20S,21 - 环氧脂蟾毒配基，20R,21 - 环氧脂蟾毒配基等。②蟾蜍毒素类：在加工前的蟾蜍分泌物中，以上蟾酥毒基类常在 C_3 - OH 与辛二酰精氨酸、庚二酰精氨酸、丁二酰精氨酸、辛二酸、硫酸等结合成的酯类，统称为蟾蜍毒素类，已明确结构的有50余种化合物。蟾酥中蟾毒配基和蟾蜍毒素的种类含量，可因原动物、产地、采制时间和方法不同而有差异。

(2) 吲哚生物碱类：主要有蟾酥碱、蟾酥甲碱、去氢蟾酥碱、蟾酥硫碱及5 - 羟色胺（serotonin）等。

此外，尚含肾上腺素、甾醇类、氨基酸以及 Zn、Cu、Mn、Cr、Se 等微量元素。

6. 麝香 ①大环酮类化合物：主为麝香酮 [muscone，为 R -（L）3 - 甲基环十五酮]，具特异强烈香气，为主要活性成分，少量降麝香酮，3 - 甲基环十三酮，环十四酮等。②蛋白质和多肽：总氮量为9.15%，分子量为1000左右的肽类（MP）有强的抗炎活性，分子量为5000~6000的多肽，其抗炎活性是氢化可的松的20倍。③15种氨基酸，其中主为甘氨酸、丝氨酸、谷氨酸、缬氨酸和天门冬氨酸。④生物碱类化合物：麝香吡啶，羟基麝香吡啶 A，羟基麝香吡啶 B 等。⑤甾体化合物：总雄性激素 0.24%～0.94%，如雄性酮，表雄酮等多种雄甾烷衍生物等。

7. 鹿茸　①氨基酸，占总干重的 50.13%，17 种氨基酸中，以甘氨酸、谷氨酸、脯氨酸含量较高。②磷脂类成分，如有降压作用的溶血磷脂酰胆碱（lysophosphatidylcholine）、磷脂酰肌醇、神经鞘磷脂（sphingomyeline）、磷脂酸、卵磷脂、脑磷脂等。③脂肪酸类成分，有月桂酸（lauric acid）、肉豆蔻酸（myristic acid）、棕榈酸、油酸、亚麻酸等。胆甾醇类成分，有胆甾醇肉豆蔻酸酯（cholesteryl myristate）、胆甾醇油酸酯（cholesteryl oleate）等。④多胺类成分，有精脒（spermidine）、精胺（spermine）、腐胺（putrescine）等。还有神经酰胺（ceramide，约 1.25%）、次黄嘌呤（hypoxanthine）、尿嘧啶（uracil）等。此外尚含硫酸软骨素 A 等酸性多糖、胆固醇、雌酮、雌二醇、前列腺素 PGE_1、PGE_2、多肽及 Fe、F、Se、Zn 等 26 种微量元素。

8. 牛黄　主含：①胆色素，以胆红素（bilirubin）为主，以及胆红素钙、胆红素酯等结合型胆红素，胆绿素。②胆汁酸类，包括胆酸（cholic acid）、去氧胆酸（deoxycholic caid）、鹅去氧胆酸、胆石酸及牛磺胆酸、牛磺去氧胆酸、甘氨胆酸、甘氨去氧胆酸等。2 种酸性肽类成分，平滑肌收缩物质 SMC－S 和 SMC－F。尚含胆固醇、卵磷脂、粘蛋白、类胡萝卜素、牛磺酸及丙氨酸、甘氨酸、天门冬氨酸等多种氨基酸等。

要点七　理化鉴别与含量测定

（一）理化鉴别

1. 珍珠　①取本品置紫外光灯（365nm）下观察，显亮绿色荧光（淡水珍珠）或浅蓝色荧光（海水珍珠），通常环周部分较明亮。②取本品数粒，置石棉网上，用烧杯扣住，用火烧之，有爆裂声，并呈层状破碎，碎片内外均呈银灰色，略具光泽，质较松脆。③弹性试验：选择重量相等的珍珠，从 60cm 高处，自由落在玻璃板上，测定其跳跃高度。海水珍珠弹跳高度在 15～25cm，淡水珍珠在 5～10cm，珍珠层越厚弹跳越高。

2. 斑蝥　取粉末约 0.15g，用微量升华法，所得白色升华物，放置片刻，在显微镜下观察，为柱形、菱形结晶（斑蝥素）。升华物用石油醚洗 2～3 次，加硫酸 2～3 滴，微热，溶解后转入试管内，用小火加热至发生气泡，立即离火，滴入对二甲氨基苯甲醛硫酸溶液 1 滴，溶液即显樱红色或紫红色（检查斑蝥素）。

3. 蟾酥　①取粉末 0.1g，加甲醇 5ml，浸泡 1 小时，过滤，滤液加对二甲氨基苯甲醛固体少许，再加硫酸数滴，即显蓝紫色。（检查吲哚类化合物）②取粉末 0.1g，加氯仿 5ml，浸泡 1 小时，过滤，滤液蒸干，残渣加少量醋酐溶解，再缓缓滴加浓硫酸，初显蓝紫色，渐变蓝绿色。（检查甾类化合物）③取 1% 蟾酥的氯仿提取液，蒸干后用甲醇溶解，测定其紫外吸收光谱，在 300nm 波长附近有最大吸收。（检查脂蟾毒配基）

4. 蕲蛇　①聚丙酰胺凝胶电泳：具体方法和图谱见乌梢蛇项下。结果：蕲蛇有一级带 2 条，二级带 3 条，三级带 2 条，其特征能区别其他蛇类。②紫外光谱鉴别：乙醇浸出液在 202.8nm，石油醚浸出液在 216.2，234.8，240.8，251.4，258.4nm 处有吸收峰。

5. 乌梢蛇　聚丙烯酰胺凝胶蛋白电泳鉴别　试剂和凝胶按文献配制方法制备。分离胶浓度为7.5%，浓缩胶浓度为2.5%。电泳结果：乌梢蛇一级带三条，二级带和三级带各二条，扩大带一条。

6. 麝香 ①取毛壳麝香用特制的槽针从囊孔插入，转动槽针，撮取麝香仁，立即观察，槽内的麝香仁应有逐渐膨胀高出槽面的现象，习称"冒槽"。麝香仁油润，颗粒疏松，无锐角，香气浓烈，不应有纤维等异物或异常气味。②取麝香仁粉末少许，置手掌中加水润湿，用手搓之能成团，轻压即散，不应沾手、染手、顶指或结块。③取麝香仁少许，撒于炽热的坩埚中灼烧，初则迸裂，随即融化膨胀起泡似珠，香气浓烈四溢，应无毛、肉焦臭气，无火焰或火星出现。灰化后，残渣呈白色或灰白色。④麝香粉末加五氯化锑共研，香气消失，再加氨水少许共研，香气恢复。

7. 牛黄 ①取牛黄少许置试管中，加冰醋酸3ml，微热，显绿色，冷后小心滴加等容积的硫酸，下层无色，上层绿色，两层相接处显红色环。（胆汁酸与甾醇类反应）②取牛黄少许置3支试管中，分别加硫酸、硝酸和氨水，微热，各显绿色、红色与黄褐色。（胆红素反应）③取牛黄0.1g，加盐酸1ml及氯仿10ml，充分振摇，混匀，静置，氯仿层显黄褐色，取氯仿层，加入氢氧化钡试液5ml，振摇混合后生成绿黄褐色沉淀（检查胆红素）。分离除去水层和沉淀，取氯仿层约1ml，加醋酐1ml与硫酸2滴，摇匀，放置溶液呈绿色（检查胆固醇）。

（二）含量测定

1. 水蛭 每1g含抗凝血酶的活性水蛭不低于16.0U；蚂蟥、柳叶蚂蟥应不低于3.0U。

2. 斑蝥 照高效液相色谱法测定，药材含斑蝥素（$C_{10}H_{12}O_4$）不得少于0.35%；饮片含斑蝥素（$C_{10}H_{12}O_4$）应为0.25%~0.65%。

3. 蟾酥 照高效液相色谱法测定，按干燥品计算，药材含华蟾蜍毒基（$C_{28}H_{34}O_6$）和脂蟾毒配基（$C_{24}H_{32}O_4$）的总量不得少于6.0%。

4. 麝香 照气相色谱法测定，按干燥品计算，含麝香酮（$C_{16}H_{30}O$）不得少于2.0%。

5. 牛黄 照薄层色谱扫描法测定，按干燥品计算，含胆酸（$C_{24}H_{40}O_5$）不得少于4.0%；照紫外－可见分光光度法测定，按干燥品计算，含胆红素（$C_{33}H_{36}N_4O_6$）不得少于35.0%。

（刘训红）

第十三单元 矿物类中药

细目一 矿物类中药的概述

要点一 矿物的性质

矿物除少数是自然元素以外，绝大多数是自然化合物，大部分是固态，少数是液态如水银（Hg）；或气态如硫化氢（H₂S）。每一种固体矿物具有一定的物理和化学性质，这些性质取决于它们内部结构尤其是结晶物质和化学成分。

1. 矿物中水的存在形式　有的晶体矿物含有一定的水，称为含水矿物。水在矿物中存在的形式，直接影响到矿物的性质。利用这些性质，可以对矿物进行鉴定。水在矿物中的存在形式可分为：

（1）吸附水或自由水：水分子不加入矿物的晶格构造。

（2）结晶水：水以分子形式参加矿物的晶格构造，如石膏（$CaSO_4 \cdot 2H_2O$）、胆矾（$CuSO_4 \cdot 5H_2O$）。

（3）结构水：水以 H^+ 或 OH^- 等离子形式参加矿物的晶格构造，如滑石 $Mg_3(Si_4O_{10})(OH)_2$。

2. 透明度　矿物透光能力的大小称为透明度。将矿物磨成 0.03mm 标准厚度后，比较其透明度，可分为三类：透明矿物、半透明矿物和不透明矿物。

3. 颜色　矿物对自然光线中不同波长的光波均匀吸收或选择吸收所表现的性质。矿物的颜色一般分为三种：

（1）本色：是由矿物的成分和内部构造所决定的颜色，如辰砂的红色，石膏的白色。

（2）外色：由外来的带色杂质、气泡等包裹体所引起的颜色，与矿物自身的成分和构造无关。外色的深浅除与带色杂质的量有关外，还与杂质分散的程度有关，如紫石英、大青盐等。

（3）假色：由晶体内部裂缝面、解理面及表面氧化膜的反射光引起与入射光波的干涉作用而产生的颜色，如云母的变彩现象。

条痕及条痕色：矿物在白色毛瓷板上划过后所留下的粉末痕迹称为条痕，粉末的颜色称为条痕色。条痕色比矿物表面的颜色更为固定，更能反映矿物的本色，因而更具鉴定意义。有的矿物表面的颜色与粉末颜色相同，如朱砂，也有的是不相同的，如自然铜，表面为亮淡黄色或棕褐色，而粉末为绿黑色或棕褐色。

4. 光泽　矿物表面对投射光的反射能力称为光泽。分为金属光泽、金刚光泽、玻璃光泽、油脂光泽、绢丝光泽、珍珠光泽等。

5. 硬度　是矿物抵抗外来机械作用（如刻划、研磨、压力等）的能力。分为相对硬度和绝对硬度。矿物类中药的硬度一般采用相对硬度表示，分为 10 级。它是以一种矿物与另一种矿物相互刻划，比较矿物硬度相对高低的方法。精密测定矿物的硬度，可用测硬仪或显微硬度计等进行测定。

6. 解理、断口　矿物受力后沿一定的结晶方向裂开成光滑平面的性能称为解理。所裂成的光滑平面称为解理面。解理是结晶矿物特有的性质，其形成和晶体的构造类型有关，所以是矿物的主要鉴定特征。矿物的解理可分为极完全解理、完全解理、不完全解理和无解理。当矿物受力后不是沿一定结晶方向裂开，断裂面是不规则和不平整的，这种断裂面称为断口。断口的形态有平坦状、贝壳状、锯齿状、参差状等。

7. 气味　有的矿物具特殊的气味，尤其是矿物受到锤击、加热或湿润时较为明显。如雄黄灼烧有砷的蒜臭，胆矾具涩味，石盐具咸味等。

8. 其他　少数矿物有吸水的能力，可以粘舌，如龙骨、龙齿、软滑石。有的有滑腻感，如滑石。

要点二 矿物类中药的分类

1. **按阳离子的种类进行分类** 因为阳离子通常是对药效起着较重要的作用。一般分汞化合物类：如朱砂、轻粉等；铁化合物类：如自然铜、赭石等；铅化合物类：如密陀僧、铅丹等；铜化合物类：如胆矾、铜绿等；铝化合物类：如白矾、赤石脂等；砷化合物类：如雄黄、信石等；矽化合物类：如白石英、玛瑙等；镁化合物类：如滑石等；钙化合物类：如石膏、寒水石等；钠化合物类：如硼砂等；其他类：如炉甘石、硫黄等。

2. **按阴离子的种类进行分类** 矿物在矿物学上的分类，通常是以阴离子为依据而进行分类的。《中国药典》2010年版一部就采用了此法，把朱砂、雄黄、自然铜等归为硫化合物类；石膏、芒硝、白矾归为硫酸盐类；磁石、赭石、信石归为氧化物类；炉甘石、鹅管石归为碳酸盐类；轻粉为卤化物类。本版教材是以阴离子进行分类编排矿物药。

要点三 矿物类中药的鉴定方法

1. **性状鉴定** 外形明显的中药，首先应根据矿物的一般性质进行鉴定，除了外形、颜色、条痕、质地、气味等检查外，还应注意其硬度、解理、断口、有无磁性及比重等检查项目。

2. **显微鉴定** 在矿物的显微鉴别中，利用透射偏光显微镜或反射偏光显微镜观察透明的或不透明的药用矿物的光学性质。这两种显微镜都要求矿物磨片后才能观察。

3. **理化鉴定** 目前仍沿用一般的物理、化学分析方法对矿物药的成分定性和定量。随着现代科学技术的迅速发展，国内外对矿物药的鉴定已采用了许多快速准确的新技术，主要有X射线衍射分析法、热分析法、原子发射光谱分析法、荧光分析法、极谱分析法等。还可用固定荧光法和比色法测定矿物药中放射性元素如龙骨中铀的含量。

细目二 常用矿物类中药的鉴定

要点一 来源

1. 朱砂　为硫化合物类矿物辰砂族辰砂。
2. 雄黄　为硫化物类雄黄族雄黄。
3. 自然铜　为硫化物类矿物黄铁矿族黄铁矿。
4. 磁石　为氧化物类矿物尖晶石族磁铁矿。
5. 赭石　为氧化物类矿物刚玉族赤铁矿。
6. 信石　为氧化物类矿物砷华矿石，或由毒砂（硫砷铁矿，$FeAsS$）、雄黄加工制造而成。
7. 炉甘石　为碳酸盐类矿物方解石族菱锌矿。
8. 滑石　为硅酸盐类滑石族滑石。习称"硬滑石"。
9. 石膏　为硫酸盐类矿物硬石膏族石膏。
10. 芒硝　为硫酸盐类芒硝族矿物芒硝，经加工精制而成。
11. 龙骨　为古代哺乳动物如三趾马、犀类、鹿类、牛类、象类等的骨骼化石或象类门齿的化石。

要点二 主产地

1. **朱砂** 主产于湖南、贵州、四川等省。以湖南辰州（今沅陵）产的为好，故得"辰砂"之名。
2. **自然铜** 主产于四川、广东、云南等省。
3. **石膏** 主产于山东、江苏、陕西等省。

要点三 性状鉴别

1. **朱砂** 呈大小不一的块片状、颗粒状或粉末状。鲜红或暗红色，有光泽。体重，质脆，条痕红色。无臭无味。其中呈细小颗粒或粉末状，色红明亮，触之不染手者，习称"朱宝砂"；呈不规则板片状、斜方形或长条形，大小厚薄不一，边缘不整齐，色红而鲜艳，光亮如镜面微透明，质较脆者，习称"镜面砂"；呈粒状，方圆形或多角形，色暗红或呈灰褐色，质坚，不易碎者，习称"豆瓣砂"。

2. **雄黄** 呈不规则的块状或粉末，大小不一。全体呈深红色或橙红色。块状者表面常覆有橙黄色粉末，以手触之易被染成橙黄色。晶体为柱状，具金刚光泽，质脆，易碎，断面具树脂光泽或断面暗红色。条痕橙黄色。微有特异臭气，味淡，燃之易熔融成红紫色液体，并生黄白色烟，有强烈蒜臭气。

商品中常分为雄黄、明雄黄等。明雄黄又名"腰黄"、"雄黄精"，为熟透的雄黄，多呈块状，色鲜红，半透明，有光泽，松脆，质最佳，但产量甚少。

3. **自然铜** 多呈方块形，直径0.2~2.5cm。表面亮黄色，有金属光泽，有的表面显棕褐色（系氧化物即氧化铁所致），无金属光泽，具棕黑色或墨绿色细条纹及砂眼。立方体相邻晶面上条纹相互垂直，是其重要特征。条痕绿黑色或棕红色。体重，质坚硬或稍脆，易砸碎，断面黄白色，有金属光泽或棕褐色，可见银白色亮星。无臭无味。

4. **磁石** 呈不规则块状或略带方形，多具棱角，大小不一。表面灰黑色或棕褐色，具金属光泽，或覆有少许棕色粉末而无光泽。体重，质坚硬，难破碎，断面不整齐，具磁性，日久磁性渐弱。有土腥气，无味。

5. **赭石** 多呈不规则扁平状，大小不一。全体棕红色或铁青色，表面附有少量棕红色粉末，有的具金属光泽。一面有圆形乳头状的"钉头"，另一面与突起的相对应处有同样大小的凹窝。质坚硬，不易砸碎，断面显层叠状，且每层均依"钉头"而呈波浪状弯曲，用手抚摸，则有红棕色粉末粘手，在石头上摩擦呈樱桃红色。气微，味淡。

6. **信石** 商品分红信石及白信石两种，但白信石极为少见，药用以红信石为主。

(1) 红信石（红砒）：呈不规则的块状，大小不一。粉红色，具黄色与红色彩晕，略透明或不透明，具玻璃样光泽或无光泽。质脆，易砸碎，断面凹凸不平或呈层状纤维样的结构。无臭。本品极毒，不能口尝。

(2) 白信石（白砒）：为无色或白色，其余特征同上。

7. **炉甘石** 呈不规则块状，表面灰白色、淡红色或黄褐色，凹凸不平，多孔，似蜂窝状，显粉状。体轻，质松，易碎。断面灰白色或淡棕色，颗粒状，并有细小孔。有吸湿性。无臭，味微涩。

8. **滑石** 呈扁平形、斜方形或不规则块状，大小不一。白色、黄白色或淡蓝灰色。

具蜡样光泽,薄片半透明或微透明。质较软而细腻,条痕白色,指甲可刮下白粉,触之有滑润感,无吸湿性,置水中不崩散。气微,味淡。

9. 石膏 呈长块状或不规则块状(为纤维状结晶的聚合体),大小不一。全体类白色;常有夹层,内藏有青灰色或灰黄色片状杂质。体重,质软,易纵向断裂;纵断面具纤维状纹理,并显绢丝样光泽。无臭,味淡。

10. 芒硝 呈棱柱状,长方形或不规则的结晶,两端不整齐,大小不一。无色透明,暴露空气中则表面渐风化而覆盖一层白色粉末(无水硫酸钠)。具玻璃样光泽,质脆,易碎,条痕白色。断口不整齐,无臭,味苦、咸。

11. 龙骨

(1) 龙骨:呈骨骼状或已破碎呈不规则块状,大小不一。表面白色,灰白色,多较光滑,有的具纵纹裂隙或棕色条纹和斑点。质硬、不易破碎、断面不平坦,有的中空,吸湿性强,舐之粘舌。无臭,无味。

(2) 五花龙骨:呈不规则块状,大小不一;全体呈淡灰白色或淡黄棕色,夹有红、白、黄、蓝、棕、黑或深浅粗细不同的纹理。表面光滑,略有光泽,有的有小裂隙。质硬,较酥脆,易片状剥落,吸湿性强,舐之粘舌。无臭、无味。

要点四 主成分

1. 朱砂 主含硫化汞(HgS)。
2. 雄黄 主含二硫化二砷(As_2S_2)。
3. 自然铜 主含二硫化铁(FeS_2)。
4. 磁石 含四氧化三铁(Fe_3O_4)。其中含 FeO 31%、Fe_2O_3 69%。此外还有少数尚含 MgO 约 10% 和 Al_2O_3 约 15% 等。
5. 赭石 主含三氧化二铁(Fe_2O_3),其次为中等量的硅酸,铝化物及少量的镁、锰、碳酸钙及黏土等。含铁量一般为 40%~60%。
6. 信石 主含三氧化二砷(As_2O_3)。常含 S、Fe 等杂质,故呈红色。
7. 炉甘石 主含碳酸锌($ZnCO_3$),并含少量铁、钴、锰等碳酸盐及微量镉、铟等离子。煅烧后碳酸锌分解成氧化锌,为治疗目疾的有效成分。
8. 滑石 主含水合硅酸镁 $Mg_3(Si_4O_{10})(OH)_2$ 或 $3MgO \cdot 4SiO_2 \cdot H_2O$,通常一部分 MgO 被 FeO 所替换,并常含有 Al_2O_3 等杂质。
9. 石膏 主要为含水硫酸钙($CaSO_4 \cdot 2H_2O$),其中 CaO 32.0%,SO_3 46.6%。另外,尚含 0.1%~1% 的铁,0.01%~0.001% 的锰、钠、铜、钴、镍等元素。
10. 芒硝 主含硫酸钠($Na_2SO_4 \cdot 10H_2O$),常夹杂微量氯化钠。
11. 龙骨 主要含碳酸钙($CaCO_3$)、磷酸钙[$Ca_3(PO_4)_2$],并含少量的铁、钾、钠、氯等。

要点五 理化鉴别与含量测定

(一) 理化鉴别

1. 朱砂 ①取本品细末,用盐酸湿润,置光洁的铜片上擦之,铜片表面呈银白色光泽，加热烘烤后，银白色即消失。②取本品粉末2g，加盐酸－硝酸（3∶1）的混合溶液2ml使溶解，蒸干，加水2ml使溶解，滤过，滤液显汞盐与硫酸盐的鉴别反应。

2. 自然铜 取本品粉末1g，加稀盐酸4ml，振摇，滤过，滤液加亚铁氰化钾试液，即生成深蓝色沉淀。

3. 石膏 ①取本品一小块约2g，置具有小孔软木塞的试管内，灼烧，管壁有水生成，小块变为不透明体。②取本品粉末约0.2g，加稀盐酸10ml，加热使溶解，溶液显钙盐与硫酸盐的鉴别反应。

（二）含量测定

1. 朱砂 照银量法测定HgS的含量，本品含硫化汞（HgS）不得少于96.0%。朱砂粉含硫化汞（HgS）不得少于98.0%。

2. 雄黄 照碘量法测定，本品含砷量以二硫化二砷（As_2S_2）计，不得少于90.0%。

3. 石膏 照配位滴定法测定。本品含含水硫酸钙（$CaSO_4 \cdot 2H_2O$）不得少于95.0%。煅石膏含硫酸钙（$CaSO_4$）不得少于92.0%。

（刘训红）

中药药剂学

第一单元 绪论

细目一 中药药剂学性质与常用术语

要点一 中药药剂学的性质

中药药剂学是以中医药理论为指导，运用现代科学技术，研究中药药剂的配制理论、生产技术、质量控制与合理应用等内容的一门综合性应用技术科学。本课程与现代制药理论和技术密切相关，与生产实践和临床用药紧密联系，是中药专业培养中药研究、生产、经营和应用各类合格人才的必修课程。

要点二 剂型选择的基本原则

剂型是药物使用的必备形式，对药物疗效的发挥起着关键性作用。同一药物，由于剂型不同，即使其含量相同，给药途径不变，疗效和不良反应仍会有差异。药物剂型的选择，在中药制剂的开发研究、工业生产以及临床应用中均有重要意义。在遴选和设计药物剂型时，一般应依据下述原则综合考虑。

1. 根据防治疾病的需要选择剂型

各类药物剂型要满足医疗、预防的需要，应根据防治疾病的需要选择剂型。如急症患者，要求药效迅速，宜选用注射剂、气雾剂、舌下片、滴丸等速效剂型；而慢性病患者，用药宜缓和、持久，宜选用丸剂、片剂、煎膏剂及长效缓释制剂等；皮肤疾患一般可选用软膏剂、橡胶膏剂、涂膜剂、洗剂和搽剂等剂型；而某些腔道病变，则可选用栓剂、膜剂等。

2. 根据药物性质选择剂型

选择药物剂型时，应掌握处方中活性成分的溶解性、稳定性和刺激性等性质，应根据药物性质选择剂型。一般而言，含难溶性或水中不稳定成分的药物、主含挥发油或有异臭的药物不宜制成口服液等剂型。成分易被胃肠道破坏或不被其吸收，对胃肠道有刺激性，或因肝脏首过作用易失效的药物均不宜设计为口服剂型，如胰酶遇胃酸易失效，应制成肠溶胶囊或肠溶衣片使其服后在肠道内发挥消化淀粉、蛋白质和脂肪的效用。成分间易产生沉淀等配伍变化的组方，如小檗碱和大黄中的鞣质不宜制成注射剂和口服液等剂型。

3. 根据五方便要求选择剂型

根据服用、携带、生产、运输、贮藏五方便的要求来选择适当的剂型，才能符合现代人群需求。就服用而言，除考虑剂量、物态等因素外，疾病性质也很重要，例如汤剂味苦量大，服用不便，可将部分汤剂处方改制成颗粒剂、口服液、胶囊剂等，使服用方便；同时剂型设计应结合生产条件和可行性考虑；就携带、运输和贮藏而言，量小而质量稳定的固体剂型均优于液体剂型。

要点三　中药药剂的常用术语

1. 药物与药品

凡用于治疗、预防及诊断疾病的物质总称为药物，包括原料药和药品。药品则指原料药物经过加工制成可直接应用的成品。

2. 剂型

将原料药加工制成适合于医疗或预防应用的形式，称为剂型。剂型是药物各种应用形式的统称，目前常用的中药剂型有散剂（益元散）、颗粒剂（感冒退热颗粒）、丸剂（六味地黄丸）、片剂（牛黄解毒片）、注射剂（复方柴胡注射液）和气雾剂（咽速康气雾剂）等。

3. 制剂

根据药典、部颁标准或其他规定的处方，将原料药物加工制成具有一定规格，可直接用于临床的药品，称为制剂，如玉屏风散、双黄连粉针等。制剂的生产一般在药厂或医院制剂室中进行。研究制剂制备工艺和理论的学科，称为制剂学。

4. 调剂

调剂系指按医师处方专为某一病人配制的，并注明其用法、用量的药剂的调配操作，此过程一般在药房的调剂室中进行。研究药剂调配和服用等有关理论与技术的学科，称为调剂学。

5. 中成药

中成药系指以中药材为原料，在中医药理论指导下，按规定的处方和制法大量生产，有特有名称，并标明功能主治、用法用量和规格的药品。包括处方药和非处方药。研究论述中成药组方原理、剂型选择、制备工艺、质量控制和临床应用等内容的学科，称为中成药学。

6. 处方药与非处方药

凡必须凭医师处方才可配制、购买和使用的药品称为处方药（prescription drug）；无需医生处方，消费者可自行判断、购买和使用的药品称为非处方药（over the counter drugs，简称OTC）。非处方药来源于处方药，它们在长期用药中被证明是安全、有效和使用方便的，主要用于患者容易自我诊断和治疗的常见轻微疾病；非处方药有其专有标识，为椭圆形背景下的OTC三个英文字母。

细目二　药物剂型的分类

药物剂型包括中药传统剂型如丸、散、膏、丹、酒、露、汤、饮、胶、釉、茶、锭、钉、线、条、棒、灸、熨、糊剂等，现代剂型如片剂、胶囊剂、颗粒剂、气雾剂、注射剂、膜剂等。目前主要有以下几种分类方法。

要点一 按物态分类

按剂型的物理状态将其分为液体剂型（如汤剂、酒剂、露剂、注射液等）、半固体剂型（如软膏剂、糊剂等）、固体剂型（如颗粒剂、片剂、栓剂、膜剂等）和气体剂型（如气雾剂、吸入剂等）。例如固体制剂制备时多需粉碎、混合；半固体制剂制备时多需熔化或研匀；液体制剂制备时多需溶解、搅拌。这种分类方法对于制备、贮藏和运输较有意义，但过于简单，不能反映给药途径对剂型的要求。

要点二 按制法分类

将采用同样方法制备的剂型归为一类。例如将用浸出方法制备的汤剂、合剂、酊剂、酒剂、流浸膏剂与浸膏剂等统称为浸出药剂，而将采用灭菌方法或无菌操作法制备的注射剂、滴眼剂等统称为无菌制剂。此分类方法带有归纳不全的局限性。

要点三 按分散系统分类

按剂型的分散特性将剂型分为真溶液类剂型（如芳香水剂、溶液剂、甘油剂等）、胶体溶液类剂型（如胶浆剂、涂膜剂等）、乳浊液类剂型（如乳剂等）、混悬液类剂型（如合剂、洗剂、混悬剂等）等。该分类方法便于应用物理化学的原理说明各类剂型的特点，但不能反映给药途径与用药方法对剂型的要求。

要点四 按给药途径与方法分类

将相同给药途径和方法的剂型列为一类，例如经胃肠道给药的剂型有合剂、糖浆剂、颗粒剂、丸剂、片剂等；经直肠给药的剂型有灌肠剂、栓剂等。非胃肠道给药中注射给药的剂型有静脉、肌内、皮下、皮内及穴位注射剂；呼吸道给药的剂型有气雾剂、吸入剂等；皮肤给药的剂型有洗剂、搽剂、软膏剂、糊剂、涂膜剂、透皮贴膏等；黏膜给药的剂型有滴眼剂、滴鼻剂、口腔膜剂、舌下片剂、含漱剂等。这种分类方法与临床用药联系较好，能反映给药途径与方法对剂型制备的工艺要求，但同一剂型往往有多种给药途径，可能会多次出现于不同分类的给药剂型中。

上述分类方法各有特点与不足，教材编写中常采用综合分类法。

细目三 中药药剂工作的依据

要点一 药典的性质

药典的性质与作用

药典是一个国家记载药品质量规格和标准的法典。由国家组织药典委员会编纂，并由政府颁布施行，具有法律的约束力。药典中收载疗效确切、毒副作用小、质量稳定的常用药物及其制剂，规定其质量标准、制备要求、检验方法等，作为药物生产、检验、供应与使用的依据。药典在一定程度上反映了该国家药物生产、医疗和科技的水平，也体现出医药卫生工作的特点和服务方向。

要点二　中国药典的版次

我国是世界上最早颁布国家药典的国家。唐代的《新修本草》又称《唐新修本草》或《唐本草》，是我国由政府颁布的第一部药典，也是世界上最早的一部国家药典。它比欧洲1498年出版的地方性药典《佛洛伦斯药典》早800多年，比欧洲第一部国家药典《法国药典》早1100多年。

新中国建立以来，已颁布施行的《中华人民共和国药典》（简称《中国药典》）有九个版次，分别是1953年版、1963年版、1977年版、1985年版、1990年版、1995年版、2000年版、2005年版和2010年版。其中除1953年版为一部外，2005年之前均分为一、二两部，2005年始分为一、二、三部。一部收载中药材及饮片、植物油脂和提取物、成方制剂及单味制剂等，二部收载化学药品、生化药品、抗生素、放射性药品以及药用辅料等，三部收载生物制品。《中国药典》内容分别由凡例、正文、附录和索引组成，其中附录内容包括制剂通则、通用检测方法和指导原则等。

要点三　局颁标准

国家食品药品监督管理局药品标准，简称《局颁药品标准》，收载《中国药典》未收载的品种，包括中药局颁标准。局颁标准原由卫生部药典委员会编撰并颁布执行，称为部颁标准，其性质与《中国药典》相似，也具有法律的约束力，作为药物生产、供应、使用等监督部门检验质量的法定依据。

GMP（good manufacturing practice，简称GMP）系指在药品生产过程中，运用科学、合理、规范化的条件和方法保证生产优质药品的一整套规范化的管理方法。按GMP要求，对药品生产的车间、设备、卫生、原料、生产操作、生产管理、质量检查、包装、仓储、人员培训、销售记录等都有具体的标准和要求，对药品生产过程中的多个环节均有明确的规定和严密的监控。GMP是药品生产和质量全面管理的通用准则，是医药工业新建、改造的依据。

（冯年平）

第二单元　制药卫生

细目一　制药卫生标准

药剂是直接应用于人体的特殊商品，其质量优劣直接关系到人体的健康与生命安危。药剂一旦被微生物污染，可导致其变质、腐败，疗效降低甚至失效，可能产生危害人体的物质，因此制药卫生显得十分重要。各国对药品卫生都有严格规定，以保证药品能安全、稳定、有效地应用于临床。

要点一 药品卫生标准

药品的微生物限度标准是基于药品的给药途径和对患者健康潜在的危害以及中药的特殊性而制定的。《中国药典》2010 版一部附录 XⅢ C 规定了中药药品的微生物标准。

1. 口服给药制剂

（1）不含药材原粉的制剂：①细菌数：每 1g 不得过 1000cfu（cfu 为菌落数）。每 1ml 不得过 100cfu。②霉菌和酵母菌数：每 1g 或 1ml 不得过 100cfu。③大肠埃希菌：每 1g 或 1ml 不得检出。

（2）含药材原粉的制剂：①细菌数：每 1g 不得过 10000cfu（丸剂每 1g 不得过 30000cfu）。每 1ml 不得过 500cfu。②霉菌和酵母菌数：每 1g 或 1ml 不得过 100cfu。③大肠埃希菌：每 1g 或 1ml 不得检出。④大肠菌群：每 1g 应小于 100 个，每 1ml 应小于 10 个。

（3）含豆豉、神曲等发酵原粉的制剂：①细菌数：每 1g 不得过 100000cfu。每 1ml 不得过 1000cfu。②霉菌和酵母菌数：每 1g 不得过 500cfu，每 1ml 不得过 100cfu。③大肠埃希菌：每 1g 或 1ml 不得检出。④大肠菌群：每 1g 应小于 100 个，每 1ml 应小于 10 个。

2. 局部给药制剂

（1）用于手术、烧伤或严重创伤的局部给药制剂：应符合无菌检查法规定。

（2）用于表皮或黏膜不完整的含药材原粉的局部给药制剂：①细菌数：每 1g 或 10cm^2 不得过 1000cfu。每 1ml 不得过 100cfu。②霉菌和酵母菌数：每 1g、1ml 或 10cm^2 不得过 100cfu。③金黄色葡萄球菌、铜绿假单胞菌：每 1g、1ml 或 10cm^2 不得检出。

（3）用于表皮或黏膜完整的含药材原粉的局部给药制剂：①细菌数：每 1g 或 10cm^2 不得过 10000cfu。每 1ml 不得过 100cfu。②霉菌和酵母菌数：每 1g、1ml 或 10cm^2 不得过 100cfu。③金黄色葡萄球菌、铜绿假单胞菌：每 1g、1ml 或 10cm^2 不得检出。

（4）耳、鼻及呼吸道吸入给药制剂：①细菌数：每 1g、1ml 或 10cm^2 不得过 100cfu。②霉菌和酵母菌数：每 1g、1ml 或 10cm^2 不得过 10cfu。③金黄色葡萄球菌、铜绿假单胞菌：每 1g、1ml 或 10cm^2 不得检出。④大肠埃希菌：鼻及呼吸道给药的制剂，每 1g、1ml 或 10cm^2 不得检出。

（5）阴道、尿道给药制剂：①细菌数：每 1g、1ml 或 10cm^2 不得过 100cfu。②霉菌和酵母菌数：每 1g、1ml 或 10cm^2 应小于 10cfu。③金黄色葡萄球菌、铜绿假单胞菌、梭菌、白色念珠菌：每 1g、1ml 或 10cm^2 不得检出。

（6）直肠给药制剂：①细菌数：每 1g 不得过 1000cfu。每 1ml 不得过 100cfu。②霉菌和酵母菌数：每 1g 或 1ml 不得过 100cfu。③金黄色葡萄球菌、铜绿假单胞菌：每 1g 或 1ml 不得检出。

（7）其他局部给药制剂：①细菌数：每 1g、1ml 或 10cm^2 不得过 100cfu。②霉菌和酵母菌数：每 1g、1ml 或 10cm^2 不得过 100cfu。③金黄色葡萄球菌、铜绿假单胞菌：每 1g、1ml 或 10cm^2 不得检出。

3. 含动物组织（包括脏器提取物）及动物类原药材（蜂蜜、王浆、动物角、阿胶除外）的口服给药制剂

每 10g 或 10ml 不得检出沙门菌。

4. 有兼用途径的制剂

应符合各给药途径的标准。

5. 霉变、长螨者

有霉变、长螨者以不合格论。

6. 中药提取物及辅料

中药提取物及辅料参照相应制剂的微生物限度标准执行。

要点二 预防中药制剂污染的措施

中药制剂主要的污染途径有：

（1）原料药：主要指植物类和动物类药材，如含糖量较高的根茎类药材和含脂肪较多的动物类药材利于微生物和螨的生长繁殖，均直接携带多种微生物和螨。

（2）辅料：如水、蜂蜜、淀粉等常用辅料均存在一定数量的微生物。

（3）制药设备和器具：如粉碎机、混合机、制丸机、压片机及各种盛装物料的料桶和器具等均有可能带入微生物，成为细菌污染源。

（4）环境空气：空气中的尘粒承载多种微生物，形成不洁的环境。

（5）操作人员：操作人员的手、外表皮肤、毛发及穿戴的鞋、帽和衣服上都带有微生物。

（6）包装材料：玻璃瓶、塑料袋、包装纸等均可能带入微生物。

细目二 制药环境的卫生管理

我国 GMP 对药品生产企业所处环境的空气、场地、水质等卫生条件均有严格要求。

由于空气中细菌多附着于 $5\mu m$ 以上的尘粒上，因此制药车间净化空气除去尘粒，即可有效除去微生物。

要点一 洁净室的等级及适用范围

根据我国《药品生产质量管理规范（2010年修订）》，无菌药品生产所需的洁净区可分为A、B、C、D等4个级别：

A级：相当于100级（层流）

高风险操作区，如灌装区，放置胶塞桶、敞口安瓿、敞口西林瓶的区域及无菌装配或连接操作的区域。通常用层流操作台（罩）来维持该区的环境状态。层流系统在其工作区域必须均匀送风，风速为 0.36~0.54m/s。

应有数据证明层流的状态并须验证。

在密闭的隔离操作器或手套箱内，可使用单向流或较低的风速。

B级：相当于100级（动态）

指无菌配制和灌装等高风险操作A级区所处的背景区域。

C级（相当于10000级）和D级（相当于100000级）

指生产无菌药品过程中重要程度较次的洁净操作区。

要点二 空气洁净技术与应用

空气洁净技术是指能创造洁净空气环境的各种技术。大气中悬浮着大量的灰尘、纤维、毛发、花粉、细菌、孢子等微粒。中药制药生产场所采用空气洁净技术，可有效地控制空气中的尘粒浓度，降低细菌的污染。目前，常用的空气洁净技术为层流洁净技术，它的气流运动形式为层流。根据气流方向分为水平层流洁净室和垂直层流洁净室。另外，局部净化技术也可用于洁净操作台、超净工作台等，安装于洁净区内。空气洁净技术主要适用于输液和注射剂的灌封、滴眼剂和粉针的分装等工序。

细目三 灭菌方法与无菌操作

灭菌法是指杀死或除去所有微生物及其芽胞的方法。

与灭菌方法相关的操作包括：①灭菌：是指用物理或化学方法将所有致病菌和非致病的微生物、细菌的芽胞全部杀死的操作；②防腐（抑菌）：是指用物理或化学方法防止和抑制微生物生长繁殖的操作；③消毒：是指用物理或化学方法将病原微生物杀死的操作。

要点一 物理灭菌法的分类与适用范围

物理灭菌法系指采用物理因素如温度、声波、辐射等达到灭菌目的的方法。加热可使微生物中的酶变性、蛋白质凝固和核酸被破坏，导致微生物死亡。加热灭菌又分为干热灭菌法和湿热灭菌法。在同一温度下，湿热灭菌的效果比干热灭菌好，是因为湿热灭菌时，有水分存在，有潜热（气化热），穿透力强，易使蛋白质凝固或变性。

1. 干热灭菌法

常用的有火焰灭菌法与干热空气灭菌法两种。

（1）火焰灭菌法：系指将灭菌物品直接用火焰烧灼达到灭菌的方法。适于手术刀、镊子等，一般仅用于瓷器、金属或搪瓷的器具或器皿。

（2）干热空气灭菌法：系指利用高温干热空气达到灭菌的方法。繁殖性细菌一般100℃以上干热1小时即可被杀灭；耐热性细菌需160℃~170℃维持2小时以上。本法适用于玻璃器皿、搪瓷容器及油性和惰性辅料，如液体石蜡、油类、脂肪类、滑石粉、活性炭等。

2. 湿热灭菌法

本法是利用饱和水蒸气或沸水进行杀灭菌的方法。分为热压灭菌法、流通蒸气灭菌法、煮沸灭菌法和低温间歇灭菌法。

（1）热压灭菌法：本法系在热压灭菌器内，利用高压饱和水蒸气杀灭微生物的方法。该法是最可靠的灭菌方法，特别适用于输液剂。热压灭菌法所需的温度及与温度相当的压力和时间，见表2-1。

表2-1　　　　　　　　　　　热压灭菌温度、压力与时间

温度（℃）	表压（kPa）	灭菌时间（min）
115	68.6	30
121.5	98.0	20
126.5	137.2	15

常用的热压灭菌器有：小型的手提式热压灭菌器、大型的卧式热压灭菌器等。热压灭菌法适用于耐热药物及其水溶液、手术器械及用具等物品的灭菌。使用热压灭菌器时应注意以下问题：①检查仪表：使用前应先检查压力表、温度表、安全阀等部件。②排尽空气：饱和水蒸气灭菌效力强于湿饱和蒸气和过热蒸气。为保证饱和蒸气的获得，首先开启放气阀门将灭菌器内空气排尽，使压力与温度相符。③准确记时：一般先预热15~20分钟，再升压和升温，达到预定压力和温度后开始计时。④灭菌完毕后，停止加热，待压力表指针降至零，打开放气阀，排尽器内蒸汽，待温度降至40℃以下，再缓缓开启门盖。不可快速放气，骤然减压会导致容器爆裂和药液外溢。

（2）流通蒸气灭菌法和煮沸灭菌法：系指在常压下用100℃的水蒸气或用水煮沸以杀灭微生物的方法。灭菌时间一般为30~60分钟，可杀灭繁殖型细菌，但不一定能完全杀灭芽胞。适于含有抑菌剂药液的灭菌，1~2ml的注射剂及耐热品种的灭菌。

（3）低温间歇灭菌法：系指将待灭菌的物品先用60℃~80℃加热1小时以杀死细菌繁殖体，然后再室温或孵箱保温24小时，以使芽胞发育成繁殖体，再进行加热将其杀灭，如此操作三次以上，至全部灭菌的方法。此法适于必须采用加热灭菌但又不耐高温的药品。应用本法灭菌的制剂，需添加适量的抑菌剂。

3. 紫外线灭菌法

紫外灯产生紫外线，一般波长为220~290nm，254~257nm的紫外线杀菌力最强。紫外线可使微生物核酸蛋白变性死亡，同时空气受紫外线辐射后产生微量臭氧也可发挥杀菌作用。紫外线灭菌法仅适用于空气和物品表面灭菌。紫外线灭菌的适宜温度在10℃~55℃，相对湿度为45%~60%。

4. 辐射灭菌法

辐射灭菌是应用γ射线杀灭细菌的方法。常用^{60}Co辐射源放射γ射线而杀菌，被灭菌物品温度仅有几度的变化，其灭菌的机理是γ射线直接作用于微生物的蛋白质、核酸和酶等，促使化学键断裂，杀死微生物；又可间接作用于微生物体内的水分子，引起水的电离和激发，生成自由基，再作用于微生物活性分子，使微生物死亡。由于γ射线穿透力极强，可用于密封和整箱已包装的药物的灭菌，灭菌效果可靠，一般认为中成药用10千格瑞（KGY）以下剂量辐射均能达到卫生标准要求。

要点二　滤过除菌法的分类与适用范围

滤过除菌法系指使药液通过除菌滤器中的适宜滤材，以物理阻留的方法滤除活的或死的微生物，达到除菌目的的方法。一般繁殖型微生物大小约1μm，芽胞约为0.5μm。一般滤材孔径在0.2μm以下，才可有效地阻挡微生物及芽胞的通过。滤过除菌法适于不耐热

的低黏度药物溶液，尤其是一些生化制剂。在除菌过程中，同时除去一些微粒杂质。本法必须配合无菌操作技术，成品必须经无菌检查合格后方可达到无菌要求。

常用的滤器有垂熔玻璃滤器、微孔滤膜滤器和砂滤棒。一般药液先经粗滤、精滤（砂滤棒，多孔聚乙烯、聚氯乙烯滤器，白陶土滤器，G_4、G_5 垂熔玻璃滤器，0.45μm 左右的微孔滤膜）后，在无菌环境下，再用已灭菌的 G_6 垂熔玻璃滤器或 0.22μm 以下微孔滤膜可滤除细菌。

要点三　化学灭菌法的分类与适用范围

化学灭菌法系指用化学药品来杀灭微生物的方法。同一种化学药品在低浓度时呈现抑菌作用，而在高浓度时则能起杀菌作用。其杀菌机理可能是：能使微生物蛋白质变性死亡，或与酶系统结合影响代谢，或改变膜壁通透性使微生物死亡等。常用的方法有消毒剂消毒法和化学气体灭菌法等。

1. 浸泡和表面消毒法

消毒是指杀死病原微生物的方法，常用于物体表面灭菌。但化学消毒剂大多仅能杀死微生物的繁殖体而不能杀死芽胞，能控制一定范围的无菌状态。应用时可将消毒剂配成适宜浓度，采用喷淋、涂擦或浸泡等方法对物料、环境、器具等进行消毒。常用的化学消毒剂有洁尔灭溶液、新洁尔灭溶液、苯酚、甲酚皂溶液、75%乙醇等。

2. 气体灭菌法

气体灭菌法系指使用能形成气体或产生的蒸气的化学药品达到灭菌目的的方法。

（1）环氧乙烷灭菌法：环氧乙烷室温下为气体，其分子作用于菌体后，能与菌体蛋白、核酸和酶中的—COOH、—NH_2、—SH 等基团起反应，而使菌体死亡。环氧乙烷分子易穿透塑料、纸板或固体粉末，因此可用于塑料包装的原料粉末、散剂、颗粒等固体药料及其他固体器具的灭菌。环氧乙烷具有可燃性，与空气混合时，当空气含量达 3.0%（V/V）即可爆炸，应用时需用 90% 二氧化碳稀释。环氧乙烷对皮肤、眼黏膜有损害，可产生水疱或结膜炎，应用时应注意防护。

（2）蒸气熏蒸灭菌法：采用乳酸、甲醛、臭氧（O_3）或气态过氧化氢等化学品，通过加热产生蒸气可进行空气环境的灭菌。

要点四　无菌操作法的灭菌要点

无菌操作系指药剂生产的整个过程均控制在无菌条件下进行的操作方法。某些药物若采用加热等方法灭菌则导致成分分解失效；为保证注射剂灭菌效果，避免污染，应采用无菌操作。无菌操作室应达到 GMP 的规定，为达到无菌要求可采取综合措施：

（1）应采用层流洁净空气技术，大量无菌制剂生产在无菌洁净室内进行，小量无菌制剂的制备，采用层流洁净工作台。

（2）用蒸气熏蒸法消毒和紫外灯灭菌法进行空气环境灭菌。

（3）室内用具、墙、桌等暴露面用消毒剂喷、擦消毒。

（4）其他物品可热压或干热法灭菌。

（5）操作人员衣、帽、鞋、手等应消毒及灭菌。

细目四 防腐

水分及其他适宜条件是微生物繁殖的条件，即使含较少水分的蜜丸，由于含较多蜂蜜，也易使霉菌繁殖超标。一般而言，固体药剂所含水分较少，不利微生物繁殖，只要采用适宜灭菌方法就可达灭菌目的，而液体药剂则易被微生物污染，所以除采用适当方式灭菌外，可加入防腐剂以抑制微生物繁殖。

要点　常用防腐剂的种类与应用

防腐剂，又称抑菌剂（用于抑菌制剂时的称谓），系指能抑制微生物生长繁殖的化学药品。常用的防腐剂有：

1. 苯甲酸与苯甲酸钠

苯甲酸与苯甲酸钠为常用的有效防腐剂，一般用量为 0.01%～0.25%。苯甲酸水溶性较差，而苯甲酸钠水溶性好，易溶解，应用方便。但由于防腐机制是其分子型的苯甲酸透入菌体膜壁而起效，离子型则无效，所以不论使用苯甲酸或苯甲酸钠，均应在 pH4 以下的药液中使用，因电离平衡使之绝大部分以分子型存在，故防腐效力较好。若 pH 升高，则应加大用量，例如 pH>5 时用量不得少于 0.5%。

2. 对羟基苯甲酸酯类

对羟基苯甲酸酯类（尼泊金类）分为甲、乙、丙、丁四种酯，抑制霉菌作用较强，一般用量为 0.01%～0.25%。在酸性、中性及弱碱性药液中均有效，但随着 pH 值的升高，在碱性药液中，由于酚羟基的解离及酯的水解而使尼泊金防腐力下降。聚山梨酯类与其发生络合作用，可减弱其防腐效力，应适当增加其用量。各种酯单用即可，几种酯合用有协同作用。由于酯类在水中溶解度较小，可先用热水将尼泊金搅拌使之溶解后加入；或取尼泊金先溶于少量乙醇中，再边加边搅，加入药液中。

3. 山梨酸（钾）

山梨酸（钾）对细菌和霉菌均有较强的抑菌效力。常用浓度为 0.15%～0.2%。特别适用于含有聚山梨酯类液体药剂的防腐。

4. 其他

含 20% 以上乙醇和 30% 以上的甘油具有防腐作用。

（冯年平）

第三单元 粉碎、筛析与混合

细目一 粉碎方法

要点一 粉碎的目的

粉碎是指借助机械力将大块固体物料碎裂成规定细度的操作过程。

粉碎的目的：①便于制备各种药物制剂；②利于药材中有效成分的浸出或溶出；③利于调配、服用和发挥药效；④可增加药物的表面积，促进药物溶解，提高药物的生物利用度。

要点二 干法粉碎的适用范围

干法粉碎系将干燥药材直接粉碎的方法。药材应先采用晒干、阴干、烘干等方法充分干燥再进行粉碎。根据药材特性可采用混合粉碎、单独粉碎或特殊处理后混合粉碎。

1. 混合粉碎

混合粉碎系将处方中药物经过适当处理后，全部或部分药物掺合在一起共同粉碎。复方制剂中的多数药材均采用此法粉碎。粉碎与混合操作一并进行，效率高。

2. 单独粉碎

单独粉碎系将一味药物单独进行粉碎的方法。本法适用于：①贵重细料药如西洋参、麝香、牛黄、羚羊角等，以避免损失；②毒性药如马钱子、轻粉、斑蝥等；③刺激性药如蟾酥，可避免损失、便于劳动保护或避免对其他药物的污染；④氧化性或还原性强的药物，如火硝、硫黄、雄黄等，以避免混合粉碎时发生爆炸；⑤质地坚硬的药物，如三七、磁石、代赭石等，不便与余药一同粉碎。朱砂、人参、珍珠、鹿茸、麝香、牛黄等细料药均用单独粉碎方法。还有很多情况也需单研，如制剂中需单独提取的药物。

特殊的混合粉碎方法还包括串料（如乳香、没药）、串油（如桃仁、苦杏仁）和蒸罐（如乌鸡、鹿胎）处理等。

要点三 湿法粉碎的适用范围

湿法粉碎系将药料中加入适量的水或其他液体进行研磨粉碎的方法。"水飞法"和"加液研磨法"均属湿法粉碎。

1. 水飞法

水飞法系将非水溶性药料先打成碎块，置于研钵中，加入适量水，以杵棒用力研磨，直至药料被研细，如朱砂、炉甘石、珍珠、滑石粉等。当有部分研成的细粉混悬于水中时，及时将混悬液倾出，余下的稍粗大药料再加水研磨，再将细粉混悬液倾出，如此进行，直至全部药料被研成细粉为止。将混悬液合并，静置沉降，倾出上部清水，将底部细粉取出干燥，即得极细粉。很多矿物、贝壳类药物可用水飞法制得极细粉。但水溶性的矿物药如硼砂、芒硝等则不能采用水飞法。

2. 加液研磨法

系将药料先放入研钵中，加入少量液体后进行研磨，直至药料被研细为止。研樟脑、冰片、薄荷脑等药时，常加入少量乙醇；研麝香时，则加入极少量水。常采用"轻研冰片，重研麝香"的原则。

要点四　低温粉碎的适用范围

低温时物料脆性增加，易于粉碎。低温粉碎适用于在常温下粉碎困难的物料，软化点低的物料，如树脂、树胶、干浸膏等。粉碎时将物料冷却，迅速通过粉碎机粉碎，或将物料与干冰或液化氮气混合再进行粉碎。

要点五　超细粉碎

超细粉碎是一项具有广泛应用前景的粉碎技术。一般粉碎方法可将原料药材粉碎至200目左右（75μm），而超细粉碎可将原料药材进行细胞级粉碎，达到破壁。粉体粒径为 1~100mm 的称为纳米粉体；粒径为 0.1~1μm 的称为亚微米粉体；粒径大于 1μm 的称为微米粉体，常用于灵芝孢子等贵重药物。

细目二　筛析

要点一　筛析的目的

筛析是固体粉末的分离技术。筛即过筛，是指通过网孔状的工具使粗粉和细粉分离的操作过程；析即离析，经过粉碎后的药物粉末借空气或液体流动或转动之力，使粗粉与细粉分离的操作。

筛析的目的是将粉碎好的粉末分成不同等级，供制备各种剂型的需要；使物料粉末起到混合作用，以保证制剂中药物的均一性。

要点二　药筛的种类与规格

药筛的种类按药筛制法可分两类：

（1）冲眼筛：系在金属板上冲压出圆形的筛孔而制成。其筛孔坚固，孔径不易变动，但孔径不能太细，多用作粉碎机械的筛板。

（2）编织筛：是用金属丝（如不锈钢丝、铜丝等）或其他非金属丝（如尼龙丝、绢丝等）编织而成。其孔径可编得极细小，但筛线易于移位致使筛孔变形。故常用金属丝作筛线，并在交叉处压扁起固定作用。细粉一般使用编织筛筛分。

工业用筛常以目数来表示筛号，以每英寸（2.54cm）长度上有多少孔来表示。见表3-1。

表3-1　　　　　　　《中国药典》筛号、工业筛目对照表

筛号	筛孔内径（平均值）	工业筛目数
一号筛	2000μm ± 70μm	10
二号筛	850μm ± 29μm	24
三号筛	355μm ± 13μm	50
四号筛	250μm ± 9.9μm	65
五号筛	180μm ± 7.6μm	80
六号筛	150μm ± 6.6μm	100
七号筛	125μm ± 5.8μm	120
八号筛	90μm ± 4.6μm	150
九号筛	75μm ± 4.1μm	200

要点三　粉末分等

《中国药典》（2010版一部附录）规定的粉末分等如下：
(1) 最粗粉：指能全部通过一号筛，但混有能通过三号筛不超过20%的粉末。
(2) 粗粉：指能全部通过二号筛，但混有能通过四号筛不超过40%的粉末。
(3) 中粉：指能全部通过四号筛，但混有能通过五号筛不超过60%的粉末。
(4) 细粉：指能全部通过五号筛，并含能通过六号筛不少于95%的粉末。
(5) 最细粉：指能全部通过六号筛，并含能通过七号筛不少于95%的粉末。
(6) 极细粉：指能全部通过八号筛，并含能通过九号筛不少于95%的粉末。

细目三　混合

要点一　混合原则

(1) 组分药物比例量：组分药物比例量相差悬殊时，不易混合均匀。这种情况可采用"等量递增法"混合。其方法是：取量小的组分与等量的量大组分，同时置于混合器中混匀，再加入与混合物等量的量大组分稀释均匀，如此倍量增加至加完全部量大组分为止，混匀，过筛。

(2) 组分药物的密度：组分药物的密度相差悬殊时，难混匀。应注意混合操作中的检测。

要点二　混合方法

(1) 搅拌混合：少量药物配制时，反复搅拌使之混合。
(2) 研磨混合：将药粉放容器中研磨混合。
(3) 过筛混合：几种组分的药物，通过过筛的方法混合。

（冯年平）

第四单元　散剂

细目一　散剂的特点与质量要求

要点一　散剂的特点与分类

散剂系指一种或数种药物经粉碎与混合均匀而制成的粉末状制剂。

散剂的优点：比表面积较大，易分散，奏效较快；制备简单，适于医院制剂；对疮面有一定的机械性保护作用；口腔科、耳鼻喉科、伤科和外科多应用散剂，也适于小儿给药。

散剂的缺点：剂量较大，易吸潮变质，刺激性、腐蚀性强；含挥发性成分较多的处方不宜制成散剂。

散剂的分类如下：

（1）按医疗用途：分为内服散剂与外用散剂两大类。

（2）按药物组成：分为单味散剂（由单味药制得，如川贝粉）与复方散剂（由两种以上药物制成）。

（3）按药物性质：分为含毒性药散剂、含液体成分散剂、含低共熔组分散剂。

（4）按剂量：分为剂量型散剂（系将散剂分成单剂量，由患者按包服用的散剂）；非剂量型散剂（系以总剂量形式包装，由患者按医嘱自己分取剂量应用的散剂）。

要点二　散剂的质量要求

除另有规定外，按《中国药典》要求，散剂一般应为细粉，儿科及外用散剂应为最细粉；眼用散为极细粉。散剂应干燥、疏松、混合均匀，色泽一致。

细目二　散剂的制备

要点一　一般散剂的制法

散剂制备的一般工艺流程：粉碎、过筛、混合、分剂量、质量检查、包装。

1. 粉碎与过筛

药物的粉碎与筛析前面已述及，按药物本身性质及临床用药的要求，采用适宜的粉碎方法，粉碎并过筛得细粉备用。

2. 混合

混合系指使多种固体粉末相互交叉分散的过程或操作。通过此操作使散剂中各药物混合均匀，色泽一致。

混合方法一般分为研磨混合法、搅拌混合法和过筛混合法。小量制备多采用先研磨再过筛的方式混合;大量制备则多采用搅拌、过筛及先搅拌再过筛的方式混合。散剂中常用混合方法及操作要点如下:

(1) 打底套色法:此法为中药丸剂、散剂中对药粉进行混合的经验方法。系将量少、色深、质重的药粉先放入研钵中作为基础,即为"打底",然后将量多、色浅的药粉逐渐分次加入到研钵中,轻研混匀,即是"套色",直至全部药粉混匀。

例 冰硼散

[处方] 冰片 50g 硼砂(煅) 500g 朱砂 60g 玄明粉 500g

[制法] 以上四味,朱砂水飞成极细粉,硼砂粉碎成细粉,将冰片研细,与上述粉末及玄明粉配研,过筛,混匀,即得。

[备注] 本处方为外用散剂。处方中,各药均为矿物药,直接制备成细粉,混匀成散。玄明粉(Na_2SO_4)为芒硝($Na_2SO_4 \cdot 10H_2O$)经精制后,风化失去结晶水而得;硼砂($Na_2B_4O_7 \cdot 10H_2O$)煅后失去结晶水即得煅月石($Na_2B_4O_7$),二者均具有收湿敛疮的功效。

方中含量少、色深、质重的朱砂,制备中宜采用"打底套色"的混合方法。玄明粉与硼砂用量较大,在处方中兼做稀释剂使用;方中冰片为挥发性药物,在研磨成粉时应轻轻研磨,以防研磨过程中产热导致成分挥发,宜最后加入,同时密封贮藏以防成分损失。

(2) 等量递增法:一般而言,两种物理状态和粉末粗细均相似且数量相当的药物易混匀。而当药物比例量相差悬殊时,则不易混合均匀,此时应采用"等量递增法",即先将量小的组分与等量的量大组分混匀,再加入与混合物等量的量大组分再混匀,如此进行至量大的组分加完并混合均匀。此法工时少,效果好,是混合操作的重要技术。在研磨混合过程中应注意以下问题:①一般应先在研钵中加少许量大的组分,以饱和研钵表面能(即用药粉填满研钵表面缝隙),避免因量小组分直接加入研钵而被吸附的损失。②当药物的堆密度相差较大时,应将"轻"者先置于研钵中,再加等量"重"者研匀,如此配研混匀。这样可避免轻者上浮飞扬,重者沉于底部而不被混匀。

例 益元散

[处方] 滑石 600g 甘草 100g 朱砂 30g

[制法] 以上三味,滑石、甘草粉碎成细粉;朱砂水飞成极细粉,与上述粉末配研,过筛,混匀,即得。

[备注] 本处方为内服散剂。该方由"六一散"加朱砂组成。方中含量少、色深、质重的朱砂,宜采用打底套色法,并以等量递增法与量大的滑石粉混匀。处方中滑石粉既做药物又做稀释剂使用。制备过程中,因甘草粉质地疏松,密度小,对朱砂有较强的吸附作用,不宜将朱砂与甘草粉先行混合,防止"咬色",宜将甘草粉置于混合容器底部,再以等量递增法加入滑石粉与朱砂的混合物,较易混匀。

3. 分剂量

分剂量系指将混合均匀的散剂,按照所需剂量分成相等重量份数的操作。根据散剂的性质和数量的不同可选用以下方法:

(1) 目测法:即先称取 10 份总量的散剂,根据眼力估量分成 10 等份。此法简便易行,适于药房小量配制,但误差较大,可达 10%~20%。毒性药或贵重细料药散剂不宜使用此法。

（2）重量法：按规定剂量用手秤或天平逐包称量。此法剂量准确，但效率低。含毒性药及贵重细料药散剂常用此法。

（3）容量法：为目前应用最多的分剂量法。常用的散剂分量器是以木质、牛角、金属或塑料制成的一种容量药匙。有的在匙内装有活动楔子，用以调节所需剂量。大量生产时用散剂自动分量机及散剂定量包装机。容量法适用于一般散剂分剂量，方便，效率高，且误差较小。

4. 包装

散剂的比表面积较大，易吸湿、结块，甚至变色、分解，从而影响疗效及服用。因此应选用适宜的包装材料和贮藏条件以延缓散剂的吸湿。常用的包装材料有玻璃纸、蜡纸、玻璃瓶、塑料瓶、硬胶囊、铝塑袋及聚乙烯塑料薄膜袋等。分剂量散剂可用各式包药纸包成四角或五角包，非分剂量散剂多用纸盒或玻璃瓶包装。散剂贮藏的环境应阴凉干燥，且应分类保管，定期检查。

要点二 特殊散剂的制法

1. 含毒性药物的散剂

毒性药物的剂量小，不易准确称取，剂量不准易致中毒。为保证复方散剂中毒性药的含量准确，多采用单独粉碎再以配研法与其他药粉混匀，如九分散中马钱子粉与麻黄等其余药粉等量递增混匀。此外，单味化学毒剧药要添加一定比例量的稀释剂制成稀释散或称倍散。如剂量在 0.01~0.1g 者，可配制 1:10 倍散（取药物 1 份加入赋形剂 9 份）；如剂量在 0.01g 以下，则应配成 1:100 或 1:1000 倍散。倍散配制时应采用等量递增法稀释混匀后备用。稀释散的赋形剂应不与主药发生作用的惰性物质。常用的有乳糖、淀粉、糊精、蔗糖、葡萄糖、硫酸钙等，其中以乳糖为最常用。为了保证散剂的均匀性及以示区别，一般以食用色素如胭脂红、靛蓝等着色，且色素应在第一次稀释时加入，随着稀释倍数增大，颜色逐渐变浅，如硫酸阿托品散的制备。

例 硫酸阿托品散

[处方] 硫酸阿托品 1.0g　胭脂红乳糖（1%）1.0g　乳糖 98.0g

[制法] 取少许乳糖加入研钵中，研磨乳糖使研钵壁饱和倾出，将硫酸阿托品与胭脂红乳糖置研钵体中研合均匀，再以等量递增法逐渐加入乳糖研匀，待全部色泽一致后即得。

[备注] 本处方为内服散剂。方中硫酸阿托品为毒剧药，乳糖为稀释剂，胭脂红为着色剂，制成倍散。为保证剂量准确，应采用重量法分剂量。本品中 1% 胭脂红乳糖的制法：取胭脂红 1.0g，置研钵中加 90% 乙醇 10~20ml，研磨使溶，再按等量递增法加入乳糖 99.0g，研匀，50℃~60℃干燥，过筛即得。

2. 含低共熔混合物的散剂

低共熔现象系指当两种或更多种药物混合后，有时出现润湿或液化的现象。一些低分子化合物且比例适宜时（尤其在研磨混合时）会出现此现象，如薄荷脑与樟脑、薄荷脑与冰片。含有上述低共熔混合物时，一般采用先形成低共熔物，再与其他固体粉末混匀或分别以固体粉末稀释低共熔组分，再轻轻混合均匀。

例 痱子粉

[处方] 麝香草酚6g 薄荷油6ml 薄荷脑6g 樟脑6g 水杨酸14g 氧化锌60g 升华硫40g 硼酸85g 淀粉100g 滑石粉加至1000g。

[制法] 取麝香草酚、薄荷脑、樟脑研磨形成低共熔物，与薄荷油混匀。另将水杨酸、氧化锌、升华硫、硼酸及淀粉分别研细混匀，用混合细粉吸收低共熔物，最后按等量递增法加入滑石粉研匀，使成为1000g，过七号（120目）筛即得。

[备注] 本处方为外用散剂。方中水杨酸与升华硫为药物；淀粉可改善处方的吸湿性，作为吸收剂吸收低共熔物；滑石粉为稀释剂。

痱子粉属于含低共熔成分散。因麝香草粉、薄荷脑、樟脑可形成低共熔混合物，故使之先共熔，再与薄荷油混匀；为保证微生物限度符合规定，制备时先将滑石粉、氧化锌150℃干热灭菌1小时，淀粉105℃烘干后备用，并需用混合细粉吸收低共熔物。

另外，制备过程中需采用等量递增法（配研法），以利于药物细粉混合均匀。

3. 含液体药物的散剂

在复方散剂中有时含有挥发油、非挥发性液体药物、酊剂、流浸膏、药物煎汁等液体组分。对这些液状组分应根据其性质、剂量及方中其他固体粉末的多少而采用不同的处理方法：①液体组分量较小，可利用处方中其他固体组分吸收后研匀；②液体组分量较大，处方中固体组分不能完全吸收，可另加适量的赋形剂（如磷酸钙、淀粉、蔗糖等）吸收；③液体组分量过大，且有效成分为非挥发性，可加热蒸去大部分水分后再以其他固体粉末吸收，或加入固体粉末或赋形剂后，低温干燥后研匀。

例1 紫雪散

[处方] 石膏526g 寒水石526g 滑石526g 磁石526g 玄参175g 木香55g 沉香55g 升麻175g 甘草88g 丁香11g 玄明粉1752g 硝石（精制）96g 水牛角浓缩粉33g 羚羊角16g 人工麝香13g 朱砂33g

[制法] 以上十六味，石膏、寒水石、滑石、磁石砸成小块，加水煎煮三次，玄参、木香、沉香、升麻、甘草、丁香用石膏等煎液煎煮三次，合并煎液，滤过，滤液浓缩成膏；玄明粉、硝石粉碎，兑入膏中，混匀，干燥，粉碎成细粉；羚羊角锉研成细粉；朱砂水飞成极细粉；将羚羊角粉、朱砂粉、水牛角浓缩粉、人工麝香研细，与上述粉末配研，过筛，混匀，制成1000g，即得。

[备注] 本处方为内服散剂。方中有些药物需经过煎煮提取后形成提取物而制备散剂。玄明粉用量较大，在处方中既为药物，又做稀释剂使用。本散剂中既有原药粉，又有药材提取物，加入玄明粉与硝石粉可吸收浸膏中的水分；羚羊角粉、人工麝香均为细料药，制备过程中宜与水牛角浓缩粉等用量相当的药物先行混合后，再与其他药粉混匀。

例2 蛇胆川贝散

[处方] 蛇胆汁100g 川贝母600g

[制法] 以上二味，川贝母粉碎成细粉，与蛇胆汁混匀，干燥，粉碎，过筛，即得。

[备注] 本处方为内服散剂。方中因蛇胆汁系蛇胆囊中所取，含有水分，故制备时与川贝母细粉混合后干燥，再粉碎。川贝母既为药物，也可起到吸收剂的作用。制备成散剂后必须经过严格的消毒处理与卫生学检查，以防寄生虫滋生。

4. 眼用散剂

一般配制眼用散剂的药物多经水飞或直接粉碎成极细粉且通过九号筛,以减少机械刺激。眼用散剂要求无菌,故配制的用具应灭菌,配制操作应在清洁、避菌环境下进行。成品灭菌,密封保存。

(冯年平)

第五单元 浸提、分离、浓缩与干燥

细目一 浸提的原理与影响因素

要点一 中药的浸提过程

1. 概述

浸提是指采用适宜的溶剂与方法将饮片中可溶性成分浸出的操作。浸提的目的是尽可能多地浸出饮片中的有效成分或有效部位,并最大限度地减少无效成分的浸出,以减少服用量,提高疗效。

浸提是中药制剂工艺中的重要单元操作。无细胞结构的中药饮片(如矿物药、树脂类饮片等),其成分可直接溶解或分散于溶剂中。对具有完好细胞结构的中饮片而言,浸提过程包括浸润、渗透、解吸、溶解、扩散等相互联系的阶段。

2. 浸润与渗透阶段

溶剂接触饮片后首先附着于饮片表面使之润湿,而后借助液体静压力和毛细管的作用,渗透进入饮片细胞组织内。

溶剂能否使饮片表面润湿,与溶剂性质及饮片性质有关。如果饮片与溶剂之间的附着力大于溶剂分子间的内聚力,则饮片易被润湿。植物性饮片中含有较多带极性基团的物质,如纤维素、蛋白质、糖类等,易被水和低浓度乙醇等极性较强的溶剂润湿。若饮片中含有阻碍其润湿的成分,则应作适当处理后再浸提。例如含脂肪油较多的饮片须先行脱脂处理,再以水或乙醇浸提。在溶剂中加入适量表面活性剂也有利于饮片被润湿。

3. 解吸与溶解阶段

在干燥饮片中,药物成分沉积在细胞内或被细胞组织吸附。溶剂渗透进入细胞后,必须首先解除这种吸附作用(即解吸)。遵循"相似相溶"规律,解吸的各种成分溶解于溶剂中。加热提取或在溶剂中加入适量的酸、碱、表面活性剂等,可增加某些有效成分的溶解度,有助于有效成分的解吸与溶解。随着溶液浓度逐渐增大,渗透压增高,溶剂继续向细胞内透入,部分细胞壁膨胀破裂,为已溶解的成分向外扩散创造了有利条件。

4. 浸出成分的扩散阶段

当溶剂溶解大量药物成分后,饮片细胞内溶液浓度显著增高,使细胞内外出现浓度差和渗透压差。细胞外侧的溶剂向细胞内渗透，细胞内高浓度溶液中的溶质不断地向周围低浓度方向扩散，直至细胞内外浓度相等、渗透压平衡时，扩散终止。因此，饮片组织细胞内外药物溶液的浓度差是扩散的推动力。

要点二　影响浸提的主要因素

1. 中药粒度

中药粒度小，扩散面积大，溶剂易渗透，有利于药物成分扩散。但过度粉碎会使大量细胞破裂，高分子杂质浸出量增加，浸出液黏度增大，扩散系数降低；过细的粉末对溶质的吸附作用增强，使浸提液滤过困难。以水为溶剂浸提时，叶、花、全草类等疏松中药一般不需粉碎；根、茎、树皮类中药宜用薄片或粗颗粒。以乙醇浸提或渗漉时，宜选粗颗粒或最粗粉。

2. 浸提温度

升高温度有利于成分的溶解和扩散，可提高浸出效率。温度适当升高可使蛋白质凝固、酶被破坏。但生产中要适当控制浸提温度，以免杂质的浸出量增加，高温还会使某些热敏性成分被分解，挥发性成分受损失。

3. 浸提时间

延长浸提时间能提高浸提效率，浸提时间过短会导致浸提不完全。但当扩散达到平衡时，再延长浸提时间已不能改善浸提效果，反而会使高分子杂质浸出增加，并易导致已浸出的有效成分降解。

4. 浓度梯度

浓度梯度是扩散的推动力，增大浓度梯度能够提高浸出效率。浸提过程中可采取不断搅拌、更换新鲜溶剂，或使浸出液强制循环，以及采用动态提取等措施增大浓度梯度。

5. 溶剂用量

增加溶剂用量有利于扩散的进行，但用量过大给后续的浓缩等操作带来不便。

6. 溶剂 pH

调节浸提溶剂的 pH，可利于某些有效成分的提取。如用酸性溶剂提取生物碱，用碱性溶剂提取有机酸等。

7. 浸提压力

提高浸提压力可加速溶剂对饮片的润湿与渗透。在加压下的渗透，可使部分细胞壁破裂，亦有利于浸出成分的扩散。但加压对组织松软或易润湿饮片的浸出影响不显著。

细目二　常用浸提方法与设备

要点一　常用浸提溶剂

1. 水

水是极性溶剂，经济易得，安全无毒，溶解范围较广，应用广泛。饮片中的成分，如生物碱盐类、苷类、有机酸盐、氨基酸、鞣质、蛋白质、果胶、黏液质、色素、淀粉、酶等，都能被水浸出。其缺点是浸出选择性差，容易浸出大量无效成分，给浸提液的滤过、纯化带来困难，浸提液易霉变，浸提液中的有效成分易水解。

2. 乙醇

乙醇为半极性溶剂，溶解性能界于极性与非极性溶剂之间。既可以溶解某些水溶性成分，如生物碱及其盐类、苷类、糖等；又能溶解一些极性小的成分，如树脂、挥发油、内酯、芳烃类化合物等，少量脂肪也可被乙醇溶解。浓度在90%以上乙醇适于浸提挥发油、树脂、叶绿素等；70%~90%乙醇适于浸提香豆素、内酯、某些苷元等；50%~70%乙醇适于浸提生物碱、苷类等；50%以下乙醇可浸提一些极性较大的黄酮类、生物碱及其盐等；乙醇浓度达40%时，能延缓酯类、苷类等药物成分的水解，增加制剂的稳定性；20%以上乙醇具有防腐作用。

3. 其他溶剂

丙酮常用于新鲜动物药料的脱脂或脱水，二氯甲烷、乙醚、石油醚等非极性溶剂通常用于某些有效成分的纯化精制。

4. 浸提辅助剂

（1）酸：浸提溶剂中加酸的目的是使生物碱成盐，促进生物碱的浸出；或使有机酸游离，便于用有机溶剂浸提等。酸的用量不宜过多，一般浓度为0.1%~1%，以能维持一定的酸碱度即可。常用硫酸、盐酸、醋酸等。

（2）碱：浸提溶剂中加碱的目的是增加偏酸性有效成分的溶解度和稳定性。碱性水溶液可溶解内酯、香豆素、某些酚性成分。常用弱碱性的氨水等，如用稀氨水浸提甘草中的甘草酸。为防止有效成分酶解或水解破坏，浸提时可加入碳酸钙或饱和石灰水，以抑制酶活性及中和有机酸酸性，如环烯醚萜苷类的提取。氢氧化钠碱性过强，易破坏有效成分，故较少应用。

此外，甘油、表面活性剂等也可选用。

要点二 常用浸提方法的特点与应用

1. 煎煮法

煎煮法系指用水作溶剂，加热煮沸浸提饮片中有效成分的方法。适用于有效成分能溶于水，且对湿、热较稳定的饮片浸提。该法符合中医传统用药习惯，以水为溶剂，浸出成分范围广，还可杀灭微生物。但浸出杂质较多，且煎出液易霉变，不宜长期贮存。

（1）操作方法：将处方量饮片置于煎煮器中，加水适量，浸泡适宜时间，加热至沸，保持微沸状态一定时间，滤取煎出液，药渣再加水依法煎煮，一般煎2~3次，合并煎出液，供进一步加工。

（2）常用设备：小量生产常用敞口倾斜式夹层锅，或圆柱形不锈钢罐（罐内有蛇形加热管及电动搅拌桨）等。大批量生产用多能提取罐、球形煎煮罐等设备。多能提取罐是目前中药厂应用最广泛的提取设备，可进行常压常温提取、加压高温提取或减压低温提取，可进行水提、醇提、提取挥发油、回收药渣中溶剂等。球形煎煮罐，俗称蒸球，多用于阿胶生产厂驴皮等的煎煮。在煎煮过程中，球罐不停地转动，起到翻动搅拌作用。

2. 浸渍法

浸渍法系指用规定量的溶剂，在一定温度下，将饮片密闭浸泡适宜时间，以浸提饮片成分的方法。该法适用于黏性、无组织结构、新鲜及易于膨胀、芳香性药料的浸提，不适用于贵重、毒性药料及高浓度的制剂。主要设备为浸渍器和压榨器。用于浸渍的饮片一般应粉碎成粗粉或最粗粉，用适宜浓度的乙醇或白酒密闭浸渍。浸渍法按浸渍温度和次数不同可分为冷浸渍法、热浸渍法和重浸渍法。

（1）*冷浸渍法*：系在室温下进行，又称常温浸渍法。操作过程是：取饮片粗颗粒或粗粉，置有盖容器中，加入定量的溶剂，密闭，在室温下浸渍3~5日或至规定时间，经常振摇或搅拌，滤过，压榨药渣，将压榨液与滤液合并，静置24小时，滤过，即得。

（2）*热浸渍法*：系在溶剂沸点以下进行加热浸渍的方法，又称温浸法。操作过程是：将饮片粗颗粒或粗粉置有加热装置的罐中，加入规定量的溶剂，蒸汽加热至40℃~60℃或沸腾后自然冷却进行浸渍，其余同冷浸渍法操作。

（3）*重浸渍法*：即多次浸渍法，此法可提高浸出效率，减少药渣吸附浸出液所致的药物成分损失。操作过程是：将全部浸提溶剂分为几份，先用其第一份浸渍后，药渣再用第二份溶剂浸渍，如此重复2~3次，最后将各份浸渍液合并即得。

3. 渗漉法

渗漉法是将适度粉碎的饮片润湿后置渗漉筒中，由上部不断添加溶剂，溶剂渗过饮片层向下流动过程中浸出饮片成分的方法。渗漉法属于动态浸提方法，溶剂利用率高，有效成分浸出完全，可直接收集浸出液。该法适用于贵重、毒性药料及高浓度制剂；也可用于有效成分含量较低的饮片提取。但对新鲜的及易膨胀、无组织结构的药料不宜选用。该法常用不同浓度的乙醇或白酒做溶剂，故应防止溶剂的挥发损失。

（1）*单渗漉法*：单渗漉法系指用一个渗漉筒的常压渗漉方法。操作过程是：粉碎饮片→润湿药粉→药粉装筒→排除气泡→药粉浸渍→渗漉。

操作要点：①饮片粉碎度应适宜，一般以粗粉或最粗粉为宜。过细易堵塞；过粗不易压紧，溶剂消耗量大，浸出效果差。②药粉装筒前应先用适量浸提溶剂润湿，使之充分膨胀，避免在渗漉筒中药粉膨胀而造成堵塞。③药粉装入渗漉筒时，筒底部装假底并铺垫适宜滤材，装入的药粉应松紧适宜，均匀压平，上部用滤纸或纱布覆盖，并加少量重物，防加溶剂时药粉浮起。④添加溶剂时应打开渗漉液出口的活塞，使溶剂从出口流出，以排除气泡，待溶剂浸没药粉表面数厘米时关闭渗漉液出口，一般浸渍24~48小时，使溶剂充分渗透扩散后开始渗漉。⑤渗漉过程中应不断补充溶剂，使溶剂始终浸没药粉。渗漉速率一般慢漉为每1kg饮片每分钟漉液流出速率1~3ml，快漉为3~5ml。

（2）*重渗漉法*：重渗漉法系指将多个渗漉筒串联排列，渗漉液依次通过各渗漉筒重复用作新药粉的溶剂，进行多次渗漉以提高渗漉液浓度的方法。重渗漉法溶剂利用率高，浸出效率高。渗漉液中有效成分浓度高，可不必加热浓缩，避免了有效成分受热分解或挥发损失。但所占容器多，操作较麻烦。

4. 回流法

回流法系指用乙醇等挥发性有机溶剂浸提饮片有效成分，浸提液被加热，溶剂馏出后又被冷凝流回浸出器中浸提饮片，这样周而复始，直至有效成分提取完全的方法。该法由于浸提液受热时间较长,故只适用于受热稳定的药料的浸出。

(1) 回流热浸法:回流热浸法系指将饮片或粗颗粒置多能提取罐中,加规定浓度和体积的溶剂,夹层蒸汽加热,循环回流提取。待浸提成分扩散平衡时更换新鲜溶剂,一般提取2~3次。

(2) 回流冷浸法:回流冷浸法系指将饮片或粗颗粒置循环回流冷浸装置(俗称索氏提取罐)的浸出罐内,由贮液罐经阀门加入乙醇,待浸出液没过药面并充满虹吸管时,则自动虹吸入蒸发锅中,乙醇在锅内受热沸腾蒸发至冷却器冷凝后又流入贮液罐,再由阀门进入浸出罐内,反复浸提饮片。

5. 水蒸气蒸馏法

水蒸气蒸馏法系指将含有挥发性成分的饮片与水共蒸馏,使挥发性成分随水蒸气一并馏出,经冷凝分取挥发性成分的浸提方法。该法适用于浸提饮片中具有挥发性、能随水蒸气蒸馏而不被破坏、在水中稳定且难溶或不溶于水的药料。水蒸气蒸馏法可分为共水蒸馏法、通水蒸气蒸馏法、水上蒸馏法。采用共水蒸馏法时除得到馏出液,还可得到饮片的煎煮液,习称"双提法"。为提高馏出液的浓度,一般需将馏出液进行重蒸馏或加盐重蒸馏。常用设备为多能提取罐、挥发油提取罐。

6. 超临界流体提取法

超临界流体提取法系指利用处于临界温度(T_c)与临界压力(P_c)以上的超临界流体提取药物有效成分的方法。超临界流体兼具气液两相双重特点,既具有类似气体低黏度、高扩散系数,又具有接近于液体的高密度和良好的溶解能力。其溶解能力随系统压力与温度变化而变化,因此可以通过调节温度和压力来提高超临界流体对成分的溶解能力。目前常用超临界二氧化碳(CO_2)流体,用于提取亲脂性、低相对分子质量的物质。必要时可加适宜的夹带剂(如乙醇)以改善超临界 CO_2 流体的性能,提高提取的针对性。

该法的优点是:①提取分离速率快,效率高。②适于热敏性、易氧化的有效成分的提取,避免了传统方法高温提取且长时间浓缩所致有效成分受热分解、氧化。③工艺简单。但设备投资大。

操作过程为:①"制备"超临界流体:CO_2 以气态形式输入到压缩室中升压和定温,成为所需的超临界流体。②提取:超临界 CO_2 流体通入提取器中,浸提有效成分。③减压分离:溶解了有效成分的超临界流体经减压阀降压后进入分离器,有效成分从气体中分离出来,而 CO_2 经压缩机压缩后循环使用。

细目三 浸提液的分离方法

要点 常用分离方法

1. 沉降分离法

沉降分离法系指固体微粒由于重力作用在液体介质中自然下沉,用虹吸法吸取上清液,使固体与液体分离的方法。该法适用于固体物含量高的料液的粗分离,但分离不够完全,通常还需配合滤过或离心分离。为了加速固体物的沉降可采用降温或加澄清剂等方法。

2. 离心分离法

离心分离法系指将料液置于离心机中，离心机高速旋转，使料液中固体与液体或两种不相混溶的液体借助产生的大小不同的离心力而达到分离的方法。该法分离效率高，适宜于含有粒径较小且不易自然沉降的不溶性微粒或黏度较大的药液分离，或两种密度不同且不相混溶的液体混合物的分离。

根据悬浮液在离心机中分离过程，离心机可分为三类：过滤式离心机（如三足式离心机）、沉降式离心机、分离式离心机（如蝶片式或管式高速离心机）。

离心机的作用强度常以分离因数（α）表示，α 是物料所受离心力与重力之比值，α 越大，离心机分离能力越强。常速离心机的 $\alpha < 3000$（一般介于 $600 \sim 1200$ 之间），高速离心机的 α 介于 $3000 \sim 5000$ 之间，超高速离心机的 $\alpha > 5000$。

3. 滤过分离法

滤过分离法系指将混悬液通过多孔的介质（滤材），固体微粒被截留，液体经介质孔道流出，使固液分离的方法。常用的滤过方法有常压滤过、减压滤过、加压滤过。

（1）常压滤过法：系指常压下滤过的操作。常以滤纸或脱脂棉作滤过介质，常用滤器为玻璃漏斗、搪瓷漏斗、金属夹层保温漏斗等。一般适于小量药液的滤过。

（2）减压滤过法：系指抽真空下滤过的操作。常用的滤器如布氏漏斗（铺垫滤纸或纸浆滤板）、砂滤棒（外包滤纸或丝绸布）、垂熔玻璃滤器（包括漏斗、滤球、滤棒）等。用作一般中、大量药液的滤过。垂熔玻璃滤器常用于精滤，作为注射剂、口服液、滴眼液的滤过。

（3）加压滤过法：系指加压下滤过的操作。例如板框压滤机，是由许多块"滤板"和"滤框"串连组成，适用于黏度较低、含渣较少的液体加压密闭滤过。

细目四 常用精制方法

要点一 水提醇沉法的原理和操作过程

水提醇沉法（水醇法）系指在中药水提浓缩液中，加入乙醇使达不同含醇量，某些药物成分在醇溶液中溶解度降低析出沉淀，固液分离后使水提液得以精制的方法。其基本原理是利用水提液中一些大分子亲水性杂质难溶于一定浓度乙醇的溶解特性，在水提液中加入适量乙醇后使杂质沉淀除去。操作过程是：将中药水提液浓缩至每毫升相当于药材 $1 \sim 2g$，药液放冷后，边搅拌边缓慢加入乙醇使达规定含醇量，密闭冷藏 $24 \sim 48$ 小时，滤过，滤液回收乙醇，得到精制液。操作时应注意以下问题：①药液应适当浓缩，以减少乙醇用量。②浓缩的药液冷却后方可加入乙醇，以免乙醇受热挥散损失。③选择适宜的醇沉浓度。一般药液中含醇量达 $50\% \sim 60\%$ 可除去淀粉多糖等杂质，含醇量达 75% 以上大部分蛋白质杂质可沉淀除去。④慢加快搅。应快速搅动药液，缓缓加入乙醇，以避免局部醇浓度过高造成有效成分被包裹损失。⑤密闭冷藏，可防止乙醇挥发，促进析出沉淀的沉降，便于滤过操作。⑥洗涤沉淀。沉淀采用乙醇（浓度与药液中的乙醇浓度相同）洗涤，以减少有效成分的损失。

要点二　膜分离法的原理与应用

膜分离法系指以细微孔径的薄膜为滤过介质，使药液中的微粒或某些相对分子质量较大的成分被薄膜截留而使得药液精制的方法。根据被分离药液中粒子或分子的大小和所采用膜的结构，可将压力差驱动的膜分离法分为微滤、超滤、纳滤、反渗透。膜分离操作简单、无污染、不受热、易管道化、自动化，并可通过膜组合实现较高分离效率。

微滤是指以微孔滤膜为滤过介质进行的滤过方法。微孔滤膜滤过具有以下特点：滤膜质地薄（$0.1 \sim 0.15mm$），孔径比较均匀，孔隙率高，故滤速快；滤膜对料液的吸附少；滤过时无介质脱落，对药液无污染。生产中主要用于中药注射剂、输液等制剂的精滤，$0.22\mu m$ 以下孔径的滤膜可以用于热敏性药物溶液的除菌净化。由于微孔易堵塞，故料液必须先经预滤处理后再进行微滤。

超滤是以超滤膜为滤过介质，能达到分子分离的滤过方法。截留的粒径范围为 $1 \sim 20nm$，能在纳米（nm）数量级选择性滤过。应用时，一般先将料液高速离心、微孔滤膜滤过后，再选择适宜规格的超滤膜进行超滤。该法常用于中药提取液的精制纯化，多糖类、酶类等药物溶液的浓缩，中药注射剂、输液、滴眼剂等制剂的精滤、除菌、除热原等。

要点三　树脂吸附分离的原理与应用

大孔树脂吸附法系指利用多孔结构的大孔吸附树脂选择性吸附中药提取液中活性成分而使药液精制的方法。大孔吸附树脂是一种具有多孔立体结构人工合成的聚合物吸附剂，依赖其巨大的比表面及多孔性，以及与被吸附分子间的范德华引力，可从水溶液中有效吸附有机化合物。不同品种规格的大孔吸附树脂具有不同的极性，可选择性地吸附不同成分，中药材所含皂苷、黄酮、生物碱等均可采用此法使有效部位纯化富集。应用时将预处理的中药提取液通过大孔吸附树脂柱，使成分被吸附，再以水或低浓度乙醇洗柱，以洗去盐、小分子糖等杂质，再以适宜中高浓度乙醇洗脱有效成分。应结合处方药物所含成分特性优选大孔吸附树脂类型、型号、粒度、柱高与直径比、药液上样量、洗脱剂浓度与用量等参数。

此外，离子交换树脂也可用于某些离子型活性成分的分离与精制。

细目五　浓缩

要点一　常用浓缩方法的种类与应用

浓缩是采用适宜的方法，除去药液中部分溶剂，获得浓度较高的浓缩液的操作。浓缩是中药制剂原料成型前处理的重要单元操作。蒸发是浓缩的常用手段，此外，还可采用反渗透法、超滤法，使药液浓缩。

中药提取液性质复杂，应根据药液性质（如药液黏度、药物成分的热稳定性、溶剂种类等）和浓缩程度的要求选择适宜的浓缩方法与设备。

1. 常压浓缩

常压浓缩系指药液在一个大气压下的蒸发浓缩方法。该法耗时较长，适于有效成分耐热，且溶剂无毒、无燃烧性的药液浓缩。常压浓缩设备多采用敞口倾倒式夹层蒸发锅。

2. 减压浓缩

减压浓缩系指通过抽真空，使密闭的蒸发器内压力降低，药液在低于一个大气压下蒸发浓缩的方法。其特点是：①通过减压，可使药液的沸点降低，传热温度差增大，从而提高蒸发效率。②药液表面的溶剂蒸气能及时被排除，有利于蒸发的进行。③利用溶液中气化的二次蒸汽还可进行多效蒸发。④药液沸点下降使黏度增大，传热系数降低，能耗增大。该法适用于含热敏性成分药液的浓缩，也可用于溶剂回收。减压浓缩设备多采用减压蒸馏设备、真空浓缩罐等。

3. 薄膜浓缩

薄膜浓缩系指采取适宜的方式使料液形成薄膜，以增加其气化表面而加速蒸发的浓缩方法。由于该法蒸发速率快，浸提液受热时间短；不受液体静压和过热影响，药物成分不易被破坏；可在常压或减压下连续操作；且能将溶剂回收重复使用，故适应范围广。薄膜蒸发有两种方式，一种是在重力、离心力等作用下使药液形成薄膜，液膜快速流过加热面进行蒸发，另一种是使药液剧烈沸腾产生大量泡沫，以泡沫表面为蒸发面进行蒸发。蒸发设备有升膜式蒸发器、降膜式蒸发器、刮板式薄膜蒸发器、离心式薄膜蒸发器等。

要点二 影响浓缩效率的因素

1. 传热温度差（Δt）

传热温度差是加热蒸汽的温度与溶液的沸点之差，它是传热过程的推动力。提高加热蒸汽的压力和降低冷凝器中二次蒸汽的压力，都有利于提高传热温度差。但是提高加热蒸汽的压力不经济，又可能会导致热敏成分破坏，因此生产中常借助减压方法适当降低冷凝器中二次蒸汽的压力，既可降低溶液的沸点和提高 Δt，又可以及时移去蒸发器中的二次蒸汽，有利于蒸发过程的顺利进行。

2. 总传热系数（K）

增大总传热系数是提高蒸发效率的主要途径。总传热系数主要取决于蒸发器结构、操作条件及溶液的性质。增大传热系数的措施包括：合理设计蒸发器的结构、在蒸发过程中排除加热管内的不凝性气体、加强搅拌、定期除垢以减少垢层热阻等。

细目六 干燥

要点 常用干燥方法的种类与应用

干燥是利用热能或其他方式除去湿物料中所含水分或使其他溶剂汽化，获得干燥固体产品的操作。干燥是固体剂型涉及的重要操作单元。生产中，由于被干燥物料的形态、性质各异，对干燥产品的要求也各不相同，应根据药料性质、产品要求选择适宜的干燥方法与设备。

1. 烘干干燥

烘干干燥系指在常压下，将物料置于干燥盘中，利用干热气流进行干燥的方法。由于物料处于静止状态，因此干燥速率较慢。该法适用于对热稳定的含湿固体物料，如饮片、固体粉末、湿颗粒及丸粒等多用此法干燥。为加快干燥，干燥盘中的物料不能堆积太厚，还需配合翻料，并及时排除湿空气。干燥设备为烘箱和烘房。

2. 减压干燥

减压干燥又称真空干燥，系指将物料置于干燥盘内，放在密闭的干燥厢中抽真空并进行加热干燥的一种方法，是间歇式操作。其特点是：干燥的温度低，速率快；减少了物料与空气的接触机会，可减少药物污染或氧化变质；产品呈松脆的海绵状，易粉碎。该法适用于稠浸膏及热敏性或高温下易氧化物料的干燥。稠浸膏减压干燥时应控制好装盘量、真空度与加热蒸汽压力，以免物料起泡溢盘，造成浪费与污染。干燥设备为真空干燥箱。

3. 喷雾干燥

喷雾干燥系利用雾化器将药物溶液或混悬液喷雾于干燥室内，雾滴与干燥室内的热气流进行热交换，溶剂蒸发后得到干燥的粉末或细颗粒的干燥方法。药液雾化后表面积增大，传热、传质迅速，干燥速率很快，一般只需数秒钟，因此喷雾干燥具有瞬间干燥的特点，尤适用于含热敏性成分的液体物料的直接干燥。该法可连续生产，干燥产品为疏松的粉末或细颗粒，溶解性能好。干燥设备为喷雾干燥器。

4. 沸腾干燥

沸腾干燥又称流化床干燥，是指利用热空气流使湿颗粒悬浮，似"沸腾状"，湿颗粒在热空气中进行热交换而被干燥的干燥方法，该方法适用于湿粒性物料（如湿颗粒、丸粒）的干燥，但不适用于含水量高、易黏结成团的物料。物料与气流间接触面积大，干燥速率快，产品质量好。该法可连续生产，干燥时不需翻料，且能自动出料，适宜于规模生产。

5. 冷冻干燥

冷冻干燥系将湿物料冷冻成固体，在低温减压条件下利用冰的升华性能，使物料低温脱水而干燥的方法，又称升华干燥。该法的特点是：物料在低温减压条件下干燥，尤适用于热敏性物料的干燥；干燥产品多孔疏松，易于溶解；含水量低，有利于药品长期贮存。但设备投资大，生产成本高。冷冻干燥多用于抗生素、血清等生物制品的干燥，还常用于制备注射用无菌粉末。干燥设备为冷冻干燥机。

6. 红外线干燥

红外线干燥是利用红外线辐射元件产生的红外线对物体照射而进行干燥的方法。当红外线发射频率与物料中分子运动频率相匹配时，引起物料分子的强烈振动和转动，分子间激烈碰撞与摩擦而产生热，使物料中水分气化。由于物料对红外线的吸收光谱大部分分布在远红外区域，因此远红外线干燥效率高于近红外线。该法热效率较高，干燥速率快。隧道式红外干燥机主要用于口服液及注射剂安瓿的干燥，振动式远红外干燥机适用于中药固体粉末、湿颗粒及水丸等薄料层、多孔性物料干燥。

7. 微波干燥

微波干燥系指湿物料中的水分子在高频（915MHz 或 2450MHz）电场中反复极化并剧烈运动产热，使物料由表及里均匀加热并快速被干燥的方法。该法干燥时间短，对药物成分破坏少，且兼有杀虫及灭菌作用。适用于饮片、散剂、水丸、蜜丸等干燥。但设备及生产成本均较高。

8. 其他

（1）鼓式干燥：又称滚筒式干燥或鼓式薄膜干燥。是将料液涂布在被加热的金属转鼓上，通过热传导方式使物料得到干燥。干燥产品呈薄片状，易粉碎。此法可连续生产，适用于中药浸膏的干燥和膜剂的制备。干燥设备有单鼓式和双鼓式薄膜干燥器。

（2）带式干燥：将湿物料平铺在传送带上，利用干热气流或红外线等加热，使湿物料中水分气化进行干燥的方法。中药饮片、茶剂的干燥多采用此法。

（3）吸湿干燥：在密闭容器中，利用干燥剂吸收待干燥物料中少量水分而干燥的方法。该法适用于含有少量水分的物料干燥或易吸湿物料的保存。常用的干燥剂有硅胶、氧化钙、无水氯化钙、五氧化二磷等。

（谢辉）

第六单元　浸出药剂

细目一　浸出药剂的特点与分类

要点一　浸出药剂的特点

浸出药剂系指用适宜的溶剂和方法，浸提饮片中有效成分而制成供内服或外用的一类制剂。大部分浸出药剂可直接应用于临床，如合剂、糖浆剂、酒剂等；也有一些浸出药剂，常作为制备其他制剂的原料，如流浸膏剂、浸膏剂。

浸出药剂的主要特点有：①体现饮片中多种浸出成分的综合疗效；②药效缓和、持久、不良反应小；③服用量较少，使用方便。

要点二　浸出药剂的分类

浸出药剂按所用浸提溶剂的不同分为：①水浸出剂型，如汤剂、中药合剂等；②含醇浸出剂型，如酒剂、酊剂、流浸膏剂等；③含糖浸出剂型，如糖浆剂、煎膏剂等。

除上述浸出剂型外，以饮片浸出物为原料，可制备颗粒剂、片剂、中药注射剂等多种剂型，相应的制备方法详见各有关单元。

细目二 常用浸出药剂的种类与制法

要点一 合剂的特点与制法

1. 合剂的含义与特点

合剂系指饮片用水或其他溶剂,采用适宜方法提取制成的内服液体制剂。单剂量灌装者又称"口服液"。

中药合剂与口服液是在汤剂的基础上改进和发展而成的,具有浓度高、吸收快、服用剂量较小、可大量生产等特点。但合剂的组方固定,不能随证加减。

2. 合剂的制法

中药合剂与口服液的制备工艺流程为:浸提→精制→浓缩→配液→分装→灭菌。

(1) 浸提:一般按汤剂的制法用煎煮法制备,煎煮2~3次,每次1~2小时。含挥发性有效成分的饮片如薄荷、荆芥等,可采用"双提法",即先以水蒸气蒸馏提取挥发性成分另器保存,药渣再与处方中其他饮片一起加水煎煮。亦可根据饮片有效成分的性质,选用不同浓度的乙醇或其他溶剂,采用回流、渗漉等浸提法。

(2) 精制:采用适宜方法对浸提液进行纯化处理,可以提高有效成分的浓度,减少服用量,改善制剂的稳定性。常用方法有乙醇沉淀法、吸附澄清法或高速离心法等,需根据浸提液中各类成分的性质选用。采用乙醇沉淀法时应注意某些有效成分可能因被沉淀包裹吸附而损失。吸附澄清法系指在中药水提浓缩液中加入絮凝剂,使高分子杂质絮凝沉降的精制方法。常用絮凝剂有壳聚糖、101果汁澄清剂等,能吸附除去药液中蛋白质、淀粉、树胶、果胶等高分子杂质。高速离心法系借助于高速离心作用,将浸提液中悬浮的细小粒子与药液分离澄清,在提高口服液澄清度的同时,对多糖的影响较小。口服液制备时,还可根据制备需要采用膜滤过技术、大孔吸附树脂吸附分离等技术,以减少服用量、提高澄清度。

(3) 浓缩:根据精制后药液的性质,选用适宜的方法对其进行加热浓缩,浓缩程度一般以制剂每次服用量在10~20ml为宜。

(4) 配液:药液浓缩至规定体积后,可酌情加入适当的矫味剂和防腐剂,必要时须调节适宜的pH值,以改善制剂的澄明度及稳定性,用溶剂将药液体积调整至规定量。配液应在清洁避菌的环境中进行。

处方中若需加入挥发性成分如挥发油时,为使其分散均匀,可用表面活性剂增溶。若浓缩液需与酊剂、流浸膏等含醇液体混合,则应将酊剂、流浸膏等缓缓加入药液中,随加随搅拌,使析出物细小而分散均匀,也可根据需要加入适量的乙醇。

合剂中可酌情加入蔗糖、蜂蜜等矫味剂,山梨酸、苯甲酸等防腐剂,其品种和用量应符合国家标准的有关规定。

(5) 分装:配制好的药液应尽快灌装于洁净干燥灭菌的玻璃瓶或适宜容器中,密封。

(6) 灭菌:灭菌应在封口后立即进行。小剂量灌装者常用流通蒸气或煮沸灭菌,大剂量灌装者可用热压灭菌,以确保灭菌效果。在严格避菌条件下配制的合剂可不进行灭菌。

成品应贮藏于阴凉干燥处。

例1　四物合剂

[处方]　当归250g　川芎250g　白芍250g　熟地黄250g

[制法]　当归和川芎冷浸0.5小时,用水蒸气蒸馏,收集蒸馏液约250ml,蒸馏后的水溶液另器保存,药渣与白芍、熟地黄加水煎煮三次,第一次1小时,第二、三次各1.5小时,合并煎液,滤过,滤液与上述水溶液合并,浓缩至适量,加入乙醇,使含醇量达55%,静置24小时,滤过,回收乙醇,浓缩至相对密度为1.26~1.30（55℃~65℃）的清膏,加入上述蒸馏液、苯甲酸钠3g及矫味剂适量,加水至1000ml,滤过,灌封,即得。

[备注]　当归和川芎含挥发性成分,故采用"双提法"。本品为棕红色至棕褐色的液体,气芳香,味微苦、微甜。口服,一次10~15ml,一日3次。

例2　玉屏风口服液

[处方]　黄芪600g　防风200g　白术（炒）200g

[制法]　以上三味,防风切成碎段,提取挥发油,蒸馏后的药液另器收集,药渣与其余二味加水煎煮两次,第一次1.5小时,第二次1小时,合并煎液,滤过,滤液浓缩至适量,加等量乙醇使沉淀,取上清液减压回收乙醇,加水搅匀,静置,滤过,取上清液滤过,滤液浓缩。取蔗糖400g用热溶法制成糖浆,与上述浓缩液合并,再加入挥发油和蒸馏后的药液,调整总量至1000ml,搅匀,滤过,灌装,灭菌,即得。

[备注]　本品为棕褐色的液体,气微香,味苦、辛,微甜。口服,一次20ml,一日2~3次。

要点二　糖浆剂与煎膏剂的特点与制法

1. 糖浆剂

(1) 糖浆剂的含义与特点:糖浆剂系指含有药物、饮片提取物或芳香物质的浓蔗糖水溶液。除另有规定外,中药糖浆剂中含蔗糖量应不低于45%（g/ml）。蔗糖的近饱和水溶液称为单糖浆,其蔗糖浓度为85%（g/ml）或64.71%（g/g）。因糖浆剂含有糖或芳香性矫味剂,可掩盖药物的苦味或其他不良气味,深受儿童患者欢迎。

(2) 糖浆剂的制备:糖浆剂的制备工艺流程为:浸提→精制→浓缩→配制→滤过→分装→成品。

糖浆剂制备工艺中关于浸提、精制、浓缩的内容与"合剂与口服液的制备"项下大致相同。

糖浆剂应在清洁、避菌的环境中配制,可加入蔗糖、防腐剂、pH调节剂等附加剂,并自滤器上添加适量新煮沸过的水至处方规定量,混匀滤过,及时灌装于已灭菌的洁净干燥容器中。苯甲酸和山梨酸等防腐剂用量不得超过0.3%,对羟基苯甲酸酯类的用量不得超过0.05%。糖浆剂应密封,置阴凉处贮存。

药液中加入蔗糖的方法有以下三种:

①热溶法:将蔗糖加入一定量煮沸的蒸馏水中,继续加热使溶解,滤过,再加入其他可溶性药物并搅拌溶解,滤过,自滤器上加蒸馏水至规定体积,即得。本法适用于单糖浆及对热稳定的药物糖浆的制备。加热可使蔗糖易于溶解,且可杀灭微生物,利于保存。但加热时间不宜过长,否则转化糖含量增加,成品颜色加深。

②冷溶法：将蔗糖加入蒸馏水或药物溶液中，在室温下充分搅拌，待完全溶解后滤过，即得。此法适用于对热不稳定或挥发性药物糖浆的制备。所得成品含转化糖较少，色泽较浅，但因糖的溶解时间较长，生产过程中易污染微生物，故较少应用。

③混合法：在含药溶液中加入单糖浆，充分混匀后，加蒸馏水至规定量，静置，滤过，即得。中药糖浆剂多用此法制备。药物的酊剂、流浸膏剂、醑剂等含乙醇的药液，与单糖浆混合时常产生浑浊，可加适量甘油助溶或滑石粉助滤。

例 川贝枇杷糖浆

[处方] 川贝母流浸膏45ml 桔梗45g 枇杷叶300g 薄荷脑0.34g

[制法] 以上四味，桔梗和枇杷叶加水煎煮二次，第一次2.5小时，第二次2小时，合并煎液，滤过，滤液浓缩至适量，加入蔗糖400g及防腐剂适量，煮沸使溶解，滤过，滤液与川贝母流浸膏混合，放冷，加入薄荷脑和适量杏仁香精的乙醇溶液，随加随搅拌，加水至1000ml，搅匀，即得。

[备注] 川贝母流浸膏制法为：川贝母45g，粉碎成粗粉，用70%乙醇为溶剂，浸渍5天后，缓缓渗漉，收集初渗漉液38ml，另器保存，继续渗漉，俟可溶性成分完全漉出，续渗漉液浓缩至适量，与初漉液混合，继续浓缩至45ml，滤过；桔梗和枇杷叶采用煎煮法；薄荷脑和杏仁香精采用乙醇制成乙醇溶液，加入时应慢加快搅。本品为棕红色的黏稠液体；气香，味甜、微苦，凉。口服，一次10ml，一日3次。

2. 煎膏剂

（1）煎膏剂的含义与特点：煎膏剂系指饮片用水煎煮，煎煮液浓缩后，加炼蜜或糖（或转化糖）制成的半流体制剂。煎膏剂以滋补作用为主，同时兼有缓和的治疗作用，药性滋润，故又称膏滋。煎膏剂多用于某些慢性疾病的治疗，具有药物浓度高、体积小、易保存、服用方便等优点。但主要活性成分具有热敏性或挥发性的饮片不宜制成煎膏剂。

（2）煎膏剂的制备：煎膏剂的制备工艺流程为：煎煮→浓缩→收膏→分装→成品。

①煎煮：饮片一般以煎煮法浸提。饮片加水煎煮2~3次，每次2~3小时，滤取煎液备用。若为新鲜果类，则宜洗净后压榨取汁，果渣加水煎煮，煎液与果汁合并备用。贵重细料药也可粉碎成细粉待收膏后加入。

②浓缩：将浸提液浓缩至规定的相对密度，即得清膏。

③炼糖（或炼蜜）：煎膏剂中的蔗糖和蜂蜜必须炼制后加入，其目的在于去除杂质，杀灭微生物，减少水分，但应控制糖的转化率，以防煎膏剂产生"返砂"现象（即煎膏剂贮藏一定时间后析出糖结晶的现象）。

炼糖方法：取蔗糖加入适量水及0.1%枸橼酸或酒石酸，加热溶解保持微沸，炼至"滴水成珠"，转化率达40%~50%，即得。

炼蜜方法：详见"丸剂"章节项下。

④收膏：清膏中加入规定量的炼糖或炼蜜，不断搅拌，继续加热，除去液面的泡沫，并熬炼至规定的标准即可。除另有规定外，加炼蜜和糖或转化糖的用量一般不超过清膏量的3倍。收膏时相对密度一般在1.40左右。

⑤分装与贮藏：煎膏剂应分装在洁净干燥灭菌的大口容器中，待充分冷却后加盖密闭，以免水蒸气冷凝后流回膏滋表面，久贮后表面易产生霉败现象。煎膏剂应密封，置阴凉处贮存。

例 二冬膏

[处方] 天冬500g 麦冬500g

[制法] 以上二味,加水煎煮三次,第一次3小时,第二、三次各2小时,合并煎液,滤过,滤液浓缩成相对密度为1.21~1.25(80℃)的清膏。每100g清膏加炼蜜50g,混匀,即得。

[备注] 采用煎煮法。本品为黄棕色稠厚的半流体,味甜、微苦。口服,一次9~15g,一日2次。

要点三 酒剂与酊剂的特点与制法

1. 酒剂与酊剂的含义与特点

酒剂又名药酒,系指饮片用蒸馏酒浸提制成的澄清液体制剂,供内服或外用。酒剂是中药传统剂型之一。酒辛甘大热,能行血通络,散寒,故祛风活血、止痛散瘀等方剂常制成酒剂。内服酒剂以谷类酒为原料。酒剂制备简便,易于保存,但儿童、孕妇以及心脏病、高血压等患者不宜使用。

酊剂系指饮片用规定浓度的乙醇提取或溶解而制成的澄清液体制剂,亦可用流浸膏稀释制成,供内服或外用。酊剂的浓度随饮片性质而异,除另有规定外,含毒性药的酊剂每100ml相当于原饮片10g,有效成分明确者,应根据其半成品的含量加以调整,使符合相应品种项下的规定;其他酊剂,每100ml相当于原饮片20g。酊剂以乙醇为溶剂,且含药量高,故服用剂量小,亦易于保存,但酊剂一般不加糖或蜂蜜矫味或着色。

酒剂和酊剂均应密封,置阴凉处贮存,并控制含醇量。

2. 酒剂的制法

(1) 冷浸法:将饮片与规定量的酒共置于密闭容器内,室温下浸渍,定期搅拌,一般浸渍30日以上。取上清液,压榨药渣,压榨液与上清液合并,必要时加入适量糖或蜂蜜矫味,搅拌均匀,再静置沉降14日以上,滤过,滤液灌装于干燥、洁净的容器内,密闭,即得。该法生产周期较长,但制得的酒剂澄明度较好。

(2) 热浸法:将饮片与规定量酒置于有盖容器中,水浴或蒸汽加热至沸后立即停止加热,然后倾入另一有盖容器中,密闭,在室温下浸渍一至数月,定期搅拌,再吸取上清液,压榨药渣,将上清液与压榨液合并,根据需要加入糖或蜜,静置沉降1~2周,滤过,灌装,即可。

(3) 渗漉法:以规定浓度的乙醇为溶剂,按渗漉法操作,收集渗漉液,若处方中需加糖或蜂蜜矫味者,可加入渗漉液中,搅匀密闭,静置一定时间,滤过,灌装,即得。

(4) 回流热浸法:以白酒为溶剂,按回流热浸法提取至白酒近无色,合并回流提取液,加入蔗糖或蜂蜜,搅拌溶解后,密闭静置一段时间,滤过,分装,即得。

酒剂应分装在洁净干燥的玻璃瓶中,密封,置阴凉处贮存。

例 三两半药酒

[处方] 当归100g 炙黄芪100g 牛膝100g 防风5g

[制法] 以上四味,粉碎成粗粉,用白酒2400ml与黄酒8000ml的混合液作溶剂,浸渍48小时后,缓缓渗漉,在漉液中加入蔗糖840g搅拌溶解后,静置,滤过,即得。

［备注］ 方中药材应粉碎成粗粉，采用渗漉法制得渗漉液。本品为黄棕色的澄清液体，气香，味微甜、微辛。口服，一次30～60ml，一日3次。

3. 酊剂的制法

（1）溶解法：将处方中药物直接加入规定浓度的乙醇溶解至需要量，即得。此法适用于化学药物或中药提纯品酊剂的制备。如复方樟脑酊的制备。

（2）稀释法：以药物流浸膏或浸膏为原料，加入规定浓度的乙醇稀释至需要量，静置，必要时滤过，即得。如远志酊的制备。

（3）浸渍法：以规定浓度的乙醇为溶剂，按浸渍法操作，收集浸渍液，静置24小时，滤过，添加规定浓度的乙醇至全量，即得。如十滴水的制备。

（4）渗漉法：以规定浓度的乙醇为溶剂，按渗漉法操作。收集渗漉液至规定体积后，静置，滤过，即得。若为毒剧药料，收集渗漉液后应测定其有效成分的含量，再加适量溶剂调整至规定标准。如颠茄酊的制备。

例 十滴水

［处方］ 樟脑25g 干姜25g 大黄20g 小茴香10g 肉桂10g 辣椒5g 桉油12.5ml

［制法］ 以上七味，除樟脑和桉油外，其余干姜等五味粉碎成粗粉，混匀，用70%乙醇作溶剂，浸渍24小时后进行渗漉，收集渗漉液约750ml，加入樟脑和桉油，搅拌使完全溶解，再继续收集渗漉液至1000ml，搅匀，即得。

［备注］ 方中药材采用渗漉法制得渗漉液，樟脑和桉油直接溶解即可。本品为棕红色至棕褐色的澄清液体，气芳香，味辛辣。口服，一次2～5ml，儿童酌减。

要点四 流浸膏、浸膏剂和茶剂的特点与制法

1. 流浸膏剂

（1）流浸膏剂的含义与特点：流浸膏剂系指饮片用适宜的溶剂提取有效成分，蒸去部分溶剂，调整浓度至规定标准的制剂。除另有规定外，流浸膏剂每1ml相当于原饮片1g。

流浸膏剂大多以不同浓度的乙醇为溶剂；少数以水为溶剂，但成品中应酌情加入20%～25%的乙醇作防腐剂。流浸膏剂一般用作配制酊剂、合剂、糖浆剂或其他制剂的中间体。

（2）流浸膏剂的制法：流浸膏剂大多用渗漉法制备。饮片适当粉碎后以适宜浓度的乙醇为溶剂依法渗漉，渗漉所用溶剂量一般为饮片量的4～8倍。收集渗漉液时应先收集饮片量85%的初漉液另器保存，续漉液低温浓缩后与初漉液合并，调整至规定量，静置，取上清液分装。对有效成分明确者，测定有效成分含量与含醇量，调整至规定的规格标准。

流浸膏剂还可通过水提醇沉或将浸膏剂稀释而制得。如益母草流浸膏系采用水提醇沉法制得，甘草流浸膏系甘草浸膏稀释制得。

流浸膏剂应置遮光容器内密封，置阴凉处贮存。

例 当归流浸膏

［处方］ 当归1000g 70%乙醇适量

［制法］ 取当归粉碎成粗粉，用70%乙醇浸渍48小时，以每分钟1～3ml的速率缓缓

渗漉，收集初漉液850ml，另器保存，继续渗漉至渗漉液近无色或微黄色为止，收集续漉液，在60℃以下浓缩至稠膏状，加入初漉液，混合，加70%乙醇稀释成1000ml，静置数天，滤过，即得。

［备注］　采用渗漉法制备。本品为棕褐色的液体。口服，一次3～5ml，一日9～15ml。

2. 浸膏剂

（1）浸膏剂的含义与特点：浸膏剂系指原料药用适宜的溶剂提取有效成分，蒸去全部溶剂，调整浓度至规定标准的制剂。除另有规定外，浸膏剂每1g相当于原料药2～5g。

浸膏剂根据干燥程度的不同，分为稠浸膏与干浸膏。稠浸膏为半固体状，含水量为15%～20%；干浸膏为粉末状，含水量约为5%。浸膏剂有效成分含量高，体积小，一般多用作制备颗粒剂、片剂、胶囊剂、丸剂、软膏剂、栓剂等的中间体，少数品种可直接应用于临床。

（2）浸膏剂的制法：根据药材有效成分的性质，采用适宜的溶剂与方法浸提，浸提液浓缩至稠膏状，加入适量的稀释剂或继续干燥至规定标准，即可制得。也可将浸提浓缩液采用喷雾干燥法直接制得干浸膏粉。

例　颠茄浸膏

［处方］　颠茄草1000g　85%乙醇适量　稀释剂适量

［制法］　取颠茄草粉碎成粗粉，用85%乙醇浸渍48小时后，以每分钟1～3ml的速率缓缓渗漉，收集初漉液约3000ml，另器保存。继续渗漉至生物碱渗漉完全，续漉液作为下次渗漉的溶剂用。将初漉液在60℃减压回收乙醇，放冷至室温，分离除去叶绿素，滤过，滤液在60℃～70℃蒸发至稠膏状，再加10倍量的乙醇，搅拌均匀，静置，使沉淀完全，取上清液，60℃减压回收乙醇并浓缩成稠膏状，取样测定生物碱含量，加稀释剂适量，调整生物碱含量符合规定要求，低温干燥，研细，过四号筛，即得。

［备注］　采用渗漉法制备。本品为灰绿色的粉末。口服，一次10～30mg，一日30～90mg；极量，一次50mg，一日150mg。青光眼患者忌用。

3. 茶剂

（1）茶剂的含义与特点：茶剂系指饮片或提取物（液）与茶叶或其他辅料混合制成的内服制剂，可分为块状茶剂、袋装茶剂、煎煮茶剂。

块状茶剂包括不含糖块状茶剂和含糖块状茶剂，前者系指饮片粗粉、碎片与茶叶或适宜的黏合剂压制成块状的茶剂，后者系指提取物、饮片细粉与蔗糖等辅料压制成块状的茶剂。

袋装茶剂系指茶叶、饮片粗粉或部分饮片粗粉吸收提取液经干燥后，装入袋的茶剂，其中装入饮用茶滤袋的又称袋泡茶剂。

煎煮茶剂系指将饮片加工成片、块、段、丝或粗粉后，装入袋中，供煎服的茶剂。

茶剂是一种传统剂型，多应用于治疗食积停滞、感冒咳嗽等症，如午时茶、神曲茶等。除以治疗作用为主的茶剂外，还有作为保健用的茶剂，如人参茶等。新研制的茶剂多为袋泡茶剂，是以中药煮散为基础发展起来的，使用时以沸水直接冲泡饮用，具有体积小、便于携带贮存、使用方便等特点。

（2）茶剂的制法

①块状茶剂：将处方中的饮片粉碎成粗末或碎片，以面粉糊为黏合剂混匀；也可将部

分饮片提取物制成稠膏为黏合剂，与其余药物的粗末混匀，制成适宜的软材或颗粒，以模具或压茶机压制成型，低温干燥，即得。

②袋装茶剂：可分为全生药型与半生药型两种。全生药型系将处方中各组分粉碎成粗末，经干燥、灭菌后分装入滤袋，即得。半生药型系将处方中一部分饮片粉碎成粗末，另一部分饮片煎汁，浓缩成浸膏后吸收到中药粗末中，经干燥、灭菌后，分装入滤袋，即得。

③煎煮茶剂：将饮片加工制成片、块、段、丝或粗末后，分装入袋，即得。供煎煮后取汁服用。

茶剂一般应在80℃以下干燥，含挥发性成分较多者应在60℃以下干燥，不宜加热干燥的应选用适宜的方法进行干燥。茶剂应密闭贮存，含挥发性及易吸湿药物的茶剂应密封贮存。

例 小儿感冒茶

[处方] 广藿香75g 菊花75g 连翘75g 大青叶125g 板蓝根75g 地黄75g 地骨皮75g 白薇75g 薄荷50g 石膏125g

[制法] 以上十味，取石膏25g、板蓝根粉碎成细粉；地黄、白薇、地骨皮、石膏100g加水煎煮二次，第一次3小时，第二次1小时，合并煎液，滤过；菊花、大青叶热浸二次，第一次2小时，第二次1小时，合并浸出液，滤过；广藿香、薄荷、连翘提取挥发油，其水溶液滤过，滤液与上述二液合并，浓缩至相对密度1.30～1.35（50℃）的清膏，取清膏1份、蔗糖粉2份、糊精1份，与上述细粉混匀，制成颗粒，干燥，加入挥发油，混匀，压块，即得。

[备注] 地黄、白薇、地骨皮、石膏采用煎煮法；菊花、大青叶质轻，采用浸渍法；广藿香、薄荷、连翘采用水蒸气蒸馏法。蔗糖粉和糊精为稀释剂，且有一定的矫味作用，制成浅棕色的块状茶剂。开水冲服，一岁以内一次6g，一岁至三岁一次6～12g，四岁至七岁一次12～18g，八岁至十二岁一次24g，一日2次。

细目三 浸出药剂的质量要求

要点 浸出药剂的质量要求

1. 合剂的质量要求

合剂与口服液在贮存期间不得有发霉、酸败、变色、产生气体或其他变质现象。药液应澄清，允许有少量摇之易散的沉淀。药液的pH与相对密度应符合相应品种的规定。装量及微生物限度检查应符合《中国药典》（一部）附录制剂通则的有关规定。

2. 糖浆剂的质量要求

糖浆剂在贮存期间不得有发霉、酸败、产生气体或其他变质现象。糖浆剂应澄清，允许有少量摇之易散的沉淀。糖浆剂的pH与相对密度应符合相应品种的规定。装量及微生物限度检查应符合《中国药典》（一部）附录制剂通则的有关规定。

3. 煎膏剂的质量要求

煎膏剂应无焦臭、异味，无糖的结晶析出。煎膏剂应按照《中国药典》（一部）附录制剂通则的有关规定进行不溶物检查，不得检出焦屑等异物。加饮片细粉的煎膏剂不再检查不溶物。煎膏剂的相对密度应符合各品种项下的规定，加饮片细粉的煎膏剂不检查相对密度。装量及微生物限度检查应符合《中国药典》（一部）附录制剂通则的有关规定。

4. 酒剂的质量要求

酒剂在贮存期间允许有少量摇之易散的沉淀。乙醇含量检查，须符合各品种项下的规定。甲醇量、总固体、装量及微生物限度检查，应符合《中国药典》（一部）附录制剂通则的有关规定。

5. 酊剂的质量要求

酊剂应澄清，久置产生沉淀时在乙醇含量和有效成分含量符合规定的情况下，可滤除沉淀。乙醇含量检查，须符合各品种项下的规定。口服酊剂应检查甲醇量，须符合《中国药典》（一部）附录制剂通则的有关规定。装量及微生物限度检查，应符合《中国药典》（一部）附录制剂通则的有关规定。

6. 流浸膏剂的质量要求

流浸膏剂应检查乙醇量，须符合各品种项下的规定。久置产生沉淀时，在乙醇含量和有效成分含量符合规定的情况下，可滤除沉淀。装量及微生物限度检查应符合《中国药典》（一部）附录制剂通则的有关规定。

7. 浸膏剂的质量要求

浸膏剂的含药量应符合各品种项下的规定，装量及微生物限度检查应符合《中国药典》（一部）附录制剂通则的有关规定。

8. 茶剂的质量要求

茶剂应作水分及微生物限度检查，按照《中国药典》（一部）附录制剂通则的规定进行检查，除另有规定外，不含糖块状茶剂、袋装茶剂、煎煮茶剂中水分不得过12.0%，含糖块状茶剂中水分不得过3.0%。

含糖块状茶剂应进行溶化性检查，不得检出焦屑等异物。块状茶剂应作重量差异检查，袋装茶剂与煎煮茶剂应作装量差异检查。

（谢辉）

第七单元　液体药剂

细目一　液体药剂的特点与分类

要点一　液体药剂的特点

液体药剂系指药物分散在液体介质中制成的供内服或外用的一类制剂。

液体药剂具有以下特点：①药物的分散度大，吸收快，作用较迅速；②给药途径广泛；③服用方便，易于分剂量，适于婴幼儿和老年患者；④能减少某些药物的刺激性；⑤固体药物制成液体制剂后能提高生物利用度。但是液体药剂中化学性质不稳定的药物易分解失效；携带、贮藏、运输不方便；易霉变等。

要点二 液体药剂的分类

1. 按分散系统分类

按分散相粒子大小及分散情况不同，分为溶液型、胶体溶液型、乳浊液型和混悬液型四类，胶体溶液又包括高分子溶液和溶胶。其中溶液型和胶体溶液型中的高分子溶液因药物（溶质）以分子或离子状态分散于介质中，分散介质称为溶剂；溶胶、乳浊液和混悬液均属非均相分散体系，药物称为分散相，分散药物的介质称为分散介质。

2. 按给药途径分类

（1）内服液体药剂：如合剂、糖浆剂、口服乳剂等；

（2）外用液体药剂：如皮肤用洗剂、搽剂等；五官科用洗耳剂、滴耳剂、洗鼻剂、滴鼻剂、含漱剂等；直肠、阴道、尿道用灌肠剂、灌洗剂等。

细目二 表面活性剂

要点一 表面活性剂的含义组成与基本性质

1. 含义

在不同相共存的系统中，相与相之间存在着界面，固体与气体或液体与气体之间的界面俗称为表面。相与相之间存在着界面张力（或表面张力），溶液的表面张力大小与溶质的性质和浓度有关。凡能显著降低两相间表面张力（或界面张力）的物质，称为表面活性剂。

2. 组成

表面活性剂之所以能降低两相间表面张力，是因为其分子具有极性的亲水基团和非极性的亲油基团的结构特点。

3. 基本性质

（1）胶束和临界胶束浓度：在低浓度时，表面活性剂在水溶液中主要以单分子或离子状态分散，当浓度增加至一定范围时，表面活性剂分子急速地聚集形成分子或离子的缔合体，这种缔合体称为胶束或胶团。在水溶液中，胶束中各分子的亲水基向外对着水，疏水基互相靠近缔合于内，定向排列。表面活性剂分子缔合形成胶束的最低浓度称为临界胶束浓度（CMC）。

（2）亲水亲油平衡值：表面活性剂的亲水亲油能力的强弱，可用亲水亲油平衡值（简称 HLB 值）表示。表面活性剂的 HLB 值愈高，其亲水性愈强；HLB 值愈低，其亲油性愈强。不同 HLB 值的表面活性剂有不同用途，如水溶液中增溶剂的 HLB 值最适范围为

15~18以上；去污剂的 HLB 值为13~16；O/W型乳化剂的 HLB 值为8~16；润湿剂的 HLB 值为7~9；W/O型乳化剂的 HLB 值为3~8；大部分消泡剂的 HLB 值为0.8~3等。

（3）起昙与昙点：通常表面活性剂的溶解度随温度升高而增大，但某些含聚氧乙烯基的非离子型表面活性剂的溶解度开始随温度升高而加大，当达到某一温度时，其溶解度急剧下降，使溶液出现混浊或分层，冷却后又恢复澄明。这种由澄清变成混浊或分层的现象称为起昙。该转变温度称为昙点。例如聚山梨酯-20、聚山梨酯-60、聚山梨酯-80的昙点分别是95℃、76℃、93℃。

（4）Krafft点：以十二烷基硫酸钠为例，十二烷基硫酸钠在水中的溶解度随温度而变化，当温度升高至某一温度时，其溶解度急剧升高，该温度称为Krafft点。Krafft点是离子型表面活性剂的特征值，Krafft点也是表面活性剂使用温度的下限。例如十二烷基硫酸钠和十二烷基磺酸钠的Krafft点分别为8℃和70℃，显然后者在室温下表面活性作用不够理想。

（5）毒性：一般而言，阳离子型表面活性剂的毒性最大，其次是阴离子型表面活性剂。非离子型表面活性剂的毒性最小。

阳离子型和阴离子型表面活性剂还有较强的溶血作用。非离子型表面活性剂的溶血作用一般比较轻微，其中聚山梨酯类的溶血作用通常较其他含聚氧乙烯基的表面活性剂更小。

要点二 常用表面活性剂的种类与应用

1. 常用表面活性剂的种类

表面活性剂按其解离情况不同分为离子型和非离子型两大类，其中离子型表面活性剂又分为阴离子型、阳离子型和两性离子型三类。

（1）阴离子型表面活性剂：本类起表面活性作用的部分是阴离子。主要包括肥皂类、硫酸化物、磺酸化物。

肥皂类 为高级脂肪酸盐，分子结构通式为 $(RCOO)_n^- M^{n+}$。常用脂肪酸的烃链通常在 $C_{11}~C_{18}$ 之间，以硬脂酸、油酸、月桂酸等较常用，如硬脂酸钠、油酸钠等。根据其金属离子（M^{n+}）的不同，有碱金属皂、碱土金属皂和有机胺皂等。本类表面活性剂具有良好的乳化能力，但容易被酸破坏，碱金属皂还可被钙、镁盐等破坏，电解质使之盐析；有一定的刺激性，一般只用于外用制剂。

硫酸化物：主要是硫酸化油和高级脂肪醇的硫酸酯类，分子结构通式为 $ROSO_3^- M^+$，其中高级醇烃链R在 $C_{12}~C_{18}$ 之间。硫酸化油的代表品种是硫酸化蓖麻油，俗称土耳其红油，为黄色或橘黄色黏稠液体，微臭，可与水混合，为无刺激性的去污剂和润湿剂，可代替肥皂洗涤皮肤，也可于挥发油或水不溶性杀菌剂的增溶。高级脂肪醇硫酸酯类，常用的有十二烷基硫酸钠（又名月桂醇硫酸钠）、十六烷基硫酸钠（又名鲸蜡醇硫酸钠）、十八烷基硫酸钠（又名硬脂醇硫酸钠）等，它们的乳化能力强，并较肥皂类稳定，主要用作外用软膏的乳化剂。

磺酸化物：主要有脂肪族磺酸化物、磺基芳基磺酸化物、磺基萘磺酸化物等，分子结构通式为 $RSO_3^- M^+$。其水溶性和耐钙、镁盐的能力虽比硫酸化物稍差，但不易水解，在酸性水溶液中较稳定。常用的有：①脂肪族磺酸化物，如二辛基琥珀酸磺酸钠（商品名阿洛

索 – OT）；②磺基芳基磺酸化物，如十二烷基苯磺酸钠，广泛用于洗涤剂中。

（2）阳离子型表面活性剂：本类起表面活性作用的部分是阳离子，其分子结构中含有一个五价的氮原子，又称季铵化物。其水溶性大，在酸性或碱性溶液中均较稳定，除具有良好的表面活性外，还具有很强的杀菌作用，因此主要用于杀菌和防腐。如氯苄烷铵、溴苄烷铵、氯化（溴化）十六烷基吡啶等。

（3）两性离子型表面活性剂：本类表面活性剂的分子结构中，与疏水基相连的亲水基是电性相反的两个基团，即同时具有正、负电荷基团。在碱性溶液中呈阴离子型表面活性剂的性质，具有很好的起泡性、去污力；在酸性介质中呈阳离子型表面活性剂的性质，具有杀菌力。

天然的两性离子型表面活性剂：例如卵磷脂，主要来源于大豆和蛋黄，其分子结构由磷酸型的阴离子部分和季铵盐型的阳离子部分组成。本品不溶于水，但对油脂的乳化能力很强，可制得乳滴细小而不易被破坏的乳剂，可用于制备注射用乳剂，也是良好的脂质体材料。

合成的两性离子型表面活性剂：构成本类表面活性剂的阴离子部分多为羧酸盐，阳离子部分为胺盐或季铵盐，由胺盐构成的为氨基酸型，由季铵盐构成的为甜菜碱型。氨基酸型在等电点（一般为微酸性）时，亲水性减弱，可能产生沉淀；甜菜碱型不论在酸性、碱性或中性溶液中均易溶，在等电点时也无沉淀。

（4）非离子型表面活性剂：本类表面活性剂在水中不解离，其分子结构中亲水基团主要是聚氧乙烯基和多元醇的羟基，亲油基团主要是长链脂肪酸或长链脂肪醇以及烷基或芳基等，它们以酯键或醚键相结合。

本类表面活性剂的稳定性好，不易受电解质和溶液 pH 的影响，能与大多数药物配伍应用，毒性和溶血作用较小，因而应用广泛，可供外用和内服，有的品种如普流罗尼克 F – 68 可用作静脉注射用乳化剂。

脂肪酸山梨坦类：系由失水山梨醇与各种高级脂肪酸反应而成的酯类化合物，商品名为司盘。根据所结合的脂肪酸种类和数量的不同而有不同的产品，如月桂山梨坦（司盘 20）、棕榈山梨坦（司盘 40）、硬脂山梨坦（司盘 60）等。本类表面活性剂亲油性较强，常用作 W/O 型乳剂的乳化剂或 O/W 型乳剂的辅助乳化剂。

聚山梨酯类：是在司盘类表面活性剂分子结构中的剩余羟基上，结合聚氧乙烯基而制得的醚类化合物，商品为吐温。根据所结合的脂肪酸种类和数量的不同而有不同的产品，如：聚氧乙烯脱水山梨醇单月桂酸酯（聚山梨酯 20、吐温 20）、聚氧乙烯脱水山梨醇单棕榈酸酯（聚山梨酯 40、吐温 40）、聚氧乙烯脱水山梨醇单硬脂酸酯（聚山梨酯 60、吐温 60）等。本类表面活性剂亲水性强，为水溶性表面活性剂，主要用作 O/W 型乳剂的乳化剂和增溶剂。

聚氧乙烯脂肪酸酯类：系由聚乙二醇与长链脂肪酸缩合而成的酯类，如卖泽类表面活性剂。本类水溶性和乳化性很强，常用作 O/W 型乳剂的乳化剂。

聚氧乙烯脂肪醇醚类：是由聚乙二醇与脂肪醇缩合而成的醚类，商品名为苄泽。因聚氧乙烯聚合度和脂肪醇的不同而有不同的品种，常用的品种有西土马哥（由聚乙二醇与十六醇缩合而成）、平平加 O（由 15 单位氧乙烯与油醇形成的缩合物）及埃莫尔弗 O（由 20 单位氧乙烯与油醇形成的缩合物）等。

聚氧乙烯-聚氧丙烯共聚物：是由聚氧乙烯和聚氧丙烯聚合而成。聚氧乙烯基具有亲水性，而聚氧丙烯基则随着相对分子质量增大亲油性逐渐增强，具有亲油性。常用的有普流罗尼克 F-68，本类是良好的乳化剂，亦可用于润湿、分散等。

2. 表面活性剂的应用

表面活性剂在药剂中有着广泛的应用，不仅用于液体药剂，也可用于外用膏剂、注射剂、气雾剂等各类剂型。阳离子型表面活性剂可直接用于消毒、杀菌和防腐，其他类型表面活性剂常用于难溶性药物的增溶、油的乳化、混悬微粒的润湿与助分散、促进药物吸收等方面。

（1）增溶剂：表面活性剂在溶液中形成胶束后可增大难溶性药物在溶剂中的溶解度，具有增溶作用的表面活性剂称为增溶剂。应用增溶剂可增加难溶性药物的溶解度，改善液体制剂的澄明度，同时提高制剂的稳定性。增溶剂的用量至少在 CMC 以上时，才能发挥增溶作用，增溶质的溶解度随着增溶剂用量的增大而增大。增溶剂的 HLB 值最适范围为 15~18 以上。

（2）乳化剂：表面活性剂能降低油-水界面张力，使乳浊液易形成，同时表面活性剂分子在分散相液滴周围形成保护膜，防止液滴相互碰撞时聚集，提高乳浊液的稳定性。一般来说，HLB 值在 8~16 的表面活性剂可用作 O/W 型乳化剂；HLB 在 3~8 的表面活性剂常作为 W/O 型乳化剂。阳离子型表面活性剂的毒性及刺激性较大，故不作内服乳剂的乳化剂用；阴离子型表面活性剂一般用为外用制剂的乳化剂；两性离子型表面活性剂，如阿拉伯胶、西黄蓍胶、琼脂等可用作内服制剂的乳化剂；非离子型表面活性剂不仅毒性低，而且相容性好，不易发生配伍变化，对 pH 的改变以及电解质均不敏感，可用于外用或内服制剂，有些还可用作静脉乳剂的乳化剂，如普朗尼克 F-68。

（3）润湿剂：润湿通常是指固体表面上气体被液体所取代（或固体表面上的液体被另一种液体所取代）的现象。液体在固体表面铺展或渗透的作用称为润湿。例如，复方硫黄洗剂中加入甘油，使其吸附于固-液界面，降低了接触角，从而改善硫黄的润湿性，避免了混悬剂的"浮硫"现象，减少了药物粉末间的聚结。润湿剂的 HLB 值为 7~9。

（4）起泡与消泡剂：具有发生泡沫作用和稳定泡沫作用的物质称为起泡剂，具有降低液体的表面张力作用、使泡沫稳定的表面活性剂，可作为起泡剂，起泡剂通常具有较强的亲水性和较高的 HLB 值。例如肥皂和十二烷基苯磺酸钠均为常用的起泡剂。药剂中起泡剂主要应用于腔道给药及皮肤用药，例如醋酸苯汞外用避孕片，含有硫酸十六醇钠，可增加处方中碳酸氢钠与酒石酸中和产生气泡的持久性与细度，使泡沫持久充满腔道，增加避孕效果。与起泡剂相反，用来消除泡沫的物质称为消泡剂。当中草药的浸出液含有皂苷等化合物时可产生泡沫，给操作带来困难，加入消泡剂则可使泡沫被破坏，大部分消泡剂的 HLB 值为 0.8~3。

（5）去污剂：用于除去污垢的表面活性剂称为去污剂，亦称洗涤剂，常用的去污剂有脂肪酸的钠皂、钾皂、十二烷基硫酸钠等，去污能力一般以非离子型表面活性剂最强，其次是阴离子型表面活性剂。去污剂的 HLB 值为 13~16。

（6）杀菌：大多数阳离子型表面活性剂如苯扎溴铵可用作消毒剂，少数阴离子型表面活性剂如甲酚皂等也有类似作用，可用于术前皮肤消毒、伤口或黏膜消毒、器械和环境消毒等。

细目三 增加药物溶解度的方法

要点一 增溶原理及影响增溶效果的因素

在表面活性剂的作用下,难溶性药物在水中的溶解度增大并形成澄清溶液的过程称为增溶。增溶是表面活性剂分子在溶液中缔合形成胶束后的重要特性,具有增溶作用的表面活性剂称为增溶剂。被增溶药物根据其极性大小不同,进入胶束的不同部位,从而使药物的溶解度增大。

1. 增溶原理

表面活性剂之所以能够增大难溶性药物的溶解度,是由于胶束的作用。胶束内部是由亲油基排列而成的一个极小的非极性疏水空间,而外部是由亲水基团形成的极性区。由于胶束的大小属于胶体溶液范围,因此药物被胶束增溶后仍呈现为澄明溶液,溶解度增大。例如甲酚皂溶液,当肥皂分子形成胶束时,极性基团向外,非极性基团脂肪酸分子在内,甲酚则可插入胶束的内部而被增溶。

2. 影响增溶效果的因素

影响增溶效果的因素有增溶剂的性质、增溶质(药物)的性质、加入顺序和温度等。

(1) 增溶剂的性质:在同系物增溶剂中形成胶束的大小随碳链的长度而增大,增溶量随之增加;一般认为,增溶剂 HLB 值愈大,增溶剂用量增大,增溶效果愈好。

(2) 增溶质(药物)的性质:通常增溶质药物的分子量愈大,被增溶量愈小。

(3) 加入顺序:增溶剂增溶能力可因加入顺序的不同而出现差别。一般认为,将增溶质与增溶剂先行混合要比增溶剂先与水混合的效果好。

(4) 温度的影响:温度对增溶存在着以下影响:①影响胶束的形成;②影响增溶质的溶解;③影响表面活性剂的溶解度。对离子型表面活性剂,温度上升有利于增加增溶质在胶束中的溶解度。

要点二 助溶的机理与方法

1. 助溶机理

一些难溶于水的药物由于第二种物质的加入而使其在水中溶解度增加的现象,称为助溶,加入的第二种物质称为助溶剂。助溶剂多为低分子化合物,与难溶性药物之间可通过:①形成可溶性络合物;②形成有机分子复合物;③经复分解反应生成可溶性盐类等方式使其溶解度增加。例如,复方碘溶液中,碘化钾为助溶剂,因其与碘形成分子间络合物而起到助溶作用。

2. 助溶方法

有助于提高药物溶解度的方法还有利用制成盐类、采用潜溶剂、升高温度、应用微粉化和固体分散技术等。

(1) 制成盐类:例如弱酸性药物,常用氢氧化钠、氢氧化钾、氢氧化铵、碳酸氢钠、乙二胺、三乙醇胺等与其作用生成溶解度较大的盐。弱碱性药物,常用盐酸、硫酸、磷酸、硝酸、氢溴酸、枸橼酸、酒石酸等与其生成盐类。

（2）采用潜溶剂：有时溶质在混合溶剂中的溶解度要比在各单一溶剂中的溶解度大，这种现象称为潜溶性，具有潜溶性的混合溶剂称为潜溶剂。具有潜溶性的混合溶剂常由乙醇、丙二醇、甘油、聚乙二醇400等与水组成。

（3）升高温度：升高温度可促进药物溶解。

（4）应用微粉化技术：应用微粉化技术可增加药物的溶解度。

（5）固体分散技术：应用固体分散技术也可促进药物的溶解。

细目四　真溶液型药剂

要点一　真溶液型药剂的特点

溶液型药剂系指药物以分子或离子形式分散于溶剂中制成供内服或外用的均相液体药剂。常用的溶剂为水、乙醇、脂肪油等。属于溶液型药剂的有溶液剂、芳香水剂、醑剂、甘油剂等。溶液型药剂中药物分散度大，吸收快，作用迅速，物理稳定性较胶体溶液、混悬液、乳浊液好。

要点二　各类真溶液型药剂的制法

1. 溶液剂

溶液剂系指药物溶解于适宜溶剂中制成的澄清液体制剂。常用制备方法有溶解法和稀释法等。

（1）溶解法：一般配制顺序为：溶解、滤过，加溶剂至全量，搅匀，即得。可取处方总量约2/3量的溶剂，加入药物，搅拌使其溶解，滤过，自滤器上添加溶剂至全量，搅匀即得。加入增溶剂或助溶剂时应采用浓配法；对热稳定而溶解缓慢的药物，可加热促进溶解；挥发性药物或不耐热药物则应在冷却至40℃以下时加入，以免挥发或破坏损失；难溶性药物可使用增溶剂或助溶剂使其溶解；易氧化的药物应加适量抗氧剂。

（2）稀释法：系将药物的高浓度溶液或易溶性药物的浓贮备液用溶剂稀释至所需浓度。

例　复方碘溶液

［处方］　碘50g　碘化钾100g　蒸馏水适量加至1000ml。

［制法］　取碘与碘化钾，加蒸馏水100ml溶解后，再加适量蒸馏水至全量，搅匀即得。

［备注］　方中碘化钾为助溶剂，采用浓配法使助溶剂将药物充分溶解，再用稀释法稀释至全量。

2. 芳香水剂与露剂

芳香水剂系指芳香挥发性药物的饱和或近饱和水溶液。含挥发性成分的中药材用水蒸气蒸馏法制成的芳香水剂又称为露剂。

芳香水剂与露剂均要求澄明，具有与原有药物相同的气味，不得有异物、酸败等变质现象。芳香水剂多用作矫味、矫臭，有些也具有治疗作用。芳香水剂中挥发性成分易氧化变质，且极易霉败，所以不宜大量配制或久贮。

芳香水剂与露剂的制备方法因原料不同而异，纯净的挥发油或挥发性物质，可用溶解法和稀释法制备，含挥发性成分的中药材常用水蒸气蒸馏法制备。

例 薄荷水

[处方]

	Ⅰ	Ⅱ	Ⅲ
薄荷油	0.2ml	0.2ml	2ml
滑石粉	1.5g		
聚山梨酯-80		1.2g	2g
90%乙醇			60ml
蒸馏水加至	100ml	100ml	100ml

[制法]

处方Ⅰ 分散溶解法：取薄荷油，加滑石粉，置研钵中研匀，移至细口瓶中，加入蒸馏水，加盖，振摇10分钟后，滤过至滤液澄明，再由滤器上加适量蒸馏水，使成100ml，即得。

处方Ⅱ 增溶法：取薄荷油，加聚山梨酯-80搅匀，加入适量蒸馏水充分搅拌溶解，滤过至滤液澄明，再由滤器上加适量蒸馏水，使成100ml，即得。

处方Ⅲ 增溶-复溶剂法：取薄荷油，加吐温80搅匀，在搅拌下，缓慢加入90%乙醇及蒸馏水适量溶解，滤过至滤液澄明，再由滤器上加适量蒸馏水制成100ml，即得。

[备注]

（1）本品为薄荷油0.2%水溶液，配制时不能完全溶解。

（2）滑石粉为分散剂，应与薄荷油充分研匀，以利发挥其分散作用，加速溶解过程。

（3）聚山梨酯-80为增溶剂，应先加适量蒸馏水与薄荷油充分搅匀，溶解，再稀释，以利发挥增溶作用。

（4）加入适量乙醇，形成复合溶剂，可使薄荷油溶解。

3. 甘油剂

甘油剂系指药物溶于甘油中制成的专供外用的溶液剂，常用于口腔及耳鼻喉科疾病。例如硼酸甘油，用于慢性中耳炎。甘油具有黏稠性，能使药物滞留患处而起延效作用，且具有一定的防腐作用。甘油对某些药物（如酚、硼酸等）有较好的溶解能力，制成的溶液也较稳定。甘油的引湿性较大，故应密闭保存。甘油剂的制备常用溶解法或化学反应法。

4. 醑剂

醑剂系指挥发性药物的乙醇溶液。醑剂含乙醇量一般为60%~90%。如樟脑醑含乙醇量为80%~87%。醑剂的制备常用溶解法及蒸馏法。

细目五 胶体溶液型药剂

要点一 胶体溶液型药剂的分类与特点

1. 胶体溶液型药剂的分类

胶体溶液型药剂系指质点大小在1~100nm范围的分散相分散于分散介质中的液体药

剂。分散介质大多为水，少数为非水溶剂。根据分散相质点的聚集形式，胶体溶液可分为高分子溶液（亲液胶体）和溶胶（疏液胶体）。

（1）高分子溶液：高分子化合物如蛋白质类、明胶、聚乙烯醇（PVA）、右旋糖酐等，以单分子形式分散于水中形成的溶液称为高分子水溶液，又称为亲水胶体溶液；高分子化合物分散于非极性溶剂中形成的溶液称为高分子非水溶液。

明胶、琼脂等高分子溶液，在温热条件下为黏稠性可流动的液体，但温度降低时，呈链状分散的高分子化合物形成网状结构，水被包含在网状结构中，成为不流动的半固体，称为凝胶。

（2）溶胶：分散相质点以多分子聚集体（胶体微粒）分散于液体介质中形成的胶体分散体系称为溶胶，又称为疏液胶体。

2. 胶体溶液型药剂的特点

（1）高分子溶液属于均相体系，因此为热力学稳定体系。但是高分子溶液在放置过程中受光线、空气、电解质、pH值、絮凝剂等影响，也会发生聚集而沉淀，称为陈化现象。

（2）溶胶属于高度分散的热力学不稳定体系。由于其质点小，分散度大，并有着强烈的布朗运动，能克服重力作用而不下沉，因而增加了其动力学稳定性。但是在放置过程中一旦发生聚集而沉淀则往往不能恢复原态。

要点二　胶体溶液型药剂的制法

1. 高分子溶液的制法

高分子溶液多采用溶解法制备。将高分子化合物加水浸泡，待其自然溶胀后，搅拌使之溶解，必要时加以研磨或加热，即得。

2. 溶胶的制法

溶胶常采用分散法和凝聚法制备。分散法，即药物借助研磨、超声波或胶溶分散于液体介质中。凝聚法，即在真溶液中通过改变物理条件（如溶剂组成）或化学反应而形成药物沉淀，须控制适当的条件使形成的质点大小符合溶胶分散相质点的要求。

细目六　乳浊液型药剂

要点一　乳浊液型药剂的分类与特点

1. 乳浊液型药剂的分类

乳浊液型药剂是指两种互不相溶的液体经乳化制成的非均相分散体系的液体药剂，又称为乳剂。分散相以细小液滴（粒径大多在 0.1~100μm 之间）的形式分散于分散介质中。分散相又称为不连续相或内相，分散介质又称为连续相或外相。

乳剂由水相、油相和乳化剂组成。常用乳剂分为两种基本类型：当水相为外相，油相为内相时，形成的乳剂称为水包油（O/W）型；当油相为外相，水相为内相时，形成的乳剂称为油包水（W/O）型。

2. 乳浊液型药剂的特点

乳剂中液滴分散度大,药物吸收快,作用迅速;外用乳剂能改善药物对皮肤、黏膜的渗透性;制成静脉注射用乳剂后分布较快,具有靶向性,能增强药效。

要点二 乳化剂的分类与选用

1. 乳化剂的分类

常用的乳化剂分为天然、合成和半合成三类。
(1) 天然乳化剂:例如阿拉伯胶、明胶、磷脂、胆固醇、西黄蓍胶等。
(2) 合成乳化剂:例如阴离子型、阳离子型和非离子型表面活性剂。
(3) 其他:例如海藻酸盐等。

2. 乳化剂的选用

乳化剂的选用应根据分散相与分散介质的性质、乳剂的类型及其稳定性等综合考虑。
(1) 乳化剂应安全,无毒性,刺激性小。
(2) 根据乳剂类型选择。O/W 型乳剂应选择 O/W 乳化剂;W/O 型乳剂应选择 W/O 乳化剂。
(3) 乳化剂 HLB 值。通常乳化剂的 HLB 值应与油相所需 HLB 值相近。一般来说,HLB 值在 8~16 的表面活性剂可用作 O/W 型乳化剂;HLB 在 3~8 的表面活性剂常作为 W/O 型乳化剂。如将几种乳化剂混合使用时,混合乳化剂的 HLB 值具有加和性,两种混合乳化剂的 HLB 值计算公式如下:

$$HLB_{混合} = \frac{W_A \cdot HLB_A + W_B \cdot HLB_B}{W_A + W_B} \tag{7-1}$$

式中:$HLB_{混合}$ 是混合乳化剂的 HLB 值;HLB_A 是乳化剂 A 的 HLB 值;HLB_B 是乳化剂 B 的 HLB 值;W_A 是乳化剂 A 的重量(或百分重量);W_B 是乳化剂 B 的重量(或百分重量)。

例 计算用 45% 司盘 -60($HLB=4.7$)和 55% 吐温 -60($HLB=14.9$)组成的混合表面活性剂的 HLB 值。

解:代入公式 (7-1)

$$HLB_{混合} = \frac{W_A \cdot HLB_A + W_B \cdot HLB_B}{W_A + W_B}$$
$$= 4.7 \times 0.45 + 14.9 \times 0.55 = 10.31$$

混合表面活性剂的 HLB 值为 10.31,可用作 O/W 型乳化剂。

但应注意,阴、阳离子表面活性剂一般不得混合使用,往往会由于乳滴上电荷被中和而降低了稳定性。同样,与药物具有相反电荷的离子型表面活性剂一般也不混合使用。

要点三 乳浊液型药剂的制法与稳定性

乳浊液型药剂的制法
(1) 干胶法:系指将水相加至含乳化剂的油相中,用力研磨使成初乳,再稀释至全量,混匀的制备方法。应掌握初乳中油、水、胶的比例,乳化植物油时一般为 4:2:1,乳化挥发油时为2:2:1，乳化液状石蜡时为3:2:1。

（2）湿胶法：系指将油相加至含乳化剂的水相中，用力研磨使成初乳，再稀释至全量，混匀的制备方法。油、水、胶的比例与干胶法相同。

（3）新生皂法：系指经搅拌或振摇使两相界面生成乳化剂，制成乳剂的方法，例如石灰擦剂的制备。

（4）两相交替加入法：系指向乳化剂中每次少量交替加入油或水，边加边搅拌，制成乳剂的方法。

（5）机械法：系指采用乳匀机、胶体磨、超声波乳化装置制备乳剂的方法。用机械法乳化，一般可不考虑混合次序。

乳剂中添加药物的方法为：若药物能溶于内相或外相，可先溶于内相或外相中，然后制成乳剂；若药物在两相中均不溶解，可加入亲和性大的液相中研磨混合后，再制成乳剂，也可以在制成的乳剂中研磨药物，使药物分散均匀。

例1　鱼肝油乳

［处方］　鱼肝油500ml　阿拉伯胶125g　西黄蓍胶7g　糖精钠0.1g　杏仁香精1ml　尼泊金乙酯0.5g　蒸馏水加至1000ml。

［制法］　将阿拉伯胶、西黄蓍胶置于研钵中，加入鱼肝油研匀，一次加入250ml蒸馏水迅速向同一方向研磨制成初乳，再依次加入糖精钠水溶液、杏仁香精、尼泊金乙酯醇溶液，边加边研磨，最后加水至全量，搅匀，即得。

［备注］　方中阿拉伯胶和西黄蓍胶合用为O/W型乳化剂，制成O/W型乳剂；糖精钠和杏仁香精为矫味剂；尼泊金乙酯为防腐剂。采用干胶法制备。

例2　石灰擦剂

［处方］　氢氧化钙溶液500ml　植物油500ml

［制法］　取氢氧化钙溶液与植物油置容器中，密塞，用力振摇或搅拌使成乳化状液，即得。

［备注］　方中氢氧化钙溶液与植物油产生皂化反应，形成的脂肪酸钙（钙皂）为W/O型乳化剂。采用新生皂法制备。

要点四　乳剂不稳定现象

乳剂属于热力学不稳定体系，可出现分层、絮凝、转相、破裂、酸败等不稳定现象。

（1）分层：系指乳剂放置后出现的分散相粒子上浮或下沉的现象。产生的原因主要是由于分散相与分散介质之间存在密度差异。分层的乳剂经振摇后可恢复分散状态。减小分散相与分散介质之间的密度差，增加分散介质的黏度，都可以减慢分层速度。

（2）絮凝：系指分散相的液滴发生可逆的聚集现象。絮凝的产生与分散相液滴表面电荷的减少有关，乳剂中加入电解质或离子型乳化剂均可能影响液滴带电荷情况。同时絮凝与乳剂的黏度、流变性等因素也有密切关系。

（3）转相：系指由于某些条件的变化而使乳剂类型改变的现象，主要由乳化剂的性质改变引起。

（4）破裂：乳剂中液滴聚集后乳化膜破裂，液滴合并，并与分散介质分离成不相混溶的两层。导致乳剂破裂的主要原因是乳化剂的稳定性被破坏。

（5）酸败：系指乳剂受外界因素（光、热、空气等）或微生物作用，使体系中油或乳化剂发生变质的现象。通常可加入抗氧剂以防止氧化变质，加入防腐剂以抑制微生物生长。

细目七 混悬液型药剂

要点一 混悬液型药剂特点

液体药剂系指难溶性固体药物以微粒状态分散在液体介质中形成的非均相液体制剂，也包括干混悬剂，即难溶性固体药物与适宜辅料制成粉末状或颗粒状，临用时加水振摇即可分散成混悬液。混悬微粒粒径一般为 $0.5 \sim 10\mu m$，小者可为 $0.1\mu m$，大者可为 $50\mu m$ 或更大。分散介质大多为水，也可用植物油。

适宜制成混悬液的药物有：难溶性药物或药物使用剂量超过其溶解度但需制成液体制剂供临床使用；两种溶液混合时药物的溶解度降低而析出固体微粒；欲使药物发挥长效作用者，为安全用药，毒性药物或小剂量药物不宜制成混悬液使用。混悬液服用前应摇匀以确保服用剂量的准确。

要点二 混悬液型药剂的常用附加剂

混悬液的稳定剂在分散体系中可起润湿、助悬、絮凝或反絮凝作用。常用的稳定剂分为以下几类：

1. 润湿剂

疏水性药物制备混悬液时，必须加入润湿剂以利于分散。常用的润湿剂为甘油、乙醇，以及 HLB 值为 $7 \sim 9$ 的表面活性剂。

2. 助悬剂

助悬剂能增加分散介质的黏度，从而降低微粒的沉降速度；助悬剂还能被药物微粒吸附在其表面形成机械性或电性保护膜，防止微粒间互相聚集或产生晶型转变。

常用的助悬剂有：①低分子助悬剂，如甘油、糖浆等。②高分子助悬剂，有天然的与合成的两大类。常用的天然高分子助悬剂有：阿拉伯胶浆，用量 $5\% \sim 15\%$；西黄蓍胶浆，用量 $0.5\% \sim 1\%$；琼脂胶浆，用量 $0.3\% \sim 0.5\%$；此外，尚有海藻酸钠、白及胶、果胶等胶浆。常用的合成高分子助悬剂有：甲基纤维素、羧甲基纤维素钠、羟乙基纤维素、聚维酮、聚乙烯醇等高分子溶液。一般用量为 $0.1\% \sim 1\%$，性质稳定。③硅酸类，如胶体二氧化硅、硅酸铝、硅皂土等。④触变胶，例如 2% 硬脂酸铝在植物油中形成触变胶。

3. 絮凝剂与反絮凝剂

由于混悬剂微粒荷电，电荷的排斥力阻碍了微粒聚集。加入适量的电解质可使混悬微粒 Zeta 电位降低到一定程度，微粒形成疏松的絮状聚集体，使混悬剂处于稳定状态。形成絮状聚集体的过程称为絮凝，所加入的电解质称为絮凝剂。絮凝沉降物经振摇又可恢复均匀的混悬状态。

若加入电解质后使 Zeta 电位升高，阻碍微粒之间的碰撞聚集，此过程称为反絮凝，起反絮凝作用的电解质称为反絮凝剂，适宜的反絮凝体系也能提高混悬剂的稳定性。

同一电解质因用量不同，可起絮凝作用或反絮凝作用，如枸橼酸盐、枸橼酸氢盐、酒石酸盐、酒石酸氢盐、磷酸盐和一些氯化物等。

要点三　混悬液型药剂的制法

混悬液的制法分为分散法和凝聚法。

（1）分散法：将药物粉碎成符合要求的粒度，再分散于液体介质中。疏水性药物制备混悬液时，需先与润湿剂研匀，再将液体分散介质逐渐加入使混悬均匀。少量制备可用研钵，大量生产可用胶体磨、乳匀机等机械。

（2）凝聚法：包括物理凝聚法和化学凝聚法。系在真溶液中通过改变物理条件（如溶剂组成）或化学反应而形成药物沉淀，控制适当的条件使形成的微粒大小符合要求，再将微粒混悬于分散介质中即可制得。

例　炉甘石洗剂

［处方］　炉甘石150g　氧化锌50g　甘油50ml　羧甲基纤维素钠2.5g　蒸馏水加至1000ml。

［制法］　称取炉甘石、氧化锌置研钵中略研，加入甘油和适量蒸馏水共研成糊状，另取羧甲基纤维素钠加蒸馏水溶胀形成胶浆，分次加至上述糊状液中，随加随搅拌，再加蒸馏水至全量。

［备注］　方中甘油为润湿剂，甘油和羧甲基纤维素钠同为助悬剂。采用分散法制备。

要点四　混悬液型药剂的稳定性及其影响因素

1. 混悬液型药剂的稳定性

混悬液型药剂存在着热力学聚结、动力学沉降的不稳定性，其动力学沉降符合Stoke's定律。见公式7－2。

$$V = \frac{2r^2(d_1 - d_2)g}{9\eta} \tag{7-2}$$

式中：V表示沉降速率；r表示微粒半径；η表示分散介质的黏度；d_1和d_2分别表示分散介质和分散相的密度；g表示重力加速度。

2. 混悬液型药剂稳定性的影响因素

由公式（7－2）得知，微粒粒径、分散介质和分散相的密度差和分散介质的黏度为影响混悬液型药剂稳定性的主要因素。因此，减小微粒半径r、分散介质和分散相的密度差（$d_1 - d_2$）、增大分散介质的黏度η，均能降低沉降速度。在实际应用中，一般采取加入助悬剂增加分散介质的黏度η和减少分散介质和分散相的密度差（$d_1 - d_2$），延缓微粒的沉降；加入润湿剂，利于润湿和铺展；加入絮凝剂或反絮凝剂，可调节适宜的Zeta电位，增加混悬液型药剂的稳定性。

（王玉蓉）

第八单元 注射剂（附：眼用溶液）

细目一 概述

要点一 注射剂的特点

注射剂系指药物与适宜的溶剂或分散介质制成的供注入体内的溶液、乳状液或混悬液及供临用前配制或稀释成溶液或混悬液的粉末或浓溶液的无菌制剂。

注射剂具有以下优点：①药效迅速，作用可靠；②适用于不宜口服的药物；③适用于昏迷、不能吞咽或其他消化系统障碍的患者给药；④可使某些药物发挥定时、定位、定向的药效；⑤有的药物制成注射剂还能发挥缓释作用。注射剂的主要不足之处：①使用不便且注射时疼痛，使用不当有一定危险性；②制备过程比较复杂，制剂技术和设备要求较高。

要点二 注射剂的分类

注射剂可分为注射液、注射用无菌粉末和注射用浓溶液。注射液按分散体系分类，注射液分为溶液型、乳状液型或混悬型注射液。可用于肌内注射、静脉注射或静脉滴注等。其中，供静脉滴注用的大体积（除另有规定外，一般不小于100ml）注射液也称静脉输液。

注射用无菌粉末系指采用无菌操作法或冻干技术制成的注射用无菌粉末或块状制剂，临用前配制成澄清溶液或混悬液。

注射用浓溶液系指药物制成的供临用前稀释后静脉滴注用的无菌浓溶液。

按给药部位分类，注射剂分为皮内注射剂、皮下注射剂、肌内注射剂、静脉注射剂、脊椎腔注射剂等。

不同部位给药的注射剂具有不同的要求：①静脉注射分为静脉推注和静脉滴注，前者用量一般为5~10ml，后者用量较大，多至数千毫升。静脉注射多为水溶液，注射用油溶液和一般混悬型注射液不能作静脉注射用。凡是能够导致红细胞溶解或使蛋白质沉淀的药物均不宜静脉给药。②脊椎腔注射液的渗透压应与脊椎液相等，注射体积在10ml以下。③注射用水溶液、油溶液、混悬液均可作肌内注射，一般剂量在5ml以下。④皮下注射主要是水溶液，注射于真皮和肌内之间，药物吸收缓慢，注射剂量通常为1~2ml。⑤皮内注射系注射于表皮和真皮之间，习惯称为皮试，一次注射量在0.2ml以下，常用于过敏性试验或疾病诊断。

要点三 注射剂的质量要求

1. 注射剂的质量要求

（1）无菌：注射剂成品中不得含有任何活的微生物。

(2) 无热原：供静脉注射和脊椎腔注射的注射剂必须符合无热原的质量指标。

(3) 澄明度：按照澄明度检查的规定，应符合规定要求。

(4) pH 值：一般注射剂要求 pH4~9，脊椎腔注射剂要求 pH5~8。

(5) 渗透压：注射剂要求有一定的渗透压。供静脉注射和脊椎腔注射的注射剂应当与血浆渗透压相等或接近。否则，低渗溶液会造成红细胞胀破、溶血；高渗溶液会使红细胞萎缩。

(6) 安全性：注射剂安全试验包括刺激性试验、溶血试验、过敏试验、急性毒性试验、长期毒性试验等。

(7) 稳定性：在制备、贮藏、使用过程中，注射剂要求具有必要的化学稳定性、物理稳定性和生物稳定性，有明确的有效期。

2. 注射剂的质量检查

(1) 装量：注射液和注射用浓溶液照《中国药典》（2010 版一部）附录"最低装量检查法"检查，应符合规定。

(2) 装量差异：除另有规定外，注射用无菌粉末照《中国药典》（一）部附录"装量差异"检查，应符合规定。

(3) 渗透压摩尔浓度：除另有规定外，静脉输液及椎管注射用注射液按各品种项下的规定，照《中国药典》（一部）附录"渗透压摩尔浓度测定法"检查，应符合规定。

(4) 可见异物：除另有规定外，照《中国药典》（2010 版一部）附录"可见异物检查法"检查，应符合规定。

(5) 不溶性微粒：除另有规定外，溶液型静脉用注射液、溶液型静脉用注射用无菌粉末及注射用浓溶液照《中国药典》（2010 版一部）附录"不溶性微粒检查法"检查，应符合规定。

(6) 有关物质：按各品种项下规定，照《中国药典》（2010 版一部）附录"注射剂有关物质检查法"检查，应符合有关规定。

(7) 无菌：照《中国药典》（2010 版一部）附录"无菌检查法"检查，应符合规定。

(8) 热原或细菌内毒素：除另有规定外，静脉用注射剂按各品种项下的规定，照《中国药典》（2010 版一部）附录"热原检查法"或"细菌内毒素检查法"检查，应符合规定。

细目二 热原

热原是一种能引起恒温动物体温异常升高的致热物质，是微生物的代谢产物，为高分子复合物。热原由磷脂、脂多糖和蛋白质组成，多存在于细菌的细胞外膜。其中脂多糖（LPS）是热原活性的主要成分，LPS 的结构随菌种不同而异。热原主要由革兰阴性杆菌产生，且产生的热原致热作用最强，革兰阳性杆菌产生的次之，革兰阳性球菌产生的最弱，霉菌、酵母菌甚至病毒也能产生热原。

当注射剂特别是输液中含有热原时，会产生热原反应，通常表现为注入人体约半小时后，出现发冷、寒颤、发热（体温可高达 40℃以上）、出汗和恶心呕吐等现象，严重者出现昏迷、休克，甚至危及生命。

要点一　热原的基本性质

1. 耐热性

在通常的灭菌条件下，热原往往不能被破坏，一般采用180℃3~4小时、250℃30~45分钟或650℃1分钟等条件可彻底破坏热原。

2. 滤过性

热原直径约为1~5nm，可通过一般滤器，甚至是微孔滤膜，但孔径小于1nm的超滤膜可除去绝大部分甚至全部热原。

3. 水溶性

热原水溶性极强，其浓缩的水溶液带有乳光。

4. 不挥发性

热原具有不挥发性，但可溶于水蒸气所夹带的雾滴而带入蒸馏水中，因此，蒸馏水器上附有隔沫装置。

5. 被吸附性

热原可以被活性炭、离子交换树脂等吸附。

6. 热原能被强酸、强碱、强氧化剂、超声波等所破坏。

要点二　注射剂中污染热原的途径

1. 由原辅料带入

原辅料规格不当、贮存时间过长、包装不严等均易带有或污染热原。

2. 由溶剂带入

如注射用水制备时操作不当或贮放时间过长，均易带有热原。

3. 由容器与设备带入

配制注射剂的容器、用具、管道、滤器等，使用前清洗不彻底或灭菌不完全，均可污染热原。

4. 制备过程污染

不按操作规程操作，或时间过长，气温太高，灭菌不及时或灭菌不彻底，包装不严等，都可能使注射剂污染热原。

5. 使用过程带入

临床使用时由于输液用具污染热原而发生热原反应。

要点三　注射剂中除去热原的方法

根据热原的基本性质和制备过程可能被热原污染的途径，除去注射液中热原的方法有：吸附法、超滤法、离子交换法、凝胶滤过法和反渗透法；除去容器或用具上热原的方法有高温法和酸碱法。

1. 吸附法

常用对热原有较强吸附作用的活性炭作为吸附剂,通常用量为 0.1%~0.5%。经煮沸、搅拌 15 分钟后可除去大部分热原。

2. 超滤法

在常温条件下,相对分子质量较大的热原能被一定规格的超滤膜截留除去。

3. 离子交换法

热原分子上含有带负电荷的磷酸根与羧酸根,强碱性阴离子交换树脂可吸附除去溶剂中的热原,强酸性阳离子交换树脂效果稍差一些。

4. 凝胶滤过法

用分子筛阴离子交换剂(如二乙氨基乙基葡聚糖凝胶 A-25)滤过可除去水中热原。

5. 反渗透法

如选用三醋酸纤维膜或聚酰胺膜进行反渗透可除去热原。

6. 高温法和酸碱法

常采用 180℃ 3~4 小时、250℃ 30~45 分钟等条件彻底破坏热原,或采用高锰酸钾硫酸溶液可除去容器或用具上的热原。

要点四 热原的检查方法

1. 热原检查

将一定剂量的供试品,通过静脉给药的方式注入家兔体内,在规定的时间内,观察家兔体温升高的情况,以判定供试品中所含热原的限度是否符合规定。若家兔体温升高超过规定的限度,即认为供试品有热原反应。

试验时应避免其他因素的影响或干扰,严格筛选供试用家兔、操作环境条件以及规范试验方法。试验所用器具和器皿通常采用干热灭菌法(如 250℃ 干热灭菌 30 分钟)除去热原。注射用水检查热原时,调整渗透压所用的氯化钠也应在 250℃ 干热灭菌 1 小时以上,以杜绝热原带入。

2. 细菌内毒素检查

热原检查法操作繁琐,影响结果准确性的因素较多,且某些药物品种如放射性药剂、肿瘤抑制剂不宜用家兔进行热原检测,因而,鲎试验法作为体外试验法,也用于热原的检测。

细菌内毒素是药物所含热原的主要来源。鲎试验法系利用鲎试剂与细菌内毒素产生凝集反应的机理,来判断供试品细菌内毒素的限量是否符合规定。鲎试剂中含有能被微量细菌内毒素激活的凝固酶原和凝固蛋白原。凝固酶原经内毒素激活转化成具有活性的凝固酶,进一步促使凝固蛋白原转变为凝固蛋白而形成凝胶。

鲎试验法反应灵敏,操作简单,结果迅速可得,试验费用也少,但容易出现假阳性,且对革兰阴性菌以外的内毒素不够敏感,故不能完全代替家兔致热试验法。

细目三 注射剂的溶剂

要点 注射剂的常用溶剂与制备

注射剂的溶剂一般分为水性溶剂和非水性溶剂。最常用的水性溶剂为注射用水,还有0.9%氯化钠溶液等。常用的非水性溶剂为植物油,主要有供注射用的大豆油,还有乙醇、甘油、丙二醇、聚乙二醇等。

1. 注射用水

注射用水为纯化水经蒸馏所得的水,应符合细菌内毒素试验要求。注射用水必须在防止产生细菌内毒素的条件下生产、贮藏及分装,其质量应符合注射用水项下的规定。注射用水可作为配制注射剂、眼用溶液剂等的溶剂或稀释剂及容器的精洗用水。

灭菌注射用水为注射用水按照注射剂生产工艺制备所得,不含任何添加剂,主要用于注射用灭菌粉末的溶剂或注射剂的稀释剂,其质量符合灭菌注射用水项下的规定。灭菌注射用水的质量要求为:

(1) 性状:为无色的澄明液体;无臭,无味。

(2) 检查:pH值应为5.0~7.0;氨含量应小于0.00002%;每1ml中含细菌内毒素应小于0.25EU;细菌、霉菌和酵母菌总数每100ml不得超过10个。硝酸盐与亚硝酸盐、电导率、总有机酸、不挥发物与重金属检查应符合规定。

注射用水常采用蒸馏法制备,常用生产设备是塔式蒸馏器或多效蒸馏水器。

2. 注射用大豆油

本品系由豆科植物大豆种子提炼制成的脂肪油。为淡黄色的澄明液体,无臭或几乎无臭。相对密度0.916~0.922,折光率为1.472~1.476,酸值〔中和1g大豆油中含有的游离脂肪酸所需氢氧化钾的重量(mg)〕不大于0.1,皂化值〔中和并皂化1g大豆油中游离脂肪酸和所结合成酯类所需氢氧化钾的重量(mg)〕为188~195,碘值〔100g大豆油充分卤化时所需的碘量(g)〕为126~140。

3. 其他溶剂

(1) 乙醇:能与水、甘油、挥发油等任意混溶,可供静脉或肌肉注射。采用乙醇为注射用溶剂,浓度可达50%,且乙醇浓度超过10%时可能会引起溶血或疼痛感。

(2) 丙二醇:能与水、乙醇、甘油混溶,能溶解多种挥发油,可供静注或肌注。注射用溶剂或复合溶剂常用量为10%~60%,用做皮下或肌注时有局部刺激性。

(3) 聚乙二醇:能与水、乙醇相混溶,化学性质稳定,PEG300、PEG400均可用作注射用溶剂。

(4) 甘油:能与水或醇任意混合,但在挥发油和脂肪油中不溶,由于黏度和刺激性较大,不单独作为注射用溶剂。常用浓度1%~50%,大剂量注射会导致惊厥、麻痹、溶血。常与乙醇、丙二醇、水等组成复合溶剂。

细目四 注射剂的附加剂

要点一 增加主药溶解度附加剂的种类与应用

为了提高注射剂的澄明度,常采取在药物分子结构上引入亲水基团;或使用混合溶剂、非水溶剂;或加酸碱使生成可溶性盐类;或加增溶剂、助溶剂等方法增加药物的溶解度,但供静脉注射用的注射液应慎用增溶剂,脊椎腔注射用的注射液不得添加增溶剂。

常用于增加主药溶解度的附加剂或乳化剂有普流罗尼克、胆固醇和胆汁等。

要点二 防止主药氧化附加剂的种类与应用

1. 加入抗氧剂

常用的抗氧剂有亚硫酸钠、亚硫酸氢钠、焦亚硫酸钠和硫代硫酸钠,一般用量为 0.1%~0.2%。其中亚硫酸钠、硫代硫酸钠常用于偏碱性药液,亚硫酸氢钠、焦亚硫酸钠常用于偏酸性药液。

2. 加入金属离子络合剂

常用的金属络合剂有乙二胺四乙酸(EDTA)、乙二胺四乙酸二钠(EDTA-Na_2)等,常用量为 0.03%~0.05%。

3. 通入惰性气体

常用高纯度的氮或二氧化碳置换药液或容器中的空气。使用二氧化碳时,应注意对药液 pH 值的影响。

此外还可采用降低温度、避光、调节适宜的 pH 值等措施。

要点三 抑制微生物增殖附加剂的种类与应用

多剂量包装的注射剂可加入适宜的抑菌剂,常用抑菌剂为 0.5% 苯酚、0.3% 甲酚等,加有抑菌剂的注射液仍应采用适宜的灭菌方法灭菌。静脉输液与脑池内、硬膜外、椎管内用的注射液,均不得加入抑菌剂。除另有规定外,一次注射量超过 15ml 的注射液,不得添加抑菌剂。

要点四 调整 pH 值附加剂的种类与应用

调整注射剂的 pH 值,应根据药物的性质和临床用药的要求,结合药物的溶解度、稳定性、人体生理的耐受性以及局部刺激性等多方面因素综合考虑。注射剂的 pH 值一般要求在 4~9 之间,但同一品种注射剂的 pH 值允许差异范围应不超过 2.0,大量输入的注射液 pH 值应近中性。常用的调节 pH 值的附加剂有盐酸、枸橼酸、氢氧化钠、氢氧化钾、碳酸氢钠、磷酸氢二钠、磷酸二氢钠等。

要点五 调节渗透压附加剂种类与应用

凡与血浆、泪液渗透压相同的溶液称为等渗溶液。大量注入低渗溶液会导致溶血，因此大容量注射液应调节其渗透压。常用于调节渗透压的附加剂有氯化钠、葡萄糖等。

调节渗透压的方法有冰点降低数据法、渗透压摩尔浓度测定法、氯化钠等渗当量法和溶血测定法。

1. 冰点降低数据法

血浆的冰点为 $-0.52℃$，故冰点降低为 $-0.52℃$ 的溶液即与血浆等渗。常用药物1%水溶液的冰点降低数据可查表得到。根据公式可以计算所需要加入渗透压调节剂的量，计算公式如下：

$$W = \frac{0.52 - a}{b}$$

式中，W 为配成100ml等渗溶液所需加入等渗调节剂的量，g/ml；a 为未经调整的药物溶液引起的冰点下降度；b 为1%（g/ml）等渗调节剂溶液所引起的冰点下降度。

例 配制2%盐酸普鲁卡因溶液100ml，需要加多少氯化钠使成等渗溶液？（查表 $a = 0.12$）

解：代入公式：

$$W = \frac{0.52 - a}{b}$$

$$W = \frac{0.52 - 0.12 \times 2}{0.58} = 0.48\%$$

则：100ml盐酸普鲁卡因溶液需要加0.48g氯化钠使成等渗溶液。

2. 氯化钠等渗当量法

氯化钠等渗当量系指1g药物相当于具有相同等渗效应的氯化钠的克数，通常用 E 表示。如硼酸的 E 值为0.47，即0.47g氯化钠与1g硼酸呈相等的渗透压效应。根据以下公式计算：

$$NaCl\% = 0.009V - G_1E_1 - G_2E_2\cdots\cdots$$

式中，G_1、G_2 为药物的百分浓度；E_1、E_2 为药物的氯化钠等渗当量。

例 已知1g盐酸普鲁卡因溶液能产生与0.21g氯化钠相同的渗透压，配制2%盐酸普鲁卡因等渗溶液100ml需要加入NaCl的克数应为多少？

解：

代入公式：$NaCl\% = 0.009 \times 100 - 2 \times 0.21 = 0.48$（g）

则：100ml盐酸普鲁卡因溶液需要加0.48g氯化钠使成等渗溶液。

3. 溶血测定法

将红细胞放在各种不同低浓度的氯化钠溶液中，同时也放入某种待测药物的不同浓度溶液中，凡溶血情况相同者则认为它们的渗透压也相同。溶血法测得的等渗溶液即为等张溶液。等张溶液系指与红细胞膜张力相等的溶液。

等张溶液能使红细胞保持正常体积和形态。按冰点降低数据法和氯化钠等渗当量法计算，调节成的等渗溶液仍可能出现溶血现象，这是因为红细胞膜并不是典型的半透膜，除溶剂分子外，有些溶质（药物）分子也能自由透过。只有注射液与红细胞膜的张力相等时，才不会产生溶血。0.9%氯化钠溶液既是等渗溶液也是等张溶液。

要点六　减轻疼痛附加剂的种类与应用

经皮下或肌内注射时易产生疼痛的注射剂，为减轻药物本身或其他原因引起的刺激性，可酌加止痛剂。常用的止痛剂有苯甲醇、三氯叔丁醇、盐酸普鲁卡因等。

细目五　注射剂的制备

要点一　中药注射剂的提取与精制

1. 中药注射用半成品基本要求

中药注射用半成品通常包括从中药饮片中提取的有效成分、有效组分。按照《中药天然药物注射剂基本技术要求》等相关规定，以有效成分制成的中药注射剂，其有效成分的纯度应达到90%以上；以有效组分制备的中药注射剂，在测定其总固体量（mg/ml）基础上，明确成分的含量总和应不低于总固体量的60%。用于配制注射剂前的半成品，应检查重金属、砷盐，检查时样品需进行有机破坏。除另有规定外，含重金属不得过百万分之十，含砷盐不得过百万分之二。

2. 中药注射用半成品的制备

（1）蒸馏法：含有挥发性成分的中药注射剂的制备常采用通水蒸气蒸馏、直接水上蒸馏或与水共蒸馏，收集馏出液，必要时可重蒸馏一次，以提高馏出液的纯度或浓度。

（2）综合法：根据有效成分的性质，采用水醇法进行提取分离，并在此基础上，结合有效成分的性质，选择溶剂萃取、酸碱沉淀、吸附分离、超滤等方法进一步精制以达到注射用半成品的质量要求。

含有鞣质的中药注射液肌内注射时常常引起疼痛、硬结。常用于去除鞣质的方法有：

（1）改良明胶法：在提取浓缩液中加入明胶生成鞣酸蛋白沉淀后，不滤过，直接加乙醇处理，可减少明胶对某些有效成分吸附，以除去鞣质的方法。

（2）醇溶液调 pH 值法：利用鞣质可与碱成盐，使鞣质在高浓度乙醇中难溶而沉淀除去的方法。

（3）聚酰胺吸附法：利用聚酰胺分子内存在的酰胺键，可与酚类、酸类、醌类、硝基化合物等形成氢键而有吸附作用的性质，以除去鞣质的方法。

要点二　中药注射剂的工艺流程

1. 可灭菌小容量注射剂的制备

小容量注射剂的制备工艺流程如下：

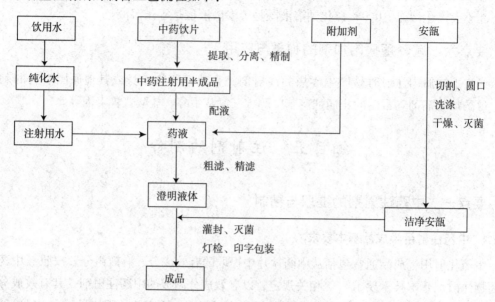

图8-1　小容量注射剂制备工艺流程

（1）配制：除另有规定外，中药注射剂生产过程中所用饮片应按各品种项下规定的方法提取、纯化、制成半成品，以半成品投料配制成品。配液应在洁净区内进行。配液方法分为稀配法和浓配法。一般可根据产品的不同要求，将原料加入溶剂中一次配成注射剂所规定的浓度，或将全部原料加入部分溶剂中，配成浓溶液，加热滤过后再加溶剂稀释至全量。

配制时，常根据需要采取下列措施提高注射剂的澄明度和稳定性：①热处理冷藏，即将配制的注射液加热至95℃以上30分钟后冷藏，使杂质呈胶体分散状态的沉淀而除去。②活性炭处理，即在注射液中添加0.1%~1.0%的针用活性炭（150℃干燥活化3~4小时），煮沸，稍冷后过滤；使用时应注意活性炭对有效成分的影响。③加入附加剂，如抗氧剂、止痛剂和pH值调节剂等。

（2）滤过：粗滤常用的滤材有滤纸、绸布、纸浆、滤板等。常用的滤器有布氏漏斗、砂滤棒、板框压滤机等。精滤常用滤器有垂熔玻璃滤器（球、棒）、微孔滤膜滤器及超滤器等。其中，G_3、G_4垂熔玻璃滤器一般用于加压或减压过滤，G_6垂熔玻璃滤器可用于滤过除菌；0.22μm以下的微孔滤膜可用于无菌过滤。常用的滤过方式有减压过滤和加压滤过。

（3）灌封：注射剂容器常用的有玻璃安瓿、玻璃瓶、塑料安瓿、塑料瓶（袋）等。除另有规定外，容器应符合有关注射用玻璃容器和塑料容器的国家标准规定。容器用胶塞特别是多剂量包装注射剂用的胶塞应有足够的稳定性，其质量应符合有关国家标准规定。除另有规定外，容器应足够透明，以便内容物的检视。

灌封包括药液灌注和安瓿熔封。灌注时应注意以下几点：①灌装标示装量不大于50ml的注射剂时，应按要求适当增加装量；②接触空气易变质的药物，在灌装过程中，应排除容器内空气，灌入二氧化碳或氮等气体，立即熔封或严封。

除另有规定外，多剂量包装的注射剂，每一容器的装量不得超过10次注射量，增加装量应能保证每次注射用量。

（4）灭菌和检漏：注射剂熔封或严封后，一般应根据药物性质选用适宜的方法和条件及时灭菌，以保证制成品无菌。中药注射剂多采用流通蒸汽灭菌或煮沸灭菌（100℃，30~45分钟），容量较大的可酌情延长灭菌时间，或采用热压灭菌方法。

注射剂在灭菌时或灭菌后，应采用减压法或其他适宜的方法进行容器检漏。目的是剔除熔封不严的注射剂。

（5）印字与包装：经质量检查各项目合格后的注射剂方可印字、包装。每支注射液均应标明品名、规格、批号等。包装既要避光又要防止破损，常用纸盒。

例　复方柴胡注射液

［处方］　柴胡（水蒸气蒸馏液）200g　细辛（水蒸气蒸馏液）25g　聚山梨酯-80 4ml

氯化钠0.8g　注射用水加至200ml。

［制法］　取柴胡饮片，加水充分润湿，按水蒸气蒸馏法收集馏液，再将馏液重蒸馏，收集馏液180ml，加入聚山梨酯-80溶解，加入氯化钠溶解后，继加蒸馏水至200ml，依次用G_6号垂熔漏斗和0.22μm微孔滤膜精滤，灌封，100℃灭菌30分钟。

［备注］　方中聚山梨酯-80为增溶剂，氯化钠为渗透压调节剂。

2. 注射用无菌粉末的制备

注射用无菌粉末又称粉针，系用无菌操作法将经过无菌精制的药物分（灌）装于灭菌容器而制成的一种剂型，临用前用灭菌注射用水溶解后注射。凡遇热或在水中易分解失效的药物，特别是湿热敏感的抗生素及生物技术药物，如青霉素G、头孢菌素类和医用酶制剂（如胰蛋白酶、辅酶A）等，均需制成注射用无菌粉末应用。

根据药物的性质和生产工艺的不同，注射用无菌粉末可分为两种：一种是将原料药精制成无菌粉末直接分装于洁净灭菌小瓶或安瓿中密封制成，成品为无菌粉状制品；另一种是将药物配成无菌溶液或混悬液，无菌分装后，再进行冷冻干燥，得到冻干粉末（块），该产品也称冷冻干燥制品。注射用无菌粉末的制备方法如下：

（1）无菌粉末直接分装法：将符合注射用要求的药物粉末，在无菌操作条件下直接分装于洁净无菌的容器中，密封即可。其制备过程包括以下步骤：

①无菌粉末的制备及包装容器的处理：无菌原料可用灭菌结晶法、喷雾干燥法制备，必要时在无菌条件下粉碎、过筛，制得无菌原料粉末。

②容器的处理：安瓿或小瓶、橡胶塞的质量要求及处理方法与注射剂相同，但均须进行灭菌处理。各种分装容器洗净后，用干热灭菌或红外线灭菌后备用。已灭菌的空瓶存放柜中应有净化空气保护，存放时间不超过24小时。

③分装：分装必须在高度洁净的无菌室中按无菌操作法进行，分装室的相对湿度必须控制在分装产品的临界相对湿度以下。分装过程中应注意抽样检查装量差异，分装后小瓶立即加塞铝盖密封。

④灭菌：对于耐热药物可选用适宜灭菌方法进行补充灭菌，对不耐热的药物应严格无菌分装过程。

⑤印字包装：在标签或说明书中，应标明所用的附加剂和注射用溶剂名称。

（2）无菌水溶液冷冻干燥法：将滤过除菌的药液，在无菌操作条件下，直接按剂量分装于注射容器中，经冷冻干燥制成干燥粉末或海绵状块状物。其中冷冻干燥过程主要包括以下阶段：

①预冻：一般要求预冻温度应低于产品共熔点 -10℃ ~ -20℃。预冻方法有速冻法和慢冻法。前者系无菌溶液置于 -45℃ 以下，急速冷冻形成细微的冰晶，所得产品疏松易溶。慢冻法形成的冰晶粗，但干燥效率高。

②升华干燥：常用的升华干燥方法有两种，一是一次升华法，适用于低共熔点 -10℃ ~ -20℃ 的药物，且溶液的浓度、黏度不大，装量厚度在 10 ~ 15mm 的制品；二是反复冷冻升华法，适用于熔点较低，或结构比较复杂的黏稠药物。

③再干燥：目的是进一步除去残余水分，再干燥温度根据药物性质确定，如 0℃ 或 25℃。

本法制得的粉针剂，常会出现含水量过高、喷瓶、产品外观萎缩或成团等问题。这些问题可通过改进冷冻干燥的工艺条件或添加适量的填充剂得到解决。目前，粉针剂中常用的填充剂（也称支架剂）主要有葡萄糖、甘露醇、氯化钠等。

要点三　中药注射剂常见问题及原因分析

1. 澄明度问题

系指中药注射剂在灭菌后或在贮藏过程中产生浑浊、沉淀或乳光等现象。其原因主要有以下几方面：

（1）杂质未除尽：一般有效成分或有效部位配制的注射液，澄明度较好。用饮片总提取物配制的注射液中，以胶体状态存在的一些大分子杂质，如鞣质、淀粉、树胶、果胶、黏液质、蛋白质、树脂、色素等未能最大限度地除去，当温度、pH 等改变后，胶体陈化而呈现浑浊或沉淀。注射液产生的乳光多因含有某些水溶性较差的成分或遇光及空气易被氧化聚合的成分引起，同时尚可出现沉淀及药液色泽变深等。

（2）pH 值不适：中药注射液所含活性成分的溶解度、稳定性因 pH 值而受影响，若 pH 值不适当，则易产生沉淀。

（3）有效成分的水溶性较小：某些中药注射液中有效成分的水溶性较小，除静脉和脊椎腔给药的注射液外，可酌情添加增溶剂、助溶剂等以增加其溶解性。

2. 刺激性问题

引起中药注射剂刺激性的原因大致有以下几种：

（1）有效成分本身具刺激性：在不影响疗效的前提下，采用降低药物浓度、调节 pH 值、酌加止痛剂等方法来解决。

（2）含有多量杂质：鞣质、钾离子等杂质是引起中药注射剂疼痛的主要原因，应设法除尽。

（3）药液渗透压和 pH 值不适宜：可刺激局部而引起疼痛，应注意调节。

3. 疗效不稳定问题

影响中药注射液疗效的因素很多，组方的配伍、用药剂量，特别是提取、分离与纯化方法的合理与否都直接影响中药注射剂的疗效。

细目六　输液剂

要点　输液剂的特点与种类

输液剂的种类包括电解质输液、营养输液（糖类输液、氨基酸输液、脂肪乳输液等）和胶体输液等。其临床应用分别为：

（1）电解质输液：用以补充体内水分、电解质，纠正体内酸碱平衡等。如氯化钠注射液、复方氯化钠注射液、乳酸钠注射液等。

（2）营养输液：用于不能口服吸收营养的患者。营养输液有糖类输液、氨基酸输液、脂肪乳输液等。糖类输液中最常用的为葡萄糖注射液。

（3）胶体输液：用于调节体内渗透压。胶体输液有多糖类、明胶类、高分子聚合物类等，如右旋糖酐、淀粉衍生物、明胶、聚乙烯吡咯烷酮（PVP）等。

细目七　眼用溶液剂

要点一　眼用溶液剂的特点

眼用溶液剂系直接用于眼部发挥局部或全身治疗作用的液体制剂。药物通过眼部给药而吸收进入体循环有许多优点：①药物可通过眼黏膜吸收与注射给药同样有效，而与注射给药相比，眼部给药简单、经济；②可避免肝脏首过作用；③眼部组织与其他组织或器官相比，对于免疫反应不敏感，适用于口服吸收不理想的蛋白质类、肽类药物。

要点二　眼用溶液剂的质量要求

眼用溶液剂应与泪液等渗，应检查pH值，除另有规定外，每个容器的装量应不超过10ml。包装容器的透明度应不影响可见异物检查。除另有规定外，眼用溶液应照《中国药典》（2010版一部）附录"可见异物检查法"、"最低装量检查法"、"渗透压摩尔浓度"以及"无菌检查法"检查，应符合规定。

要点三　眼用溶液剂的附加剂

眼用制剂中可加入调节渗透压、pH值、黏度以及增加药物溶解度和制剂稳定性的辅料，并可加适宜浓度的抑菌剂和抗氧剂。常用辅料主要有以下几种：

1. 调整pH值的附加剂

确定眼用溶液剂的pH值，须结合药物的溶解度、稳定性、刺激性等多方面因素考虑。为了减少刺激性和提高药物稳定性，常选用适当的缓冲液作溶剂，使眼用溶液剂的pH值稳定在一定范围内。常用的缓冲液有：

（1）磷酸盐缓冲液：以无水磷酸二氢钠和无水磷酸氢二钠各配成一定浓度的溶液，临用时按不同比例混合得到 pH 值 5.9~8.0 的缓冲液，其中 pH 值 6.8 缓冲液最为常用。

（2）硼酸缓冲液：将硼酸配成浓度为 1.9%（g/ml）的溶液，其 pH 值为 5，可直接作为眼用溶液剂的溶剂。

（3）硼酸盐缓冲液：以硼酸和硼砂各配成一定浓度的溶液，临用时按一定比例混合得 pH6.7~9.1 的缓冲液。

缓冲溶液贮备液应灭菌后贮藏，并添加适量抑菌剂，以防止微生物生长。

2. 调整渗透压的附加剂

眼用溶液剂的渗透压应调整在相当于 0.8%~1.2% 氯化钠浓度的范围。低渗溶液应调整成等渗溶液，因治疗需要也可采用偏高渗溶液，而洗眼剂则应力求等渗。

常用于调整渗透压的附加剂有氯化钠、硼酸、葡萄糖、硼砂等，渗透压调节的计算方法与注射剂相同，即用冰点降低数据法或氯化钠等渗当量法。

3. 抑菌剂

眼用溶液剂属多剂量剂型，为保证在使用过程中无菌，必须添加适当的抑菌剂。

抑菌剂应满足以下要求：①具有广谱抗菌能力，对细菌（特别是绿脓菌）以及真菌的繁殖有抑制力或杀伤力，作用迅速；②在临床规定的使用频次和浓度内，不会对眼组织（特别是眼角膜）造成刺激及伤害；③与主药和其他附加剂混合后不产生化学反应，不影响制剂的 pH 值、渗透压；应安全稳定，耐热，可长期保存。

常用的抑菌剂有氯化苯甲羟铵、硝酸苯汞、硫柳汞、苯乙醇等。

4. 调节黏度的附加剂

适当增加眼用溶液剂的黏度，既可延长药物与作用部位的接触时间，又能降低药物对眼的刺激性，有利于发挥药物的作用。常用的有甲基纤维素、聚乙烯醇、聚维酮、聚乙二醇等。

5. 其他附加剂

根据眼用溶液剂中主药的性质，也可酌情加入增溶剂（如聚山梨酯、泊洛沙姆等）、助溶剂、抗氧剂（如亚硫酸钠、EDTA）等。

要点四　眼用溶液剂的制法

1. 药品性质稳定的眼用溶液剂

（1）容器处理：眼用溶液剂的容器有玻璃制或塑料制两种，其洗涤方法与注射剂容器相同，洗涤后应选用适当灭菌方法进行灭菌，备用。

（2）配液：配制眼用溶液剂一般采用溶解法，将药物加适量灭菌溶剂溶解后，滤过至澄明，并从滤器上添加灭菌溶剂至全量，检验合格后分装。中药眼用溶液剂配液时，应将中药按注射剂的提取和纯化方法处理，制得浓缩液后再进行配液。

（3）灌装：眼用溶液剂配成药液后，应抽样进行定性鉴别和含量测定，符合要求方可分装于无菌容器中。普通眼用溶液剂每支分装 5~10ml 即可，供手术用的眼用溶液剂可装于1～2ml的小瓶中，再用适当的灭菌方法灭菌。

2. 药品不耐热的眼用溶液剂

药品溶解后，采用垂熔玻璃滤器或微孔薄膜滤器滤过，无菌分装，全部过程均采用无菌操作法。

3. 用于眼外伤或眼部手术的眼用溶液剂

用于眼外伤或眼部手术的眼用溶液剂应制成单剂量包装制剂，灌装后用适当的灭菌方法进行灭菌处理。

例 四味珍层冰硼滴眼液（珍视明滴眼液）

[处方] 珍珠层粉 天然冰片 硼砂 硼酸

[制法] 以上四味，珍珠层粉加水搅匀，煮沸，每隔2小时搅拌一次，保温48小时，放冷，滤过，滤液浓缩至适量，放冷，滤过，测定总氮量，备用。硼酸、硼砂加入适量水中，再加氯化钠适量，加热，搅拌使溶解，趁热加入适量的苯乙醇及上述珍珠层粉提取液，搅匀，加热至100℃并保温30分钟，冷却。天然冰片加适量乙醇使溶解，在搅拌下缓缓加入上述溶液中，搅匀，加水至规定量，混匀，滤过，即得。

[备注] 珍珠层粉和天然冰片为药物，硼砂和硼酸为调整pH值的附加剂，苯乙醇为抑菌剂。本品为近无色至微黄色的澄明液体，气香。滴于眼睑内。一次1～2滴，一日3～5次。

（狄留庆）

第九单元 外用膏剂

细目一 概述

要点一 外用膏剂的特点

外用膏剂系指药物与适宜的基质制成专供外用的半固体或近似固体的一类制剂。具有保护、润滑、局部治疗等作用，也可透过皮肤和黏膜发挥全身作用。此外，还有经皮给药系统（简称TDS），或经皮治疗系统（简称TTS）。经皮给药系统中药物透过皮肤进入体循环，能避免肝脏的首过效应，避免药物的胃肠道破坏，减少血药浓度的峰谷变化，降低药物的副作用。

软膏剂多用于慢性皮肤病，对皮肤、黏膜起保护、润滑和局部治疗作用，急性损伤的皮肤不能使用软膏剂。软膏剂中的药物通过透皮吸收，也可产生全身治疗作用。

要点二 外用膏剂的分类

外用膏剂主要包括软膏剂、膏药、贴膏剂（橡胶膏剂、凝胶膏剂、贴剂）等。

要点三 药物的透皮吸收及其影响因素

1. 药物透皮吸收过程

药物的透皮吸收包括释放、穿透及吸收三个阶段。释放系指药物从基质中脱离并扩散到皮肤或黏膜表面；穿透系指药物通过表皮进入真皮、皮下组织，对局部起作用；吸收系指药物透过皮肤或黏膜通过血管或淋巴管进入体循环而产生全身作用。

2. 药物透皮吸收的途径

药物的透皮吸收途径有：①完整表皮；②皮肤的附属器，如毛囊、皮脂腺和汗腺。一般认为，药物透过完整表皮的角质层细胞及其细胞间隙是其吸收的主要途径，皮肤的附属器不是药物透皮吸收的主要途径。

3. 影响药物透皮吸收的因素

（1）**皮肤条件**：①应用部位：皮肤的厚薄、毛孔的多少等与药物的穿透、吸收均有关系。不同年龄和性别，由于皮肤条件不同，对药物的穿透、吸收也不同。②皮肤的病变：皮肤烧伤、溃疡破损时，药物可自由地进入真皮，吸收的速度和程度大大增加，但可能引起疼痛、过敏及中毒等不良反应。某些皮肤病使角质层致密硬化，则不利于药物的透过。③皮肤的温度与湿度：皮肤温度升高，皮下血管扩张，血流量增加，可加速吸收。皮肤湿度大，有利于角质层的水合作用，致角质层疏松，有利于吸收。④皮肤的清洁程度：洗涤可除去部分角质层以及毛囊、皮脂腺上的堵塞物，有利于药物的透入。

（2）**药物性质**：皮肤细胞膜具有类脂性，一般脂溶性药物较水溶性药物更易穿透皮肤，但组织液又是极性的。因此，具有适宜的油、水分配系数，既具有一定脂溶性又具有水溶性的药物透皮吸收较理想。在油和水中都难溶的药物则很难透皮吸收。强亲油性药物可能聚积在角质层表面而难以透过。通常，药物分子量愈大，经皮吸收愈慢，故经皮吸收制剂宜选用相对分子量较小、药理作用强的药物。

（3）**基质的组成与性质**：①基质的组成、类型和性质，直接影响药物的释放、穿透和吸收。一般认为药物的吸收在乳剂型基质中最好，吸水性软膏基质（如凡士林加羊毛脂、硅酮、豚脂）次之，烃类基质最差。若基质的组成与皮脂分泌物相似，则有利于某些药物透过皮肤。水溶性基质聚乙二醇对药物的释放较快，但对药物的穿透作用影响不大，制成的软膏较难透皮吸收。②基质的 pH 影响弱酸性与弱碱性药物的穿透与吸收。当基质 pH 值小于弱酸性药物的 pK_a 或大于弱碱性药物的 pK_a 时，药物的分子型浓度显著增加而利于吸收。③添加透皮促进剂如氮酮等能增加药物的穿透性，有利于吸收。④增加皮肤的水合作用，也能增加药物的渗透性，例如油脂性基质封闭性强，可显著增加皮肤水合作用。

（4）**其他因素**：药物的透皮吸收除上述影响因素外，还与药物浓度、应用面积、应用次数及与皮肤接触时间等密切相关。

细目二 软膏剂

软膏剂系指饮片提取物、饮片细粉与适宜基质均匀混合制成的半固体外用制剂。常用基质分为油脂性基质、水溶性基质和乳剂基质，其中与乳剂基质制成的软膏又称为乳膏剂；含饮片细粉量在25%以上的又称为糊剂。供制备软膏剂用的固体药物，除能溶解或相互共熔于某一组分者外，应预先用适宜的方法制成细粉。软膏剂应均匀，细腻，具有适当的黏稠性，易涂布于皮肤或黏膜上并无刺激性。软膏剂应无酸败、变色、变硬、融化、油水分离等变质现象。装量、微生物限度等检查，应符合《中国药典》2010年版（一部）有关项下规定。

要点一　软膏剂常用基质的种类与选用

（一）油脂性基质

油脂性基质包括油脂类、类脂类及烃类等，其特点是润滑、无刺激性，并能封闭皮肤表面，减少水分蒸发，促进皮肤的水合作用，故对皮肤的保护及软化作用比其他基质强。但油腻性及疏水性大，不宜用于急性炎性渗出较多的创面。

1. 油脂类

油脂类基质系动、植物高级脂肪酸甘油酯及其混合物。常用的有豚脂、植物油、氢化植物油等，其中植物油常与熔点较高的蜡类熔合制成稠度适宜的基质。

2. 类脂类

类脂类基质系高级脂肪酸与高级醇的酯类。常用品种有：①羊毛脂：又称无水羊毛脂，为淡棕黄色黏稠半固体，熔点36℃~42℃，因含胆甾醇、异胆甾醇与羟基胆甾醇及其酯而有较大的吸水性，可吸水150%、甘油140%、70%的乙醇40%。②蜂蜡：又称黄蜡。白（蜂）蜡系由黄蜡漂白精制而成，主要成分为棕榈酸蜂蜡醇酯。因含少量的游离高级醇而有乳化作用，熔点为62℃~67℃，可作为辅助乳化剂。常用于调节软膏的稠度。此外，还有虫白蜡、鲸蜡。

3. 烃类

烃类基质系石油分馏得到的烃的混合物，大部分为饱和烃类，其性质稳定，很少与主药发生作用，不易被皮肤吸收，适用于保护性软膏。常用的品种有：①凡士林：系液体与固体烃类形成的半固体混合物，有黄、白两种。白凡士林由黄凡士林漂白而得。化学性质稳定，能与大多数药物配伍。熔点为38℃~60℃，具有适宜的稠度和涂展性，能与蜂蜡、脂肪、植物油（除蓖麻油外）熔合。吸水性较低（约吸收5%水分），故不适宜用于有多量渗出液的伤患处。与适量的羊毛脂或胆甾醇合用，可增加其吸水性。②固体石蜡和液状石蜡：常用于调节软膏剂的稠度。

4. 硅酮类

硅酮类基质为有机硅氧化物的聚合物，俗称硅油。常用二甲聚硅与甲苯聚硅，其黏度随相对分子质量增大而增加。疏水性强，与羊毛脂、硬脂酸、聚山梨酯等均能混合。本品对皮肤无刺激性，润滑而易于涂布，不污染衣物。与油脂性基质合用制成防护性软膏，用于防止水性物质及酸、碱液等刺激或腐蚀。

（二）乳剂型基质

乳剂型基质是由水相、油相借乳化剂的作用在一定温度下乳化而成的半固体基质，分为水包油型（O/W）和油包水型（W/O）两类。由于乳化剂的表面活性作用，乳剂型基质对油、水均有一定的亲和力，软膏中药物的释放穿透性较好，能吸收创面渗出液，较油脂性基质易涂布、清洗，对皮肤有保护作用。可用于亚急性、慢性、无渗出的皮肤疾病和皮肤瘙痒症，忌用于糜烂、溃疡、水泡及化脓性创面。与水不稳定的药物不宜制成乳剂型软膏。

O/W 型乳剂基质的软膏由油相、水相和乳化剂（HLB 值为 8~16），以及保湿剂、防腐剂等附加剂组成；W/O 型乳剂基质的软膏由油相、水相和乳化剂（HLB 值为 3~8），以及防腐剂等附加剂组成，由于外相为油相，不需添加保湿剂。采用乳化法制备。制备时，应根据组方中药物、乳化剂和附加剂的脂溶性或水溶性，分为油相或水相，分别加热熔融，混合时一般采取内相加至外相的方法，边加边搅拌，至乳化完全，放冷即得。

1. O/W 型乳剂基质

（1）一价皂：在配制软膏中用钠、钾、铵的氢氧化物或三乙醇胺等有机碱与脂肪酸（如硬脂酸）作用形成的新生皂，HLB 为 15~18，为 O/W 型乳化剂。硬脂酸用量中仅一部分与碱反应生成肥皂，未皂化的硬脂酸被乳化形成分散相，并可增加基质的稠度。用硬脂酸制成的 O/W 型乳剂基质光滑美观，水分蒸发后留有一层硬脂酸薄膜而具有保护作用，但单用硬脂酸为油相制成的乳剂基质润滑作用小，故常加入适量的油脂性基质如凡士林、液状石蜡等调节其稠度和涂展性。

此类基质的缺点是易被酸、碱、钙、镁离子或电解质等破坏，pH 值 5~6 以下时不稳定。

应用例

［处方］ 硬脂酸120g 单硬脂酸甘油酯 35g 液状石蜡 60g 凡士林 10g 羊毛脂 50g 三乙醇胺 4g 尼泊金乙酯 1g 蒸馏水加至 1000g。

［制法］ 取硬脂酸、单硬脂酸甘油酯、液状石蜡、凡士林、羊毛脂置容器内，水浴加热至熔化，继续加热至 70℃~80℃；另取三乙醇胺、尼泊金乙酯及蒸馏水，加热至 70℃~80℃，缓缓倒入硬脂酸等油相中，边加边搅拌，至乳化完全，放冷即得。

［备注］ 方中部分硬脂酸、液状石蜡、凡士林、羊毛脂为油相；三乙醇胺与部分硬脂酸形成胺皂，为 O/W 型乳化剂，胺皂的碱性较弱，适于药用制剂；单硬脂酸甘油酯能增加油相的吸水能力，在 O/W 型乳剂基质中作为稳定剂并有增稠作用；尼泊金乙酯为防腐剂。

（2）脂肪醇硫酸（酯）钠类：常用十二烷基硫酸（酯）钠，为 O/W 型乳化剂，常用量为 0.5%~2%。其水溶液呈中性，对皮肤刺激较小，pH 值 4~8 之内较稳定，不受硬水影响，与阳离子表面活性剂可形成沉淀而失效。常与 W/O 型辅助乳化剂合用以调整至适当的 HLB 值，达到油相所需范围。常用的辅助乳化剂有鲸醇蜡（十六醇）或硬脂醇（十八醇）、硬脂酸甘油酯、脂肪酸山梨坦类（商品名为司盘类）等。

应用例

［处方］ 硬脂醇 220g 白凡士林 250g 十二烷基硫酸钠 15g 丙二醇 120g 尼泊金乙酯 1g 尼泊金丙酯 0.15g 蒸馏水加至 1000g。

［制法］ 取硬脂醇、白凡士林在水浴中熔化，加热至 70℃~80℃，将十二烷基硫酸钠、丙二醇、尼泊金乙酯、尼泊金丙酯、蒸馏水加热至 70℃~80℃，将水相加至同温度的油相中，搅拌至冷凝。

［备注］ 方中十二烷基硫酸钠为 O/W 型乳化剂；硬脂醇、白凡士林为油相，硬脂醇

起辅助乳化及稳定作用,并可增加基质的稠度;丙二醇为保湿剂,能使软膏保持湿润、细腻状态,并有助于防腐剂的溶解;尼泊金乙酯及丙酯为防腐剂。

(3) 聚山梨酯类:商品名为吐温类,系 O/W 非离子型乳化剂,对黏膜和皮肤刺激较小,并能与电解质配伍。聚山梨酯类能与某些防腐剂如尼泊金类、苯甲酸类络合而使之部分失活,可适当增加防腐剂用量予以克服。

应用例

[处方] 硬脂酸 60g 白凡士林 60g 硬脂醇 60g 液状石蜡 90g 聚山梨酯-80 44g 硬脂山梨坦-60 16g 甘油 100g 山梨酸 2g 蒸馏水加至 1000g。

[制法] 取硬脂酸、白凡士林、硬脂醇、液状石蜡、硬脂山梨坦-60 置容器中水浴上加热熔融,另将聚山梨酯-80、甘油、山梨酸、水溶解混匀,两相分别加热至 80℃ 左右,将油相加入水相中,边加边搅拌,直至冷凝。

[备注] 方中聚山梨酯-80 为 O/W 型乳化剂,硬脂山梨坦-60 为 W/O 型乳化剂,调节适宜的 HLB 值而形成稳定的乳剂型基质;硬脂醇为增稠剂,使基质细腻光亮;甘油为保湿剂;山梨酸为防腐剂。

(4) 聚氧乙烯醚的衍生物类:①平平加 O:为脂肪醇聚氧乙烯醚类,属非离子型 O/W 型乳化剂。本品在冷水中溶解度比在热水中大,溶液 pH 值 6~7,对皮肤无刺激性,HLB 值为 16.5,有良好的乳化、分散性能。本品与羟基或羧基化合物可形成络合物,使形成的乳剂破坏,故不宜与苯酚、水杨酸等配伍。②柔软剂 SG:为硬脂酸聚氧乙烯酯,属非离子型 O/W 型乳化剂。本品可溶于水,渗透性较大,常与平平加 O 混合应用。③乳化剂 OP:为烷基酚聚氧乙烯醚类,属 O/W 型乳化剂。HLB 值为 14.5,本品可溶于水,用量一般为油相总量的 5%~10%。耐酸、碱、还原剂及氧化剂,对盐类亦甚稳定,但水溶液中如有大量金属离子时,将降低其表面活性。本品与酚羟基类化合物如苯酚、间苯二酚、麝香草酚、水杨酸等可形成络合物,不宜配伍使用。

应用例

[处方] 平平加 O 25~40g 十六醇 50~120g 凡士林 125g 液状石蜡 125g 甘油 50g 尼泊金乙酯 1g 蒸馏水加至 1000g。

[制法] 将油相十六醇、液状石蜡和凡士林与水相平平加 O、甘油、尼泊金乙酯分别加热至 80℃ 熔融或溶解,将油相加入水相中,边加边搅拌至冷凝即得。

[备注] 方中平平加 O 为 O/W 型乳化剂;十六醇为辅助乳化剂;甘油为保湿剂;尼泊金乙酯为防腐剂。

2. W/O 型乳剂基质

此类基质能吸收少量水分,但不能与水混合,在软膏中用得较少。

(1) 多价皂:由二、三价金属如钙、镁、锌、铝的氧化物与脂肪酸作用形成的多价皂,属 W/O 型乳化剂。本品在水中溶解度较小,HLB 值低于 8,其形成的基质较一价皂形成的 O/W 型基质更稳定。

应用例

[处方] 硬脂酸 12.5g 单硬脂酸甘油酯 17.0g 蜂蜡 5.0g 地蜡 75g 液状石蜡 410.0g 白凡士林 67.7g 双硬脂酸铝 10.0g 氢氧化钙 1.0g 尼泊金乙酯 1.0g 蒸馏水加至 1000ml。

［制法］ 取单硬脂酸甘油酯、蜂蜡、地蜡在水浴上加热熔化，再加入液状石蜡、白凡士林、双硬脂酸铝，加热至85℃。另取氢氧化钙、尼泊金乙酯溶于蒸馏水中，加热至85℃，逐渐加入油相中，边加边搅拌，直至冷凝。

［备注］ 方中双硬脂酸铝及氢氧化钙与部分硬脂酸作用形成的钙皂为W/O型乳化剂，单硬脂酸甘油酯为辅助乳化剂。氢氧化钙先制成饱和溶液，应取上清液加至油相中。

（2）脂肪酸山梨坦类：商品名为司盘类，为脱水山梨醇脂肪酸酯类，属W/O型乳化剂，HLB值在4.3~8.6之间。

应用例

［处方］ 白凡士林400g 硬脂醇180g 脱水山梨醇单油酸酯（司盘-80） 尼泊金乙酯1g 尼泊金丙酯1g 蒸馏水加至1000g。

［制法］ 取白凡士林、硬脂醇、脱水山梨醇单油酸酯（司盘-80）及尼泊金丙酯置蒸发皿中，水浴加热至75℃熔化，保温备用。另取尼泊金乙酯置烧杯中，加入适量蒸馏水，加热至80℃，待尼泊金乙酯溶解后，趁热加至上述油相中，不断搅拌至冷凝。

［备注］ 方中脱水山梨醇单油酸酯（司盘-80）为W/O型乳化剂，硬脂醇为辅助乳化剂，形成W/O型乳剂型基质，透皮性良好，涂展性亦佳，可吸收少量分泌液。

（3）蜂蜡、胆甾醇、硬脂醇：为弱W/O型乳化剂。

应用例

［处方］ 蜂蜡30g 硬脂醇30g 胆甾醇30g 白凡士林加至1000g。

［制法］ 将以上四种基质在水浴上加热熔化混匀，搅拌至冷凝。本品为吸水性软膏"亲水凡士林"，加等量水后仍稠度适中。

［备注］ 方中蜂蜡、胆甾醇、硬脂醇为弱W/O型乳化剂，合用起到乳化剂的作用，与药物水溶液配伍，形成W/O型软膏，可吸收分泌液。遇水不稳定的药物制软膏时，可用此基质。

（三）水溶性基质

水溶性基质由天然或合成的高分子水溶性物质组成。高分子物质溶解后形成凝胶，则属凝胶剂，如羧甲基纤维素钠、明胶等，目前最常用的水溶性基质主要是聚乙二醇类。水溶性基质易涂展，能吸收组织渗出液，一般释放药物较快，无油腻性，易洗除，对皮肤、黏膜无刺激性，可用于糜烂创面及腔道黏膜。其缺点是润滑作用较差。

聚乙二醇（PEG）为乙二醇的高分子聚合物，药剂中常用分子量在300~6000。PEG700以下是液体，PEG1000、PEG1500及PEG1540是半固体，PEG2000以上是固体。若取不同平均分子量的聚乙二醇以适当比例相混合，可制成黏度适宜的基质。PEG化学性质稳定，可与多数药物配伍，耐高温，不易腐败。易溶于水，能与乙醇、丙酮、氯仿混溶。吸湿性强，可吸收分泌液，对皮肤有一定的刺激性，长期使用可致皮肤脱水干燥。

［处方1］ 聚乙二醇3350 400g 聚乙二醇400 600g

［处方2］ 聚乙二醇3350 500g 聚乙二醇400 500g

［制法］ 称取两种聚乙二醇，在水浴上加热至65℃熔化，搅拌均匀至冷凝。

［备注］ 处方2制得的软膏较稠。若药物为水煎液或药物水溶液，可用30~50g硬脂酸代替等量的聚乙二醇30~50g，以调节稠度。

要点二 软膏剂的制法

1. 软膏剂中基质的净化与灭菌

油脂性基质应先加热熔融,趁热滤过,除去杂质,再经150℃干热空气灭菌1小时并除去水分。

2. 软膏剂中药物的处理及加入基质中的方法

(1) 可溶性药物、水溶性药物与水溶性基质混合时,可直接将药物水溶液加入基质中;与油脂性基质混合时,一般应先用少量水溶解药物,以羊毛脂吸收,再与其余基质混匀;油溶性药物可直接溶解在熔化的油脂性基质中。

(2) 不溶性固体药物应先制成细粉、极细粉,先与少量基质研匀,再逐渐加入其余基质并研匀,或将药物细粉加到不断搅拌下的熔融基质中,继续搅拌至冷凝。

(3) 中药提取液可浓缩至稠浸膏,再与基质混合。

(4) 共熔成分如樟脑、薄荷脑、麝香草酚等并存时,可先研磨使共熔后,再与冷至40℃左右的基质混匀。

(5) 挥发性或热敏性药物应在熔融基质降温至40℃左右,再与药物混合均匀。

3. 软膏剂的制法

(1) 研和法:系将药物细粉用少量基质研匀或用适宜液体研磨成细糊状,再递加其余基质研匀的制备方法。

(2) 熔和法:系将基质先加热熔化,再将药物分次逐渐加入,边加边搅拌,直至冷凝的制备方法。

(3) 乳化法:将油溶性组分混合加热熔化,另将水溶性组分加热至与油相温度相近(约80℃)时,两液混合,边加边搅拌,待乳化完全,直至冷凝。大量生产,在两相混合后温度降至约30℃时,再通过乳匀机或胶体磨,使产品更细腻均匀。

例1 马应龙麝香痔疮膏

[组成] 麝香 人工牛黄 珍珠 炉甘石(煅) 硼砂 冰片

[制法] 以上六味,分别粉碎成细粉,混匀,取凡士林785g及羊毛脂50g,加热,滤过,放冷至约50℃,加入麝香等细粉,搅拌至半凝固状,制成1000g,即得。

[备注] 本品为油脂性基质的软膏剂。每支2.5g。外用,涂擦患处。

例2 紫草膏

[处方] 紫草500g 当归150g 防风150g 地黄150g 白芷150g 乳香150g 没药150g

[制法] 以上七味,除紫草外,乳香、没药粉碎成细粉,过筛;其余当归等四味酌予碎断,另取食用植物油6000g,同置锅内炸枯,去渣;将紫草用水湿润,置锅内炸至油呈紫红色,去渣,滤过。另加蜂蜡适量(每10g植物油加蜂蜡2~4g)熔化,加入上述粉末,搅匀至室温,即得。

[备注] 本品为油脂性基质的软膏剂,紫草采用传统油炸法。本品供外用。

例3 徐长卿软膏

[处方] 丹皮酚1g 硬脂酸15g 三乙醇胺2g 甘油4g 羊毛脂2g 液状石蜡25ml

蒸馏水 50ml

[制法] 取硬脂酸、羊毛脂、液状石蜡置容器中，水浴上加热熔化，得油相，80℃保温备用。另取三乙醇胺溶于蒸馏水，加热至80℃，得水相。将水相缓缓加入油相中，按同一方向不断搅拌至白色细腻膏状。丹皮酚用少量液状石蜡研匀后与基质混匀。

[备注] 方中丹皮酚为药物，部分硬脂酸、羊毛脂、液状石蜡为油相，部分硬脂酸和三乙醇胺形成胺皂为O/W型乳化剂，甘油为保湿剂。采用乳化法制备。本品供外用。

要点三 眼膏剂的特点

眼膏剂系指由饮片提取物、饮片制成的直接用于眼部发挥治疗作用的半固体制剂。眼膏剂的基质应均匀、细腻、无刺激性，并易涂布于眼部，便于药物分散和吸收。不溶性饮片应用适宜的方法制成极细粉，基质在配制前应滤过并干热灭菌。除另有规定外，每个容器的装量应不超过5g。

眼膏剂的制备与一般软膏剂制法基本相同，但必须在净化条件下进行，灌装于灭菌容器中，严封。

细目三 黑膏药

要点一 黑膏药原料的处理

供制备黑膏药的饮片应适当碎断，按各品种项下规定的方法加食用植物油炸枯。含挥发性成分的饮片、矿物药以及贵重药应研成细粉，于摊涂前加入，温度应不超过60℃。

要点二 黑膏药的基质组成

（1）植物油：应选用质地纯净、沸点低、熬炼时泡沫少、制成品软化点及黏着力适当的植物油。以麻油为最好，其制成品外观光润。棉籽油、豆油、菜油、花生油、混合油等亦可应用，但制备时一般较易产生泡沫，应加注意。

（2）红丹：又称章丹、铅丹、陶丹，为橘红色非晶性粉末，其主要成分为四氧化三铅，含量要求在95%以上。铅丹应干燥、无吸潮结块。

要点三 黑膏药的制法

黑膏药的制法分为药料提取→炼油→下丹收膏→去"火毒"→摊涂等过程。

（1）药料提取：一般饮片采用油炸方法，即将植物油置锅中，先加入质地坚硬的动物甲、角及植物根、根茎等药炸至枯黄；然后加入质地疏松的花、草、叶、皮等药料，炸至表面深褐色，内部焦黄为度（油温控制在200℃~220℃）；过滤，去除药渣，得到药油。

（2）炼油：将去渣后的药油继续加热熬炼，使油脂在高温条件下氧化、聚合、增稠。熬炼过"老"，则制成的膏药松脆，黏着力小，贴于皮肤时易脱落；如太"嫩"，则制成的膏药质软，贴于皮肤后容易移动。

（3）下丹收膏：系指在炼成的油液中加入红丹，反应生成脂肪酸铅盐的过程。下丹时油温应在320℃左右，以保证与油充分反应，药油由棕褐色进而成为黑色的稠膏状物。为检查膏药的老、嫩程度，可取少量滴于水中，数秒钟后取出。膏黏手，表示太嫩；膏不粘手，又稠度适当，表示合格；膏发脆，表示过老。

（4）去"火毒"：膏药若直接应用，常对局部产生刺激，轻者出现红斑、瘙痒，重者发泡、溃疡，这种刺激反应俗称"火毒"。所谓"火毒"，可能是在高温时氧化及分解生成的具刺激性的低分子产物，如醛、酮、脂肪酸等。在水中浸泡或阴凉处久贮可以除去。

（5）摊涂：取膏药团块置适宜的容器中，在水浴上熔融，加入可溶性或挥发性的药物，如乳香、没药、冰片、樟脑等可先研成细粉，等膏熬成，摊涂前加入已熔化的膏药中混匀；贵重饮片，如麝香等可研成细粉，待膏药摊涂后撒布于表面，搅匀。用竹签蘸取规定量的膏药，摊于纸或布等裱背材料上，包装，置阴凉处贮藏。

例　暖脐膏

[处方]　当归80g　白芷80g　乌药80g　小茴香80g　八角茴香80g　木香40g　香附80g　乳香20g　母丁香20g　没药20g　肉桂20g　沉香20g　麝香3g

[制法]　以上十三味，乳香、母丁香、没药、肉桂、沉香粉碎成细粉，与麝香配研，过筛，混匀，其余当归等七味酌予碎断，与食用植物油4800g同置锅内炸枯，去渣，滤过，炼至滴水成珠；另取红丹1500~2100g，加入油内搅匀，收膏，将膏浸泡于水中。取膏，用文火熔化，加入上述粉末，搅匀，分摊于布或纸上，即得。

[备注]　方中含芳香挥发性成分的药料如母丁香、肉桂、沉香，树脂类药如乳香、没药，均可直接粉碎成细粉，与贵重药料麝香配研成细料药，备用。其他药料采用油炸提取、炼油、下丹收膏、去"火毒"的制法，再加入上述细料药，搅匀，摊涂于裱背材料上，即得。临用时加温软化，贴于脐上。

细目四　橡胶膏剂

橡胶膏剂系指提取物或化学药物与橡胶等基质混匀后，涂布于背衬材料上制成的贴膏剂。分为不含药的如橡皮膏（即胶布）和含药的橡皮膏（如伤湿止痛膏）两种。

橡胶膏剂黏着力强，用时无需加热软化，使用携带方便，不污染衣物。可保护伤口、防止皮肤皲裂、治疗风湿痛等疾病。橡胶膏剂膏层薄，容纳药物量少，维持时间较短。

橡胶膏剂的组成包括：①膏料层，由药物和基质组成，为橡胶膏剂的主要部分；②背衬材料，一般采用漂白细布；③膏面覆盖物，多用硬质纱布、塑料薄膜及玻璃纸等，以避免膏片互相黏着及防止挥发性成分的挥散。

要点一　橡胶膏剂的基质

橡皮膏剂的常用基质有橡胶、热可塑性橡胶、松香、松香衍生物、凡士林、羊毛脂和氧化锌等。也可用其他适宜溶剂和基质。根据其作用不同可分为以下类型：

（1）橡胶：为基质的主要原料，具有良好的黏性、弹性，不透气，不透水。

（2）增黏剂：常用松香，因松香中含有的松香酸可加速橡胶膏剂的老化，选择软化点70℃~75℃（最高不超过77℃）、酸价170~175者。

国外普遍采用甘油松香酯、氢化松香、β-蒎烯等新型材料取代天然松香做增黏剂。它们具有抗氧化、耐光、耐老化和抗过敏等性能。

(3) 软化剂：可使生胶软化，增加可塑性，增加成品柔软性、耐寒性及黏性。常用的软化剂有凡士林、羊毛脂、液状石蜡、植物油等。

软化剂的用量应适当。挥发油及挥发性药物，如樟脑、冰片、薄荷脑、薄荷油等对橡胶也有一定的软化作用。此类药物在处方中较多时，软化剂的用量应酌情减少。由于挥发性药物在贮存中易逸散，使膏面干燥而失黏，除治疗需要外，不宜过分增加。

(4) 填充剂：常用氧化锌。其有缓和的收敛作用，并能增加膏料与裱背材料间的黏着性。氧化锌与松香酸生成的松香酸锌盐，能降低松香酸对皮肤的刺激性。锌钡白（俗称立德粉）常用作热压法制备橡胶膏剂的填充剂，其特点是遮盖力强，胶料硬度大。

要点二 橡胶膏剂的制法

1. 溶剂法

制备过程可分为提取药料、制备膏料、涂布膏料、回收溶剂、切割加衬、包装等步骤。即将生胶洗净，在50℃~60℃加热干燥或晾干，切成适宜大小的条块，在炼胶机中塑炼成网状胶片，消除静电18~24小时后，浸入适量的溶剂汽油中，浸泡至完全溶胀成凝胶状，移入打膏桶内搅拌3~4小时后，依次加入凡士林、羊毛脂、松香、氧化锌等制成基质，再加入药物，继续搅拌约4小时，待已成均匀膏浆时，以七号筛滤过，滤出的膏浆即膏料。经涂布、切割、加衬、包装，即得。

2. 热压法

取橡胶洗净，在50℃~60℃干燥或晾干，切成块状，在炼胶机中塑炼成网状薄片，加入油脂性药物等，待溶胀后再加入其他药物和基质，碾压均匀，涂膏，切割，盖衬，包装。

细目五 凝胶膏剂与涂膜剂

要点一 凝胶膏剂的组成

凝胶膏剂系指药物提取物或化学药物与适宜的亲水性基质混匀后，涂布于背衬材料上制成的贴膏剂。凝胶膏剂具有以下特点：①载药量大，尤其适于中药浸膏；②与皮肤生物相容性好，透气，耐汗，无致敏、刺激性；③药物释放性能好，能提高皮肤的水化作用，有利于药物透皮吸收；④使用方便，不污染衣物，反复贴敷，仍能保持原有黏性。

凝胶膏剂的组成包括以下方面：

(1) 背衬层：为基质的载体，一般选用无纺布、人造棉布等。

(2) 防粘层：起保护膏体的作用，一般选用聚丙烯及聚乙烯薄膜、聚酯及玻璃纸等。

(3) 膏体：为凝胶膏剂的主要部分，由基质和药物构成，应有适当的黏性，能与皮肤紧密接触以发挥治疗作用。基质的性能决定了凝胶膏剂的黏着性、舒适性、物理稳定性等特征。凝胶膏剂基质一般是由黏合剂、保湿剂、赋形剂（无机填充剂、透皮促进剂、软化剂及其他附加剂）等物质组成的。其中常用基质有聚丙烯酸钠、羧甲基纤维素钠、明胶、甘油和微粉硅胶等。

要点二 涂膜剂的组成

涂膜剂系指饮片经适宜方法提取或溶解，与成膜材料制成的供外用涂抹，能形成薄膜的黏稠液体制剂。涂膜剂常用乙醇等易挥发的有机溶剂为溶剂；涂膜剂的成膜材料等辅料应无毒，无刺激性。常用的成膜材料有聚乙烯醇、聚乙烯吡咯烷酮、聚乙烯醇缩甲乙醛、聚乙烯醇缩丁醛等，一般宜加入增塑剂、保湿剂等。涂膜剂应密封贮存。

（狄留庆）

第十单元 栓剂

细目一 栓剂的特点与作用机理

栓剂系指饮片提取物或饮片细粉与适宜基质制成，供肛门、阴道等腔道给药的固体制剂。栓剂中的药物与基质应混合均匀，栓剂外形要完整光滑；塞入腔道后应无刺激性，应能融化、软化或溶化，并与分泌液混合，逐渐释放出药物，产生局部或全身作用；并应有适宜的硬度，以免在包装或贮存时变形。

要点一 栓剂的分类

栓剂因施用腔道的不同，分为直肠栓、阴道栓和尿道栓。直肠栓为鱼雷形、圆锥形或圆柱形等；阴道栓为鸭嘴形、球形或卵形；尿道栓一般为棒状。

要点二 栓剂的作用特点

栓剂的作用特点是：①药物不受或少受胃肠道pH或酶的破坏；②避免药物对胃黏膜的刺激性；③经中、下直肠静脉吸收可避免肝脏首过作用；④适宜于不能或不愿口服给药的患者；⑤可在腔道起润滑、抗菌、杀虫、收敛、止痛、止痒等局部作用。

要点三 栓剂中药物的吸收途径

直肠给药栓剂中药物的主要吸收途径有：①药物通过直肠上静脉，经门静脉进入肝脏，代谢后，再由肝脏进入大循环；②药物通过直肠下静脉和肛门静脉，经髂内静脉绕过肝脏，从下腔静脉直接进入大循环起全身作用；③药物通过直肠淋巴系统吸收。

阴道栓给药后，因阴道附近的血管几乎均与大循环相连，故药物的吸收不经肝脏，且吸收速度较快。

细目二 栓剂的基质

要点一 栓剂基质的要求

栓剂的基质不仅赋予药物成型,而且对药物的释放和吸收均有影响。栓剂基质应要求:①室温时应有适当的硬度,当塞入腔道时不变形,不碎裂,在体温下易软化、熔化或溶解;②不与主药起反应,不影响主药的含量测定;③对黏膜无刺激性,无毒性,无过敏性;④理化性质稳定,在贮藏过程中不易霉变,不影响生物利用度等;⑤具有润湿及乳化的性质,能混入较多的水。

因油脂性基质如可可豆脂,在阴道内不能被吸收形成残留物,一般不作阴道栓用基质。阴道栓常选用水溶性或水能混溶的基质,根据需要可加入表面活性剂、稀释剂、吸收剂、润滑剂和防腐剂等。

要点二 栓剂基质的种类

1. 油脂性基质

(1) 可可豆脂:系淡黄色固体,熔点为29℃~34℃,加热至25℃时即开始软化,在体温时能迅速熔化,对黏膜无刺激性,可可豆脂具同质多晶性,有α、β、γ三种晶型,其中α、γ两种晶型不稳定,熔点较低,β型稳定,熔点为34℃,当加热至36℃后迅速冷至凝点(15℃)以下,则形成大量的α、γ晶型而使可可豆脂的熔点下降为24℃,以致难于成型和包装,故制备时应缓缓升温加热待熔化至2/3时,停止加热,让余热使其全部熔化;或在熔化的可可豆脂中加入少量的稳定晶型以促使不稳定晶型转变成稳定晶型;也可在熔化凝固时,将温度控制在28℃~32℃放置数日,使不稳定的晶型转变成稳定型。

(2) 半合成或全合成脂肪酸甘油酯:为目前较理想的一类油脂性栓剂基质,具有不同的熔点,可按不同药物的要求来选择;熔距较短,抗热性能好;乳化能力强;所含的不饱和基团较少,不易酸败,贮藏中也比较稳定。常用的有半合成椰油酯、半合成山苍油酯、半合成棕榈油酯、硬脂酸丙二醇酯、氢化油等。

2. 水溶性与亲水性基质

(1) 甘油明胶:本品系用明胶、甘油与水制成,具有弹性,不易折断,在体温时不熔融,但可缓缓溶于分泌液中,药物溶出速度可随水、明胶、甘油三者的比例不同而改变,甘油与水的含量越高越易溶解。本品常作阴道栓的基质,但不适用于与蛋白质有配伍禁忌的药物,如鞣酸等。另外,本品易滋生微生物,需加防腐剂。

(2) 聚乙二醇类:系由环氧乙烷聚合而成的杂链聚合物。其水溶性、吸湿性及蒸气压随着平均相对分子质量的增加而下降,两种或两种以上的不同相对分子质量的聚乙二醇加热熔融可制得理想稠度的栓剂基质。本品在体温下不熔化,能缓缓溶于直肠体液中,但对直肠黏膜有刺激作用,且易吸湿受潮变形。

此外,尚有聚氧乙烯(40)硬脂酸酯、吐温-61等。

细目三 栓剂的制法

要点一 栓剂的制备方法与选用

栓剂的制法一般有搓捏法、冷压法及热熔法。油脂性基质栓剂可任选其中一种方法制备，而水溶性基质栓剂制备多采用热熔法。

1. 搓捏法

取药物置乳钵中加入等量的基质研匀后，分次加入剩余的基质，随加随研，使成均匀的可塑性团块，必要时可加适量的植物油或羊毛脂以增加可塑性，然后置于瓷板上，搓揉，轻轻加压转动，转成圆柱体，再按需要量分割成若干等分，搓捏成适当的形状。此法适用于临时小量制备脂肪性基质栓剂。

2. 冷压法

取药物置适宜的容器内，加等量的基质研匀，再加剩余的基质研匀，制成团块，冷却后，通过模型压成一定的形状。此法适用于大量生产脂肪性基质栓剂。

3. 热熔法

该法应用最为广泛，油脂性基质及水溶性基质的栓剂均可用此法制备。其制备工艺流程为：

熔融基质→加入药物（混匀）→注模→冷却→刮削→取出→包装→成品

手工制栓的方法如下：先将栓模洗净、擦干，用润滑剂少许涂布于栓模内部。将计算量的基质锉末在水浴上加热使熔，注意勿使温度过高，加入药物，混匀，倾入栓模（应迅速并一次注完）至稍溢出模口，放冷，待完全凝固后，切去溢出部分，开启模型，将栓剂推出即可。该法适用于脂肪性基质和水溶性基质栓剂的制备。

栓剂药物的加入方法有：①除特殊要求外，不溶性药物一般应粉碎成细粉，过六号筛，再与基质混匀。②油溶性药物可直接溶解于已熔化的油脂性基质中。若药物用量大而降低基质的熔点或使栓剂过软，可加适量鲸蜡调节。③水溶性药物可直接与已熔化的水溶性基质混匀，或用适量羊毛脂吸收后，与油脂性基质混匀，或将提取浓缩液制成干浸膏粉，直接与已熔化的油脂性基质混匀。

要点二 润滑剂的种类与选用

热熔法制备栓剂时，栓剂模孔需用润滑剂润滑，以便冷凝后取出栓剂。①油脂性基质的栓剂常用肥皂、甘油各1份与90%乙醇5份制成的醇溶液为润滑剂。②水溶性或亲水性基质的栓剂常用油性润滑剂，如液状石蜡、植物油等。

例 保妇康栓

［处方］ 莪术油82g 冰片750g

［制法］ 以上两味，加入适量乙醇中，搅拌使溶解。另取硬脂酸聚烃氧（40）酯1235g和聚乙二醇4000 200g，加热使熔化，加入聚乙二醇200 120g和氮酮17.5g，搅匀，加入上述药液，搅匀，灌入栓剂模中，冷却后取出，制成1000粒，即得。每粒1.74g。

[备注] 莪术油和冰片为药物，聚乙二醇4000和聚乙二醇200为水溶性基质，硬脂酸聚烃氧（40）酯为乳化剂，加入氮酮，可起到促进吸收的作用。

细目四 栓剂的质量要求

栓剂中的药物与基质应混合均匀，栓剂外形要完整光滑，塞入腔道后应无刺激性，应能融化、软化或溶化，并与分泌液混合，逐渐释放出药物，产生局部或全身作用，并应有适宜的硬度，以免在包装或贮存时变形。除另有规定外，栓剂应在30℃以下密闭贮存，防止因受热、受潮而变形、发霉、变质。

要点一 重量差异

取栓剂10粒，精密称定总重量，求得平均粒重后，再分别精密称定各粒重量，每粒重量与标示粒重相比较（无标示粒重的栓剂，与平均粒重比较），1g及1g以下栓剂的重量差异限度为±10%；1g以上至3g的栓剂的重量差异限度为±7.5%；3g以上栓剂的重量差异限度为±5%。要求超出重量差异限度的不得多于1粒，且不得超出重量差异限度的1倍。

要点二 融变时限

除另有规定外，照《中国药典》（一部）附录"融变时限检查法"检查。取供试品3粒，在室温放置1小时后，分别放在3个金属架的下层原板上，装入各自的套筒内，并用挂钩固定。除另有规定外，将上述装置分别垂直浸入盛有不少于4L的37℃±0.5℃水的容器中，其上端位置应在水面下90mm处。容器中装一转动器，每隔10分钟在溶液中翻转该装置1次。除另有规定外，脂肪性基质的栓剂应在30分钟内全部融化、软化或触压时无硬芯；水溶性基质的栓剂应在60分钟内全部溶解。如3粒中有1粒不符合规定，应另取3粒复试，均应符合规定。

要点三 微生物限度

照《中国药典》（一部）附录"微生物限度检查法"检查。

（狄留庆）

第十一单元 胶剂

细目一 胶剂的含义、特点与种类

要点 胶剂的特点与种类

胶剂系指动物皮、骨、甲或角，用水煎取胶质，浓缩成稠胶状，经干燥后制成的固体块状内服制剂。胶剂具有较确切的滋补作用。例如皮胶类用于补血，角胶类用于温阳，甲胶类侧重于滋阴。此外还有活血祛风等作用。服用时需烊化。

按原料的来源不同，胶剂可分为以下四类：

（1）皮胶类：用驴皮、猪皮等动物皮为原料煎取胶液浓缩制成。以驴皮为原料制备的称阿胶；以猪皮为原料制备的称新阿胶；以牛皮为原料制备的称黄明胶，多作为辅料应用。

（2）骨胶类：用豹骨、狗骨、鹿骨等为原料煎取胶液浓缩制成，有豹骨胶、狗骨胶、鹿骨胶。

（3）角胶类：用雄鹿骨化的角为原料煎取胶液浓缩制成，有鹿角胶。

（4）甲胶类：用龟甲及鳖甲等为原料煎取胶液浓缩制成，有龟甲胶、鳖甲胶。

胶剂应为色泽均匀，无异常臭味，呈半透明固体状。胶剂应密闭贮存，防止受潮。胶剂通常要求检查总灰分、重金属、砷盐、溶化性、异物、装量、微生物限度，水分不得过15.0%。

细目二　胶剂的原辅料和制法

要点一　胶剂原辅料的种类与选择

1. 原料的选择与处理

胶剂所用原料应用水漂洗或浸漂，除去非药用部分，切成小块或锯成小段，再漂净。常用的原料有以下种类：

（1）皮类：驴皮是熬制阿胶的原料，以张大毛黑、质地肥厚、无病害者为优。冬季宰杀剥取的驴皮称冬板，质量最好。

（2）骨类：以骨骼粗壮、质地坚实、质润色黄之新品为佳。

（3）角类：鹿角有砍角和脱角两种，砍角质重，坚硬且有光泽，角尖对光照视呈粉红色者为佳。

（4）甲类：龟甲包括乌龟的腹甲及背甲，以板大质厚、颜色鲜明、未经水煮者为佳。

2. 辅料的种类与选择

（1）冰糖：以色白洁净无杂质者为佳。如无冰糖，也可用白糖代替。

（2）油类：可用花生油、豆油、麻油，质量以纯净无杂质的麻油为佳。油可降低胶块的黏度，便于切胶，且在浓缩收胶时，油可促进锅内气泡的逸散起消泡的作用。

（3）酒类：多用绍兴黄酒。浓缩收胶时喷入酒，可借酒的挥散之性，促进胶剂在浓缩过程中蛋白水解生成大量胺类物质的挥散，起到矫味、矫臭作用。

（4）明矾：以色白洁净者为佳。可沉淀胶液中的泥沙杂质。

要点二　胶剂的制法

胶剂制备的工艺包括原辅料的选择、原料的处理、煎取胶液、滤过澄清、浓缩收胶、胶凝与切胶、干燥与包装等过程。

(1) 原料的处理：皮类一般加清水浸泡数日，每天换水一次，待皮质柔软后，刮去腐肉、脂肪、筋膜及毛，现多采用蛋白分解酶除毛。然后切皮，洗涤，除去泥沙和脂肪等杂质，消除腥臭气味。

骨角类加清水浸泡，每天换水一次，除去腐肉筋膜，取出后亦可用碱水洗除油脂，再以水反复冲洗干净。

(2) 煎取胶液：原料加水煎煮数次至煎煮液清淡为度，合并煎煮液，静置，滤过，浓缩。浓缩后的胶液在常温下应能凝固。现多采用加压煎煮法。

(3) 滤过澄清：每次煎出的胶液，应趁热离心除杂。否则，冷却后黏度增大，滤过困难。粗滤后的胶液一般再加 0.05%～0.1% 的明矾，搅拌后静置数小时，用离心机分离，得澄清胶液。

(4) 浓缩、收胶：将澄清胶液浓缩，并除去胶液表面生成的白沫（俗称打沫），至相对密度达 1.25 左右时，加入麻油、冰糖，搅拌使溶解，继续浓缩至"挂旗"时，加入黄酒，至胶液无水蒸气逸出即可出锅。

(5) 胶凝、切胶：稠厚胶液趁热倾入已涂有少量麻油的不锈钢凝胶盘内，置低温空调室内放置，胶液即凝成胶块，此过程称为胶凝，所得含水的固体凝胶，又俗称胶坨。胶凝前，可按各品种制法项下规定加入适量辅料（黄酒、冰糖、食用植物油等）。将凝胶切成一定规格的小片，此过程俗称开片。

(6) 干燥与包装：将胶片置于晾胶室内，自然干燥。一般每隔 3～5 天将胶片翻动 1 次，使两面水分均匀蒸发，以免成品发生胶片弯曲现象。数日后，将胶片装入铺有石灰的木箱内，密闭闷之（使内部水分向胶片表面扩散），此操作称为闷胶，亦称伏胶。2～3 天后，将胶片取出，再晾之。如此反复操作 2～3 次，即可。胶片干燥后，在无菌环境下，将质检合格品包装，即得。

（狄留庆）

第十二单元　胶囊剂

细目一　胶囊剂的含义、分类与特点

要点一　胶囊剂的分类与特点

胶囊剂系指将药直接分装于空心胶囊或密封于软质囊材中的制剂，可分为硬胶囊剂、软胶囊剂和肠溶胶囊剂等。

硬胶囊剂系指将提取物与药粉或辅料制成的均匀粉末或颗粒填于空心胶囊中制成的剂型。

软胶囊剂，也称胶丸。系指将药物、提取物与适宜辅料混匀后密封于球形、椭圆形软质囊材中制成的剂型。

肠溶胶囊剂系指不溶于胃液，但能在肠液中崩解而释放活性成分的胶囊剂。

胶囊剂的特点有：①外观光洁，美观，且可掩盖药物的不良气味，便于服用；②药物生物利用度高，与片剂、丸剂相比，在胃肠道中崩解较快，故显效也较快；③提高药物的稳定性，因药物被装于胶囊中，与光线、空气和湿气隔离；④可制成定时定位释放药物的制剂。

药物的水溶液、稀乙醇液及刺激性较强、易溶性、风化性、吸湿性的药物均不宜制成胶囊剂。

要点二　空胶囊的规格与选用

空胶囊规格由大到小分为 000、00、0、1、2、3、4、5 号共 8 种，容积（ml±10%）一般分别为 1.42、0.95、0.67、0.48、0.37、0.27、0.20、0.13ml。常用的为 1~3 号。

细目二　胶囊剂的制备

要点一　硬胶囊剂的制备

1. 空胶囊的囊材与制备

（1）空胶囊的囊材：明胶是制备空胶囊的主要原料，还应根据需要加入适当的辅料，以保证其质量。常选用的辅料有：①增塑剂，如甘油可增加胶囊的韧性及弹性，羧甲基纤维素钠可增加明胶液的黏度及其可塑性；②增稠剂，如琼脂可增加胶液的凝结力；③遮光剂，如2%~3%的二氧化钛，可防止光对药物的氧化；④着色剂，如柠檬黄、胭脂红等，可增加美观，易于识别；⑤防腐剂，如尼泊金类，可防止胶液在制备胶囊的过程中发生霉变；⑥芳香性矫味剂，如0.1%的乙基香草醛，可调整胶囊剂的口感。

（2）空胶囊制备的工艺流程：溶胶→蘸胶制坯→干燥→拔壳→截割→整理。

2. 药物的处理及填充

（1）药物的处理：①剂量小的药物或细料药可直接粉碎成细粉，过六号筛，混匀后填充；②剂量大的药物可部分或全部提取制成稠膏或干浸膏，再将剩余的药物细粉与之混合，干燥，研细，过筛，混匀后填充；③挥发油应先用吸收剂或方中其他药物细粉吸收后再填充，或包合后再填充；④易引湿或混合后发生共熔的药物可分别加适量稀释剂稀释混匀后再填充；⑤疏松性药物可加适量乙醇或液状石蜡混匀后填充；⑥麻醉药、毒剧药应稀释后填充。

药粉一般经制粒或制丸后填充，可改善药粉的流动性。

（2）药物填充方法：通常小量制备时，用手工填充。大量生产时，多采用自动填充机，但要求被充填的物料具有较好的流动性且不易分层。

3. 硬胶囊剂的封口

空胶囊的囊体、囊帽套合密封性较差时须封口，以防药物漏泄。封口材料常用与制备空胶囊相同浓度的胶液，封口后，必要时应进行除粉和打光处理。

要点二 软胶囊（胶丸）的制备

软胶囊囊材主要由胶料、增塑剂、附加剂和水组成。胶料常用明胶、阿拉伯胶；增塑剂常用甘油、山梨醇；附加剂常用尼泊金类作防腐剂，用食用规格的水溶性染料作着色剂，用二氧化钛作遮光剂，用0.1%乙基香草醛或2%香精油作芳香性矫味剂。

1. 压制法

按要求配制囊材溶液，再将配好的囊材溶液，均匀涂于平坦的钢板上，然后以90℃左右的温度加热，使表面水分蒸发，成为韧性适宜的有一定弹性的软胶片，药液置于两胶片间，用钢板模或旋转模压制而成。

2. 滴制法

将明胶液与油状药物这两相，由滴制机喷头以不同速度滴出，一定量的明胶液将定量的油状液包裹后，滴入另一种不相混溶的液体冷却剂中，胶液接触冷却液后，由于表面张力作用而使之形成球形，并逐渐凝固成软胶囊剂。

细目三 胶囊剂的质量评定

要点 胶囊剂的质量检查

胶囊剂应整洁，不得有黏结、变形、渗漏或囊壳破裂现象，并应无异臭。除另有规定外，胶囊剂应密封贮存。同时应进行以下相应检查。

1. 水分

硬胶囊应做水分检查。除另有规定外，不得过9.0%。硬胶囊内容物为液体或半固体者时不检查水分。

2. 装量差异

除另有规定外，取供试品10粒，分别精密称定重量，倾出内容物（不得损失囊壳），硬胶囊囊壳用小刷或其他适宜的用具拭净；软胶囊或内容物为半固体或液体的硬胶囊囊壳用乙醚等易挥发性溶剂洗净，置通风处使溶剂挥尽，再分别精密称定囊壳重量，求出每粒内容物的装量。每粒装量与标示装量相比较（无标示装量的胶囊剂，与平均装量比较），装量差异限度应在标示装量（或平均装量）的±10%以内，超出装量差异限度的不得多于2粒，并不得有1粒超出限度1倍。

3. 崩解时限

除另有规定外，硬胶囊剂应在30分钟内，软胶囊剂应在1小时内全部崩解并通过筛网（囊壳碎片除外）。

4. 微生物限度

照《中国药典》2010年版（一部）附录ⅩⅢ C "微生物限度检查法"检查，应符合规定。

（狄留庆）

第十三单元 丸剂

细目一 丸剂的特点与分类

要点一 丸剂的特点

丸剂系指饮片细粉或饮片提取物加适宜的黏合剂或其他辅料制成的球形或类球形制剂。

丸剂的特点有：①溶散、释放药物缓慢，可延长药效，缓解毒性、刺激性，减弱不良反应，多用于治疗慢性疾病或病后调和气血者；②服用方便；③制法简便，适用范围广，如固体、半固体、液体药物均可制成丸剂；④可掩盖不良气味；⑤可较多容纳黏稠性和液体药物，贵重、芳香不宜久煎的药物宜制成丸剂。但是由原药材粉末加工而成的丸剂，易污染微生物，成品较难符合我国药品卫生标准；剂量较大，儿童服用困难；丸剂生产操作不当易影响溶散。

要点二 丸剂的分类

（1）按制备方法分类：丸剂分为：①塑制丸，如蜜丸、糊丸、浓缩丸、蜡丸等；②泛制丸，如水丸、水蜜丸、浓缩丸、糊丸等；③滴制丸（滴丸）。

（2）按赋形剂分类：丸剂分为水丸、蜜丸、水蜜丸、糊丸、蜡丸等。

细目二 水丸

要点一 水丸常用赋形剂的选用

水丸系指饮片细粉以水（或根据制法用黄酒、醋、稀药汁、糖液等）为黏合剂制成的丸剂。

（1）水：为水丸应用最广的赋形剂。水本身无黏性，但能润湿、溶解药物中的黏液质、糖、胶质等而产生黏性。

（2）酒：常用的有黄酒（含醇量12%～15%）和白酒（含醇量50%～70%）。酒润湿药粉后产生的黏性较水弱，当药粉黏性较强时，可用酒泛丸。酒是良好的有机溶剂，有助于生物碱、挥发油等溶出，且制成的丸剂易于干燥。同时，酒具有防腐作用。

（3）醋：常用米醋（酒醋），含醋酸3%～5%。醋能增加药粉中生物碱的溶出，且能活血散瘀，消肿止痛，引药入肝，故入肝经活血散瘀止痛的药物制备水丸时常用醋作赋形剂。

（4）药汁：处方中某些药物不易粉碎或体积过大，可以榨汁或提取的药液作赋形剂。以下几类药物可用此法：①纤维性强的药物（如大腹皮、丝瓜络）、质地坚硬的矿物药

(如代赭石、自然铜等），经浸提制成浸提液供泛丸用；②树脂类药物（如乳香、没药等）、浸膏、胶类、可溶性盐等，均可取其浸提液或直接溶解后作黏合剂；③乳汁、胆汁、竹沥等可加水适当稀释后使用；④鲜药（如生姜、大蒜等）可榨汁用。

要点二　药粉的要求

除另有规定外，供制丸剂用的药粉应为细粉或最细粉。

要点三　水丸的制法

水丸采用泛制法制备。其工艺流程为原料的准备→起模→成型→盖面→干燥→选丸→质检→包装。

（1）原料的准备：根据药物的性质，采用适宜的方法粉碎、过筛、混合制得药物细粉，过五～六号筛，起模用粉或盖面包衣用粉过六～七号筛。部分饮片可经提取、浓缩作为赋形剂应用。

（2）起模：系将药粉制成直径0.5～1mm大小丸粒的过程。模子的形状直接影响丸剂的圆整度，模子的粒径和数目影响丸粒的规格及药物含量均匀度。

起模时应注意：①起模用粉应选用黏性适中的药粉，黏性过强或无黏性的药粉均不利于起模；②起模常用水作为润湿剂。

起模的方法：①粉末泛制起模法，即在泛丸锅或泛丸匾中，喷刷少量水，使泛丸锅或泛丸匾湿润，撒布少量药粉，转动泛丸锅或匾，刷下附着的粉末，再喷水湿润，撒入药粉，反复多次，泛制期间配合揉、撞、翻等操作，使丸模逐渐增大至直径在0.5～1.0mm的球形小颗粒，筛去过大或过小以及异形的丸模，即得。②湿粉制粒起模法即改进起模法，将起模用药粉制成颗粒，再经旋转摩擦，撞去棱角成为丸模。该法丸模成型率高，丸模较均匀，但模子较松散。

（3）成型：系指将已经筛选合格的丸模，逐渐加大至接近成品的操作。

（4）盖面：系指将适当材料（清水、清浆或处方中部分药物的极细粉）泛制于筛选合格的成型丸粒上至成品大小，使丸粒表面致密、光洁、色泽一致的操作。常用的盖面方法有干粉盖面、清水盖面、清浆盖面等。

（5）干燥：盖面后的丸粒应及时干燥。干燥温度一般控制在60℃～80℃，含挥发性或热敏性成分的药丸应控制在60℃以下。

（6）选丸：系将制成的水丸进行筛选，除去过大、过小及不规则的丸粒，使成品大小均一的操作。大量生产可用振动筛、滚筒筛及检丸器等。

根据医疗需要，将水丸表面包裹衣层的过程称为包衣或上衣，包衣后的丸剂称为"包衣丸剂"。质检，包装即得。

例1　二陈丸

[处方]　陈皮250g　半夏（制）250g　茯苓150g　甘草75g

[制法]　以上四味，粉碎成细粉，过筛，混匀；另取生姜50g，捣碎，加水适量，压榨取汁，与上述粉末泛丸，干燥，即得。

[备注]　本丸剂采用生姜汁为赋形剂，用泛制法制备。

例2 二妙丸

[处方] 苍术（炒）500g 黄柏（炒）500g
[制法] 以上二味，粉碎成细粉，过筛，混匀；用水泛丸，干燥，即得。
[备注] 本丸剂采用水为赋形剂，用泛制法制备。

细目三 蜜丸

要点一 蜜丸的特点

蜜丸系指饮片细粉以蜂蜜为黏合剂制成的丸剂。其中每丸重量在0.5g（含0.5g）以上的称大蜜丸，每丸重量在0.5g以下的称小蜜丸。蜜丸所用赋形剂具有滋补、矫味、润肺止咳、润肠通便作用，蜜丸主要用于慢性疾病和需要滋补的疾病患者。

要点二 蜂蜜的选择与炼制

（1）蜂蜜的选择：①通常以白荆条花、刺槐花、荔枝花、椴树花粉酿的蜜为佳；②梨花、芝麻花蜜较佳；③苜蓿花、枣花、油菜花等蜜较次，乌桕花及杂花蜜则更次，为二等蜜；④荞麦花及桉树花蜜为等外品；⑤乌头花、曼陀罗花、雪上一枝蒿等花蜜有毒，切勿药用。

（2）炼蜜的目的：①除去悬浮性、不溶性杂质及蜡质；②杀灭微生物，破坏酶；③除去部分水分以增加黏性。

（3）蜂蜜的炼制：多采用常压炼制。即取生蜜加适量清水煮沸，去除浮沫，用三～四号筛滤过或用板框压滤机滤过，滤液继续炼至规定程度，即得炼蜜。

要点三 炼蜜的规格与选用

根据炼制程度，炼蜜的规格有嫩蜜、中蜜和老蜜。

①嫩蜜，炼蜜温度在105℃～115℃，含水量达17%～20%，相对密度为1.34左右，色泽无明显变化，略有黏性，适用于含淀粉、黏液质、胶质、糖类及脂肪较多的药物。

②中蜜，炼蜜温度在116℃～118℃，含水量达14%～16%，相对密度为1.37左右，呈浅红色，适用于黏性适中的药粉制丸。

③老蜜，炼蜜温度在119℃～122℃，含水量小于10%，相对密度为1.40左右，呈红棕色，用于黏性差的矿物药或富含纤维的药粉制丸。

要点四 蜜丸的制法

蜜丸常采用塑制法制备，其工艺流程为：
物料的准备→制丸块→制丸条→分粒→搓圆→干燥→整丸→质量检查→包装。

（1）物料的准备：①饮片经炮制后粉碎成细粉，混匀过六号筛；②蜂蜜按处方中饮片的性质，炼制成适宜程度的炼蜜。

（2）制丸块：也称和药，系将混匀的药粉与适宜的炼蜜混合成软硬适宜、可塑性较大的丸块的操作，是塑制蜜丸的关键工序。

一般用热蜜和药。含有较多树脂、胶类、糖、黏液质类的药物如乳香、没药、血竭、阿胶、白及、熟地等有较强的黏性，以60℃~80℃温蜜和药为宜；含有芳香挥发性药物如冰片、麝香等，也宜温蜜和药，以防药物挥散；处方中药物粉末黏性很小的，则用老蜜趁热和药。

蜜与药粉的比例一般是1:1~1:1.5。一般含糖类、胶类及油脂类的药粉，用蜜量宜少；含纤维质较多或质轻而黏性差的药粉，用蜜量宜多，可高达1:2以上。

（3）制丸条：丸块应制成粗细适当的丸条以便于分粒，丸条要求粗细均匀一致，表面光滑，内部充实而无空隙。小量制备丸条时常用搓条板，大量生产时常用丸条机。

（4）分粒与搓圆：手工制丸可用搓丸板，大量生产采用轧丸机，轧丸机有双滚筒式和三滚筒式两种，后者制丸成型较好，但也不适用于质地松软的丸块成型。

（5）干燥与整丸：整丸一般于60℃~80℃干燥。

（6）质检与包装：质检后的蜜丸一般用塑料小盒或蜡皮包装。蜡皮的原料为蜂蜡与石蜡。

例1 山楂丸

[处方] 山楂1000g 六神曲（麸炒）150g 麦芽（炒）150g

[制法] 以上三味，粉碎成细粉，过筛，混匀；另取蔗糖600g，加水270ml与炼蜜600g，混合，炼至相对密度约为1.38（70℃）时，滤过，与上述粉末混匀，制成大蜜丸。

[备注] 本品采用中蜜，塑制法制备。

例2 六味地黄丸

[处方] 熟地黄160g 山茱萸（制）80g 牡丹皮60g 山药80g 茯苓60g 泽泻60g

[制法] 以上六味，粉碎成细粉，过筛，混匀；每100g粉末加炼蜜80~100g，制成大蜜丸。

[备注] 本品采用塑制法制备，因含熟地黄、山茱萸等黏性药粉，用蜜量宜少些。

细目四 浓缩丸和水蜜丸

要点一 浓缩丸的特点及制法

浓缩丸系指饮片或部分饮片提取浓缩后，与适宜的辅料或其余饮片细粉，以水、蜂蜜或蜂蜜和水为黏合剂制成的丸剂。由于部分或全部饮片经过提取、浓缩，减少了服用剂量，增强了疗效，且提高了卫生学标准，携带、贮藏均方便。浓缩丸分为浓缩水丸、浓缩蜜丸、浓缩水蜜丸。

浓缩丸可用塑制法或泛制法制备。方中膏多粉少时，常用塑制法；膏少粉多时，常用泛制法。前者系将药粉或适当辅料与饮片提取浸膏混匀，加入适量炼蜜混合，按蜜丸的制法制备。后者先将药粉（包括饮片细粉与浸膏粉）混匀，用提取液、凉开水或适宜浓度的乙醇泛丸。

要点二 水蜜丸的特点及制法

水蜜丸系指饮片细粉以蜂蜜和水为黏合剂制成的丸剂。水蜜丸常以蜜水为加大成型的赋形剂，经泛制而成丸。水蜜丸中蜂蜜含有丰富的营养成分，具有滋补、矫味、润肺止咳、润肠通便和解毒作用。蜂蜜中含有大量的还原糖，能防止药物细粉中有效成分氧化。采用蜂蜜水制成的水蜜丸常用于治疗慢性病和需要滋补的疾病。水蜜丸常用泛丸法制备，炼蜜应用开水稀释后使用。

例1　十全大补丸

[处方]　党参80g　白术（炒）80g　茯苓80g　炙甘草40g　当归120g　川芎40g　白芍（酒炒）80g　熟地黄120g　炙黄芪80g　肉桂20g

[制法]　以上十味，粉碎成细粉，过筛，混匀。每100g粉末加炼蜜35~50g，加适量的水，泛丸，干燥，制成水蜜丸。

[备注]　本品为水蜜丸，用泛制法制备。

例2　银翘解毒丸

[处方]　金银花200g　连翘200g　薄荷120g　荆芥80g　淡豆豉100g　牛蒡子（炒）120g　桔梗120g　淡竹叶80g　甘草100g　蜂蜜适量

[制法]　以上九味，薄荷、荆芥提取挥发油，蒸馏后的水溶液另器收集；药渣与其余连翘等五味加水煎煮二次，每次2小时，合并煎液，滤过，滤液与上述芳香水溶液合并，浓缩成稠膏，加入金银花、桔梗细粉，混匀，干燥，粉碎成细粉，过筛，喷加薄荷、荆芥挥发油，混匀。每100g粉末加炼蜜80~90g制成浓缩丸，即得。

[备注]　本品为棕褐色的浓缩蜜丸，减少了服用剂量。方中薄荷、荆芥含挥发油，采用"双提法"；连翘等五味药采用煎煮法；金银花、桔梗粉碎成细粉，用塑制法制备。

细目五　糊丸和蜡丸

要点一　糊丸的常用赋形剂及制法

糊丸系指饮片细粉以米糊或面糊等为黏合剂制成的丸剂。糊丸溶散迟缓，能减少对胃肠道的刺激，故一般含毒剧药或刺激性药物的处方以及需延缓药效的处方，多制成糊丸。

1. 糊丸的常用赋形剂

糊丸的常用赋形剂为米糊或面糊等。

2. 糊丸的制法

（1）塑制法：制备时应注意：①保持丸块滋润，以免丸块硬化，致使表面粗糙甚至出现裂缝；②糊粉用量应适宜。通常药粉与糊粉以3:1为宜。

（2）泛制法：以稀糊（经滤过除去块状物）为黏合剂泛丸，但须注意起模时必须先用水起模；以稀糊泛丸，其糊粉用量一般约为塑制法用量的25%~50%；多余的糊粉炒熟拌入药粉中；制成的糊丸须放置通风处阴干或低温烘干，切忌高温烘烤和曝晒。

例1　当归龙荟丸

[处方]　当归100g　龙胆100g　芦荟50g　青黛50g　栀子100g　黄连100g　黄芩100g　黄柏100g　大黄50g　木香25g　麝香5g

[制法]　以上十一味，除麝香外，当归等十味粉碎成细粉，将麝香研细，与上述药粉

配研，过筛，混匀。另取神曲细粉240g，酌加清水加热制成稠糊，稍晾，取稠糊与药粉搅拌均匀，制丸，干燥，即得。

［备注］ 麝香为贵重细料药，应配研混合均匀；神曲既是药物，又起到赋形剂作用。采用塑制法制备成糊丸。

例2　小金丸

［处方］ 麝香30g　木鳖子150g　制草乌150g　枫香脂150g　乳香75　没药75g　五灵脂150g　当归75g　地龙150g　香墨12g

［制法］ 以上十味，除麝香外，其余九味药粉碎成细粉，将麝香研细，与上述药粉配研，过筛，混匀。每100g粉末加淀粉5g制成稀糊，泛丸，低温干燥，即得。

［备注］ 麝香为贵重细料药，应配研混合均匀；木鳖子应去壳去油；乳香、没药用炮制品；五灵脂醋制；当归酒炒制；淀粉为赋形剂。采用泛制法制备成糊丸。

要点二　蜡丸的常用赋形剂及制法

蜡丸系指饮片细粉以蜂蜡为黏合剂制成的丸剂。蜡丸在体内不溶散，缓缓释放药物，延长药效，可通过调节蜂蜡含量，发挥肠溶效果，可减轻含毒性或刺激性强的药物的毒性和刺激性。

（1）蜡丸的常用赋形剂：纯蜂蜡。制备蜡丸所用的蜂蜡应符合《中国药典》2010年（一部）该辅料项下的规定。入药前常采用漂蜡、煮蜡等方法除去杂质。另外须注意，川白蜡、石蜡等均不能作为蜡丸的赋形剂。

（2）蜡丸的制法：常采用塑制法制备。制备时，将蜂蜡加热熔化，待冷却至60℃左右按比例加入药粉，混合均匀，趁热按塑制法制丸，并注意保温。例如三黄宝蜡丸。

细目六　滴丸

要点一　滴丸的特点

滴丸系指将饮片提取物与基质用适宜方法混匀后，滴入不相混溶的冷却液中，收缩冷凝而制成的球形或类球形制剂。

滴丸的主要特点：①生物利用度高，疗效迅速，尤其是难溶性药物，在水溶性基质中分散度高，溶出速度快；②剂量准确，药物在基质中均匀分散，丸重差异小；③生产设备简单，生产周期短，自动化程度高，生产成本低；④液体药物可制成固体滴丸。

要点二　常用基质的种类与选用

滴丸基质的要求：①熔点较低或加热（60℃~100℃）能熔化成液体，而遇骤冷后又能凝成固体（在室温下仍保持固体状态），加入主药后仍能保持上述物理状态；②不与主药发生作用，不影响主药的疗效与检测；③对人体无不良反应。

常用的基质有水溶性和水不溶性两种。常用的水溶性基质有聚乙二醇6000或4000、硬脂酸钠、甘油明胶等。水不溶性的基质有硬脂酸、单硬脂酸甘油酯、虫蜡、蜂蜡、氢化油及植物油等。可根据处方药物性质及其释药要求选择适宜的基质。

要点三　冷却剂的种类与选用

冷却剂系用来冷却滴出的液滴，使之冷凝成固体药丸的液体。冷却剂的基本要求包括：①不溶解主药与基质，不与基质、药物发生作用，不影响疗效；②有适宜的相对密度，即冷却剂与液滴相对密度要相近，但不能相等，以利于液滴逐渐下沉或缓缓上升而充分凝固，丸形圆整；③有适当的黏度，使液滴与冷却剂间的黏附力小于液滴的内聚力而收缩成丸。

制备时应根据滴丸基质的性质选择相应的冷却剂，即水溶性基质的滴丸常选用液体石蜡、甲基硅油或植物油等作为冷却剂；非水溶性基质的滴丸常选用水或不同浓度的乙醇等作冷却剂。

要点四　滴丸的制法

滴丸的制备原理是基于固体分散法。固体药物在基质中的分散状态为：①固体药物以胶体或分子分散，形成固体溶液；②某些难溶性药物形成胶态或微细的晶粒；③多晶型药物因熔融、骤冷等形成亚稳定型结晶或无定型粉末。液体药物在基质中的分散状态为：①形成固态溶液；②形成固态凝胶；③形成固态乳剂。

滴丸常用滴制法制备。制备时影响滴丸丸重差异的因素有：①滴管的口径；②温度；③滴管口与液滴之间的距离。滴管距离冷却剂液面过高，液滴可能因撞击冷却剂液面而跌散，产生小的液滴，从而导致丸重差异。

例　冠心苏合滴丸

[处方]　苏合香 50g　冰片 105g　乳香（制）105g　檀香 210g　青木香 210g

[制法]　除苏合香、冰片外，乳香等其余 3 味药提取挥发油，药渣用 80% 乙醇加热回流提取 2 次，每次 2 小时，滤过，滤液回收乙醇至无醇味，减压浓缩至相对密度为 1.25～1.30 的稠膏，干燥，粉碎成细粉，另取聚乙二醇基质加热至熔化，依次加入苏合香、冰片、乳香等挥发油，混匀，制成滴丸，即得。

[备注]　乳香、檀香、青木香含挥发性成分，采用水蒸气蒸馏法和回流法提取有效部分；聚乙二醇为水溶性基质。因挥发性成分易挥发，故应后加，混匀后制成滴丸，每丸 40mg。含服或口服，一次 10～15 丸，一日 3 次。

细目七　丸剂的包衣与质量检查

要点一　丸剂包衣的目的、种类及材料

1. 包衣的目的

（1）防止主药氧化变质或挥发，可提高药物稳定性。
（2）减少药物的刺激性，掩盖不良气味。
（3）控制丸剂的溶散，如包肠溶衣等。
（4）防止吸湿及虫蛀。
（5）可改善外观，利于识别。

2. 包衣的种类及材料

（1）药物衣：包衣材料是处方中药物极细粉。常见的药物衣有朱砂衣、黄柏衣、雄黄衣、青黛衣、百草霜衣，以及红曲衣（消食健脾）、磁石衣（降气、行滞、祛痰）等；

（2）保护衣：包衣材料应无明显药理作用，且性质稳定，使主药与外界隔绝而起保护作用。主要有薄膜衣、糖衣、有色糖衣、滑石衣及有色滑石衣、明胶衣、树脂衣等。其中薄膜衣外观好，省时省工。

要点二　丸剂的质量检查

1. 丸剂

（1）外观：丸剂外观应圆整均匀、色泽一致。蜜丸应细腻滋润，软硬适中。蜡丸表面应光滑无裂纹，丸内不得有蜡点和颗粒。

（2）水分：照《中国药典》（一部）附录水分测定法测定，除另有规定外，蜜丸、浓缩蜜丸中所含水分不得过15.0%；水蜜丸、浓缩水蜜丸不得过12.0%；水丸、糊丸和浓缩水丸不得过9.0%；蜡丸不检查水分。

（3）重量差异：按丸服用的丸剂，照《中国药典》（一部）附录检查，均应符合规定。

以10丸为1份（丸重1.5g及1.5g以上的以1丸为1份），取供试品10份，分别称定重量，再与每份标示重量（每丸标示量×称取丸数）相比较（无标示重量的丸剂，与平均重量比较），按要求，超出重量差异限度的不得多于2份，并不得有1份超出限度1倍。

包糖衣丸剂应检查丸芯的重量差异并符合规定，包糖衣后不再检查重量差异，其他包衣丸剂应在包衣后检查重量差异并符合规定；凡进行装量差异检查的单剂量包装丸剂，不再进行重量差异检查。

（4）装量差异：单剂量分装的丸剂，进行该项检查。检查法：取供试品10袋（瓶），分别称定每袋（瓶）内容物的重量，每袋（瓶）装量与标示装量相比较，超出装量差异限度的不得多于2袋（瓶），并不得有1袋（瓶）超出装量差异限度1倍。

多剂量包装的丸剂照《中国药典》（一部）附录"最低装量检查法"检查，应符合规定。以丸数标示的多剂量包装丸剂，不检查装量。

（5）溶散时限：照《中国药典》（一部）附录"崩解时限检查法"片剂项下的方法加挡板进行检查。除另有规定外，小蜜丸、水蜜丸和水丸应在1小时内全部溶散；浓缩丸和糊丸应在2小时内全部溶散。

上述检查应在规定时间内全部通过筛网。如有细小颗粒状物未通过筛网，但已软化且无硬芯者可按符合规定论。

蜡丸照《中国药典》（一部）附录"崩解时限检查法"项下的肠溶衣片检查法检查，应符合规定。大蜜丸及研碎、嚼碎或用开水、黄酒等分散后服用的丸剂不检查溶散时限。

（6）微生物限度：照《中国药典》（一部）附录"微生物限度检查法"检查，应符合规定。

2. 滴丸剂

（1）外观：滴丸应圆整均匀，色泽一致，无粘连现象，表面无冷凝介质黏附。

（2）重量差异：以供试品20丸，精密称定总重量，再精密称定每丸的重量。每丸重量与平均丸重相比较，超出重量差异限度的不得多于2份，并不得有1份超出限度1倍。

包糖衣滴丸应检查丸芯的重量差异并符合规定，包糖衣后不再检查重量差异。包薄膜衣的滴丸应在包衣后检查重量差异并符合规定；凡进行装量差异检查的单剂量包装滴丸剂，不再进行重量差异检查。

（3）装量差异：单剂量分装的滴丸剂，应照下法检查，并符合规定。

取供试品10袋（瓶），分别称定每袋（瓶）内容物的重量，每袋（瓶）装量与标示装量相比较，超出装量差异限度的不得多于2袋（瓶），并不得有1袋（瓶）超出装量差异限度1倍。

（4）溶散时限：照《中国药典》（一部）附录"崩解时限检查法"检查，应在30分钟内全部溶散，包衣滴丸应在1小时内全部溶散。

（5）微生物限度：照《中国药典》（一部）附录"微生物限度检查法"检查，应符合规定。

（狄留庆）

第十四单元　颗粒剂

细目一　颗粒剂的分类与特点

颗粒剂系指药材提取物与适宜的辅料或药材细粉制成具有一定粒度的颗粒状剂型。颗粒剂原称冲剂或冲服剂，其中单剂量颗粒加适宜润滑剂压制而成的块状物习称为块状冲剂。

要点一　颗粒剂的特点

①保持了汤剂吸收较快、作用迅速的特点，又克服了汤剂临用时煎煮不便、服用量大、易霉败变质等缺点。
②制备工艺适于工业生产，且产品质量较稳定。
③剂量较小，携带、贮藏、运输较方便。
④为提高产品的稳定性或达到相应的释药目的，可将颗粒包衣或制成缓释制剂。
⑤某些品种具一定吸湿性，包装不严易吸湿结块，影响产品质量，应予以注意。

要点二　颗粒剂的分类

按溶解性能和溶解状态，颗粒剂可分为：①可溶性颗粒剂：又可分为水溶性颗粒剂和酒溶性颗粒剂两类。②混悬性颗粒剂：为加入药物细粉制成，冲服时呈均匀混悬状的颗粒剂。③泡腾颗粒剂：因加入适量泡腾崩解剂（如枸橼酸或酒石酸与适量的碳酸氢钠），冲服时遇水产生大量的二氧化碳气体，促使颗粒快速崩散溶解的颗粒剂。

此外还有无糖型颗粒剂,指不含蔗糖的颗粒剂,即可减小剂量,又可满足临床某些不宜进食糖类成分的患者需要。近年有生产应用的中药配方颗粒,实为单味中药颗粒剂。

细目二 颗粒剂的制法与质量要求

要点一 颗粒剂的制法

颗粒剂的制备工艺流程:原辅料的处理→制颗粒→干燥→整粒→包装。

1. 原辅料的处理

(1)原料的处理:因不同中药的有效成分不同,不同类型颗粒剂对溶解性的要求也不同,可采用不同的溶剂和方法进行提取和精制。如,水溶性颗粒剂一般多采用煎煮法提取,也可采用渗漉、浸渍及回流等提取方法,含挥发油的药材则宜采用"双提法"。

(2)辅料的选择:目前最常用的辅料为糖粉和糊精。此外还可根据应用需要选择使用β-环糊精和泡腾崩解剂。

(3)糖粉:为可溶性颗粒剂的优良赋形剂,并有矫味及黏合作用。一般经低温(60℃)干燥,粉碎过80~100目筛,备用。但是糖粉易吸湿结块,应注意密封保存,用前应过筛。

(4)糊精:为淀粉的水解产物。颗粒剂宜选用可溶性糊精。使用前应低温干燥、过筛。

(5)β-环糊精:为淀粉在环状糊精糖基转移酶作用下水解而成。将芳香挥发性成分制成包合物,再混匀于其他药物制成的颗粒中,可使液体药物粉末化,且增加油性药物的溶解度和药物的稳定性。

其他还有乳糖、可溶性淀粉、甘露醇、羟丙基淀粉等,大多具有吸湿性低、性质稳定等优点,应用前景广阔。

泡腾崩解剂的辅料系由有机酸与碳酸氢钠或碳酸钠等无机碱组成。常用的有机酸有枸橼酸、酒石酸、苹果酸等。

2. 制颗粒

目前常用的有湿法制粒和干法制粒等方法。干法制粒方法将在片剂有关章节中介绍,这里重点介绍湿法制粒方法。

(1)挤出制粒法:系指将药物细粉或稠膏与辅料置适宜的容器内混合均匀,加入润湿剂制成"手捏成团,压之即散"的软材,再以挤压方式通过14~22目筛网(板),制成均匀的颗粒。一般稠膏、糖粉、糊精的比例为1:3:1。小量制备可用手工制粒筛,大生产多用摇摆式颗粒机或旋转式制粒机。

颗粒质量与软材的质量、过筛条件等因素密切相关。若软材过软,制粒时易黏附在筛网中或压出来的颗粒成条状物;若软材过黏则形成团块不易压过筛网;若软材太干,黏性不足,通过筛网后则会呈疏松的粉粒或造成细粉过多。

(2)流化喷雾制粒:又称沸腾制粒和"一步制粒",目前多用于无糖型或低糖型颗粒剂的制备。该法系将约药物粉末与辅料置于流化喷雾制粒设备的流化室内,通入适宜温度的气流，使物料在流化状态下混合均匀，然后将液体黏合剂以雾状均匀喷入，使粉末被润湿而聚结成粒，经过反复的喷雾和干燥，直至颗粒大小符合要求时停止喷雾，一般形成的颗粒外形圆整，流动性好。

（3）喷雾干燥制粒：将药材浸提液经喷雾于干燥床内，经热气流干燥后制成的干浸膏粉。制粒过程在喷雾干燥器内完成。

3. 干燥

湿颗粒制成后，应及时干燥。干燥温度一般以60℃～80℃为宜。干燥时温度应逐渐上升，否则颗粒的表面干燥过快，易结成一层硬壳而影响内部水分的蒸发；且颗粒中的糖粉骤遇高温时会熔化，使颗粒变得坚硬。

颗粒的干燥程度应适宜，一般含水量控制在2%以内。

生产中常用的干燥设备有沸腾干燥床、烘箱、烘房等。

4. 整粒

湿颗粒干燥后，可能会有部分结块、粘连。因此，干颗粒冷却后须再过筛。一般过12～14目筛（一号筛）筛除粗大颗粒，然后过60目（五号筛）筛除去细粉，使颗粒均匀。筛下的细粉可重新制粒，或并入下次同一批号药粉中，混匀制粒。

处方中的芳香挥发性成分，可选用：①溶于适量乙醇中，雾化喷洒于干燥颗粒，密闭放置一定时间，待挥发油渗透均匀后包装。②可制成 β-CD 包合物后混入。

5. 包装

一般采用自动颗粒包装机进行分装。因颗粒剂中含有较多的浸膏和糖粉，极易吸湿软化，以至结块霉变，故应选用不易透气、透湿的包装材料，如复合铝塑袋、铝箔袋或不透气的塑料瓶等，并应于阴凉干燥处贮藏。

上述为水溶性颗粒的制备方法。

酒溶性颗粒的制法：因其应用时加入一定量的饮用白酒溶解成为澄清的药液而服用，因此原料药一般以60%左右（以欲制药酒的含醇量为准）乙醇为溶剂，采用渗漉法、浸渍法或回流法等方法，提取液经回收乙醇后，浓缩至稠膏状，制粒而成。制粒、干燥、整粒、包装等制备工艺同水溶性颗粒剂。

混悬型颗粒的制法：将处方中部分药材提取制成稠膏，选择处方中含热敏性、挥发性或淀粉较多药材及贵重细料药粉碎成细粉兑入，必要时添加适宜辅料，经制粒而制成。

泡腾型颗粒的制法：将泡腾崩解剂中有机酸与碳酸氢钠或碳酸钠分别与药材提取物混合制粒，干燥，整粒后混合包装于密闭的材料中，干燥处保存。

块状冲剂的制法：采用模压法或机压法。先将中药提取物、药材粉与糖粉等其他辅料充分混匀，制成颗粒。模压法系指用模具将颗粒压制成块，干燥而得；机压法则指干颗粒中加水溶性润滑剂后，用机器压制成块状物而得。

要点二　颗粒剂的质量要求

颗粒剂的质量检查项目包括：

（1）外观性状：颗粒剂外观应色泽一致，颗粒大小均匀，无吸潮、结块、潮解等现象。

(2) 溶化性：取供试品10g，加热水200ml，搅拌5分钟，不含药材原粉的可溶性颗粒应全部溶化，允许有轻微混浊。

(3) 水分：照"水分测定法"(《中国药典》附录)测定，除另有规定外，不得过6.0%。

(4) 粒度：除另有规定外，取供试品30g，称定重量，置药筛中，保持水平状态过筛，左右往返，边筛动边拍打3分钟。不能通过一号筛与能通过五号筛的总和不得超过供试量的15%。

(5) 装量差异：取单剂量包装的颗粒剂，装量差异限度应符合下列规定。

表14-1　　　　　　　　　　颗粒剂装量差异限度

标示装量或平均装量	装量差异限度
1.0g以下至1.0g	±10%
1.0g以上至1.5g	±8%
1.5g以上至6.0g	±7%
6.0g以上	±5%

多剂量包装的颗粒剂，照"最低装量检查法"(《中国药典》附录)检查，应符合规定。

(6) 微生物限度：照"微生物限度检查法"(《中国药典》附录)检查，应符合规定。

例1　感冒退热颗粒

[处方]　大青叶435g　板蓝根435g　连翘217g　拳参217g　制成1000g。

[制法]　以上四味，加水煎煮二次，每次煮1.5小时，合并煎液，滤过，滤液浓缩至相对密度约为1.08（90℃~95℃）的清膏，待冷至室温，加等量的乙醇使沉淀，静置，取上清液浓缩至相对密度约为1.38~1.40（60℃）的稠膏，备用。加入糖粉、糊精混匀，以适量乙醇为润湿剂制成软材，过14目镀锌铁丝筛，制粒，湿粒于60℃左右干燥，整粒，分装。

[备注]　本提取方法为水提醇沉法，制粒方法为湿法制粒。

例2　阿胶泡腾颗粒

[处方]　由阿胶、白糖、柠檬酸、碳酸氢钠、香精等组成。

[制法]　将方中阿胶、白糖粉碎、过筛，分成两等份。一份加入柠檬酸混匀，制成酸性颗粒，干燥；另一份加入碳酸氢钠混匀，制成碱性颗粒，干燥。将两种颗粒混匀，喷入香精，密闭，分装。

[备注]　方中柠檬酸有机酸，与碳酸氢钠合为赋形剂，白糖、香精为矫味剂。酸性颗粒和碱性颗粒应分别制粒，临用时遇水形成二氧化碳气体，为泡腾颗粒剂。

例3　小青龙颗粒

[处方]　麻黄154g　桂枝154g　白芍154g　干姜154g　细辛77g　甘草（蜜制）154g　法半夏231g　五味子154g　制成1000g。

[制法]　以上八味，细辛、桂枝提取挥发油，蒸发后的水溶液另器收集；药渣与白

芍、麻黄、五味子、甘草加水煎煮至味尽，合并煎液，滤过，滤液和蒸馏后的水溶液合并，浓缩至约1000ml；法半夏、干姜粉碎成粗粉，按照现行《中国药典》（一部）附录流浸膏剂与浸膏剂项下的渗漉法，用70%乙醇作溶剂，浸渍24小时后，进行渗漉，渗漉液回收乙醇，与上述药液合并，静置，滤过，滤液浓缩至相对密度为1.35～1.38（80℃）的清膏，加入蔗糖粉适量，混匀，制成颗粒，干燥，喷加上述细辛、桂枝的挥发油，混匀，即得。

[备注] 小青龙颗粒由小青龙汤剂型改革而来。方中细辛、桂枝含有挥发性成分，故采用双提法提取其挥发油及水溶性成分；法半夏、干姜则采用70%乙醇提取其有效成分。制成水溶性颗粒剂。

（贾永艳）

第十五单元　片剂

细目一　概述

要点一　片剂的特点

药物与适宜赋形剂混匀压制而成的圆片状或异型片状剂型，称为片剂。

药材提取物、药材提取物加药材细粉或药材细粉与适宜赋形剂混匀压制而成的圆片状或异型片状剂型，称为中药片剂。

片剂的特点为：①剂量准确，药物含量均匀。②质量稳定，易氧化变质或潮解的药物可借助包衣加以保护，光线、水分、空气对其影响较小。③服用、携带、运输和贮存较方便。④可实现机械化生产，产量大，成本低。⑤通常片剂的溶出度和生物利用度较丸剂好。⑥品种丰富，能满足医疗、预防用药的不同需求。

不足之处：①制备或贮藏不当会影响片剂的崩解、吸收，含挥发性成分的片剂贮存较久时含量下降。②儿童和昏迷病人不易吞服。③片剂中药物的溶出度和生物利用度较胶囊剂、散剂稍差。

要点二　片剂的分类

按给药途径结合制法与作用，分类如下：

1. 口服片

（1）普通压制片（素片）：系指药物与赋形剂混合后，经压制而成的片剂。一般不包衣的片剂多属此类。如暑症片。

（2）包衣片：系指在压制片（常称片心）外包有衣膜的片剂。如糖衣片、薄膜衣片、肠溶衣片等。如盐酸黄连素片。

（3）咀嚼片：系指在口腔内嚼碎后咽下的片剂。多用于维生素类及治疗胃部疾患的药物。如干酵母片。

（4）泡腾片：系指含有泡腾崩解剂的片剂。遇水可产生二氧化碳气体而使片剂快速崩解。且可以溶液形式服用。如大山楂泡腾片。

（5）分散片：系指遇水能迅速崩解均匀分散的片剂。一般由药物、崩解剂和遇水形成高黏度的溶胀辅料组成。可吞服、咀嚼或含吮。如复方阿司匹林分散片。

（6）多层片：系指由两层或多层组成的片剂。各层含不同药物，或各层药物相同而辅料不同，可避免复方药物间的配伍变化，可制成长效片剂，或改善片剂的外观。如复方氨茶碱片。

（7）其他：尚有缓释片、控释片、纸型片等。

2. 口腔用片剂

（1）口含片：系指含在颊腔内缓缓溶解而发挥作用的压制片。如复方草珊瑚含片、桂林西瓜霜含片。

（2）舌下片：系指置于舌下使用的片剂。本类片剂药物由舌下黏膜直接吸收而呈现全身治疗作用，可避免药物的首过作用。如硝酸甘油片。

3. 外用片

（1）阴道用片：系指置于阴道内产生治疗作用的压制片。如鱼腥草素泡腾片。

（2）外用溶液片：系指加适量水或缓冲液即可溶解，制成一定浓度的溶液后供外用的片剂。常作消毒、洗涤及漱口用。如复方硼砂漱口片等。

还有可供外用的微囊片、植入片等。

4. 中药片剂的分类

中药片剂按其原料特性可分为以下四种类型：

（1）提纯片：系指将处方中药材经过提取，得到有效成分或有效部位，以提纯物作为原料，加适宜的赋形剂制成的片剂。如银黄片。

（2）全粉末片：系指将处方中全部药材粉碎成细粉作为原料，加适宜的赋形剂制成的片剂。如参茸片。

（3）半浸膏片：系指将处方中部分药材经提取制得浸膏，与剩余药材细粉加适宜的赋形剂制成的片剂。如牛黄解毒片。

（4）全浸膏片：系指将处方中全部药材用适宜的溶剂和方法提取制得浸膏，加适宜的赋形剂制成的片剂。如穿心莲片、当归浸膏片。

细目二 片剂的赋形剂

片剂的赋形剂系指片剂中除主药以外的一切附加物料的总称，亦称辅料。制片时加入辅料的目的是确保压片物料的流动性、润滑性、可压性及其成品的崩解性等。片剂辅料必须具有较高的物理和化学稳定性，不与主药及其他辅料相互反应，不影响主药的溶出、吸收和含量测定，对人体无害，且价廉易得。按其用途分为稀释剂和吸收剂、湿润剂和黏合剂、崩解剂、润滑剂四类。

要点一 稀释剂与吸收剂

稀释剂和吸收剂统称为填充剂。稀释剂适用于主药剂量小于0.1g、含浸膏量多或黏性太大而制片困难者。吸收剂适用于含有较多挥发油、脂肪油或其他液体原料药。

1. 淀粉

淀粉为最常用的稀释剂、吸收剂和崩解剂。为白色细粉，性质稳定，能吸收12%～15%的水分而不潮解，能与大多数药物配伍；不溶于冷水及乙醇，在水中加热到62℃～72℃可糊化；遇水膨胀，遇酸或碱在潮湿状态及加热时逐渐水解而失去膨胀作用。本品种类多，价廉易得，其中以玉米淀粉较为常用。淀粉的可压性差，使用量不宜太大，与适量糊精、糖粉合用可增加其黏合性。天花粉、怀山药等含淀粉较多的中药，可粉碎成细粉加入，兼有稀释剂、吸收剂和崩解剂的作用。

2. 预胶化淀粉（又称可压性淀粉）

白色或类白色粉末。为淀粉经物理或化学改性，淀粉粒全部或部分破坏的产物；微溶于冷水，不溶于有机溶剂；有良好的可压性、流动性和自身润滑性，并兼有黏合和崩解性能。尤适于粉末直接压片。

3. 糊精

糊精为淀粉水解的中间产物，白色或微黄色细粉；不溶于醇，微溶于水，能溶于沸水成黏胶状溶液，并呈弱酸性。常与淀粉配合用作填充剂，兼有黏合剂作用。糊精用量较多时宜选用乙醇为润湿剂，以免颗粒过硬。糊精对某些药物的含量测定有干扰，应予以注意。

4. 糖粉

糖粉为蔗糖粉碎而成的白色细粉，味甜，溶于水，易吸潮结块。为片剂优良的稀释剂，兼有矫味和黏合作用。多用于口含片和咀嚼片。与淀粉、糊精配合使用，可代替乳糖。糖粉具有吸湿性，用量过多会使制粒、压片困难，久贮使片剂硬度增加。不宜与酸性或强碱性药物配伍使用。

5. 乳糖

乳糖为自动物乳中提取制成的白色结晶性粉末，略带甜味；溶于水，难溶于醇；无吸湿性；具有良好的流动性、可压性，制成的片剂光洁美观，硬度适宜，不影响药物的溶出，对主药的含量测定影响小，久贮不延长片剂的崩解时限，尤适用于吸湿性药物；质量稳定，可与大多数药物配伍，是一种优良的填充剂。喷雾干燥乳糖可作粉末直接压片辅料。

6. 硫酸钙

硫酸钙为白色或微黄色粉末，不溶于水，无吸湿性，性质稳定，可与大多数药物配伍；对油类有较强的吸收能力，并能降低药物的吸湿性。常用硫酸钙二水物为片剂的吸收剂。硫酸钙半水物遇水易硬结，不宜选用。

7. 磷酸氢钙

磷酸氢钙为白色细微粉末或晶体，呈弱碱性，不溶于水，无吸湿性，能减轻药物吸湿性，具有良好的稳定性和流动性。磷酸钙与其性状相似，两者均为中药浸出物、油类及含油浸膏的良好吸收剂。

8. 其他

氧化镁、碳酸钙、碳酸镁等均可作为吸收剂，适于含挥发油和脂肪油较多的中药制片。另外，甘露醇为白色结晶性粉末，清凉味甜，易溶于水；无吸湿性，且可压性好，常作为口含片的稀释剂和矫味剂。

要点二　润湿剂与黏合剂

润湿剂与黏合剂在制片中具有使固体粉末黏结成型的作用。

润湿剂系指本身无黏性，但能润湿并诱发药粉黏性的液体，适用于具有一定黏性的药料制粒压片。如适宜浓度的乙醇或水。

黏合剂系指本身具有黏性，能增加药粉间的黏合作用，以利于制粒和压片的辅料，适于没有黏性或黏性不足的药料制粒压片。黏合剂分为固体和液体两种类型，一般液体黏合剂的黏性较大，如淀粉浆、糖浆等；固体黏合剂（也称"干燥黏合剂"）往往兼有稀释剂作用。

常用的润湿剂与黏合剂简介如下：

（1）水：润湿剂。一般应使用制药纯水（蒸馏水、去离子水等），采用喷雾法加入。由于水易造成结块，一般配制成不同浓度的乙醇。不适于易溶于水或易水解的药物。

（2）乙醇：润湿剂。常用浓度为30%～70%。凡药物具有黏性，遇水后黏性过强而不易制粒；或遇水受热易变质；或药物易溶于水，难以制粒；或干燥后颗粒过硬时，均宜采用不同浓度的乙醇作为润湿剂。如中药浸膏粉、半浸膏粉制粒时均采用乙醇作润湿剂，用大量淀粉、糊精或糖粉作赋形剂者亦常用乙醇作润湿剂。乙醇浓度愈高，粉料被润湿后黏性愈小。

（3）淀粉浆：黏合剂。浓度一般为8%～15%，以10%最为常用。能均匀地润湿片剂粉料，制出的片剂崩解性能好；对药物的溶出影响小，同时它也是色素的良好载体。适用于对湿热稳定，且药物本身不太松散的品种。

（4）糖浆：黏合剂。为蔗糖水溶液。不宜用于酸性或碱性较强的药物，以免产生转化糖，增加引湿性而不利于制片。其他还有饴糖、炼蜜和液状葡萄糖，都具有较强的黏性，适用范围与糖浆类似，但均具一定引湿性，应控制其用量。

（5）胶浆类：黏合剂。如阿拉伯胶浆和明胶浆。均具有强黏合性，压成的片剂硬度大，适用于可压性差的松散性药物或硬度要求大的口含片。常用浓度为10%～20%。使用时应注意浓度和用量，若浓度过高、用量过大会影响片剂的崩解和药物的溶出。

（6）纤维素衍生物：黏合剂。如甲基纤维素、羧甲基纤维素钠、低取代羟丙基纤维素和羟丙基甲基纤维素等。常用浓度为1%～5%。此外还有乙基纤维素，溶于乙醇而不溶于水，对片剂的崩解和释药有阻滞作用，可用作缓释制剂的辅料。

另外，还有微晶纤维素、改性淀粉均为干燥黏合剂，具有稀释-黏合-崩解作用，因此多用于粉末直接压片。

要点三 崩解剂

崩解剂系指能促使片剂在胃肠液中迅速崩解成小粒子的赋形剂。除口含片、舌下片、长效片和植入片外，一般片剂均需加入崩解剂。

1. 片剂的崩解机理

片剂的崩解机理有以下几个方面：

（1）毛细管作用：能使片剂保持压制片的孔隙结构，形成易于润湿的毛细管通道，能被水润湿，与水接触后水能迅速随毛细管通道进入片剂内部，促使片剂崩解，称为毛细管作用。如淀粉及其衍生物和纤维素类衍生物的崩解作用。

（2）膨胀作用：由于吸水后充分膨胀，体积增大而使片剂崩解，称为膨胀作用。如羧甲基淀粉及其钠盐的崩解作用。

（3）产气作用：遇水产生气体，借气体的膨胀而使片剂崩解，称为产气作用。例如泡腾崩解剂。

（4）酶解作用：当加入某些酶时，遇水即能迅速崩解，称为酶解作用。如淀粉与淀粉酶、纤维素与纤维素酶等。

2. 常用崩解剂

（1）干燥淀粉：为最常用的崩解剂。多用玉米淀粉，用量一般为处方量的5%~20%，用前100℃干燥1小时。本品适用于不溶性或微溶性药物的片剂。其缺点是可压性较差，流动性不好，故用量不宜过多。

（2）羧甲基淀粉钠（CMS－Na）：为优良的崩解剂。具良好的流动性和可压性；遇水后，体积可膨胀200~300倍；亦可作为直接压片的干燥黏合剂和崩解剂。适用于可溶性和不溶性药物。

（3）低取代羟丙基纤维素（L－HPC）：为良好的崩解剂。在水中不易溶解，但有强吸水性，吸水后容积膨胀度较淀粉大4.5倍，崩解作用好。

（4）泡腾崩解剂：通常由枸橼酸或酒石酸与碳酸氢钠组成，遇水产生二氧化碳气体而使片剂崩解。

（5）表面活性剂：辅助崩解剂。能增加药物的润湿性，促进水分的渗入，促速片剂崩解。常用品种有聚山梨酯－80、月桂醇硫酸钠等。宜与干燥淀粉混合使用，以提高崩解效果。

3. 片剂崩解剂的加入方法

片剂崩解剂的加入方法，主要有以下几种：

（1）内加法：将崩解剂与主药等混合后制成颗粒。崩解作用起自颗粒内部，使颗粒全部崩解。其缺点是崩解作用较弱，因其包于颗粒内，与水接触较迟缓，在制粒过程中已接触湿和热。

（2）外加法：将崩解剂加到经整粒、干燥后的颗粒中，崩解作用起自颗粒之间，崩解迅速。如将淀粉制成空白颗粒与药物颗粒混匀后压片。缺点是由于崩解作用起自颗粒之间，颗粒不易崩解成粉粒，溶出稍差。

（3）内外加法：将部分崩解剂与药物混合制颗粒，另一部分加在干颗粒中，当片剂遇水时首先崩解成颗粒,然后再分散成细粉。

要点四　润滑剂

润滑剂系指能增加颗粒流动性,减少颗粒与冲模内摩擦力,具有润滑作用的赋形剂,称为润滑剂。润滑剂的作用有以下三个方面:①助流性,增加颗粒的流动性,减少颗粒间摩擦力,这种润滑剂又可称为助流剂。②抗黏着(附)性,减轻原料黏着于冲模表面,这种润滑剂又可称为抗黏着(附)剂。③润滑性,降低颗粒间以及颗粒与冲模间摩擦力,易于出片,称为润滑剂。

常用的润滑剂有:

(1) 硬脂酸镁(钙):为白色细腻轻松粉末,润滑性强,附着性好。本品为疏水物,用量大会影响片剂崩解,适用于易吸湿的颗粒;它具弱碱性,不适用于遇碱不稳定的药物。一般用量为干颗粒的 0.3% ~1%。

(2) 滑石粉:为白色至灰白色结晶性粉末,不溶于水,但具亲水性;有较好的润滑性和助流性。用量一般为干颗粒重的 3% 左右。

(3) 氢化植物油:为良好的润滑剂。不适用于碱性润滑剂的药物,均可使用本品。

(4) 聚乙二醇 4000 或 6000:为水溶性润滑剂,适用于溶液片或泡腾片。用量为 1% ~4%。

(5) 微分硅胶:良好的助流剂。特别适用于油类和浸膏类药物。用量为 0.15% ~3%。

细目三　片剂的制备

片剂的制法可分为颗粒压片法和直接压片法两大类,目前以颗粒压片法应用最多。颗粒压片法又可分为湿法制粒压片法和干法制粒压片法。

要点一　制颗粒

由于制成颗粒后再压片,可改善物料的流动性和可压性,因此制颗粒往往是压片的前过程。

1. 制粒的目的

(1) 增加物料的流动性。由于细粉流动性差,不能从饲料斗中顺利地流入模孔中,时多时少,易造成片剂的重量差异或出现松片。药物粉末的休止角一般为 65°左右,而颗粒的休止角一般要求为 40°以下,制成颗粒后可增加流动性。

(2) 减少细粉吸附和容存的空气,以减少药片的松裂。细粉比表面积大,吸附和容存的空气多,当冲头加压时,粉末中部分空气不易及时逸出而被压在片剂内,当压力移去后,片剂内部空气膨胀,以致产生药片的松片、裂片等现象。

(3) 避免粉末分层。当处方中有原辅料粉末密度不一时,在压片过程中,由于压片机的振动,使重者下沉,轻者上浮,产生分层现象,以致含量不准。

(4) 避免细粉飞扬。细粉压片粉尘多,易黏附于冲头表面或模壁,造成黏冲、拉模等现象。

针对不同原料的制粒方法可分为提纯物制粒法、药材全粉末制粒法、药材细粉与稠浸膏混合制粒法、全浸膏制粒法。

2. 制粒方法

分为湿法制粒法和干法制粒法。

（1）湿法制粒：湿法制粒系指将药料加入润湿剂或黏合剂制成软材，制颗粒的方法。大致分为挤出制粒法、滚转制粒法、流化喷雾制粒法和喷雾干燥制粒法等。

湿颗粒应及时干燥，以免结块或受压变形。干燥温度视原料性质而定，一般为60℃~80℃。含挥发性及苷类成分或遇热不稳定的药物干燥温度应控制在60℃以下。

（2）干法制粒：干法制粒系指不用润湿剂或液态黏合剂而制成颗粒的方法。其特点是：物料不经过湿和热的处理，既可缩短工时，又可提高对湿、热敏感药物产品的质量。分为滚压法和重压法。

干颗粒的质量要求如下：

①主药含量：按该片剂成品的检验方法进行测定。

②含水量：中药压片用干颗粒含水量一般为3%~5%；化学药干颗粒含水量为1%~3%，但个别品种可例外。

③颗粒大小、松紧度：应根据片重和片径来选择颗粒的粒度，大片可用较大颗粒，小片则用较小颗粒，否则会造成较大的片重差异。颗粒过硬，压片易产生麻面；颗粒过松易碎裂成细粉，压片时产生松片、裂片等现象。

（3）压片前干颗粒的处理

①整粒：系指干颗粒再次通过筛网使之分散成均匀干粒的操作。

②加挥发油或挥发性药物：处方中含有挥发油时，最好加于整粒时从干颗粒中筛出的部分细粒或细粉中，混匀后，再与其他干粒混匀。或用少量乙醇溶解后与其他成分研磨共熔后，喷雾于颗粒混匀。加入挥发性成分的干颗粒应立即密闭放置数小时，使挥发性成分在颗粒中渗透均匀；若挥发油含量较多，可用适量吸收剂将油吸收后，混匀后压片；亦可将挥发油微囊化或制成β-环糊精（β-CD）包合物，既减少挥发性成分的损失又便于制粒压片。

③加润滑剂：润滑剂应在整粒后筛入干颗粒中，混匀即可。

要点二 压片

中药片剂的制备工艺流程如下：

中药材→洁净、炮制、粉碎、提取→加辅料→混合→加润湿剂或黏合剂制软材→制颗粒→干燥→整粒→加润滑剂压片→（包衣）→质量检查→包装

1. 中药原料的处理

中药原料处理的一般原则：①有效成分明确的药材采用特定的方法和溶剂提取后制片。②含淀粉较多的药材、贵重药、毒剧药、树脂类药及受热有效成分易破坏的药材等，一般粉碎成100目左右细粉，用适当方法灭菌后备用。③含挥发性成分较多的药材宜用双提法，先提取挥发性成分另置，药渣再加水煎煮或将蒸馏后剩余药液制成稠膏或干浸膏粉；也可单提挥发油。④含脂溶性有效成分的药材，可用适宜浓度的乙醇或其他溶剂以适当的方法提取，再浓缩成稠膏。⑤含水溶性有效成分，或含纤维较多、黏性较大、质地泡松或坚硬的药材，以水煎煮，浓缩成稠膏，必要时采用高速离心或加乙醇等纯化方法去除杂质，再制成稠膏或干浸膏。

2. 片重计算

中药片剂试制过程中,处方药料的片数与片重未定时,可按下式计算片重:

片重 =（干颗粒重 + 压片前加入的辅料重量）/理论片数

例:将复方汤剂200付制成片剂,经提取后制成干颗粒640g,压片前需加入1%硬脂酸镁为润滑剂,混匀后压片。若要求制成的片剂每付（日剂量）分三次服,每次3片,请计算片重。

解:片重 = (g) $= \dfrac{640 + 640 \times 1\%}{200 \times 3 \times 3} = 0.36g$

3. 压片方法

根据制粒与否,或制粒方法的不同,压片方法一般分为湿法制粒压片法、干法制粒压片法和全粉末直接压片法。这里补充介绍粉末直接压片法。

全粉末直接压片法系指将药物粉末与适宜的辅料混匀后,不经过制颗粒而直接压片的方法。其优点是:省去制粒、干燥等工序,降低了成本,有利于自动化连续生产;无湿热过程,提高了药物的稳定性。应从以下两个方面入手:①选择具有良好的可压性和流动性的辅料。用于药粉直接压片的辅料有微晶纤维素、改性淀粉、聚乙二醇4000、聚维酮等,具有一定的黏合作用,同时又具有填充剂的作用。②改进压片机械的性能。在加料斗加装振荡器或电磁振荡器等装置,利用上冲转动时产生的动能来撞击物料,使粉末均匀流入模孔,避免造成片重差异超限;在压片机上增设预压装置或减慢车速,延长受压时间,均利于排出粉末中的空气,减少裂片;采用自动密闭加料装置,克服药粉飞扬;安装吸粉器,克服漏粉。

4. 压片过程中可能发生的问题及解决办法

压片过程中,因药料性质、颗粒松紧、大小、含水量,环境的温、湿度,压片机性能等原因,可能发生松片、裂片、黏冲、片重差异超限、崩解迟缓等问题,从而影响压片操作和片剂质量,应及时分析,查找原因,对症解决。

(1) 松片

片剂硬度不够,即将其置中指和食指间,用拇指轻压就碎裂的现象称为松片。其产生原因和解决办法为:

①润湿剂或黏合剂品种不当或用量不足,致使压片物料细粉过多;含纤维、角质类、矿物类药量多,缺乏黏性或具弹性,致使颗粒松散不易压片;颗粒疏松,流动性差,致填充量不足而产生松片。可加入干燥黏合剂,或另选黏性较强的黏合剂或适当增加其用量重新制粒。

②药料中含挥发油、脂肪油等成分较多,易引起松片。若为无效成分,可用压榨法或脱脂法去油。若为有效成分,可加适宜的吸收剂吸收,也可制成微囊或包合物备用。

③制剂工艺不当。如药液浓缩时温度过高,使部分浸膏炭化,降低黏性;或浸膏粉细度不够,致黏性减小等,均可采用新技术改进制剂工艺。如颗粒过干,压片时造成弹性变形,硬度差,可采用相应方法,调控颗粒中的含水量。

④压片时压力过小或车速过快。受压时间过短常引起松片,可适当增大压力,减慢车速。如因磨损而致冲头长短差异,冲头短则模孔中颗粒所受压力变小,或下冲下降不灵活致模孔中颗粒填充不足等。应更换冲头。

⑤片剂露置过久，吸湿膨胀而松片。应在干燥、密闭条件下贮藏。
（2）裂片

片剂受到震动或经放置后，从腰间开裂或顶部脱落一层，称裂片。其产生原因及解决办法为：

①压片物料细粉过多，或颗粒过粗、过细。原料为针、片状结晶，且结晶过大，黏合剂未进入晶体内部引起裂片，可采用与松片相同的处理方法。

②颗粒中含油类成分或纤维成分较多时易引起裂片，可加用吸收剂或糖粉克服。

③颗粒过干或药物失去结晶水过多引起裂片，可喷洒适量稀乙醇湿润，或与含水量较高的颗粒掺和后压片。

④压片时压力过大，或车速过快。颗粒中空气未逸出造成裂片，可调节压力或减慢车速。

⑤冲模不合要求。如模圈因摩擦而致中间孔径大于口径，片剂顶出时易裂片。冲头磨损向内卷边，或上冲与模圈不吻合，压力不均匀，使片剂部分受压过大而造成顶裂。可更换冲模。

（3）黏冲

压片时，因冲头和模圈上黏着细粉，致片剂表面不光、不平或有凹痕，称为黏冲。其产生原因及解决办法为：

①颗粒含水量过高，或药物易吸湿，室内温度、湿度过高等均易产生黏冲。应重新干燥颗粒，车间保持一定温、湿度。

②润滑剂用量不足或分布不均匀。应增加用量，并充分混合。

③冲模表面粗糙或有缺损，冲头刻字（线）太深，或冲头表面不洁净。应更换冲模，并擦净冲头表面。

（4）片重差异超限

片重差异超限系指片剂重量差异超过药典规定的限度。产生的原因及解决办法为：

①压片颗粒粗细相差过大，或颗粒流动性差，致模孔中颗粒填充量不均等，使片重差异增大。宜筛去过多的细粉，减少粗细差异，并掌握好颗粒的干湿度，或重新制粒。

②润滑剂用量不足或混合不匀，致压片加料时颗粒的流速不一，使填充不等，片重差异变大。应适量增加润滑剂，并充分混匀。

③两侧加料器安装高度不同，或加料器堵塞，使填充颗粒的速度不一，或冲模不灵活，致颗粒填充量不一。应停机检查，调整后再压片。

（5）崩解时间超限

崩解时间超限系指片剂崩解时间超过药典规定的时限。崩解迟缓的原因及解决办法为：

①崩解剂的品种、用量及加入方法不当，或干燥不够均影响片剂的崩解和溶出。应调整崩解剂品种或适当增加用量，并改进加入方法，如改内加法为内外加结合法等。

②黏合剂黏性太强，用量过多；或疏水性润滑剂用量过大。应选用适宜的黏合剂或润滑剂，并调整其用量。

③压片颗粒粗硬或压力过大，致片剂坚硬，崩解迟缓，溶出变慢。应将颗粒适当破碎或适当减小压力。

④贮存温度较高或引湿后，含胶、糖或浸膏的片子崩解时间可能会延长。应注意贮放条件。

此外，中药片剂还可能发生花斑或溶出超限等问题。

细目四　片剂的包衣

要点一　片剂包衣的目的

片剂包衣是指为使片内药物与外界隔离而在其表面包上一层物料的操作。被包的压制片称作"片心"，包上的物料称作"衣料"，包成的片剂称作"包衣片"。

片剂包衣的目的如下：

（1）增加药物的稳定性。防潮，避光，隔绝空气。

（2）掩盖药物的不良气味。避免吞服后恶心、呕吐。

（3）控制药物释放的部位。如包肠溶衣，使药物在肠道释放和吸收，或防止胃酸或胃酶对药物的破坏或药物对胃的刺激。

（4）控制药物的释放速度。如利用包衣技术，制备缓释或控释片剂，减少服药次数，降低不良反应。

（5）改善片剂的外观。使患者乐于服用，便于识别。

要点二　片剂包衣物料的种类

片剂的包衣一般分为糖衣、薄膜衣、肠溶衣三种。

（1）糖衣：糖衣片系指衣层以蔗糖、滑石粉为主的包衣片。应用最早，至今仍有广泛应用。糖衣料包括糖浆（有色糖浆）、胶浆、滑石粉、白蜡等。

①糖浆：浓度为65%~75%（g/g），用于粉衣层的粘结或作为糖衣层衣料。

②有色糖浆：为含可溶性食用色素的糖浆。常用色素有柠檬黄、日落黄、胭脂红、苋菜红、姜黄、亮蓝和靛蓝等，用量为0.03%左右，可单独或配合应用，用于有色糖衣层。

③胶浆：常用作黏结剂，可增加衣层黏性、塑性和牢固性，并对片心起保护作用。常用品种有15%明胶浆、35%阿拉伯胶浆、4%白及胶浆等。用于隔离层。

④滑石粉：作为包粉衣料，宜选用白色粉末，用前过100目筛。可增加片剂的洁白度和对油类的吸收。用于粉衣层。

⑤白蜡（虫蜡）：用于糖衣片打光。

包糖衣工序为：包隔离层→粉衣层→糖衣层→有色糖衣层→打光。

①隔离层：系指包在片心外的起隔离作用的胶浆状物衣层。将片心与糖衣隔离，防止药物吸潮变质及糖衣破坏。用于含引湿性、易溶性或酸性药物的片剂。一般包4~5层。

②粉衣层（粉底层）：系指使衣层迅速增厚，消除药片原有棱角，为包糖衣层打基础的衣料层。包衣物料为糖浆及滑石粉等。不需包隔离层的片剂可直接包粉衣层。一般包15~18层。

③糖衣层：系指由糖浆缓缓干燥形成的蔗糖结晶体连接而成，增加衣层的牢固性和甜味，使片面坚实、平滑的衣料层。一般包10~15层。

④有色糖衣层：为增加美观，便于区别不同品种的色衣层。见光易分解破坏的药物包深色糖衣层有保护作用。先用浅色糖浆，颜色由浅渐深，易使色泽均匀。一般包8~15层。

⑤打光：在包衣片衣层表面打上薄薄一层虫蜡，可使片衣表面光亮，且有防潮作用。

（2）薄膜衣：薄膜衣系指以高分子聚合物为衣料形成的薄膜衣片，又称保护衣。与糖衣相比，薄膜衣具有以下优点：①节省辅料，衣层薄而增重少。②操作简化，生产周期短。③衣层牢固强度好，对片剂崩解影响小。由于不能完全掩盖片剂原有色泽，可包成半薄膜衣片以弥补不足，即先将片心包粉衣，待其棱角消失、色泽均匀后再包薄膜衣。

薄膜衣料：包括成膜材料和增塑剂、着色剂、溶剂和掩蔽剂。

要求：成膜材料应具有可塑性，能形成牢固的薄膜；能溶解或均匀分散于乙醇、丙酮等有机溶剂中（目前也有新型水性薄膜衣料），易于包衣操作；无毒，无不良气味；对光、热、湿性质稳定；在消化道中能迅速溶解或崩解。

增塑剂能增加成膜材料的可塑性，使衣层保持较好的柔韧性，减少裂纹发生。着色剂能掩盖片心色泽，便于识别或增加避光稳定性等。

常用薄膜衣材料如下：

①纤维素类及其衍生物

羟丙基甲基纤维素（HPMC）：为应用广泛的薄膜包衣材料，成膜性优良，膜坚韧透明，不易粘连与破碎，对片剂崩解度影响小。本品有多种黏度等级，浓度在2%~10%不等。薄膜包衣，低黏度级高浓度用水性溶液，高黏度级用有机溶剂溶液。欧巴代（Opadry）即为含有HPMC的包衣材料，有胃溶、肠溶等类型。

羟丙基纤维素（HPC）：可溶于胃肠液中，黏性较大，多与其他薄膜衣料混合使用。常用浓度为5%乙醇溶液。

②丙烯酸树脂类聚合物：丙烯酸树脂Ⅳ号：为较理想的胃溶型薄膜衣材料，其成膜性、防水性优异；无需加增塑剂，不易粘连。与适量玉米朊合用可提高抗湿性，与羟丙基甲基纤维素合用可改进外观并降低成本。国外商品名为"Eudragit"，有胃溶型、肠溶型、不溶型等多种型号。为常用成膜材料。

③聚乙烯吡咯烷酮：为常用成膜材料。用5%乙醇溶液可供包薄膜衣，成膜坚固，添加适量聚乙二醇6000可改善其弹性。

④水溶性增塑剂：如甘油、聚乙二醇、丙二醇等。

⑤非水溶性增塑剂：如蓖麻油、乙酰单甘油酸酯、邻苯二甲酸酯等。

（3）肠溶衣：肠溶衣片系指在37℃的人工胃液中2小时以内不崩解或不溶解，而在人工肠液中1小时内崩解或溶解，并释放出药物的包衣片。

凡药物易被胃液（酶）所破坏或对胃有刺激性，或需要在肠道发挥疗效者，均需包肠溶衣，以使片剂安全通过胃而到达肠中崩解或溶解而发挥疗效。

肠溶衣物料必须具有在不同pH值溶液中溶解度不同的特性，可抵抗胃液的酸性侵蚀，而到达小肠时能迅速溶解或崩解。

常用肠溶衣物料主要有以下品种：

①丙烯酸树脂Ⅱ号、Ⅲ号。常用肠溶衣料。丙烯酸树脂Ⅱ号和Ⅲ号溶于乙醇，不溶于水和酸，Ⅱ号在pH6以上、Ⅲ号在pH7以上成盐溶解。目前常用Ⅱ号和Ⅲ号混合液包衣，

调整二者用量比例，可得到不同溶解性能的衣料。

②虫胶。俗称洋干漆，是昆虫分泌的一种天然树脂，20世纪30年代曾被广泛用于包肠溶衣。

③羟丙基甲基纤维素酞酸酯（HPMCP）、乙基纤维素（EC）等也可选作肠溶薄膜衣物料。

要点三　片剂包衣的方法

片剂包衣的方法有滚转包衣法、流化床包衣法和压制包衣法等。

细目五　片剂的质量检查

要点一　外观检查

取样品100片平铺于白底板上，置于75W白炽灯的光源下60cm处，在距离片剂30cm处用肉眼观察30秒。检查结果应为：完整光洁；色泽均匀；杂色点0.15~0.18mm应<5%，麻面<5%，中药粉末片除个别外应<10%，并不得有严重花斑及特殊异物；包衣片有畸形者不得超过0.3%。

要点二　硬度检查

用硬度计或片剂四用测定仪测定硬度。一般中药压制片硬度在2~3kg，大片则3~10kg，视片剂品种而异。

要点三　重量差异

按《中国药典》一部附录重量差异检查法检查，应符合规定。取供试品20片，每片重量与标示片重（或平均片重）相比较，超出重量差异限度的不得多于2片，并不得有1片超出限度1倍。糖衣片的片心检查重量差异应符合规定，包糖衣后不再检查重量差异。除另有规定外，其他包衣片应在包衣后检查重量差异并符合规定。

要点四　崩解时限

按《中国药典》一部附录崩解时限检查法检查。除另有规定外，供试品6片检查结果应符合：药材原粉片30分钟内应全部崩解；浸膏（半浸膏）片、糖衣片、薄膜衣片各片均应在1小时内全部崩解。肠溶衣片先在盐酸溶液（9→1000）中检查2小时，每片均不得有裂缝、崩解或软化现象；再在磷酸盐缓冲液（pH6.8）中进行检查，1小时内应全部崩解。泡腾片分别置盛有200ml水（水温为15℃~25℃）的烧杯中，有许多气泡放出，当片剂或碎片周围的气体停止逸出时，片剂应溶解或分散在水中，无聚集的颗粒残留，除另有规定外，各片均应在5分钟内崩解。

要点五　鉴别试验

按照组方原则首选君药与臣药，采用灵敏度高、专属性强的生药及化学对照品薄层鉴别检查,以确定处方中各药物的存在。贵重药、毒性药也须鉴别。

要点六　含量测定

抽取一定数量的片剂,选择处方中的君药(主药)、贵重药、毒性药依法测定每片中主成分的平均含量,应在规定限度以内。

要点七　溶出度

按《中国药典》(二部)溶出度测定法测定,应符合规定。溶出度系指片剂或胶囊剂等固体剂型中的难溶性药物在规定溶剂中溶出的速度和程度。口服缓释剂、控释制剂和难溶性药物片剂,以及剂量小、药效强、副作用大的药物片剂均应测定。

例1　银黄片

[处方]　金银花提取物100g　黄芩素80g　淀粉　硬脂酸镁适量　制成1000片。

[制法]　取金银花提取物和黄芩素,加适量淀粉混合均匀,以乙醇为润湿剂制粒,60℃干燥,整粒,加适量硬脂酸镁混匀,压片,包柠檬黄糖衣,即得。

[备注]　本制剂为提纯片。

例2　参茸片

[处方]　人参80g　鹿茸14g　淀粉　糖粉　硬脂酸镁适量　制成1000片。

[制法]　将人参、鹿茸分别粉碎成细粉,过100目筛。各取净粉,加淀粉适量,混匀;以稀糖浆为黏合剂制粒,低温干燥,整粒,加适量润滑剂压片,包糖衣,即得。

[备注]　本制剂为原粉片。人参、鹿茸均为贵重药。

例3　牛黄解毒片

[处方]　牛黄5g　雄黄50g　石膏200g　大黄200g　黄芩150g　桔梗100g　冰片25g　甘草50g

[制法]　以上八味,雄黄水飞或粉碎成极细粉;大黄粉碎成细粉;牛黄、冰片研细;其余黄芩等四味加水煎煮2次,每次2小时,合并煎液,滤过,滤液浓缩成稠膏,加入大黄、雄黄粉末,制成颗粒,干燥,再加入牛黄、冰片粉末,混匀,压制成1000片(大片)或1500片(小片),或包衣,即得。

[备注]　本制剂由牛黄解毒丸剂型改革而来,为半浸膏片。方中雄黄为毒性药,水飞或粉碎成极细粉;牛黄、冰片为贵重细料药,因大黄泻下成分为蒽醌类,受热易破坏,影响药效,故均分别粉碎成细粉入药;方中黄芩等四味药采用煎煮法制成浸膏入药。采用湿法制粒法压片,雄黄、大黄粉末在制颗粒时加入,牛黄、冰片在压片前加入。

例4　当归浸膏片

[处方]　当归浸膏262g　淀粉40g　轻质氧化镁60g　硬脂酸镁7g　滑石粉80g　制成1000片。

[制法]　取浸膏加热(不用直火)至60℃~70℃,搅拌使熔化,将轻质氧化镁、滑石粉(60g)及淀粉依次加入混匀,分铺烘盘上,于60℃以下干燥至含水量3%以下。然后将烘干的片(块)状物粉碎成14目以下的颗粒,最后加入硬脂酸镁、滑石粉(20g)混匀,过12目筛整粒,压片,质检,包糖衣。

[备注]　本制剂为全浸膏片。当归浸膏中含有多糖类物质和挥发油成分,吸湿性较

大,故加入轻质氧化镁作为吸收剂,另外滑石粉也有吸收剂作用;硬脂酸镁与滑石粉同用,可克服压片时的黏冲现象,为润滑剂。

(贾永艳)

第十六单元　气雾剂

细目一　概述

要点一　气雾剂的分类

气雾剂系指药材提取物或药材细粉与适宜的抛射剂装在具有特制阀门系统的耐压严封容器中,使用时借助抛射剂的压力将内容物呈细雾状或其他形态喷出的剂型。

气雾剂的分类如下:

1. 按内容物组成分

按内容物组成分为:溶液型、乳剂型、混悬型。

2. 按给药途径分

按给药途径分为:呼吸道吸入气雾剂、皮肤或黏膜给药气雾剂、空间消毒气雾剂等。

3. 按相的组成分

(1) 二相气雾剂(气相与液相):由抛射剂的气相和药物与抛射剂混溶的液相所组成。

例如:精制芸香油150ml、乙醇550ml、抛射剂适量,制成溶液型气雾剂。

(2) 三相气雾剂(气相、液相、固相或液相)

①混悬型气雾剂:内容物包括抛射剂气相、液化抛射剂相和固体药物微粒。

例如:沙丁胺醇(微粉)26.4g、油酸适量、抛射剂适量,制成混悬型气雾剂。

②乳剂型气雾剂:内容物包括抛射剂气相、乳浊液的内相和外相。分为水包油型的乳剂型气雾剂(抛射剂为内相),油包水型的乳剂型气雾剂(抛射剂为外相)。

例如:大蒜油7ml、聚山梨酯-80 21.5g、油酸山梨坦25g、甘油178ml、十二烷基硫酸钠14g、抛射剂适量,制成O/W乳剂型气雾剂。

要点二　吸入气雾剂的吸收特点

吸入气雾剂中的药物主要通过肺部吸收。人的呼吸系统由口、鼻、咽喉、气管、支气管、细支气管、肺泡管及肺泡组成。肺泡为主要吸收部位,药物到达肺部有很好的吸收。药物在肺部的吸收速度与药物的脂溶性成正比,与药物的分子大小成反比。气雾给药能否到达肺泡,主要取决于粒径大小。粒径3~10μm多沉集于支气管,2μm以下的雾化粒子方能到达肺泡。

细目二　气雾剂的组成

气雾剂由药物与附加剂、抛射剂、耐压容器和阀门系统四部分组成。

要点一　药物与附加剂

（1）药物：除另有规定外，中药材应进行提取、纯化、浓缩，制成处方规定量的药液。

（2）附加剂：附加剂应对呼吸道、皮肤或黏膜无刺激性。常用的附加剂有：①潜溶剂：如乙醇、丙二醇、聚乙二醇等，能与抛射剂混溶，使药物形成溶液型气雾剂。例如精制芸香油气雾剂以水－乙醇为潜溶剂。②表面活性剂：如润湿剂、分散剂、乳化剂等。例如大蒜油气雾剂以聚山梨酯－80、油酸山梨坦和十二烷基硫酸钠为乳化剂。③其他附加剂：抗氧剂、混悬剂、防腐剂、矫味剂等。

要点二　抛射剂

抛射剂是气雾剂喷射药物的动力，也是药物的溶剂和稀释剂。抛射剂的沸点和蒸气压对制剂的成型、雾滴的大小、干湿状态等起着决定性的作用。理想的气雾剂还应对机体无毒、无致敏性和刺激性，不易燃、不易爆炸，无色、无臭、无味，理化性质稳定，价廉易得。

目前常用的抛射剂主要有以下几类：

（1）氢氟烷烃类（HFC）：例如四氟乙烷（HFC－134a，HFC－152a，吸入）、七氟丙烷（HFC－227ea）、二甲醚（DME，供腔道、黏膜）、二氟乙烷等。

（2）其他类：包括碳氢化合物：丙烷、异丁烷、正丁烷、戊烷、异戊烷等液化气体，以及压缩惰性气体（N_2、CO_2）。

要点三　耐压容器

气雾剂的容器应能耐压，对内容物稳定。目前主要以玻璃、塑料和金属为容器材料。玻璃容器化学性质稳定，但耐压和耐撞击性差，需外裹塑料防护层；塑料容器轻便，但化学性质不稳定；金属容器如铝、不锈钢等，因耐压性强，需内涂环氧树脂等。理想的容器应具有耐腐蚀、不易破碎、美观价廉等特点。

要点四　阀门系统

阀门系统是气雾剂的重要组成部分。用以在密封条件下控制药物的喷射剂量。气雾剂的阀门系统一般由封帽、推动钮、阀门杆、封圈、弹簧、浸入管和定量小杯组成。阀门种类较多，多采用塑料、橡胶、铝、不锈钢等材料。

细目三　气雾剂的制备与质量检查

要点一　气雾剂的制法

气雾剂的制备工艺流程如下：

容器、阀门系统的处理与装配→中药的提取、配制与分装→填充抛射剂→质检→成品

(1) 容器和阀门各部件的处理：玻璃瓶装药前用水洗涤后干燥，为防止玻璃瓶爆炸，在瓶外壁搪塑料薄层。阀门系统主要包括：①橡胶部件；②塑料、尼龙零件；③不锈钢弹簧。应按要求进行处理。

(2) 药物的调配和分装

①溶液型气雾剂：将中药提取物与附加剂溶解于溶剂中，必要时加入适量潜溶剂，制成澄清、均匀的溶液，定量分装于容器中。

②混悬液型气雾剂：将粉碎至 $5\mu m$ 或 $10\mu m$ 以下的药物微粒和附加剂在胶体磨中充分混匀研细，制成稳定的混悬液，定量分装于容器中。

③乳浊液型气雾剂：将药物的水溶液与液化抛射剂（油相）加乳化剂制成油 O/W 型乳浊液或 W/O 型乳浊液，定量分装于容器中。

(3) 填充抛射剂

①压灌法：将已灌装药液轧紧封帽铝盖的气雾剂容器，抽去内部空气，然后以压缩空气为动力源，通过压力灌装机将定量的抛射剂压灌于容器内。优点是：设备简单，不需低温操作，抛射剂损耗较少。缺点是抛射剂需经阀门进入容器，生产速度稍慢；成品压力较高或压力的变化幅度较大。

②冷灌法：首先制备药液，将冷却的药液灌入容器后随即加入已冷却的抛射剂；也可将药液和抛射剂同时灌入。灌入之后，立即装阀并轧紧。全部操作过程均在低温下进行。优点是：抛射剂直接灌入容器，速度快，对阀门无影响；成品压力较稳定。缺点是需制冷设备及低温操作，抛射剂损耗较多。不适于含水产品的制备。

例 妇得康泡沫气雾剂

[处方] 苦参总碱 5.5kg 十二醇硫酸钠 0.15kg 十八醇 0.2kg 羊毛醇 0.15kg 甘油 5.0kg 蒸馏水加至 22kg。抛射剂 5.5~7.5kg 制成 1000 瓶。

[制法] 将苦参总碱用水溶解后，用 5mol/L 盐酸中和至 pH8.0，另将十二醇硫酸钠、十八醇、羊毛醇、甘油置水浴中熔化后，倾入苦参总碱水溶液中，搅拌均匀后加水至全量，灌入已搪塑并洗净烘干的 30ml 玻瓶内，装上阀门轧紧，用压灌法压入抛射剂，摇匀即得。

[备注] 本品为 O/W 型乳剂型泡沫气雾剂，方中十二醇硫酸钠、十八醇和羊毛脂中的胆固醇为乳化剂，甘油为保湿剂，蒸馏水为水相，抛射剂为油相。供阴道用。

要点二 气雾剂的质量检查

(1) 容器和阀门检查：气雾剂容器和阀门检查各部件尺寸精度和溶胀性应符合要求，不与药材提取物或附加剂发生理化反应，能耐压。

(2) 泄漏率和爆破检查：应符合《中国药典》2010 年版（一部）附录规定。

(3) 喷射试验和装量检查：除另有规定外，气雾剂应能喷出均匀的细雾状雾滴或雾粒。

①非定量阀门气雾剂应做喷射速率和喷出总量检查。

②定量阀门气雾剂应做每瓶总揿次、每揿喷量和每揿主药含量检查。

③吸入气雾剂应做雾滴（粒）分布检查，符合《中国药典》2010 年版（一部）附录规定。

(4) 微生物限度检查：应符合《中国药典》2010 年版（一部）附录规定。

（5）无菌检查：用于烧伤或严重创伤的气雾剂应做无菌检查，应符合《中国药典》2010年版（一部）附录规定。

（王玉蓉）

第十七单元　膜剂

细目一　概述

膜剂系指药物与适宜的成膜材料经加工制成的膜状剂型。膜剂厚度一般为0.1~1mm左右。其大小和形状可根据临床需要及用药部位而定。可供口服及口腔、舌下、眼结膜囊、鼻腔、阴道、体内植入、皮肤和创面等应用。随着透皮给药系统的发展，有些膜剂尤其是鼻腔、皮肤用膜剂还可起到全身治疗作用。中药膜剂有复方青黛膜、肤康烧伤膜、万年青苷膜等。

要点一　膜剂的特点

膜剂的特点有：①制备工艺简单，易于掌握；生产时无粉尘飞扬，有利于劳动保护。②药物含量准确，质量稳定，疗效好。③使用方便，适合多种给药途径应用。④采用不同的成膜材料可制成不同释药速度的膜剂。⑤多层复方膜剂可避免药物间的配伍禁忌和分析时药物成分的相互干扰。⑥重量轻，体积小，便于携带、运输和贮存。

膜剂的主要缺点是不适用于剂量较大的药物，应用品种受到一定的限制。

要点二　膜剂的分类

1. 按结构分类

按结构可分为单层膜剂、多层膜剂和夹心膜剂。其中多层膜剂系由多层药膜叠合而成，可避免药物间的配伍禁忌、测定时药物成分相互干扰或掩盖药物的不良气味。夹心膜剂属控释给药系统，系由二层不溶性的高分子膜内夹含药膜（药库）组成，如眼用膜、阴道避孕膜、牙用膜、口腔贴膜等。

2. 按给药途径分类

按给药途径可分为：①口服膜剂，如丹参膜。②口腔用膜剂，包括口含膜、舌下膜和口腔贴膜等，如养阴生肌散膜。③眼用膜剂，用于眼结膜囊内，如毛果芸香碱膜。④鼻用膜剂，如辛夷花药膜。⑤阴道用药膜，如复方黄连膜。⑥皮肤外用膜剂，如灼创贴等。

细目二　膜剂原辅料与制备

要点一　膜剂辅料的种类

用于制作膜剂原辅料的质量规格必须符合药用标准规格。

膜剂的辅料分为成膜材料；增塑剂和其他辅料（如着色剂、遮光剂、矫味剂、填充剂、表面活性剂等）。

1. 成膜材料

（1）理想成膜材料的要求

①无毒无刺激性

②性质稳定，与药物不起作用。

③用于皮肤、黏膜、创伤、溃疡或炎症部位，应不妨碍组织愈合，吸收后不影响机体正常的生理功能，在体内能被代谢或排泄，不影响药效。长期使用无致癌、致畸、致突变等不良反应。

④成膜性和脱膜性良好，成膜后具有一定的机械强度、柔性和弹性。

⑤价格便宜，来源丰富。

（2）常用成膜材料

天然高分子材料：淀粉、糊精、纤维素、明胶、虫胶、阿拉伯胶、琼脂、海藻酸、玉米朊、白及胶等。

合成高分子材料：聚乙烯醇（PVA）、纤维素衍生物、聚乙烯胺类、乙烯-醋酸乙烯共聚物（EVA）、聚维酮（PVP）、CMC-Na等。其中聚乙烯醇的成膜性能及膜的抗拉强度、柔韧性、吸湿性和水溶性最佳，为最常用。

聚乙烯醇（PVA）是由醋酸乙烯酯聚合后，经氢氧化钾醇溶液降解后制得的高分子物质。PVA的性质主要由其聚合度和醇解度来决定。国内采用的PVA有05-88和17-88等规格，平均聚合度分别为500~600和1700~1800，分别以"05"和"17"表示。其分子量分别为22000~26400和78400~79200。两者醇解度均为88%±2%，以"88"表示。两种成膜材料均能溶于水，但PVA（05-88）聚合度小，水溶性较大而柔韧性差；PVA（17-88）聚合度大，水溶性较小而柔韧性好。

乙烯-醋酸乙烯共聚物（EVA）是乙烯和醋酸乙烯在过氧化物或偶氮异丁腈引发下共聚而成的水不溶性高分子聚合物，多用作控释膜材。

2. 增塑剂

常用的有甘油、三醋酸甘油酯、山梨醇等。能使制得的膜柔软并具有一定的抗拉强度。

3. 其他辅料

①着色剂：常用食用色素。

②遮光剂：常用二氧化钛（TiO_2）。

③矫味剂：蔗糖、甜叶菊糖苷等。

④填充剂：有碳酸钙（$CaCO_3$）、二氧化硅（SiO_2）、淀粉等。

⑤表面活性剂：聚山梨酯-80、十二烷基硫酸钠、豆磷脂等。

例如：复方青黛散5g　CMC-Na溶液（1:10）92.0ml　丙二醇3.0g

注：方中CMC-Na为成膜材料，丙二醇为增塑剂，以蒸馏水为溶剂。

要点二　膜剂的制备

膜剂的制备方法国内主要采用涂膜法，其工艺流程如下：

溶浆→加药、匀浆（脱泡）→涂膜→干燥、灭菌→分剂量、包装。

（1）溶浆：取成膜材料加水或其他适宜的溶剂浸泡使溶解，必要时于水浴上加热，溶解滤过。

（2）加药、匀浆（脱泡）：药物为水溶性者可直接与着色剂、增塑剂及表面活性剂等一同加入上述浆液中，搅拌使溶解；药物为非水溶性者，须制成极细粉或微晶，与甘油或聚山梨酯－80等研匀，与浆液搅匀，静置，脱泡。

（3）涂膜：将除去气泡的药物浆液涂布在预先涂有少量液状石蜡的平板上，使成厚度和宽度一致的涂层。

（4）干燥、灭菌：根据药物性质选择适宜的干燥方法，涂层经干燥，灭菌，成膜。

（5）分剂量与包装：干燥后的药膜经含量测定，按剂量分割、包装，即得。

（王玉蓉）

第十八单元　药物制剂新技术

细目一　β-环糊精包合技术

要点一　β-环糊精包合的作用

将药物分子包合或嵌入环糊精（CD）的筒状结构内形成超微囊状分散物的技术称为环糊精包合技术。这种超微囊状分散物称为环糊精包合物。具有包合作用的外层分子称为主分子；被包合到主分子空间中的小分子物质，称为客分子。包含于主分子之内的客分子药物通常为挥发油或挥发性成分、难溶性药物、具苦味或不良嗅味的药物。

环糊精是利用淀粉在环状糊精糖基转移酶作用下水解而成，以 α-1,4 糖苷键连接而成的一种环状低聚糖化合物。在 α-CD、β-CD、γ-CD 三种环糊精中，以 β-CD 最为常用。

β-环糊精包合的作用如下：

（1）增加药物的稳定性：可增加易氧化、易水解、挥发性药物的稳定性。

（2）增加药物的溶解度：难溶性药物制成 β-环糊精包合物，可增加药物的溶解度。

（3）液体药物粉末化：液体药物如红花油、牡荆油制成 β-环糊精包合物后，便于加工成片剂、胶囊、散剂和栓剂等其他固体剂型。

（4）掩盖不良气味，减少刺激性：例如将大蒜油制成 β-环糊精包合物后，可减少药物的不良气味和刺激性。

（5）调节释药速度：可控制 β-环糊精包合物内药物的释放，从而调节释药速度，或提高药物的生物利用度。

要点二　包合物的制备方法

（1）饱和水溶液法：可分为以下三种方法：①将可溶性药物直接加入环糊精饱和溶液

中，一般摩尔比为1:1，直至搅拌成包合物。②将难溶性固体药物先溶于少量有机溶剂中，再注入环糊精饱和溶液中，直至搅拌成包合物。③将难溶性液体药物直接加入环糊精饱和水溶液中，经搅拌得到包合物。所得包合物若为固体，则滤取后，洗净，干燥，即得。

例 冰片β-环糊精包合物

[处方] 冰片0.66g β-环糊精4g 乙醇20ml

[制法] 取β-环糊精溶于55℃蒸馏水100ml中，保温。另取冰片用乙醇溶解，在搅拌下缓缓滴加至β-环糊精水溶液中，继续搅拌30分钟，冰箱放置24小时，抽滤，蒸馏水洗涤，40℃干燥，即得。

[备注] 饱和水溶液法操作简便，但实际应用过程中包合物得率较低，药物的包结率较低，因此生产的可行性较差。为了提高包合物的得率及药物的包结率，也可联用喷雾干燥或冷冻干燥法。

（2）研磨法：将环糊精与2~5倍量水研匀，加入客分子化合物（若为水难溶性药物，可先溶于少量有机溶剂中），研磨成糊状，低温干燥后，再用有机溶剂洗净，干燥即得。

（3）冷冻干燥法：将药物和环糊精混合于水中，搅拌，溶解或混悬，经冷冻干燥得粉末状包合物，成品较疏松，溶解度好。

（4）喷雾干燥法：难溶性和疏水性药物包合物可采用喷雾干燥法制备。

（5）超声法：国内学者也有采用超声法，可提高包合物的包封率。

包合物的鉴定方法有显微分析或电子显微镜分析法、溶解度测定法、薄层色谱法、紫外分光光度法、红外光谱法、X-射线衍射法、热分析法、核磁共振法等，其中较为常用的是薄层色谱法、X-射线衍射法、差示热扫描法。

细目二 微型包囊技术

要点一 微型包囊的含义与特点

（1）含义：微型包囊技术系指利用天然的或合成的高分子材料为囊材，将固体或液体药物作囊心物包裹而成微小胶囊的过程，简称微囊化。

（2）特点：药物经微囊化后：①可提高药物的稳定性，掩盖不良气味及口感。②防止药物在胃内失活和减少对胃的刺激性。③减少复方的配伍变化。④使药物达到控释或靶向作用。⑤改善某些药物的物理特性（如流动性，可压性），将液态药物固型化，等等。

要点二 常用包囊材料

包囊材料分为天然的、半合成或合成的高分子材料。常用的有：①天然高分子材料，如明胶、桃胶、阿拉伯胶、海藻酸钠等；②半合成高分子材料，如羧甲基纤维素钠（CMC-Na）、甲基纤维素（MC）、羟丙甲纤维素（HPMC）、乙基纤维素（EC）等；③合成高分子材料，如聚乙烯醇（PVA）、聚乙二醇（PEG）、聚维酮（PVP）、聚碳酯、聚酰胺等。

在选用囊材时应考虑黏度、渗透性、吸湿性、溶解性、稳定性、澄明度等。为使微囊具有一定的可塑性，通常可在囊材中加入增塑剂，如明胶作囊材时可加入明胶体积10%～20%的甘油或丙二醇。

要点三 相分离-凝聚法制备微囊的工艺流程

微型包囊的方法有物理化学法、化学法、物理机械法三类。物理化学法是在囊心物与囊材的混合物中加入另一物质或溶剂，或采用其他方法使囊材的溶解度降低，自溶液中凝聚出来产生一个新的相。其中相分离-凝聚法最为常用。

影响高分子囊材胶凝的主要因素是浓度、温度和电解质。浓度增加，有利于胶凝，反之浓度降低到一定程度，就不能胶凝。降低温度有利于微囊成形。浓度越大，可胶凝的温度上限越高，例如5%明胶溶液，在18℃能够胶凝，而15%明胶溶液在23℃时即可胶凝。当凝聚囊形成后，则必须在较低温度下胶凝。

1. 单凝聚法

单凝聚法系将药物分散于囊材的水溶液中，以电解质或强亲水性非电解质为凝聚剂，使囊材凝聚包封于药物表面而形成微囊。常用的囊材为明胶、CAP、MC、PVA等，加入强亲水性非电解质如乙醇、丙酮等，或强亲水性电解质如 Na_2SO_4、$(NH_4)_2SO_4$ 等凝聚剂时，导致囊材的溶解度降低，凝聚出来形成微囊。由于这种凝聚过程是可逆的，一旦解除形成凝聚的条件，可发生解凝聚，因此以明胶为囊材时，可加入甲醛产生胺醛缩合反应互相交联而固化，使之长久地保持囊形，不凝结，不粘连，成为不可逆的微囊。其反应可表示如下：

$$R-NH_2 + H_2N-R + HCHO \xrightarrow{pH8\sim9} R-NH-CH_2-NH-R + H_2O$$

以明胶为囊材时，单凝聚法的工艺流程如下图所示。

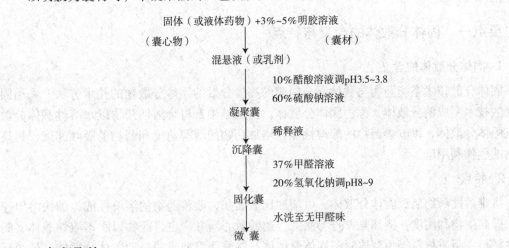

2. 复凝聚法

复凝聚法系指利用两种以上具有相反电荷的高分子材料作囊材，将囊心物分散在囊材的水溶液中，在适当条件下（如改变pH值或温度），使得相反电荷的高分子材料互相交联后，溶解度降低并产生相分离，自溶液中凝聚析出成囊。以明胶-阿拉伯胶作囊材，用复凝聚法制备微囊的原理如下：

明胶为两性蛋白质，在水溶液中分子里含有 $-NH_2$、$-COOH$ 及其相应的解离基团 $-NH_3^+$、$-COO^-$。所含正负离子的多少，受介质酸碱度的影响。pH 低时，$-NH_3^+$ 的数目多于 $-COO^-$，反之，则 $-COO^-$ 数目多于 $-NH_3^+$。两种电荷相等时的 pH 为等电点。当 pH 在等电点以上时明胶带负电荷，在等电点以下时带正电荷。阿拉伯胶在水溶液中分子链上也含有 $-COO^-$，带负电荷。因此，明胶与阿拉伯胶溶液混合后，调 pH4～4.5 时，明胶正电荷达到最高值，与带负电荷的阿拉伯胶结合成为不溶性复合物，凝聚成微囊。以明胶和阿拉伯胶为囊材的复凝聚法工艺流程，如下图所示。

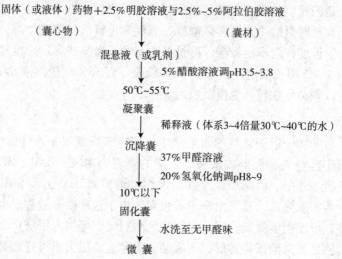

细目三　固体分散技术

要点一　固体分散体的含义与特点

1. 固体分散体的含义

固体分散技术系指药物与载体混合制成的高度分散的固体分散物的技术方法。采用固体分散技术制成的分散体，称为固体分散体。药剂学中常将难溶性药物以水溶性载体分散形成固体分散体，以改善药物的溶解性能，增加药物的溶解速度和药物的吸收速度，提高药物的生物利用度。

2. 特点

将难溶性药物制成固体分散体，可增加比表面积，改善药物的溶解性能，加快溶出速度，提高生物利用度，例如复方丹参滴丸、速效救心滴丸。也将药物以水不溶性载体、肠溶性材料、脂质材料等为载体制备固体分散体，制成肠溶型或缓释型固体分散体，延缓释药速度或达到定位释药。固体分散体还可作为硬胶囊、软胶囊、片剂、滴丸、软膏剂、栓剂以及注射剂等剂型的中间体。

要点二 常用载体的种类

1. 水溶性载体

利用强亲水性载体可制备成速释型固体分散体。难溶性药物利用水溶性载体制备的固体分散物，不仅可以保持药物的高度分散状态，而且可以使药物具有良好的润湿性，提高药物溶解度，加快药物溶出速度，提高药物的生物利用度。

速释型固体分散体所用的载体多为高分子化合物、有机酸及糖类。常用的有聚乙二醇（PEG）类、聚乙烯吡咯烷酮（PVP）、羟丙基甲基纤维肽酸酯（HPMCP）、尿素、琥珀酸、甘露醇、木糖醇、山梨醇、半乳糖等。聚乙二醇类为目前最常用的水溶性载体。如 PEG-4000 和 PEG-6000，熔点较低，毒性小，能显著提高药物的溶出速度和生物利用度。如复方丹参滴丸。

2. 水不溶性载体

利用水不溶性或脂溶性载体可制备成缓控释型固体分散体。此分散系可以看作溶解扩散或骨架扩散体系，释放机理与相应的缓释制剂和控释制剂相同，有一级过程、Higuchi 过程和零级过程。目前常用的水不溶性载体有乙基纤维素（EC）、聚丙烯酸树脂类和脂质类。

3. 肠溶型载体

利用肠溶性材料为载体可制备成定位于肠道溶解释药的固体分散体。目前常用的肠溶性载体有纤维素类，如羟丙甲纤维素钛酸酯（HPMCP）、羧甲乙纤维素（CMEC）、聚丙烯酸树脂（Ⅱ号或Ⅲ号）类等。

按分散状态，固体分散体可分为：

（1）低共熔混合物：药物与载体按适当比例混合，在较低温度下熔融，骤冷，固化而成。药物以微晶状态分散于载体中，为物理混合物。

（2）固态溶液：药物以分子状态溶解在固体载体中形成均相体系。溶出速度快。

（3）玻璃溶液或玻璃混悬液：药物溶于熔融的透明状无定形载体，骤冷，固化而得的质脆透明状固体溶液。

（4）共沉淀物：固体药物与载体以适当比例形成的非结晶性无定形物。常用载体为多羟基化合物，如 PVP 等。

要点三 固体分散体的制法

固体分散体的制法有熔融法、溶剂法、溶剂-熔融法、研磨法、喷雾干燥法或冷冻干燥法等。

1. 熔融法

将药物与载体混匀，加热熔融后迅速冷却成固体分散体的制备方法。适于对热稳定的药物和熔点较低的载体，如聚乙二醇类等。

2. 溶剂法

药物与载体共同溶解于有机溶剂中，蒸去溶剂，经干燥制成固体分散体的制备方法。

适于对热不稳定或易挥发的药物。常用的载体是聚乙烯吡咯烷酮（PVP），常用的溶剂有氯仿、二氯甲烷、乙醇、丙酮等易挥发溶剂，可采用真空干燥、冷冻干燥或喷雾干燥等法除去溶剂，最终形成药物与PVP的共沉淀物。

3. 溶剂-熔融法

药物先溶于少量有机溶剂中，加到熔融的载体中，搅匀，蒸去有机溶剂，冷却固化而得固体分散体的制备方法。适于小剂量或液态药物。

4. 研磨法

将药物与载体混合后，强力持久地研磨一定时间，使药物与载体以氢键结合，形成固体分散体的制备方法。研磨时间因药物而异，所需的载体用量比例较高，只适用于小剂量的药物固体分散体的制备，且劳动强度大，费工费时。

5. 喷雾干燥法或冷冻干燥法

药物与载体共溶于溶剂中，再经喷雾干燥或冷冻干燥除尽溶剂得到固体分散体的方法。冷冻干燥法较适用于热敏感药物，制成的固体分散体稳定性好，分散性优于喷雾干燥法，但工艺复杂，成本高。

（王玉蓉）

第十九单元　中药制剂的稳定性

细目一　影响中药制剂稳定性的因素及稳定化方法

要点一　影响中药制剂稳定性的因素

（1）制剂工艺的影响：包括提取、分离、浓缩、干燥和成型过程，中药制剂的稳定性均可受到多种因素的影响。

（2）水分的影响：水分是许多化学反应的媒介，可导致某些药物的水解；固体药物暴露于湿空气之中，表面吸附水蒸气，可引起潮解、结块或发霉变质。

（3）空气（氧）的影响：空气中氧是中药制剂自氧化反应的根本原因，药物氧化的结果，不仅可使含量降低，而且可能改变颜色或出现沉淀，甚至产生有害物质。

（4）温度的影响：一般来说，温度升高，反应速度加快。根据经验规则，温度每升高10℃，反应速度大约增加2~4倍。

（5）pH值的影响：液体制剂通常在某一特定的pH范围内比较稳定。酸或碱可使溶液中不同反应的速度增大。以H^+或OH^-为催化剂的反应，称为专属酸、碱催化反应。在专属酸、碱催化反应中，pH通过对反应速度常数的影响而影响制剂的稳定性。因此可通过测定不同条件下化学反应的$\lg k$值，计算出药物最稳定的pH值。

（6）光线的影响：药物暴露在日光下，可引起光化反应。利用光能作为活化能而发生的化学反应称为光化反应。如光线照射可导致酚类氧化反应、酯类水解反应、挥发油聚合反应的发生。因此，制剂光照稳定性试验，既可在普通贮存条件的光照下进行留样观察，也可在人工强光源照射下进行加速试验。

要点二　延缓药物水解的方法

酯类、酰胺类和苷类药物易水解，可采用以下方法延缓水解。

（1）调节 pH 值：调节溶液适宜的 pH 值，可延缓药物的水解。一般而言，溶液碱性愈强，水解愈快，如穿心莲内酯属二萜类化合物，在 pH 为 7 时内酯环水解极其缓慢，在偏碱性溶液中则水解加快，当 pH 接近 10 时，不仅内酯开环，转变为穿心莲酸，而且二萜双环可能发生双键移位、脱水、异构化、树脂化等反应，使抗炎解热的疗效降低。

（2）降低温度：温度升高，反应速度加快，因此降低温度可延缓药物的水解。对热敏感的药物在提取、干燥和成型时均应尽量降低受热温度和时间。

（3）改变溶剂：在水中不稳定的药物可采用乙醇、丙二醇和甘油等溶剂，延缓药物的水解。

（4）制成干燥固体：在水中不稳定的药物可制成干燥的固体制剂，如粉针剂、干颗粒压片或粉末直接压片等。并尽量避免与水分的接触。

要点三　防止药物氧化的方法

具有酚羟基的药物易被氧化，如吗啡、毒扁豆碱、黄芩苷等，以及含有不饱和碳链的油脂、挥发油等药物在光线、氧气、水分、金属离子以及微生物等影响下，都能产生氧化反应。防止药物氧化的方法如下：

（1）降低温度：降低温度，可使药物氧化降解的速度减慢。在提取、浓缩、干燥、灭菌、贮存等过程中，应尽量降低温度。

（2）避免光线：氧化反应可由光照引发。避光操作、避光保存均适于对光敏感的药物。

（3）驱逐氧气：在液体容器中充入惰性气体（如二氧化碳或氮气），可置换容器空间中的氧气。对于固体制剂，可采用真空包装。

（4）添加抗氧剂：常用的抗氧剂有焦亚硫酸钠、亚硫酸氢钠、亚硫酸钠和硫代硫酸钠。

（5）控制微量金属离子：微量金属离子对药物自氧化反应有催化作用。应避免与金属器械的接触，或采取加入依地酸盐等螯合剂（如依地酸二钠）等方法，控制微量金属离子的影响。

此外，调节适宜的 pH 值，也是延缓药物氧化的有效方法之一。

细目二　药剂稳定性的试验方法

药剂稳定性的试验方法，一般分为留样观察法和加速试验法。稳定性试验的目的是考察原料药或药物制剂在温度、湿度、光线等因素的影响下随时间变化的规律，为药品的生产、包装、运输、贮藏条件提供依据，并通过试验数据分析确定药品的有效期。

要点一 留样观察法

留样观察法，也称长期试验，将三批样品（市售包装），于温度25℃±2℃，相对湿度60%±10%的条件下考察12个月，间隔3个月分别取样检测，通过与0月结果比较，以确定该产品有效期的方法；12个月以后，仍需继续考察的，则在相应条件下间隔6个月取样测定1次。对温度特别敏感的药品，长期试验可在温度6℃±2℃的条件下放置12个月，按上述时间要求进行检测。

要点二 加速试验法（经典恒温法）

由于制剂中的药物，反应速度通常都比较缓慢，室温条件下需放置很长时间才能测得其分解速度，因此必须提高温度以加速其分解。加速反应在恒温条件下进行，反应时间到达后，立即取出样品，冷却，再立即测定反应物的浓度。根据化学动力学原理，在高温、高湿或强光等超常条件下进行加速试验，也可预测药物制剂室温有效期。

（1）加速试验法：将三批样品（市售包装），于温度40℃±2℃、相对湿度75%±5%的条件下放置6个月，间隔1、2、3、6个月分别取样检测，以考察该制剂稳定性的方法。

（2）经典恒温法：多数药物的降解反应符合一级动力学过程，经典恒温法的理论依据是Arrhenius指数定律 $k = Ae^{-E/RT}$，其对数形式为：

$$\lg k = -\frac{E}{2.303RT} + \lg A$$

式中：k为反应速度常数，R为摩尔气体常数，其值为8.314J/（℃·mol）；A为频率因子；E为活化能；T为绝对温度。以$\lg k$对$1/T$作图得一直线，直线斜率 $= -E/(2.303R)$，进而计算出活化能E。

以反应速度常数的对数（$\lg k$）对反应温度的倒数（$1/T$）作图得一直线，称为Arrhenius图。活化能E可从直线的斜率（$-E/2.303R$）中求得。频率因子A可从截距$\lg A$求得。若将直线延伸至室温处，并在纵轴上找出$\lg k_{25℃}$，由$k_{25℃}$值即可计算分解10%所需的时间，即25℃时的有效期（$t_{0.9}$），或25℃贮藏若干时间以后残余的浓度。

一级反应或伪一级反应较为多见。所谓一级反应，系指反应速度与反应物的浓度的一次方成正比，以反应物浓度的对数（$\lg C$）对反应时间t作图，如为直线则该可视反应为一级反应或伪一级反应。具有酯或酰胺基官能团结构的抗生素类、巴比妥类、磺胺类、水杨酸类药物，水解为准一级反应；在有缓冲液存在下的水解反应也可视为表观一级反应。C与t的关系式为：

$$\lg C = -\frac{kt}{2.303} + \lg C_0$$

式中，C_0为$t=0$时反应物的浓度，C为t时反应物的浓度。

以药物含量降低10%所需的时间（即$t_{0.9}$）为有效期，药物制剂有效期的求算公式如下：

$$t_{0.9} = \frac{0.1054}{k}$$

以一级反应为例，经典恒温法的实验步骤为：①进行加速试验，测定不同温度下的含量C；②确定反应级数；③由斜率$m = -k/2.303$，求算各试验温度的k值；④代入Arrhenius 公式，以 lg$k$ 对 $1/T$ 作图或线性回归，求出 E 和 lg$A$；⑤求算室温时的 $k_{25℃}$ 值；⑥进而求出室温有效期 $t_{0.9}$。

要点三　药物制剂半衰期和有效期的求算方法

以经典恒温法为例，一级反应的药物制剂半衰期和有效期的求算方法为：①进行加速试验，测定不同温度下制剂中药物的含量 C；②确定反应级数；③由斜率 $m = -k/2.303$，求算各试验温度的 k 值；④代入 Arrhenius 公式，以 lg$k$ 对 $1/T$ 作图或线性回归，求出 E 和 lg$A$；⑤求算室温时的 $k_{25℃}$ 值；⑥进而求出室温有效期 $t_{0.9}$。

（王玉蓉）

第二十单元　中药制剂的生物有效性评价

细目一　概述

要点　生物药剂学的研究内容

生物药剂学是通过研究药物及其制剂在体内吸收、分布、代谢、排泄过程的研究，阐明药物剂型因素、生物因素与药效之间关系的科学。其中吸收系指药物自给药部位向循环系统（血液）转运的过程。分布系指吸收入血的药物转运至体内各脏器组织（包括靶组织）过程。代谢系指药物在血液或肝脏等组织转化为活性或无活性代谢产物的过程。排泄系指药物由尿及其他分泌物（粪、呼气、汗、唾液等）形式排出体外的过程。

剂型因素不仅指狭义的剂型，且广义地包括与剂型有关的各种因素：①药物理化因素，如粒径、晶型、溶解度、溶出度、稳定性等；②处方组成、赋形剂性质及用量等；③制剂工艺过程、操作条件及贮存等；④剂型和给药途径；⑤配伍变化等。

生物因素包括：种属差异、种族差异、性别差异、年龄差异、生理与病理条件的差异、遗传背景的差异等。

药效是指对药物制剂临床疗效、毒副作用的总评价。

另外，药物动力学是生物药剂学的姐妹学科，系应用动力学的原理，定量地描述药物体内过程量变规律的学科。

细目二　生物利用度与溶出度

要点一　生物利用度的含义与表达

生物利用度是指药物被吸收进入血液循环的速度和程度。生物利用度是体内评价制剂生物有效性的方法，也是保证制剂内在质量的重要指标。

(1) 生物利用的速度（简称 RBA）：系指与标准制剂比较，供试制剂中药物被吸收速度的相对比值。常用血药浓度达峰时间 t_p 来表示。

(2) 生物利用的程度（简称 EBA）：系指与标准制剂比较，供试制剂中被吸收的药物总量的相对比值。一般用血药浓度-时间曲线下面积 AUC 来表示吸收的总量。

试验制剂 AUC 与参比制剂 AUC 的比率，称为绝对生物利用度，可用下式表示：

$$相对生物利用度\ F = \frac{AUC_T}{AUC_R} \times 100\%$$

试验制剂 AUC 与静脉注射剂 AUC 的比率，称为绝对生物利用度，可用下式表示：

$$绝对生物利用度\ F = \frac{AUC_T}{AUC_{iv}} \times 100\%$$

要点二 溶出度的含义与理论依据

药物溶出速度系指药物从片剂或胶囊剂等固体制剂在规定介质中的溶出速度和程度。

固体制剂中的药物在吸收前存在崩解、分散、溶解过程。对于一些难溶或溶出速度很慢的药物或制剂，其吸收过程往往受到药物溶出速度的限制，即溶出是吸收的限速过程。在这种情况下，溶出速度能直接影响药物起效时间、药效强度和持续时间。研究各种剂型因素对药物溶出的影响，寻找体外溶出度和生物利用度的相关关系，对于控制药物制剂的质量十分重要。

溶出度的理论依据是 Noyes-whitney 扩散溶解理论。可用下式表示：

$$\frac{dC}{dt} = \frac{DS}{h}(C_s - C)$$

式中：dC/dt 为溶出速度；S 为固体药物的表面积；D 为扩散系数；h 为扩散层的厚度；C_s 为固体药物表面的浓度（接近药物的溶解度）；C 为 t 时溶出介质中药物的浓度；$(C_s - C)$ 为药物的溶解度与溶液中药物浓度之间的浓度差。

（王玉蓉）

第二十一单元　药物制剂的配伍变化

细目一　概述

要点　研究药物配伍变化的目的

药物配伍变化又称药物配伍相互作用，系指药物配伍后在理化性质或生理效应方面产生的变化。而配伍禁忌仅指在一定条件下，产生的不利于生产、应用和治疗的配伍变化。

复方配伍应用是中医用药的主要特点，根据临床辨证审因，分析病机，按照用药法则和药物性能，审慎地选择两种以上药物合用，使充分发挥或（和）提高疗效，显示多效性，以适应复杂的病情，减少毒性、副作用，以确保用药安全。

合理的配伍用药能达到以下预期目的：①药物间产生协同作用而增强疗效。②药物配伍后在提高疗效的同时，减少了毒副作用。③利用相反的药性或药物间的拮抗作用，克服药物的偏性或副作用。

药物配伍后，由于物理、化学或药理性质相互影响而产生的变化称为配伍变化。不合理的配伍可能引起药物作用的减弱或消失，甚至毒副作用增强，因此应该尽量避免。

细目二　配伍变化的类型

要点　药物配伍变化的类型

药物制剂的配伍变化大致可分为药理学和药剂学两方面。

药理学的配伍变化是指药物合并使用后，发生协同作用、拮抗作用或毒副作用。协同作用系指两种以上药物合并使用后，使药物作用增加；拮抗作用系指两种以上药物合并使用后，使作用减弱或消失；此外还可能产生毒副作用，则属于药理学的配伍禁忌。

（1）协同作用：系指两种以上药物合并使用后，使药物作用增加。协同作用又可分为相加作用和增强作用。相加作用为两药合用的作用等于两药作用之和。增强作用又称为相乘作用，表现为两药合用的作用大于两药作用之和。例如，复方红花注射液与当归注射液伍用，当归注射液与川芎注射液伍用，其扩冠和增加冠脉血流量作用均强于各药单用的效果。黄连解毒汤的抗菌作用比黄连单方增强了8倍。

（2）拮抗作用：系指两种以上药物合并使用后，使作用减弱或消失。例如含钙类的制酸中药与阿司匹林、水杨酸等酸性药物联合应用时，能够发生中和作用，使两者作用都受影响。

（3）增加毒副作用：系指药物配伍后，增加毒性或副作用。例如，甘草与洋地黄强心苷长期伍用时，因甘草具有去氧皮质酮样作用，能"保钠排钾"，使体内钾离子减少，导致心脏对强心苷的敏感性增加而引起中毒。

药剂学的配伍变化是指药物在制备、贮藏和使用过程中发生的物理或化学方面的配伍变化。

细目三　药剂学的配伍变化

药剂学的配伍变化分为物理或化学方面的配伍变化。

要点一　物理配伍变化

系指药物相互配合后产生物理性质的改变，如物理状态如溶解性能、分散状态等变化，出现溶解度的改变、润湿与潮解、液化和结块等现象，影响制剂的外观和内在质量。

物理的配伍变化，系指药物配伍后在制备、贮存过程中，发生分散状态或物理性质的改变，影响到制剂的外观或内在质量。例如含树脂的醇性制剂在水性制剂中析出树脂，含共熔成分多的制剂发生引湿现象。吸附性较强的固体粉末（如活性炭、白陶土等）与剂量较小的生物碱盐配伍时，能因后者被吸附而在机体中不能完全释放。微晶的药物在水溶液中由于某些物质的溶解度改变而逐渐聚结成大晶体等。

（1）溶解度的改变：包括提取、制备过程发生溶解度改变、吸附、盐析、增溶等现象。例如：①石膏不同组方在煎煮过程中硫酸钙溶解度发生的改变。②甘草与黄芩、麻黄等共煎时受药渣吸附的影响。③芒硝的盐析作用使部分甘草酸析出而易被滤除。④糊化淀粉对酚性药物会产生增溶作用，等等。药物在贮藏过程中易受温度、水分等影响，导致溶解度的改变，发生制剂质量甚至疗效的变化。

（2）吸湿、潮解、液化与结块

①吸湿与潮解：吸湿性很强的药物如中药的干浸膏、颗粒、某些酶、无机盐类等含结晶水的药物相互配伍时，药物易发生吸湿潮解。

②液化：能形成低共熔混合物的药物配伍时，可发生液化而影响制剂的配制。但樟脑、冰片与薄荷脑混合时产生的液化，不影响疗效。

③结块：粉体制剂如散剂、颗粒剂由于药物配伍后吸湿性增加而结块，可能导致药物的分解失效。

（3）粒径或分散状态的改变：粒径或分散状态的改变可直接影响制剂的内在质量。

要点二　化学配伍变化

化学配伍变化系指药物之间发生了化学反应（氧化、还原、分解、水解、取代、聚合等）而导致药物成分的改变，产生沉淀、变色、产气、发生爆炸等现象，以致影响到药物制剂的外观、质量和疗效，或产生毒副作用。

（1）产生浑浊或沉淀：中药液体药剂在配制和贮藏过程中若配伍不当，可能产生浑浊或沉淀。例如：①生物碱与苷类；②有机酸与生物碱；③鞣质和生物碱，等等。

（2）产生有毒物质：含朱砂的中药制剂不宜与还原性药物如溴化钾、溴化钠、碘化钾、碘化钠、硫酸亚铁等配伍，否则会产生溴化汞或碘化汞沉淀，产生很强的刺激性或发生配伍禁忌。

（3）变色与产气：药物配伍引起产生有色化合物时，可直接影响外观或药效，例如：含有酚羟基的药物与铁盐相遇，可使颜色变深。产气现象一般由化学反应引起，如碳酸盐、碳酸氢钠与酸类药物配伍发生中和反应产生二氧化碳，发生产气现象。

（4）发生爆炸：发生爆炸大多由强氧化剂与强还原剂配伍而引起，如火硝与雄黄、高锰酸钾等药物混合研磨时，均可能发生爆炸。

另外，某些辅料与一些药物配伍时也可发生化学配伍变化。

（王玉蓉）

中药调剂学

中方財經學

第一单元 中药处方与处方应付

细目一 组方原则

要点一 处方

处方又称药方。广义的处方指载有药品名称、数量等内容和制备任何一种制剂的书面文件；狭义的处方指由注册的执业医师或执业助理医师（以下简称"医师"）在诊疗活动中为患者开具的、由药学专业技术人员审核、调配、核对，并作为发药凭证的医疗用药的医疗文书。中药处方是载有中药名称、数量、煎服用法等内容和制备任何中药制剂的书面文件，是医师辨证论治的书面记录和凭证，反映了医师的辨证理法和用药要求。它既是医师给中药调剂人员的书面通知，又是中药调剂工作的依据，也是计价、统计的凭证，具有法律意义，同时又具有技术上和经济上的意义。

要点二 君臣佐使

一张处方的组成，除在辨证论治的基础上选择合适的药物外，还必须严格遵循配伍组成的原则。通常应包括君、臣、佐、使四个方面。

1. 君药

是针对发病原因或主症而起主要治疗作用的药物，它是处方中不可少的主要部分，药力居方中之首。

2. 臣药

是协助主药以加强对主症治疗作用的药物或针对兼症起主要治疗作用的药物，它是处方中的辅助部分。

3. 佐药

有三个意义。一是佐助药，即配合君、臣药以加强治疗作用，或直接治疗各次要病症的药物；二是佐制药，即用以消除或减弱君、臣药的毒性，或制约其峻烈之性的药物；三是反佐药，即病重邪盛，可能拒药时，配用与君、臣药性味相反而又能在治疗中起相成作用的药物。

4. 使药

引经药或调和药性的药物。

每一个方剂的君药是必不可少的。而在简单方剂中，臣、佐、使药则不一定俱备。有些方剂的君药或臣药本身就兼有佐药或使药的作用；也有一些方剂由于组成比较复杂，则按药物的不同作用，或以主、次要部分来区别，而不分君、臣、佐、使。

要点三 处方配伍规律

药方的组成，不是单味药的药效相加或随意组合，而是有着严谨的法度和内在科学道理的。方剂是由药物组成的，是在辨证立法的基础上选择合适的药物组合成方。药物的功能各有所长，也各有所偏，通过合理的配伍，增强或改变其原有的功能，调其偏性，制其毒性，消除或减缓其对人体的不利因素，使各具特性的药物发挥综合作用。正所谓"药有个性之专长，方有合群之妙用"。调剂人员应当尽可能熟悉这些内容，才能使调剂工作正确无误。

细目二 处方类型

要点一 处方的意义

处方在技术、经济及法律上具有重要意义。

其技术意义在于处方写明了医师用药的名称、剂型、剂量及用法用量等信息，是药师配发药品和指导患者用药的重要依据。

其经济意义在于处方是表明患者已经缴纳药费的凭证，也是统计医疗药品消耗，预算采购药品的依据。

其法律意义在于在调查和处理医患纠纷时，处方是重要依据。若处方书写或调配错误而造成的医疗事故，医师或药剂人员应负法律责任。

要点二 处方的分类

根据不同时期或条件形成的药方，可以分为经方、时方、法定处方、协定协方、秘方、单方、验方等。

细目三 处方格式

要点 处方格式和项目

医师书写处方应有一定的结构，完整的处方一般必须包括以下内容。

1. 前记

包括医疗、预防、保健机构名称，处方编号，费别、患者姓名、性别、年龄、门诊或住院病历号，科别或病室和床位号、临床诊断、开具日期等，并可添列专科要求的项目。

2. 正文

是处方的重要部分，以 Rp 或 R（拉丁文 Recipe "请取"的缩写）标示，分列药品名称、规格、数量、用法用量。中药饮片处方应分列饮片名称、数量、煎煮方法和用法用量。

3. 后记

医师签名和（或）加盖专用签章，药品金额以及审核、调配、核对、发药的药学专业技术人员签名。

目前医疗机构的医师都采用以上的规定书写处方,并将病人的主诉、症状、脉象及医师诊断、处理方法等写在病史卡上,以便查考和复诊。

细目四 处方常用术语

要点一 处方常用术语及分类

医师处方,为了能简明反映一些药物规格或疗效特点,常常采用不同术语。如医师在书写处方时,除写正式名称或一些别名外,常在药名前附加术语。也有隐于药名之内的,构成处方中的药物全名,以表达对药物炮制、品种、质量等方面的不同要求。此外,医师处方还常在药名旁注一些术语(习称"脚注"),以表明需要特殊处理的药物。

1. 要求炮制类

炮制是医师按照中医药理论,根据病情不同,为发挥药效而提出的不同要求,包括炒、炙、煅、蒸、煨、煮等。如常用的炒焦白术、麸炒枳壳、米炒党参、土炒山药、砂炒狗脊、清炒苏子、蜜炙桑叶、盐炙知母、姜汁炙竹茹、油炙淫羊藿、醋煮元胡、煅龙骨、酒蒸地黄、朱砂拌灯心、煨豆蔻、醋煮芫花、燀杏仁等。此外,还有发酵(淡豆豉、神曲、半夏曲)、发芽(麦芽、谷芽)、净提(芒硝)、干馏(鲜竹沥)、制霜(西瓜霜、巴豆霜、鹿角霜)、水飞(朱砂、炉甘石)等,都是常用的中药炮制方法。

2. 要求修治类

修治是为了洁净药物,除去非药用部分及杂质,以便进一步加工处理或使之更好地发挥疗效。除筛选、剔除、洗漂等通常修治方法外,中药处方常常对某些药物有去除皮、壳、毛、芦、心、核、油及头、尾、足、翅、鳞等非药用部位的规定。如常用的丹参、龙胆、防风、秦艽去残茎;桔梗、厚朴、肉桂、杜仲去皮;银杏、桃仁、大风子、木鳖子去皮壳;枇杷叶、金樱子、骨碎补、香附去毛;人参、牛膝去芦;牡丹皮、地骨皮、巴戟天、远志去心;山茱萸、诃子、山楂、乌梅去核;巴豆、续随子去油;蕲蛇、乌梢蛇去头尾;斑蝥、红娘子去头翅;蛤蚧去头足、鳞片等。

3. 要求产地类

药物产地对药物疗效有密切关系,因此,医师根据病情需要,常在药名前标明产地,此称为"道地中药"。如内蒙古的黄芪、甘草,甘肃的当归,宁夏的枸杞子,四川的黄连、附子、川芎,吉林的人参,山西的党参,河南怀庆的牛膝、地黄、山药、菊花,江苏的苍术、薄荷,云南的茯苓、三七,安徽亳州的白芍,浙江桐乡的杭菊,河北安国的祁木香、祁白芷,安徽的牡丹皮,广西的蛤蚧,山东的金银花、阿胶等均为著名的"道地中药"。

要点二 药引

中药药引为中医处方中的辅佐药,其作用有二:一是引药归经,即引导其他药物的药力达到病变部位或某一经脉,更好地发挥其治疗作用。二是协助药物,起辅助治疗作用。药引的来源甚广,品种繁多,主要有以下类型。

1. **药物类药引**

这类药引又可分为两类。一类为引经报使类，如太阳病用防风、羌活、藁本为引，既是其他药物的"向导"，又能发挥自己的药效；一类为调和诸药类，如甘草、生姜、大枣等，麻黄汤中炙甘草，便属于这种类型。

2. **食物类药引**

主要有粳米、蛋黄、蛋清、蜂蜜、西瓜汁等。如白虎汤用粳米益胃养阴；凉膈散用蜂蜜既可缓和峻下，又能存胃津、润燥结，收"以下为清"之妙。

3. **其他类药引**

主要有酒、醋、盐、茶叶、灯心草、荷梗、荷叶、西瓜翠衣、童便、金汁等。如仙方活命饮加酒煎服，取酒性善走，既可散瘀，又能携诸药以达病所；失笑散用醋调服，引药入肝经等。

要点三 处方脚注

中药的处方脚注是指医师开汤剂处方时在某味药的上角或下角处所加的简要要求。其作用是简明地指示调剂人员对该味药的饮片采取不同的处理方法。脚注的内容一般包括炮制法、煎法、服法等。常见的脚注术语有先煎、后下、包煎、另煎、冲服、烊化、打碎、炒制等。《中国药典》对需特殊处理的品种都有明确的规定。卫生部《处方管理办法》规定"药物调剂、煎煮的特殊要求注明在药品之后上方，并加括号，如布包、先煎、后下等；对药物的产地、炮制有特殊要求，应在药名之前写出"。

1. **先煎**

（1）矿石类、贝壳类、动物角甲类饮片因质地坚硬，有效成分不易煎出，应打碎先煎30分钟，再与它药同煎。如生石膏、生磁石、生赭石、生紫石英、生寒水石、自然铜、生龙骨、生龙齿、生瓦楞子、生石决明、生牡蛎、生蛤壳、生珍珠母、龟甲、鳖甲、水牛角片、鹿角霜等。

（2）某些有毒饮片可经过先煎1~2小时，达到降低毒性或消除毒性的目的。如含有毒成分乌头碱的制川乌和制草乌，经1~2小时的煎煮，可使乌头碱分解为乌头次碱，进而分解为乌头原碱，使毒性大为降低。需要先煎的还有附子、半夏、天南星、雷公藤等。

2. **后下**

（1）气味芳香、含挥发性成分的饮片不宜煎煮时间过久，以免有效成分散失。一般在其他群药煎好前5~10分钟入煎即可。如薄荷、砂仁、豆蔻、降香、沉香、鱼腥草等。

（2）含有久煎后有效成分易破坏的饮片也需后下，一般在其他群药煎好前10~15分钟入煎即可。如钩藤、苦杏仁、徐长卿、大黄等。

（3）一些质地松泡的药材也需要后下，如香薷、青蒿、茵陈、浮萍、葱白。

3. **包煎**

（1）含黏液质较多的饮片在煎煮过程中易黏糊锅底，宜包煎。如车前子、葶苈子。

（2）富含绒毛的饮片宜包煎，以免脱落的绒毛混入煎液后刺激咽喉，引起咳嗽。如旋覆花、辛夷、枇杷叶、石韦、骨碎补等。

(3) 花粉等微小饮片因总表面积大、疏水性强，煎煮时宜包煎，避免漂浮影响有效成分的煎出。如蒲黄、海金沙、蛤粉、六一散等。

(4) 有特殊气味的需要包煎，如五灵脂、儿茶等。

4. 另煎

一些贵重中药，为使其有效成分充分煎出及减少有效成分被其他药渣吸附引起的损失，需在另器单独煎煮取汁，再将药渣并入其他群药合煎，然后将前后煎煮的药液混匀后分服，如人参、西洋参、西红花等。质地坚硬的贵重药，如羚羊角，应单独煎煮2~3小时取汁，再将其药渣并入群药中同煎，最后将前后煎煮的药液混匀分服。其他需要另煎的还有野山参、朝鲜参、三七、金钗石斛、鹿茸、犀角、羚羊角片、珍珠、胎盘、海狗肾、蛤蚧、冬虫夏草等。

5. 冲服

一些用量少、贵重的中药宜研成粉末用药液冲服，避免有效成分被其他药渣吸附而影响药效，如三七、鹿茸、羚羊角粉、紫河车、蕲蛇、金钱白花蛇、琥珀、雷丸、沉香、麝香、朱砂等；一些液体类药材，如胆汁、生姜汁、竹沥、蜂蜜、杏仁水、糖浆等；一些容易熔化的矿物类或树脂类，如食盐、芒硝、硇砂、硼砂、胆矾、松香、血竭等也需要冲服或兑服。

6. 烊化

一些胶类、蜜膏类中药不宜与群药同煎，以免煎液黏稠而影响其他有效成分的煎出及结底糊化。如阿胶、鹿角胶、鳖甲胶、龟板胶、龟鹿二仙胶、饴糖、新阿胶、虎骨胶、海龙胶、黄明胶等。可将此类药置于已煎好的药液中加热熔化后一起服用，也可将此类药置于容器内，加适量水，用蒸汽加热熔化后，再与其他群药煎液混匀分服。

7. 泡服

主要是指花叶类及部分易浸出有效成分的药材，用开水浸泡代茶频服，可以减去煎药的麻烦。花类如金银花、红花、西红花、菊花；叶类如桑叶、竹叶、香薷、大青叶、藿香、薄荷；其他类如胖大海、地丁、蒲公英、桔梗、麦冬。

调剂人员应熟悉处方脚注的含义、特殊处理的方法和品种，调剂时单独包装后再与群药同包。对门诊病人在发药时要做特殊交代，为住院病人煎药时要严格执行煎煮操作常规，不可随意简化。值得注意的是对需特殊处理的饮片品种，即使处方中未加脚注也应按规定处理。

细目五　处方管理制度

要点　处方管理制度

1. 处方书写规则

(1) 患者一般情况、临床诊断填写清晰、完整，并与病历记载相一致。

(2) 每张处方限于一名患者的用药。

（3）字迹清楚，不得涂改；如需修改，应当在修改处签名并注明修改日期。

（4）药品名称应当使用规范的中文名称书写，没有中文名称的可以使用规范的英文名称书写；医疗机构或者医师、药师不得自行编制药品缩写名称或者使用代号；书写药品名称、剂量、规格、用法、用量要准确规范，药品用法可用规范的中文、英文、拉丁文或者缩写体书写，但不得使用"遵医嘱"、"自用"等含糊不清字句。

（5）患者年龄应当填写实足年龄，新生儿、婴幼儿写日、月龄，必要时要注明体重。

（6）西药和中成药可以分别开具处方，也可以开具一张处方，中药饮片应当单独开具处方。

（7）开具西药、中成药处方，每一种药品应当另起一行，每张处方不得超过5种药品。

（8）中药饮片处方的书写，一般应当按照"君、臣、佐、使"的顺序排列；调剂、煎煮的特殊要求注明在药品右上方，并加括号，如布包、先煎、后下等；对饮片的产地、炮制有特殊要求的，应当在药品名称之前写明。

（9）药品用法用量应当按照药品说明书规定的常规用法用量使用，特殊情况需要超剂量使用时，应当注明原因并再次签名。

（10）除特殊情况外，应当注明临床诊断。

（11）开具处方后的空白处画一斜线以示处方完毕。

（12）处方医师的签名式样和专用签章应当与院内药学部门留样备查的式样相一致，不得任意改动，否则应当重新登记留样备案。

2. 药品剂量与数量

药品剂量与数量用阿拉伯数字书写。剂量应当使用法定剂量单位：重量以克（g）、毫克（mg）、微克（μg）、纳克（ng）为单位；容量以升（L）、毫升（ml）为单位；国际单位（IU）、单位（U）；中药饮片以克（g）为单位。

片剂、丸剂、胶囊剂、颗粒剂分别以片、丸、粒、袋为单位；溶液剂以支、瓶为单位；软膏及乳膏剂以支、盒为单位；注射剂以支、瓶为单位，应当注明含量；中药饮片以剂（付）为单位。

3. 处方效期

处方开具当日有效。特殊情况下需延长有效期的，由开具处方的医师注明有效期限，但有效期最长不得超过3天。

4. 处方用量

处方一般不得超过7日用量；急诊处方一般不得超过3日用量；对于某些慢性病、老年病或特殊情况，处方用量可适当延长，但医师应当注明理由。

医疗用毒性药品、放射性药品的处方用量应当严格按照国家有关规定执行。

5. 麻醉和一类精神药品处方

医师应当按照卫生部制定的麻醉药品和精神药品临床应用指导原则，开具麻醉药品、第一类精神药品处方。

门（急）诊癌症疼痛患者和中、重度慢性疼痛患者需长期使用麻醉药品和第一类精神药品的，首诊医师应当亲自诊查患者，建立相应的病历，要求其签署《知情同意书》。

病历中应当留存下列材料复印件：
(1) 二级以上医院开具的诊断证明；
(2) 患者户籍簿、身份证或者其他相关有效身份证明文件；
(3) 为患者代办人员身份证明文件。

除需长期使用麻醉药品和第一类精神药品的门（急）诊癌症疼痛患者和中、重度慢性疼痛患者外，麻醉药品注射剂仅限于医疗机构内使用。

为门（急）诊患者开具的麻醉药品注射剂，每张处方为一次常用量；控缓释制剂，每张处方不得超过 7 日常用量；其他剂型，每张处方不得超过 3 日常用量。

第一类精神药品注射剂，每张处方为一次常用量；控缓释制剂，每张处方不得超过 7 日常用量；其他剂型，每张处方不得超过 3 日常用量。哌醋甲酯用于治疗儿童多动症时，每张处方不得超过 15 日常用量。

第二类精神药品一般每张处方不得超过 7 日常用量；对于慢性病或某些特殊情况的患者，处方用量可以适当延长，医师应当注明理由。

为门（急）诊癌症疼痛患者和中、重度慢性疼痛患者开具的麻醉药品、第一类精神药品注射剂，每张处方不得超过 3 日常用量；控缓释制剂，每张处方不得超过 15 日常用量；其他剂型，每张处方不得超过 7 日常用量。

为住院患者开具的麻醉药品和第一类精神药品处方应当逐日开具，每张处方为 1 日常用量。

对于需要特别加强管制的麻醉药品，盐酸二氢埃托啡处方为一次常用量，仅限于二级以上医院内使用；盐酸哌替啶处方为一次常用量，仅限于医疗机构内使用。

6. 电子处方

医师利用计算机开具、传递普通处方时，应当同时打印出纸质处方，其格式与手写处方一致；打印的纸质处方经签名或者加盖签章后有效。药师核发药品时，应当核对打印的纸质处方，无误后发给药品，并将打印的纸质处方与计算机传递处方同时收存备查。

7. 处方保管

处方由调剂处方药品的医疗机构妥善保存。普通处方、急诊处方、儿科处方保存期限为 1 年，医疗用毒性药品、第二类精神药品处方保存期限为 2 年，麻醉药品和第一类精神药品处方保存期限为 3 年。

处方保存期满后，经医疗机构主要负责人批准、登记备案，方可销毁。

医疗机构应当根据麻醉药品和精神药品处方开具情况，按照麻醉药品和精神药品品种、规格对其消耗量进行专册登记，登记内容包括发药日期、患者姓名、用药数量。专册保存期限为 3 年。

细目六　处方药品的规范化名称

中药品种繁多，我国最早的药学专著《神农本草经》载药 365 种，到明代李时珍著《本草纲目》载药已增至 1892 种，1977 年出版的《中药大辞典》收药达 5767 种。中药名称复杂，由于历代文献记载的不同和地区差异，一种药物往往有几个、十几个乃至几十个名称。卫医发〔2004〕269号《处方管理办法（试行）》规定"药品名称以《中华人民共和国药典》收载或药典委员会公布的《中国药品通用名称》或经国家批准的专利药品名为准。如无收载，可采用通用名或商品名。药名简写或缩写必须为国内通用写法。中成药和医院制剂品名的书写应当与正式批准的名称一致。"

要点一　处方药品的正名与应付常规

中药处方中直接写药物正名（或制、炙），常常需要付通过炒、炙、煅等炮制后的药品，使其更好地发挥治疗效应，减低或消除毒性。除处方中直接写药物名即应付切制饮片的品种外，现提供有关付药习惯、付药常规方面的资料，供调配处方时参考。

1. 直接写药物的正名或炒制时，即付清炒或炒的品种

黑芝麻、花椒、使君子、郁李仁、白果、紫苏子、火麻仁、茺蔚子、莲子、冬瓜仁、牵牛子、槐花、九香虫、芥子、蔓荆子、王不留行、槐花、苍耳子、牛蒡子、决明子、冬瓜子、僵蚕、蛇蜕、神曲、麦芽、山楂、莱菔子、酸枣仁、薏苡仁、谷芽、芡实、半夏曲等。

2. 直接写药物的正名或炒制（炙）时，即付蜜炙的品种

百部、白前、旋覆花、麻黄、金樱子、升麻、白薇、瓜蒌皮、瓜蒌、黄芪、马兜铃、桑白皮、枇杷叶、瓜蒌子、槐角、罂粟壳、紫菀、款冬花等。

3. 直接写药物的正名或炒制（炙）时，即付盐炙的品种

知母、泽泻、补骨脂、沙苑子、荔枝核、菟丝子、韭菜子、橘核、蒺藜、车前子、小茴香、胡芦巴、益智仁、巴戟天、杜仲等。

4. 直接写药物的正名或炒制（炙）时，即付醋炙的品种

香附、鸡内金、乳香、没药、五灵脂、延胡索、五味子、大戟、甘遂、芫花、商陆、莪术、狼毒、柴胡、青皮等。

5. 直接写药物正名或炒制时，即付滑石粉炒制品种

狗肾、牛鞭、鹿筋、鹿鞭、象皮、刺猬皮、水蛭等。

6. 直接写药物正名或炒制时，即付炒炭的品种

艾叶、地榆、炮姜、侧柏叶、蒲黄、杜仲、血余、棕榈等。

7. 直接写药物的正名或煅时，即付煅制的品种

龙骨、龙齿、牡蛎、磁石、赭石、海浮石、禹粮石、炉甘石、瓦楞子、花蕊石、自然铜、寒水石等。

8. 直接写药物的正名或炒制时，即付砂烫、蛤粉烫的品种

龟板、鳖甲、穿山甲、阿胶、狗脊、骨碎补、马钱子等。

9. 直接写药物的正名或制（炙）时，即付姜汁制的品种

竹茹、厚朴、草果等。

10. 直接写药物的正名或制（炙）时，即付酒炙的品种

熟地黄、山茱萸、肉苁蓉、黄精、女贞子、常山、乌梢蛇、蕲蛇、桑枝、地龙、续断、仙茅等。

11. 直接写药物正名，即付炒黄的品种

麦芽、谷芽、山楂、牵牛子、紫苏子、莱菔子、王不留行、苍耳子、牛蒡子、白芥子、酸枣仁、决明子、扁豆、葶苈子、火麻仁、蔓荆子等。

12. 直接写药物正名，即付漂去咸味的品种

昆布、海藻、海螵蛸等。

此外，尚有直接写药物正名或制（炙）时，即付煨制及米泔、药汁制等，不一一列举。

要点二　处方药品的合写与应付

医师处方时，将疗效基本相似，或起协同作用的两种或两种以上药物合成一个药名书写，称为"合写"，也称"并开"，调剂时，则应分别支付。兹将处方中常见的药名合写及应付药材，举例列表于下。

处方中常见药名合写与应付药材简表

合写名称	调配应付	合写名称	调配应付
于白术	于术、白术	赤白苓或二苓	赤苓、茯苓
茯苓神	赤苓、茯神	川草乌或二乌	制川乌、制草乌
苏藿梗	苏梗、藿梗	羌独活或二活	羌活、独活
橘红络	橘红、橘络	天麦冬或二冬	天冬、麦冬
青陈皮	青皮、陈皮	柴前胡或二胡	柴胡、前胡
杏苡仁	杏仁、苡仁	防风己或二防	防风、防己
川怀膝	川牛膝、怀牛膝	生熟地或二地	生地、熟地
乳没药	乳香、没药	白前胡	白前、前胡
猪茯苓	猪苓、茯苓	知柏或二母	知母、黄柏
藿佩兰	藿香、佩兰	炒知柏	盐知母、盐黄柏
砂蔻仁	砂仁、蔻仁	盐知柏	盐知母、盐黄柏
桃杏仁	桃仁、杏仁	酒知柏	酒知母、酒黄柏
二蒺藜	刺蒺藜、沙苑子	谷麦芽或二芽	炒谷芽、炒麦芽
潼白蒺藜	刺蒺藜、沙苑子	生熟麦芽	生麦芽、炒麦芽
赤白芍或二芍	赤芍、白芍	生熟谷芽	生谷芽、炒谷芽
二丑	黑丑、白丑	生熟稻芽	生稻芽、炒稻芽
二决明	生石决明、决明子	生熟枣仁	生枣仁、炒枣仁
冬瓜皮子	冬瓜皮、冬瓜子	生熟薏米	生薏苡仁、炒薏苡仁
炒三仙	炒神曲、炒麦芽、炒山楂	生龙牡	生龙骨、生牡蛎
焦三仙	焦神曲、焦麦芽、焦山楂	龙牡	煅龙骨、煅牡蛎

续表

合写名称	调配应付	合写名称	调配应付
焦四仙	焦神曲、焦麦芽、焦山楂、焦槟榔	腹皮子	大腹皮、生槟榔
枳壳实	枳壳、枳实	棱术	三棱、莪术
荆防风	荆芥、防风	芦茅根	芦根、茅根
苍白术或二术	苍术、白术		

注：凡用量写"各"字，二种药应各称此分量，如赤白芍各10g，则称赤芍10g，白芍10g；若只写赤白芍10g，则赤芍、白芍各称5g。

要点三 药品别名与应付

中药药名的写法，应以《中国药典》的正名为准。由于我国幅员辽阔，民族众多，语言繁杂，致使很多中药药名的用字、用音、用意等，都有很强的地方性。加上"药无正字"的旧习惯和社会上滥用、滥造不规范简化字的影响，因此，中药处方中的药名书写，除了用正名外，常常还有一些用别名的（也称偏名）。一般也有一定的来历和解释，如夜交藤、忍冬花等，现将《中国药典》（2010年版）一部中收载的正名、处方用名（正名、别名、炮制品）、应付规格列表于下，供参考。

表1-2　　　　　　　　　中药名称与处方应付一览表

正　名	处方用名	应付规格
丁公藤	丁公藤	丁公藤片
丁香	丁香、公丁香、大花丁香、紫丁香	丁香
八角茴香	大茴香、八角茴香、八角、大料	八角茴香
人参	人参、红参、园参	人参
人参	糖参	白糖参
人参	野山参	生晒山参
人参叶	人参叶、参叶	人参叶
儿茶	儿茶、孩儿茶、棕儿茶	儿茶
九里香	九里香、千里香、过山香、七里香	九里香
九香虫	九香虫、屁巴虫、打屁虫	清炒九香虫
九节菖蒲	九节菖蒲、节菖蒲	九节菖蒲
刀豆	刀豆、刀豆子、大刀豆	刀豆
万年青	冲天七、开口剑、万年青	万年青全草
三七	三七、山漆、参三七、田七	三七、三七粉
三白草	三白草、白面姑、白舌骨、塘边藕	三白草

续表

正名	处方用名	应付规格
三棱	三棱、荆三棱、山棱	麸炒三棱
	醋三棱	醋炒三棱
干姜	干姜、干姜片	干姜片
炮姜	炮姜、炮姜炭、姜炭、黑姜、干姜炭	炮姜
干漆	干漆、干漆炭、煅干漆	干漆炭
土木香	土木香、藏木香、祁木香	土木香片
土贝母	土贝母、假贝母	土贝母
土荆皮	土荆皮、土槿皮、金钱松皮	土荆皮
土茯苓	土茯苓、冷饭团、仙遗粮	土茯苓
土鳖虫	土鳖虫、䗪虫、土元、地鳖	土鳖虫
大血藤	大血藤、红藤、红血藤、红藤片	大血藤
大青叶	大青叶、大青、菘蓝	大青叶
大枣	大枣、干枣、红枣、小红枣、乌枣	大枣
大风子	大风子、生大风子	大风子
	大风子霜	大风子霜
大豆黄卷	大豆黄卷、大豆卷、黄豆卷	大豆黄卷
	制大豆黄卷	灯心草和淡竹叶汤煮大豆黄卷
大黄	生大黄、大黄、川大黄、绵纹、川绵纹、川军	生大黄片
	酒大黄、酒炙大黄、酒军、炒大黄	酒炙大黄
	大黄炭、川军炭、锦纹炭、军炭	大黄炭
	熟大黄、酒炙熟大黄、熟军、炙军	酒炙熟大黄
	酒炙清宁片、清宁片	酒炙清宁片
大蓟	大蓟、刺秸子、刺蓟、驴扎嘴	大蓟
	大蓟炭	大蓟炭
大腹皮	大腹皮、槟榔皮、大腹毛	大腹皮
山麦冬	山麦冬、湖北麦冬	山麦冬
山豆根	山豆根、广豆根、南豆根、南山豆根	山豆根
山柰	山柰、香三柰	山柰
山茱萸	山茱萸、酒炙山茱萸、山萸、山萸肉、杭山萸、杭萸肉、枣皮	酒炙山茱萸（去核）

续表

正　名	处方用名	应付规格
山药	山药	生山药
	炒山药	麸炒山药
	土山药	土炒山药
山楂	生山楂、生东楂片、生楂片、生东山楂	生山楂片
	山楂、炒山楂	炒山楂
	焦山楂	焦山楂
山慈菇	山慈菇、毛慈菇、茅慈菇	山慈菇
千年健	千年健、千年见、一包针、年健	千年健
千金子	千金子、续随子	千金子
	千金子霜	千金子霜
川木香	川木香	生川木香片
川木通	川木通、白木通	川木通
川贝母	川贝母、川贝、黄炉贝、青贝、松贝	川贝母
	平贝母、平贝	平贝母
川牛膝	川牛膝	生川牛膝
	酒川牛膝	酒炙川牛膝
川乌	生川乌	生川乌
制川乌	川乌、制川乌、乌头、川乌头	制川乌
川芎	川芎、川芎片、芎䓖	生川芎
	酒川芎	酒炒川芎
川楝子	川楝子、金铃子、楝实	川楝子
	盐川楝子	盐炙川楝子
广防己	防己、防己片、木防己、广防己	广防己片
广金钱草	广金钱草	广金钱草
广藿香	藿香、藿香咀、广藿香	藿香咀
	藿香梗	藿香梗
	藿香叶	藿香叶
女贞子	女贞子、冬青子	酒炙女贞子
小茴香	小茴香	盐炒小茴香
小通草	小通草	小通草咀
小蓟	小蓟	生小蓟
	小蓟炭	小蓟炭

正　名	处方用名	应付规格
马齿苋	马齿苋、马舌菜、五行草	生马齿苋
马勃	马勃、灰包	生马勃
马钱子	马钱子、制马钱子、番木鳖	砂烫马钱子
	马钱子粉	炙马钱子粉
马兜铃	生马兜铃	生马兜铃
	马兜铃、炙马兜、炙兜铃、蜜兜玲	蜜炙马兜铃
马鞭草	马鞭草	生马鞭草
天仙子	天仙子、莨菪子	生品天仙子
天仙藤	天仙藤、马兜铃藤	天仙藤
天冬	天门冬、天冬、明天冬	天冬
天竺黄	天竺黄、竺黄、竺黄精、竹黄	天竺黄
天花粉	天花粉、花粉、栝楼根、瓜蒌根	天花粉
天南星	天南星、炙南星、南星	制天南星
	生天南星	生天南星
天麻	天麻	天麻片
天葵子	天葵子、紫背天葵	天葵子
木瓜	木瓜、宣木瓜、木瓜片	木瓜片
木香	木香、广木香、云木香	木香片
	煨木香	煨木香片
	川木香	川木香
木贼	木贼、木贼草	木贼
木蝴蝶	木蝴蝶、千张纸、玉蝴蝶	木蝴蝶
木鳖子	木鳖子、木别子	生木鳖子
瓦楞子	瓦楞子	煅瓦楞子
	生瓦楞子	生瓦楞子
王不留行	王不留行	炒王不留行
	生王不留行	生王不留行
五加皮	五加皮	生五加皮
五倍子	五倍子	生五倍子
车前子	车前子、炒车前子、盐车前子	盐炙车前子
太子参	太子参、童参、孩儿参	生太子参

续表

正　名	处方用名	应付规格
化橘红	橘红、化橘红	生橘红
	炙橘红	蜜炙化橘红
毛诃子	生诃子	生诃子
	诃子	诃子肉
牛黄	牛黄、丑宝、犀黄	牛黄
牛蒡子	牛蒡子、牛子、牛蒡、鼠黏子、恶实、大力子	炒牛蒡子
牛膝	牛膝、怀牛膝	牛膝
	酒牛膝	酒炙牛膝
	盐牛膝	盐炙牛膝
升麻	升麻、绿升麻	升麻
	炙升麻	蜜炙升麻
	升麻炭	升麻炭
片姜黄	片姜黄	生片姜黄
乌药	乌药、台乌药、乌药片	乌药
乌梢蛇	乌梢蛇、乌蛇	酒炙乌梢蛇
乌梅	乌梅、正乌梅、酸梅	乌梅
	乌梅肉	乌梅肉
	乌梅炭	乌梅炭
丹参	丹参、紫丹参	丹参
	酒炙丹参、炙丹参	酒丹参
月季花	月季花	生月季花
火麻仁	火麻仁	生火麻仁
巴豆	生巴豆、肥鼠子	生巴豆
	巴豆、巴豆霜	巴豆霜
巴戟天	巴戟肉、巴戟、炙巴戟、炙巴戟天	甘草水制巴戟天
	盐巴戟	盐炙巴戟天
水牛角	水牛角	生水牛角粉
水红花子	水红花子、水红子、炒水红子	炒水红花子
	生水红花子	生水红花子
水蛭	水蛭	烫水蛭
功劳木	功劳木	生功劳木块或片

续表

正　名	处方用名	应付规格
艾叶	艾叶、艾叶炭	艾叶炭
	生艾叶	生艾叶
	鲜艾叶	鲜品艾叶
	艾绒	艾绒
	艾条	艾条
平贝母	平贝母	生平贝母
玉竹	玉竹、葳蕤、肥玉竹	生玉竹
	制玉竹	蒸制玉竹
	炒玉竹	清炒或麸炒玉竹
甘松	甘松	甘松段
甘草	甘草	生甘草
	炙甘草	蜜炙甘草
甘遂	甘遂、醋甘遂	醋炙甘遂
	生甘遂	生甘遂
石韦	石韦、独夜茶	生石韦丝
石决明	石决明	生石决明
	煅石决明	煅石决明
石菖蒲	石菖蒲、菖蒲	生石菖蒲片
石斛	石斛、金石斛、黄草石斛	干石斛咀
	耳石斛、耳环石斛、金耳环	耳环石斛
	鲜石斛	鲜品石斛
石榴皮	石榴皮	生石榴皮
	石榴皮炭	石榴皮炭
石莲子	石莲子、甜石莲	石莲子
石膏	石膏	生石膏
	煅石膏	煅石膏
五味子	五味子、北五味、辽五味、炙五味子、醋五味子、玄及	醋蒸五味子
	酒五味子	酒蒸五味子
龙胆	龙胆草、龙胆、胆草、坚龙胆	生龙胆草
	酒龙胆	酒炙龙胆草
	胆草炭、龙胆炭	龙胆炭

续表

正　名	处方用名	应付规格
龙眼肉	桂圆肉、龙眼肉	净生龙眼肉
北豆根	北豆根、蝙蝠葛根	北豆根片
北沙参	北沙参、莱阳沙参、沙参	生北沙参
	炒沙参	米炒沙参
仙茅	仙茅、酒仙茅	酒炙仙茅
	生仙茅	生仙茅
仙鹤草	仙鹤草、龙牙草	生干仙鹤草
冬瓜皮	冬瓜皮	生冬瓜皮
冬虫夏草	冬虫夏草、虫草、冬虫草	冬虫夏草
冬葵果	冬葵果、冬葵子	冬葵子
生姜	生姜	生姜片
	煨生姜	煨制生姜
白头翁	白头翁	白头翁片
白芍	白芍	生白芍
	酒白芍	酒炙白芍片
	炒白芍	清炒白芍片
白芷	白芷、香白芷、杭白芷、川白芷	生白芷片
白花蛇舌草	白花蛇舌草、蛇舌草	白花蛇舌草
白附子	白附子、禹白附、制禹白附、制白附子	姜矾制白附子片
	生白附子	生白附片
白茅根	白茅根	生干白茅根
	鲜茅根	鲜品茅根
	茅根炭	茅根炭
白矾	白矾、明矾	生白矾粉
	枯矾	煅白矾粉
白及	白及	白及片
	白及粉	白及粉
白果	生白果	生白果
	白果、炒白果、白果仁、银杏仁	清炒白果

续表

正　名	处方用名	应付规格
白术	白术、炒白术	麸炒白术
	焦白术	炒焦白术
	土白术	土炒白术
	生白术	生白术
白前	白前	生白前
	炙白前	蜜炙白前
白扁豆	生白扁豆	生白扁豆
	白扁豆、炒白扁豆	清炒白扁豆
	扁豆衣	白扁豆衣
白蔹	白蔹	生白蔹片
白鲜皮	白鲜皮	生白鲜皮
白薇	白薇	生白薇
	炙白薇	蜜炙白薇
瓜蒌	瓜蒌、全瓜蒌	瓜蒌丝
瓜蒌子	瓜蒌仁、瓜蒌子、蒌仁	炒瓜蒌子
	蜜瓜蒌子、蜜蒌仁	蜜炙瓜蒌子
瓜蒌皮	瓜蒌皮	瓜蒌丝
玄明粉	玄明粉、风化硝	生玄明粉
玄参	元参、玄参、黑元参	生玄参片
半边莲	半边莲	生半边莲
半枝莲	半枝莲	生半枝莲
半夏	生半夏	生品半夏
	清半夏	矾制半夏
	姜半夏	姜矾制半夏
	半夏、法半夏	法半夏
丝瓜络	丝瓜络	生丝瓜络
地龙	地龙	生地龙
地枫皮	钻地风、地风、地枫	生地枫皮
地耳草	田基黄、地耳草	地耳草
地肤子	地肤子、灰菜子	生地肤子
地骨皮	枸根皮、地骨皮	生地骨皮

续表

正　名	处方用名	应付规格
地黄	地黄、生地、生地黄、干地黄	干生地黄
	鲜地黄	鲜品地黄
	生地炭	炒地黄炭
熟地黄	熟地、熟地黄、酒熟地	酒蒸熟地黄片
	熟地炭	熟地黄炭
地榆	地榆炭、地榆	地榆炭
	生地榆	生地榆片
地锦草	地锦草、血见愁	生地锦草
芒硝	芒硝	净芒硝
老鹳草	老鹳草	生老鹳草
西洋参	洋参、花旗参、西洋参	西洋参
西红花	西红花、藏红花、番红花	西红花
百合	百合	生百合
	炙百合	蜜炙百合
百部	生百部	生百部
	百部、炙百部	蜜炙百部
当归	当归	全当归片
	酒当归	酒炙当归片
	当归炭	炒当归炭
	当归身	去芦尾当归片
	归尾	当归尾
肉豆蔻	肉蔻、玉果、肉豆蔻、煨肉豆蔻	煨肉豆蔻
肉苁蓉	大芸、寸芸、肉苁蓉、酒苁蓉	酒炙肉苁蓉
肉桂	紫桂、官桂、桂心、肉桂	生肉桂
竹节参	竹节参、竹节三七	生竹节参
竹茹	竹茹	生竹茹
	姜竹茹	姜汁竹茹
朱砂	辰砂、朱砂、朱砂粉	朱砂粉
伊贝母	伊贝、伊贝母	生伊贝母
华山参	华山参	生华山参
延胡索	元胡、延胡索、醋元胡、炒元胡	醋炙延胡索
自然铜	自然铜	煅后醋淬自然铜

续表

正 名	处方用名	应付规格
血余炭	血余、血余炭	血余炭
全蝎	淡全蝎、全蝎、全虫	盐水制全蝎
合欢皮	合欢皮	合欢皮丝
合欢花	合欢花	生合欢花
刘寄奴	刘寄奴，北刘寄奴、阴行草	北刘寄奴
灯心草	灯心草	生灯心草
	灯心炭	煅灯心炭
	朱灯心	朱砂拌灯心
决明子	决明子、草决明	炒决明子
	生决明子	生决明子
冰片	冰片、梅片、梅花冰片、龙脑香、艾片	冰片粉
安息香	息香、安息香	生安息香
防己	粉防己、汉防己、防己	生防己片
防风	口防风、防风、北防风	生防风片
红大戟	红大戟、大戟、炙大戟	醋炙大戟
	生大戟	生大戟
红花	草红花、红花	生红花
红芪	红芪	炙红芪片
	生红芪	生红芪片
麦冬	麦冬	生麦冬
	炙麦冬	蜜炙麦冬
	朱麦冬	朱砂拌麦冬
麦芽	麦芽、炒麦芽	炒麦芽
	焦麦芽	焦麦芽
	生麦芽	生麦芽
远志	远志、制远志、远志肉	甘草水制远志
	朱远志	朱砂拌远志
	蜜远志	蜜炙远志
	生远志	生远志
杜仲	杜仲、炒杜仲	盐水炒杜仲
	生杜仲	生杜仲
豆蔻	白豆蔻、白豆蔻仁、豆蔻	白豆蔻

续表

正 名	处方用名	应付规格
芫花	芫花、炙芫花、醋芫花	醋炙芫花
	生芫花	生芫花
花椒	花椒、川椒、蜀椒	生花椒
	炒花椒	炒花椒
花蕊石	花蕊石、煅花蕊石	煅花蕊石
	生花蕊石	生花蕊石
芥子	芥子、白芥子、芥菜子	炒芥子
	生芥子	生芥子
苍术	苍术、茅苍术、关苍术、北苍术	麸炒苍术
	制苍术	米泔水制苍术
	生苍术	生苍术
苍耳子	苍耳子、炒苍耳子、苍耳	炒苍耳子
芡实	芡实、芡实米、鸡头米	麸炒芡实
	生芡实	生芡实
芦荟	洋芦荟、老芦荟	芦荟
芦根	芦根、苇根、苇茎	芦根干品
	鲜芦根	鲜芦根
苏木	苏木、苏木花	苏木生品
苏合香	苏合香	苏合香精制品
赤小豆	红小豆、赤小豆、红豆	赤小豆
赤石脂	煅赤石脂、煅石脂、石脂、赤石脂	煅赤石脂
赤芍	赤芍、赤芍药、山赤芍	赤芍片
	炙赤芍、酒赤芍	酒炙赤芍
两头尖	两头尖、竹节香附	生两头尖
两面针	两面针、入地金牛、双面针、两背针	生两面针
连钱草	连钱草、落地金钱	生连钱草
连翘	连翘、老翘、青翘	连翘生品
吴茱萸	吴茱萸、吴萸、制吴茱萸	甘草制吴茱萸
	盐吴茱萸	盐吴茱萸
	连吴茱萸、连吴萸	黄连汁制吴茱萸
牡丹皮	牡丹皮、丹皮、粉丹皮	生牡丹皮
	丹皮炭	牡丹皮炭

续表

正 名	处方用名	应付规格
牡蛎	牡蛎、煅牡蛎、牡蛎壳	煅牡蛎
	生牡蛎	生牡蛎
何首乌	何首乌、首乌、制首乌、制何首乌	黑豆汁制何首乌
	生何首乌	生何首乌
伸筋草	伸筋草、舒筋草、狮子草	生伸筋草
佛手	佛手片、川佛手、广佛手、佛手	生佛手丝
皂角刺	皂角刺、皂刺、皂刺针、天丁	皂角刺
谷芽	谷芽、炒谷芽、香谷芽	炒谷芽
	焦谷芽	炒焦谷芽
	生谷芽	生谷芽
谷精草	谷精草、谷草珠	谷精草
龟板	龟板、炙龟板、龟板	砂烫醋淬龟板
辛夷	辛夷、辛夷花、木笔花、玉兰花	辛夷
沙苑子	沙苑子、沙蒺藜、沙苑蒺、潼蒺藜	盐炙沙苑子
沉香	沉香、沉香木	沉香丁
	沉香粉	沉香粉
羌活	羌活、川羌、西羌活	羌活
诃子	诃子、诃子肉、诃黎勒	诃子肉
	煨诃子	煨诃子
补骨脂	补骨脂、破故纸、故纸、盐骨脂	盐炙补骨脂
阿魏	阿魏、臭阿魏	阿魏
陈皮	陈皮、橘皮、广陈皮、新会皮	橘皮丝
附子	附子、黑附子、黑顺片、炮附子	黑附片
	白附片	白顺片
	盐附子	盐附子片
	淡附子	淡附子片
忍冬藤	忍冬藤、金银藤、双花藤	忍冬藤
鸡内金	鸡内金、鸡肫内金、炒鸡内金	醋炙鸡内金
鸡血藤	鸡血藤	鸡血藤片
鸡骨草	鸡骨草、红母鸡草	鸡骨草
鸡冠花	鸡冠花、鸡公花	鸡冠花
玫瑰花	玫瑰花	玫瑰花蕾

续表

正 名	处方用名	应付规格
青风藤	青风藤、大风藤、排风藤	青风藤片
青叶胆	青叶胆、青叶丹、肝炎草	青叶胆
青皮	青皮、均青皮、醋青皮	醋青皮
青葙子	青葙子	生青葙子
青蒿	青蒿、蒿子、臭蒿	青蒿
青黛	青黛靛、蓝靛	青黛
青礞石	青礞石、礞石、煅青礞石	煅青礞石
枇杷叶	枇杷叶、杷叶、炙杷叶、广杷叶	蜜炙枇杷叶
板蓝根	板蓝根、板蓝根片	板蓝根片
松花粉	松花粉	松花粉（细粉）
刺五加	刺五加	刺五加
苦木	苦木、苦胆木、苦皮树	苦木
苦杏仁	苦杏仁、杏仁、炒杏仁	炒杏仁
苦参	苦参、野槐、地槐	苦参
苦楝皮	苦楝皮、苦楝、苦楝子	苦楝皮
茼麻子	茼麻子、青麻子、白麻子	茼麻子
郁李仁	郁李仁、李仁、小李仁	郁李仁
郁金	郁金、玉金、郁金片、广郁金	郁金片
	醋郁金	醋炙郁金
虎杖	虎杖、虎杖根、斑枝根	虎杖片
明党参	明党参	生明党参
岩白菜	岩壁菜、岩白菜、石白菜	岩白菜
昆布	昆布、裙带菜	昆布丝
败酱草	败酱草、北败酱草	北败酱草
罗布麻叶	罗布麻	罗布麻叶
罗汉果	罗汉果	罗汉果
知母	知母、毛知母、肥知母、生知母	知母片
	盐知母	盐炙知母
委陵菜	山萝卜、蛤蟆草、委陵菜、翻白草	委陵菜
垂盆草	垂盆草、狗牙齿、佛甲草	垂盆草
使君子	使君子、留球子	生使君子
	炒使君子	炒使君子仁

续表

正 名	处方用名	应付规格
侧柏叶	侧柏叶、侧柏、侧柏炭	侧柏炭
	生侧柏叶	生侧柏叶
佩兰	佩兰、佩兰叶、香佩兰	佩兰
金沸草	金沸草、旋覆花秧	金沸草
金果榄	金果榄、金牛胆、青牛胆	金果榄
金钱草	金钱草、铜钱草、路边黄、过路黄、过坐草	金钱草
金银花	银花、二花、双花、金银花	金银花
金樱子	金樱子、倒挂金钩	金樱子肉
	炙金樱子	蜜炙金樱子
狗脊	狗脊、烫狗脊、金毛狗脊、金狗脊	砂烫狗脊
鱼腥草	鱼腥草、臭草	鱼腥草
京大戟	京大戟、大戟、草大戟、红芽大戟	醋炙京大戟
炉甘石	炉甘石、浮水甘石、龙脑甘石	煅炉甘石
泽泻	泽泻、建泽泻、福泽泻	泽泻片
	炒泽泻、盐泽泻	盐炙泽泻
卷柏	卷柏、还魂草	生卷柏
	卷柏炭	卷柏炭
细辛	细辛、辽细辛、华细辛	生细辛
珍珠	珍珠、珍珠粉	珍珠粉
珍珠母	珍珠母、真珠母、煅珍珠母	煅珍珠母
枳壳	枳壳、炒枳壳、川枳壳	麸炒枳壳
枳实	枳实、小枳实、炒枳实	麸炒枳实
柏子仁	柏子仁、柏仁	炒柏子仁
	柏子仁霜	柏子仁霜
栀子	生栀子	生栀子
	栀子、炒栀子	姜炒栀子
	焦栀子	炒焦栀子
胡芦巴	胡芦巴、芦巴子	盐炙胡芦巴
荆芥	全荆芥、荆芥	荆芥
	荆芥穗、芥穗	荆芥穗
	荆芥炭	荆芥炭

续表

正 名	处方用名	应付规格
南沙参	南沙参、空沙参、泡沙参	南沙参（生品）
	米炒南沙参	米炒南沙参
南鹤虱	鹤虱、北鹤虱、天名精子	生鹤虱
草乌	草乌、制草乌、草乌头	制草乌
	生草乌	生草乌
草果	草果、炒草果、草果仁、炒草果仁	姜汁炙草果仁
草豆蔻	草蔻、草豆蔻	草豆蔻仁
茜草	茜草、红茜草	生茜草
	茜草炭	茜草炭
荜澄茄	荜澄茄、山鸡椒	荜澄茄
茯苓	茯苓、云苓、白茯苓	茯苓片
	朱茯苓	朱砂拌茯苓
砂仁	砂仁、广砂仁、砂米、缩砂仁	砂仁
牵牛子	白牵牛子、炒白牵牛子、白丑、炒白丑、二丑、黑白丑	炒牵牛子
厚朴	厚朴、炙厚朴、川厚朴、川朴、温朴、紫油厚朴、姜厚朴	姜汁制厚朴丝
威灵仙	威灵仙、灵仙、铁丝灵仙、铁脚灵仙	威灵仙
骨碎补	申姜、毛姜、骨碎补	砂烫骨碎补
钩藤	钩藤、双钩、双钩藤	钩藤
钟乳石	钟乳石、煅钟乳石、石钟乳	煅钟乳石
香加皮	香加皮、北五加、杠柳皮	香加皮
香附	香附、醋炙香附、醋香附、香附子、炙香附、炒香附、莎草根	醋炙香附
	酒香附	酒炙香附
香橼	陈香橼、香橼、香元	香橼丝
重楼	重楼、蚤休	重楼片
禹余粮	禹余粮、禹粮石	煅禹余粮
独活	独活、川独活、大活、西大活	生独活片
胖大海	胖大海、大海、安南子、蓬大海	胖大海
急性子	急性子、凤仙子	炒急性子
洋金花	曼陀罗花、凤茄花、洋金花	生洋金花

续表

正名	处方用名	应付规格
前胡	前胡、信前胡	生前胡片
	炙前胡	蜜炙前胡
首乌藤	夜交藤、首乌藤、何首乌藤	首乌藤
穿山甲	穿山甲、山甲片、山甲珠、炮山甲	砂烫醋淬穿山甲
穿心莲	穿心莲、一见喜	穿心莲
姜黄	姜黄	姜黄片
珠子参	珠子参、珠参、珠儿参	珠子参
秦艽	秦艽、西大艽、左秦艽	秦艽段
秦皮	秦皮、白蜡树皮、苦枥白蜡树皮	秦皮丝
桔梗	桔梗、北桔梗、南桔梗、苦桔梗、玉桔梗	桔梗片
桃仁	桃仁、山桃仁、净桃仁、桃仁泥	炒桃仁
莱菔子	莱菔子、炒莱菔子、萝卜子、炒卜子	炒莱菔子
莲子	莲子、莲子白、建莲肉、莲实	莲子肉
	莲子心	莲子心
莲房	莲房	生莲房
	莲房炭	莲房炭
夏枯草	夏枯草、夏枯球	夏枯草
莪术	莪术、文术、醋莪术	醋炙莪术
	生莪术	生莪术
荷叶	荷叶	荷叶丝
	荷叶炭	荷叶炭
柴胡	柴胡	北柴胡片
	醋柴胡	醋炙柴胡
	南柴胡	南柴胡
党参	党参、文党、潞党	生党参咀
	米炒党参	米炒党参
	炙党参	蜜炙党参
浙贝母	大贝、象贝、浙贝、东贝、珠贝	浙贝母片
海螵蛸	乌贼骨、鱼骨、海螵蛸	海螵蛸块
海藻	海藻	漂海藻丝
益智	益智仁	盐炙益智仁
益母草	益母草、坤草	益母草

续表

正　名	处方用名	应付规格
拳参	拳参、紫参、草河车	拳参
狼毒	狼毒、醋狼毒	醋炙狼毒
	生狼毒	生狼毒
预知子	预知子、八月札	生预知子
桑叶	桑叶、霜桑叶	生桑叶
	炙桑叶	蜜炙桑叶
桑白皮	桑白皮、炙桑白皮、炙桑皮、桑根白皮	蜜炙桑白皮
	生桑皮、生桑白皮	生桑白皮
桑螵蛸	桑蛸、桑螵蛸	蒸桑螵蛸
菟丝子	生菟丝子	生菟丝子
	菟丝子、盐菟丝子	盐炙菟丝子
甜瓜蒂	甜瓜蒂、苦丁香	甜瓜蒂
甜瓜子	甜瓜子、炒甜瓜子	炒甜瓜子
黄芩	黄芩、枯芩	生黄芩
	炒黄芩、酒黄芩	酒炙黄芩
	黄芩炭	黄芩炭
黄连	黄连、味连、雅连、川连、云连	生黄连
	酒黄连、酒川连	酒炙黄连
	姜黄连、姜连	姜汁制黄连
	萸黄连、萸连	吴茱萸制黄连
	黄连炭、川连炭	黄连炭
黄柏	黄柏	生黄柏丝
	酒黄柏、酒柏酒黄柏	酒黄柏
	盐黄柏、炒黄柏	盐炒黄柏
	黄柏炭、川柏炭	黄柏炭
黄芪	黄芪、炙黄芪	蜜炙黄芪
	生黄芪	生黄芪片
黄精	黄精、炙黄精	酒炙黄精
常山	生常山	生常山片
	常山、酒常山	酒炙常山
	炒常山	炒常山片
蛇蜕	蛇蜕、龙衣	酒炙蛇蜕

续表

正　名	处方用名	应付规格
旋覆花	旋覆花、金沸花	蜜炙旋覆花
商陆	商陆	醋炙商陆
鹿茸	鹿茸、黄毛鹿茸	梅花鹿茸
	青毛鹿茸	马鹿茸
麻黄	麻黄、生麻黄	麻黄咀
	炙麻黄	蜜炙麻黄
	麻黄绒	生麻黄绒
淫羊藿	淫羊藿、仙灵脾、炙淫羊藿	羊油脂制淫羊藿
贯众	绵马贯众、贯众	生绵马贯众片
	贯众炭	贯众炭
续断	续断、川断	续断
	盐续断	盐炙续断
	酒续断	酒炙续断
绵萆薢	萆薢	生萆薢片
	粉萆薢	生粉萆薢片
斑蝥	生斑蝥	生斑蝥
	斑蝥、炒斑蝥	米炒斑蝥
棕榈	棕板、棕边、陈棕炭、棕边炭	棕榈炭
款冬花	款冬花、冬花、连三朵	生款冬花
	炙冬花、炙款冬花	蜜炙款冬花
葛根	葛根、粉葛根	生葛根片
	煨葛根	煨葛根
雄黄	雄黄	雄黄粉
紫石英	紫石英	醋煅紫石英
紫菀	紫菀	生紫菀片
	炙紫菀	蜜炙紫菀
蛤壳	蛤壳	生蛤壳
	煅蛤壳	煅蛤壳粉
	蛤粉	煅蛤壳粉
椿皮	椿皮、椿根皮	麸炒椿根皮
硼砂	硼砂、月石	硼砂

续表

正 名	处方用名	应付规格
槐角	槐角	蜜炙槐角
	生槐角	生槐角
蒺藜	白蒺藜、刺蒺藜、炒蒺藜	盐炙白蒺藜
蒲黄	蒲黄炭	蒲黄炭
	蒲黄、炒蒲黄	炒蒲黄
	生蒲黄	生蒲黄
蒲公英	蒲公英、通天草	蒲公英
蜈蚣	蜈蚣、天龙	焙全蜈蚣
榧子	榧子	榧子仁
槟榔	大白、大腹子、槟榔	生槟榔片
	焦槟榔	炒焦槟榔
酸枣仁	酸枣仁、炒枣仁、炒酸枣仁	生酸枣仁
	生酸枣仁、生枣仁	生酸枣仁
蔓荆子	蔓荆子	炒蔓荆子
磁石	磁石	煅磁石
罂粟壳	罂粟壳、米壳、炙罂粟壳、炙米壳	蜜炙罂粟壳
	醋罂粟壳、醋米壳	醋炙罂粟壳
赭石	代赭石、赭石、煅赭石	醋淬赭石
蕲蛇	蕲蛇、白花蛇、五步蛇	酒炙蕲蛇
稻芽	稻芽、炒稻芽	清炒稻芽
	生稻芽	生稻芽
	焦稻芽	炒焦稻芽
僵蚕	天虫、白僵蚕、炒僵蚕	麸炒僵蚕
橘核	橘核	盐炙橘核
薏苡仁	薏米、苡仁、炒苡仁	麸炒薏苡仁
	生薏米、生薏仁、生苡仁	生薏苡仁
	焦薏米	炒焦薏苡仁
	土薏米	土炒薏苡仁
藕节	藕节	生藕节片
	藕节炭	藕节炭
覆盆子	覆盆子、复盆子	生覆盆子
蟾酥	蟾酥	蟾酥加工品

续表

正名	处方用名	应付规格
鳖甲	鳖甲、别甲、炙鳖甲	砂烫醋淬鳖甲
	生鳖甲	生鳖甲
麝香	寸香、当门子、脐香、元寸、麝香	麝香仁

(张学顺)

第二单元　中药配伍及用药禁忌

细目一　中药配伍

要点一　"七情"配伍

中药方剂除按"君、臣、佐、使"原则组方外，具体用药时还要注意药物之间的相互关系，讲究配伍方法。前人总结出"七情"配伍理论，除"单行"者外，其余均是阐述配伍关系的。

要点二　相畏

即一种药物的毒性或副作用，能被另一种药物减轻或消除。如生半夏、生南星畏生姜，甘遂畏大枣，熟地畏砂仁，常山畏陈皮等。

要点三　相反

即两种药物合用，能产生毒性反应或者副作用，属配伍禁忌。如乌头反半夏，甘遂反甘草等十八反、十九畏中的药物配伍。

要点四　相恶

即两种药物的合用能互相抑制、降低或丧失药效，属配伍禁忌。如人参恶莱菔子，生姜恶黄芩等。其他还有沙参恶防己，白薇恶干姜，瞿麦恶螵蛸，附子恶犀角，鳖甲恶矾石，吴茱萸恶甘草等。

相恶、相反的配伍关系，能使一些本来单用无害的药物因相互作用而产生毒性反应或副作用，属于配伍禁忌，原则上应避免使用。

此外，尚有"反佐"法则，即利用药物的相反作用，起到相反相成的效果，这是利用药物在配伍时，某些方面起拮抗作用，而另一方面又起协同作用的缘故。如定喘汤中麻黄配黄芩，麻黄辛温，发汗平喘、利水；黄芩苦寒，清泻肺水，清热解毒，二药伍用，辛热之性相抵消，而平喘清肺作用加强。

细目二　用药禁忌

要点一　配伍禁忌

前人通过长期的临床实践，总结出中药配伍使用后可产生协同、抑制和对抗作用。协同作用和抑制作用可以提高药物疗效或减轻药物毒副作用，是我们在医疗实践中应该利用的。而对抗作用是指两种药物同用后，可能产生对人体有害的作用，是我们在医疗实践中应该尽量避免的，即配伍禁忌。

历代中医药学书籍对配伍禁忌药物品种的论述不尽一致，其中影响较大的是金元时期所概括的"十八反"和"十九畏"歌诀。"十八反"和"十九畏"是前人遗留下来的经验总结，而后人对其内涵却有不尽相同的解释，目前也无确切的科学论证，为保证患者用药的安全有效，对歌诀所记述的药对，若无充分的科学根据时，仍应持慎重态度，避免盲目配合使用，以免造成医疗事故。

调剂人员在审方和调配时除应熟记歌诀内容外，还必须掌握《中国药典》（2010年版）、《中华人民共和国卫生部药品标准》（简称《部颁药品标准》）和《国家食品药品监督管理局国家药品标准》（简称《局颁药品标准》）中有关不宜同用药的规定，以其作为判断是否有配伍禁忌的法定依据。若病情需要同用时，必须经处方医师重新签字后才能调配。

要点二　十八反

"十八反"歌诀

本草明言十八反，半蒌贝蔹及攻乌。
藻戟芫遂俱战草，诸参辛芍叛藜芦。

1. 川乌、草乌、附子不宜与贝母、半夏、白及、白蔹、瓜蒌同用。贝母包括川贝母、浙贝母、平贝母、伊贝母、湖北贝母；半夏包括生半夏、清半夏、姜半夏和法半夏；瓜蒌还包括瓜蒌子、瓜蒌皮、天花粉。
2. 甘草不宜与海藻、红大戟、京大戟、甘遂和芫花同用。
3. 藜芦不宜与人参（包括各类人参）、人参叶、西洋参、党参、苦参、丹参、玄参、北沙参、南沙参及细辛、赤芍和白芍同用。

要点三　十九畏

"十九畏"歌诀

硫黄原是火中精，朴硝一见便相争。
水银莫与砒霜见，狼毒最怕密陀僧。
巴豆烈性最为上，偏与牵牛不顺情。
丁香莫与郁金见，牙硝难合荆三棱。
川乌草乌不顺犀，人参最怕五灵脂。
官桂善能调冷气，若逢石脂便相欺。

大凡修合看顺逆，炮熥灸煿莫相依。

1. 巴豆、巴豆霜不宜与牵牛子同用。
2. 丁香不宜与郁金同用。
3. 芒硝不宜与三棱同用。
4. 肉桂（官桂）不宜与赤石脂同用。
5. 狼毒不宜与密陀僧同用。

从《中国药典》规定的不宜同用药品种来看，没有突破"十八反"和"十九畏"规定的品种。

要点四 妊娠用药禁忌

能影响胎儿生长发育、有致畸作用，甚至造成堕胎的中药为妊娠禁忌用药，妇女在怀孕期间应禁止使用。一般具有毒性的中药，或有峻下逐水、破血逐瘀及芳香走窜功能的中药均属妊娠禁忌用药。

《中国药典》（2010年版）和卫生部《部颁药品标准》中有关妊娠禁忌的规定，为判断是否妊娠禁忌的法定依据。《中国药典》（2010年版）将妊娠禁忌药分为妊娠禁用药、妊娠慎用药两种。

妊娠禁用药大多为毒性较强或药性猛烈的中药，凡禁用的中药绝对不能使用。

妊娠慎用药一般包括有通经祛瘀、行气破滞以及药性辛热的中药。慎用的中药可根据孕妇患病的情况，酌情使用。但没有特殊必要时应尽量避免使用，以免发生事故。

1. 妊娠禁忌歌诀

妊娠禁忌歌诀

芫斑水蛭及虻虫，乌头附子配天雄。
野葛水银并巴豆，牛膝薏苡与蜈蚣。
三棱芫花代赭麝，大戟蝉蜕黄雌雄。
牙硝芒硝牡丹桂，槐花牵牛皂角同。
半夏南星与通草，瞿麦干姜桃仁通。
硇砂干漆蟹爪甲，地胆茅根都失中。

2. 《中国药典》(2010年版)《部颁药品标准》[注意事项] 中规定的妊娠禁用药和慎用药品种

（1）妊娠禁用药：马钱子、天仙子、轻粉、斑蝥、雄黄、三棱、莪术、水蛭、关木通、土鳖虫、川牛膝、千金子、千金子霜、巴豆、巴豆霜、甘遂、芫花、京大戟、牵牛子、商陆、丁公藤、芒硝、玄明粉、阿魏、猪牙皂、益母草、麝香、附子、虻虫、天山雪莲花、鳖甲胶、陆英。

（2）妊娠慎用药：蟾酥、华山参、硫黄、干漆片、姜黄、急性子、瞿麦、制川乌、制草乌、番泻叶、白附子、枳实、三七、大黄、王不留行、西红花、红花、肉桂、苏木、虎杖、卷柏、漏芦、禹州漏芦、穿山甲、桃仁、凌霄花、牛膝、蒲黄、郁李仁、枳壳、天南星、冰片、草乌叶、禹余粮、常山、赭石、关白附、干蟾、菊三七。

要点五 中药注射液的配伍禁忌与中西药物合用配伍禁忌

1. 中药注射液的配伍禁忌（见下表）

中药注射液配伍禁忌表

中药注射剂	不宜配伍的药品（注射剂）	配伍结果
穿琥宁粉针	硫酸阿米卡星（1），硫酸西索米星（2），硫酸妥布霉素（3），维生素B_6（4），头孢唑啉钠（5），阿莫西林维酸钾（6）	（1）~（4）浑浊、有沉淀生成；（5）1.5h内出现絮状沉淀；（6）吸收度降低，两者配伍不稳定
穿琥宁注射液	硫酸庆大霉素（1），丁胺卡那霉素（2），乳酸环丙沙星（3），氧氟沙星（4），硫酸阿米卡星（5），柱晶白霉素（6），氟罗沙星（7），洛美沙星（8），氯霉素（9），泰星（10），培氟沙星（11）	（1）~（8）有沉淀生成；（9）~（11）0.5h后出现沉淀
双黄连粉针	妥布霉素（1），头孢噻肟钠（2），复方氯化钠（3），10%葡萄糖（4），硫酸阿米卡星（5），氨苄西林钠（6），丁胺卡那霉素（7），乳酸环丙沙星（8），诺氟沙星（9），氧氟沙星（10），维生素C（11），含钾复方葡萄糖（12），青霉素G（13），氯霉素（14）	（1）立即生成沉淀；（2）（3）微粒剧增；（4）细微颗粒结成较大颗粒；（5）立刻出现浑浊，微粒增多；（6）颜色即刻变深；（7）~（10）pH值升高，有沉淀生成；（11）发生化学变化，紫外吸收值大幅度降低；（12）1h内黄芩苷、连翘苷含量明显降低；（13）易致青霉素弱阳性或假阴性，增加发生过敏反应的危险；（14）0.5h后出现沉淀
双黄连注射液	硫酸庆大霉素（1），氨苄青霉素钠（2），硫酸阿米卡星（3）	（1）~（3）颜色变深，即刻出现浑浊
清开灵注射液	硫酸卡那霉素（1），维生素B_6（2），青霉素G（3），维生素C（4），盐酸林可霉素（5），硫酸小诺霉素（6），硫酸妥布霉素（7），乳酸环丙沙星（8），5%葡萄糖（9）	（1）（2）即刻出现浑浊；（3）~（5）pH值下降，清开灵含量降低；（6）~（8）浑浊，有沉淀生成；（9）产生棕褐色沉淀
灯盏花注射液	头孢拉定（1），氨苄青霉素钠（2），硫酸庆大霉素（3），速尿（4），氨茶碱（5），乳酸环丙沙星（6），氯霉素（7），普鲁卡因（8），硫酸镁（9）	（1）~（5）溶液浑浊，颜色发生改变；（6）溶液浑浊，出现胶状现象；（7）0.5h后出现沉淀；（8）立即产生白色悬浮颗粒，并逐渐析出棕色沉淀；（9）出现浑浊，4h内有浅色絮状沉淀析出
复方丹参注射液	维生素B_6（1），盐酸洛美沙星（2），盐酸罂粟碱（3），川芎嗪（4），甲氟哌酸（5），乳酸环丙沙星（6），低分子右旋糖酐（7），维生素C（8），培氟沙星（9），氧氟沙星（10），氯霉素（11），硫酸庆大霉素（12）	（1）~（5）溶液浑浊，产生沉淀；（6）产生乳白色沉淀；（7）容易引起过敏反应；（8）颜色加深，药效降低；（9）（10）产生淡色絮状沉淀；（11）（12）0.5h后出现沉淀

续表

中药注射剂	不宜配伍的药品（注射剂）	配伍结果
丹参注射液	维生素C（1），硫酸庆大霉素（2），妥布霉素（3），丁胺卡那霉素（4），川芎嗪（5），氧氟沙星（6），细胞色素C（7）	(1)颜色加深，药效降低；(2)~(4)产生大量混悬物沉淀；(5)(6)即刻产生沉淀；(7)颜色加深，产生浑浊
川芎嗪注射液	青霉素G（1），复方丹参（2），丹参（3），低分子右旋糖酐（4）	(1)~(3)产生沉淀；(4)有絮状物沉淀
茵栀黄注射液	生理盐水（1），葡萄糖氯化钠（2），回苏灵（3），红霉素（4），10%葡萄糖酸钙（5）	(1)(2) pH值下降，颜色加深，黄芩苷含量降低；(3)立即产生浑浊；(4) 2h产生浑浊；(5)放置2h有絮状物沉淀
鱼腥草注射液	青霉素G（1），氯霉素（2）	(1)药理配伍禁忌；(2) 0.5h后出现沉淀
柴胡注射液	青霉素G	药理配伍禁忌
香丹注射液（含丹参素）	葡萄糖氯化钠	3h颜色发生改变
葛根素注射液	碳酸氢钠	颜色由微色生成深色
刺五加注射液	维生素C（1），潘生丁（2），维拉帕米（3）	(1)维生素C含量有明显变化；(2)(3)产生沉淀
生脉注射液	氯霉素	0.5h后出现沉淀
参附注射液	氯霉素	0.5h后出现沉淀
黄芪注射液	氯霉素	0.5h后出现沉淀

2. 中药、中成药与西药的配伍禁忌（见下表）

中药、中成药与西药配伍禁忌表

中药	中成药	所含成分	不宜配伍药品	配伍结果
地榆、石榴皮、五倍子、老鹳草、虎杖、大黄、诃子、仙鹤草、儿茶、茶叶、侧柏叶、拳参、萹蓄	牛黄解毒片、牛黄上清丸、牛黄消炎丸、肠风槐角丸、虎杖浸膏片、枳实导滞丸、分清五淋丸、利胆排石片、祛风舒筋丸、周氏回生丹、礞石滚痰丸、四季青糖浆、清宁丸、麻仁丸、虎杖片、紫金锭、紫金粉、七厘散、感冒宁、舒痔丸、解暑片、一捻金、导赤丸、万应锭珠、利胆片	鞣质	(1) 维生素B_1、抗生素（红霉素、灰黄霉素、制霉菌素、林可霉素、利福平等）、苷类（洋地黄、地戈辛、可待因等）、生物碱（麻黄素、阿托品、黄连素、奎宁、利血平）亚铁盐制剂、碳酸氢钠制剂； (2) 异烟肼； (3) 酶制剂（多酶胃酸酶、胰酶）； (4) 维生素B_6	(1) 产生沉淀、影响吸收； (2) 分解失效； (3) 改变性质、降效或失效； (4) 形成络合物，降效或失效

续表

中药	中成药	所含成分	不宜配伍药品	配伍结果
石膏、龙骨、龙齿、珍珠、牡蛎、蛤壳、瓦楞子、寒水石、海螵蛸	牛黄上清丸、牛黄解毒丸、清胃黄连丸、羚翘解毒丸、二母宁嗽丸、明目上清丸、止嗽化痰丸、牛黄至宝丸、珍珠牛黄散、珍珠镇惊丸、千金止带丸、乌鸡白凤丸、锁阳固精丹、内消瘰疬丸、橘红丸、追风丹、珠黄散、珠层片、新脉宁、麻杏石甘糖浆、珍合灵片、珍珠八宝丹	钙	(1) 异烟肼； (2) 洋地黄； (3) 磷酸盐（磷酸氯化喹啉、磷酸可待因等），硫酸盐（硫酸亚铁、硫酸甲苯磺丁脲等）	(1) 形成络合物，降低溶解度，影响吸收； (2) 增强作用和毒性； (3) 产生沉淀，使疗效降低
自然铜、磁石、赤石脂、代赭石、礞石、石决明、虎骨、龙骨、牡蛎、石膏、瓦楞子、钟乳石、白矾、阳起石、滑石	牛黄解毒丸、舒筋活血片、礞石滚痰丸、当归浸膏片、胃舒宁片、复方五味子片、酒花素片、复方罗布麻片、跌打丸、磁朱丸、脑立清	铁镁铝铋	(1) 四环素族（相隔3h以上则影响不大）； (2) 强的松龙片； (3) 异烟肼、利福平； (4) 维生素C	(1)(3) 形成络合物影响吸收； (2) 生成难溶物显著降低生物利用度； (4) 氧化后失去作用
硼砂、海螵蛸、瓦楞子、皂角	冰硼散、婴儿素、喉症丸、健胃片、通窍散、红灵散、胃痛粉、健用散、行军散、陈香露白露	碱性	(1) 先锋霉素Ⅰ、Ⅱ、乌洛托品、新生霉素、氨苄青霉素、呋喃坦啶； (2) 阿司匹林、消炎痛、保泰松、对氨基水杨酸钠、维生素B_1； (3) 心得安、氯丙嗪、利眠宁、硫酸亚铁、异烟肼、地戈辛、苯巴比妥、苯妥英钠； (4) 奎宁、氯喹、强力霉素、新斯的明； (5) 奎尼丁	(1) 降低药效； (2) 分解失效； (3) 吸收降低； (4) 从尿排出，促使血药浓度降低； (5) 排出减少，血药浓度增加引起中毒

续表

中药	中成药	所含成分	不宜配伍药品	配伍结果
五味子、女贞子、山楂、山茱萸、乌梅、白芍、缬草、青皮、垂柳、四季青、金银花、马齿苋、枳实、木瓜	五味子冲剂、女贞子糖浆、冰霜梅苏丸、安神补心丸、地黄丸类方、山楂丸、乌梅丸、五味子丸、磨积散、二至丸、保和丸、玉泉丸、脑立宝	酸性	(1) 磺胺类药； (2) 氨基糖苷类（红霉素、庆大霉素、卡那霉素等）； (3) 氢氧化铝、氨茶碱等碱性药； (4) 呋喃妥因、利福平、阿司匹林、消炎痛等	(1) 易析出结晶而致结晶、血尿； (2) 减弱药效； (3) 起中和反应，降低或失去药效； (4) 加重对肾脏的毒性
柴胡、桑叶、槐角、槐花、旋覆花、山楂、侧柏叶	龙胆泻肝丸、补中益气丸、地榆槐花丸、清瘟解毒丸、逍遥丸、首乌片、槐角丸、脏连丸、桑麻丸、银柴颗粒、桑菊感冒片、感冒清热颗粒、利胆片	槲皮素	含各种金属离子的西药，如氢氧化铝制剂、钙制剂、亚铁制剂等	形成络合物，影响吸收
茵陈	蛇胆川贝散（液）、藿胆丸、牛胆汁浸膏、利胆片、消炎利胆片、脑立清、万应锭、六神丸、姜胆片、胆石通胶囊	利胆药，含胆汁制剂	(1) 奎尼丁； (2) 氯霉素	(1) 形成络合物影响吸收； (2) 降效
祖师麻		瑞香素	维生素K	拮抗
酒大黄、酒当归	风湿酒、国公酒、冯了性药酒、丁公藤风湿药酒	乙醇	(1) 水合氯醛； (2) 巴比妥类、苯英妥钠、安乃近、降糖药； (3) 氯丙嗪、奋乃静； (4) 血管扩张药（胍乙啶、苄甲胍、噻嗪类）； (5) 水杨酸制剂； (6) 酶制剂； (7) 胰岛素、降糖灵、优降糖； (8) 新抗凝、双香豆素	(1)(3) 生成毒性物质； (2) 降低药效； (4) 增加毒性； (5) 加重血压下降； (6) 变性失效； (7) 使血糖更低； (8) 降低药效

续表

中药	中成药	所含成分	不宜配伍药品	配伍结果
麻黄	气管炎糖浆、止嗽定喘丸、通宣理肺丸、止嗽化痰丸、半夏露、解肌宁嗽丸、人参再造丸、宁嗽糖浆、气喘冲剂、气喘膏、大活络丸、哮喘冲剂、复方川贝精片、麻杏石甘糖浆、定（平）喘丸	麻黄素	（1）降压药（苯乙肼）、复降片、降压灵等； （2）氨茶碱； （3）催眠镇静剂（苯巴比妥、氯丙嗪等）； （4）肾上腺素； （5）地戈辛、洋地黄； （6）异烟肼	（1）（3）拮抗； （2）增加毒性2~3倍； （4）作用累加，血压升高； （5）增加对心脏毒性； （6）兴奋等副作用增强
蜂蜜、金樱子、桂圆肉、桑椹子、大枣、麦冬、秦艽、甘草、鹿茸	六一散、玄麦甘桔冲剂、参茸片、麻杏石甘糖浆、鹿茸片、脑灵素		（1）奎宁、麻黄素、阿托品； （2）强心苷； （3）降血糖药（降糖灵、D-860等）； （4）水杨酸制剂； （5）排钾利尿药（氢氯噻嗪等）	（1）沉淀、影响吸收； （2）中毒； （3）拮抗； （4）易促成消化性溃疡； （5）易致低血钾
牛黄	小儿至宝锭、牛黄上清丸、牛黄抱龙丸、琥珀抱龙丸、牛黄解毒丸、牛黄镇惊丸、牛黄清心丸、安宫牛黄丸		水合氯醛、乌拉坦、吗啡、苯巴比妥	对中枢产生抑制
丹参	复方丹参滴丸、丹参注射液、复方丹参注射液		（1）胃舒平； （2）细胞色素C注射液； （3）环磷酰胺、5-氟尿嘧啶、喜树碱钠、争光霉素	（1）（2）形成络合物影响吸收； （3）促进肿瘤转移
	天麻片、密环片、止痉散、五虎追风散		咖啡因、可可碱、茶碱、利他林、茶丙胺	拮抗
川乌、槟榔、黄连、黄柏、马钱子、延胡索、贝母	黄连上清丸、黄连羊肝丸、清胃黄连丸、葛根芩连片、加味香连丸、小活络丹、牛黄千金散、牛黄清心丸、木瓜丸、三妙丸、左金丸、香连丸、小金丸、二妙丸、脏连丸、九分散、木香槟榔丸、千柏鼻炎片、胃痛散、贝母枇杷糖浆	生物碱	（1）碘离子制剂； （2）碳酸氢钠等碱性较强的西药； （3）重金属药如硫酸亚铁、硫酸镁、氢氧化铝等； （4）酶制剂； （5）阿托品、氨茶碱、地戈辛； （6）咖啡因、苯丙胺	（1）（3）（4）产生沉淀； （2）影响溶解度，妨碍吸收； （5）增加毒性； （6）拮抗

续表

中药	中成药	所含成分	不宜配伍药品	配伍结果
人参、苦参、大黄、龙胆草、桃仁、苦杏仁、白果、枇杷仁、北五加皮、侧柏叶、金盏花、附子、乌头、万年青、葶苈子、罗布麻、羊角拗、杠柳、蟾酥等	人参养荣丸、人参归脾丸、脑灵素、八珍丸、参脉饮、参茸丸、礞石滚痰丸、龙胆泻肝丸、清宁丸、启脾丸、大黄䗪虫丸、通宣理肺丸、桑菊感冒片、清气化痰丸、解肌宁嗽丸、止咳化痰丸、鹭鸶咳丸、麻仁丸、麻杏止咳糖浆、橘红丸、参茸丸、罗布麻片、速效救心丸、救心丹、蟾酥救心丹、麝香保心丸、鹿茸制剂	苷类	(1) 维生素C、烟酸、谷氨酸、胃酶合剂； (2) 可待因、吗啡、杜冷丁、苯巴比妥； (3) 强心苷； (4) 降糖药	(1) 分解，药效降低； (2) 加重麻醉，抑制呼吸； (3) 药效累加，增加毒性； (4) 血糖升高
朱砂、轻粉	朱砂安神丸、补心丸、柏子养心丸、磁朱丸、梅花点舌丸、冠心苏合丸、小儿惊风散、牛黄镇惊丸、安宫牛黄丸、牛黄清心丸、七珍散、七厘散、红灵散、保赤丹、益元散、解暑片、紫雪丹、苏合香丸、蛇胆川贝液、活络丹（丸、散）、人丹、营心丹、护心丹、六神丸	汞	硫酸亚铁、溴化钾、三溴合剂、碘化钾、碳酸氢钠、巴比妥	产生沉淀，增加对肝肾的毒性
雄黄、雌黄、信石	牛黄解毒丸、牛黄千金散、牛黄抱龙丸、牛黄镇惊丸、牛黄至宝丸、牛黄清炎丸、小儿至宝锭、安宫牛黄丸、小儿惊风散、梅花点舌丹、六神丸、红灵散、七珍丸	砷	(1) 亚铁盐、硫酸盐、硝酸盐、亚硝酸盐； (2) 酶制剂	(1) 产生沉淀，增加毒性； (2) 产生沉淀，降低药效
萹蓄、泽泻、白茅根、夏枯草、金钱草、牛膝、丝瓜络	金钱草冲剂、分清五淋丸、五淋通片、龙胆泻肝丸、六味地黄丸类方、内消瘰疬丸、石淋通片、首乌片、利胆片、五苓散	钾	安体舒通、氨苯蝶啶	西药系保钾排钠药，合用易致高血钾

续表

中药	中成药	所含成分	不宜配伍药品	配伍结果
昆布	感冒抗感片、克感宁片、速效伤风胶囊	碘	异烟肼	发生氧化，失效
		抗组织胺	利血平、优降宁、胍乙啶等	拮抗
银杏、青风藤、锡生藤		组织胺	异丙嗪	竞争受体，降低药效
神曲、麦芽、豆豉	六和定中丸、香苏正胃丸、大山楂丸、枳实导滞丸、越鞠丸、保和丸、启脾丸、健脾丸	淀粉酶	水杨酸钠、阿司匹林、鞣酸蛋白、烟酸	降低活性（至少间隔2h）
血余炭、地榆炭、蒲黄炭、大黄炭、槐米炭、棕炭	十灰散等	炭制剂	酶制剂、生物碱	降低药效

（张学顺）

第三单元　合理用药

细目一　合理用药概述

合理用药是指运用医药学综合知识及管理学知识指导用药，在充分了解疾病和药物的基础上，安全、有效、简便、经济地使用药物，达到以最小的投入，取得最大的医疗和社会效益的目的。

要点　合理用药的意义和目的

1. 合理用药的意义

合理用药是在充分考虑患者用药后获得的效益与承担的风险后所做的最佳选择。即使药效得到充分发挥，不良反应降至最低水平，药品费用更为合理。合理用药涉及广大群众的切身利益，是用药安全、有效、简便、经济的保障。可以充分有效地利用卫生资源，取得最大的医疗和社会效益，避免浪费。

2. 合理用药的目的

发挥药物最大的效能，防止或减轻不良反应，使患者用最少的支出得到最好的治疗效果，有效地利用卫生资源，减少浪费。

临床上不合理用药主要表现在：用药指征不明确、违反禁忌证、给药剂量过大或过小、疗程过长或过短、给药途径不适宜、给药方法不当、合并用药过多、盲目选用贵重药等。

细目二　合理用药指导

要点　合理用药的指导原则

1. 正确"辨证"，合理用药

中医治疗疾病的特点是"辨证施治"。即运用"阴阳"、"五行"学说辨别疾病的不同属性及其变化规律，通过"四诊"搜集病人的各种病情资料，应用"八纲"、"脏腑"，结合病因进行分析归纳，作出正确诊断，称中医"辨证"，根据"辨证"定出治病法则、处方、用药，即"辨证施治"。因此，合理应用中药或中成药必须根据正确的"辨证"。

2. 针对患者具体情况合理选用药物及制定给药剂量

根据患者的病情及其年龄、性别、病理生理状态和联合用药情况，合理选用药物及制定剂量。因以上情况以及患者的生活习惯和个体差异的不同，对药物的反应也不同，均影响药物的有效性和安全性。儿童、老人因对药物代谢能力不全或衰退，机体耐受性较差，易发生药物蓄积，引起毒性反应。患者的营养水平、健康水平、脏器功能、是否妊娠等，均影响对药物的代谢能力和耐受能力，以及毒性反应的发生与严重程度。同时还有经济承受能力问题，故还要从药物经济学方面考虑。因此，要针对病情及患者具体情况合理选用药物，并确定合理给药剂量。

3. 针对病情选择合理的给药途径

根据病情缓急、用药目的以及药物性质选择适宜的给药途径和用药方案。一般病情，口服有效，多采用口服给药方法；危重病人、急症病人宜用静注或静滴；皮肤及阴道疾病常用外治法，也用口服给药方法；气管炎、哮喘病人等可用口服给药方法，也可采用气雾剂吸入疗法等。一般根据病情能口服有效的，则不考虑注射，避免中药注射剂引起不良反应。

4. 针对病情制定合理给药时间及疗程

根据病情轻重缓急，确定给药时间，充分发挥药物的作用，减少不良反应的发生。用药还应掌握疗程，防止因药物蓄积造成对人体的伤害，尤其是有毒中药或含有毒性成分的中成药不宜长期服用。

5. 合理配伍组方

配伍是指有选择性地将两种以上的药物配合应用。

合理配伍组方可以起到协调药物偏性，增强药物疗效，降低药物毒性，减少不良反应发生的作用。反之，配伍不当可造成药效降低甚至毒性增大而产生不良反应。

七情中除单行外，都说明药物配伍关系：相须、相使是属于相辅相成，提高疗效的配伍方法，相畏、相杀是临床上用以减少或消除药物毒副作用的相反相成的配伍方法，是有益的配伍方法。相恶、相反属配伍禁忌之列。

因此应充分考虑药物间的相互作用,避免不合理配伍。除中药之间的配伍应符合中医理论外,还应注意中西药的合理配伍。

6. 注意用药禁忌

注意配伍禁忌(即十八反、十九畏)、妊娠禁忌和服药禁忌。

7. 指导患者合理用药

合理治疗方案制定后,应对患者详细说明用药方法、用药剂量及注意事项,使患者能遵从医嘱用药。

8. 确定最佳治疗方案

权衡患者应用药物所获得的收益与承受的伤害以及费用效益关系,确定最佳治疗方案,减少药物不良反应的发生,最大限度地提高患者的生命质量,降低发病率,控制医疗保健费用的过度增长,使全社会获得最大的收益。

细目三 中药不良反应监测

要点一 药品不良反应监测

药品不良反应监测是对合格药品在正常用法、用量时出现与用药目的无关的或意外的有害反应进行的监督和考察。

要点二 药品不良反应监测管理制度

《药品不良反应报告和监测管理办法》已于2010年12月13日经卫生部部务会议审议通过,并予以发布,自2011年7月1日起施行。

1. 国家实行药品不良反应报告制度。国家食品药品监督管理局主管全国药品不良反应报告和监测工作,地方各级药品监督管理部门主管本行政区域内的药品不良反应报告和监测工作。各级卫生行政部门负责本行政区域内医疗机构与实施药品不良反应报告制度有关的管理工作。

2. 地方各级药品监督管理部门应当建立健全药品不良反应监测机构,负责本行政区域内药品不良反应报告和监测的技术工作。

3. 药品生产、经营企业和医疗机构获知或者发现可能与用药有关的不良反应,应当通过国家药品不良反应监测信息网络报告;不具备在线报告条件的,应当通过纸质报表报所在地药品不良反应监测机构,由所在地药品不良反应监测机构代为在线报告。

4. 报告内容应当真实、完整、准确。

5. 各级药品不良反应监测机构应当对本行政区域内的药品不良反应报告和监测资料进行评价和管理。

6. 药品生产、经营企业和医疗机构应当配合药品监督管理部门、卫生行政部门和药品不良反应监测机构对药品不良反应或者群体不良事件的调查,并提供调查所需的资料。

7. 药品生产、经营企业和医疗机构应当建立并保存药品不良反应报告和监测档案。

要点三　药品不良反应监测报告范围

1. 个例药品不良反应

新药监测期内的国产药品应当报告该药品的所有不良反应；其他国产药品，报告新的和严重的不良反应。

进口药品自首次获准进口之日起5年内，报告该进口药品的所有不良反应；满5年的，报告新的和严重的不良反应。

2. 药品群体不良事件

药品生产、经营企业和医疗机构获知或者发现药品群体不良事件后，应当立即通过电话或者传真等方式报所在地的县级药品监督管理部门、卫生行政部门和药品不良反应监测机构，必要时可以越级报告；同时填写《药品群体不良事件基本信息表》，对每一病例还应当及时填写《药品不良反应/事件报告表》，通过国家药品不良反应监测信息网络报告。

3. 境外发生的严重药品不良反应

进口药品和国产药品在境外发生的严重药品不良反应（包括自发报告系统收集的、上市后临床研究发现的、文献报道的），药品生产企业应当填写《境外发生的药品不良反应/事件报告表》。

要点四　药品不良反应监测工作程序

1. 药品生产、经营企业和医疗机构发现或者获知新的、严重的药品不良反应应当在15日内报告，其中死亡病例须立即报告；其他药品不良反应应当在30日内报告。有随访信息的，应当及时报告。

药品生产企业应当对获知的死亡病例进行调查，详细了解死亡病例的基本信息、药品使用情况、不良反应发生及诊治情况等，并在15日内完成调查报告，报药品生产企业所在地的省级药品不良反应监测机构。

个人发现新的或者严重的药品不良反应，可以向经治医师报告，也可以向药品生产、经营企业或者当地的药品不良反应监测机构报告，必要时提供相关的病历资料。

设区的市级、县级药品不良反应监测机构应当对收到的药品不良反应报告的真实性、完整性和准确性进行审核。严重药品不良反应报告的审核和评价应当自收到报告之日起3个工作日内完成，其他报告的审核和评价应当在15个工作日内完成。

设区的市级、县级药品不良反应监测机构应当对死亡病例进行调查，详细了解死亡病例的基本信息、药品使用情况、不良反应发生及诊治情况等，自收到报告之日起15个工作日内完成调查报告，报同级药品监督管理部门和卫生行政部门，以及上一级药品不良反应监测机构。

省级药品不良反应监测机构应当在收到下一级药品不良反应监测机构提交的严重药品不良反应评价意见之日起7个工作日内完成评价工作。

对死亡病例，事件发生地和药品生产企业所在地的省级药品不良反应监测机构均应当及时根据调查报告进行分析、评价，必要时进行现场调查，并将评价结果报省级药品监督管理部门和卫生行政部门，以及国家药品不良反应监测中心。

国家药品不良反应监测中心应当及时对死亡病例进行分析、评价，并将评价结果报国家食品药品监督管理局和卫生部。

2. 药品生产企业获知药品群体不良事件后应当立即开展调查，详细了解药品群体不良事件的发生、药品使用、患者诊治以及药品生产、储存、流通、既往类似不良事件等情况，在7日内完成调查报告，报所在地省级药品监督管理部门和药品不良反应监测机构；同时迅速开展自查，分析事件发生的原因，必要时应当暂停生产、销售、使用并召回相关药品，并报所在地省级药品监督管理部门。

药品经营企业发现药品群体不良事件应当立即告知药品生产企业，同时迅速开展自查，必要时应当暂停药品的销售，并协助药品生产企业采取相关控制措施。

医疗机构发现药品群体不良事件后应当积极救治患者，迅速开展临床调查，分析事件发生的原因，必要时可采取暂停药品的使用等紧急措施。

药品监督管理部门可以采取暂停生产、销售、使用或者召回药品等控制措施。卫生行政部门应当采取措施积极组织救治患者。

3. 境外发生的严重药品不良反应，自获知之日起30日内报送国家药品不良反应监测中心。国家药品不良反应监测中心要求提供原始报表及相关信息的，药品生产企业应当在5日内提交。

国家药品不良反应监测中心应当对收到的药品不良反应报告进行分析、评价，每半年向国家食品药品监督管理局和卫生部报告，发现提示药品可能存在安全隐患的信息应当及时报告。

进口药品和国产药品在境外因药品不良反应被暂停销售、使用或者撤市的，药品生产企业应当在获知后24小时内书面报国家食品药品监督管理局和国家药品不良反应监测中心。

细目四 中药不良反应与药源性疾病

要点一 中药药源性疾病

药源性疾病是指因药物不良反应致使机体某几个器官或局部组织产生功能性或器质性损害而出现的一系列临床症状与体征。包括药物正常用法用量情况下所产生的不良反应，也包括因超量、超时、误服、错用以及不正常使用药物所引起的疾病。

要点二 中药不良反应监测制度

因为中药材的药效及毒性受品种、产地、种植条件及农药残留等因素的影响较大，所以，中药饮片不良反应监测的难度较大，问题较复杂，应注意引起不良反应的药材品种、基原、产地。

国家实行药品不良反应报告制度。药品生产企业（包括进口药品的境外制药厂商）、药品经营企业、医疗机构应当按照规定报告所发现的中药药品不良反应。

药品生产、经营企业和医疗机构获知或者发现可能与中药用药有关的不良反应，应当通过国家药品不良反应监测信息网络报告；不具备在线报告条件的，应当通过纸质报表报所在地药品不良反应监测机构，由所在地药品不良反应监测机构代为在线报告。

国家鼓励公民、法人和其他组织报告药品不良反应。

国家药品不良反应监测中心应当每季度对收到的严重中药药品不良反应报告进行综合分析，提取需要关注的安全性信息，并进行评价，提出风险管理建议，及时报国家食品药品监督管理局和卫生部。

国家食品药品监督管理局根据中药药品分析评价结果，可以要求企业开展药品安全性、有效性相关研究。必要时，应当采取责令修改药品说明书，暂停生产、销售、使用和召回药品等措施，对不良反应大的药品，应当撤销药品批准证明文件，并将有关措施及时通报卫生部。

要点三　中药不良反应监测方法与内容

1. 中药不良反应监测方法

（1）志愿报告系统：也称自愿呈报制度，是一种自愿而有组织的报告制度。医师在诊治病人的过程中，认为患者的某些症状可能为某种中药药品所致时，即可填写ADR（药品不良反应）报告表，通过一定程序呈报给监测机构。通过将大量分散资料的收集、积累、分析、反馈，对各种药品的安全性有较全面的认识，从而及早提出警告，指导临床合理用药。

（2）集中监测系统：以医院为单位，由医师、护士、药师共同合作，在一定时间内根据研究目的详细记录中药药品的使用情况、ADR的发生情况，是有目的地针对某种（或某类）药品的ADR的发生率、频度分布、易致因素等进行的。

医院集中监测可分一般性全面监测和重点监测。

①一般性全面监测：在一定时间内对所有住院病人进行ADR的全面监测，可以得到各种中药药品的ADR情况及其发生率。

②重点监测：是对某种肯定的或不能肯定的ADR做重点监测，目的是为了查清中药药品是否存在着某种ADR及其发生。

2. 中药不良反应监测内容

对新药监测期内的药品和首次进口5年内的药品，应当开展重点监测，并按要求对监测数据进行汇总、分析、评价和报告。其他药品，应当根据安全性情况主动开展重点监测。省级以上药品监督管理部门根据中药药品临床使用和不良反应监测情况，可以要求药品生产企业对特定药品进行重点监测。

设立新药监测期的国产药品，应当自取得批准证明文件之日起每满1年提交一次定期安全性更新报告，直至首次再注册，之后每5年报告一次；其他国产药品，每5年报告一次。

首次进口的药品，自取得进口药品批准证明文件之日起每满一年提交一次定期安全性更新报告，直至首次再注册，之后每5年报告一次。

定期安全性更新报告的汇总时间以取得药品批准证明文件的日期为起点计，上报日期应当在汇总数据截止日期后60日内。

国家药品不良反应监测中心应当对收到的定期安全性更新报告进行汇总、分析和评价，于每年7月1日前将上一年度国产药品和进口药品的定期安全性更新报告统计情况和分析评价结果报国家食品药品监督管理局和卫生部。

要点四　中药不良反应及药源性疾病的分类和临床表现

1. 中药不良反应

中药不良反应是指合格药品在正常用法、用量时出现与用药目的无关的或意外的有害反应，包括中成药和中药饮片引起的不良反应。不良反应包括副作用、毒性作用、后遗效应、过敏反应、继发反应、特异性遗传因素等。

2. 中药不良反应及药源性疾病的分类

（1）按病因学分类
①与药物剂量有关的中药不良反应及药源性疾病
②与药物剂量无关的中药不良反应及药源性疾病
③与中药配伍有关的中药不良反应及药源性疾病
④药物依赖性。
（2）按中药不良反应及药源性疾病的临床表现分类
①心血管（循环）系统的不良反应及药源性疾病；
②呼吸系统的不良反应及药源性疾病；
③消化系统的不良反应及药源性疾病；
④泌尿系统的不良反应及药源性疾病；
⑤神经系统的不良反应及药源性疾病；
⑥造血系统的不良反应及药源性疾病；
⑦变态反应性疾病；
⑧其他方面的不良反应及药源性疾病；
⑨中药引起的药物依赖性；
（3）按病理学分类
①功能性改变；②器质性改变。

3. 临床表现

（1）心血管（循环）系统的不良反应及药源性疾病

临床表现：心悸、怔忡、胸闷、发绀、面色苍白、四肢厥冷、心音低钝减弱、血压下降或升高等。

相关疾病：包括药源性心律失常、心率过快或过慢、传导阻滞、各种早搏、房颤、房性或室性心动过速，甚至出现室颤、心功能不全、高血压、低血压、猝死。

（2）呼吸系统的不良反应及药源性疾病

临床表现：呼吸急促、咳嗽、咳痰、哮喘、呼吸困难、咯血、发绀等。

相关疾病：包括药源性支气管炎、支气管哮喘、肺炎、急性肺水肿、呼吸肌麻痹或呼吸衰竭等。

（3）消化系统的不良反应及药源性疾病

临床表现：口干、口苦、恶心、呕吐、食欲不振、嗳气、流涎、腹胀、腹痛、腹泻、便秘、黑便、黄疸、肝区疼痛、肝肿大、肝功能损害，甚至死亡。

相关疾病：包括药源性食管炎、胃炎、肠炎、溃疡病、消化道出血、药物性肝炎、肝细胞损害、肝坏死等。

（4）泌尿系统的不良反应及药源性疾病

临床表现：尿量减少，甚至出现尿闭或尿频量多、腰痛、肾区叩击痛、浮肿、排尿困难或尿道灼痛。实验室检查可见尿中有红细胞、蛋白及管型，氮质血症或有代谢性酸中毒。

相关疾病：包括药源性血尿、急性肾功能衰竭等。

（5）神经系统的不良反应及药源性疾病

临床表现：意识模糊、识别能力下降、反应迟钝、理解困难、定向障碍、错觉、幻觉、神志不清、语无伦次、意识丧失、恐惧、焦虑、嗜睡、昏睡、记忆障碍、失眠等，以及药物依赖停药后出现戒断症状。

（6）造血系统的不良反应及药源性疾病

临床表现：倦怠乏力、头晕心悸、发热、口舌溃疡、皮肤紫斑、紫癜、齿龈出血、鼻出血、血尿、便血及白细胞减少、粒细胞缺乏、血小板减少、弥散性血管内凝血等。

相关疾病：包括药源性急慢性粒细胞缺乏、血小板减少性紫癜、过敏性紫癜、缺铁性贫血、溶血性贫血、再生障碍性贫血。

（7）变态反应性疾病

临床表现：胸闷、心悸、发热、呼吸困难、面色青紫或苍白、畏寒、出汗、烦躁不安、脉细弱而数、心律失常、血压下降或测不到、意识丧失、昏迷、抽搐等。

要点五 引起中药不良反应的常见原因及防治原则

1. 引起中药不良反应的常见原因

（1）剂量过大或疗程过长：尤其是使用有毒中药或含有有毒成分的中成药时，剂量过大或疗程过长是最常见的引起中药不良反应的因素。

（2）用药不当：中医用药根据"辨证施治"，用药不对证往往得不到应有的效果，有时反而引起不良反应。此外，误服、乱用、给药途径不正确等亦常导致中药不良反应。

（3）药材品种混乱，炮制（制剂）质量欠佳：药物质量问题，如中药材质量、品种、产地、采收、加工、农药残留及炮制不规范等问题均影响饮片质量，中成药制备方法不当或原药材质量低劣，中药注射剂质量欠佳等，亦可导致中药不良反应的产生。

（4）配伍应用不合理：中成药组方不合理、中药汤剂配伍不合理、中、西药不合理联合应用等。

（5）个体差异：过敏体质的病人易引起药物过敏反应，又称药物变态反应，是引起中药不良反应的重要因素。此外，病人年龄、性别、体质等情况的差异，婴幼儿因肝肾功能发育不全，老年人则因肝肾功能衰退，对某些药物易发生中毒，均应引起特别注意。

（6）管理不完善：中药因来源于植物、动物和矿物，缺少像化学药品一样的质量标准，因此内在质量变化很大。长期以来，我国对药品又未严格实施的分类管理制度，一些有毒中药材或含有毒药成分的中成药在流通和使用领域里未能得到严格控制，可被任意购买，而不加以警告或标示，以致滥用、误用，造成中毒。有的中成药中含有药理作用较强的化学药物，使病人因掌握不好剂量而出现不良反应。如消渴丸造成低血糖休克，甚至死亡，屡有报道。另外，业务人员专业素质不高，农村游医、药贩取缔不力，亦是造成中药不良反应的一个原因。

2. 中药不良反应的防治原则

（1）提高对中医药的正确认识：注意宣传药物的两重性和对中药毒副作用的正确认识，提高人们自我保健意识，防止超量、长期用药，普及合理使用中药的知识。

（2）合理选药：运用中医药理论，辨证施治，正确选用药物，才能发挥中药的疗效和保证用药的安全。

（3）保证药品的质量：药品的质量是治疗的基础，因此规范中药饮片质量及饮片炮制质量是中药安全有效的重要保证。中成药尤其是中药注射剂的质量更应严格控制，否则易造成不良反应。

（4）合理配伍用药：注意中药汤剂的合理配伍组方，中成药的合理配伍应用以及中西药合理联合应用等问题。

（5）注意药物的给药途径及加工方法：药物不同的给药途径产生的作用也不同，使用不当可引起不良反应。如只供外用的药物不可内服，只供肌注的药物不可静脉输注。又因给药加工方法不同亦会产生不同的作用，如乌头毒性较大，但经炮制后再按先煎处理则毒性成分大大减少，有利于安全用药，而若用酒浸泡则乌头碱含量高，毒性增加，内服易造成中毒。临床应用中药注射剂的过敏反应大大多于内服药也说明此问题。

（6）合理慎重应用中药注射剂：中药注射剂是最易引起中药不良反应的剂型。由于中药注射液成分往往比较复杂，制剂纯度不易保证。近几年来，中药注射液的应用尤其是静脉滴注较为广泛，引起不良反应的报道也逐渐增多，临床上过敏反应时有发生，严重时甚至休克死亡。因此，临床应用中药注射液时应慎重并密切观察患者病情，以便发现问题及时处理，确保用药安全。此外，还应注意避免中药与其他中药或与西药注射液的不合理配伍。

（7）加强中医药市场管理：提高中药经营人员业务素质和职业道德，制订切实可行的中药材质量规格。制订一套严格的管理办法，切实加强中医药市场管理，使中医药市场经营规范化，才能保证中药的用药安全及有效。

细目五 中西药相互作用

要点 中西药合用的意义及合用中的不合理配伍

1. 中西药合用的意义

近年来，随着中西医结合工作的深入开展，中西药联合运用的情况已日趋广泛。自晚清著名的中西医汇通学家张锡纯创立石膏阿斯匹林汤；张山雷创外科用的〔樟丹油膏铅丹（Pb_3O_4）、氧化锌（ZnO）、樟冰、凡士林〕开始，中西药联合运用已近百年。中西药合用的效果正日益引起国内外学者的广泛重视。由于中西药的基本特点和作用机制各有侧重，故可相互取长补短，充分发挥各自优势，其效果已得到医学界的普遍认可。它拓宽了临床用药的空间，已成为我国临床用药的优势与特色，中西药合用的意义如下。

（1）中西药合用降低西药的不良反应：如骨碎补有性味苦温，主治肾虚、耳鸣的特点,有报道在注射链霉素的同时内服骨碎补煎剂可以减轻或消除链霉素的不良反应。如肿瘤病人在化疗同时服用中药能减轻毒副反应,肾脏病患者在用激素治疗期间配用中药,可减少激素的用量,减低毒副反应等。

(2) 中西药合用有协同增效作用:如甘草与氢化考的松,黄柏与四环素、痢特灵,猪苓、泽泻与双氢克尿塞、速尿都可协同增效。枳实能松弛胆道括约肌,有利于庆大霉素进入胆道,使抗感染作用增强;谷丙胺与甘草、白芍、冰片治消化道溃疡有协同作用;银花与青霉素、蒲公英与TMP也有协同作用。

(3) 减少药物剂量,缩短疗程:如灰黄霉素口服后,因其不溶于水,主要在小肠吸收,胆汁中的表面活性剂如胆盐可增加其溶解度,从而促进对其吸收,提高疗效。而茵陈是利胆的中药,能促进胆汁排泄,特别是其中的有效成分对羟乙酮及 β-蒎烯等利胆作用较强,合用后灰黄霉素的吸收增加。所以临床上将灰黄霉素、茵陈合用治疗头癣,减少灰黄霉素常用量33%~50%,仍取得明显的疗效。如地西泮有嗜睡等副作用,若与苓桂术甘汤合用,用量只需常规用量的1/3,嗜睡等副作用也可消除。

(4) 减少禁忌,扩大适应范围:如氯丙嗪治疗精神病时因对肝脏有损害,故肝功能不良者忌用。珍氯片(氯丙嗪、珍珠层粉、三硅酸镁)对肝功能轻度异常的病人,不仅对肝功能无害,且有一定的协同作用。舒心散冲剂(心可定、三七、赤芍、郁金)治疗冠心病、心绞痛有效率为87%,心可定扩冠作用时间短,与上述具有活血化瘀、行气止痛药物配伍,可使作用时间处长。

2. 中西药合用中的不合理配伍

(1) 产生络合物妨碍吸收、降低疗效:含金属离子钙、铝、镁、铁和铋金属离子等的中药与四环素类及异烟肼等抗生素合用,可降低后者的疗效。

(2) 产生毒性:含朱砂的药物与溴化物、碘化物、亚铁盐、亚硝酸盐等同服可产生有毒的溴化汞和碘化汞,导致药源性肠炎。

(3) 产生沉淀、降低药物的疗效:含鞣质较多的中药与含金属离子的药物如钙剂(碳酸钙、葡萄糖酸钙、糖钙片、丁维钙片、氯化钙、乳酸钙等)、铁剂(硫酸亚铁、枸橼酸、人造补血药、富马酸亚铁等)、矽碳银、氯化钴等同时服用后,因它们可在回盲部结合,生成难以吸收的沉淀物而降低药物的疗效。

(4) 药理作用相互影响:如含钙离子的中药与洋地黄类药物合用,可增强洋地黄类药物的作用与毒性。又如黄药子、诃子、五倍子、地榆和四季青等中药对肝脏有一定的毒性,与四环素、利福平、氯丙嗪、异烟肼和红霉素等有肝毒性的药物合用时,应警惕发生药源性肝病。

细目六 药物经济学

要点 药物经济学的意义和评价方法

1. 药物经济学

药物经济学是以卫生经济学为基础发展而来的一门新型药物经济学边缘学科。它是将经济学原理、方法和分析技术应用于药物评价,评价临床药物治疗方案与其他治疗方案或不同药物治疗方案所产生的经济效果的相对比值,并为临床合理用药和防治措施科学化提供科学依据,使医院合理用药的标准由安全、高效转变为安全、高效、经济,做到以最低的医疗费用收到最好的医疗保健效果。

2. 药物经济学的意义

(1) 完善药物评价内容;
(2) 更新用药指导思想;
(3) 加强对新药开发指导,重新评价老药;
(4) 完善药物治疗方案。

3. 药物经济学的评价方法

药物经济学评价方法主要有四种:最小成本分析、成本效果分析、成本效用分析和成本效益分析。

(1) 最小成本分析:最小成本分析又称为成本分析,是成本效果分析的一种特例,它是在临床效果完全相同的情况下,比较何种药物治疗(包括其他医疗干预方案)的成本最小。它首先必须证明两个或多个药物治疗方案所得结果之间的差异无统计学意义,即 $P > 0.05$,然后通过分析找出成本最小者。由于它要求药物的临床治疗效果,包括疗效、副作用、持续时间完全相同,所以应用范围较局限。

(2) 成本效果分析:成本效果分析是较为完备的综合经济评价形式之一,主要比较健康效果差别和成本差别,其结果以单位健康效果增加所需成本值(即成本效果分析比值)表示。其特点是治疗结果不用货币单位来表示,而采用临床指标,如抢救病人数、延长的生命年、治愈率等。成本效果分析的比值通常采用两种表示方法:①成本与效果比值法,即每产生一个效果所需的成本。②增量成本与增量效果比值法,是指如果给予一增量成本,是否能产生增量效果呢?成本效果分析虽然受到其效果单位的限制,不能进行不同临床效果之间的比较,但其结果易于为临床医务人员和公众接受,是药物经济学研究的常用手段。

(3) 成本效用分析:成本效用的分析是成本效果的发展,与成本效果有许多相似之处。成本效用分析是在结合考虑用药者意愿、偏好和生活质量的基础上,比较不同治疗方案的经济合理性。从某种程度上讲,两者均用货币来衡量成本。并且测量结果也都采用临床指标作为最终结果的衡量参数。所不同的是成本效果为一种单纯的生物指标(如延长寿命时间、增加体重量等),成本效用分析的结果却与质量密切相关,注意到病人对生活质量的要求,采用效用函数变化[常用单位是生活质量调整年(QALY, Quality Adjusted Life Years)],而非健康结果变化。其可以进行不同疾病药物治疗措施的比较,是近年来受到推崇的药物经济学研究方法。然而,不同疾病影响病人生活的不同方面,通用的生活质量指标不能反映疾病的特殊性,因此,药物经济学研究界对于成本效用分析的合理性尚有争议。

(4) 成本效益分析:成本效益分析是比较单个或多个药物治疗方案之间或其他干预所耗费的成本和由此产生的结果值(效益)的一种方法,它要求成本和效益均用货币来表示。效益可是多方面的,比如,如果效益是挽救了生命、改善了病人的生活质量或降低了发病率,那么那些生存者的货币金额值、改善生活质量或避免因发病所消耗的全部卫生资源的货币价值就是效益。

成本效益分析不仅具有直观易懂的优点，还具有普遍性，既可以比较不同药物对同一疾病的治疗效益，还可以进行不同疾病治疗措施间的比较，甚至疾病治疗与其他公共投资决策。然而，许多中、短期临床效果变化（例如患病率、死亡率、残疾状态）难以用货币单位衡量，有关长期效果的数据资料很少或者很不全面，而且经济学家以外的临床医疗人员和公众很难接受以货币单位衡量生命、健康，所以，成本效益分析在卫生经济学以及药物经济学研究上的应用远远少于成本效果分析。

（宋捷民）

第四单元　特殊中药的调剂与管理

细目一　麻醉中药的调剂与管理

要点一　麻醉中药品种

麻醉中药是指连续使用后易产生身体依赖性、能成瘾癖的一类中药。

中药罂粟壳、罂粟秆浓缩物被列入国家食品药品监督管理局、中华人民共和国公安部、中华人民共和国卫生部2007年公布的《麻醉药品品种目录》中。

要点二　麻醉中药的使用

国务院2005年8月3日颁布的《麻醉药品和精神药品管理条例》（国务院令第442号）、卫生部2007年2月14日颁布的《处方管理办法》（卫生部令第53号）、卫生部2007年1月25日发布的《麻醉药品临床应用指导原则》卫医发［2007］38号等，是麻醉药品使用的法定依据。

医师应当按照卫生部制定的麻醉药品临床应用指导原则，开具麻醉药品处方。《麻醉药品临床应用指导原则》包括治疗急性疼痛、慢性疼痛、癌性疼痛时应遵循的原则，不包括临床麻醉的用药原则。

《麻醉药品临床应用指导原则》规定，镇痛治疗是中医师的权力和责任。

1. 采用强阿片类药物治疗时，执业医师应慎重选择对疼痛患者有效的用药处方，并进行药物剂量和治疗方案的调整。

2. 医师必须充分了解病情，与患者建立长期的医疗关系。使用强阿片类药物之前，患者与医师必须对治疗方案和预期效果达成共识，强调功能改善并达到充分缓解疼痛的目的。

3. 开始阿片类药物治疗后，患者应至少每周就诊1次，以便调整处方。当治疗情况稳定后，可减少就诊次数。经治医师要定期随访患者，每次随访都要评估和记录镇痛效果、镇痛改善情况，用药、伴随用药和副反应。

4. 强阿片类药物用于慢性非癌性疼痛治疗,如疼痛已缓解,应尽早转入二阶用药,强阿片类药物连续使用时间暂定不超过 8 周。

5. 对癌症患者使用麻醉药品,在用药剂量和次数上应放宽。但使用管理应严格。

由于吗啡的耐受性特点,因此,晚期癌症长期使用阿片类镇痛药(如吗啡)无极量限制,即应根据个体对吗啡等阿片类镇痛药的耐受程度决定用药剂量,但应严密注意监控不良反应。注射剂处方 1 次不超过 3 日用量,控(缓)释制剂处方 1 次不超过 15 日剂量,其他剂型的麻醉药品处方 1 次不超过 7 日用量。

6. 住院或非住院患者因病情需要使用控(缓)释制剂,可同时使用即释麻醉药品,以缓解病人的剧痛。癌症病人慢性疼痛不提倡使用杜冷丁。盐酸二氢埃托啡片只限二级以上医院使用,只能用于住院病人。

要点三　麻醉中药处方管理制度

中华人民共和国卫生部令 2007 年第 53 号《处方管理办法》规定:卫生部负责全国处方开具、调剂、保管相关工作的监督管理。县级以上地方卫生行政部门负责本行政区域内处方开具、调剂、保管相关工作的监督管理。

1. 医疗机构应当按照有关规定,对本机构执业医师和药师进行麻醉药品使用知识和规范化管理的培训。执业医师经考核合格后取得麻醉药品的处方权,药师经考核合格后取得麻醉药品调剂资格。

医师取得麻醉药品处方权后,方可在本机构开具麻醉药品处方,但不得为自己开具该类药品处方。药师取得麻醉药品调剂资格后,方可在本机构调剂麻醉药品。

医师应当按照卫生部制定的麻醉药品临床应用指导原则,开具麻醉药品处方。

2. 门(急)诊癌症疼痛患者和中、重度慢性疼痛患者需长期使用麻醉药品的,首诊医师应当亲自诊查患者,建立相应的病历,要求其签署《知情同意书》。

3. 除需长期使用麻醉药品的门(急)诊癌症疼痛患者和中、重度慢性疼痛患者外,麻醉药品注射剂仅限于医疗机构内使用。

为门(急)诊患者开具的麻醉药品注射剂,每张处方为一次常用量;控缓释制剂,每张处方不得超过 7 日常用量;其他剂型,每张处方不得超过 3 日常用量。

为门(急)诊癌症疼痛患者和中、重度慢性疼痛患者开具的麻醉药品注射剂,每张处方不得超过 3 日常用量;控缓释制剂,每张处方不得超过 15 日常用量;其他剂型,每张处方不得超过 7 日常用量。

4. 为住院患者开具的麻醉药品应当逐日开具,每张处方为 1 日常用量。

医疗机构应当要求长期使用麻醉药品的门(急)诊癌症患者和中、重度慢性疼痛患者,每 3 个月复诊或者随诊一次。

5. 药师应当对麻醉药品,按年月日逐日编制顺序号。

6. 未取得麻醉药品资格的医师不得开具麻醉药品处方。

麻醉药品和第一类精神药品处方保存期限为 3 年。

处方保存期满后,经医疗机构主要负责人批准、登记备案,方可销毁。

医疗机构应当根据麻醉药品处方开具情况,按照麻醉药品品种、规格对其消耗量进行专册登记,登记内容包括发药日期、患者姓名、用药数量。专册保存期限为 3 年。

细目二 毒性中药的调剂与管理

要点一 毒性中药的品种与分类

1. 毒性中药
系指毒性剧烈、治疗剂量与中毒剂量相近，使用不当会致人中毒或死亡的中药。

2. 毒性中药品种
砒石（红砒、白砒）、砒霜、水银、生马钱子、生川乌、生草乌、生白附子、生附子、生半夏、生南星、生巴豆、斑蝥、青娘虫、红娘虫、生甘遂、生狼毒、生藤黄、生千金子、生天仙子、闹羊花、雪上一枝蒿、红升丹、白降丹、蟾酥、洋金花、红粉、轻粉、雄黄。

3. 毒性中药分类
砒石（红砒、白砒）、砒霜、水银为一类毒性中药，其余为二类毒性中药。

要点二 毒性中药的调配管理制度

1. 毒性中药的收购、经营，由各级医药管理部门指定的药品经营单位负责；毒性药品配方用药由国营药店、医疗单位负责。其他任何单位或个人均不得从事毒性中药的收购、经营和配方业务。

2. 收购、经营、加工、使用毒性中药的单位必须建立健全保管、验收、领发、核对等制度，严防收假、发错，严禁与其他药品混杂，做到入库有验收有复核、出库有发药有复核，划定仓间或仓位，专柜加锁保管，有专人专账管理。

3. 毒性中药的包装容器上必须印有毒药标志。在运输毒性中药的过程中应当采取有效措施，防止发生事故。

4. 凡加工炮制毒性中药，必须按照药典或者炮制规范的规定进行。符合药用要求的，方可供应、配方。

5. 调配处方时必须认真负责，使用与剂量等级相适应的戥称或天平称量，保证计量准确，按医嘱注明要求调配，并由配方人员和具备资格的药学技术人员复核签名（盖章）后方可发药。对处方未注明"生用"的毒性中药，应当付炮制品。如发现处方有疑问时，须经原处方医生审定后再进行调配。处方一次有效，取药后处方保存2年。

6. 群众自配民间单、秘、验方需用毒性中药，购买时须持本单位或街道办事处、乡（镇）人民政府的证明信，供应部门方能发售。每次购用量不可超过2日极量。

要点三　毒性中药的用量用法

毒性中药的用法用量表

名　称	用法用量	注意事项
砒石（红砒、白砒）	0.002～0.004g，入丸散，外用适量，研末撒、调敷或入膏药中贴之	毒性大，用时宜慎，不宜与水银同用；忌火煅；体虚及孕妇忌服
砒霜	0.002～0.004g，多入丸散，外用适量，研末散、调敷或入膏药中贴之	口服宜慎；体虚及孕妇忌服；口服、外用均可引起中毒；不宜与水银同用。忌火煅
雄黄	0.05～0.1g，入丸散用。外用适量，熏涂患处	内服宜慎，不可久用；孕妇禁用
水银	外用适量	不可内服，外用不宜过多、久用；孕妇忌用；不宜与砒石、砒霜同用
红粉	外用适量，研极细粉单用或与其他药味配伍成散剂或制成药捻	只可外用，不可内服。外用亦不宜久用
轻粉	外用适量，研末掺敷患处。内服每次0.1～0.2g，一日1～2次，多入丸剂或装胶囊服，服后漱口	不可过量；内服慎用；孕妇禁用
白降丹	外用适量。研末调敷或作药捻	不可内服，具腐蚀性
生马钱子	内服0.3～0.6g，炮制后入丸散	不宜生用；不宜多服、久服；孕妇禁用
生川乌	一般炮制后用	生品内服宜慎；不宜与贝母、半夏、白及、白蔹、天花粉、瓜蒌同用
生草乌	一般炮制后用	生品内服宜慎。不宜与贝母、半夏、白及、白蔹、天花粉、瓜蒌同用
生附子	一般炮制后用	孕妇禁用；不宜与半夏、瓜蒌、天花粉、贝母、白蔹、白及同用
雪上一枝蒿	内服研末，0.06～0.12g，或浸酒，外用适量，酒磨敷	未经炮制，不宜内服；服药期间，忌食生冷、豆类及牛羊肉
生白附子	一般炮制后用，3～6g。外用生品适量捣烂，熬膏或研末以酒调敷患处	孕妇慎用；生品内服宜慎
生半夏	内服3～9g。外用生品适量，磨汁涂或研末以酒调敷患处	不宜与乌头类药材同用
生天南星	内服，一般炮制后用，3～9g。外用适量，研末以酒或醋调敷患处	孕妇慎用
生巴豆	外用适量，研末涂患处，或捣烂以纱布包擦患处	孕妇禁用；不宜与牵牛子同用

续表

名　称	用法用量	注意事项
生千金子	内服1~2g；去壳，去油用，多入丸散服。外用适量，捣烂敷患处	孕妇及体弱便溏者忌服
生甘遂	内服0.5~1.5g，多炮制后多入丸散用	孕妇禁用，不宜与甘草同用
生狼毒	熬膏外敷	不宜与密陀僧同用
生藤黄	内服0.03~0.06g；外用适量	内服慎用
天仙子	内服0.06~0.6g	心脏病、心动过速、青光眼患者及孕妇忌服
洋金花	内服0.3~0.6g，宜入丸散；亦可作卷烟分次燃吸（一日用量不超过1.5g）。外用适量	青光眼、外感及痰热喘咳、心动过速及高血压患者禁用
闹羊花	内服0.6~1.5g，浸酒或入丸散。外用适量，煎水洗或鲜品捣敷	不宜多服、久服；体虚者及孕妇禁用
斑蝥	内服0.03~0.06g，多炮制后入丸散用。外用适量，研末或浸酒醋，或制油膏涂敷患处，不宜大面积用	内服慎用；孕妇禁用
青娘虫	内服0.03~0.06g，多入丸散用。外用适量	体虚及孕妇忌服
红娘虫	内服0.1~0.3g，多入丸散用。外用适量	体虚及孕妇忌服
蟾酥	0.015~0.03g，多入丸散。外用适量	孕妇慎用

要点四　毒性中药处方管理制度

医疗单位和药品经营企业在进行毒性中药处方管理时，应结合国务院1988年12月27日颁布的《医疗用毒性药品管理办法》和中华人民共和国卫生部令2007年第53号《处方管理办法》规定执行。

1. 卫生部负责全国处方开具、调剂、保管相关工作的监督管理。县级以上地方卫生行政部门负责本行政区域内处方开具、调剂、保管相关工作的监督管理。

2. 医疗用毒性药品、放射性药品的处方用量应当严格按照国家有关规定执行。

3. 除麻醉药品、精神药品、医疗用毒性药品和儿科处方外，医疗机构不得限制门诊就诊人员持处方到药品零售企业购药。

4. 医疗单位供应和调配毒性药品，凭医生签名的正式处方。国营药店供应和调配毒性药品，凭盖有医生所在的医疗单位公章的正式处方。每次处方剂量不得超过2日极量。

5. 科研和教学单位所需的毒性药品，必须持本单位的证明信，经单位所在地县以上卫生行政部门批准后，供应部门方能发售。

6. 医疗用善性药品处方保存期为2年。

要点五　常见中药中毒反应和处理的基本原则

1. 乌头类药物

有川乌、草乌、附子、天雄、雪上一枝蒿、铁棒槌等。复方制剂有舒筋活络丸、追风丸、活络丹、附子理中丸、金匮肾气丸、木瓜丸、右归丸等。这类药物含乌头类生物碱，对心脏毒性大。其中毒机理主要为乌头碱对中枢神经的强烈兴奋作用，先兴奋后抑制和对心肌的直接作用，用量稍大即可致心律失常，甚至引起室颤而死亡。

临床中毒表现：唇、舌、颜面、四肢麻木，流涎，烦躁呕吐，心率缓慢，肌肉强直，早期瞳孔缩小后放大，心跳过缓或过速，心律失常，房室传导阻滞，甚至出现阿斯综合征，呼吸痉挛、窒息、呼吸衰竭而死亡。

乌头类药物引起中毒者甚多。中毒原因主要有以下几方面：①用药过量。②煎煮不当，乌头类药物宜久煎。乌头碱水解后成乌头原碱，毒性明显减低，而强心作用增强。煎煮时间太短，易引起中毒。③配伍或制剂不当。如乌头类药物泡酒服用易导致中毒。④个体差异。乌头中毒出现症状、时间快慢不一，中毒量的个体差异亦较大，且可引起蓄积性中毒。

解救与处理：清除毒物，如洗胃、导泻、灌肠、大量饮水、口服活性炭、输液等处理，加速毒物的排泄；同时给氧，西药对症治疗，根据临床表现制定治疗方案［可选用阿托品治疗，心动过缓、传导阻滞至心跳及瞳孔恢复正常；利多卡因治疗异位心律失常（室早、室速）；呼吸抑制或麻痹患者，可做人工呼吸或给氧，注射可拉明、洛贝林等］。中药治疗可选用甘草、绿豆煎汤饮用，中医对症治疗。

2. 洋地黄类药物

如夹竹桃、万年青等。

临床中毒表现：恶心呕吐、腹痛腹泻、少尿，各种类型的心律失常并存或先后出现，如心动过速或过缓、早搏、二联律、心室颤动、各级房室传导阻滞，严重者可导致死亡。

解救与处理：清除毒物，如洗胃、导泻。支持疗法及对症治疗，如给氧，并根据病情可选用口服或静滴氯化钾（静滴阿托品、苯妥英钠、利多卡因、溴苄胺等治疗）。中药治疗可选用甘草、绿豆煎汤饮用，中医对症治疗。

3. 蟾酥及含蟾酥中成药

临床中毒表现：①蟾酥：对心脏的毒性作用类似洋地黄中毒。可见胸闷、心悸、心律不齐、脉缓慢无力，严重时面色苍白、四肢厥冷、口唇发绀、手足心及额汗出等，并使血压下降、休克，甚至心脏骤停而死亡。此外，蟾酥尚可引起消化系统的中毒症状，如呕吐，腹痛，腹泻，口唇、四肢发麻等。含蟾酥的中成药制剂应用时均应引起注意，如六神丸、六应丸、喉症丸等。

②六神丸：含蟾酥、雄黄等毒性药物中毒可出现蟾酥中毒症状、心律失常、心悸、脉弱缓不规则，胃肠道可见上腹部不适、恶心、呕吐腹泻等现象。呕吐、腹泻可致脱水、循环衰竭，亦可出现抽搐、昏迷、呼吸衰竭而死亡。临床上报道六神丸中毒，不少为新生儿或小儿滥用且过量服用所致，故应加强对六神丸的管理及宣传、教育，严格掌握用药指征及剂量，不可滥用。新生儿应忌用，小儿则应慎用。

解救与处理：清除毒物，如洗胃、灌肠、导泻、静脉输液、吸氧、口服蛋清、大量饮水及浓茶。西药可选用阿托品，氯化钾，对症治疗。中药可选用甘草、绿豆煎汤饮用，中医对症治疗。

4. 马钱子及含马钱子的中成药

如九分散、山药丸、疏风定痛丸、疏络养肝丸、伤科七味片、治伤消瘀丸等。马钱子含番木鳖碱，即士的宁，毒性大。中毒首先兴奋中枢神经系统，引起脊髓强直性痉挛，继则兴奋呼吸中枢及血管运动中枢，并能提高大脑感觉中枢的机能。

临床中毒表现：初期出现头晕、头痛、烦躁不安、瞳孔缩小、呼吸加快、咽下困难、胸闷、全身发紧；进而伸肌与屈肌同时做极度收缩，发生典型的士的宁惊厥症状，从痉挛到强直呈角弓反张，可因呼吸肌痉挛窒息或心力衰竭而死。

解救与处理：病人保持安静，避免声音、光线刺激（因外界刺激可引发惊厥痉挛）。吸氧，西药静脉输液促进毒物排泄并使用中枢抑制药制止惊厥（如戊巴比妥钠、安定），对症治疗。中药可选用甘草、绿豆煎汤饮用，肉桂煎汤饮用，中医对症治疗。

5. 雷公藤及多苷片

临床中毒表现：首先出现胃肠道刺激症状，口涩、舌麻、恶心呕吐、腹痛腹泻、对肝和心肾等脏器可造成损害，可引起肝肿大，肝功能异常甚至肝衰竭。长期服用可引起肝硬化腹水死亡。雷公藤还可损害中枢神经，肾衰及休克是雷公藤中毒致死的主要原因。

解救与处理：清除毒物，如催吐、洗胃、导泻，对症治疗及支持疗法。中药可选用甘草、绿豆煎汤饮用，萝卜或白菜捣烂取汁加糖频服，中医对症治疗。

6. 黄药子、壮骨关节丸及含黄药子的其他制剂

临床中毒表现：恶心、呕吐、头昏、腹痛腹泻。长期或大量服用对肝脏有损害，如黄疸、肝功能异常、肝硬化、肝昏迷等，严重时可引起死亡。对循环系统可引起心悸、胸闷气短、心律失常，严重时血压急剧下降，导致心源性休克。对肾脏损害的报道也较多，可能是药物对肾脏的直接毒性作用。口服中毒出现胃肠道刺激症状，部分有发热，逐渐开始出现肾损害症状，并有酸中毒及电解质紊乱表现，肾衰和休克是引起死亡的主要原因。

解救与处理：清除毒物，催吐，如洗胃、导泻，内服鸡蛋清、活性炭等，大量饮水，静脉输入葡萄糖注射液等。中药可选用甘草、绿豆煎汤饮用，生姜汁、米醋、甘草煎液混合饮用，中医对症治疗。

7. 朱砂、轻粉、红粉等制剂

如牛黄清心丸、牛黄抱龙丸、抱龙丸、朱砂安神丸、苏合香丸、人参再造丸、安宫牛黄丸、牛黄至宝丹、牛黄千金散、牛黄镇惊丸、紫雪丹等。

临床中毒表现：为汞中毒症状，如恶心、呕吐、口中有金属味、口腔黏膜充血、齿龈肿胀、溢血、腹泻、肾脏损害、肌肉震颤、心、肾、肝、小脑等脏器损伤，严重时可因全身极度衰竭死亡。

解救与处理：首先清除毒物，如催吐、洗胃、导泻、输液、口服牛奶、生鸡蛋等；应用二巯基丙醇类、硫代硫酸钠等；纠正水和电解质紊乱，抗休克、肾透析等对症治疗。中药可选用甘草、绿豆煎汤饮用，中医对症治疗。

8. 雄黄以及砷、砒霜等制剂

如牛黄解毒丸（片）、六神丸、牛黄抱龙丸、牛黄清心丸、牛黄镇惊丸、三品一条枪、砒枣散等。

临床中毒表现：口干、烧灼感、口中有金属味、流涎、剧烈恶心呕吐、腹痛腹泻，严重时似霍乱，多发性神经炎，七窍出血，心肌受损，血压下降，多死于出血、肝肾功能衰竭、呼吸中枢麻痹。

解救与处理：首先清除毒物，如催吐、洗胃、导泻、输液，口服牛奶、豆浆、生鸡蛋清、药用炭等。应用二巯基丙醇类，纠正水和电解质紊乱，抗休克、肾透析等对症治疗。中药可选用甘草、绿豆煎汤饮用，中医对症治疗。

（宋捷民）

第五单元 中药用量与计量

细目一 中药用量

要点一 中药的用量

中药用量，又称中药剂量，是指医师临床处方中每味干品中药，水煎内服，成人一日常用剂量。用量的大小和药物的配伍、治疗有密切的关系。因此，在调配方剂时，必须详察处方中的用量是否准确，药物之间的比例是否协调，有否笔误等，随时与医师联系，以防医疗事故的发生。

要点二 确定中药用量的依据

1. 药物的性质与用量的关系

中药分有毒、无毒、峻烈、缓和等不同性质，其用量亦有不同。在使用毒性中药时，用量宜小，并从少量开始，视症情变化，再考虑增加，但一般不能超过其极量。如病势已减，则应逐渐减少或停服，以防中毒或生产副作用。

在使用一般药物时，对质地较轻或容易煎出的药物如花、叶、草之类，用量不宜过大；质重或不易煎出的药物如矿物、贝壳类，用量宜加重。芳香走散的药物，用量宜小；厚味滋腻的药物，用量可较重；新鲜药物因含有水分，用量则可更大些。过于甘寒的药物，多用会损伤脾胃，故用量不宜过大，也不宜久服。

2. 剂型、配伍与用量的关系

单味药应用，其量应重。如蒲公英疗疮痈，单用需 30g 以上，如配伍其他清热解毒药，其量只需 10g 左右。汤剂用量重于丸、散剂；主药用量应重于辅药；先煎的药物比后下的药量要重。

要点三 特殊药材的处方用量

1. 鲜品药物
常用量 15~60g，如鲜生地、鲜芦根等。

2. 质地较轻的药物
常用量 1.5~4.5g，如木蝴蝶、灯心草、通草、蔷薇花等。

3. 质地较重的药物
常用量 10~45g，如生地黄、熟地黄、何首乌、龙骨、石决明、磁石、生石膏等。

4. 有毒药物
常用量 0.03~0.6g，如斑蝥、藤黄、炮马钱子等。

5. 贵重药物
常用量 0.3~1g，如羚羊角、牛黄、麝香、珍珠、猴枣等。

此外，医师处方时还有以支、只、条、个、把等计量的，如一支芦根、一条蜈蚣、一只南瓜蒂、一片生姜、一角（即1/8张）荷叶、一尺荷梗、一扎鲜茅根、一把艾叶等。

总之，中药用量的确定，其技巧性极强，与临床疗效的关系十分密切。正因为如此，对调剂人员的要求也必然十分严格。一张处方，无论其选药配伍多么切病，用量多么正确，如果调剂人员操作时粗枝大叶，量不及准，而变更了某些药物的量，那么其治疗范围、主治病证、禁忌证等，均可随之改变。

如枳术汤和枳术丸，虽同为枳实和白术两药组成，但前者枳实用量倍于白术，故以消积导滞为主；后者的白术用量倍于枳实，故以健脾和中为主。又如小承气汤和厚朴三物汤，同为大黄、枳实、厚朴三药组成，只因各药用量不同，其所治病证、方剂名称均不相同。前者偏重于泄热通便，故大黄之量重于厚朴；后方偏重于行气除胀，故厚朴之量重于大黄。由此可见，在调剂中必须遵循处方的用药量原则，才能确保临床疗效的提高。

细目二　中药计量及计量工具

我国历代医药书籍中，关于用药计量单位的名称，虽大体相同，但其具体的轻重、多少，往往随着各个朝代的变迁和制度的改革而颇有出入。一般说来，古制小于今制。对剂量的掌握，当以现代临床经验为主要依据。

要点一　古今度量衡对照及换算

1. 古今度量衡对照
由于古代度量衡制度在各个历史时期有所不同，因此唐代以前古方用药的计量单位，与现代相差甚大。及至宋代，遂以两、钱、分、厘、毫之目，积十六两为一斤。元、明、清代，沿用宋制，很少变易。在临床应用时，应当按近代中药学著作和参考近代各家医案所用剂量，并随地区、年龄、体质、气候及病情需要来决定。

2. 古方中几种特殊计量单位

(1) 方寸匕：古代量取药物的器具。其形状如刀匕，大小为一寸正方，故名。一方寸匕约等于现代的 2.74ml，盛金石药末约为 2g，草木药末为 1g 左右。

(2) 钱匕：用汉代的五铢钱币量取药末至不散落者为一钱匕；用五铢钱币量取药末至半边者为半钱匕；钱五匕者，是指对药末盖满五铢钱边的"五"字至不落为度。一钱匕约合今五分六厘，约 2g 多；半钱匕约合今二分八厘，约 1g 多；钱五匕约为一钱匕的 1/4，约今一分四厘，合 0.6g。

(3) 刀圭：形状像刀头的圭角，一端是尖形，中部略凹陷。一刀圭约等于一方寸匕的 1/10。

(4) 一字：即以开元通宝钱币（币上有"开元通宝"四字）抄取药末，填去一字之量，即称"一字"。一字药末，约合一分（草木药末要轻些）。

(5) 铢：汉以二十四铢为一两，十六两为一斤。

(6) 枚：为果实计数的单位，随品种不同，亦各有其标准，例如大枣十二枚，则可选较大者为一枚之标准。

(7) 束：为草木及蔓类植物的标准，以拳尽量握之，切去其两端超出部分称为一束。

(8) 片：将物切开之意，如生姜一片，约计 0.3g 为准。

3. 公制与市制计量单位换算

为了统一我国的计量工作，国务院指示从 1979 年 1 月起，全国中医处方用药计量单位一律采用以"克（g）"为单位的公制。具体规定："中药计量单位的换算，按十两为一斤的市制的一钱等于 5g；十六两一斤的市制的一钱等于 3g，尾数不计。"

另外，有以类比法作药物用量的，如一鸡子黄＝一弹丸＝40 桐子＝80 粒大豆＝160 粒小豆＝480 大麻子＝1440 小麻子。

要点二　常用中药计量工具

中药计量工具是中药称重的衡器，因此，计量工具的准确与否，直接影响中药在临床中的治疗作用，必须校准使用，才能符合药剂质量要求。

在中药调剂工作中最常用的是传统的戥称（又称戥子），其次是分厘戥、盘秤、勾秤、台秤、天平及字盘秤，乃至现代电子秤的使用。

戥秤、分厘戥、盘秤、勾秤的构造原理和使用方法基本相同，仅用途和精确度有所不同。台秤与天平的构造原理和使用方法稍有不同。

要点三　戥子的校订、使用与保护

使用戥秤时首先检查戥盘与戥砣的号码是否相符；然后检查戥砣放在定盘星上是否平衡，灵敏度如何，如平衡而灵敏则可使用，否则应修理后再用。提拿戥秤时不宜过远或过近，太高或太低。在称量时，左手握戥杆，稳住砣线，右手抓药放入戥盘内，提起戥纽，目视戥星，左手将砣线在戥杆上移动至欲称量的指数位置上随即放开，当戥星的指数和戥杆取得平衡时，即是所称药物的重量。

如称重 1g 以下者，就需选用分厘戥。分厘戥的制作原理及使用方法与戥秤相同，其体型较戥秤小,戥杆长约30cm,多用兽骨或金属制成。其称重范围在200mg~50g之间,主要用于调配细料、贵重和毒剧药处方。

戥秤用过后,戥盘应擦干净,将戥砣放在戥盘中,挂在适当的位置,防潮防锈,以免影响准确度。分厘戥应放在木盒中保存。

(宋捷民)

第六单元 中药调剂设施及工作制度

细目一 基本设施

要点一 饮片斗柜及调剂台

1. 概述

中药调剂室是为患者配方、发药的重要场所,其基本设施有饮片斗柜、毒性中药柜、贵重药柜、成药柜、调剂台、包装台、药架等设施以及戥、碾、钵、筛等调剂工具。以上物品,应因地制宜,进行合理布局。要求放置整齐、美观、大方,方便操作。

2. 饮片斗柜

又称"百药斗"或"百眼橱"。主要用于装饮片,供调剂处方使用,其规格可视调剂室面积大小和业务量而定。一般斗架高约2m,宽约1.5m,厚约0.6,装药斗60~70个,可排列成"横七竖八"或"横八竖八",有的在斗架最下层设3个大斗。每药斗中又分为2~3格,底部大斗一般不分格,以装有些体积大而质地轻的药材。一个斗架约装药150~170种,一般中药房应置此类斗架3~5台。

3. 成药柜

成药柜的构造、尺寸的大小与药斗架基本相似,自中间一半的上方不设药斗,改为3~4个阶梯状台阶,用于贮备成药;下半截专设药斗。另一种成药柜,其内面用木板隔成三层,外设玻璃门,以防灰尘飞入。目前成药柜的结构材质样式不一,形状各异,但一般以能容纳100~150种成药方便调剂为宜。

4. 饮片调剂台

又称柜台,一般置于调剂室与候药室中间,以此与候药者隔开。在较大型中医院亦可设在调剂室中间。调剂台一般高约100cm,宽约60cm,其长度可按调剂室大小而定。在调剂台内面的上层,安装大抽屉,下层设有方格,备放调剂用品及日常应用饮片。此外,还有一种双面调剂台,适用于较宽敞的调剂室。其结构特点是:两侧面皆有药斗,台的正中放小型药斗架,调剂人员可在两侧同时进行工作。

要点二　常用调剂工具及用途

1. 常用调剂工具

调剂室内常用的工具有戥秤、分厘戥、研钵、铜冲钵、铁碾船、药筛、药刷、药匙等。此外，为了便于对贵重药物的保管，还应备置冰箱、干燥箱等。

2. 常用调剂工具的用途

戥秤、分厘戥用来称量饮片，是调剂最常用的工具；研钵、铜冲钵、铁碾船用于初步粉碎饮片，便于药性煎出；药刷用于清洁、清理调剂器具等。

细目二　斗谱排列原则

要点一　斗谱的排列原则

1. 概述

汤剂是中医常用的剂型，饮片调配，是制备汤剂的重要环节。在调剂室的设备中，"药斗"是必不可少的盛装饮片的容器。由于中药品种繁多（一般都有五六百种至一千种），而且其质地坚松不一、用量有多有少、药性有相须相反之别，有些饮片形状类似，有些饮片名称易混，有些饮片含有剧毒，有些饮片价格昂贵。为了将这些品质各异、种类繁多的中药饮片合理有序地存放，中药行业通过多年的实践经验总结出一套存放中药饮片的科学规律，即"斗谱"。斗谱编排的目的是便于调剂操作、减轻劳动强度、避免差错事故、提高调剂质量、确保患者用药的安全。

2. 药斗的设置

药斗均为多格抽屉式组合柜，一般"横七竖八"排列。每个大斗分为3格（个别用量大的饮片也可分为2格），每格存放一种饮片。在整架药斗最下层专设3个特大斗，每斗2格，用于存放质地轻泡的饮片，亦有的特大斗安置在调剂台内侧，更便于取用。

3. 斗谱编排原则

饮片无论用量大小、质地如何，摆放均需依据中医处方用药的配伍规律和中药的性能而设置。由于中医处方遣药，多以历代传统名方为基础，根据患者病证，进行药物加减而成的，所以在饮片摆放时尽量将处方中经常配伍应用的饮片存放在一起，便于调剂时查找。

（1）常用饮片应放在斗架的中上层，便于调剂时称取。
（2）质地较轻且用量较少的饮片应放在斗架的高层。
（3）质重饮片（包括矿石类、化石类和贝壳类）应放在斗架的低层。
（4）易于造成污染的饮片（炭药类）应放在斗架的低层。
（5）质地松泡且用量大的饮片应放在斗架最下层的大药斗内。

要点二　特殊中药的存放

为了避免差错事故，有些形状类似饮片和相反、相畏饮片不能放在一起，防止因疏忽造成意外事故。

1. 形状类似的饮片存放

不宜放在一起，如山药片与天花粉片、炙甘草片与炙黄芪片、桂枝咀与桑寄生咀、天南星片与白附子片、血余炭与干漆炭、韭菜子与葱子等。

2. 配伍相反的饮片存放

不宜放在一起，如乌头类（附子、川乌及草乌）与半夏的各种炮制品、瓜蒌（瓜蒌皮、瓜蒌子、瓜蒌仁霜及天花粉），甘草与京大戟、甘遂、芫花，藜芦与人参、党参、西洋参、丹参、南沙参、北沙参、玄参、苦参、白芍、赤芍、细辛均不宜放在一起。

3. 配伍相畏的饮片存放

不宜放在一起，如丁香（包括母丁香）与郁金、人参与五灵脂、芒硝（玄明粉）与三棱、肉桂与石脂（赤石脂、白石脂）等均不宜放在一起。

4. 易于被污染或掺入杂质的饮片存放

为防止灰尘污染，有些中药不宜放在一般的药斗内，如龙眼肉、青黛、玄明粉、马勃、乳香面、没药面、儿茶面、生蒲黄、血竭面等，宜存放在加盖的瓷罐中，以保持清洁卫生。

5. 细料饮片（价格昂贵或稀少的中药）存放

不能存放在一般的药斗内，应设专柜存放，由专人管理，每天清点账物。如人参、西洋参、牛黄、麝香、西红花、羚羊角、鹿茸、珍珠、冬虫夏草、海龙、海马、三七粉、各种胶类等。

6. 毒性中药和麻醉中药存放

必须按《医疗用毒性药品管理办法》和《麻醉药品管理办法》规定的品种和制度存放，决不能放一般药斗内，必须专柜、专账，由专人管理，严防恶性意外事故的发生。如川乌、草乌、斑蝥等27种毒性中药和麻醉中药罂粟壳。

细目三　调剂用药的供应

要点一　调剂用药供应

在药品调剂供应中要注意以下事项。

1. 药房药品储存量

中药调剂室必须有明确的常备药品贮用量，原则上，药房贮用量不宜超过日消耗量的30倍，不得少于日消耗量的10倍。贮药量要注意季节性的变化，便于在调拨领用时参考。

2. 药房药品补充原则

药房补充品种必须根据每日消耗统计或柜、箱、架上定位药品的查看为准。不得估计领用，造成积压，或形成库房供求信息的错误。

3. 药品进入药房时药检要求

药品领用调拨中，要认真检查药品质量，凡发现有质量问题，不得领用。在此基础上认真核对品名、规格、数量、价格、金额，严防差错。调拨单要定期统计、归档管理，以便对调剂室的经济效益进行核算。

4. 药房药品供应原则

做到"用旧储新"，将生产时间较长的药品摆放在前面或上面，便于先用，防止变质与浪费。

5. 药房的药品检验内容

第一，检查药品数量。检查屉斗、箱、架的药品数量，以便保障供应。第二，检查药品质量。查看饮片与成药质量，发现吸潮、变色、结块、蛛网、虫霉现象要及时保养与处理，以保障供应药品的质量。

要点二　查斗、装斗、调配、保管的关系

1. 查斗

系指检查药斗中药物每日销售量，每斗中储量减少程度。检查时主要记录以下三方面情况：①检查药名是否相符及短缺品种；②检查日间消耗量（即应补量）；③检查药品的清洁度、有无生虫变质等情况。并随时作好记录，以此为据来整理和补充药品。

2. 装斗

通过检查后所得的记录结果，是补充药品的依据。装斗时对饮片品种要鉴别准确无误，一定要核对名签，切不可粗心大意，否则将造成药材混淆，乃至发生医疗事故。装斗时，一般应做到以下四点。

（1）装斗量：药斗装量不可过满，防止调剂时抽拉药斗使药物溢出，造成相互掺混。一般装入容积的4/5处，种子药粒较圆而细小，更易冲出，故应装入容积的3/5处。装饮片时不可按压，防其碎乱，以影响饮片的外观。

（2）装斗饮片的预处理：对装斗饮片，应事先进行整理。有的饮片需要过筛，全草类或种子类饮片要过筛或过箩，鲜药如生姜、芦根等均须洁净之后放置备用。

（3）特殊饮片的装斗要求：对细粉或细小种子药品，如青黛、滑石、蒲黄、马勃、车前子、葶苈子等，须垫纸盛装；如遇饮片外观形体相似，如煅牡蛎、煅石决明等，一定要核准名签，以免装错斗。

（4）装斗时如何把握饮片供应原则：掌握先入者先出的原则，即新添的饮片放在下面，原有的装在浮层，以免斗底药物积累日久而变质。

（5）常用饮片供应量：中药调配以饮片为主，一般常用药以贮存一日用量为宜。

（6）非常用饮片供应量：不常用品种，可以装一斗供应多日调配。

（7）饮片用量大的中医医院饮片供应：就诊人次较多的大型中医院，调剂业务繁忙，有些常用品种需要临时不断给予补充。调剂室应派专人，逐日检查药品供应品种及数量情况，对短缺品种要及时登记，随时整理药品，补充所耗品种，以备调剂使用。

3. 装斗与调配、保管三者的关系

装斗、调剂、保管三方面工作，必须相互配合协作，才能提高工作效率，保证供应及时无缺，且能发现饮片的品质变异情况。

调配工作人员对药斗内的药品数量与质量最为清楚，能监督装斗工作，装斗前应每日检查，以免有失漏，互相协作，能提高质量，减少供应失调现象。

装斗人员要与仓库保管员紧密配合，由装斗人将饮片日消耗量、短缺品种等信息，及时提供给仓库保管员，作为采购进药的依据。保管员将采进的新品种及时通知装斗人员，以便供给调剂使用，以免延误患者医疗。此外，装斗人员要将每日新添的饮片规格及等级变动情况，及时通知计价人员，以便及时调整价格，免致价格不当而造成经济上的损失。因此，只有调配、装斗、保管之间密切配合，才能提高药物质量，减少损失，保证调剂用药的供应。

（郑虎占）

第七单元　饮片调剂操作规程

细目一　收方

要点一　收方与处方审查

中药调剂按工作流程分为审方、计价、调配、复核和发药五个环节，但在实际工作中，审方往往不单独设岗，计价、调配和复核人员都负有审方的责任。审方贯穿整个中药调剂工作的全过程。

中药调剂的依据是处方，收方人员应由有实践经验的主管中药师或中药师担任，他们必须熟悉处方的内容及含义，具有认真负责的工作态度，准确迅速的工作作风，杜绝草率从事。收方人员接到患者处方后，应着重审查以下项目。

1. 收方时对处方的形式审查

包括四个方面：①患者基本信息。收方后必须认真审查处方各项内容，如病人姓名、性别、年龄、住址或单位。②医师签名情况。③处方内容。包括药品名称、剂型、规格等是否正确。④处方日期。处方日期超过3日的应请处方医师重新签字。经审查无误后方可计价。

2. 收方时对处方的内容审查

包括五个方面，①字迹。②配伍，特别是配伍禁忌。③剂量，尤其是贵重药与有毒药的剂量。④用药疗程是否符合医保制度的要求。⑤用法。⑥毒、麻药应用。⑦缺药与否。如发现处方中药味或剂量字迹不清时，不可主观猜测以免错配；发现配伍禁忌、超剂量用药、超时间用药、服用方法有误、毒麻药使用有违反规定等方面的疑问，都应与处方医师联系，请处方医师更改或释疑后重新签字，否则可拒绝计价和调配。

3. 对委托加工处方的审查

委托加工丸、散等剂型的处方，应审阅方中所用药物的性质（如矿石类、纤维性、脂肪油类）及药物的总量是否可以配制，以免承接后，难以配制，影响患者用药。

4. 询问煎煮计划

问清患者是自煎还是委托医疗机构代煎。

5. 拒绝调剂处方

非正式医师签名的处方，不予调配。

6. 缺药或自备药向患者声明

对于处方中的缺味药，在审方时应先告知患者，并征得医生调换药味后配方。此外，对处方中的患者自备药引，也应向患者说明，讲清自备的方法及用量。

7. 收方及审方人员无权涂改医师处方

细目二　计价

要点　计价的原则与方法

药物计价是按处方中的药味逐一计算得出每剂的总金额，填写在处方药价处，一般由收方者完成。药价涉及国家的物价政策，不得任意抬高药价，必须明码实价，计算准确无误。因此，这项操作不仅要熟悉经营品种的现行零售价，以及各种剂型的计算方法，而且还要具备熟练的运算技能，才能快而准确地完成此项工作。

1. 计价原则

（1）计价标准：药价要执行当地物价部门核准的价格，不得随意变动，更不得任意估价。

（2）计价要求：计价一定要求准确，应注意帖（付）数，以免造成补费和退费现象。

（3）计价字迹：计算的金额要求书写清楚或打印清除，以免造成不必要的麻烦。

（4）非现金票据审查：公费医疗、合同记账应注意单位图章、日期、姓名等，是否涂改或过期以及冒名等。

（5）计价明细：对分等级的药材，应注明等级或单价，以免调配时混淆。计价员应将每味药的单价、全方总价，以文字形式告知患者，确保业务信息公开，维护患者的知情权。

（6）计价用笔：计价时应使用蓝色或黑色钢笔、圆珠笔，或打印黑墨粉，不能使用其他色笔或铅笔。

（7）计价员签名：计价时要精神集中，注意剂量、剂数、新调价格、自费药品等，将单价（汤剂的单剂价、中成药的单包装价）、总价、计价员签名及取药号等填写在处方相应位置。

2. 计价方法

（1）汤剂计价：是将每种药的单价，乘以该药的分量，求出每味药价积数。再将各味药积数逐一相加，即为每帖（付）药的单价。每帖（付）药的单价，乘以帖数，即为汤剂的总价。然后将总价写在处方的左下角或上角固定栏目内，并注明年、月、日，然后签字以备查。

如属代煎药，再另加代煎费。然后办理收款手续，给患者开具报销凭证。

（2）临方制剂计价：即在汤剂的基数上，根据加工剂型的不同，按不同标准，增收加工费。计算方法，可分三部进行。

①算出汤剂价；

②单位加工费×全方总重量＝加工费价；

③根据全方总重量和剂型规定所需辅料、包装材料及其他按规定应收取的费用；

④以上各项费用相加的总和即为临方制剂的总价格。

3. 计价注意事项

（1）计价时，每味药的价钱尾数不得进位或舍去，规定每一剂药价的尾数按四舍五入到"分"。单味药的药方，以一张处方药价的尾数四舍五入到"分"。

（2）凡分等级的品种，计价人员必须在药名上注明单价（顶码），以便再配时复核用。

（3）原方复配时，应重新核算价格，不得随原价。

细目三　调配

要点一　中药处方的调配

调配是中药调剂工作中的主要环节。调配工作的质量，直接影响患者的医疗和身心健康。因此，配方工作人员要有高度的职业道德和责任感。调配处方时，思想要集中，严肃认真，按医师用药意图，一丝不苟地进行调配。配方人员接到处方后，须再行审阅。为确保配方质量，保持患者用药安全，在操作中应注意以下几点。

1. 中药调配前的准备

调配时先行洁净工具，如药盘、天平、戥子等。然后拿起戥子，检查定盘星，固定盘星的零点，即是称药时零点的标准，太过或不及即表明所称的剂量不准确，故一定要和零点相符。秤砣、秤盘、秤杆、秤绳都应保持完备清洁，以免造成称量误差。要注意称量的准确，不可眼估手抓。

2. 中药处方调配顺序

急诊处方随到随配，婴幼儿及高龄老人给予提前照顾，其他处方按接方先后顺序调配。

3. 中药处方调配用具

根据处方药品的不同体积和重量，选用相应的衡器，一般选用克戥。称取贵重药和毒性药时要选用毫克戥或天平。所用衡器要随时检查，并经计量部门定期校验，以保证衡量器具的准确无误。

4. 中药调配前对处方的再次审查

调剂人员接到计价收费后的处方，应再次审方，特别注意处方中有无配伍禁忌药、需特殊管理的毒性药或麻醉药,是否有需临时炮制或捣碎药,别名、并开药名、剂量是否有误等。

5. 中药调配人员的职责

调剂人员对所调配的饮片质量负有监督的责任,所调配的饮片应洁净、无杂质、符合当地的炮制规范,如发现发霉变质或假冒伪劣等质量不合格饮片应及时向有关责任人提出,更换后才可继续调配。注意遵从当地不同炮制品种的处方应付药味。并开药应分别称取。

6. 中药调配时的饮片摆放要求

为便于复核,应按处方药味顺序调配,间隔摆放,不可混成一堆。配发饮片的排列方法一般是:"色白块片压四角,子实粉末中间搁;花叶全草放里面,质地重实内层落;另包药物称一边,逐一查对无差错;然后包扎小(包)压大(包),或装药袋写姓名;注明煎法和服法,讲清医嘱再发药。"

7. 中药调配时的称量要求

一方多剂时按等量递减,逐剂复戥的原则分剂量,每一剂的重量误差应控制在 ±5% 以内。

8. 特殊煎煮药物的处理要求

需先煎、后下、包煎等特殊处理的饮片不论处方有否脚注,都应按调剂规程的要求处理(应分剂单包,注明用法后与其他药一并装袋。有鲜药时应分剂另包,以利患者低温保存)。对质地坚硬的药物,必须放于铜冲筒内捣碎,并在使用冲筒前后,清洁冲筒内外,使之不留残渣。如有特殊气味或毒性,更要洗涤,以免串味串性,影响疗效或发生事故。

9. 调配一张处方的人员要求

一张处方不宜两人共同调配,防止重配或漏配。

10. 毒麻药的调配要求

含毒麻药处方的调配按《医疗用毒性药品管理办法》和《麻醉药品和精神药品管理条例》的有关规定执行。

11. 调配临方配成制剂的要求

要按制剂工艺要求,对需要特殊处理的药物和贵重药物单包,以方便配制和复核,然后交制剂室配制。

12. 调配人员签名

调配完毕后,应按处方要求自查,确认无误后签字,交复核人员复核。

细目四 复核

复核是调剂工作的把关环节,除对所调配药品按处方逐项核对外,对处方的内容也要逐项审查。

要点　复核原则和工作程序

1. 复核原则

（1）确保调配质量：复核人员应有强烈的责任心和谙熟的技术能力，确保调配的准确无误。调配完毕的药品必须经他人按处方要求逐项复核，发现错味、漏味、重味、重量有误或该捣未捣、需临时炮制而未炮制的饮片等应及时纠正。

（2）人员要求：调配人员原则上不能再行复核，应由上一级技术人员进行复核。

（3）签名：复核后，复核者签名，以示负责。

2. 复核的工作程序

（1）药味复核：调配的药味是否与处方应付的要求相一致。

（2）数量复核：称取的分量是否与处方相符。

（3）质量复核：药料（饮片）有无虫蛀、发霉变质和该制不制、该捣不捣、生制不分的药材。

（4）用法复核：有特殊煎服法的药物是否已作另包和说明。

（5）配伍复核：配伍禁忌和毒剧药、贵细药应用是否得当。

（6）代煎药复核：还需复核煎药凭证与处方上的姓名、送药日期、时间、地址、药帖（付）数是否相符。

（7）签字：处方经全面复核无误后，即可签字（章），而后将药物装袋或包扎。

细目五　发药

要点　发药的工作程序

发药是中药调剂工作的最后一个环节。对调配装（包）好的药剂，发药人员应再次核对，无误后，立即发给病人。发药工作虽简单，但稍有疏忽错发药剂，其后果不堪设想。因此，必须注意以下几点。

1. 坚持三对

对取药凭证、对姓名、对剂数。

2. 检查包装

内服、外用药是否用专用包装，外用药是否标明用法。此外药检查药品包扎是否坚固，药袋有无破损。

3. 检查种类

检查附带药品是否齐全。

4. 做好药嘱

向患者说明用法用量、煎服方法及有无禁忌。

5. 提供用药咨询服务

答复患者提出的有关用药问题。

6. 发药人签名

细目六 调剂质量管理

要点一 配发药剂质量要点

中药调剂工作质量管理可分为三个方面，一是对中药调剂的产品——"药剂"的质量管理标准；二是调配"药剂"过程——药品供应、处方审核、划价、配方、复核、发出等工序的质量管理标准；三是对影响工序质量的人员素质、设备条件、环境卫生、制度与方法、药品材料等因素的质量管理标准。

要点二 检查方法及质量评定

1. 配发药剂质量评定

（1）质量要求：调剂发出的药剂，必须是药品质量合格，品种、数量准确，包装完整，标记说明清楚，临床应用合理。

（2）质量指标

①药剂合格率（%）= $\dfrac{检查发出药剂合格人次}{检查发出药剂总人次}\times 100\%$；要求达到99.5%以上。

②处方出门差错率 = $\dfrac{检查发出药剂差错人次}{检查发出药剂总人次}$；要求不超过万分之二。

（3）检查方法

①抽查已发出的药剂，凡有下述问题之一的为不合格药剂。

A. 药品有质量问题。

B. 中药饮片药剂帖重或总重与处方差距超过±5%。

C. 小药袋（成药或中药饮片特煎另包）与标示量（或处方规定量）超过±2%。

D. 药品品种、规格差错。

E. 包装袋上姓名、用法等内容未注明或不完整。

F. 不合理用药。

②抽查已发出的药剂，凡有下述问题为差错人次，凡发现有差错出现，必须记入调剂室差错事故登记本。

A. 发出药品中有假药。

B. 毒性药品、麻醉药品超过使用规定量。

C. 毒性药品、麻醉药品总称量、分帖量误差超过±2%。

D. 毒性药品包装标记、用法用量未注明。

E. 出现用药禁忌。

2. 调配工序质量评定

（1）质量要求：药品供应及时，保障临床需要，定期保养药品。处方合格，划价、配方准确，复核、发出无误。

(2) 质量要点
①供药及时率不得低于99.5%。
②配方成方率不得低于97%。
③药品养护率不得低于95%。
④处方合格率不得低于99%。
⑤划价准确率不得低于99%。
⑥分帖准确率不得低于99%。
⑦配方、复核准确率不得低于99.9%。
⑧包装发出合格率不得低于99%。

3. 调剂质量检查方法

调剂质量检查，需要从以下几个方面考虑。

(1) 供药及时率：查药房当日断档品规数（对照基本用药名录），然后查库房有而药房断档品规数，得出库房有药房无品规数。

(2) 配方成方率：可查看一日"审阅处方登记本"或所有处方，统计因缺药所造成的修改处方的数字。

(3) 药品的养护：每星期一次，要认真做好养护记录，查看"记录本"为准。

(4) 处方合格率：检查可随机抽取已调发的处方若干张，根据处方的规范要求判断是否合格。

(5) 划价准确率：检查亦随机抽取已调发的处方若干张，重新计算其价格。一般西药、中成药误差在±1%内，中药饮片药剂在±3%内为正常误差。超出上述范围则为不准确处方。

(6) 分帖准确率：检查可在调配时随机抽查，其实际分帖重量与处方帖重数量、分帖与分帖重量、总重量与处方总药量等误差在±5%内为正常误差，超过为不正常误差。单包（包括毒剧药）误差不能超过±1%。

(7) 配方、复核合格率：检查亦可随机抽取配方复核后的药剂，品规或数量有出入为不准确。

(8) 包装发出合格率：检查可随机抽查若干发出药剂是否错发，帖数是否完整，姓名、应用方法是否注明，一项不符要求则为不合格。

细目七　常用中药传统术语

要点　常用中药传统术语

二杠茸　指具有一个侧枝的花鹿茸。

十大九糠　指大黄因个块过大水分不易外泄，受冰冻而内心松散且体轻者，但外表不易看出，故有十大九糠之说。

三岔　具有3个侧枝的马鹿茸，称三岔。4个侧枝的称四岔。

三叉茸　指梅花鹿角具2个侧枝者。

大挺　指二杠茸茸体上部较粗壮的主干部分，习称大挺。

子眼 ①指动物角类药材锯口处呈现的蜂窝状小孔；②指麝香仁呈现的颗粒状；③指植物性药橘类的外果皮密布透明的油室，习称子眼。

子眼清楚 指麝香仁油润，颗粒自然疏松，习称"子眼清楚"。这是鉴别麝香真伪的标志之一。

马牙芦 指山参根茎脱落后留下的茎痕边较不齐，中心凹陷，形如马牙，称马牙芦。

马牙贝 指川母中炉贝的鳞茎呈长圆锥形，状似马牙，故称马牙贝。

马牙窟窿 指根茎类药材茎基脱落后留下的多数排列整齐的圆形空洞，状似马牙痕。如毛茛科植物大三叶升麻的根茎（关升麻）。

马尾 指白薇等中药根茎下部的簇生细长须根，因弯曲紧抱状似尾形而称马尾。

马头蛇尾瓦楞身 言海马头似马头，全身有似瓦楞的节纹，尾部细向内卷曲似蛇尾的特征。

开口子 指青贝药材外层两枚鳞叶大小相近，顶端多不抱合，俗称开口子。

天丁 为皂角刺的别名。指皂荚上的棘刺。

元宝贝 指浙贝母鳞茎外层单瓣肥厚的鳞叶，一面凸出，一面凹入，形似元宝，故称元宝贝。

云头 指白术根茎顶端下陷的圆盘状茎基或芽痕，与下端稍粗部分表面的较大瘤状突起形成的云朵状，称云头。或因形同如意，又称如意头。

云锦花纹 又称云纹。指何首乌的块根横切面皮层中由多个异型维管束组成的云朵状花纹。

五花层 指矿物药材信石中以红、黄、白、褐等色相间夹杂而成的花纹。

五影纹 指羚羊角尖部光润如玉，质嫩的透视有血丝或呈紫黑色、无裂纹。

水波纹 羚角除尖端部分外的10~20个隆起的波状轮环，习称水波纹。

牛奶头 指覆盆子的聚合果呈圆锥形或球形，因状如牛奶头而得名。

毛茸 是由表皮细胞特化而成的突起物，具有保护、分泌物质、减少水分蒸发等作用，毛茸可分为腺毛和非腺毛。植物具有不同形态的毛茸，根据毛茸的不同类型，可以作为药材鉴定的依据。

凤眼圈 泛指较细小的中药横断面呈黄色，形成层部分为一圈棕色环，称凤眼圈。

乌药珠 乌药药材呈纺锤形，有的中部收缩成连珠者，俗称乌药珠。

乌鸦头 专指草乌块根干燥后枯瘦有棱，一端渐尖形似乌鸦头喙，俗称乌鸦头。

乌金衣 牛黄药材中有时外部有一层薄膜，呈黑色光亮者，称乌金衣。

方胜纹 指蕲蛇背部两侧各有黑褐色与浅棕色组成的菱形大斑纹（24个"∧"形），其"∧"形的顶端在背中线（脊柱）相连或略交错，习称"方胜纹"。

火试法 用火将药材样品燃烧或烘焙，观察产生的气味、颜色、烟雾、响声、膨胀、熔融、燃烧程度等现象和变化，以鉴别药材的真伪优劣。

火燎 将药物或食物在火焰上短时烧燎，使药物、食物表面绒毛迅速受热焦化，而药物内部不受影响，再刮除焦化的绒毛或须根的炮制方法。例：狗脊、鹿茸火燎后刮去毛，鸡鸭禽体烧掉细毛等。

心材 蓄积了较多的挥发油和树脂类物质，颜色较深，质地较致密而重的木材部分。例如沉香、苏木、檀香、降香等均为心材入药。

玉带束腰 特指山慈菇假球茎上的1~2圈明显的金黄色环纹，因似带束腰而得名。

打花 摘除掉花蕾、花茎以防止养分分散，使养分集中供应药用部位的生长，提高产量。

术腿 白术上部留有一段木质茎，习称"术腿"。

龙头虎口 指蕲蛇头部呈三角状而扁平，吻端呈"翘鼻头"，口较宽大，习称"龙头虎口"。

凹肚脐 指天麻一端有自母体脱落后圆形疤痕，称凹肚脐或肚脐眼。

凹窝 指种脐的凹痕，多见于砂仁类中药的种子表面；或指根头部地上茎脱落后留下的凹陷部分。

田鸡头 指黄连根茎条短多岔枝的较次品，或指未去心的远志梗部带有毛的部分，习称田鸡头。

四大怀药 指河南产的牛膝、地黄、菊花、山药。

白瓤 指茎中央海绵状的白色髓，如广藿香的茎。

白心 指药材加工时蒸煮时间过短，中心未透，部分淀粉未糊化而形成的白色斑块状，习称白心。

白眉 指扁豆种子一端具白色隆起的株柄，形似眉睫而略弯曲，称白眉。

白颈 指地龙生殖时期产生的生殖环带，位于14~16节处，类白色，俗称"白颈"。

鸟喙状 指种子药材的一端较尖似鸟喙。

皮松肉紧 黄芪横断面的皮部疏松，木质部较结实，称"皮松肉紧"。

皮刺 指皮类药材表面的一种硬而尖头的突出物，称皮刺，如海桐皮。

发汗 又称出汗。对有些因个大不易干燥或欲使色泽变深、质变柔软的中药，将它们堆积后经一段时间热闷而使其发酵，此过程称发汗或出汗。

扫帚头 指根类药材顶端的棕丝状或纤维状物（通常是残存的叶基维管束），呈现小扫帚状，是药材的非药用部位。例如防风、蓝刺头等。

过桥 黄连的根茎有一段节间很长，光滑如茎杆，称"过桥"。

西北药 包括陕西、甘肃、宁夏、青海、西藏、新疆等地所产的道地药材，主要有冬虫夏草、大黄、当归、羌活、秦艽、宁夏枸杞、银柴胡、秦皮、潼蒺藜、新疆紫草、新疆甘草、雪莲花、羚羊角、牛黄、麝香等。

有油条 指杭麦冬药材久置或经夏后色渐转红的一种现象。

夹杂品 因采集加工粗劣，或有意掺假，经营把关不严而混入药材的非药用部位或非药用种类。

尖蒂 指枳壳药材果皮顶端的花柱残基。

当门子 麝香仁野生品质柔、油润、疏松，其中呈不规则圆形或颗粒状者习称"当门子"。外表多呈紫黑色，微有麻纹，油润光亮，断面棕黄色，粉末状者多呈棕色或棕褐色或微带紫色，并有少量脱落的内层皮膜和细毛。

吐脂 又称起霜。指苍术饮片暴露稍久后，所含β-桉油醇成分析出的结晶，因呈毛状，色白如脂霜，而称吐脂或起霜。

吐丝 特指菟丝子种子药材加热煮沸后种皮破裂，露出黄色细长卷旋状的胚，因状似蚕吐丝而得称。

同心鳞片 指沿同一点逐渐向一边扩展形成的鳞片状，如牡蛎。
吃青角 指鹿角自然脱落于山地，被青草所覆盖，受风雨潮湿的摧残、浸腐的角。
出枪老茸 指白鹿茸中的一种老茸，上端毛脱落，显出骨尖如枪矛，故称出枪老茸。
朱砂点 指药材横切面上棕红色的麻点，色如朱砂（主要是油室及其分泌物），例如白术、苍术、云木香等，是经验鉴别此类药材优劣的根据之一。
华北药 河北、山东、山西及内蒙古的一部分地区在内的整个华北地区所产的道地药材。例如黄芪、潞党参、银柴胡、麻黄、连翘、全蝎、北沙参、祁白芷、东阿胶、济银花、瓜蒌等。
伪品 形状或其他方面与正品药材相似，没有正品药材的疗效而冒充正品药材的物质。其中，有的伪品无毒，但会使患者延误治疗；有的具有毒性，严重者会导致患者死亡。伪品药材属于假药，要坚决取缔。
合把 把羚羊角通体如玉，有10～20个隆起的曲节环绕，光滑自然，手握有舒适感，习称"合把"。
合点 种皮上维管束汇合处。例如小茴香的果实即具合点。
羊肚子 指冬虫夏草药材的子实体顶端膨大部分，因微凸似肚状而称羊肚子。
羊角 指玄参药材弯曲，中部略粗，或上粗下细弯曲似羊角状，称羊角或角参。
关药 指山海关以北或指"关外"东三省及内蒙古部分地区所产的道地药材，主要有人参、鹿茸、关防风、辽细辛、辽五味、关木通、关黄柏、关白附、内蒙黄芪、远志、紫草、黄芩、赤芍、肉苁蓉、甘草等。
红小辫 指天麻顶端的红棕色干枯残留芽苞，因其较长皱缩似辫状，故称红小辫。
观音座莲 指松贝颗粒圆整而均匀，粒粒含芽苞，因置桌面上不倒，形似观音座莲台而得名。
折听法 折断药材样品，听其折断时发出的声音。例如北沙参，听其折断响声，可判别干湿程度。
折断鼻嗅法 某些根、根茎、茎类药材，由于散发的气微弱，可将样品折断，嗅闻其折断面散出的气味。例如鉴别黄芪，折断后可嗅到豆腥气。
花白点 又称花点。指药材断面中心数个散生的放射状木质部黄白相间。相间周围形成色彩对比，称花白点，如胡黄连。
花子 俗指瘤状疙瘩积聚在白术药材上，占表面30%以上。
芦碗 指根类药材顶端芦头上的圆形或半月形凹陷茎痕，例如人参、桔梗等。
芦头 又称芦。指根类药材顶端带有盘节状根茎部分，例如人参、桔梗等。一般根类药材只具1～2个芦头。
连珠 ①指植物或根茎的膨大部分排列如连珠状，例如甘遂、乌药、茅苍术等药材。②指植物的顶根呈连珠状膨大，例如麦冬的块根。③指某些根类药材皮部溢缩或断离露出的木部，形如连珠，例如巴戟天。
连刀 即药材未完全切断，饮片之间互相牵连。系药材软化时，外部含水过多或刀具不锋利所致，例如黄柏、麻黄、桑白皮、甘草等药材就常出现这种现象。
连丝 指药材折断时有白色细丝相连，取藕断丝连之意，如杜仲。
岗纹 指泽泻药材表面的环状突起（茎节）。

里衣子 又称"黑衣子"。俗指麝香香囊内层的棕色皮膜，亦称"银衣"、"云衣"。

针眼 指块茎药材的表面周围密布凹点状细小须根，因似针扎小孔而得名。

钉角 指某些皮类药材表面呈圆锥形或乳头状突起的皮刺，一般由木栓细胞构成。根据钉刺的形状差别，可鉴别药材的来源，例如正品海桐皮药材的钉刺基部呈圆或纵向长圆形，顶端呈尖刺或扁刺状，而取自木棉树皮的非正品"海桐皮"的钉刺呈乳头状，并有环纹。

钉头 ①指赭石表面圆形突起；②指三七药材表面呈瘤状突起的支根痕。

乱筋 指芸香科柑橘果实橘络剥下时不成束而呈乱丝状，习称乱筋。

佛手 ①药材形象传统术语，指款冬花由5个花朵着生在一起的药材个体，称佛手。②药物名称，指芸香科植物佛手的果实。

佛指甲 指蕲蛇尾部末端的1枚长三角形质鳞片，因尖长侧扁、状似指甲而称佛指甲。

龟背盘 犀角底盘呈椭圆形，形如龟背。

饮子 制成汤剂的服用时间不作规定，随时可以饮服的，称为饮子，如《宣明论方》中的地黄饮子。

怀中抱月 俗指川贝药材中松贝的性状鉴别特征之一，其外层鳞片2瓣，大小悬殊，大瓣紧抱小瓣，未抱部分呈新月形，故名。

沙皮 俗指药材茯苓皮中含有较高的沙粒。

层状 ①指药材折断面裂为与表面皮片平行排列的二至多层薄层，如密陀僧。②或指断面可撕裂为层层片状的现象，如苦楝皮。

鸡眼 指黄精根茎上着生的地上茎脱落后留下的圆点状痕迹，形似鸡眼。

鸡头 指黄精根茎药材的地上茎着处膨大而尾部细圆，形似鸡头而得称。

鸡爪形 根或根茎呈簇状分枝，弯曲互抱，形似鸡爪，称鸡爪形，如味连。

鸡肠风 把巴戟天药材外皮横向断裂而露出木心（木质部），其形似病鸡之肠，故称鸡肠风。

鸡骨香 指沉香中半浮半沉与水面平的药材。

环纹 ①指药材上的节痕，又称"横环纹"，例如玉竹、天麻等。②指药材横断面上的形成层或内皮层环带，例如人参的形成层环、石菖蒲的内皮层环等。③指某些药材横切面的同心形环纹，例如牛膝、商陆等。

青皮白口 指青皮药材外色青褐、内色黄白的优质品。

抽沟 俗称药材表面的沟纹，例如党参、百部等。

拌衣 将药物表面用水润湿，加辅料附于上，而增强其治疗作用。①朱砂拌：如茯苓、远志等。②青黛拌：如灯心草。

松泡 指药材质地疏松且有空洞，捏之下陷，称松泡，如南沙参。

枫勾 指钩藤药材中一种经火焙冷冻货色变黑后的不合格品。

苦瓜楞 指三伏季节产的一种鹿茸（白鹿），表面形成楞状突起，形同苦瓜果实的表面突起，称苦瓜楞。

轮节 指川芎药材的表面因节间极短缩而呈显著平行的结节状突起，使体表隆起，称轮节。

虎牙 指砍茸脑骨后端的一对弧形骨,习称虎牙。

虎口 ①指鹿茸大挺与楣枝相交的结合处,称虎口;②指二杠茸的分叉部位。

虎皮斑 俗指炉贝母药材外表面的黄棕色斑块,形如虎纹,故名。其药材亦称"虎皮贝"。

齿轮纹 指羚羊角的骨塞横切面四周呈锯齿状及其外的角质层密合,习称齿轮纹。

果黄 据牛黄表面有龟裂纹,或麻而不光亮形似果者,称果黄。

罗盘纹 俗指商陆等根类药材饮片上所见凹(韧皮部)凸(木质部)不平,呈同心形排列的环纹。系为柱外异常形成层(或三生形成层)所形成的三生维管束。

金钱环 俗指香圆枳壳或香圆枳实药材顶端花柱残基周围一隆起的环圈。为香圆枳壳或枳实与其他品种来源的枳壳、枳实相区别的主要鉴别特征之一。

金钱眼 俗指秦艽药材根上部横断面所见环状纹理中央的四方形裂隙。

金心玉栏 又称"金井玉栏"。指某些根类药材横切面,自形成层环处明显区分为内外两种颜色,即皮部(皮层和韧皮)呈白色或黄白色,中心(木质部)呈黄色或淡黄色,宛如金玉相映,例如桔梗、人参、黄芪等药材的横切面。

金包头 俗指毛知母根茎顶端残留的浅黄色的叶痕及茎痕。金属光泽矿物的一种光泽等级。其反射率 $R>25\%$,呈明显的金属状光亮,不透明,条痕为黑色,例如自然铜、磁石等。

金线吊葫芦 指白术根茎有时留有细长的地上嫩苗,下部较粗大,习称金线吊葫芦,多见于飞子术,又称金钱术。

念珠斑 指蕲蛇腹部白色中杂有多数黑色类圆形的斑点,状似念珠,故称念珠斑。

念珠状 指外形似僧人念佛时手握的珠串,称念珠状,如见于槐角等。

底根 指鹿茸锯口的基部。

疙瘩丁 俗指白芷药材表面众多横向突起的皮孔,形似疙瘩丁,故名。

疙瘩须 又称珍珠须。指山参根上生长的长圆、方圆不等的小疣状突起,形如疙瘩,状似珍珠,称疙瘩须或珍珠须。

疙瘩头 俗指甘草根部上的芦头部分,呈疙瘩状,故名。

疙瘩灵体 指山参主根粗、短、状似疙瘩,参腿不明显者。

单门 指具有一个侧枝的马鹿茸。

油点 药材含挥发油,断面有棕黄色,具芳香气味,例如当归等。

油头 ①川木香药材根头部偶有黑色发黏的胶状物,称油头;②龟板胶中现褐色略带微绿,上面有老黄色似猪鬃之纹理。

实角 为分叉的骨质角,无角鞘。新生角在骨心上有嫩皮通称为茸角,如鹿茸。角长成后,茸皮逐渐老化、脱落,最后仅保留分叉的骨质角,如鹿角。鹿角每年周期性脱落和重新生长,这是鹿科动物的特征。除少数两性具角如驯鹿,或不具角如麝、獐之外,一般仅雄性具角。

线芦 指山参具芦部分细长,直至顶端始有茎痕,俗称线芦。

珍珠点 俗指人参须根上具有的细小疣状突起,亦称"珍珠疙瘩"。尤以山人参多而明显,西洋参的须根上亦有此特征。

珍珠果 指大戟科植物地构叶总状花序上留有的扁圆形小蒴果,形似珍珠而得名。中药名为透骨草。

珍珠盘 ①俗指银柴胡药材顶端众多银白色疣状突起的茎基及芽,密集排列呈盘状。

②俗指鹿角基部边缘凹凸不平的盘状突起。

封口线 指鹿虎口处具有的一条短而黑色的筋脉，称虎口封口线。

挂甲 又称透甲。指牛黄加水调和涂于指甲上，能将指甲染成黄色，不易擦去。

指掐法 检查团块状药材软化适宜程度的一种方法。药材被软化至手指甲能掐入表面为软化适宜。如白术、白芷、天花粉。

枯枪 指肉苁蓉的肉质茎因结实后茎中空，形成的药材质次而称枯枪。

药毒 传统医学认为药毒即药物的中毒反应。常因：①错用中药；②误服过剂量药物；③服用变质药物或质量不合格的药物；④药物配伍不当、剂量失调等而引起。

砂眼 俗指根类药材表面生有的砂粒样须根痕小凹，如银柴胡、黄芩等。

星点 特指大黄等药材根茎髓部的星形异型维管束。系由髓部细胞形成的次生维管组织所致。每一星点的形成层呈现环状，内侧为韧皮部，外侧为木质部，线（浅棕色）由内至外呈现星芒状射出。根据切片部们的不同，星点可环列或散在。

冒槽 指检查整麝香时用槽针从囊孔插入，向不同部位转动，抽出槽针，上槽香仁先平槽后高出槽面，这种现象称冒槽。

骨豆 指鹿茸茸体基部突出的形同豆粒大小的突起，习称骨豆。

骨钉 指三伏季节采的一种鹿茸上中段部位生出的骨质突起，因呈钉状而称骨钉。

骨针 指取自金乌贼内壳的海螵鞘末端突起的细长如针部分，称骨针。

贵药 产于贵州的地道药材，主要有天麻、杜仲、吴茱萸、黄精、白及、天冬、五倍子、朱砂、雄黄等。

钩刺 指果实的外果皮突起呈钩状而尖，称钩刺，如南鹤虱。

钩状茎 为变态的地上茎，通常呈钩状，粗短，坚硬无分枝，位于叶腋，由茎的侧轴变态而成。如钩藤。

香树脂 油树脂中含有多量的游离芳香酸者，如苏合香。

顺体 指山参根茎上的不定根上部稍粗，向下渐均匀而细长者。

顺筋 指橘络成束状整齐，顺着中心向四周延伸。

狮子头 又称狮子盘头。指根类药物顶端芦头处残留的密集茎痕；或指顶端的疣状芽痕呈现瘤样突起，膨大成蜂窝状，形似舞狮头上的装饰，称狮子头，如党参多年生的野生品。

弯曲法 长条状药材软化至握于手中，大拇指向外推，其余四指向内缩，药材略弯曲不易折断，即为合格。

亮星 指药材横切后，在阳光下透视而见到的黏液质小点，因能发亮而称亮星，如土茯苓。

亮圈 指僵蚕干燥虫体断面下见到的4个丝腺环。

穿蓑衣 指藜芦药材粗短的根茎外被残留的棕色叶基维管束，形如蓑衣裹头，故有藜芦穿蓑衣之说。此为藜芦的主要特征之一。

扁斗 指石斛的一种商品规格，茎扁形，加工品分归金斗和无芦金斗。

绑尾 指人参在加工时将参体自上而下用白线绑紧，称绑尾。

结香 瑞香科植物白木香及沉香经虫蛀、兽咬或人为损伤的部位受曲霉菌感染而产生防御性分泌树脂的过程，称结香。

结子斗　又称耳环斗。因加工时由人工做成体如小圆粒的环扣,称结子斗,用于石斛。

珠光　指珍珠表面平滑,半透明,具有五彩光泽,称珠光;或指贝壳类药材的内表面有彩色光泽。

珠贝　指浙贝母的完整鳞茎,外层鳞叶二瓣,互相抱合,中央有芽。因呈算盘珠状而习称珠贝。

莲花　指马鹿茸体的侧枝有2个分枝,称莲花。

菜花胆　指熊胆仁呈黄绿色,质地酥脆者,称菜花胆。

柴性　系指含木化纤维较多,质地坚硬,易折断的药材。柴性大的药材一般认为质量较次,有的柴性大的药材如玄参则不宜入药。

圆斗　指石斛的一种商品规格,因茎呈现圆形细长而得名,通称川石斛。分归川斗、南川斗、省川斗、雅斗、嘉定黄草、贵州黄草、付川斗、恒大斗等。

铁杆木香　指川木香的根呈圆柱形,根头发黑,表面棕褐如铁,习称铁杆木香。

铁皮　①指四川涪江出产的一种皮色较黑、个形较瘦长的附子,习称铁皮;②有的亦指石斛商品中的一种铁皮斗。

铁皮货　指外皮颜色黑褐如铁的优质当归。

铁线纹　指山参主根上端较粗的部分具细密、深的黑色横环纹,习称铁线纹。

铁结白肉　指猪苓药材的皮黑肉白,习称铁结白肉。

粉性　指药材富含淀粉粒,通常叫做为"粉状",折断时有粉散落,如山药、白芷等。对于同一种药材,粉性强弱可作为质量优劣的指标之一,如葛根。

凉暗处　系指药品贮存的条件为避光不超过20℃。

浙药　产于浙江的地道药材。主要有浙贝母、杭菊花、杭白芍、杭茱萸、温郁金、元胡、天台乌药、榧子等。

涡纹　指马宝药材锯开后,断面灰白色中的同心层纹,习称涡纹。

通天眼　指羚羊角的神经孔通过角内顶端的角壳中心,向上呈一扁三角形的小孔直达角尖,习称通天眼。

通丝　指五加科通脱木的茎髓经刨成长短不等、宽3~5mm的细长碎纸片状。

乾斗　指石斛的一种商品规格,分环钗、云南霍斗、结子斗等。

黄香　指麝香中颗粒较小、色黄的香仁。

黄马褂　指红参中由于生长年限较长,加工后主根上部的栓皮木化不透明,因色暗且黄,故习称黄马褂。

菊花心　指药材横切面上维管束与较窄的射线排列形成的细密放射状纹理,状似开放的菊花,如甘草、黄芪等。

菠萝纹　海龙体表具突起的花纹图案,类似菠萝表面的钉纹。

推灰　指检查真伪麝香的一种方法。检查时在杯子的水面上加适量草木灰,再在其上加少许麝香,可见草木灰不分散,如草木灰向四周中移动则认为有掺假。

掺药法　将足量药末直接撒布于患处,并轻轻加压压实。一般用于创伤出血,有止血之效。例如七厘散、云南白药等。

堂子　指蔷薇科植物贴梗海棠果实横切面上的子房室瓤格,习称堂子。药材名皱皮木瓜。

蚯蚓头 指药材的根头部叶柄脱落后留下的明显密集的横向环纹，因似蚯蚓的头颈部而习称蚯蚓头，如防风等。

蚯蚓纹 指仙茅根茎表面细密连续的环状横纹，因似蚯蚓躯体的环纹而习称蚯蚓纹。

铜皮 ①指四川涪江地区出产的一种皮色黄亮、个形较圆壮的附子；②或指石斛的一种商品名称铜皮铁骨。

铜胆 指熊胆中呈半透明橙黄色胆仁。

银皮 又称云皮。指毛壳麝香的棕色内层皮膜，内包含颗粒状及粉末状的麝香仁和少量细毛及脱落的皮膜组织，习称银皮、云皮或黑衣子。

铲筋 指剥取橘络时用刀子刮下带有橘白（骨瓤及橘蒂）的药材，称铲筋。

鱼鳞甲 指黄连根茎呈连珠状，外被残留的鳞叶短而密，状如鱼鳞而称鱼鳞甲。

麻点 指果实中的油室干燥后形成的有色凹陷小点，习称麻点，如枳壳。

羚羊塞 又称骨塞。指羚羊角基部锯口面内有类圆形骨塞，长约占全角的1/2或1/3，习称羚羊塞。

剪口 指从三七根上剪下的较细根茎，习称剪口。

棕眼 ①多指果实类药材表面有凸起或凹下的圆点（油室），如陈皮、枳壳等柑橘类的外果皮。②野猪皮密布的黑色圆形细小颗粒状毛孔亦称棕眼（野猪皮为动物象皮之伪品）。

翘鼻头 指蕲蛇的头在中央稍向上，吻端向上突出，习称翘鼻头。

筋条 指从三七主根上剪下的粗支根，习称筋条。

筋络 指果实中的维管束，如丝瓜络。

鼓钉子 指较老的鹿茸下筒部分出生的骨质突起，习称鼓钉子。

鼓槌状 指花类药材近等径，高度至少1cm，末端不尖，上部比基部略粗呈圆头状，习称鼓槌，如金银花。

楣枝 指鹿茸茸体下部分出的小枝，习称楣枝。

蜈蚣足 指知母根茎下方的凹陷或突起的点状须根痕，略呈2行排列，似蜈蚣足。

缢缩 指药材状态突然变狭的，沿长度在一定距收缩，似线缚紧重变狭的，如甘遂。

槟榔碴 指大黄切面有红白相间的纹理，犹如槟榔的花纹。亦有称"高粱碴（岔）"。

槟榔纹 指大黄面红棕色或黄棕色、外围具放射状纹理及时显环纹，其纹理似槟榔断面，习称槟榔纹。

鲜斗 指石斛药材的一种商品规格，分铁皮斗、铜皮斗、爪兰斗等。

僵子 指药材未长足成熟，干后萎缩者。

鹤顶 系白术根茎主轴向上延伸的部分，状如鹤顶。

鹤腿 指以往产于浙江於潜等地的白术，因形瘦细长弯曲似鹤腿状而得名。

鹦哥嘴 天麻一端残留的棕红色干枯的芽。

镜面砂 指朱砂中色红而鲜艳，质松脆表面光亮如镜而微透明者，习称镜面砂。

戴斗笠 指祁州漏芦根头部的残茎存有鳞片状叶基维管束，顶端有灰白色绒毛，状似斗笠，俗称漏芦斗笠。

（郑虎占）

第八单元 中成药调剂操作规程

细目一 中成药调剂操作规程

要点一 中成药调剂

中成药调剂指按医师处方调配各种中成药的专业操作。

中成药是中医药学的重要组成部分,历史悠久,应用广泛,用之有效,服用方便,不良反应少。中成药的合理应用必须坚持辨证施治的基本思想,切忌不区分证候类型,仅凭药名想象用药。

要点二 中成药调剂操作规程

调剂中成药仍应遵从前述的调剂工作制度,严格按审方、计价、调配、复核和发药程序进行。应熟悉常用中成药的主要组成、剂型特点、功能主治、用法用量及注意事项,应特别关注孕妇、老人和婴幼儿的用药。

1. 中成药处方的审查

中成药调剂人员应当认真逐项检查中成药处方前记、正文和后记书写是否清晰、完整,并确认处方的合法性。

中成药调剂人员应当对中成药处方用药的适宜性进行审核。包括下列内容:

(1) 对规定必须做皮试的药物,处方医师是否注明过敏试验及结果的判定。

(2) 处方用药与临床诊断的相符性。

(3) 剂量、用法。

中成药的剂量一般包括重量(克)、数量(粒、片)、容量(汤匙、毫升)等,是医师通过处方希望调剂室配付的药量。要特别注意含毒性成分的中成药,应严格审查其剂量。常见含毒剧药的中成药如下。

①含川乌、草乌、附子、关白附等:玉真散、小活络丸、祛风舒筋丸、附子理中丸等。

②含雄黄:牛黄解毒丸、局方至宝丹、安宫牛黄丸等。

③含汞、朱砂等:磁朱丸、局方至宝散、蟾酥锭、牛黄解毒片;白降丹和红升丹亦可视为中成药。

④含铅:黑锡丹、四胜散、珍珠散、狗皮膏等外贴膏药虽含有大量的铅,但临床尚未有引起铅中毒的报道。

⑤含马钱子:九分散、舒筋散等。

⑥含巴豆、巴豆霜:七珍丸、小儿脐风散等。

⑦含蟾酥:六神丸、六应丸、喉症丸、蟾酥锭、蟾酥丸等。

(4) 剂型与给药途径。

（5）是否有重复给药现象。
（6）是否有潜在临床意义的药物相互作用和配伍禁忌。
当处方中有两种或两种以上的中成药同用，或者中成药与引药、汤剂配伍时，应注意审查是否有"十八反"、"十九畏"的配伍，发现禁忌要及时查明，请处方医师加签字，以防误用而发生事故。
中成药与西药配伍禁忌及其他不合理用药审查（详见第二单元）。

2. 中成药处方的计价

计价基本要求同"中药饮片调剂"。
计价方法：处方药价 = Σ（药品单价×数量）

3. 中成药处方的调配

目前，中成药调配工作中临时调配的情况较少，绝大多数都是中成药剂型的分装与发放。中成药处方调配的注意事项：
（1）慎读处方，谨防相似药品名称的混淆。
（2）明确处方用药意图，防止同名异物药品的串用。
（3）调剂处方时必须做到"四查十对"。查处方，对科别、姓名、年龄；查药品，对药名、规格、数量、标签；查配伍禁忌，对药品性状、用法用量；查用药合理性，对临床诊断。
（4）发出的药品应注明患者姓名和药品名称、用法、用量。

4. 中成药处方的复核与发药

中成药处方药品的复核与付发常由一个岗位负责，主要有以下内容。
（1）处方药品的复核：主要核对所配药品与处方药名是否一致，所配药物剂量是否与处方相同。
（2）处方药品的付发：认真核对处方前记，详细询问患者姓名、年龄、住院床号（或门诊号），核对处方姓名、年龄、住院床号（或门诊号）；严防错取错用而贻误病情，甚至造成严重后果。只有完全核对无疑后，才能将药物付出给病人或其家属。
发出药品时应按药品说明书或处方医嘱，向患者或其家属进行相应的用药交待与指导，包括每种药品的用法、用量、注意事项等。
正确交待病人用药期间的饮食"忌口"。使用中成药有时必须忌食某些食物，以免药物与食物之间产生相互作用而影响疗效。如：服用含人参的中成药（人参健脾丸、人参养容丸等）不宜吃萝卜；服用含铁的中成药（磁朱丸、脑立清等）不宜喝茶、吃柿子；服用清热解毒类中成药（牛黄解毒片、清瘟解毒丸等）、清热泻火类中成药（牛黄上清丸、凉膈散等）不宜吃辛辣温热的食物，如油条、羊肉、虾、洋葱、韭菜、辣椒、花椒、生姜、白酒、咖啡等；服用祛寒类中成药（附子理中丸等）不宜吃寒凉的食物如鳖肉、鸭肉、驴肉、海带、紫菜、白菜、苦瓜、绿豆、西瓜等。总之，应交待病人用药期间不宜吃与药物性质相反的食物。

要点三　药品有效期的推算及判定

中成药的调剂还应注意药品的效期问题。效期药品是指标明有一定的有效期的药品。

药品的有效期是指药品在一定的贮存条件下，能够保持质量的期限。有效期的药品必须在规定期限内使用，超过效期则作用降低或毒性增加，都不能继续使用。《中国药典》对中成药的效期虽然未做明确规定，但是国家药品监督管理部门要求药品生产企业对其产品必须注明生产批号、生产日期和有效期。

根据国家食品药品监督管理局《药品说明书和标签管理规定》的要求，药品有效期的具体标注格式为"有效期至XXXX年XX月"或者"有效期至XXXX年XX月XX日"；也可以用数字和其他符号表示为"有效期至XXXX.XX"或者"有效期至XXXX/XX/XX"等。其他各种标注格式不再使用。

中成药药品有效期的标注自生产日期计算。有效期若标注到日，应当为起算日期对应年月日的前一天；若标注到月，应当为起算月份对应年月的前一月。

判断有效期的方法举例如下：

直接标明有效期至2013年6月，系指可使用到2013年5月31日。

直接标明有效期至2013年6月30日，系指可使用到2013年6月29日。

为防止药品过期失效，确保用药安全，调剂部门应注意药品的效期，加强管理，定期检查，做到近效期药品先用。对效期内的药品也要注意检查药品的外观性状，发现异常情况，也应停止使用。

细目二　中成药处方药

要点一　中成药处方药

处方药简称Rx，是指必须凭执业医师或执业助理医师处方才可调配、购买和使用的药品，即需在医师或其他医务人员指导下使用的药品。

国家对处方药与非处方药实行分类管理，其基本出发点是确保人民用药安全、有效、经济、方便。

要点二　常用中成药处方药的功能主治、用法用量及使用注意事项

1. 常用中成药处方药的功能主治、用法用量及使用注意事项

注：本书所选中成药处方药品种是以《国家发展与改革委定价药品目录》（2010年4月1日起执行）及《中华人民共和国药典》（2010年版）一部为依据。

（1）解表类

防风通圣丸

【主要成分】　甘草、生石膏、黄芩、桔梗、防风、川芎、当归、白芍、大黄、薄荷、麻黄、连翘、芒硝、荆芥穗、白术、栀子、滑石。

【功能】　解表通里，清热解毒。

【主治】　外寒内热，表里俱实，恶寒壮热，头痛咽干，小便短赤，大便秘结，瘰疬初起，风疹湿疹。

【注意事项】　孕妇慎用。

小柴胡片

【主要成分】 柴胡、黄芩、党参、姜半夏、甘草、生姜、大枣。
【功能】 解表散热,疏肝和胃。
【主治】 外感病,邪犯少阳证,症见寒热往来、胸胁苦满、食欲不振、心烦喜呕、口苦咽干。
【注意事项】 ①泻下满痛,不渴而饮水呕吐者,不适合用本品。②欲吐,腹中痛,微溏者,不适合用本品。③忌食生冷辛辣刺激食物。

辛芩颗粒

【主要成分】 细辛、黄芩、荆芥、防风、白芷、苍耳子、黄芪、白术、桂枝、石菖蒲。
【功能】 益气固表,祛风通窍。
【主治】 过敏性鼻炎、鼻窒等症。

复方川贝精片

【主要成分】 麻黄浸膏、川贝母、陈皮、桔梗、五味子、甘草浸膏、法半夏、远志。
【功能】 宣肺化痰,止咳平喘。
【主治】 风寒咳嗽、痰喘引起的咳嗽气喘、胸闷、痰多;急、慢性支气管炎见上述证候者。
【注意事项】 高血压、心脏病患者及孕妇慎用。

(2) 清热类

牛黄解毒片

【主要成分】 人工牛黄、雄黄、石膏、冰片等。
【功能】 清热解毒。
【主治】 火热内盛,咽喉肿痛,牙龈肿痛,口舌生疮,目赤肿痛。
【注意事项】 孕妇禁用。

金嗓散结丸

【主要成分】 桃仁、红花、浙贝母、鸡内金、金银花、蒲公英、麦冬、木蝴蝶等。
【功能】 清热解毒,活血化瘀,利湿化痰。
【主治】 热毒蕴结、气滞血瘀所致的声音嘶哑、声带充血、肿胀,慢性喉炎、声带小结、声带息肉见上述证候者。

六神丸

【主要成分】 人工牛黄、麝香、蟾酥、珍珠粉、冰片、雄黄。
【功能】 清凉解毒,消炎止痛。
【主治】 烂喉丹痧,咽喉肿痛,喉风喉痈,单双乳蛾,小儿热疖,痈疡疔疮,乳痈发背,无名肿毒。

【注意事项】 孕妇忌服。

(3) 泻下类

麻仁润肠丸

【主要成分】 火麻仁、炒苦杏仁、大黄、木香、陈皮、白芍。

【功能】 润肠通便。

【主治】 肠胃积热,胸腹胀满,大便秘结。

【注意事项】 孕妇忌服。

(4) 祛暑类

避瘟散

【主要成分】 檀香、零陵香、白芷、香排草、姜黄、玫瑰花、甘松、丁香、木香、麝香、冰片、朱砂、薄荷冰。

【功能】 祛暑避秽,开窍止痛。

【主治】 夏季暑邪引起的头目眩晕、头痛鼻塞、恶心、呕吐、晕车晕船。

(5) 温里类

人参再造丸

【主要成分】 人参、牛黄、广藿香、麝香、朱砂、琥珀、沉香、天麻、三七等。

【功能】 益气养血,祛风化痰,活血通络。

【主治】 气虚血瘀、风痰阻络所致的中风,症见口眼歪斜、半身不遂、手足麻木、疼痛拘挛、言语不清。

【注意事项】 孕妇忌服。

四 逆 汤

【主要成分】 淡附片、干姜、炙甘草。

【功能】 温中祛寒,回阳救逆。

【主治】 阳虚欲脱,冷汗自出,四肢厥逆,下利清谷,脉微欲绝。

【注意事项】 真热假寒者忌用。

(6) 安神类

柏子养心丸

【主要成分】 柏子仁、党参、黄芪、川芎、当归、茯苓、远志、酸枣仁、肉桂、五味子、半夏曲、甘草、朱砂。

【功能】 补气,养血,安神。

【主治】 心气虚寒,心悸易惊,失眠多梦,健忘。

【注意事项】 忌辛辣刺激性食物。

天王补心丸

【主要成分】 丹参、当归、石菖蒲、党参、茯苓、五味子、麦冬、天冬、地黄、玄参、远志、炒酸枣仁、柏子仁、桔梗、甘草、朱砂。

【功能】 滋阴养血，补心安神。

【主治】 心阴不足，心悸健忘，失眠多梦，大便干燥。

【注意事项】 脾胃虚寒，胃纳欠佳，痰湿留滞者，均不宜服用。

(7) 开窍类

安宫牛黄丸

【主要成分】 牛黄、水牛角浓缩粉、麝香、珍珠、朱砂、雄黄、黄连、黄芩、栀子、郁金、冰片。

【功能】 清热解毒，镇惊开窍。

【主治】 热病，邪入心包，高热惊厥，神昏谵语，中风昏迷及脑炎、脑膜炎、中毒性脑病、脑出血、败血症见上述证候者。

【注意事项】 孕妇慎用。

万氏牛黄清心丸

【主要成分】 牛黄、朱砂、黄连、黄芩、栀子、郁金。

【功能】 清热解毒，镇惊安神。

【主治】 热入心包、热盛动风证，症见高热烦躁，神昏谵语及小儿高热惊厥。

【注意事项】 ①孕妇慎用。②本药功效不及安宫牛黄丸、局方至宝丹，故不作急救药使用。③大汗肢冷，气微遗尿开目闭之脱证忌用。

紫金锭

【主要成分】 山慈菇、红大戟、千金子霜、五倍子、人工麝香、朱砂、雄黄。

【功能】 避瘟解毒，消肿止痛。

【主治】 中暑，脘腹胀痛，恶心呕吐，痢疾泄泻，小儿痰厥；外治疔疮疖肿、痄腮、丹毒、喉风。

【注意事项】 孕妇忌服。

清开灵注射液

【主要成分】 胆酸、珍珠母、猪去氧胆酸、水牛角、板蓝根、黄芩苷、栀子、金银花。

【功能】 清热解毒，化痰通络，醒神开窍。

【主治】 热病，神昏，中风偏瘫，神志不清；急性肝炎、上呼吸道感染、肺炎、脑血栓形成、脑出血见上述证候者。

【注意事项】 ①有表证恶寒发热者、药物过敏史者慎用。②如出现过敏反应应及时停药并作脱敏处理。③本品如产生沉淀或混浊时不得使用，如经10%葡萄糖或氯化钠注射液稀释后，出现浑浊亦不得使用。④药物配伍：到目前为止，已确认清开灵注射液不能与硫酸庆大霉素、青霉素G钾、肾上腺素、阿拉明、乳糖酸红霉素、多巴胺、山梗菜碱、硫酸美芬丁胺等药物配伍使用。⑤清开灵注射液稀释以后，必须在4小时以内使用。⑥输液速度：注意滴速勿快，儿童以20~40滴/分为宜，成年人以40~60滴/分为宜。⑦除按【用法用量】中说明使用以外，还可用5%葡萄糖注射液、氯化钠注射液按每10ml药液加入100ml溶液稀释后使用。

冠心苏合丸

【主要成分】 苏合香、冰片、乳香、檀香、土木香。

【功能】 理气，宽胸，止痛。

【主治】 寒凝气滞、心脉不通所致的胸痹，症见胸闷、心前区疼痛，冠心病心绞痛见上述证候者。

【注意事项】 孕妇禁用。

(8) 补益类

刺五加注射液

【主要成分】 刺五加。

【功能】 平补肝肾，益精壮骨。

【主治】 肝肾不足所致的短暂性脑缺血发作、脑动脉硬化、脑血栓形成、脑栓塞等。亦用于冠心病、心绞痛合并神经衰弱和更年期综合征等。

抗骨增生胶囊

【主要成分】 熟地黄、酒肉苁蓉、狗脊（盐炙）、女贞子（盐炙）、淫羊藿、鸡血藤、炒莱菔子、骨碎补、牛膝。

【功能】 补腰肾，强筋骨，活血止痛。

【主治】 骨性关节炎肝肾不足、瘀血阻络证，症见关节肿胀、麻木、疼痛、活动受限。

滋心阴口服液

【主要成分】 麦冬、赤芍、北沙参、三七。

【功能】 滋养心阴，活血止痛。

【主治】 阴虚血瘀所致的胸痹，症见胸闷胸痛、心悸怔忡、五心烦热、夜眠不安、舌红少苔，冠心病心绞痛见上述证候者。

心通口服液

【主要成分】 黄芪、党参、麦冬、何首乌、淫羊藿、葛根、当归、丹参、皂角刺、海藻、昆布、牡蛎、枳实。

【功能】 益气活血，化痰通络。

【主治】 气阴两虚，瘀痰痹阻所致的胸痹，症见心痛、胸闷、气短、呕恶、纳呆，冠心病心绞痛见上述证候者。

济生肾气丸

【主要成分】 熟地黄、山茱萸、山药、牡丹皮、茯苓、泽泻、肉桂、附子（制）、牛膝、车前子。
【功能】 温肾化气，利水消肿。
【主治】 肾阳不足、水湿内停所致的肾虚水肿、腰膝酸重、小便不利、痰饮咳喘。
【注意事项】 肾阴不足，虚火上炎所致的咽干口燥者忌服。

金匮肾气丸

【主要成分】 熟地、山药、山萸肉、茯苓、泽泻、牡丹皮、附子、肉桂。
【功能】 温肾益气，散寒利水。
【主治】 肾气虚寒所致腰酸腿软，小便不利或频数，足膝浮肿，肾虚作喘，消渴。
【注意事项】 孕妇忌服。

补心气口服液

【主要成分】 黄芪、人参、石菖蒲、薤白。
【功能】 补益心气，理气止痛。
【主治】 气短、心悸、乏力、头晕心气虚损型胸痹心痛。

(9) 固涩类

四神丸

【主要成分】 肉豆蔻、补骨脂、五味子、吴茱萸、大枣。
【功能】 温肾暖脾，涩肠止泻。
【主治】 肾阳不足所致泄泻，症见肠鸣腹胀、五更溏泻、食少不化、久泻不止、面黄肢冷。
【注意事项】 忌生冷油腻食物。

(10) 理气类

护肝片

【主要成分】 柴胡、茵陈、板蓝根、五味子、猪胆粉、绿豆。
【功能】 疏肝理气，健脾消食。
【主治】 慢性肝炎，迁延性肝炎和肝硬化等。

气滞胃痛颗粒

【主要成分】 柴胡、延胡索（炙）、枳壳、香附（炙）、白芍、炙甘草。
【功能】 疏肝理气，和胃止痛。
【主治】 肝郁气滞，胸痞胀满，胃脘疼痛。
【注意事项】 孕妇慎用。

(11) 理血类

三七伤药片

【主要成分】 三七、草乌、雪上一枝蒿、骨碎补、赤芍、红花、冰片、接骨木。
【功能】 舒筋活血，散瘀止痛。
【主治】 跌打损伤，风湿瘀阻，关节痹痛，急慢性扭挫伤、神经痛见上述证候者。
【注意事项】 本品药性强烈，应按规定量服用；孕妇忌用；有心血管疾病患者慎用。

华佗再造丸

【主要成分】 川芎、吴茱萸、冰片等。
【功能】 活血化瘀，化痰通络，行气止痛。
【主治】 痰瘀阻络血之中风恢复期和后遗症，症见半身不遂、拘挛麻木、口眼歪斜、言语不清。
【注意事项】 孕妇忌服。

复方丹参滴丸

【主要成分】 丹参、三七、冰片。
【功能】 活血化瘀，理气止痛。
【主治】 气滞血瘀所致的胸痹，症见胸闷、心前区刺痛，冠心病心绞痛见上述证候者。
【注意事项】 孕妇慎用。

中风回春丸

【主要成分】 川芎、红花、党参、当归、金钱白花蛇、地龙、威灵仙、全蝎、僵蚕、蜈蚣、土鳖虫等。
【功能】 活血化瘀，舒筋通络。
【主治】 痰瘀阻络所致的中风，症见半身不遂、肢体麻木、言语謇涩、口眼歪斜。
【注意事项】 脑出血急性期患者忌服。

脑得生片

【主要成分】 三七、红花、川芎、山楂、葛根。
【功能】 活血化瘀，通经活络。
【主治】 瘀血阻络所致的眩晕、中风，症见肢体不用、言语不利及头晕目眩，脑动脉硬化、缺血性脑中风、脑出血后遗症见上述证候者。

乳块消片

【主要成分】 橘叶、丹参、皂角刺、王不留行、川楝子、地龙。
【功能】 疏肝理气，活血化瘀，消散乳块。
【主治】 肝气郁结，气滞血瘀，乳腺增生，乳房胀痛。

【注意事项】 孕妇忌服。

乐脉颗粒

【主要成分】 丹参、川芎、赤芍、红花、香附、木香、山楂。
【功能】 行气活血,化瘀通脉。
【主治】 气滞血瘀所致的头痛、眩晕、胸痛、心悸,冠心病心绞痛、多发性脑梗死见上述证候者。

(12) 祛痰类

礞石滚痰丸

【主要成分】 金礞石(煅)、沉香、黄芩、熟大黄。
【功能】 逐痰降火。
【主治】 痰火扰心所致的癫狂惊悸,或喘咳痰稠、大便秘结。
【注意事项】 孕妇忌服。

消咳喘糖浆

【主要成分】 满山红等。
【功能】 止咳,祛痰,平喘。
【主治】 寒痰阻肺所致的咳嗽气喘、咯痰色白,慢性支气管炎见上述证候者。

荷丹片

【主要成分】 荷叶、丹参、山楂、番泻叶、补骨脂。
【功能】 化痰降浊,活血化瘀。
【主治】 高脂血症属痰浊挟瘀证候者。
【注意事项】 偶见腹泻、恶心、口干;脾胃虚寒、便溏者忌服;孕妇禁用。

(13) 祛湿类

胆宁片

【主要成分】 大黄、虎杖、青皮、白茅根、陈皮、郁金、山楂。
【功能】 舒肝利胆,清热通下。
【主治】 肝郁气滞、湿热未清所致的右上腹隐隐作痛、食入作胀、胃纳不香、嗳气、便秘;慢性胆囊炎见上述证候者。
【注意事项】 服用本品后,如每日排便增至3次以上者,应酌情减量。

小活络丸

【主要成分】 胆南星、制川乌、制草乌、地龙、乳香、没药。
【功能】 祛风散寒,化痰除湿,活血止痛。
【主治】 风寒湿邪闭阻、痰瘀阻络所致的痹病,症见肢体关节疼痛,或冷痛,或刺痛,或疼痛夜甚、关节屈伸不利、麻木拘挛。

【注意事项】 孕妇禁用。

风湿马钱片

【主要成分】 马钱子粉、炒僵蚕、乳香、没药、全蝎、牛膝、苍术、麻黄、甘草。
【功能】 祛风除湿，活血祛瘀，痛络止痛。
【主治】 风湿闭阻、瘀血阻络所致的痹病，症见关节疼痛、刺痛或疼痛较甚，风湿性关节炎、类风湿性关节炎、坐骨神经痛见上述证候者。
【注意事项】 孕妇忌服；年老体弱者慎服或遵医嘱。

祛风止痛片

【主要成分】 老鹳草、槲寄生、红花、威灵仙、制草乌、续断、独活。
【功能】 祛风寒，补肝肾，壮筋骨。
【主治】 风寒湿邪闭阻、肝肾亏虚所致的痹病，症见关节肿胀、腰膝疼痛、四肢麻木。
【注意事项】 孕妇忌服。

木瓜丸

【主要成分】 木瓜、当归、川芎、白芷、威灵仙、狗脊、牛膝、鸡血藤、海风藤、人参、川乌、草乌。
【功能】 祛风散寒，除湿通络。
【主治】 风寒湿邪闭阻所致的痹病，症见关节疼痛、肿胀、屈伸不利、局部畏风寒、肢体麻木、腰膝酸软。
【注意事项】 孕妇禁用。

(14) 消导类

开胸顺气丸

【主要成分】 槟榔、牵牛子、陈皮、木香、厚朴、三棱、莪术、猪牙皂。
【功能】 消积化滞，行气止痛。
【主治】 气郁食滞所致的胸胁胀满、胃脘疼痛、嗳气呕恶、食少纳呆。
【注意事项】 孕妇禁用；年老体弱者慎用。

木香槟榔丸

【主要成分】 木香、砂仁、白术、陈皮、茯苓、半夏（制）、醋香附、枳实（炒）、豆蔻（去壳）、姜厚朴、广藿香、甘草。
【功能】 行气导滞，泄热通便。
【主治】 湿热内停，赤白痢疾，里急后重，胃肠积滞，脘腹胀痛，大便不利。
【注意事项】 孕妇禁用。

香砂养胃丸

【主要成分】 木香、槟榔、枳壳、陈皮、青皮、香附、三棱、莪术、黄连、黄柏、大黄、牵牛子、芒硝。

【功能】 温中和胃。

【主治】 胃阳不足、湿阻气滞所致的胃痛、痞满，症见胃痛隐隐、脘闷不舒、呕吐酸水、嘈杂不适、不思饮食、四肢倦怠。

【注意事项】 孕妇禁用。

(15) 祛风类

清脑降压片

【主要成分】 黄芩、夏枯草、槐米、磁石、牛膝、当归、地黄、丹参、水蛭、钩藤、决明子、地龙、珍珠母。

【功能】 平肝潜阳。

【主治】 肝阳上亢所致的眩晕，症见头晕、头痛、项强、血压偏高。

【注意事项】 孕妇忌服。

消银片

【主要成分】 生地、苦参、金银花、大青叶、赤芍、防风等。

【功能】 清热凉血，养阴润肤，祛风止痒。

【主治】 血热风燥型和血虚风燥型白疕，症见皮疹为点滴状、基底鲜红色、表面覆有银白色鳞屑，或皮疹表面覆有较厚的银白色鳞屑、较干燥、基底淡红色、瘙痒较甚。

牛黄降压丸

【主要成分】 冰片、牛黄、珍珠、羚羊角等。

【功能】 清心化痰，平肝安神。

【主治】 心肝火旺、痰热壅盛所致的头目眩晕、头痛失眠、烦躁不安，高血压病见上述证候者。

【注意事项】 腹泻者忌服。

(16) 外用类

七厘散

【主要成分】 血竭、乳香、没药、红花、儿茶、冰片、麝香、朱砂。

【功能】 化瘀消肿，止痛止血。

【主治】 跌扑损伤，血瘀疼痛，外伤出血。

【注意事项】 孕妇禁用。

梅花点舌丸

【主要成分】 牛黄、麝香、蟾酥、熊胆粉、冰片、乳香、没药、珍珠等。

【功能】 清热解毒，消肿止痛。

【主治】 火毒内盛所致的疔疮痈肿初起、咽喉牙龈肿痛、口舌生疮。

【注意事项】 孕妇忌服。

野菊花栓

【主要成分】 野菊花。
【功能】 抗菌消炎。
【主治】 用于前列腺炎及慢性盆腔炎等疾病。

冰硼散

【主要成分】 冰片、硼砂、朱砂、玄明粉。
【功能】 清热解毒，消肿止痛。
【主治】 热毒蕴结所致的咽喉疼痛、牙龈肿痛、口舌生疮。

九一散

【主要成分】 煅石膏、红粉。
【功能】 提脓拔毒，去腐生肌。
【主治】 热毒壅盛所致的溃疡，症见疮面鲜活，脓腐将尽。
【注意事项】 本品专供外用，不可入口。凡肌薄无肉处不能化脓，或仅有稠水者忌用。

细目三 中成药非处方药

要点一 中成药非处方药

非处方药（Non-prescription Drug），是指经国家食品药品监督管理局批准，不需要凭执业医师或执业助理医师处方，消费者按药品说明书即可自行判断和使用的安全有效的药品。这类药品多属于维持和增进健康，缓解轻度不适，或治疗轻微病症的药品，有关药品的主要信息都记录在说明书或标签上，消费者可依据自我掌握的医药知识，不需医师或其他医务人员的指导，直接从药房或药店柜台甚至超市购买并使用，故又称柜台药物（Over The Counter），简称OTC。非处方药品具有法律属性，只有国家批准和公布的"非处方药目录"中发布的药品才是非处方药。我国的非处方药分为化学药和中成药两部分。

要点二 非处方药的遴选原则

1. 非处方药的遴选原则

（1）遴选原则：按照"安全有效、慎重从严、结合国情、中西药并重"的指导思想和"应用安全、疗效确切、质量稳定、使用方便"的原则，进行遴选和评审。

（2）遴选范围与依据：第一批中成药非处方药遴选范围为《中华人民共和国药典》（1995年版）一部，《卫生部部颁药品标准中药成方制剂》1~13册，《新药转正标准》1~12册，《中药保护》一分册。

2. 非处方药遴选分类

根据药物的安全性评价，国家食品药品监督管理局将非处方药分为甲、乙两类，乙类非处方药是更安全、消费者选择更有经验和把握的药品。

自1999年6月始，国家食品药品监督管理局组织有关医药专家，对我国市场上近万种中成药的药理、药性、剂量和使用后果进行综合评价，先后遴选并公布了一系列的国家非处方药目录，其中：

第一批国家非处方药中成药制剂有160个品种（每个品种含不同剂型）。

第二批国家非处方药中成药制剂有1352个（甲类非处方药991个，乙类非处方药361个）。

第三批国家非处方药目录（一）中成药制剂有157个（甲类非处方药116个，乙类非处方药41个），目录（二）中成药制剂有361个（甲类非处方药280个，乙类非处方药81个）。

第四批国家非处方药目录（一）中成药制剂196个（甲类非处方药142个，乙类非处方药54个），目录（二）中成药制剂249个（甲类非处方药192个，乙类非处方药57个），目录（三）中成药制剂190个（甲类非处方药135个，乙类非处方药55个）。

第五批国家非处方药目录（一）中成药制剂190个（甲类非处方药157个，乙类非处方药33个），目录（二）中成药制剂173个（甲类非处方药128个，乙类非处方药45个），目录（三）中成药制剂58个（甲类非处方药53个，乙类非处方药5个）。

第六批国家非处方药中成药制剂161个（甲类非处方药153个，乙类非处方药8个）。

至此，国家食品药品监督管理局累计公布国家非处方药中成药制剂3247个。

要点三　常用中成药非处方药品种

参照国家中医药管理局发布的《中医病症诊断疗效标准》，常用中成药非处方药品种共分为7个科，即内科用药、外科用药、骨伤科用药、妇科用药、儿科用药、皮肤科用药、五官科用药。

1. 内科用药

（1）感冒类：风寒感冒冲剂、荆防冲剂、感冒清热颗粒、风热感冒冲剂、羚翘解毒丸、桑菊感冒片、银翘解毒片、银柴颗粒、参苏丸、午时茶颗粒、柴胡口服液、板蓝根颗粒、双黄连口服液、夏桑菊颗粒等。

（2）咳嗽类：二贝宁嗽丸、通宣理肺丸、橘红片、养阴清肺膏、百合固金丸、苏子降气丸、止嗽定喘口服液、川贝止咳露、百贝益肺胶囊、石椒草咳喘颗粒、参苏宣肺丸等。

（3）胃脘痛类：香砂养胃丸、加味左金丸、香砂平胃颗粒、温胃舒胶囊、养胃舒胶囊、气滞胃痛冲剂、胃得安片、六味安消散、胃苏冲剂、七味胃痛胶囊等。

（4）伤食类：大山楂丸、加味保和丸、木香顺气丸、神曲茶（六曲茶）、山楂茯苓颗粒等。

（5）便秘类：麻仁丸、麻仁润肠丸、五仁润肠丸、苁蓉通便口服液、清肠通便胶囊等。

（6）中暑类：六合定中丸、清凉油、十滴水、清凉含片、仁丹等。

（7）不寐类：养血安神丸、枣仁安神颗粒、脑乐静、利尔眠胶囊等。

（8）虚证类：补中益气丸、阿胶补血膏、八珍丸、人参养荣丸、人参归脾丸、十全大补丸、龟鹿二仙膏等。

2. 外科用药

烧伤喷雾剂、京万红、风痛灵、风油精、如意金黄散、三黄膏、小败毒膏、泻毒散、地榆槐角丸、槐角丸、痔疮外洗药、马应龙麝香痔疮膏、痔疮片、复方青蒿喷雾剂、香荷止痒软膏、榆槐片、熊胆栓、虎参软膏、复方蛇油烫伤膏、丹栀口服液、复方樟脑软膏、化瘀止痛栓等。

3. 骨伤科用药

跌打活血散、活血止痛散、跌打丸、三七片、养血荣筋丸、跌打损伤丸、克伤痛搽剂、风湿骨痛药酒、活络止痛丸、木瓜酒、伤湿止痛膏、史国公药酒、驱风油、七味解毒活血膏、颈康片、紫灯胶囊、伤益气雾剂等。

4. 妇科用药

当归丸、调经止带丸、止血片、七制香附丸、益母草膏、加味逍遥丸、八珍益母丸、乌鸡白凤丸、当归红枣颗粒、艾附暖宫丸、妇科得生丸、痛经丸、元胡止痛片、妇康片、妇康宝口服液、四物合剂、金凤丸、盆炎净颗粒（无糖型）、妇炎舒胶囊等。

5. 儿科用药

小儿感冒颗粒、小儿热速清口服液、金银花露、导赤丸、小儿咳喘灵冲剂、解肌宁嗽丸、健儿清解液、儿童咳液、儿童清肺口服液、健胃消食片、小儿消食片、小儿健胃糖浆、小儿喜食糖浆、启脾丸、小儿胃宝丸、婴儿素、小儿牛黄清肺片、紫草婴儿软膏等。

6. 皮肤科用药

脚气散、愈裂贴膏、当归苦参丸、清热暗疮丸、肤痒冲剂、防风通圣丸、二妙丸、花蛇解痒胶囊、参棘软膏、清肤止痒酊、十味乳香胶囊、足光散、参皇软膏、润伊容口服液、洁身洗液、紫松皮炎膏等。

7. 五官科用药

明目地黄丸、明目上清片、杞菊地黄丸、耳聋左慈丸、龙胆泻肝丸、鼻通宁滴剂、辛夷鼻炎丸、鼻窦炎口服液、通窍鼻炎片、鼻炎片、穿黄消炎片、桑麻口服液、铁笛丸、藏青果冲剂、穿心莲片、复方青果冲剂、清咽丸、兰草片、利咽解毒颗粒、金莲花冲剂、口腔溃疡散等。

细目四 医疗机构自制制剂

要点一 医疗机构自制制剂基本概念

1. 医疗机构自制制剂的基本概念

医疗机构自制制剂（下称"医疗机构制剂"），是指医疗机构根据本单位临床需要而常规配制、自用的固定处方制剂。医疗机构制剂配制质量管理规范适用于制剂配制的全过程，是制剂配制和质量管理的基本准则。

《中华人民共和国药品管理法》规定"医疗机构配制制剂，须经所在地省、自治区、直辖市人民政府卫生行政部门审核同意，由省、自治区、直辖市人民政府药品监督管理部门批准，发给《医疗机构制剂许可证》。无《医疗机构制剂许可证》的，不得配制制剂。"《医疗机构制剂许可证》应当标明有效期，到期重新审查发证。

2. 医疗机构自制制剂的特点

医疗机构配制制剂应该按照规定的药品生产工艺和操作规程，配制符合质量标准的药物制剂。按工艺划分，分为普通制剂和灭菌制剂两类。和其他药品一样，医疗机构配制的制剂必须按照相关规定进行质量检验，不合格的制剂不得使用。

医疗机构制剂的特点是规模小、品种少、剂型多、产量小、使用量不定、临床必需、贮存时间短、周转快等。但是，医疗机构制剂仍然属于药品生产范畴。

3. 医疗机构自制制剂的适用范围

医疗机构制剂品种比较局限，并且有其特殊的适用范围：

（1）临床常用而疗效确切的协定处方制剂；

（2）临床科研的处方制剂；

（3）制剂配制的品种必须是本单位临床需要、市场上没有供应品种的制剂，并取得正式制剂批准文号；

（4）医疗机构制剂是市场上短缺药品制剂的有益补充，只可自用，不得流入市场；

（5）医疗机构出于临床需要为个别患者开具的临时处方制剂，不属于医疗机构制剂管理范畴。

要点二　医疗机构自制制剂配制规范

医疗机构制剂的配制规范在《中华人民共和国药品管理法》和《医疗机构制剂配制质量管理规范》中有明确规定要求。

1. 配制制剂必须有处方、配制标准的正式批文和岗位标准操作规程。

2. 每批制剂均应按投料和产出的物料平衡进行检查，如有差异必须查明原因，方可按正常程序处理。

3. 制剂用水必须符合《中国药典》标准的规定。

4. 不同制剂（包括同一制剂的不同规格）的配制操作不得同时在同一配制操作间内进行。

5. 配制前应进行清场工作，然后清洁工作台，进行消毒处理。

6. 配制规程中应避免称量、过筛、粉碎等可能造成粉尘分散而引起交叉污染。

7. 配制过程中使用的容器、设备需有醒目的状态标志，应标明物料名称、批号及数量等。

8. 配制含麻醉药品、医疗用毒性药品、精神药品的制剂应严格执行有关规定。

9. 配制制剂用的直接接触药品的包装材料必须符合质量标准的要求。

10. 输液瓶、胶塞等直接接触药品的包装材料不得重复使用。不得外购软包装输液瓶用于大容量注射剂的灌装。

11. 每次配制结束后，应进行清场，确认无遗留物后方可作清场记录。

12. 每批制剂均应有能反映配制各个环节的完整记录。操作人员应及时填写记录，记录要字迹清晰、内容真实、数据完整，并由操作人、复核人及清场人签字。

13. 记录应保持整洁，不得撕毁和任意涂改，要涂改时，更改人应在更改处签字并使被更改部分可以辨认。

14. 样品送药检室检验，送检合格后方可进行分装。

要点三　医疗机构自制制剂配制使用注意

1. 医疗机构制剂的名称，应当按照国家食品药品监督管理局颁布的药品命名原则制定，不得使用商品名称。

2. 医疗机构配制的制剂必须按照规定进行质量检验；合格的，凭执业医师或者执业助理医师的处方在本医疗机构使用，并与《医疗机构执业许可证》所载明的诊疗范围相一致。

3. 医疗机构配制制剂使用的辅料和直接接触制剂的包装材料、容器等，应当符合国家食品药品监督管理局有关辅料、直接接触药品的包装材料和容器的管理规定。

4. 医疗机构制剂一般不得调剂使用，发生灾情、疫情、突发事件或者临床急需而市场没有供应时，需要调剂使用的，属省级辖区内医疗机构制剂的调剂，必须经所在地省、自治区、直辖市药品监督管理部门批准；属国家食品药品监督管理局规定的特殊制剂的调剂以及省、自治区、直辖市之间医疗机构制剂的调剂，必须经国家食品药品监督管理局批准。

5. 使用制剂的医疗机构，应当严格按照制剂的说明书使用。超范围使用或者使用不当造成的不良后果，由使用制剂的医疗机构负责。

6. 医疗机构制剂的临床研究，应当在本医疗机构按照临床研究方案进行。

7. 配制和使用制剂的医疗机构应注意观察制剂不良反应。发现严重不良反应时，必须按照《药品不良反应报告和监测管理办法》的规定报告。

8. 医疗机构配制的制剂不得在市场上销售或者变相销售，不得发布医疗机构制剂广告。

（龙军）

第九单元　中药煎服

细目一　煎药

要点一　汤剂概述

煎药是中药汤剂在使用前的一种操作工序，是中药调剂的重要内容之一。汤剂，又称汤液，是将药材饮片或粗粒加水煎煮或浸泡，去渣取汁服用的液体剂型。

1. 汤剂的类型

汤剂按其制备方法的不同可分为煮剂、煎剂、煮散和沸水泡药四种类型。

（1）煮剂：煮剂是用一定的温度和加热时间，将药物煎煮所得的液体剂型。煮剂浓度适中，具有吸收快、奏效迅速、作用强的特点，是汤剂中应用最多的剂型，如麻黄汤等。

（2）煎剂：煎剂是将经过煎煮去渣的药液，再经加热浓缩所得的液体剂型。煎剂加热时间比较长，药液浓度比较高，能使药液在体内缓慢吸收，以延长药效，如大乌头煎等。

（3）煮散：煮散是将药材粗颗粒与水共煮去渣取汁而制成的液体药剂。中药煮散完全保留了汤剂的所有特点。此外，与汤剂相比较，煮散还具有节省药材、提高中药材的利用度、便于煎服、降低药费等优点，如银翘散等。

（4）沸水泡药（饮剂）：是药物经过沸水浸泡去渣所得的液体剂型。沸水泡药，频频饮之，故又称饮剂。沸水泡药加热时间较短，温度比较低，药液味薄气清，善于清泄上焦的热邪，如胖大海等。

2. 汤剂的特点

（1）可根据病情变化对方剂中的药味进行加减化裁，适应中医辨证施治，随症加减的原则。

（2）汤剂多为复方，可按照中药配伍原则，使药物之间相互促进、相互制约，从而达到增强疗效、缓和药性的目的。

（3）汤剂为液体制剂，内服后吸收快，能迅速发挥药效。

（4）汤剂一般以水为溶媒，对人体的刺激性及副作用较低。

（5）汤剂溶媒来源广，制备简单易行。

要点二　汤剂的煎煮

为了提高汤剂的疗效，对汤剂的煎煮方法和服药方法应予以足够重视。我国历代医药家都很重视中药的煎煮法。如明代李时珍在《本草纲目》中指出："凡服汤药，虽品物专精，修治如法，而煎煮药者，鲁莽造次，水火不良，火候失度，则药亦无功。"清代名医徐灵胎说："煎药之法最宜深究，药之效不效全在乎此，夫烹饪禽、鱼、牛、羊，失其调度，尚能损人，况药专主治病，而可不讲乎。"由此可见，正确地掌握药物煎煮法，直接关系到中药的临床疗效。

1. 煎药的操作要求

（1）煎药人员应严格掌握操作规程，把药锅和所有用具清洗干净。应分别处理"先煎"、"后下"、"烊化"、"冲服"等需要特殊处理的药物。根据医生或患者（代煎药）指定的送药时间和要求，按先后顺序煎煮。急性患者的中药应随到随煎。煎药前应先用冷水浸泡药物半小时左右。

（2）掌握好火候与时间，以防煎干或煎焦。同时应把对号联单夹在药罐（锅）上。在装药汁时，应仔细核对联单号码、姓名、日期，以及"冲服"等特殊处理的药物，以防遗漏或出错。操作人员要严格执行交、接班制度。

（3）药汁是汤剂的成分，煎出药汁的浓度、多少，直接影响疗效，所以汤剂应做到煎透榨干，不能任意抛弃药液。

（4）对毒性、烈性中药的煎煮，应在煎药用具上明显标记；工具使用完毕，应反复洗擦，必要时煮过后再用。此外，在煎煮有特殊气味、颜色较深的药物后，也要将煎具反复擦洗干净，防止串味、串色，影响药物疗效和煎剂质量。

（5）煎药室应保持清洁，并注意个人卫生。煎药用具，如煎药锅、榨具、量杯、漏斗、药瓶等，均应保持内外清洁，并严格执行消毒制度。

2. 煎药器具的选择

中药汤剂的质量与选用的煎药器具有着十分密切的关系。历代医药家对煎药器具均有论述。如梁代陶弘景说："温汤勿用铁器。"明代李时珍说："煎药并忌用铜铁器，宜银器瓦罐。"古人强调用陶器煎药，因为陶器与药物所含各种成分不发生化学反应，煎出的汤剂质量好，加上砂锅传热性均匀、缓和，价格低廉。此外，玻璃和搪瓷制器亦可选用。铁质器虽传热快，但其化学性质不稳定，易氧化，并能在煎制过程中与中药所含多种成分发生化学反应，如与鞣质生成鞣酸铁，使汤液的色泽加深，药味变涩变酸；与黄酮类成分生成难溶性络合物；与有机酸生成盐类等，影响中药的疗效。实践证明，采用铁质煎器煎煮的汤液色泽不佳，如诃子、苏木、地榆等所含的酚羟基化合物易与铁起化学变化而产生深紫色、黑绿色或黑色沉淀；有的铁质煎器经过长时间的煎煮，使药液带有铁锈，甚至引起恶心、呕吐。还有些中药成分尚不十分清楚，用铜、铁器具煎煮时发生的化学反应难以估计。因此，不宜采用铜、铁器煎药。

目前，人们广泛使用的多为硅酸盐类的药具，即陶瓷砂锅。陶瓷砂锅具有受热均匀、散热慢、化学性质稳定、价廉等优点，所以砂锅为首选的煎药器具。

3. 煎药用水及加水量

（1）用水：汤剂的溶媒主要是用洁净的水，也有加酒或加醋等混合煎的。在古代所采用的水种类很多，仅明代李明珍《本草纲目》所记载的就多达42种。李明珍多选用雨水、潦水、腊雪、露水等，这些都是天然蒸馏水，含矿物质较少，比较洁净。总之，煎药用水以洁净、少含矿物质或其他杂质为原则。目前所常用的是自来水、井水或洁净的河水等。

（2）加水量：汤剂加水量的多少，直接影响煎药的质量。用水过多，虽能增加有效成分的溶出量，但汤液的量过大，不宜病人服用；相反，用水过少，会造成"煮不透，煎不尽"，使有效成分不易全部煎出，稍一蒸发，药汁即行干涸，药物有效成分可因局部高热而受到破坏。

药材的质地不同，其吸水量有显著差异。如重量相等的药物，质地轻松的吸水量多，质地坚硬的则吸水量少。煎煮花、叶、全草及其他质地轻松的药物，其用水量大于一般药物的用水量；煎煮矿物、贝壳及其他质地坚实的药物，其用水量则小于一般药物的用水量。现将常用的三种加水方法介绍如下。

①将饮片置于煎锅内，加水至超过药物表面3~5cm为度，第二次煎煮可超过药渣表面1~2cm。这种方法既方便，又易于掌握。

②按每克中药加水约10ml计算，然后将计算的总水量取70%用于第一煎，余下的30%用于第二煎。

③根据煎药的时间长短，水分蒸发量的多少，中药吸水性能的大小，以及所需药液收得量等具体掌握加水量。

4. 煎药前的饮片浸泡

由于植物中药大多是干燥品，有一定的体积和厚度，因此，在煎煮前必须用冷水在室温下浸泡，其目的是为使中药湿润变软，细胞膨胀，使有效成分首先溶解在药材组织中，产生一定的渗透压，使有效成分渗透扩散到组织细胞外部。同时可避免在加热煎煮时，药材组织中所含蛋白质凝固、淀粉糊化，使有效成分不易渗出。实验证明，白头翁汤经 20 分钟浸泡之后，所煎得的汤液比未浸泡煎得的汤液，其抑菌圈明显增大。可见浸泡有利于有效成分的溶出，从而提高中药在临床上的治疗作用。

浸泡时间，应根据药材的性质而定。一般以花、茎、全草类为主的药材可浸泡 20～30 分钟，以根、根茎、种子、果实等为主的药材，可浸泡 60 分钟，但浸泡的时间不宜过久，以免引起药物酶解或霉败。

5. 汤剂的煎煮次数

汤剂的煎煮次数，以多次煎比一次长时间煎煮为佳，一般需煎煮 2～3 次。因为煎药是药中成分溶出的过程，完全符合浸出原理。药物中所含的生物碱类、苷类、有机酸及有机酸盐类、糖类、鞣质、蛋白质、色素、酶类等多种成分几乎都能溶于水中，树脂与脂肪油虽不溶于水，但与其他成分一起，亦能部分溶解，因此造成了药材内外的浓度差，有效成分从组织内向组织外渗出。当药材内外浓度相等，即处于平衡状态时，溶出停止。此时必须滤取药液，在药渣中再添加水量，使其重新建立浓度差，只有这样才有利于药材的有效成分继续溶出。实验证明，汤剂煎煮两次能煎出所含成分的 80%～90%。因此，汤剂的煎煮次数，以两次或三次为最佳。

6. 煎药的火候

煎药火力的大小，中医习称为"火候"。火候主要包括"文火"和"武火"。文火，又称"慢火"、"弱火"，温度较低，水分蒸发缓慢；武火，又称"紧火"、"强火"，温度较高，水分蒸发较快。因此，煎药火力的强弱，直接影响汤剂成分的煎出。火力过强，水分很快被蒸发，药物的成分不易煎出，而且药物易于煎焦糊，药液易于煎干；火力过弱，煎煮效率低，药物的有效成分不易煎出。一般掌握"先武后文"，即在沸前宜用武火，使水很快沸腾，沸后用文火，保持微沸状态，使之减少水分蒸发，以利于煎出药物的成分。根据各类药剂的不同特点，煎药火候也有区别。

7. 煎药的时间

煎药的时间长短，一般与加水量的多少、火力的强弱、药物吸水能力及治疗作用等因素有关。目前各地掌握的煎药时间，一般多根据治疗作用来确定。现列表如下：

汤剂的煎药时间

汤剂类型	头煎煎药时间（分钟）	二煎煎药时间（分钟）
解表药	10～20	10～15
一般药	20～25	15～20
滋补调理药	30～35	20～25

上述列表中的煎药时间，均从煎沸时算起。煎药时间除上述外，还应参考药物的质地，如花、叶及芳香类药物煎煮时间宜短；根茎、果实、种子类药物煎煮时间宜长；金石、介壳、动物类及质地坚实的药物煎煮时间宜更长。

要点三　中药特殊煎药方法

汤剂多由复方煎制而成，其药物成分的性质相当复杂，有溶于水和难溶于水的成分，亦有易挥发、分解、焦化的成分等等。因此，为了提高汤剂煎出量，减少挥发性物质的损失和有效成分的分解破坏，提高汤剂的质量，确保疗效，某些药物在煎煮时，需要进行特殊处理。主要包括先煎、后下、包煎、烊化、另煎、冲服、兑服、煎汤代水等，详见第一单元"处方脚注"。

细目二　服药

要点一　服药温度

中药汤剂的服法，包括服药的温度、时间、剂量及服药食忌等几个方面。

1. 温服

一般汤剂均宜温服，特别是一些对胃肠道有刺激性的药物，如瓜蒌仁、乳香等，温服可和胃益脾，减轻对胃肠道的刺激。

2. 冷服

呕吐病人或中毒病人服药均宜冷服。热证用寒药亦可冷服；真寒假热，宜热药冷服。

3. 热服

解表药、寒证用药均宜热服，以助药力；真热假寒，宜寒药热服。

此外，易于恶心、呕吐的病人，宜在服药前，先嚼一片生姜或橘皮，然后再服，可防止呕吐。

要点二　服药剂量

汤剂的服用量往往存在着或多或少、其质或淡或浓，难以适合病情的需要。为了保证煎药质量，除加水量、煎煮火候及时间要严格按照规定操作外，对汤剂的服用量也有相应的规定。

（1）成人服用量一般每次约150ml，每日2次。

（2）儿童服用量一般每次75ml，每日2次。婴儿酌减。应注意的是，小儿服药，宜浓缩体积，以少量多次为好，不要急速灌服，以免咳呛；对病情危重者，应遵照医嘱服药。

要点三　服药时间及次数

服药时间，必须根据病情和药性而定。

1. 滋补药宜在饭后服下，使之同食物中营养成分一并吸收，以利身体康复。
2. 慢性病必须服药定时，使体内保持一定的血液浓度。
3. 解表药煎后应趁热服下，覆盖衣被，令其微汗，促使汗解，表解即可停药。
4. 对胃肠有刺激性的药，应在饭后立即服下，以减轻对胃肠的刺激。
5. 驱虫、攻下药最好是空腹服。空腹服药力集中，起效快。
6. 安神药应在临睡前服。
7. 治疟药应在疟疾发作前2~3小时服，使之达到截疟目的。
8. 特殊方剂应遵医嘱服用。

一剂中药，一天通常服3次。病缓可服2次；而病重病危时可隔四小时左右服药1次，昼夜不停，使药力持续，利于顿挫病势。在应用发汗、泻下等药时，若药力较强，要注意病者个体差异，一般以得汗、泻下为度，适可而止，不必尽剂，以免汗下太过，损伤正气。

要点四　服药饮食禁忌

服药时一般宜少食豆类、肉类、生冷及其他不易消化的食物，以免增加病人的消化负担，影响病人恢复健康。

热性疾病，应禁用或少食酒类、辛辣味、鱼类、肉类等食物。因酒类、辛辣味食物性热；鱼类、肉类食物厚腻易生热生痰，食后助长病邪，使病情加重。

服解表、透疹药时，宜少食生冷及酸味食物。因冷物、酸味均有收敛作用，有碍于药物的解表、透疹作用。

服温补药时，应少饮茶，少食萝卜。因茶叶、萝卜的凉性及下气作用能降低药物的温补脾胃的功效。

其余服药禁忌详见第二单元"中药配伍及用药禁忌"。

细目三　煎药工作制度及操作常规

要点一　煎药工作制度

煎药是制备中药汤剂的一项专业技术操作过程。汤剂的质量不但与煎药器具、煎药热源、饮片规格、加水量、煎煮次数、煎煮时间等有直接的关系，而且与煎药人员的工作责任心及专业技术水平有关。汤剂的质量对药物的疗效有着重要影响。为了保证汤剂的质量，必须建立完善的煎药操作规程及工作制度。

1. 煎药人员应具备一定的中药专业知识，熟悉煎药技能和煎药操作常规，经培训后在药师指导下上岗工作。

2. 煎药人员必须身体健康，无传染病、精神病、皮肤病，每年必须进行一次健康检查并建立健康档案。

3. 煎药人员在操作时应穿工作服、戴工作帽。所用煎药器具应随时刷洗干净，保持清洁。经常保持煎药室内外环境卫生整洁。

4. 煎药人员必须严格遵守煎药操作规程，认真履行核对、记录及交接手续，避免差错事故的发生。

5. 煎药宜选择化学性质稳定、传热均匀、较牢固的器皿。家庭煎药可选择砂锅，医疗单位宜选用较牢固的搪瓷器皿或不锈钢器皿。煎液应避免直接接触铁、铝和有害塑料制品，避免发生化学反应影响疗效或污染药液。煎液瓶必须洁净，不宜使用回收的旧瓶。

要点二　煎药操作常规及质量评价

1. 中药煎药操作常规

（1）煎药人员收到待煎药后，应与处方药味、剂数、重量核对，查看是否有需特殊煎煮的饮片；核对瓶签所记科别、患者姓名、日期、取药号或病床号等是否与处方内容相符,发现疑问应及时与医师或调剂人员联系,确认无误后方可加水煎煮。

(2) 群药按一般煎药法煎煮,需特殊煎煮的饮片按特殊煎煮法处理。注意经常搅动并随时观察煎液量,使饮片充分煎煮,避免出现煎干、煎糊现象。如发现煎干、煎糊现象时应另行调配,重新煎煮。

(3) 每剂药煎好后应及时趁热滤出煎液,以免温度降低后影响煎液滤出及有效成分的含量。

(4) 核对药瓶标签上科别、患者姓名及取药号或病床号,准确无误后方可发出。

2. 煎药工作质量评价

(1) 汤剂的质量标准:中药汤剂因处方的差别而难以建立现代定性定量的质量检查方法。为加强汤剂成品质量管理,可参考下述几个指标:

①气味:具有原中药的特征气味,无焦糊味和其他霉烂异味。

②颜色:为半透明或不透明黄棕或棕黑色混悬液体。

③不溶物:取汤液5ml,加水100ml搅拌使溶,放置3分钟后观察,不得有焦屑等异物(微量细小纤维、颗粒不在此限)。有冲服药物的汤剂在冲服药粉前检查此项,冲兑后则不检查此项。

④相对密度:除另有规定外,一般取中药汤液按照《中国药典》相对密度测定法测定,解表剂不低于1.02,一般药不低于1.04,补益药不低于1.06。凡需冲服药粉的汤剂,不再检查相对密度。

(2) 煎煮工序质量评定

①浸泡

质量要求:中药饮片得到充分浸润。叶、花类质地松泡药材润透,根、茎、果实类药材湿润。

检查方法:花、叶类药材已软化不易折断,断面无干心。根、茎、果实类药材断面有药材渗入的潮湿痕迹。药材表面均应见水迹。

②煎煮

质量要求:中药饮片得到充分煎煮,药渣无糊状块、无白心、无硬心,药汁收量符合要求(加水量的1/3~1/4)。

检查方法:挑出颗粒或块状根、茎、果实类药材,劈开查看有无硬心,检查药渣中有无焦糊饮片及气味。核对加水量与药液收得量是否符合1/4~1/3的比例。

③滤过

质量要求:药渣经过压榨,药液得到充分利用,药液中无药渣及其他不溶物。

检查方法:用手挤压药渣,挤压出的药液不应超过药渣重量的20%,否则不合格。药渣或不溶物的检查参见本要点"不溶物"项。

④包装

质量要求:袋装汤剂封口完好且无药汁污染。

检查方法:目测汤剂包装袋有无破损,或者用手轻轻按压或提起汤剂包装袋,无药汁流出。否则不合格。

(龙军)

第十单元 医院药品采购与供应

药品质量关乎人民群众用药是否安全、有效,关乎医疗机构的信誉和责任,是做好临床医疗和药品调剂工作的前提条件。因此,药品采购与供应,对患者、对社会、对医院都有极其重要的社会意义和经济意义。

细目一 药品采购管理

要点一 药品采购基本制度与程序

1. 药品采购基本制度

(1) 渠道规范:医院必须从规范的药品批发企业采购药品。规范的药品批发企业应具备《药品经营企业许可证》、《营业执照》,药品推销人员应具备相应资格。医院采购药品时应向对方索要加盖本企业公章的上述证照复印件备案,应查清上述证照的经营方式和范围,如经营方式是零售或批发;经营范围是西药、中成药或中药饮片;能否经营生化药品。医院不能超范围经营或从异地经营的企业采购药品。

(2) 质量第一:医院采购药品应本着质量第一的原则,重视药品质量,不能只看药品价格高低或对医院采购药品让利的大小。医院应尽量选择已通过国家 GMP(《药品生产质量管理规范》)认证企业生产的药品;采购药品应尽量选择已通过国家 GSP(《药品经营质量管理规范》)认证企业供给的药品。药品质量应符合中国药典、卫生部部颁药品标准和地方药品标准及中药炮制规范的标准要求。

(3) 择优采购:多个厂家生产的相同成分的药品,要从药品的剂型、外观、内在质量等方面进行比较,择优采购。在药品质量相同的情况下,应选择价格优惠、进价和零售价较低的药品,便于降低药品费用,减轻患者负担。

(4) 按需采购:医院采购药品应按医院药事管理委员会批准的医院基本用药目录和医院对药品实际需求量进行采购,要保证药品齐全,供应及时,应本着既不积压又不脱销的原则。药品库存资金占用率应小于3%,当前商品市场经济蓬勃发展,一般药品经销企业都能及时供药,所以制定采购计划所购药品数量不宜过多,要尽量降低药品库存,提高资金周转率。

(5) 手续齐全:药品经营企业应对所经销的药品报检报价,医院采购药品时应让其出示报检单、报价单。医院采购进口药品时,应索要加盖经销企业公章的进口药品注册证和口岸药检所的进口药品检验报告书复印件。医院采购毒性中药饮片,必须从持有《毒性中药材的饮片定点生产证》的中药饮片生产企业和具有经营毒性中药资格的批发企业购进,应向供货企业索要相关的证明文件。

(6) 遵守法规:医院采购药品时,应遵守《中华人民共和国药品管理法》和国家、地方药品监督管理等部门相关法规。

(7) 医院不得从事下列采购活动

①向无《药品生产企业许可证》、《药品经营企业许可证》的单位采购药品。
②从非法药品市场采购药品。
③未经当地药监部门登记备案，采购医疗机构配制的制剂。
④向药品经营者采购超范围经营的药品。

2. 药品采购、供应程序

（1）医院药事管理委员会根据本院实际情况制定本院基本用药目录，制定基本用药目录的原则是：临床必需，安全有效，价格合理，使用方便，保证供应，中西药并重，以进入公费医疗、社保医疗目录的药品优先。

（2）药剂科根据本院基本用药目录和药事管理委员会决议采购药品。

（3）药剂科库房保管员在上述用药范围内，根据药品的使用量每周填写药品购进计划，采购计划经科主任审批后交采购员按确定的渠道进行采购。

（4）购进药品到库后，应认真的进行验收，并办理入库手续。毒麻药品须两人验收。

（5）药剂科各调剂室根据药品使用情况，每周到药库领取药品，临时缺药，应及时补充。制剂室根据配制制剂情况到药库领取制剂原料。临床各科因医疗、科研、教学等需要到药剂科领取药品，需报请相关管理部门批准。各方面领药必须办理相应的药品出库手续。

（6）新药采购审批程序

①医院临床各科室根据临床需要可申请购进新药。申请科室应填写新药申请表，写明申请理由，可以在申请新药同时提出淘汰疗效不佳、不良反应大的同类老品种。新药申请表交负责医院药事管理委员会日常工作的药剂科。

②药剂科收到临床科室递交的新药申请表后，应审查申请理由是否充分，本院有无相同成分或类似成分及药理作用的药品，如果有则问清是否还有必要再进此药；申请新药质量如何，如有多家企业生产同一成分的药品则应做比较，必要时做药品质量检验；药品价格是否合理等。药剂科主任审批后连同上述情况调查表上报药事管理委员会主任审批。

③通过审批的新药，应少量购进，由申请科室试用并填写新药临床观察表，对该药使用中的疗效、不良反应等认真进行观察。观察表上报院药事管理委员会。

④药事管理委员会召开例会时，由新药观察科室介绍新药观察情况，药事管理委员会讨论通过后转为常规用药，未通过的则停止进药，上述决议通知申请新药科室和药剂科采购部门。

⑤有些医院采取新药审批表直接上报药事管理委员会讨论二次通过的方式。

（7）临床特需的药品，由临床用药科室申请，科主任签字同意，医院医务处（科）或主管医疗的院长批准后，药剂科按需要量一次性购买。

（8）急诊抢救用药，药剂科及时按需要量购买，后补办相关报批手续。

（9）使用麻醉药品、一类精神药品的医师，必须是通过培训考试，持有单位所在区（县）卫生局颁发的"麻醉药品使用资格证书"。医院各病区、药剂科各调剂室凭有效的麻醉药处方到药库出库补充基数。医院药剂科凭卫生行政部门发给的"麻醉药品购用印鉴卡"向指定的麻醉药品经营单位购买。购买罂粟壳必须到国家药品监督管理局及各省市药品监督管理局指定的经营单位。

（10）购买毒剧药品，由科室申请，医院主管部门批准，医院保卫部门开具介绍信到单位所在地公安部门换开购买证明信,到指定的经销单位购买,按指定的路线道路运输。

要点二　药品集中采购与招标采购

1. 药品集中采购的概念

药品集中招标采购是指多个医疗机构通过药品集中招标采购组织,以招投标的形式购进所需药品的采购方式。药品集中招标采购的目的是为了保证城镇职工基本医疗保险制度的顺利实施,从源头上治理医药购销中的不正之风,规范医疗机构药品购销工作,减轻社会医药费用负担。

药品集中招标采购范围一般为城镇职工基本医疗服务的临床使用药品。常规使用及用量较大的药品必须实行药品集中招标采购。

药品集中招标采购应遵循安全第一、质量优先、兼顾价格、理顺渠道、分步实施、逐步推开的原则,既要符合医药管理的法律法规,又要符合实际,达到规范药品购销行为,服务广大群众的目的。

2. 药品集中招标采购的相关要求

(1) 原则

①实行以政府主导、以省(区、市)为单位的医疗机构网上药品集中采购工作。医疗机构和药品生产经营企业购销药品必须通过各省(区、市)政府建立的非营利性药品集中采购平台开展采购,实行统一组织、统一平台和统一监管。执行国家基本药物政策药品的采购规范性文件另行制定。

②坚持公开、公平、公正的原则,确保不同地区、不同所有制的药品生产经营企业平等参与,公平竞争,禁止任何形式的地方保护。医疗机构药品集中采购必须坚持质量优先、价格合理的原则,做好药品的评价工作。

③药品集中采购工作领导机构由省(区、市)人民政府分管领导牵头,卫生、纠风、发展改革(物价)、财政、监察、工商行政管理、食品药品监督管理等部门组成。药品集中采购工作领导机构负责制定本省(区、市)医疗机构药品集中采购工作的实施意见和监督管理办法,并监督执行,研究药品集中采购工作的重大问题,协调并督促各部门按照各自职责做好集中采购相关工作。

④卫生行政部门牵头组织药品集中采购工作,汇总并提出本地区有关医疗机构集中采购药品的品种、规格和数量,负责对医疗机构执行集中采购结果和履行采购合同情况进行监督检查。

⑤纠风、监察部门负责对药品集中采购工作的监督,受理有关药品集中采购的检举和投诉,对违纪违规行为及时进行调查处理。工商行政管理部门负责对参加药品集中采购的药品生产经营企业提供的营业执照信息进行核对,对药品集中采购过程中的不正当竞争行为进行调查处理。食品药品监督管理部门负责对参加药品集中采购的药品生产经营企业及其申报药品的资质及有关证明文件进行审核,对入围药品的质量进行监督检查,提供药品质量和药品生产经营企业不良记录等信息,加大对明显低于成本投标药品质量的监督检查力度。

(2) 药品集中采购机构

①实行以政府主导、以省（区、市）为单位的医疗机构网上药品集中采购工作。医疗机构和药品生产经营企业购销药品必须通过各省（区、市）政府建立的非营利性药品集中采购平台开展采购，实行统一组织、统一平台和统一监管。

②药品集中采购工作管理机构设在卫生行政部门，要明确承办日常事务的处室。纠风、物价、药监等相关部门可确定专人参加管理机构工作，具体组成由各省（区、市）确定。其主要职责是制定规则、组织管理、监督检查；按照药品集中采购工作领导机构的要求，编制采购目录，确定采购方式；组织、协调、推动全省（区、市）的药品集中采购工作；依据实施意见制定实施细则、工作制度、工作程序和工作纪律等，并组织实施；组建并管理全省（区、市）药品集中采购专家库；指导、管理并监督集中采购工作机构按照规定程序，公开、公平、公正地开展药品集中采购工作；指导并监督各市（地）集中采购管理部门开展集中采购相关工作，加强对各市（地）执行情况的督促检查，将各项指标完成情况作为对市（地）目标考核的重要内容；审核药品集中采购工作机构报送的采购文件及集中采购结果等；组织对医疗机构和药品生产经营企业的履约情况进行监督检查；负责调查、处理相关投诉和举报；在集中采购工作结束后15个工作日内，将集中采购结果上传至卫生部全国药品集中采购信息交流平台；向药品集中采购工作领导机构负责并报告工作；承办药品集中采购工作领导机构交办的其他事项。

③药品集中采购工作机构原则上设在卫生行政部门，也可根据本地实际依托政府采购工作机构，接受药品集中采购工作管理机构的领导，负责全省（区、市）药品集中采购工作的具体实施。其主要职责是具体操作、提供服务、维护平台。

④药品集中采购平台是政府建立的非营利性药品集中采购、监督管理平台。政府拥有平台的所有权和使用权。采购平台要做到安全可靠、功能完善、数据齐全、监管严密。采购平台设置在药品集中采购工作机构内，不得单独设置。

⑤健全和完善各项规章制度。建立健全药品集中采购工作领导机构工作制度、联席会议制度和药品集中采购工作管理机构、工作机构的监督管理制度和关键岗位定期轮换制度。

⑥加强对药品集中采购工作人员的廉洁自律教育和日常管理。严肃工作纪律，严禁以权谋私。参加药品集中采购工作的所有工作人员，不得以任何理由和方式收取生产经营企业的财物或牟取其他不正当利益；不得进行任何形式的违规操作；不得参加任何医药企业、社会团体以任何名义组织的有关药品采购管理的活动和成立的相关组织；不得从事代理药品销售。

（3）医疗机构在药品集中采购中的作用

①医疗机构应当按照卫生行政部门规定建立药物与治疗学委员会（组）。医院药物与治疗学委员会（组）要根据有关规定，在省级集中采购入围药品目录范围内组织遴选本院使用的药品目录。

②医疗机构必须通过政府建立的非营利性药品集中采购平台采购药品。应当在规定时间内，根据本单位的药品使用目录，编制采购计划，签订采购合同，明确采购品种和数量。

③医疗机构原则上不得购买药品集中采购入围药品目录外的药品。有特殊需要的，须经省级药品集中采购工作管理机构审批同意。医疗机构应当执行价格主管部门公布的集中采购药品零售价格。医疗机构应当按照不低于上年度药品实际使用量的80%，向省级药品

集中采购工作管理部门申报当年采购数量。

④医疗机构应当严格按照《合同法》的规定签订药品购销合同，明确品种、规格、数量、价格、回款时间、履约方式、违约责任等内容，合同周期一般至少一年。合同采购数量应当与医疗机构上报的计划采购数量相符。如合同采购数量不能满足临床用药需要，可以签订追加合同。有条件的省（区、市）可同时签订电子合同备查，接受社会和有关部门监督。

⑤医疗机构在药品集中采购活动中，不得有下列行为：不参加药品集中采购活动，或以其他任何方式规避集中采购活动；提供虚假的药品采购历史资料；不按照规定要求同药品生产经营企业签订药品购销合同；不按购销合同采购药品，擅自采购非入围药品替代入围药品，不按时结算货款或者其他不履行合同义务的行为；药品购销合同签订后，再同企业订立背离合同实质性内容的其他协议，牟取其他不正当利益；不执行价格主管部门制定的集中采购药品零售价格；不按照规定向卫生行政部门报送集中采购履约情况报表；其他违反法律法规的行为。

(4) 药品集中采购方式

①各省（区、市）集中采购管理机构负责编制本行政区域内医疗机构药品集中采购目录。国家实行特殊管理的麻醉药品和第一类精神药品不纳入药品集中采购目录。第二类精神药品、医疗放射药品、医疗毒性药品、原料药、中药材和中药饮片等药品可不纳入药品集中采购目录。医疗机构使用上述药品以外的其他药品必须全部纳入集中采购目录。纳入目录的药品均使用通用名，并应当包括该通用名下的相关剂型、规格。

②对纳入集中采购目录的药品，实行公开招标、邀请招标和直接采购等方式进行采购。各省（区、市）可结合实际情况，确定药品集中采购方式。

公开招标，是指以招标公告的方式，邀请不特定的药品生产企业投标的采购方式。

邀请招标，是指以投标邀请书的方式，邀请特定的药品生产企业投标的采购方式。

直接采购，是指医疗机构按照价格部门规定的价格或历史成交价格直接向符合资质的药品生产企业购买药品的采购方式。

③对通过公开招标采购能够成交的药品，原则上不得进行邀请招标采购。对采购量较小、潜在投标人较少或者无投标的，可以进行邀请招标采购。部分廉价常用药，经多次集中采购价格已基本稳定，可以进行直接采购。直接采购具体品种和办法由省级药品集中采购工作管理机构确定。

④药品集中采购主要按以下程序实施：制定药品集中采购实施细则和集中采购文件等，并公开征求意见；发布药品集中采购公告和集中采购文件；接受企业咨询，企业准备并提交相关资质证明文件，企业同时提供国家食品药品监督管理局为所申报药品赋予的编码；相关部门对企业递交的材料进行审核；公示审核结果，接受企业咨询和申诉，并及时回复；组织药品评价和遴选，确定入围企业及其产品；将集中采购结果报药品集中采购工作管理机构审核；对药品集中采购结果进行公示；受理企业申诉并及时处理；价格主管部门按照集中采购价格审核入围药品零售价格；公布入围品种、药品采购价格及零售价格；医疗机构确认纳入本单位药品购销合同的品种及采购数量；医疗机构与药品生产企业或受委托的药品经营企业签订药品购销合同并开展采购活动。

⑤药品集中采购工作管理机构要通过药品集中采购平台提供的网上监管系统，对采购

双方的购销行为实行实时监控，对医疗机构采购药品的品种、数量、价格、加价率、回款、使用和药品生产经营企业参与投标、配送等情况进行动态监管。定期或不定期现场检查分析医疗机构实际药品采购、使用和回款情况，并与网上采购情况进行对比分析，使药品采购全过程公开透明、真实有效。

细目二 药品入、出库管理

要点 药品出入库管理

1. 药品入库验收

（1）中药饮片的验收

①采购中药饮片必须有真实、完整的购进验收记录，购进验收记录必须保存不得少于两年。购进验收记录的内容包括：购进日期、经销企业名称、药品名称、规格、数量、生产批号、生产单位名称、验收人及质检情况等。

②验收毒性中药饮片，必须检查生产企业是否持有《毒性中药材的饮片定点生产证》，经销企业是否具有经营毒性中药饮片资格，验收必须2人以上在场。中药毒性品种见第四单元。

③为了强化药品采购制约机制，应实行药品质量验收、采购、付款三者分离的管理制度，各负其责。

④中药饮片包装要求

A. 中药饮片包装要选用符合国家药品、食品包装质量标准的材料，禁止采用麻袋、竹筐、塑料编织袋及其他不利于药品安全保管的包装材料和容器，直接接触中药饮片的包装材料均为一次性使用，不得回收重复使用。

B. 对有毒性、挥发性、有污染、刺激性强的饮片包装要根据中药饮片的特性和规格，选用可密封的包装材料。

C. 中药饮片内包装材料应选用与所包装的品种、性能相适应的牛皮纸、药用或食品用精制无纺布、塑料薄膜或复合膜等无毒、无污染的包装材料。

D. 中药饮片外包装应采用能够防污染、有机械强度、易储存、运输的包装箱，包装纸箱执行中华人民共和国国家标准GB—6543。

E. 中药饮片的包装纸箱及无纺布袋上要标示生产企业的名称、地址、电话，采用的炮制规范、生产许可证号、品名、编号、净重、生产日期、生产批号；并在外包装箱上标有防潮、防热、防压等警示标志，外包装袋上应标有注意防潮、防热、防压等警示标志。

F. 经包装封口的中药饮片装入包装箱中时，要有装箱单、出厂检验合格证、包装日期及成品检验员签章。中药饮片装入外包装袋出厂时也要有出厂检验合格证、包装日期成品检验员签章。

G. 毒性中药饮片的包装除按照上述规定进行印刷包装外，还要根据《中华人民共和国药品管理法实施办法》的规定，增印毒性药品警示标记，标记为"毒"字样，圆形，底色为全黑色，毒字为白字。

⑤中药饮片的质量验收一般采取三级验收制度，首先由保管员和本部门质检员验收，

如有疑问请上级药师检验,如还不能确定药品质量是否合格,应送报药检室(所)检验。

⑥中药饮片的质量要求标准应符合《中华人民共和国药典》、《全国中药炮制规范》、《地方炮制规范》及国家中医药管理局关于《中药饮片质量标准通则(试行)》的通知要求。

中药饮片各品种色泽、特性、气味应符合该品种规定。

中药饮片炮制品色泽均匀,虽经切制或炮制,但应具有原有的气和味,不应带异味或气味消失。

(2) 中成药的验收

①验收记录:医院采购中成药必须有真实、完整的购进验收记录,药品购进验收记录必须保存至超过药品有效期1年,不得少于2年。购进验收记录的内容包括:购进日期、经销企业名称、药品名称、规格、数量、生产批号、生产单位名称、注册商标、有效期限、验收人及质检情况等。

②中成药的包装:药品外包装纸箱应坚固耐压。纸箱包装外应刷一层清油,内应有瓦楞纸防潮,用胶黏牢,捆扎紧。外包装上必须印有药品品名、规格(含量及包装)、数量、批准文号、生产批号、注册商标、有效期限、生产企业名称、生产许可证号、体积、储运图示标志、危险物品标志等。内包装的瓶、塞、盖、纸、盒、塑料袋等容器以及盒内、瓶内填充物应清洁、干燥、封口严密、无渗透、无破损等。包装内一般附有说明书,内外包装上应贴有标签。

③药品的标签和说明书:标签或说明书上必须注明药品名称、规格、数量、生产企业名称、批准文号、生产文号、注册商标、主要成分、适应证、用法、用量、禁忌、不良反应、注意事项及储存条件等。有效期或使用期限的药品,标签上必须标明该药的有效期或使用期限。检查标签、说明书,应注意外包装与内包装的标签是否一致,标签是否贴正,有无漏签或掉签现象。毒性中成药及外用中成药必须在标签上和说明书上注明规定标志、进口药品必须使用中文药品名称,必须符合中国药品命名原则的规定,包装和标签必须用中文注明药品名称、主要成分以及注册证号,必须使用中文说明书。无生产批号或生产批号不符合规定的药品,以及内外包装生产批号不一致的药品,不得验收入库。

④批准文号:指国家批准的药品生产文号,是判断药品合法性的依据之一。根据2002年,国家食品药品监督管理局印发的《关于统一换发并规范药品批准文号格式的通知》中,对药品批准文号格式进行了规定。药品批准文号的格式为:国药准字+1位字母+8位数字,试生产药品批准文号格式为:国药试字+1位字母+8位数字。化学药品使用字母"H",中药使用字母"Z",通过国家食品药品监督管理局整顿的保健药品使用字母"B",生物制品使用字母"S",体外诊断试剂使用字母"T",药用辅料使用字母"F",进口分包装药品使用字母"J"。

⑤注册商标:药品标签或包装上必须标明"注册商标"字样或者标明注册标志或R,商标没有注册标志是无效的。

⑥效期药品:《中华人民共和国药品管理法》中明确规定,药品未标明有效期或更改有效期的按劣药论处。药品有效期是药品在一定储存条件下,能够保证质量的期限。

(杨响光)

第十一单元 中药品质变异

细目一 影响中药品质变异的因素

要点一 中药变质的自身因素

1. 中药的含水量

中药的含水量直接影响其质量与数量，是养护工作的关键，必须重视水分的研究和管理。

（1）中药水分与质量的关系：中药都含有一定的水分，而含水量又因其组成成分和内部结构不同各有差异。中药在储存过程中影响其质量变化的因素很多，其本身含水量的多少，则是诸因素中的主要因素，中药的含水量与其质量有着极密切的关系。绝大多数中药发生质量和数量的变化，水分是主导的，它能造成以下主要质变。

①水分与虫害的关系：药材在采收、加工、运输、储存的过程中，不可避免的要受到虫害的侵袭和污染，在一般性害虫中（谷斑皮蠹较特殊），生长繁殖需要温度、水分、空气和食料，如果其他生存条件适宜，而没有害虫生长所需要的水分，那么害虫也不易生存或抑制其生长繁殖。如在气温25℃，含水量为20%以上时枸杞子发生虫害较严重，而同样温度，含水量在16%以内时却不易生虫。在气温20℃，含水量为25%以上的当归发现虫害较重，而同样温度，含水量在15%以下，没有发生虫害。在一定条件下，中药的含水量越高，造成虫害愈严重。相反，如果把含水量控制在一定标准下，就能抑制生虫或减少虫害的发生。所以，中药的生虫与否和它的含水量有着重要的关系。

②水分与霉变的关系：地球上的霉菌几乎到处存在（南北极除外），其中水和土壤里含霉菌最多。霉菌生长的条件所附着的中药中虽有必须的营养物，如淀粉、蛋白质等，但是，这些物质如果没有适宜霉菌生长的水分，也是不易霉变的。因为霉菌的细胞所进行的新陈代谢，主要是在水的作用下，依靠霉菌分泌在其细胞壁外的酶，将淀粉、蛋白质、纤维素等变成较简单的能溶解于水中的化合物，再吸收到细胞中的。水分越高，则霉菌新陈代谢的作用愈强，其生长繁殖也愈快。由于绝大多数的中药本身含有一定的水分，而且具有从空气中吸附水分的能力，所以在适宜的条件下，寄生和附着在中药表面的霉菌孢子就很快地生长，造成霉变。

③水分与潮解的关系：中药本身含有一定的水分，而且能不断地从空气中吸收水蒸气。当含水量达到一定程度时，就会逐渐地分解变质，失去药用价值，如大青盐、柿霜等。某些中成药发生的粘连、结块、变色等现象也是潮解造成的。中药发生潮解的主要原因是本身组成成分中含有可溶于水的物质，可溶性物质含量的多少，决定了潮解程度的大小。如大青盐主要成分是氯化钠，而氯化钠是易溶于水的。当空气中的相对湿度过大时，氯化钠的分子与水分子产生物化反应，使氯化钠逐渐溶解。

④水分软化的关系：中药的性质各不相同，有些软化现象是受温度的影响，有些则是

受湿度的影响。如含亲水基团的动物胶质阿胶、龟板胶、鹿角胶等。当大量吸收空气中水分后，开始发软，软化现象严重时也会造成质量的变化。

⑤水分与风化的关系：某些中药的成分中含有一定的结晶水，当失去这部分水分时，其质量也随着发生变化。如不规则形状的原皮硝，风化后变成粉末的风化粉。棱柱状和长方形结晶体的皮硝风化后为白色粉末的玄明粉。在一般情况下，空气中的相对湿度和中药的风化成反比，即空气中相对湿度越低，风化现象越快，而空气的温度只起间接推动作用。风化后的中药质量和药性则会发生明显变化。

⑥水分与走味的关系：中药本身含有多种成分，各自有着不同的气味，如含芳香挥发油的有香味，含苦味质的有苦味，这些成分中有些具有水溶性。当空气中的温、湿度变化时，这些成分就会散发和稀释，气味随之发生变化，质量受到影响。

⑦水分与其他质变的关系：在空气中的温度升高而相对湿度下降，过于干燥后，中药所含的水分大量向空间散发，使其本身水分走失严重，中药就会发生干裂、脆化、变形现象。由此可见，做好中药储存工作，对水分的管理具有十分重要的意义。

（2）中药水分测试方法：目前，测定药材含水量的方法很多，各有特点。利用仪器测定含水量的主要方法有烘干法、甲苯法、红外线干燥法、电阻法、中药水分测定仪速测法。

2. 中药的化学成分及对中药贮存的影响

中药是各种化学物质所组成的综合体，成分极为复杂，通常可分为非水溶性物质和水溶性物质两大类。属于非水溶性物质这一类的物质有纤维素、半纤维素、原果胶、脂肪、脂溶性维生素、挥发油、树脂、蛋白质、淀粉、部分生物碱、不溶性矿物质等。属于水溶性物质的有糖、果胶、有机酸、鞣质、水溶性维生素、部分生物碱、色素、苷类及部分无机盐类。

在中药的加工干燥、炮制以及贮藏过程中，其化学成分不断发生变化，由此会引起质的改变，以致影响药效。中药贮藏和加工的目的，就在于控制药材中的化学成分，使它符合医疗的要求。因此只有系统了解药材化学成分的特性及其变化的规律，并且创造良好的贮藏条件，才可达到防止中药变质的目的。下面着重说明与贮藏养护有密切关系的成分与变化。

（1）生物碱类：生物碱广泛分布于植物界中。含有生物碱的中药，常因干燥的方法不适宜，其含量可能降低；同时此类中药以及生物碱因久与空气和日光接触，可能有部分氧化、分解而变质。故此类中药应避光贮藏。

（2）苷类：苷是存在于植物体各器官的细胞质或液泡中的一种复杂的有机化合物。

苷类具有容易分解的性质，因此在植物采集后，必须用适当的温度迅速予以干燥。多数含苷植物可在55℃~60℃干燥，在此温度下酶被破坏而失去作用。有一些含苷类中药在贮藏前应先使其发酵，以产生有效成分，如自香荚牛制备香荚醛。有的中药在应用时须先加水，放在适当温度下，促使所含的苷与酶进行水解，例如，自芥子中制取芥子油；自苦杏仁中制取苦杏仁水；像这类中药不宜用60℃温度干燥，以免所含的酶失去作用。

总之，含苷类的中药在贮藏时必须注意干燥，避免湿气的侵入，如果含水量过多或不断吸收水分，则由于酶的存在，或由于光线和微生物的影响，很容易使苷分解而失效。

（3）鞣质类：鞣质在植物界中分布极广，大多存在于树皮中，在木材、果实中也往往存在；某些昆虫的虫瘿也含有大量的鞣质。含鞣质的药材露置空气及日光中，则渐渐变成棕黑色，特别在碱性溶液中，更易氧化变色。

防止鞣质氧化变色的方法，一方面要减少与氧接触，另一方面是破坏或抑制氧化酶的活性。在药材加工过程中，对于含有鞣质的植物，如处理不当，常可形成不同颜色。鞣质遇铁盐变成黑色，与锡长时间加热共煮时，能生成玫瑰色化合物，以致会直接影响加工品的质量。因此，在加工与贮藏时对容器及用具的选择是十分重要的。

（4）油脂类：脂肪和脂肪油（简称油脂），在植物界分布很广，大部分存在于果实及种子中。

新鲜的脂肪和脂肪油通常具有愉快的特殊气味，但是如果保存不当，经常与空气中氧及水分接触，并在日光的影响下，同时又可能有微生物的作用，一部分发生氧化，另一部分则分解为甘油和脂肪酸，以致产生不快的臭气和味道，油脂中的游离酸也随之增多，这种现象称为油脂的"酸败"。

光线、温度、水分以及油脂中的杂质等因素均能加速油脂的酸败，故油脂应除去水分与杂质，盛满于密闭容器中置于避光处保存。同样，含有大量油脂的中药，必须贮藏于干燥场所，防水分侵入；且库房的温度要低，避免日光直射。最好置于密闭容器中避免与空气接触。

（5）挥发油类：含挥发油的中药宜保存在密闭容器中；大量时必须堆放于凉爽避光的库房内；对温度必须控制，夏季尤须注意，温度过高，则使所含挥发油散失或走油；并且堆垛不宜紧密、重压，以免破坏中药的含油组织。中药要保持一定的干燥和疏松，避免吸潮挤压，以防止由于中药中其他成分的败坏而对挥发油产生不良的影响。

含挥发油药材的加工常采用较低温度干燥，一般不宜超过35℃，以免挥发油散失。某些含有挥发油的药材，其本身具有杀虫、杀菌的作用，因此在贮藏过程中，不仅自己在较差的外界条件下不霉不蛀（如丁香等），而且尚可使与其共存的其他中药避免虫蛀，如花椒、山鸡椒、大蒜等。

（6）植物色素类：植物色素主要分为黄酮类色素、醌类色素、类胡萝卜素类色素等，这些色素常常与葡萄糖等结合成苷类化合物。

颜色从外观上反映中药的质量，不仅作为鉴别中药品质的重要标志，同时也直接关系到药材加工质量的优劣。因此在加工贮藏过程中，要尽量防止变色，保持原有的色泽。鉴于有些色素比较稳定，而有些则易发生变化，加工处理时应特别注意。如，花色素因环境变化而呈现各种颜色：酸性中为红色，碱性中为蓝色，中性中为紫色；与金属盐类如铁、锡、铜等化合则变蓝以至黑色，并沉淀；加热可使其分解、褪色；受日光或空气中氧的影响，亦发生色泽变化。故含有色素的药材在干燥以及加工炮制时，必须注意其性质，调整适宜的酸度和温度，尽量避免采用铁质工具和容器。在干燥时避免在强烈的日光下曝晒；在贮藏期间应防止氧化及日光的照射，以保持其固有的色泽。

要点二　中药变质的环境因素

1. 温度

温度对于中药的贮存影响最大。中药对气温有一定的适应范围，在常温（5℃～20℃）下，药材成分基本稳定，利于贮藏。当温度升高时，中药水分蒸发，失去润泽，甚至干裂；氧化、水解反应加快；泛油、气味散失亦加快；动物胶类和部分树脂类，会发生变软、变形、黏结、熔化等现象。

温度若升高到34℃以上时，含脂肪油较多的中药，如杏仁、桃仁、柏子仁等以及某些动物类中药产生油质分解外溢，形成"走油"（泛油），产生不快的油哈味，药物颜色加深，由于水分蒸发，降低药的重量。温度升高使芳香类中药的挥发油加速挥发（如薄荷、荆芥、肉桂、丁香等），芳香气味降低；使含糖质较多的中药（如天冬、玄参、党参等）产生软化乃至变化；使动物胶类、植物树脂类、干浸膏类、蜜丸类以及饮片蜜炙品发软粘连成块或熔化。温度在30℃左右时，有利于害虫、霉菌的生长繁殖，致使中药霉变、虫蛀。而温度在0℃以下时，某些鲜活中药（如鲜姜、鲜石斛等）所含水分就会结冰，细胞壁及内容物受到机械损伤，引起局部细胞坏死；某些液体制剂的中成药则会变稠增大浓度，产生沉淀，甚至凝固。

还有一些因素能引起中药自身产热，影响中药质量。如植物类中药因受潮热，其组织细胞呼吸作用加强引起发热；植物中的淀粉、胶质或糖吸潮膨胀，也会产热；微生物生长繁殖及某些害虫的蛀蚀活动和它们变态时虫体脂肪的氧化、分解等也能产热。当某些中药自身产生的热不能散发时，中药温度就增高。严重时会使中药色泽变糊变黑，质地枯松，引起质的变化。

2. 湿度

湿度对中药贮藏能直接引起潮解、溶化、糖质分解、霉变等各种变化。中药的含水量与空气的湿度有密切关系。一般药物的含水量为10%～15%左右，如果因贮藏条件不善，逐渐吸收空气中的水蒸气，会使含水量增加。若空气相对湿度在70%时，中药的绝对含水量不会有较大的改变。但是，当空气相对湿度在70%以上时，中药的含水量会随之增加，含糖质多的中药，如糖人参及蜜制品，会因吸潮发软发霉乃至虫蛀。盐制药物（盐附子等）及钠盐类的矿物药（如芒硝等）会潮解溶化。

当空气相对湿度在60%以下时，空气中的水蒸气含量即显著降低，中药的含水量又会减少，含结晶水较多的矿物药，如胆矾（硫酸铜 $CuSO_4 \cdot 5H_2O$）、芒硝（硫酸钠 $Na_2SO_4 \cdot 10H_2O$）则易风化（失去结晶水）。叶类、花类、胶类中药因失水而干裂发脆，蜜丸剂类失润发硬，中药的含水量减少，是其表面上的蒸气压高于空气中的蒸气压而导致水分蒸发所造成的。温度升高蒸发强度即大，相反蒸发即小。当然，水分的蒸发与中药包装、堆放、仓库条件也有重要关系。所以，冬天药材进库时，若库内温度较高，或春天热空气进入仓库，都会造成中药表面冷凝水的产生，亦会影响中药质量。

3. 空气

贮藏过程中，空气中的氧和臭氧对药材的变质起着关键的作用。臭氧作为一个强氧化剂，可以加速药材中有机物质，特别是脂肪油的变质。维生素类易氧化，挥发油受到氧的作用易引起树脂化；脂肪油特别是干性油中的不饱和物容易氧化而结成块状。含有不饱和成分的油脂，在一般接触空气的环境中，能缓慢发生氧化酸败的现象，但若受热或日晒则迅速变质。

药材颜色的改变，氧也起着很大的作用。使中药的色泽由浅加深。例如：大黄、白芍、黄精等颜色的改变，就与空气中氧的作用有密切关系。含鞣质的某些皮类中药与空气接触后，内皮层表面极易氧化为棕红色或更深色，这种变色是氧化变色。因此，凡能因之为害的中药应密闭贮藏，即能防患于未然。

根据微生物对氧气需求不同，可以把微生物分为好氧性微生物、厌氧性微生物和兼性厌氧微生物三种类型。好氧性微生物又名好气性微生物，要求空气中有 O_2，它只能在分子态 O_2 存在时才能生成，多数霉菌属这一类型；某些酵母菌也属好氧型。根据微生物的这些特性，可以采取气调防霉。

由于霉菌和某些酵母菌多属好氧型微生物，它们在生长繁殖过程中除湿度外，空气中的 O_2 也是其必不可少的条件，没有 O_2 就不能进行繁殖，更不能形成孢子，因此利用二氧化碳（CO_2）气体可杀菌。实验证明，用人工将 CO_2 含量的浓度加大到20%可杀死霉菌50%~70%；CO_2 含80%~90%时，就可将霉菌全部杀死。

中药害虫同所有的生命体一样，其生长发育全过程，以及繁殖后代都离不开氧。气调就是通过采取充 N_2 降 O_2、自然降 O_2 等方法对中药进行杀虫养护的。如中药堆件中的 O_2 降到1%~2%，在一定时间内大多数害虫就会因缺 O_2 而窒息死亡。

此外，高浓度的 CO_2 和 N_2 等惰性气体，对中药害虫也有一定的麻醉和毒杀作用。而且，随着浓度或温度的增加和时间的延长会更加剧，窒息会加快，所以气调养护中药的另一方法则是通过采取充 N_2、充 CO_2 杀灭或抑制害虫的。

以上说明，空气成分与害虫有着直接的关系，改变空气成分又是防治仓虫的有效途径之一。

4. 日光

长时间日光照射会促使中药成分发生氧化、分解、聚合等光化反应，如油脂的酸败、苷类及维生素的分解、色素破坏等，而引起中药变质。

光线中的紫外线有较强的杀菌作用，根据这个原理，现有使用紫外线灯防霉杀菌装置。

5. 霉菌和害虫

霉菌和害虫对中药的破坏最常发生，亦最为严重。但其他影响因素控制得当，霉菌和害虫的危害便可得到克服。有关这方面的内容将于下面详述。

了解了中药自身化学组成和性质，并掌握各种外界因素对药材品质影响的规律，只要科学养护，就能在贮运过程中保持中药品质。

细目二 霉变

霉变又称发霉，是霉菌在中药表面或内部的滋生现象。

中药表面附着的霉菌在适宜的温度（20℃~35℃）、湿度（相对湿度75%以上或中药含水量超过15%）和足够的营养条件下，进行生长繁殖，分泌的酶溶蚀药材组织，以致中药有效成分发生变化而失效。

要点一 中药发霉的原因

中药霉变的起因是由于大气中存在着许多真菌孢子，当其落在中药表面后，在适当的温度和湿度下即萌发为菌丝，从而分泌出酶来溶蚀药材的组织，并促使中药有效成分的破坏，失去药用价值。中药发霉的主要因素如下。

1. 中药内含有养料可供霉菌的寄生

许多中药都含有蛋白质、淀粉、糖类及黏液质等，给霉菌的生长、繁殖提供了丰富的营养物质。

2. 受潮湿影响

一般中药在贮藏前虽经干燥，但在贮藏的过程中仍易吸湿，特别是在霉雨季节，空气很潮湿，中药极易从外界吸收水分，从而提高了中药的含水量，此时的外界温度也适合霉菌的生长、繁殖，导致中药霉烂变质。

3. 中药本身"发汗"

中药当受到闷热时内部的水分就会蒸至表面，这种现象称之"发汗"。凡发汗的中药其外表必定潮湿，在适宜的温度下，霉菌着落极易生长，并由中药的表面逐渐深入内部，引起中药霉烂。

4. 生虫后引起发霉

中药被害虫蛀蚀后，害虫在生活的过程中要排泄代谢产物，散发热量，因此，中药的温度升高、湿度增加，从而给微生物创造了生活的条件，往往引起霉变。相反，在中药生霉以后也引起虫蛀，相互影响。

此外，在贮藏过程中如果外界环境不清洁，也是中药发霉的主要原因之一。

要点二　预防中药霉变的措施

1. 仓库保管措施

控制库内的温度和湿度，使温度在20℃以下，湿度65%～75%以下，库房应具备通风等条件。坚持"勤查勤理"的原则，大部分药材应放在阴凉通风干燥处，并时时注意季节变化。

2. 防治霉变的方法

干燥法，在贮藏过程中要注意药材的干燥度，可用太阳晒摊凉、低温烘干、石灰干燥等方法保持药材干燥。冷藏法，夏季霉雨来临前可将药材贮于冷库中，温度在0℃～10℃之间。

要点三　常见的霉菌种类

药材中常见的霉菌主要有曲霉、青霉、毛霉、根霉、枝孢霉、木霉、拟青霉和头孢霉等。

细目三　虫蛀

虫蛀指昆虫侵入中药内部所引起的破坏作用。虫蛀使药材出现空洞、破碎，被虫的排泄物污染，甚至完全蛀成粉状，会严重影响中药疗效，以致不能药用。

虫蛀对药材品质的损耗是极为严重的，中药若发生了严重的虫蛀，就会造成疗效的降低，甚至完全失去药用价值。

要点一　常见的中药害虫

中药害虫是指在贮藏保管过程中危害仓库中药的昆虫。由于它们常在仓库内危害，故又称"仓虫"。

蛀食中药的害虫，分布面广，繁殖迅速，适应力强。因此，不论在中药仓库、产地加工场、运输车站、购销机构以及使用单位等中药仓库中都有它们的踪迹。根据世界各国记录的资料已定名的仓库害虫有300多种。国内已发现的仓库害虫也有五六十种之多，常见的药材害虫有谷象、米象、大谷盗、赤拟谷盗、药谷盗、锯谷盗、日本标本虫、烟草甲虫、赤毛皮蠹、地中海粉螟、印度谷螟、粉斑螟、粉螨等10余种。

要点二　中药害虫的危害性

害虫对中药的蛀蚀使中药质变，以致报废损失，在中药储存危害中历来占的比重很大，在现行经营目录的600多种中药，其中易虫蛀中药占品种的40%以上。害虫的蛀蚀及其所带来的危害，通常表现在以下几个方面。

1. 害虫将中药蛀蚀成为洞孔，严重时将中药内部蛀空，不仅使中药的重量减少，尤其是中药内部有效成分失去，就会降低以致失去疗效。

2. 害虫蛀入中药内部，排泄粪便，分泌异物，生长发育和繁殖变化的残体，死亡的尸体等存在中药之内，造成不洁和污染，会对人体健康带来危害。

3. 害虫本身是带菌的媒介。它在中药内的分泌及排泄物，残体在中药内的腐败，更是微生物生长和繁殖的有利条件。因而能使病毒、致病菌、霉菌等存在中药之中，为人体保健和疾病治疗带来危害。

4. 中药被虫蛀之后，有的品种容易泛油（当归、党参等）引起进一步质变；花类中药容易散瓣；外形遭到破坏的药材，影响饮片的炮制质量。

5. 中药被虫蛀蚀之后，加大损耗，还会带来一定的经济损失。

要点三　害虫的主要来源

1. 原药材在产地收取加工处理不善，在采收过程中受到污染，干燥时又未能完全杀灭害虫及虫卵，环境条件适宜时，虫卵即会孵化成虫。

2. 中药在运输中由于运输工具上潜伏了害虫，或者是未生虫与已生虫的中药一同启运，都会受到污染。如果中药的包装不严或损坏，在运输途中更易感染害虫。

3. 在贮藏过程中由于保管不当，外界害虫侵入或未能将已生虫的中药及时与正常中药分开，因而造成感染。

4. 贮藏中药的包装物或容器本身染有害虫或虫卵，未能及时杀灭，当中药装入后必将发生虫蛀。故对包装物或容器的事先检查和清洁工作也是非常重要的。

5. 库房内外的清洁卫生工作做得不好，成虫在砖石、腐木、旧包装材料或尘埃杂物中越冬，翌年春天气候转暖，即行孵化成虫，如锯谷盗、米象等害虫即如此。同时，害虫还能黏附在鸟类、鼠类及其他昆虫身上蔓延传播。因此，做好仓库、药房内外的清洁工作,是杜绝害虫来源的重要措施之一。其传播途径为:药材在入库时已有害虫或虫卵潜伏其中;包装物料内隐藏害虫或虫卵;运输工具中带进害虫;库内外环境不清洁,潜藏或孳生害虫;邻近仓间、货垛的商品生虫;仓库周围的动、植物传播害虫等。

要点四 害虫蛀蚀的防治措施

1. 卫生防治

做好卫生防治工作是杜绝仓虫来源和防止仓库污染的基本方法,即通过造成不利于仓虫生长发育的条件以减少其对商品的危害。在仓储过程中要经常保持库房的清洁卫生,使害虫不易孳生。彻底密封库房内外的缝隙、孔洞,对仓库器具进行严格消毒,药材入库时要仔细检查,防止害虫进入库内,并做好在库药材的经常性检查,发现害虫及时处理,以防蔓延。

对某些易遭虫蛀的药材,在其包装或货架内投入驱避药剂,如天然樟脑或合成樟脑等。此外,储运过程中仓虫的防治还可以采用化学、物理、生物等方法,杀灭害虫或使其不育,以维护药材质量。

2. 物理机械防治

一是利用各种物理因素,如热、光、射线等破坏仓库害虫的生理活动和机体结构,使其不能生存或繁殖。物理方法主要有:高、低温杀虫法(通过自然或人为地调节库房温度,使库内最低温度和最高温度超过仓虫存活的界限,达到致死仓虫的目的)、射线杀虫与射线不育法、远红外线与微波杀虫法、充氮降氧杀虫法等;二是利用人工机械清除的方法,将仓虫排除。

3. 化学药剂防治

利用化学杀虫剂直接或间接杀灭仓虫,具有彻底、快速、效率高的优点,兼有防与治的作用,但也存在对人体有害、污染环境、易损害商品的缺点。在具体实施过程中,应考虑害虫、药剂和环境三者之间的关系,遵循以下原则:施药要针对害虫的生活习性,选择其抵抗力最弱的幼虫期及环境温度较高时施药,药剂应低毒、高效和低残毒,对人体安全可靠,不污染环境,药品性质不影响药材质量;对库房、仓库器具、包装材料较安全,使用方便,经济合理。

4. 生物应用防治

包括微生物应用治害,昆虫天敌(寄生虫、捕食者、病原微生物)治害,生长调节剂、抑制剂治害,以及利用昆虫的性引诱剂来诱集害虫或干扰成虫的交配繁殖等方法。

细目四 变色

要点 变色及易变色的中药

中药变色范围很广,严格来说各类药物在流通过程中,色泽总是在不断地变化,只是有的不甚明显罢了。而药物一旦遭受发热生霉泛油之后,就会产生不同程度的变色,这种现象比较普遍。尤其是一些色泽鲜艳的中药,如玫瑰花、月季花、梅花、款冬花、腊梅花、扁豆花、菊花、玳玳花、红花、山茶花、金银花、槐花（米）、莲须、莲子心、橘络、佛手片、通草、麻黄等。其中又以玫瑰花、款冬花、扁豆花、莲须、佛手片等最易变色。

细目五　泛油

要点　中药泛油及易泛油的品种

1. 泛油

中药泛油又称走油或浸油，是指某些含油中药的油质溢于中药表面的现象。

含有脂肪油、挥发油、黏液质、糖类等较多的中药，在温度和湿度较高时出现的油润、发软、发黏、颜色变鲜等都被称为"走油"或"泛油"。实际上即是指干燥中药表面呈现出油样物质，此时常伴随有变色、变质的现象产生。

因此，中药的走油并非单纯是某些含油中药，由于贮藏不当时油分的外溢，而且某些含糖质或黏液质类的中药在变质时表面呈现出油样物质的现象也属之。故中药"泛油"的含义比较广泛，它包括含植物油脂多的中药（杏仁、桃仁等），出现内外色泽严重加深，油质渗透外表，具有油哈味；另是含黏液质（糖分）多的药材（天冬、党参等），质地变软，外表发黏，内色加深，但无油哈气；再是动物类药材（刺猬皮、九香虫等）躯体易残，色泽加深，外表呈油样物质，"哈喇"（即酸变）气味强烈；这几种现象均通称泛油。

2. 易泛油的品种

易泛油中药的分类按照中药泛油的程度，可分为以下两类。

（1）极易泛油的中药：天冬、麦冬、党参、牛膝（怀牛膝、川牛膝）、板蓝根、柏子仁、当归、胡桃仁、使君子仁、肉豆蔻、枸杞子、郁李仁、苦杏仁、甜杏仁、桃仁、狗肾、九香虫、刺猬皮、哈士蟆油、壁虎、蝼蛄、蟋蟀、斑蝥虫、牛虻虫、蜈蚣、红娘虫、青娘虫、乌梢蛇、蕲蛇、蛤蚧、水獭肝、鹿筋等。

（2）较易泛油的中药：太子参、北沙参、天葵子、九节菖蒲、巴戟天、防风、胡黄连、白术、红芽大戟、知母、桔梗、百部、紫菀、独活、锁阳、前胡、肉苁蓉、黄精、川芎、玉竹、云木香、苍术、火麻仁、巴豆、黑芝麻、千金子、榧子、薏仁、白果、橘核、大风子、枣仁、瓜蒌仁、莱菔子、豆蔻、砂仁、草蔻、金樱子、桑椹子、荜澄茄、槐角、全瓜蒌等。

以上两类易泛油中药都易发霉，其中除豆蔻、砂仁、草蔻、千金子、荜澄茄、大风子、巴豆外又都易生虫（火麻仁、薏仁等带硬壳的不会生虫），枸杞子还易变色。

细目六　气味散失

要点　气味散失的原因及品种

"气味散失"即是指一些中药含有易挥发的成分（如含挥发油等），因贮藏保管不当而造成挥散损失，使得中药的气味发生改变的现象。

中药具正常气味，久贮或养护不当，会引起中药气味严重散失，甚至失效。有些气味是发霉、酸败等化学变化而引起的，发现后应及时处理。

中药的气味是中药质量好坏的重要标志之一，由于挥散走气使其有效成分减少，气味发生变化，而导致疗效的降低或丧失。历代医家、药师对中药气味自古以来都是十分重视的，每逢取药除观其外形，必首闻其味，尤其是目前很多中药的有效成分尚未阐明，保持中药原有的气味就更为重要了。但在现在的贮藏工作中，对如何防止中药的挥散走气，考虑得较少，甚至有的库管人员一味强调药材的通风干燥，使有些中药的气味变得淡薄，这是值得重视的问题。

1. 中药气味散失的原因

中药的气味散失既是有效成分散失，也是所含挥发油的散失。挥发油是植物体内具有芳香气味的油质，它在常温下能挥发，而温度越高挥发越快，储存时间越久气味散失越多。故气味散失的原因乃是挥发油被氧化、分解或自然挥发的结果。在气味散失过程中，如果温度增高，湿度增大或药材本身受潮，也都是加快挥发造成气味散失的因素。此外，若中药包装不严，药材露置空气中挥发性成分也会自然挥发损失。

2. 易散失气味的中药

在中药内常存在着具有芳香气味的油，这种油在常温下能够挥散损失，故称为"挥发油"。中药中由于挥发油的存在，使得某些药材具有浓郁的芳香气。

挥发油在植物类中药中分布甚广，尤以伞形科、木兰科、樟科、松科、桃金娘科、芸香科及姜科等植物的药材中挥发油含量特别丰富。根类药材如当归、木香、藁本、独活、白芷、防风；根茎类药材如川芎、生姜、羌活、苍术等；茎木类药材如檀香、降香、沉香等；皮类药材如厚朴、肉桂等；叶类药材如艾叶、紫苏叶等；花类药材如玫瑰花、丁香、番红花、金银花、月季花等；果实种子类药材如茴香、花椒、吴茱萸、香橼、枳壳、枳实、广陈皮、青皮、白豆蔻、砂仁、肉豆蔻等；草类药材如藿香、薄荷、荆芥、茵陈、香薷等，都含有较丰富的挥发油。此外，如樟脑、乳香、没药、苏合油、麝香、冰片、阿魏、龙涎香等药材，其香气也易挥散损失，对此类药材都必须做好防止挥散走气的工作，才能保证药材有较高的疗效。

细目七 其他变异现象

要点一 升华

指药材遇到高温不经液化而直接气化的变异现象，如冰片、樟脑、薄荷脑等。

要点二 风化

是指含结晶水的盐类药物经风吹后，失去结晶水，变为非结晶状的无水物质，形成粉状现象。如硼砂、芒硝、明矾、胆矾、绿矾等。易风化中药应贮存在阴凉、避风、避光的库内。风化后的中药药用价值要依风化产物是否失去药性而定。芒硝风化产物是风化硝（应与玄明粉加以区别），作用基本同芒硝，但其性缓而不泻利；明矾、硼砂等因风化不完全，只在表面风化成粉状物，故可入药；绿矾风化产物是碱式硫酸铁，风化物不宜药用。

要点三　潮解溶化

是指有些固体药物在潮湿空气中逐渐吸收水分，而发生溶解现象。易潮解的中药，矿物类如芒硝、绿矾、硼砂、硇砂、大青盐和秋石等；糖、盐加工炮制品如糖参、全蝎（盐炙）、天冬；海产品如海藻、昆布；中成药有糖衣片、散剂、颗粒剂等。易潮解的中药主要由于其本身性质亲水性强。但只要控制好库内温、湿度，特别是湿度，在密封条件下，贮存在阴凉、避风、避光的环境中，药物就不会产生潮解的现象。

要点四　粘连

指含糖胶、树脂、蜡质等成分的固态中药，在温度升高的影响下，自身变软，黏结成块，然后由固态变为浓厚黏臭的融流状态的变异现象。易产生粘连的中药有蜂蜡、阿魏、甘草浸膏、鸡血藤浸膏、乳香、芦荟及各种胶囊等。

要点五　腐烂

是指有些新鲜药物，因受气温影响而引起闷热，或存放过久，出现干枯、霉烂败坏的现象。如鲜生地、鲜生姜、鲜藿香、鲜荷叶等。

（张学顺）

第十二单元　中药养护技术

细目一　干燥养护技术

要点　干燥养护技术的种类及应用

干燥可以除去中药中过多的水分，同时可杀死霉菌、害虫及虫卵，起到防治虫、霉，久贮不变质的效果。常用的干燥方法有晒、晾、烘等。对于颗粒较小的中药粉末状药材，还可用微波干燥法或远红外加热干燥法。

1. 摊晾法

摊晾也称阴干法，即将中药置于室内或阴凉处所，使其借温热空气的流动，吹去水分而干燥，适用于芳香性叶类、花类、果皮类等。因为这些药材若用曝晒法会使挥发油损失，或引起质地脆裂、走油、变色等。例如，陈皮水分多时易霉烂；水分少则易干脆而损耗增加；如置于烈日下曝晒则干枯变色，因此只能用拆包摊晾的方法。又如枣仁、知母、柏子仁、苦杏仁、火麻仁等药材，不宜曝晒，可放于日光不太强的处所或通风阴凉处加以摊晾，以免走油降低质量。

2. 高温烘燥法

对含水量过高的中药，可以加热增温以去除水分，所用方法有火盆烘干、烘箱（烘房）烘干与干燥机烘干三种。这种加热干燥的方法适合大多数药材的应用，由于它有效率高、省劳力、省费用，并且不受天气限制等优点，目前各药材仓库均有此项设备。此外，加热干燥还能收到杀虫驱霉之效；温度可以任意掌握，不致影响药材质量，因此这是一种很有发展前途的方法。

采用此法烘干的品种如：大黄、山药、川芎、千年健、延胡索、天冬、天花粉、白术、白芍、白芷、巴戟天、冬虫夏草、防风、当归、贝母、羌活、金果榄、沙参、独活、菖蒲、前胡、常山、苍术、锁阳、泽泻、紫丹参等。

3. 石灰干燥法

凡中药容易变色、价值贵重、质量娇嫩、容易走油、溢糖而生霉虫蛀、回潮后不宜曝晒或烘干的品种，如人参、枸杞子、鹿茸等，可采用石灰箱、石灰缸或石灰吸潮袋的干燥法。例如，白糖参经曝晒或火烘后，内含的白糖即溶融外溢，有损质量；怀牛膝曝晒易脆断变色，因此采用石灰箱吸潮较为适合。所放石灰约占灰缸容量高度的 $1/6 \sim 1/5$。

4. 木炭干燥法

先将木炭烘干，然后用皮纸包好，夹置于易潮易霉的中药内，可以吸收侵入的水分而防霉虫。

此法不仅在保管中可以使用，而且便于运输中采用，特别在收购时，如药材不够干燥，为运输途中的防霉，利用木炭吸潮很有效。例如，款冬花、红花等在每 40kg 的包装内夹放木炭 $1.5 \sim 2$kg 即可。

5. 翻垛通风法

翻垛就是将垛底中药翻到垛面，或堆成通风垛，使热气及水分散发。一般在霉雨季节或发现药材含水量较高时采用之；并可利用电风扇、鼓风机等机械装置加速通风。

6. 密封吸湿法

密封的目的是利用严密的库房及缸、瓶、塑料袋或其他包装器材，将中药密封，使中药与外界空气隔离，尽量减少湿气侵入药材的机会，保持中药原有的水分，以防霉变与虫蛀。但在密封前中药不应超过安全水分，且无变质异状存在；否则反易促进霉烂的进行。密封的形式可根据中药的性质和数量，采用密封库、密封垛、密封货架和密封包装等方式。对于贵重中药若能采用无菌真空密封最好。在密封前或封后当库内湿度较高，或因密闭程度不好，外界潮气不断侵入时，则可加入吸湿剂如石灰、氯化钙、硅胶等以吸潮，如此密封和吸湿结合应用，更能增强干燥防虫霉的效果。

细目二 冷藏养护技术

要点 冷藏养护技术及应用

采用低温（0℃以上，10℃以下）贮存中药，可以有效地防止不宜烘、晾中药的生虫、发霉、变色等变质现象发生。有些贵重中药如人参、菊花、山药、陈皮、银耳、哈士蟆油等常用此法。

细目三 埋藏养护技术

要点 埋藏养护技术的种类及应用

1. 石灰埋藏法

适于肉性和部分昆虫类中药，如刺猬皮、熊掌、蜣螂虫等，因其在夏季稍遇湿气，容易走油变味，腐烂败坏。方法是用大小适宜的缸或木箱，先用双层纸将药材包好，注明名称，然后置入石灰中，以石灰恰好埋没所贮中药为度。如数量较少，可将几种中药同贮之。

2. 砂子埋藏法

适于少数完整中药如党参、怀牛膝、板蓝根、白芷、山药等，目的是为了隔绝外界湿气侵入，防止生虫发霉。

3. 糠壳埋藏法

利用麦糠的隔潮性能，将中药埋入糠中，使外界湿气不致侵入，保持药材干燥，亦可避免虫蛀霉变。如阿胶、鹿角胶、龟板胶等，用油纸包好后，埋入谷糠内可防止软化或碎裂；党参、白芷等埋入谷糠中不致霉坏。

4. 地下室贮藏法

一些怕光、怕热、怕冻的中药，如薄荷、细辛、荆芥、当归、川芎、木香等含挥发油的药材常用此法，可避免阳光照射和变色"走油"现象。

细目四 化学药剂养护技术

要点 化学药剂养护技术及应用

在中药养护中抑制霉、虫的生长，最好是创造一个不适于它们生长的环境，但有时在药房少量保管时不易办到，因此可以采用药物防治的方法。药物防虫霉就是利用无机或有机化学药物来抑制霉、虫的生长和繁殖，通常分为防霉剂和杀虫剂。

目前应用的各种防霉剂和杀虫剂较多，但是适用于中药的防霉杀虫剂很少。因为中药是供人内服的药物，所应用的防霉杀虫剂必须是对人类无害的，而且必须是毒性小、效力高、价格低廉、防霉效果持久的药物，才能普遍应用于大量的中药。目前用于直接与中药接触的杀虫防霉剂有氯仿、四氯化碳、二硫化碳、有机氯、有机磷农药、硫黄、氯化苦（CCl_3NO_2）、磷化铝（AlP）、对硝基酚、α-萘酚、水杨酸、安息香酸及其钠盐、醋酸苯汞、氯酚、尼泊金、福马林等，不过以选择毒性小的为宜。使用时通常以水或水醇混合液为溶剂，配成适当浓度的溶液，用喷雾器喷洒在中药表面及霉虫着生蛀蚀之处。主要方法有硫黄熏蒸法、磷化铝熏蒸法、氯化苦熏蒸法、氨水熏蒸、醋酸钠喷洒。

细目五　对抗同贮养护技术

要点　对抗同贮养护技术及应用

对抗同贮也称异性对抗驱虫养护，是利用不同品种的中药所散发的特殊气味、吸潮性能或特有驱虫去霉化学成分的性质来防止另一种中药发生虫、霉变质等现象的一种贮藏养护方法。简言之，即是利用不同性能的中药具有相互制约虫害的作用来进行中药贮藏保管的一种养护方法。常用的对抗同贮养护技术有泽泻、山药与丹皮同贮防虫保色；藏红花防冬虫夏草生虫；蜜拌桂圆、肉桂保味色；大蒜防芡实、薏苡仁生虫；细辛、花椒护鹿茸；姜防蜂蜜"涌潮"；荜澄茄驱除黄曲霉素；当归防麝香走气色；酒蒜养护土鳖虫等。

细目六　气调养护技术

要点　气调养护技术及应用

气调养护法即在密闭条件下，人为调整空气的组成，造成低氧的环境，抑制害虫和微生物的生长繁殖及中药自身的氧化反应，以保持中药品质的一种方法。该方法可杀虫、防霉。还可在高温季节里，有效地防止走油、变色、变味等现象的发生，费用少，无残毒，无公害，是一项科学而经济的技术。其原理是将中药置于密闭容器内，对空气中的氧浓度进行有效的控制，人为地造成低氧状态，或人为地造成高浓度的 CO_2（N_2）状态，使中药在这样的环境中，新的害虫不能产生和侵入，原有的害虫窒息或中毒死亡，微生物的繁殖及中药自身呼吸需要的 O_2 都受到了抑制，并且阻隔了潮湿空气对中药的影响，从而保证了被贮藏的中药品质稳定，防止了中药的质变。

细目七　常用中药材的养护

要点一　根及根茎类药材的养护

常见易发霉的中药有川牛膝、玉竹、天冬、黄精、甘草、当归、怀牛膝、百部、天花粉、白术、葛根、附片、山药、独活、知母、羌活、紫菀、麦冬、芦根、苍术、商陆、木香、山柰、黄芩、远志、白及、白茅根等，它们含有霉菌生长需要的营养物质，在适宜条件下，极易霉变。

易生虫的中药有独活、白芷（香白芷）、防风、川芎、藁本、泽泻、藕节、川乌（川乌头）、草乌（草乌头）、前胡、南沙参（泡参）、莪术（文术）、山药、黄芪、当归、党参、板蓝根、苎麻根、珠儿参、竹七、白附子、贝母（包括川贝、炉贝、生贝、平贝、浙贝）、天南星、半夏、郁金、甘草（甜甘草、粉草、甜草根）、桔梗（苦桔梗）、天花粉、防己（汉防己）、明党参、姜（包括生姜、干姜）、仙茅、北沙参、狼毒（白狼毒）、白蔹等。

要点二　叶、花、全草类药材的养护

花是种子植物所特有的繁殖器官。花类药材通常包括干燥的花、花序或花的某一部分。如柱头、花粉、花蕾，开放的单花（洋金花、红花）、花序（菊花、款冬花）等。花类药材在贮藏中常发生褪色、发霉、虫蛀、走气、花冠脱落变形等现象。在贮藏时，应根据各花类药的特点，选用不同的方法贮藏。

全草类药材在贮藏中，叶片或花穗易引起霉蛀或变色，因此需防潮、避光，置阴凉干燥处贮藏。

要点三　果实与种子类药材的养护

新入库的果实类中药，有较强的呼吸作用，它不仅能吸潮发热，也能因之发霉。若采收时未充分干燥，霉变更易发生。

果实霉变大多是其内的种子团或种子表面，如栀子、使君子、金樱子、瓜蒌等。果实类中药虫蛀也较为常见，蛀蚀部通常先由外果皮开始，然后逐渐蛀蚀中果皮、内果皮（如无花果、槐角等）。有些含糖质多的果实，如桑椹、枸杞子、大枣等，害虫蛀蚀更烈，严重时不堪入药。

种子类药材在贮藏中极易出现回潮、发霉等变异。由于种子类中药含有脂肪、蛋白质、糖类等成分，这些成分是害虫发育不可缺少的养料，也是它们喜于蛀食的物质，故常被害虫危害。种子类中药被蛀程度大小和部位，常因品种不同而异，应区别不同品种，采取相应措施贮藏养护。

要点四　茎皮类药材的养护

茎类药材与根及根茎类药材一样，在贮藏中也易发生霉蛀。应根据不同药材进行不同方法贮藏养护。

皮类药材以茎皮入药为多（如厚朴、肉桂），根皮（如牡丹皮、香加皮）和枝皮（如秦皮、桂枝皮）入药者较少。无论是茎皮、根皮或是枝皮，采收加工、贮藏不善时，均易发生"走气"、虫蛀等变异现象，应依不同情况加以合理地保管养护。

要点五　菌类药材的养护

菌类药材大多含有脂肪、蛋白质、氨基酸及糖类成分。贮藏养护不当极易引起霉变和虫蛀。

要点六　动物类药材的养护

动物类药材在贮藏中易产生发霉、虫蛀、走气、变色、气味变哈等各种变化，故应防潮防热，选择干燥、避光、低温的环境贮藏养护。因本类药材大多含有较丰富的脂肪、蛋白质等成分，易遭鼠害，故应防鼠。

要点七 贵细药的养护

1. 贵细中药养护与保管的特点

贵细中药材是指来源不易，经济价值高，稀少而名贵，需特殊保管的品种。这类中药材主要有人参、鹿茸、麝香、羚羊角、海龙、海马、狗宝、熊胆、猴枣、燕窝、牛黄、冬虫夏草、哈士蟆油、西红花、珍珠等。

贵细中药材大多是植物类、动物类，少数是菌藻类（如冬虫夏草）。由于自然属性不同，在储存中，受自然因素影响后会发生各种变异。因此，在入库时，除对品种真伪、规格等进行检查外，在保管上应放在专用库房内储存，并有专人负责。

2. 常用贵细中药的养护与保管方法

（1）人参：人参是珍贵的中药材，品种、规格、等级比较多，如人工栽培的园参和天然生长的野山参、生晒参、红参、糖参等。干燥的参体带有芦头（有的去芦）、参须和支根，极易折断。因此，包装的要求较高。一般用铁盒、木盒包装，每盒为0.5～4kg，大件的用木箱装，每箱15～25kg。为防止震动断枝损坏，箱内四周衬以白纸条或用棉花塞紧。由产地发运的人参，为防运输途中枝体折断，往往进行"打潮"，入库后应散潮适度后，密闭储存。

①密封：先将木箱封严（不得漏气），在箱底横放一根多孔的细竹筒，筒内放适量脱脂棉，筒门对准预先在箱侧开好的小孔，然后将符合安全水分的人参依次放入箱内密封。密封后，以70%乙醇或65°的白酒，每50kg人参酒精500ml从箱孔注入预先埋入的竹筒洞，然后密封箱体小孔，置阴凉处干燥储存。这样既可防霉，又可防虫，并能保持原有色泽和重量。但必须注意酒精不能用高醇酒精或无水酒精，用量不要过多，以免损害人参质量。如果用敞口坛盛装，按上法将人参与酒精同储，外加密封，也可达到同样效果。

②气调养护：在养护季节，可用充氮降氧法进行气调养护。氧含量2%以下能有效地杀灭为害的仓虫，10%以下可做常规养护。如人参虫害严重，兼有发霉，可用磷化铝、溴甲烷、环氧乙烷等熏蒸剂熏蒸。有些地区习惯用硫碘熏蒸一下，效果也不错。

③吸潮：为了防止人参吸潮，可置于大缸内放无水氯化钙或生石灰吸潮，但不能用萘丸、樟脑、冰片、薄荷脑、花椒等同储对抗，以防人参沾染异味。

如遇糖返潮，可用温开水将浮糖泡去后，再浸一次糖汁，并快速烘干至安全水分含量。如糖参发黄，用硫黄熏蒸后，可恢复原来色泽。红参久储色变暗，可用浓茶水，细毛刷刷洗二次，在日光下晒干，可提高色泽，但切忌再用硫黄熏蒸。

（2）鹿茸：鹿茸极易生虫变色，特别在茸尖皮下层生虫，严重时能蛀到内部组织疏松部位。鹿茸受热则茸皮裂纹或崩口，受潮则茸皮变黑并发白斑。

为了防止生虫，可用木箱、铁桶盛装，但鹿茸必须充分干透，容器内四周放适量纸包的樟脑粉或花椒、细辛，然后密封存放。也可用70%酒精或白酒，均匀地喷涂在鹿茸表面，密封存放。

（3）麝香：麝香分毛壳麝香和麝香仁两种。毛壳麝香是割取麝的香囊后经过阴干而得，除去囊壳的是麝香仁。

毛壳麝香容易生虫，仓虫多蛀食毛囊，应轻轻摔打，使虫体落下后杀灭，也可用软刷刷净后存放。检查毛壳麝香是否生霉，用手按囊皮处，如无弹力并感觉内部有硬块，可用探针探取少许，嗅闻有无霉腐味，必要时应切开香囊检查。麝香仁不易生虫，但受潮后易发霉，特别是掺有水分及异物的香仁极易发霉。发霉初期出现白点，严重时香气减弱并带有霉味，储存环境过于干燥，常因挥发物质和水分散失而使香仁失润、干硬、减重。储存麝香宜以油纸整个包好，放于铁盒内，接口处焊封，再用大木箱封严。少量可用玻璃容器盛装，便于透过容器直接检视，存放于不过于干燥和潮湿的避光处保管。散香可用瓷瓶盛装。为防止结坨，应密封瓶口，并经常摇动。

麝香忌与薄荷脑、冰片等易升华药物混存，以免串味。如有霉点，可吹晾擦去霉点。有条件的仓库，将麝香放在低温库内（15℃以下，相对湿度70%左右），或小袋密封置于冰箱内（5℃）保管。

（4）哈士蟆油（田鸡油）：哈士蟆油易泛油、发霉。如受潮后外表发黏，颜色变黄或不光亮，说明已泛油。发霉时表面有霉斑。

哈士蟆油的保管，可用纸袋盛装外套塑料袋密封，再放入大容器内密封储放。也可置于石灰箱内封存。如用缸、坛盛装，哈士蟆油体质较干燥的可喷洒适量或以大碗内盛装70%乙醇或白酒放于下层；任其挥发，将哈士蟆油码在铺有衬纸的竹匾上，再进行密封，这样既可防霉，又能保持色泽。

（5）牛黄：干燥的牛黄质松软，储存中易吸湿。入库时未干透的牛黄质较重，稍有潮感而发涩，色暗黄，剥落碎片时发声不响，储存后往往还会生霉。

牛黄应装入衬有棉花、软纸或有灯心草的铁盒或木盒中密封，置阴凉、干燥、避光处储存，并注意防潮。进出库或进行在库检查应轻拿轻放，防止因震动或受压而碎残。也可贮于在生石灰缸中，密封存放。牛黄忌用硫黄熏蒸，以免变黑，影响质量。

（6）熊胆：储存熊胆忌潮忌热，受热后内部发软而囊皮干硬，受热受潮后囊皮也发软，易招虫蛀。净胆受热往往还会溶化。剥取胆仁应在春前秋后进行。剥下的胆囊皮用热水冲洗，黏附的胆仁便溶解在水中，将胆囊皮弃去后，水溶液加热至浓缩，可得净胆汁，减少损耗。保管熊胆，必须用玻璃瓶、箱、坛封闭置于干燥阴凉处或置于石灰缸内保存，不要过于干燥，以免商品减重。

（7）海马、海龙：海马、海龙容易生虫。害虫细小，不易察见，多在体内蛀蚀，特别是腹部最容易被害虫蛀食，检查时轻轻敲击可掉出蛀粉、虫粪和害虫。吸潮后也易发霉，尤其是小海马更会出现霉斑，发霉后影响色泽。

保管时，可先行日晒，待自然降温后，拌入花椒或细辛，装入密封的箱、缸内，置于阴凉干燥处保存。霉雨季节可放于石灰缸内存放。

（8）冬虫夏草：冬虫夏草有扎把和散支两种规格。为了防潮，可用纸封包或用透明玻璃纸封固，盛于木箱内。体质返软的也可放于石灰缸中。如受潮应立即晾晒或用微火烘烤。为防止生虫，箱内可放些碎皮，生虫可用硫黄熏蒸或用微火烘焙，再筛去虫体及蛀屑，有条件的单位以置冷藏室保管为宜。

（9）番红花（藏红花）：番红花原为进口药材，近年国内引种成功。本品容易泛油、变色、受潮易霉。数量少的多用铁盒或棕色玻璃瓶盛装，数量多的用铁筒盛装。番红花应置阴凉干燥处，密闭避光保存。拆装破封的为保持色泽和防潮，可放石灰缸（连同包装）保存，但时间不宜过久，以免过于干燥，变得干枯，影响质量和外观。如发现潮湿生虫，不能曝晒，也不能用硫黄熏蒸，宜用气调方法养护。

番红花的安全水分为10%~13%，在相对湿度75%以下，不致生霉、生虫。

（10）田七（三七）：干燥的田七，置于凉爽、通风处保管，每年春季前曝晒1~2次，一般不坏。如受潮容易发霉、生虫。为防止霉虫，包装箱内可放木炭、白矾、石灰块进行密封；已经生虫的可喷洒酒精，然后密封；也可以用硫黄熏蒸。

要点八　鲜药的养护

1. 常用鲜药的养护与保管方法

（1）鲜生地：先加以整理，去其腐烂变质部分，然后用竹匾摊晾。略吹去其外表水分，即用黄沙土埋藏。小量的埋藏在缸盆内，大量的需保养在土坑中（地下挖坑）。埋藏时，先在底层铺一层黄沙土，然后放上一层鲜生地，这样一层黄沙土，一层鲜生地，盖至4~5层后，就不宜再盖，保持疏松，防止水分渗入。使用时，沿边缘拨开局部黄沙土，取出应用数量，洗尽泥沙，除去变质部分和芦头，切成2~3公分长的段片。

（2）鲜沙参：一般有单独保养、沙泥遮盖保养和种植保养三种。应根据自然气候变化和商品性质而决定。

①单独保养：在夏季炎热时，如果货数量不多，质地不潮不干者，先用竹匾摊晾于通风阴凉处，这样不断反复摊闷，以保持质量不变。若鲜药干燥，入缸后可加盖闷紧；鲜药潮湿，则白天摊晾的时间宜长。

②沙泥遮盖保养：在冬季寒冷之时，宜用黄沙泥埋藏，一层沙泥，一层鲜沙参，最后一层盖沙泥，要较厚些。埋藏后隔十天左右翻查一次，如发现潮湿太重，应取出置于通风阴凉处摊晾，略吹去外表水分；如过分干燥，应放入缸内加盖闷，待其土湿适当时，仍用沙泥盖好。

③种植保养：在春季温暖之时，应种植于土壤中，种前先剔除它的变质部分，选择背阴的地方，把泥土翻松后（土质不宜过湿或过燥），将鲜沙参直接种植于泥土之中，种时不能把鲜沙参全部栽入，应把鲜沙参芦头（柚茎的地上部分）露出体外。种后不能受到高温和重压，并要保持土壤的一定湿度。使用时，洗净泥土，除去苗叶，略刮去外皮，切成斜片即可。

（3）鲜石斛：鲜石斛的特性喜阴，故通常宜放于阴凉处。在夏季每天淋水一次，冬季每隔3~4天淋水一次，经常保持适当的水分。但湿度超过了一定的限度，它的茎梗上会出现紫红色，如长期干燥，它的茎梗会发生枯黄。

一般保养在花盆或花坛之中。在种植前，先将长的须根适当剪短，用二成沙泥铺于盆底，然后将鲜石斛种植在内，再用石子或敲碎的小砖块（砖块用水浸透）铺平塞紧。冬天结冻时要移置室内保暖，如干燥超过一定限度，可适当淋水，淋水后移植阳光下照射2~3小时，再移置室内，以防冰冻。夏季炎热时则应移置阴凉潮湿处，晚上置室外，吸收露水，不能日晒。若长出花苗，应立即摘除，以免浆液走失。

鲜金石斛的保养方法与鲜石斛相同。

（4）鲜芦根（附鲜茅根）：一般散放于阴凉通风处，每天用水浸洗1~2次（炎热天可浸洗次数多一些）取出，放在容器内，上面用湿布盖好，不能压紧。注意不宜水浸过长，以防变色变质。

还有一种水养法，是将鲜芦根散开冲洗后，直竖于缸内，加少量水，把原枝 1/4 浸在水内，3/4 露在水外，夏季每天换水 3~4 次，冬季每天换水 1~2 次（换水时加以冲洗），最好能使水液不致流通，则色泽可以持久不变。

鲜茅根的保养方法与鲜芦根基本相同。

（5）鲜藿香和鲜佩兰：鲜藿香、鲜佩兰是夏季时令用的药品，它具有芳香化浊的特点，一般使用时间为 6~8 月。

首先要根据每天用量的多少来确定进货数量；当鲜药送到时，先除去变质烂叶，然后散放于阴凉处，晾去水分，并用湿布盖好，不能水浸、日晒和压紧。如当天没有用完，晚上应把它直竖放在室外吸收露水，于次晨仍散放在阴凉处用湿布盖好。使用时，剔除其变质部分，切成段片，散开放于容器内，并保持通风。

（6）鲜荷叶（附鲜荷蒂、鲜荷梗）：鲜荷叶质地脆嫩，保养时如燥则干枯，湿则变质而腐烂，是鲜药中最难管理的品种之一。

鲜药来时，首先散摊在阴凉处，略晾去水分后，分两张或三张一叠，放在适当的容器内，盖上不要过分潮的湿布，不能压紧，以免受热变质。它的特性是既怕水浸，又畏干燥，要保持湿润阴凉的环境。使用时应去其蒂（鲜荷蒂另作药用），然后剪成三角形。鲜荷梗保养较易，使用时刮去刺，切成 3cm 长的段片。

细目八 中药饮片的养护

要点一 中药饮片的养护方法

我国中药品种繁多，加工炮制方法不相同，制成饮片后，形态性状各异，除了饮片本身的成分不同，有些饮片尚加入了不同辅料共同炮制，这就更增加其复杂性，给保管养护带来了更多的困难。现将饮片的养护法概括如下。

（1）药材切制成不同规格的饮片后，由于截断面积增加很多，与外界空气接触面也随之扩大了，因此吸湿及污染的机会亦多，除严格控制饮片中的水分在 9%~13% 之间，且须根据饮片及所加辅料的性质，选用适当容器贮藏。

（2）饮片库房应保持通风、阴凉及干燥，避免日光的直接照射，室温应控制在 25℃ 以下，相对湿度保持在 75% 以下为宜。

（3）饮片的贮藏容器必须合适，一般可贮存于木箱、纤维纸箱中，最好置严密封口的铁罐、铁桶中，以防止湿气的侵入。有些应置于陶瓷罐、缸或瓮中，并加入石灰或硅胶等干燥剂。至于量多者可暂时用竹篓、筐贮藏，但不宜久放，以免霉蛀。

（4）对于含淀粉多的药材如泽泻、山药、葛根、白芍等，切成饮片后要及时干燥，并防止污染，应贮于通风、干燥、凉爽处防虫蛀。

（5）凡含挥发油多的药材如薄荷、当归、木香、川芎、荆芥等切成饮片后，干燥温度不能高，一般在 60℃ 以下，以免损失有效成分。贮藏时不能室温太高，否则容易失香气或泛油；湿度大亦易吸湿霉变和虫蛀。应置阴凉、干燥处贮养。

（6）对含糖分及黏液质较多的饮片如肉苁蓉、熟地黄、天冬、党参等，炮制后不易干燥，温度高、湿度大均易吸潮变软发黏，易被污染，故会霉烂虫蛀，宜于通风干燥处贮藏养护。

（7）种子类药材经炒制后增加了香气，如紫苏子、莱菔子、薏苡仁、扁豆等，包装不坚固易受虫害及鼠咬，故多贮存于缸、罐中封闭保管养护。

（8）凡加酒炮制的饮片如当归、常山、大黄等，以及加醋炮制的饮片如芫花、大戟、香附、甘遂等均应贮于密闭容器中，置阴凉处。

（9）凡用盐炙的饮片如泽泻、知母、车前子、巴戟天等，很容易吸收空气中的湿气而受潮，若温度高而又过干则盐分从表面析出。应贮于密闭容器内，置通风干燥处，以防受潮。

（10）经蜜炙的饮片如款冬花、甘草、枇杷叶等，炮制后糖分大，较难干燥，特别容易受潮转软或粘连成团，若温度过高则蜜可熔化。蜜炙饮片容易被污染、虫蛀、霉变或鼠咬，通常贮于缸、罐内，尽量密闭，以免吸潮；置通风、干燥、凉爽处保存养护。

（11）某些矿物类饮片如硼砂、芒硝等，在干燥空气中容易失去结晶水而风化。故应贮于密封的缸、罐中，置于凉爽处养护。

要点二　中药饮片的变异现象

饮片与炮制品的贮存保管是否得当，直接对药物质量产生影响，进而关系到临床用药的安全与有效，决不可等闲视之。为了搞好饮片与炮制品的贮存和养护，必须首先掌握饮片与炮制品的变异现象，归纳起来主要有：①虫蛀；②发霉；③泛油；④变色；⑤气味散失；⑥风化；⑦潮解溶化；⑧粘连；⑨挥发；⑩腐烂。

细目九　中成药养护

要点一　常见中成药剂型的养护技术

1. 丸剂

（1）蜜丸：因蜂蜜及药材本身含有少量水，而且糖及某些药物又是害虫极好的营养物质，如果药物贮存环境潮湿，可吸收空气中的水，极易发霉生虫，是最不易保存的一种剂型。如银翘解毒丸、健脾丸、六味地黄丸等均易遭受霉败和虫蛀，贮存时应防潮，防霉变、虫蛀，应置于室内阴凉干燥处，注意包装完好。

夏秋季节经常检查，如发现变质者，必须立即拣出。若发现丸药表面吸湿，可置于石灰缸内干燥（一般置3～5天）。蜡皮包装的蜜丸，保护性能虽好，却因性脆易破裂，易软化塌陷，甚至熔化流失，故应防止重压与受热。蜜丸贮藏期通常以1年半左右为宜。

（2）水丸：因颗粒比较疏松，与空气接触面积较大，能迅速吸收空气中的水，易造成霉变、虫蛀、松碎等。水丸在制成后如能充分干燥，使水驱除出去，可延长保存时间。通常以纸袋、塑料袋或玻璃瓶包装、密闭，可防变质。宜置于室内阴凉干燥处。通常能贮存2年左右。

（3）糊丸：如小金丹、犀黄丸、普济丹等。因赋形剂是米糊或面糊，因而此类药亦不易保存。但因剂量少，且多半是小形丸药，若吸潮变软后即易发霉、虫蛀。浓缩丸、微丸亦可同水丸、糊丸一样保管养护。

2. 片剂

片剂因含药材粉末或浸膏量较多,因此极易吸潮、松片、裂片以致黏结、霉变等,发现上述现象,不宜入药。片剂常用无色或棕色玻璃瓶或塑瓶加盖密封,亦有用塑料袋铝塑泡包装密封。宜于室内凉爽通风、干燥、遮光处保存养护。

3. 散剂

散剂的吸湿性与风化性较显著,故须充分干燥,包装防潮性能要好。例如紫雪散中含有多量吸湿的元明粉、石膏粉等矿物性成分,应密封防潮,否则能吸湿硬结;含有挥发性成分的如避瘟散中有藿香、冰片、薄荷脑等,应密闭贮藏,防止挥发和香气散失;含有树脂性成分如七厘散中的乳香、没药等遇热极易结块,故应防高热。

一般散剂用防潮、韧性大的纸或塑料薄膜包装折口或熔封后,再装入外层袋内封口。含有挥发性成分的散剂,应用玻璃管或玻璃瓶装,塞紧,沾蜡封口。贮藏较大量散剂时,可酌加 0.5%~1% 苯甲酸为防腐剂,以防久贮变质发霉。散剂宜贮于室内阴凉干燥处养护。

如果发霉变质或虫蛀严重不得药用。

4. 膏剂

(1) 煎膏(膏滋):煎膏剂是按处方将药物用水煎煮,去渣浓缩后,加糖、蜂蜜制成的稠厚状半流体制剂,如十全大补膏、枇杷膏、益母草膏、参芪膏、梨膏等。若保管不当,可出现结皮、霉变、发酵、变酸、糖晶析出较多或有焦楂味者,不宜药用。

若浓度稀,蜂蜜炼得太嫩,或操作不慎,沾有生水,则极易生霉,故以制成后待煎膏温度降至 40℃~50℃ 时,将装入干燥洁净玻璃瓶内,待蒸气彻底散发冷却后,瓶口用蜡纸或薄膜覆盖,加盖旋紧。宜密封于棕色玻璃瓶内,置于室内阴凉干燥处保存。贮存期约 1 年左右。

(2) 膏药:多种膏药中含有挥发性药物,如冰片、樟脑、麝香等。若贮藏日久,有效成分散失;如贮藏环境过热,膏药容易渗过纸或布外;贮藏环境过冷或吸湿,黏性亦降低,贴时容易脱落。故宜贮于密闭容器内,置于干燥阴凉处,防潮、防热、避风。一般贮藏期以 2 年为宜。

(3) 软膏(油膏):软膏的表面应平整光泽,色泽一致,由于它的熔点较低,受热后即易被熔化,质地变成稀薄,会出现外溢现象。

因软膏受含水量、药品包装及贮存时间及温度的影响,若养护不善可引起产酸和霉败。软膏应贮存在温度较低处,一般不超过 30℃。应在阴凉干燥处为宜。

5. 胶剂

胶剂在夏季温度过高或受潮时,会发软发黏,甚者会粘连成坨;有时发霉败坏。如胶面已生霉斑,可用纱布沾少许酒精拭去,吹干。若发现胶剂受潮发软,可置于石灰缸内保存数日,使之除潮,防止发霉。如有霉变、异臭或严重焦臭味,粘连熔化者不宜药用。

胶剂应包妥装于盒内,置于室内阴凉干燥处。夏季或空气潮湿时,可贮于石灰缸内或干燥稻糠内,比较安全。

6. 胶囊剂

胶囊剂容易吸收水,轻者可膨胀,胶囊表面浑浊,严重时可长霉、粘连,甚至软化、破裂。遇热易软化、粘连；过于干燥，水分过少而易脆裂。应贮于密闭塑料袋或玻璃、塑料瓶中。置于阴凉干燥处，温度不超过30℃为宜。

检验胶囊剂时，外观应整洁，无黏结，不变形和爆裂。若经敲动瓶子发现瓶底细粉或外表附着药粉增多，说明胶囊套合不严，或有砂眼渗漏，凡内外包装不严都会引起药物霉变，有的还会生虫。

7. 丹剂

丹剂要求色泽鲜艳，纯净而无杂质。凡因接触空气或遇光，引起变色变质者，不可再供药用。

属重金属化合物的丹剂，如红升丹应装于棕色玻璃瓶内密封，置阴凉干燥处，防止潮湿和光照；植物性药料制成的丹剂（丸、散），如小金丹等应分别按各剂型的要求保管养护。

8. 颗粒（冲）剂

冲剂含有浸膏及大量蔗糖，极易受潮结块、发霉。通常装入塑料袋，袋口热熔封严，包装于铁罐或塑料盒内，置于室内阴凉、干燥处，遮光、防潮、防热。不宜久贮，一般不超过1年。

9. 糖浆剂

蔗糖是一种营养物质，其水溶液很易被霉菌、酵母菌等所污染，使糖浆被分解而酸败、混浊。糖浆含糖量最好为65%（W/W），近于饱和溶液。盛装容器一般为容积不超过500ml的棕色细颈瓶，灌装后密封。贮于室内阴凉干燥处，应避光、防潮、防热等。

糖浆系近饱和溶液，如经过较长时间的储存也会产生糖分子与药液分离现象。故糖浆一般贮藏1年为宜，如无变质即可使用。

10. 注射剂（针剂）

中药注射液在贮藏过程中，温度过高，会使某些高分子化合物的胶体状态受到破坏而出现凝聚现象；温度降低，则某些成分的溶解度和稳定性随之降低，两者都会发生沉淀、混浊等。如有下列现象之一者不可供药用：澄明度不合规定、显著变色、混浊、沉淀、容器封口不严或破裂。注射剂应贮于中性硬质玻璃安瓿中，遮光、防冻结、防高热，置于室内阴凉干燥处，以室温10℃～20℃为宜。贮存期约为2年。

要点二 中成药常见的变质现象

中成药养护不当就会发生变质现象。最常见的变质现象有虫蛀、霉变、酸败、挥发、沉淀等。

（1）虫蛀：易发生虫蛀的剂型有蜜丸、水丸、散剂、茶曲剂等。

（2）霉变：易发生霉变的剂型有蜜丸、膏滋、片剂等。

（3）酸败：易发生酸败的剂型有合剂、酒剂、煎膏剂、糖浆剂、软膏剂等。

（4）挥发：是指在高温下中成药所含挥发油或乙醇散失。如芳香水剂、酊剂等。

（5）沉淀：是液体制剂的一种常见变质现象。中成药的液体制剂，在温度和pH的影响下易发生沉淀，例如药酒、口服液、针剂等。

（张学顺）

第十三单元　医院药检工作及药品质量管理

要点一　药检室的设置

医疗单位的药检室,应直属药剂科领导,并按制剂规模设立化学分析室、仪器室、菌检室、留样观察室、动物饲养及实验室。

药检室必须配备与所配制剂相适应的检验仪器和设备。实验室、动物饲养室必须清洁卫生,通风良好,室温与温差应符合要求,应有排水、排污、采光、调温等设施,并应有专人管理。动物要编号挂牌、定期淘汰、更新,并有使用记录。

药检室必须有完整的检验卡。检验记录应编号归档,内容包括质量标准来源、鉴别试验、测试数据、数据处理、结论等原始资料。

根据检验的结果,应出具检验报告书,检验人、复核人签字后送药检室负责人审核签字。全部的原始检验记录、检验报告单,按批号装订成册保存 3 年。检验记录应字迹清晰,内容真实完整并签字,不得撕毁和涂改。如需要更正时,应有更改人签字,并须使被更正的部分可以辨认。

药检室对制剂室所配制的制剂,必须建立留样观察制度,指定专人管理。在观察期内选取适当的批数进行规定项目检验。输液剂每月检验 1 次,其他制剂品种每 2 个月检查 1 次,认真填写记录,并保存 3 年。

药检人员的选择:应是热爱本职工作,有一定的工作经验和工作能力,并熟悉制剂工作全过程,对工作严肃、认真、负责的药学专业技术人员。

要点二　药检室工作职责和制度

1. 药品质量检验科(室)职责

(1) 药品质量检查必须配备经过一定专业训练,熟悉生产过程,责任心强的药学人员担任。

(2) 药品质量检验科(室)必须树立质量监督观念,负责调查了解药品质量情况,指导群众性药品质量监督工作,并密切合作,为推行药品质量全面管理发挥监督控制作用。

(3) 自配制剂必须按规定的质量标准进行检验,并做出正确判断,如实反映检品质量,签发制剂合格证必须坚持原则。检验不合格的制剂不得用于临床,应协助分析不合格的原因,深入实际了解工艺操作规程,必要时需技术复核。在检验方法上采用准确可靠,操作简便的方法。抽样或送样应有代表性,检验记录要完整,必要时可留样观察,以便研究自配制剂的稳定性。

(4) 质量监测项目除鉴别检查、含量测定、生物试验等外,必须相应地有生物利用度、释放速率等监测。在监测手段方面除化学方法外,必须向仪器分析方面发展。

(5) 药检科(室)应配备与所生产制剂相适应的检验设备、仪器。为了保证检验结果的准确性,应定期对设备、仪器进行检修和保养。

（6）建立检验档案，检验记录是对检品检验过程中的操作及数据的原始资料，是分析质量、判断结果所作鉴定的依据，应正确地书写签名，检验原始记录必须完整齐全，按年度装订成册，保存3年。有效期药品制剂保存至有效期后1年。临床对药品疗效评价和质量信息反馈、灭菌制剂留样观察记录、质量事故分析报告及返工处理等资料保存3年。

2. 药检人员职责

（1）在药检室主任领导下做好药检工作。

（2）应深入实际调查了解药品制剂质量情况，为推行药品质量全面管理发挥监督控制作用。

（3）检验记录应正确书写、签名、盖章，检验原始记录必须真实可靠，完整齐全，清晰，按年度装订成册，保存3年。

（4）严格执行精密仪器的操作规程，做好保养工作。

（5）自制制剂须按规定的质量标准进行检验，并做出正确判断，如实反映检品质量。签发制剂合格证必须坚持原则，检验不合格的制剂不得用于临床，应协助分析不合格原因，深入实际了解工艺操作过程，必要时应技术复核。

（6）在检验方法上应采用准确可靠、操作简便的方法，在检测手段上应努力掌握和应用仪器分析方面的技术。

（7）药检人员在工作中，要执行国家的法律、法规，严格按三级标准的要求进行检验，实事求是、严肃认真，并要履行自己的职责和遵守规章制度。

3. 药检室工作制度

（1）药品检验室负责全院药品质量的监督、检查和制剂室制剂的检验工作。药检室应与制剂室分设，直属药剂科主任领导。

（2）药品质量监督及检查工作要实行群众性质量监督和专业检验工作相结合，建立健全药品质量的监督制度，并定期组织检查。

（3）药检室应配备专职的中西药技术人员负责检验。检验人员应坚持原则，严把质量关。药检室应配有必要的仪器设备。

（4）要建立健全检验操作规程、质量标准，并严格执行。结合实际经常研究检验方法，提高制剂质量。

（5）检品要登记并有正式检验报告。检验报告应及时、准确，对不合格药品、制剂，应深入了解其原因，提出意见报科主任批准处理。对结论不明确或有争议的检品可送药品检验所复核或仲裁。药检室人员有权向卫生行政部门及药品检验所报告本院的药品质量问题。

（6）药品、制剂分析检验的原始记录应清楚完整，不得任意涂改，妥善保存3年以上备案。

（7）执行留样观察制度，普通制剂留样至该批制剂用完后1个月。灭菌制剂留样1年。定期对留样进行质量考察，并做出质量分析。

（8）药检室每半年写出1份本院药品质量情况综合报告，经科主任审阅后，于年中和年底报告院领导，并报告当地卫生行政部门。

（9）称量药品使用的衡器，应按《计量法》规定执行，进行定期校验，确保衡器准

(10) 化学危险物品、剧、毒品应严格按有关规定管理使用。
(11) 药检室人员要衣帽整齐,室内保持清洁,陈列有序。
(12) 药检室应有防护措施,安全操作。非本室工作人员不得擅自入内。

要点三 常用药品质量检验方法与要点

1. 分光光度法

分光光度法是通过测定被测物质在特定波长处或一定波长范围内的吸光度或发光强度,对该物质进行定性和定量分析的方法。

常用的仪器为紫外分光光度计、可见分光光度计(或比色计)、红外分光光度计和原子吸收分光光度计。为保证测量的精密度和准确度,所用仪器应按照国家计量检定规程,定期进行校正检定。

2. 色谱法

色谱法根据其分离原理可分为吸附色谱法、分配色谱法、离子交换色谱法与排阻色谱法等,又可根据分离方法分为纸色谱法、薄层色谱法、柱色谱法、气相色谱法、高效液相色谱法、毛细管电泳法等。

3. 相对密度测定法

相对密度系指在相同的温度、压力条件下,某物质的密度与水的密度之比。除另有规定外,温度为20℃。

纯物质的相对密度在特定的条件下为不变的常数。但如物质的纯度不够,则其相对密度的测定值会随着纯度的变化而改变。因此,测定药品的相对密度,可用以检查药品的纯杂程度。

液体药品的相对密度,一般用比重瓶测定;测定易挥发液体的相对密度,可用韦氏比重秤。

用比重瓶测定时的环境(指比重瓶和天平的放置环境)温度应略低于20℃或各品种项下规定的温度。方法有比重瓶法、李氏比重瓶法。

4. pH值测定法

pH值是水溶液中氢离子活度的方便表示方法。pH值定义为水溶液中氢离子活度的负对数,即 $pH = -\lg_a H^+$。

溶液的pH值使用酸度计测定。水溶液的pH值通常以玻璃电极为指示电极、饱和甘汞电极为参比电极进行测定。酸度计应定期进行计量检定,并符合国家有关规定。测定前,应采用下列标准缓冲液校正仪器,也可用国家标准物质管理部门发放的标示pH值准确至0.01pH单位的各种标准缓冲液校正仪器。

5. 杂质检查法

药材中混存的杂质系指下列各类物质:
(1) 来源与规定相同,但其性状或部位与规定不符。
(2) 来源与规定不同的有机质。

(3) 无机杂质，如砂石、泥块、尘土等。

检查方法：①取规定量的供试品，摊开，用肉眼或放大镜（5~10倍）观察，将杂质拣出；如其中有可以筛分的杂质，则通过适当的筛，将杂质分出。

②将各类杂质分别称重，计算其在供试品中的含量（%）。

6. 水分测定法

第一法（烘干法）：本法适用于不含或少含挥发性成分的药品。

第二法（甲苯法）：本法适用于含挥发性成分的药品。

第三法（减压干燥法）：本法适用于含有挥发性成分的贵重药品。

第四法（气相色谱法）：本法适用于贵重药材及中成药的水分测定。

7. 灰分测定法

（1）总灰分测定法：测定用的供试品须粉碎，使能通过二号筛，混合均匀后，取供试品2~3g（如需测定酸不溶性灰分，可取供试品3~5g），置炽灼至恒重的坩埚中，称定重量（准确至0.01g），缓缓炽热，注意避免燃烧，至完全炭化时，逐渐升高温度至500℃~600℃，使完全灰化并至恒重。根据残渣重量，计算供试品中总灰分的含量（%）。

如供试品不易灰化，可将坩埚放冷，加热水或10%硝酸铵溶液2ml，使残渣湿润，然后置水浴上蒸干，残渣照前法炽灼，至坩埚内容物完全灰化。

（2）酸不溶性灰分测定法：取上项所得的灰分，在坩埚中小心加入稀盐酸约10ml，用表面皿覆盖坩埚，置水浴上加热10分钟，表面皿用热水5ml冲洗，洗液并入坩埚中，用无灰滤纸滤过，坩埚内的残渣用水洗于滤纸上，并洗涤至洗液不显氯化物反应为止。滤渣连同滤纸移置同一坩埚中，干燥，炽灼至恒重。根据残渣重量，计算供试品中酸不溶性灰分的含量（%）。

8. 乙醇量测定法

（1）气相色谱法：本法系采用气相色谱法测定各种制剂中在20℃时乙醇（C_2H_5OH）的含量（%）（V/V）。常用的方法有毛细管柱法、填充柱法。

（2）蒸馏法：本法系用蒸馏后测定相对密度的方法测定各种制剂中在20℃时乙醇（C_2H_5OH）的含量（%）（V/V）。

除另有规定外，若蒸馏法测定结果与气相色谱法不一致，以气相色谱法测定结果为准。

9. 浸出物测定法

指用水或其他适宜的溶剂对药材和饮片中可溶性物质进行测定。

以药材浸出物的含量作为其质量标准的测定。一般用于该药材的活性成分或指标性成分不清或含量很低或尚无精确的定量方法时采用。具体操作时分为水溶性浸出物测定法、醇溶性浸出物测定法、挥发性醚浸出物测定法。

10. 崩解时限检查法

崩解系指固体制剂在检查时限内全部崩解溶散，并通过筛网（不溶性包衣材料或破碎的胶囊壳除外）。本法系用于检查固体制在规定条件下的崩解情况。

凡规定检查溶出度、释放度、融变时限或分散均匀性的制剂，不再进行崩解时限检查。

需要检查崩解时限剂型的有片剂、胶囊剂、滴丸剂。

11. 融变时限检查法

本法系用于检查栓剂、阴道片等固体制剂在规定条件下的熔化、软化或溶散情况。

12. 膏药软化点测定法

本法系用于测定膏药在规定条件下受热软化时的温度情况，即指按照下述方法测定，膏药因受热下坠达25mm时的温度。用于检测膏药的老嫩程度，并可间接反映膏药的黏性。

13. 热原检查法

本法系将一定剂量的供试品，静脉注入家兔体内，在规定时间内，观察家兔体温升高的情况，以判定供试品中所含热原的限度是否符合规定。

14. 无菌检查法

无菌检查法系用于检查药典要求无菌的药品、原料、辅料及其他品种是否无菌的一种方法。若供试品符合无菌检查法的规定，仅表明了供试品在该检验条件下未发现微生物污染。

无菌检查应在环境洁净度10000级下的局部洁净度100级的单向流空气区域内或隔离系统中进行，其全过程应严格遵守无菌操作，防止微生物污染，防止污染的措施不得影响供试品中微生物的检出。单向流空气区、工作台面及环境应定期按《医药工业洁净室（区）悬浮粒子、浮游菌和沉降菌的测试方法》的现行国家标准进行洁净度验证。隔离系统按相关的要求进行验证，其内部环境的洁净度须符合无菌检查的要求。日常检验还需对试验环境进行监控。

无菌检查人员必须具备微生物专业知识，并经过无菌技术的培训。

15. 微生物限度检查法

微生物限度检查法系检查非规定灭菌制剂及其原料、辅料受微生物污染程度的方法。检查项目包括细菌数、霉菌数、酵母菌数及控制菌检查。

微生物限度检查应在环境洁净度10000级下的局部洁净度100级的单向流空气区域内进行。检验全过程必须严格遵守无菌操作，防止再污染，防止污染的措施不得影响供试品中微生物的检出。单向流空气区域、工作台面及环境应定期按《医药工业洁净室（区）悬浮粒子、浮游菌和沉降菌的测试方法》的现行国家标准进行洁净度验证。

供试品检查时，如果使用了表面活性剂、中和剂或灭活剂，应证明其有效性及对微生物无毒性。

除另有规定外，本检查法中细菌及控制菌培养温度为30℃~35℃；霉菌、酵母菌培养温度为23℃~28℃。

检验结果以1g、1ml、10g、10ml或10cm^{2}为单位报告，特殊品种可以最小包装单位报告。

（张学顺）